C.O.N.T.E.N.T.S

1교시 – 성인간호학, 모성간호학

1과목 / 성인간호학

CHAPTER 01. 면역/신체손상　　　　　　8
CHAPTER 02. 안위 변화　　　　　　　26
CHAPTER 03. 섭취/흡수/대사장애　　　42
CHAPTER 04. 체액 불균형/배뇨장애　　67
CHAPTER 05. 활동/자기돌봄장애　　　89
CHAPTER 06. 심혈관/혈액장애:
　　　　　　　심장/혈관/혈액계　　103
CHAPTER 07. 호흡기능장애　　　　　133
CHAPTER 08. 인지/신경기능장애　　　153
CHAPTER 09. 조절기능장애　　　　　171
CHAPTER 10. 감각기능장애　　　　　183

2과목 / 모성간호학

CHAPTER 01. 여성건강의 이해　　　　192
CHAPTER 02. 생애 전환기 여성　　　　205
CHAPTER 03. 생식기 건강문제 여성　　209
CHAPTER 04. 임신기 여성　　　　　　222
CHAPTER 05. 분만기 여성　　　　　　243
CHAPTER 06. 산욕기 여성　　　　　　259

2교시 – 아동간호학, 지역사회간호학, 정신간호학

3과목 / 아동간호학

CHAPTER 01. 아동간호의 개념　　　　270
CHAPTER 02. 아동의 성장 발달　　　　272
CHAPTER 03. 아동의 건강 증진　　　　280
CHAPTER 04. 발달단계별 건강
　　　　　　　유지·증진 간호　　　283
CHAPTER 05. 아동의 건강회복　　　　299

4과목 / 지역사회간호학

CHAPTER 01. 지역사회건강요구 사정　　338
CHAPTER 02. 보건사업 기획 및 자원활용　366
CHAPTER 03. 인구집단별 건강증진 및 유지　374
CHAPTER 04. 안전과 환경관리　　　　405

5과목 / 정신간호학

CHAPTER 01. 정신건강　　　　　　　415
CHAPTER 02. 정신건강 간호　　　　　416
CHAPTER 03. 지역사회 정신건강　　　438
CHAPTER 04. 정신질환 간호　　　　　443

3교시 – 간호관리학, 기본간호학, 보건의약관계법규

6과목 / 간호관리학

CHAPTER 01. 기획 480
CHAPTER 02. 조직 497
CHAPTER 03. 인적자원관리 509
CHAPTER 04. 지휘 517
CHAPTER 05. 통제 527
CHAPTER 06. 간호단위관리 536
CHAPTER 07. 간호전문직의 이해 545

7과목 / 기본간호학

CHAPTER 01. 산소화 요구 565
CHAPTER 02. 영양요구 574
CHAPTER 03. 배설요구 579
CHAPTER 04. 활동과 운동요구 587
CHAPTER 05. 안위요구 594
CHAPTER 06. 안전요구 606
CHAPTER 07. 간호과정 628

8과목 / 보건의약관계법규

CHAPTER 01. 의료법 631
CHAPTER 02. 감염병의 예방 및 관리에
관한 법률 649
CHAPTER 03. 검역법 656
CHAPTER 04. 후천성면역결핍증 예방법 660
CHAPTER 05. 국민건강보험법 663
CHAPTER 06. 지역보건법 667
CHAPTER 07. 마약류 관리에 관한 법률 671
CHAPTER 08. 응급의료에 관한 법률 673
CHAPTER 09. 보건의료기본법 679
CHAPTER 10. 국민건강증진법 681
CHAPTER 11. 혈액관리법 684
CHAPTER 12. 호스피스·완화의료 및 688
임종과정에 있는 환자의
연명의료결정에 관한 법률

출제범위 및 영역별 예상 문항수

시험과목	분야	영역	문항수
성인간호학	1. 안전과 안위 간호	면역·신체손상(면역이상, 감염환자 문제, 응급환자 문제, 수술환자 문제, 피부통합성 장애)	5
		안위변화(통증, 암, 호스피스·완화 간호, 성인간호, 노인간호, 재활간호)	3
	2. 영양·대사·배설 간호	섭취·흡수·대사장애(소화기계)	12
		체액불균형·배뇨장애(항상성 및 비뇨생식기계)	8
	3. 활동·휴식 간호	활동·자기돌봄장애(근골격계)	4
		심혈관·혈액장애(심장계·혈관계·혈액계)	15
		호흡기능장애(호흡기계)	8
	4. 인지·조절·감각 간호	인지·신경기능장애(신경계)	8
		조절기능장애(내분비계)	5
		감각기능장애(감각계)	2
모성간호학	1. 여성건강의 이해	여성건강 개념 성 건강 간호 생식기 건강 사정	3
	2. 생애전환기 여성	월경 간호 완(폐)경 간호	3
	3. 생식기 건강문제 여성	생식기 종양 간호 생식기 감염질환 간호 자궁내막질환 간호 생식기 구조이상 간호 난(불)임 여성 간호	6
	4. 임신기 여성	정상임신 간호 고위험 임신 간호 태아 건강사정	9
	5. 분만기 여성	정상분만 간호 고위험 분만 간호	8
	6. 산욕기 여성	정상산욕 간호 고위험 산욕 간호	6
아동간호학	1. 아동간호의 개념	아동과 가족, 간호사	1
	2. 아동의 성장발달	아동의 성장발달 특성	2
		아동의 성장발달 사정	2
	3. 아동의 건강 증진	아동의 건강증진 간호	1
	4. 발달단계별 건강유지 증진	신생아 건강유지, 증진 간호	3
		영아 건강유지, 증진 간호	3
		유아와 학령전기 아동 건강유지, 증진 간호	3
		학령기 아동과 청소년 건강유지, 증진 간호	2
	5. 아동의 건강회복	입원아동 간호의 기본원리	2
		고위험 신생아 간호	1
		영양/대사 문제를 가진 아동 간호	3
		호흡/심혈관/혈액문제를 가진 아동 간호	4
		면역/조절/배설문제를 가진 아동 간호	2
		인지/감각/운동/신경문제를 가진 아동 간호	3
		전염성 감염문제를 가진 아동 간호	1
		종양을 가진 아동 간호	2

		국·내외 보건정책 이해	3
지역사회간호학	1. 지역사회건강요구 사정	역학지식 및 통계기술 실무적용	2
		지역사회 간호사정	4
		건강형평성 이해 및 문화적 다양성의 실무 적용	5
	2. 보건사업 기획 및 자원활용	보건사업 기획(학교, 산업, 노인, 방문) 자원 활용	7
	3. 인구집단별 건강증진 및 유지	건강증진사업 운영	6
		일차보건의료 제공	4
		감염성질환과 만성질환 관리	2
	4. 안전과 환경관리	환경보건 관리	1
		재난관리	1
정신간호학	1. 정신건강	정신건강과 정신질환의 개념	3
	2. 정신건강 간호	치료적 인간관계와 의사소통	3
		정신건강 사정	1
		정신간호 중재기법(환경요법, 활동요법, 인지행동요법, 스트레스 관리기법, 개인·집단·가족 정신요법, 약물요법 등)	2
	3. 지역사회 정신건강	지역사회 정신건강 간호	2
		위기 간호(자살, 학대 및 폭력 대상자 포함)	2
정신간호학	4. 정신질환 간호	조현병 및 망상장애 간호	3
		기분 관련 장애(상실, 우울, 양극성장애) 간호	4
		불안 관련 장애(공포장애, 공황장애, 광장장애, 범불안장애, 외상후스트레스장애, 적응장애, 반응성애착장애, 전환 장애, 허위성장애) 간호	4
		인격(성격)장애 간호	2
		물질 및 중독 관련 장애(알코올, 약물, 도박) 간호	2
		신경인지 관련 장애(치매, 섬망) 간호	1
		식사 관련 장애(신경성 식욕부진증, 신경성 폭식증) 간호	2
		수면 관련 장애(불면증, 발작수면) 간호	1
		성 관련 장애(성기능부전, 성도착증) 간호	1
		발달 및 행동조절 장애(자폐성스펙트럼장애, 주의력결핍과다행동장애, 행동장애) 간호	2
간호관리학	1. 간호전문직의 이해	간호역사 간호전문직관 간호윤리 간호사의 법적 의무와 책임	5
	2. 기획	관리의 이해 기획과 의사결정 예산과 의료비지불제도 간호서비스마케팅	8
	3. 조직	조직화와 조직구조 직무관리 간호전달체계 조직문화와 변화	4
	4. 인적자원관리	확보관리 개발관리 보상관리 유지관리	4
	5. 지휘	리더십과 동기부여 의사소통과 주장행동 조정과 협력 갈등과 직무스트레스관리	6
	6. 통제	간호의 질관리 환자안전	4
	7. 간호단위관리	간호단위 환자관리 환경과 감염관리 물품과 약품관리 간호정보와 기록관리	4

기본간호학	1. 산소화요구	산소화요구 사정 산소화 간호	4
	2. 영양요구	영양요구 사정 영양간호	3
	3. 배설요구	배설요구 사정 배설 간호	4
	4. 활동과 운동요구	활동과 운동요구 사정 활동과 운동 간호	3
	5. 안위요구	수면과 휴식 사정 및 간호 체온 사정 및 조절 간호 임종 징후 사정 및 간호	3
	6. 안전요구	낙상 및 사고위험 사정 낙상 및 사고예방 간호	2
		감염 사정 감염 관리	4
		투약 간호	5
		욕창 사정 욕창 간호	2
보건의약관계법규	1. 의료법	총칙 의료인의 자격과 면허 의료인의 권리와 의무 의료행위의 제한과 의료인단체 의료기관의 개설 감독	5
	2. 감염병의 예방 및 관리에 관한 법률	총칙과 신고 및 역학 조사 예방접종과 감염 전파 차단조치	3
	3. 검역법	총칙과 검역조사	2
	4. 후천성면역결핍증 예방법	신고, 검진 및 감염인의 보호	1
	5. 국민건강보험법	가입자와 공단 및 심평원의 업무 보험급여	1
	6. 지역보건법	지역보건 의료계획과 건강검진의 신고 지역보건의료기관의 설치와 업무, 지도·감독	2
	7. 마약류 관리에 관한 법률	총칙과 마약류 중독자	1
	8. 응급의료에 관한 법률	총칙, 응급의료종사자의 권리와 의무 및 응급의료기관 등	1
	9. 보건의료기본법	국민의 권리와 의무, 보건의료의 제공과 이용 등	1
	10. 국민건강증진법	국민 건강의 관리	1
	11. 혈액관리법	혈액매매행위 등 금지, 헌혈자 건강진단, 혈액의 안전성 확보, 특정수혈부작용 등	1
	12. 호스피스·완화의료 및 임종과정에 있는 환자의 연명의료결정에 관한 법률	총칙과 호스피스·완화의료	1

2025

위아너스
간호사
국가시험

핵심요약집

1교시

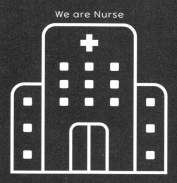

We are Nurse

1. 성인간호학

2. 모성간호학

1 성인간호학

🛅 CHAPTER 01 | 면역/신체손상

1. 염증

- 손상에 대한 반응, 염증성 물질 중화, 괴사 물질 제거, 치유와 회복에 적합한 환경 조성
- 신체손상이나 침입이 발생하며 염증 반응 발생

1) 염증 반응: 손상 후 즉시 시작해서 3~6일 동안 지속

(1) 혈관 반응 단계

① 지혈을 위해 2초 이내에 혈관이 수축하고 응고과정 시작
② 0~30초 후 모세혈관이 이완되어 손상 부위 혈류 증가, 발적
③ 모세혈관 투과성 증가, 혈류 속도 지연 → 부종

(2) 세포 반응

① 변연화(margination): 모세혈관 내벽으로 호중구와 단핵구가 이동하여 붙음, 아메바 운동으로 모세혈관벽을 통해 손상부위로 누출
② 화학주성(chemotaxis): 백혈구 유도 인자에 의해 염증 부위에 호중구와 단핵구 축적

(3) 식작용(phagocytosis)

호중구와 대식세포 등의 백혈구가 침입자를 삼키고 효소의 분해 작용으로 침입자를 파괴

2) 염증의 증상 🔢

① 발적: 혈류 증가(충혈)
② 열: 국소 대사 작용 증가
③ 종창, 부종: 혈관 이완, 염증성 삼출액 축적, 신경말단 자극인자 ↑, 삼출액으로 조직 팽만 종창
④ 통증: 신경말단 자극 인자 증가, 삼출액으로 조직 팽만
⑤ 기능 이상: 종창, 통증
⑥ 전신증상: 허약감, 권태감(염증 산물이 혈류, 림프관으로 흘러 들어감)

3) 염증 시 간호 중재

① 부종 조절: 휴식(rest), 냉(ice), 압박(compression), 상승시키기(elevation) = RICE
② 염증 감소: 항염증제제(NSAIDs, 코르티코스테로이드), 항생제
③ 전신반응 관찰
　㉠ 고열: 낮은 열은 세균성장을 지연시키므로 고열은 수액과 해열제로 조절
　㉡ 통증: 염증 반응 24~72시간은 냉 적용, 그 후에는 열 적용하여 조절, 진통제

ⓒ 영양: 콜라겐/혈관/조직 형성과 치유(고열량, 고단백, 고비타민 C 식이)
ⓔ 백혈구 증가증: 적혈구 침강속도 ESR 증가 관찰
ⓜ 식욕부진, 허약감, 빈호흡, 빠른 맥박 등 관찰

2. 면역

미생물 침입, 종양 단백질과 같은 이물질로부터 인체를 보호하는 반응

1) 면역 반응의 특징

① 기억성: 항원을 기억하는 능력, 2번째 이후의 반응은 더 강하고 빠르게 나타난다.
② 자기 인식성: 인체의 백혈구는 자기 항원이 있어 자기와 비자기를 구별한다.
③ 자기 관용성: 자기와 비자기를 구별하여 자기를 공격 하지 않는다.

2) 항원

면역 반응을 유발하는 물질, 세균, 바이러스, 유리 독소, 항체를 만드는 물질

3) 항체

① 면역체 또는 면역글로불린(immunoglobulin)
② 혈청 단백질 중에서 감마 글로불린으로 알려진 부분이 항체의 역할

4) 백신

① 면역계가 반응할 수 있는 항원을 포함
② 박테리아 같은 병원성 세균의 일부로 사균, 약화된 생균, 비활성화시킨 독소인 유독소 toxoid로 구분

5) 면역세포

(1) 호중구(neutrophile)
백혈구의 55~70%, 미생물에 즉각적, 특이적인 방어(식작용)

(2) 단핵식세포(monocyte)
단세포(혈관내), 대식세포(혈관 밖), 항원의 존재를 림프구에 알려주는 역할, 세포성, 체액성 매개
면역 반응 자극, cytosines 분비, 자기와 비자기 구분

(3) 림프구(lymphocyte)
① B림프구
ⓐ B림프구는 항원에 노출되면 형질세포 plasma cell과 기억세포 memory cell로 분화
ⓑ 형질세포는 항체(면역글로불린) 생성, 체액성 면역

> **중요 면역글로불린 종류**
> • IgG: 혈장, 간질액에 위치, 태반을 통과하는 유일한 글로불린
> • IgE: 알레르기 반응의 증상(알레르기성 천식, 기생충 감염)을 일으킴 **22**
> • IgA: 점막에 존재. 신체표면을 보호
> • IgM: 원발성 면역 반응 일으킴. ABO 항원에 대한 항체 형성
> • IgD: 림프구 표면에 존재. B림프구의 분화를 도움

② T림프구: 흉선에서 분열 증식되고 성숙, 면역 반응의 매개체 **03**

3. 면역의 종류

1) 비특이적 면역

선천적, 피부/점막/분비물(표피, 눈물 등), 백혈구의 식작용, 자연 살해세포의 세포 파괴, 보체의 활성화, 체액 내 인터페론, 발열/염증 반응

2) 특이적 면역

(1) 체액성 면역(humoral immunity) = 항체 매개성 면역
① B림프구의 항체생성을 통해 일어나는 면역과정
② 대식세포, T림프구, B림프구가 항원-항체 상호작용을 시작하여 완성

(2) 세포성 면역(cell-mediated immunity) = 세포 매개성 면역
① 항원이 세포 내에 존재함으로써 체액성 면역 반응을 일으킬 수 없는 항원에 대한 면역 반응
② T림프구에 의해 일어남(B림프구와는 달리 항체를 생성할 수 없음)
③ 감작된 T세포, 사이토킨을 생성 **16**

3) 후천성 특이 면역의 유형 = 획득면역 **14 13**

종류	특징
자연 능동면역	항원에 적극적으로 반응하여 특이 항체생성 질병 후 획득, 이물질에 기억(재발 X), 수두, 홍역, 볼거리
인공능동면역	심한 질병을 피하게 하는 방어: 생균(소아마비: 구강, 홍역, 풍진, 결핵), 사균(장티푸스, 콜레라, 소아마비: 주사용), 적은 양 항원 신체 투입하여 항체 형성(예방접종)
자연 수동면역	피동면역, 인공 항체를 체내 주입, 태아(모체 통한 면역), 태반, 초유, 모유
인공수동면역	인체 감마글로불린의 주사, 다른 사람이나 동물에 의해 이미 만들어진 항체를 주입 면역 반응 → 즉각적, 효과 → 일시적 ※경우에 따라 반복투여 필요 광견병, 파상풍, 독사에게 물린 경우

4. 면역계 장애

1) 알레르기(과민) 반응: 과거에 노출된 항원(알레르기 항원)에 대한 과다한 반응으로 조직 손상

(1) 관련 요인
① 항원(알레르기 항원)에 대한 지나친 면역 반응
② 발생과 강도: 숙주의 방어력, 항원의 본질과 농도, 인체 침입 경로, 항원 노출

(2) 알레르기 항원: 과민반응을 나타내게 하는 물질 **01**
① 매개물질
  ㉠ mast cell의 화학적 매개물질
    ⓐ histamine: 혈관 투과성 증가, 평활근 수축, 수용체 자극 → 기관지 평활근 수축: 천명음, 기관지 경련, 후두부종, 두드러기, 혈관부종, 홍반, 위나 점막 세포의 분비 증가: 오심, 구토, 설사, 쇼크 **15 12 02**
    ⓑ 혈소판 활성화 인자(platelet activating factor, PAF): 혈소판 분비 및 응집, 혈관 확장 자극, 저혈압, 폐동맥압 상승
  ㉡ 아라키돈산 대사산물

ⓐ lekotrienes: 기관지 평활근 수축, 혈관 투과성 증가, 세기관지의 지속적 경련, 평활근에 히스타민 작용 강화
ⓑ prostaglandin: 혈관 이완 자극, 평활근 수축 → 피부 팽진, 발적, 저혈압, 기관지 경련
ⓒ 세로토닌: 혈소판에서 유리, 혈관 투과성 증가, 평활근 수축 → 점막부종, 기관지 수축
ⓓ 키닌: 느리고 지속적인 평활근 수축, 혈관 투과성 자극, 점막 분비 자극 → 통증 동반 혈관부종, 기관지 수축

(3) 유형 🔢🔢🔢🔢🔢🔢🔢

유형	특징
제1유형(아나필락시스성/ 즉시형 과민반응) 🔢🔢🔢🔢🔢	• IgE, 아나필락틱 쇼크(과민반응 중 가장 심각, 발현 시간 즉시) • 소양증, 부종, 콧물, 호흡곤란, 청색증, 천명음, 아토피성, 음식/약물에 의해 발생 • 예방이 최우선, 건초열, 기관지 천식 🔢, 아토피 피부염, 알레르기 두드러기
제2유형(세포 용해성/ 세포독성 과민반응)	• IgG, M • 혈액형이 다른 수혈반응(ABO 부적합), 약물로 용혈성 빈혈, 자가면역성 혈소판 감소성 자반증
제3유형(면역복합성 과민반응) 🔢	• IgM, G • 항원 항체 복합체가 과도하게 형성되어 축적된 기관에서 발병함, 국소적 조직괴사 • 사구체염, 류머티즘성 관절염, SLE, 혈청질환(이종혈청 주사)
제4유형(세포 매개성/ 지연형 과민반응) 🔢	• 알레르기 항원에 노출 24~72시간에 발생 • 피부반응 검사: 24~72시간 내 홍반과 부종(결핵 피부반응 검사)

(4) 치료 및 간호 중재

알레르기 간호 중재 🔢🔢🔢🔢🔢🔢🔢🔢	① 새로운 약물, 음식, 조영제의 알레르기 반응 관찰 및 확인
	② 적절한 알레르기 검사 시행
	③ 확인된 알레르기 항원 피하기 🔢, 방법 교육
	④ 교육: 에피네프린 주사, 알레르기 항원의 조절, 아나필락시스 대처
	⑤ 쇼크 대비하기 위해 응급처치 준비(에피네프린)
	 – 상박에 주사, 항원 용량 정확히 측정하기 위해 1cc 주사기 사용
	 – 주사 후 20분간 환자 관찰: 소양감, 둔해지는 감각, 인후부종, 쇼크 등
	 – 최대농도(보통 1:100)가 될 때까지 약 5년 정도 소요 🔢
	⑥ 알레르기 대상자 팔찌 착용, 필요하면 탈감작요법 시행 🔢🔢🔢🔢🔢
	   ※ 탈감작요법 🔢🔢🔢
	     – 제1유형 IgE 매개형 과민반응 치료에 사용, 확인된 알레르기원을 희석하여 용액으로 조제 후 피하로 주입, 점차 양을 늘려 둔해지게 하는 방법
	     – 방법: 정확한 양의 알레르기 항원 일정 기간 규칙적으로 주사, 1회에 여러 종류 주입 금지 🔢

아나필락시스 간호 중재 –적절한 환기와 조직 관류 유지 🔢🔢🔢	① 기도유지, fowler 체위 ② 필요하면 1:1000 epinephrine 0.3~0.5mL 10~15분 반복 SC 투여 🔢 ③ 고용량의 산소 투여, 수액 정맥으로 투여 ④ 두드러기, 혈관부종, 기관지 경련 의심, 진경제(anticonvulsive), 항히스타민제, 코르티코스테로이드 사용 ⑤ 쇼크, 기도폐쇄, 심부정맥, 위 내용물의 흡인, 발작 등의 징후 관찰 ⑥ 24시간 이내에 아나필락시스의 재발 관찰 ⑦ 대상자와 가족지지

2) 자가면역

(1) 전신성홍반성낭창(Systemic Lupus Erythematosus, SLE) 🄬 🄰 🄫 🄬 🄬 🄬 🄬
① 정의
- ㉠ 결합 조직을 침범하는 만성염증성 질환
- ㉡ 일생동안 증상 악화/완화 불규칙적 반복
- ㉢ 가임기간 젊은 여성(20~40대) 호발

② 병태생리
- ㉠ 세포의 핵 부위에 대한 자가항체 생성
- ㉡ 면역복합체가 광범위한 조직 손상 유발
- ㉢ 특정 가족에게 발생 빈도 높음
- ㉣ B림프구의 과도한 활동

③ 증상 🄰
- ㉠ 관절염: 특히 손과 발(관절 부위에 열, 부종, 압통)
- ㉡ 얼굴에 나비 모양 발진 (햇빛에 노출되었을 때 뚜렷)
- ㉢ 신증상: 혈뇨, 단백뇨, 소변량 ↓ → 신부전으로 전신적으로 증상이 나타날 수 있어 위험 🄰
- ㉣ 백혈구 ↓
- ㉤ 만성적 염증 질환
- ㉥ 심폐증상: 심내막염, 심근염, 심낭염 등
- ㉦ 위장계: 복통, 설사, 연하곤란, 오심과 구토 등
- ㉧ 신경계: 정신증, 발작, 편두통, 뇌신경마비, 말초신경 증상
- ㉨ 생식기계: 월경불순

④ 진단: 혈청 내 자가항체, anti DNA, antibody, anti Nuclear antibody(ANA) 확인, 백혈구 ↓, 보체 ↓, ESR ↑, 면역글로불린 ↑

⑤ 치료 및 간호 중재: 완치가 어려워 증상 완화가 목적 🄰 🄬 🄬 🄰
- ㉠ 통증
  - ⓐ 관절운동범위(ROM), 근육 강화(등척성) 운동
  - ⓑ 열 적용, 냉 적용, 진통제 복용 30~60분 후 🄬
- ㉡ 피부 통합성 유지
  - ⓐ 철저한 위생, 피부 자극 주의
  - ⓑ 외출 시: 자외선 차단 크림, 긴소매 옷, 챙이 넓은 모자 착용 🄬 🄬
  - ⓒ 건조한 피부에는 로션을 바름 🄬
- ㉢ 적절한 휴식과 활동(병의 활동성이 심할 때는 운동보다는 안정을 유지하나 반드시 ABR은 아님)
- ㉣ 감염된 사람과 접촉 금지
- ㉤ 신체적, 정서적 스트레스 방지
- ㉥ 필요하면 결혼 임신 관련 상담
- ㉦ 망막증의 합병증을 예방하기 위해 6개월마다 안과 진료
- ㉧ 처방 없이는 머리 염색도 금지
- ㉨ 고혈압 관리, 금연, 비만 예방, 고지혈증 예방

3) 면역결핍증

(1) 선천성면역 결핍증: 선천적 요인, 원인 다양, 빈도 ↓
① 간세포 결핍

② 항체 형성 결핍
  ㉠ 골수에서 간세포가 B림프구로 성숙하지 못하는 질환
  ㉡ 호흡기 감염, 자가면역 질환 호발, IgA 결핍, 아토피성 질환 호발
③ 세포 매개성 면역 결핍: 흉선의 기능 저하로 발생, 장기들의 기형
④ 보체기능 이상: 유전성 보체인자의 부족, SLE 질환이 잘 발생

(2) 후천성 면역 결핍 질환(acquired immunodeficiency syndrome, AIDS)
① 원인균: HIV(human immunodeficiency virus) 10
② 전파경로: 성적접촉, 혈액 및 혈액제제, 모체로부터의 전파 10
③ 병태생리
  ㉠ HIV 인체 침입 CD4 + helper T세포 공격 → 손상된 Helper T세포와 파괴된 세포 잔여물을 식세포가 식균 → HIV 저장 및 증식소 역할
  ㉡ 감염된 T세포 내에서 정상 인체 DNA 대신 바이러스 RNA 생산, 복제 → 면역파괴
  ㉢ HIV 감염된 대식세포: 바이러스 저장소로 활동
④ 진단적 사정: HIV 감염 후 6~12주 후 항체 형성
⑤ 검사
  ㉠ 항체검사
    ⓐ 선별검사: 효소면역분석법(enzyme-linked immunosorbent assay, ELISA)
    ⓑ ELISA 반복 양성: WB(western blot) 검사, IFA(immunofluorescence assay) 검사
  ㉡ 바이러스 배양검사, 바이러스 부하검사, 림프구 수 등
⑥ 검사결과 해석
  ㉠ HIV 양성
    ⓐ 반드시 에이즈임을 확정하지는 못함
    ⓑ 앞으로 질병 예측 불가능, 다른 사람에게 전파 가능
    ⓒ 항체 계속 존재
    ⓓ 장기기증 안 됨
  ㉡ HIV 음성: 항체가 존재하지 않으며 감염이 안 되어 있음. 지속적 예방
⑦ 간호 중재 10 07 06 02
  ㉠ 치료약물: 칵테일 약물요법 → 바이러스 증식억제
  ㉡ 감염의 예방 → 면역 저하 10 07 06 02
    ⓐ 피부 통합성, 호흡기, 소화기 상태의 세심한 평가와 신체사정이 필요
    ⓑ 건조한 피부는 로션으로 마사지
    ⓒ 주삿바늘 사용 후 뚜껑을 다시 씌우지 않음(대부분 사용 후 뚜껑을 씌우면서 찔림)
    ⓓ 성관계 시 콘돔을 사용하도록 교육
    ⓔ 주삿바늘, 면도기, 칫솔 따로 사용
    ⓕ 단순한 피부접촉, 가벼운 키스, 포옹은 감염위험 없음
    ⓖ 호중구 수가 500개 이하 시: 엄격한 무균술 → 감염으로 사망 가능성 ↑
    ⓗ 피임 권유
  ㉢ 영양 상태 증진
    ⓐ 식욕 ↓, 오심, 구내염, 연하곤란 등의 원인 사정 및 섭취 개선을 위한 적절한 전략의 개발
    ⓑ 고열량, 고단백 식이를 자주 제공 (※소모성 질환)
    ⓒ 식전의 구강 간호, 다른 사람과 식사하는 것, 즐거운 환경을 만들기 등 음식 섭취를 도울 방법 격려
    ⓓ 장관염이 있는 경우에는 장의 휴식을 위해 구강섭취 제한

　　　　ㄹ 의사소통 증진: 감정을 표현할 수 있게 도움, 여러 분야의 자원을 이용

　　　　ㅁ 피로 감소

　　　　ㅂ 두려움의 감소: 두려움 극복, 지지그룹

　　　　ㅅ 사회적 상호작용 유지

5. 감염환자 문제

1) 감염 발생

　　① 미생물이 숙주와 접촉한 후 상호작용을 일으킨 상태를 말한다.

　　② 인간의 면역체계가 침범당하거나 유기체의 독성을 효율적으로 차단하지 못할 때 감염성 질환 발생

2) 감염의 전파 과정

　　① 병원소: 병원체의 저장소, 사람, 동물, 곤충, 정맥준비액, 소변채취기구 등

　　② 병원체: 감염성 질환을 일으키는 원인(박테리아, 바이러스 진균, 기생충 등)

　　③ 숙주: 인체는 숙주로서 자신을 방어하는 효과적인 체계

　　④ 전파방법: 호흡기계, 위장관계, 비뇨 생식계, 피부, 점막, 혈류 **22**

　　　ㄱ 접촉: MRSA, VRE, 성병 등

　　　ㄴ 공기: 결핵, 수두 등

　　　ㄷ 매개물: 오염된 음식, 물, 정맥 수액에 의한 전파, 살모넬라 등

　　　ㄹ 매개충: 곤충, 동물, 진드기, 모기 등

3) 감염에 대한 인체의 방어기전

(1) 비특이적 방어기전: 기억 X

　　① 1차 방어선: 피부, 눈, 눈물, 소화기계(타액, 연하, 연동 운동), 호흡기계(코의 섬모, 콧물, 기침), 비뇨생식기계(산성유지)

　　② 2차 방어선: 식균작용, 자연살해세포, 염증 반응, 항미생물성 단백질(인터페론)

(2) 특이적 방어기전: 면역

　　① 외부에서 이물질 침입 시 자기와 비자기를 식별하여 비자기를 없앰으로써 항상성을 유지하는 일련의 방어기전

　　② 처음 이물질 접하였을 때 인식하는 데 시간 소모로 인해 반응시간 느림

4) 감염경로에 따른 감염관리 **20 18 13**

(1) 예방

손 씻기, 개인 보호구 착용(장갑, 마스크, 가운, 고글 등), 격리, 개인위생관리, 쓰레기 처리, 멸균과 소독

(2) 손 씻기

　　① 적응증: 환자 접촉 전/후, 체액/분비물 노출된 위험이 있는 행위를 하고 난 후, 청결/무균술 시행 전, 환자의 주변 물품 접촉 후

　　② 손 씻기 방법: 알코올을 기본으로 하는 마찰을 이용하는 방법, 물을 이용하는 방법

경로	해당 질환	관리
공기감염	홍역, 결핵, 수두	음압병실사용, HEPA통해 외기교환 방문 닫기, N95 마스크 착용(출입 전) 대상자가 병실에서 나올 때는 마스크 착용

비말감염	디프테리아, 인두염, 폐렴, 성홍열, 인플루엔자 뇌막염, 이하선염, 백일해	독방, 코호트 격리(같은 집단끼리 사용) 일회용 마스크 착용, 대상자가 병실을 나올 때는 마스크 착용
접촉감염 **22 20**	MRSA, VRE, Rota virus, 옴, C difficile toxin 1군 법정전염병(콜레라, 페스트, 장티푸스, 파라티푸스, 세균성 이질, 장출혈성대장균감염증)	독방사용, 코호트격리, 접촉 전 장갑과 가운 착용, 접촉 후 손 위생 강화, 접촉 후 환경관리(전용기구 사용, 기구사용 후 소독 철저히 시행),장갑과 가운은 병실 나오기 전 벗음
혈액감염 **18**	B형/C형 간염, VDRL, HIV	혈액, 체액에 노출되지 않도록 주의(날카로운 기구 베임이나 주사침 주의)

5) 최근 유행 감염성 질환

(1) 메르스(MERS): 메르스코로나바이러스에 의한 호흡기 감염증
예방: 예방백신 없음, 일반적인 감염병 예방 수칙 준수, 손 씻기 등 개인위생 수칙 준수

(2) 에볼라바이러스 병(EVD)
예방: 효과적인 예방접종 없음, 환자 발생 시 환자의 체액 접촉 피함, 병원 내 전파 방지를 위해 철저한 방어수단 및 기준 준수

(3) 지카바이러스 감염증
예방: 예방접종, 치료 약 없음, 모기에 물리지 않는 것이 가장 중요, 지카바이러스 위험 국가 방문자는 1달간 헌혈금지

(4) 코로나 19(COVID-19): 코로나바이러스에 의한 호흡기 감염증
예방: 예방접종, 일반적인 감염병 예방 수칙 준수, 손 씻기, 마스크 착용 등 개인위생 수칙 준수

6. 피부 통합성 장애: 피부 장애

1) 피부의 구조 및 기능

(1) 피부의 구조
표피, 진피, 피하층(피부밑층), 땀샘, 털, 손톱, 발톱, 기름샘 등으로 구성

(2) 피부의 기능 **02**
① 방어(세균, 이물질 침입 방지) 및 면역
② 체온조절(땀샘)
③ 감각, 지각 기능
④ 신진대사(비타민 D 합성)
⑤ 수분·전해질 균형, 배설
⑥ 건강 확인(황달, 빈혈)

2) 바이러스성 피부감염 **20 17 16 15 13 11 08 04**

(1) 단순포진(herpes simplex)
① 원인 및 위험요인: herpes virus, 신경절 잠복(재발: 면역 저하)
② 증상
　㉠ 수포: 입술, 입 주위, 얼굴 등의 피부 점막
　㉡ 전염력: 최초 3~5일 사이, 1주일이면 자연치유

③ 치료 및 간호 중재 [20] [11]
  ㉠ 병소 건조(5% IDU, 70% 알코올 사용)
  ㉡ 항바이러스제: acyclovir 투여(바이러스 확산 감소)
  ㉢ 햇빛 피하고 자주 손 씻기 (재발감소 목적)
  ㉣ 전염력 상태 시 접촉 피하기, 립스틱 같이 사용하지 않기
  ㉤ 피로, 정서적 스트레스 주의

(2) 대상포진(herpes zoster) [20] [17] [16] [15] [13] [11] [08] [04]
① 원인 및 위험요인
  ㉠ varicella zoster virus 잠복기 수두의 재 활성화
  ㉡ 수두: 면역이 형성되지 않은 숙주의 일차적 감염
  ㉢ 대상포진: 면역된 숙주에게 일어나는 면역 반응
  ㉣ 50세 이후, 면역기능 약화, 악성종양(백혈병, 림프종) 시 빈도 ↑
② 증상
  ㉠ 신경절 따라 일측성 수포성 발진, 통증(등에 신경절 따라 수포 형성 부위) [13] [11] [03]
  ㉡ 통증 양상: 타는 듯한, 찌르는 듯한, 예리함. 없을 수도 있음
  ㉢ 염증 양상: 일측성, 흉수 신경, 경수 신경, 뇌 신경 따라 띠 모양
  ㉣ 합병증: 전층 피부 괴사, 안면 마비, 눈 감염
③ 치료 및 간호 중재 [17] [16]
  ㉠ corticosteroid: 신경 통증 감소, 경과 기간 단축 [17] [16]
  ㉡ 항바이러스제: acyclovir (바이러스 확산 감소, 치유촉진)
  ㉢ 진통제, 항히스타민제 (소양감 완화)
  ㉣ 습포 제공: burrow 용액, 가피형성과 치유증진, 자극과 통증 완화
  ㉤ 철저한 손 씻기 → 수포형성 시기에 전염 예방
  ㉥ 조이는 옷 피하기
  ㉦ 면역이 저하된 사람과 접촉하지 않게 함 [20]
  ㉧ 약 10% 대상자가 포진 후 신경통 발병

3) 피부암 [15] [10]

(1) 원인 및 위험요인
자외선, 방사선, 피부의 만성 궤양 및 반흔, 면역억제

(2) 증상과 치료
① 기저세포상피종: 마디 모양, 돔 형태의 구진, 진주 모양 조기, 중심에 궤양-절제, 방사선치료
② 편평세포암: 태양에 노출되는 외층 표피에 생김, 얼굴, 입술, 입, 손등에 호발, 전이 가능-절제,
  방사선치료 [15]
③ 악성흑색종: 치명적 피부암, 수개월에 걸쳐 나타나는 피부 변화, 출혈 및 소양증, 궤양-절제,
  알파-인터페론과 백신 치료

(3) 예방 간호 [10]
① 자외선으로부터 피부 보호: 불투명한 옷, 양산, 모자, 기타 보조기구 사용, 자외선 차단제 사용
  자외선 → 피부암 발생의 주원인
② 균형 잡힌 영양 섭취: 피부병변 예방
③ 피부 자가 검진: 모반의 변화나 새로운 피부 성장(피부암 경고 신호) → 즉시 내원

4) 화상 **23** **16** **14** **12** **10**

(1) 병태생리 및 증상

① 수분과 전해질의 이동
- ㉠ 일차적인 혈관수축 후 화상 주위 혈관 이완, 모세혈관투과성 증가 **14**
- ㉡ 체액 손실로 저혈량 쇼크, 핍뇨, 저나트륨혈증
- ㉢ 처음 12시간 이내에 가장 흔히 일어나 24~36시간까지 지속 가능
- ㉣ 화상 범위가 넓을수록 체액 손실 ↑

② 체액 재이동: 화상 5일 이후 소변량 증가, 저나트륨혈증, 저칼륨혈증

③ 심장 기능의 변화: 카타콜라민 분비, 혈량감소로 인해 심박출량 감소

④ 질식제, 연기, 열로 인한 호흡기 손상 **16**
- ㉠ 폐부종, 호흡부전, 성인 호흡기장애증후군
- ㉡ 24~48시간 후 점막부종으로 상기도 폐쇄 가능

⑤ 피부 통합성 변화: 손상된 피부, 신경종말, 땀샘, 모낭의 정상적인 기능 상실

⑥ 면역기능 저하: 림프구 활동저하, 면역글로불린 생산 저하, 호중구와 대식세포 활동 변화

⑦ 위장관 증상: 허혈로 인한 위장관 미란(Curling's ulcer)

(2) 화상 범위

① 9분의 법칙: 머리와 목 9%, 몸통앞 18%, 몸통 뒤 18%, 상지 각각 9%, 하지 각각 18%, 회음부 1%(성인) **12**

② land-browder chart: 9분 법칙보다 세분화

(3) 화상의 깊이

	1도 화상 (표재성 부분층 화상)	2도 화상 (심부 부분층 화상)	3도 화상 (전층 화상) 10
범위	표피	표피 + 진피	표피 + 진피 + 피하조직, 근육, 신경, 혈관, 뼈 응급기, 급성기, 재활기
증상	발적, 통증, 냉감에 완화 누르면 창백, 약한 부종	발적, 통증, 감각과민, 냉감에 민감 수포, 붉고 얼룩덜룩함, 수분, 부종	무통, 쇼크, 혈뇨, 용혈, 체온조절 안 됨 건조, 부종, 조직괴사, 흰색, 갈색, 검은색, 붉은색, 지방층 노출
예후	1주 내 치유, 표피 벗겨짐	2~3주 내 회복, 약간의 반흔 형성, 변색	가피, 반흔 형성, 피부 이식, 기능 상실
간호 중재	청결유지, 얼음 X, 시원하게	통증 관리, 드레싱(세척, 멸균바셀린 적용, 마른 거즈), 파상풍 주사	청결, 국소적 화학요법, 피부 이식

(4) 화상의 치료 및 간호 중재

① 병원이송 전 응급처치(화상 입은 직후부터 48~72시간 이내) **22** **16** **13** **11**
- ㉠ 불이 붙었을 때: 멈춘다 → 눕는다 → 구른다, 타지 않는 옷이나 액세서리 제거, 전기화상이면 부도체(고무장갑)로 전기 통하는 물질 제거
- ㉡ 화상 원인 제거 → ABC(airway, breathing, circulation) → CPR
- ㉢ 화상 부위는 감염되지 않게 덮어줌(찬물)
- ㉣ 화상 부위에 연고 등은 바르지 않음
- ㉤ 냉습포 적용 **22**: 통증 완화, 발적 감소, 조직 손상 감소
- ㉥ 얼음 적용 금지: 갑작스러운 혈관수축, 심한 체액 이동

② 3도 화상 시기별 간호 중재
  ㉠ 응급기
    ⓐ 기도와 호흡 유지(가장 중요) 23 13 11
    ⓑ 화상의 범위, 깊이, 위치 사정, 다른 외상 및 손상 점검
    ⓒ 쇼크 예방: 손상 발생 후 최초 24시간 동안은 lactate ringer solution 주입(다량의 단백이 조직 내로 새어 추가적 부종 발생 → 콜로이드 용액 금지) 15 14 13 02
    ⓓ 흡인 예방, 통증 관리
    ⓔ 화상 부위 심장보다 높게 상승, 능동적인 운동으로 의존적 부종 예방
    ⓕ 감염예방: 무균술 적용, 엄격한 손 씻기
  ㉡ 급성기(응급기 말~화상 상처가 치유되기까지) 13 12 07 03 02
    ⓐ 감염예방: 화상 관리 중요 요소
    ⓑ 적절한 영양 유지: 상처 치유, 감염 예방(가장 흔한 합병증, 역격리 필요) 고열량, 고단백 식이, 비타민 A, B, C(치유촉진), 철분(빈혈 교정) 섭취 격려
    ⓒ 기도개방 유지: 심호흡, 기관 내 흡인, 폐활량계 사용(2~4시간마다)
    ⓓ 자세: 경축 예방을 위해 기능적 자세, cradle 침상 적용
    ⓔ 화상 부위 치료 및 관리: 샤워로 청결유지, 변연절제술, 화상 부위 드레싱, 피부 이식
    ⓕ 피부 이식 시기: 화상 후 3~21일 사이 07
      • 피부 이식 목적: 수분과 단백질 상실 및 세균증식 감소, 육아조직 생성 촉진/과잉생성 방지, 노출된 신경, 근육, 건 보호, 통증 ↓, 경축 예방, 반흔 감소, 빠른 치유도모 07
      • 피부 이식 후 간호 중재: 진통제, 항생제, 환부 습윤 드레싱, 수술 부위 상승, 조기 이상 07
    ⓖ 합병증 관리: 패혈증, 폐렴, 심질환, 심부전 등
    ⓗ Curling's ulcer: 점액 생산 감소, 위액분비 증가(허혈에 의해 발생) → 제산제, 히스타민수용체 차단제 투여 12
  ㉢ 재활기(사회생활 복귀를 위해 입원 시부터 고려, 기능 및 외모 회복으로 사회 복귀 준비)
    ⓐ 경축 예방: 체위유지, 부목 고정, 운동, 조기 이상
    ⓑ 치료적 체위유지: 반좌위유지, 머리를 댄 채로 장시간 침상안정 → 경축의 원인(금지 사항)
    ⓒ 부목의 고정: 경축 예방, 피부 이식 후 관절 고정, 능동운동, 보행, ROM
    ⓓ 독립성 증진: 일상 활동 직접 하도록 격려, 물리치료, 작업치료
    ⓔ 반흔 예방: 적절한 압력 가함(반흔 형성 감소 위해)
    ⓕ 정서적 지지, 신체상 증진

5) 욕창

(1) 정의
뼈 돌출 부위의 지속적인 압박으로 인한 피부 손상

(2) 촉진요소
습도, 부동, 감각 장애, 저알부민혈증, 영양불량

(3) 병태생리
① 압박: 중력에 의한 발생, 접촉면의 혈관을 압박하여 허혈, 염증, 괴사 발생
② 마찰: 환자를 끌거나 침요를 잡아당길 때 발생
③ 응전력: 피부가 고정되어 있는 상태에서 피부 아래 조직의 이동 혹은 들려져 발생

(4) 욕창의 단계
① 1단계: 부위 발적

② 2단계: 물집, 표피와 진피 침범

③ 3단계: 표피, 진피, 피하층 침범, 삼출물

④ 4단계: 근막 넘어 근육 뼈까지 침범

(5) 일반적 간호 중재

① 욕창 발생 기여요인, 위험요인 제거

② 대상자 지지

③ 미생물 통제

④ 환자와 보호자 교육

(6) 욕창 예방 간호 중재

① 2시간마다 체위변경, 침대나 의자에 압력 ↓ 기구사용

② 피부 손상 징후 자주 관찰, 부드럽고 탄력 있는 피부 유지

③ 피부의 습기 제거: 실금 조절

④ 마찰, 응전력 ↓, 제거함

⑤ 부동 피하고 활동 증진, 적절한 영양공급

7. 수술환자 문제

1) 수술 전 간호 13 04 02 01

> **목적**
>
> 수술 위험요인규명, 최적의 상태에서 수술받도록 준비, 수술 이후 합병증 최소화, 수술 후 간호에 대상자를 참여시키기 위한 사전교육(합병증 예방)

(1) 피부준비 04

① Trunk 부위 수술: 젖꼭지~치골결합 부위

② 삭모 또는 clipping 방법으로 수술부위 모발 관리(면도기 사용 X → 감염 원인)

(2) 위장관 준비

① 금식(약 8시간)

② 관장: 위장관, 항문 주변, 회음부, 골반강 수술

(3) 유치 도뇨관 삽입 02

① 소변 배출이 곤란 시(전립선비대, 방광종양)

② 중환자의 계속된 소변량 측정 시

③ 실금이 있는 혼수 환자, 계속적/간헐적 방광세척 시

④ 요도 주위 수술 시

(4) 수술 전 투약 18 04

불안 완화, 인후 분비물 감소, 마취제 부작용 예방, 구토 및 통증 감소, 시상분비 억제, 기억상실 유도

① barbiturate계: phenobarbital(luminal), secobarbital(seconal), midazolam 등

→ 불안감소, 기억상실 효과, 진정유도

② 항콜린제: atropine sulfate 18, robinul

→ 기관 삽관용이, 전신마취 시 분비물 축적 방지, 서맥 예방, 위산분비 억제(부작용: 구강 건조)

③ opioid: morphine, meperidine(demerol)

→ 수술 전 절차 동안 불편감 완화

④ 히스타민수용체 차단제: cimetidine, ranitidine, famotidine
  → 위산분비 감소, 위액 산도 증가, 위액의 양 감소
⑤ 항구토제
  → 위 배출 증가, 오심과 구토 예방 및 감소, 흡인 예방

(5) 수술 전 교육: 수술 후 합병증 감소 위함 🔟

① 심호흡: 허탈 된 폐 확장, 전신마취 후 폐 환기, 혈중 산소포화도 향상 촉진 🔟
② 기침: 기도 개방성 유지를 위해 분비물 배출 🔟
③ 사지 운동: 혈전 위험성 ↓
④ 활동: early ambulation, ROM
⑤ 통증 조절: PCA 미리 설명
⑥ incentive spirometer: 흡기를 도와 폐포 팽창 → 무기폐 예방
⑦ 수술과정에 대한 설명 제공으로 대상자 불안 완화
⑧ 출혈 유발 가능성 있는 약물은 수술 전 투약 고려 예 아스피린, 플라빅스 → 일주일 전 투약 중지 🔳

2) 수술 직후 간호(회복실 간호)

(1) 즉각적인 기본사정 🔟 🔟

① 의식수준(GCS) 🔟, 기도개방성, V/S sign, 산소포화도, 섭취량과 배설량, 구개반사
② 수술 부위: 출혈 여부, 소독상태, 배액관
③ 통증

(2) 마취회복 시 간호 중재

① 연하 반사, self respiration 시 즉시 인공기도 제거 (ABGA 확인 후)
② 필요하면 suction
③ V/S 측정: 5분마다 15분간, 그 후 15분마다 측정
④ 후두 경련 확인, 체온유지
⑤ 기도유지, 통증 호소 시 진통제 투여, 출혈 여부 확인
⑥ 병실로 이동 가능한지 확인 후 이송: 활력징후, 호흡기계, 산소포화도, 순환기계 기능안정 시, 의식확인

3) 수술 후기 간호(병동 간호): 회복실에서 병실로 이동 후 간호 🔟 🔟 🔟 🔟 🔟 🔟 🔟 🔟 🔟 🔟

(1) 호흡기계 🔟 🔟 🔟 🔟

① 활력징후 측정: 호흡기 합병증 증상 확인: 무기폐, 폐렴, 폐색전증(수술 후 부동으로 혈전 생성되어 폐동맥으로 이동, 수술 후 48시간에 호발)
② 체위: 좌위, 반좌위 등 수술종류에 따라 맞게, 2시간마다 체위변경
③ 시간당 5~10회 심호흡, 시간 당 10회 기침 격려 🔟
④ 운동: 침상에서 다리 운동, 빠른 운동 격려
⑤ 수분공급, 흡입, 가습, 진동, 두드리기
⑥ 객담용해제, 감염 시 항생제 투여
⑦ incentive spirometer 적용: 1~2hr마다

(2) 순환기계 🔟 🔟 🔟 🔟

① 합병증 확인: 부정맥, 고혈압, 저혈압, 쇼크, 혈전성정맥염, 출혈 🔟, 심근경색증 🔟
② 혈전 성정맥염 예방: 수술 후 다리 운동, 압박스타킹 🔟, 수분공급, 다리 상승, 조기 이상, 저용량의 헤파린투여
③ 혈전성정맥염 발생 시: BR, 하지 마사지 금지, 온습포 적용, 항응고제 투여 🔟 🔟

(3) 영양 및 수분 전해질 균형 [03]

① 섭취량 배설량, 체중 측정
② 소화 기능 돌아올 때까지 금식, 정맥으로 포도당, 전해질, 식염수 공급
③ TPN으로 고열량식이 제공

(4) 상처 치유 촉진 [16]

① 상처감염 발생: 수술 후 36~48시간
② 감염징후 발생: 수술 후 5~7일, 균 배양검사 후 적절한 항생제 사용
③ 상처 파열과 장기돌출 발생: 수술 후 6~7일 [16]
   - 예방: 기침 시 지지, 영양공급, 복대 적용, 상처감염 예방
   - 이때 멸균 거즈에 생리식염수 적셔 덮어주기, 무릎을 약간 구부려 복근 이완
④ 비타민C, 단백질 충분히 공급: 상처 치유, 조직의 재구성 촉진

(5) 소화기계 [24] [22]

① 오심, 구토 증상 확인 → 구토 시 측위(기도흡인 예방) [24]
② 복부 수술의 경우 장음 청진, 가스 배출 확인(연동 운동 확인) → 장 연동 운동 감소, 변비
③ 복부 불편감 및 복부팽만(장폐색 확인) 발생 → 장음 확인
④ 일반적으로 24~72시간 이내에 식이 시작
⑤ 복부 수술 후 가스 배출하면 물(SOW) → 유동식 → 연식 → 일반식
⑥ 복부 수술 시 배액관의 색깔, 양 관찰(출혈 확인)

8. 응급환자 문제

1) 응급간호의 원칙 [22] [15]

① 기도개방 → 적절한 환기 제공(호흡) → 필요하면 심폐소생술 제공(순환) 순서 적용
② 출혈 조절, 쇼크 예방 및 치료, 심박출량 평가 및 유지
③ 의식수준, 운동 반응 정도, 동공 크기와 반응 확인
④ 신속한 초기 신체검진, 지속적인 사정
⑤ 심장의 기능 지속적 관찰, 골절 의심 시 부목 적용
⑥ 멸균 드레싱으로 상처 보호, 알레르기, 건강문제확인
⑦ 치료 결정의 지침이 되는 활력징후, 신경학적 상태, 섭취 및 배설량 기록

2) 응급간호 분류(triage) [20] [19] [13]

분류	특징
red(위기)	• 즉각적인 치료로 생존 가능, 기도폐쇄 [20], 심장마비 [19], 심한 쇼크, 의식불명
yellow(중함)	• 초기 응급치료를 받은 후 수송을 기다릴 수 있는 대상자 • 고열, 경증의 화상, 열상, 뇌졸중, 심한 통증
green(경함)	• 구급처치 수준의 치료가 요구되는 경한 질환이나 손상 • 연조직 상해, 피부 손상, 순환장애 없는 사지 골절 등
black	• 사망

3) 응급관리 우선순위 [24] [13] [12] [10]

(1) 1차 사정과 소생술

① 간호의 우선순위 → 1차 사정 결과로 결정
② 의식 확인 후 C(circulation)-A(airway)-B(breathing) 파악
③ 외상 환자는 D(disability), E(exposure) 추가

(2) 심폐소생술 [21] [20] [14] [12] [03] [02] [00]

① 기본심폐소생술

구분		성인(8세 이상)	소아(8세)	영아(~2세)
심정지의 확인 [20]		무반응, 무호흡 혹은 심정지, 10초 이내 확인된 무맥박(의료인만 해당)		
순서		가슴 압박 → 기도유지 → 인공호흡		
속도 [21]		최저 100회/분~120회/분(100회 미만과 120회 이상이 안 되도록)		
가슴 압박 깊이 [21]		약 5cm (6cm 넘어가지 않게)	가슴 깊이 1/3 (4~5cm)	가슴 깊이의 1/3(4cm)
가슴 이완 [21]		가슴 압박 사이에 완전한 가슴 이완 유지		
가슴 압박 중단		압박중단은 최소화(부득이한 경우 10초 이내로)		
기도유지		머리 젖히고 턱 들기(head tilt chin lift)		
가슴 압박: 인공호흡 비율	전문기도 확보 이전	30:2(구조자 수 무관) [12] [03] [00]	30:2(1인 구조자) 15:2(2인 구조자)	
	전문기도 확보 이후	가슴 압박과 상관없이 6~8초마다 인공호흡 시행(6~8회/분)		
일반인		가슴 압박 소생술 시행		

② 의료인에 의한 심폐소생술
  ㉠ 반응이 없는 환자 발견, 무호흡 또는 비정상 호흡(심정지 호흡)확인 [24]
  ㉡ 119신고 및 (자동) 제세동기 준비
  ㉢ 맥박 확인 (10초 이내)
  ㉣ 심폐소생술 시작 (가슴 압박:인공호흡 = 30:2 반복)
  ㉤ (자동) 제세동기 도착 → (자동) 제세동기 사용
  ㉥ 심장리듬 분석
  ㉦ 제세동기 필요하면 심폐소생술 시행

③ 시간
  ㉠ 0~4분: 소생술을 실시하면 뇌 손상 가능성이 거의 없음
  ㉡ 4~6분: 뇌 손상 가능성이 높음
  ㉢ 6~10분: 뇌 손상이 확실
  ㉣ 10분 이상: 심한 뇌의 손상 또는 뇌사상태

(3) 2차 사정

① 모든 손상을 체계적으로 확인하기 위한 과정
② 즉각적인 생명의 위협 처치 후 환자의 전신을 포괄적으로 평가하여 환자의 내외과적 문제 확인

4) 응급상황 관리 22 21 19 13 12 11

중요 **응급관리를 위한 우선순위 대상자**

- 활력징후의 현저한 변화: 혈압, 고혈압, 저체온, 심부정맥, 호흡부전
- 의식상실
- 흉통환자: 35세 이상 → 협심증, 심근경색 의심
- 심한 통증 환자
- 직접 압박법으로 지혈되지 않는 출혈 22
- 치료가 지연될 경우 상태가 심하게 악화하는 환자: 화학물질에 의한 화상, 약물중독, 알레르기성 반응
- 타인을 침해하는 행동 양상(위험, 소란, 히스테리성 행동)
- 정신적인 황폐상태: 사랑하는 사람의 상실, 강간
- 노인이나 난동환자
- 원인이 불분명한 증후

(1) 다발성 외상, 다발성 골절 22 17 15
① 기도 개방성 유지: 이물질 제거, 흡인, jaw-thrust maneuver
② 두경부 손상 위험성 예방: 고정이 제일중요(부목) 21
③ 개방 상처 드레싱: 멸균된 천, 청결한 천으로 상처 부위 덮기
④ 출혈 시 지혈: 옷 자르기, 압박 드레싱, 직접 압박, 지혈대 적용, 정맥주입 등 22

(2) 기도 이물: 등 두드리기
① 복부 밀쳐 올리기(Heimlich 법): 배꼽과 검상돌기 사이
② 흉부 밀쳐 올리기(chest thrust): 흉골 중앙부위
③ 후두경, 겸자, 기관지경

(3) 열성경련(febrile seizure)
① 원인: 감염으로 인한 열
② 처치: 안전한 환경 마련, 구토 시 고개를 옆으로 돌려주기, 금지(주무르기, 바늘로 손 따기, 억지로 입 벌리기, 구강으로 물이나 약 먹이기, 억지로 깨우기 등)

(4) 일사병

(5) 열사병(heat stroke) 15
① 원인: 밀폐된 공간에서 열에 장기간 노출된 경우
② 증상: 덥고 건조한 피부, 정신상태 변화(혼동, 혼수), 저혈압, 빈맥, 허약, 체온상승 > 40도
③ 처치: 체온조절, 시원한 장소, 젖은 시트로 덮어주고 선풍기로 증발

(6) 출혈 08
상처 바로 윗부분 압박하여 동맥 출혈 감소

(7) 중독(poisoning)

종류	처치
흡입	• 저산소 치료(산소공급), 심폐기능 확인(인공환기), 심폐소생술(필요하면) • 흡입된 독 제거, 안전한 곳으로 환자 이동(의복 느슨하게) • 일산화탄소(CO)중독 시 산소운반능력 감소 19 → 산소공급, 필요 시 CPR 적용 등
접촉	• 의복 제거, 피부세척, 약물의 종류에 따른 치료, 일반적 화상 치료 적용

섭취	• 의식 있으면 도움 요청, 의식이 없으면 의료시설로 즉시 이송 • 구토제: 의식/구토 반사 있는 경우, 15~30mL 토근시럽 • 구토제 효과 x: 음독 2시간 이내 위세척 • 활성탄: 독성물질이 순환계에 흡수되기 전, 하제 • 이뇨제, 투석, 혈액 관류: 위의 방법에 효과 X
약물중독 18 08	• 위세척(음독한 지 2시간 이내 경우, 생리식염수), 활성탄 • 구토 금지: 강산 물질, 강알칼리물질(구토 유도 시 소화기계 손상 유발) 18

(8) 교상(bites)

① 뱀: 독의 퍼짐을 예방(상처 윗부분 묶기, 심장보다 아래에 위치, 사지 부동, 세척, 항뱀독소 투여, 알코올, 담배, 얼음 적용 금기) 17

② 벌: 아나필락시스 반응 점검 및 처치

(9) 동상(frostbite): 국소 조직과 세포 내의 얼음 결정이 형성된 결과

① 원인: 말초혈관 수축으로 혈류와 혈행 정체, 세포 내 나트륨과 염소 증가, 세포 파괴

② 증상

ㄱ 자주 발생하는 부위: 귀, 코, 손가락, 발가락의 피부와 피하조직

ㄴ 창백한 피부(노란색부터 얼룩덜룩한 파란색), 따끔거림, 무감각, 불타는 감각

ㄷ 수포 형성, 깊은 동상으로 괴사 진행

③ 간호 중재

ㄱ 손상당한 조직을 마사지하거나 소독하지 않음

ㄴ 손상 부위 장신구 의복 제거

ㄷ 온수(39~42도)에 담그기, 수포 절제 후 무균 드레싱. 감염 위험시 예방적 항생제 추가

(10) 저체온증(hypothermia): 체온이 35도 이하, 신체가 환경으로 열 생산 못 할 때

① 원인: 젖은 의복, 차가운 환경에 장시간 노출, 노인이 취약

② 증상

ㄱ 떨림, 오한, 의식상태 변화, 체온 저하

ㄴ 경한 저체온증(심부 체온 34~36도): 오한, 기면, 혼돈, 행위의 변화

ㄷ 중정도 저체온증(심부 체온 30~34도): 오한 소실, 경직, 서맥, 느린 호흡, 혈압 저하, 산증, 저혈량

ㄹ 중증 저체온증(심부 체온 28도 이하): 혼수상태

ㅁ 25도 이하: 사망

③ 간호 중재

ㄱ 기도, 호흡, 순환유지 및 관리

ㄴ 차가운 환경으로부터 환자 보호

ㄷ 수동적 보온: 젖은 의복 제거, 마른 의복, 따뜻한 담요

ㄹ 능동적 심부 보온: 따뜻한 정맥 수액 투여, 가온 습한 산소, 따뜻한 수액으로 복막, 위, 장 세척

ㅁ 구토 반사가 감소하거나 없는 경우 삽관 준비

ㅂ 쇼크 방지

ㅅ 다른 손상에 대한 평가

5) 쇼크(shock)

- 순환장애: 세포, 조직이 산소 부족으로 기능 장애

- 생명 위협 기준: 혈압 80mmHg ↓, 맥압 20mmHg ↓, 맥박 120회/분 ↑ 중 (2가지 증상 시 치료)

종류 및 특징	
저혈량성 쇼크 24 23 22 21 20 18 16 14 12 11 10 02 01	• 원인: 혈액, 체액의 손실 시(약 15~20% 소실), 절대 혈량 ↓(구토), 상대 혈량 ↓(패혈증) • 증상: 심박출량 감소, 혈압 하강, 맥박수 증가, 맥압 감소, 중심정맥압 감소 22, 소변량 감소 24 23 • 치료 및 간호 중재: 출혈 부위 압박, 산소, 수액, 수혈, 다리 올림(Trendelenburg position), 오한 방지, 교감신경흥분제(혈압증가 유도) 22 20 14 11

심인성 쇼크 19 16 08	• 원인: 심박출량 감소, MI, 심장수축 부전, 심실세동/빈맥, 저혈압, 맥압 ↓ 등 19
	• 치료 및 간호 중재 16 08
	  – IV, 산소, 모르핀(심근경색), 인공심박동기
	  – 부정맥 치료, 심낭 천자(심낭 압전)
	  – 약물: 혈관확장제, 강심제, 이뇨제, glucocorticoid, 혈전 용해제/항응고제
	  – 윤번 지혈대: 정맥 귀환 혈류를 차단하여 폐수종 및 심장 부담 완화

신경성 쇼크 21	• 원인: 혈관 평활근 이완(교감신경 문제)–혈관 확장–동맥압 ↓, 전신 혈관 이완, 서맥(초기) 21 • 치료 및 간호 중재 • 척수손상 악화 예방(고정, mythylprednisolone 투여) • 수액공급, 산소공급, dopamine 투여
	• 혈압상승제, 하지 거상(45도) • 유치 도뇨관(조직 관류 점검, 방광 팽만 예방)
아나필락틱 쇼크 19 18 15 11	• 원인: 제1형의 즉시형 과민성 알레르기 반응, 항원(페니실린, 조영제, 아스피린, 음식 등) • 증상: BP ↓, 혈관 확장되어 두통, 빈맥, 저산소혈증, 천명음, 소양증, 안검부종, 의식수준 ↓ 등 19 • 치료 및 간호 중재: 기도유지, 산소 투여, 약물(epinephrine, 항히스타민제, 기관지 확장제, corticosteroid 18)

패혈성 쇼크 23	• 원인: 패혈증, DIC 동반
	• 증상: 고열, 어지러움, 호흡의 비정상적 증가, 혈압 저하, 창백 23
	• 치료 및 간호 중재
	  → 감염치료: 혈관수축제, dopamine, corticosteroids
	  → 원인 규명: 객담, 소변, 혈액, 뇌척수액, 대변 등 배양

증상 19 18 16 14	
심혈관계 18	• 심박출량 ↓, BP ↓, 초기 맥박 ↑ → 진행 시 맥박 감소, 약한 맥박, 맥압 감소(수축기압 저하) • 체위성 저혈압, 중심정맥압 저하(심인성 쇼크제외), 의존 부위의 목과 손 정맥의 편평함 • 손톱 부위 모세혈관 충만 시간 지연
호흡기계	• 호흡 ↑, 얕은 호흡, PaO_2 ↓, $PaCO_2$ ↑, 청색증(특히 입술과 손톱) • 과다환기로 호흡성 알칼리증 → 호흡부전, 쇼크로 체내 대사산물 축적(젖산) → 대사성 산증(중탄산나트륨 투여)
신경근육계	• 초기: 불안, 초조 • 말기: 중추신경계 기능 ↓(기면, 혼수), 전반적인 근육 쇠약, 심부건반사 ↓ 또는 소실, 대광반사 ↓
기타	• 비뇨기계: 소변량 ↓, 요비중 ↑, 소변에서 포도당과 아세톤 검출 • 피부계: 차가움, 축축/끈적함, 구강 내 점막 창백, 구강 건조 • 위장관계: 장음 ↓ 또는 소실, 오심, 구토, 갈증 증가, 변비 • 정서: 불안, 어지러움, 현기증, 공포, 혼수(뇌 혈류량 부족으로 인하여), 뇌 조직괴사

01

개방성 대퇴골 골절에 의해 출혈이 있는 환자에게 우선적인 응급처치는?

① 대퇴동맥의 맥박 확인
② 부목 적용
③ 골절된 뼈의 선열 재배치
④ 골절 부위 상부의 압박 지혈
⑤ 정맥 수액공급

02

코로나19 양성 환자가 발생했을 때 적절한 감염관리지침은?

① 일반병실 격리
② KF94 마스크 착용
③ 가운과 장갑 착용
④ 주사침 찔림 주의
⑤ 모자와 고글 착용

정답 / 01 ④ 02 ②

CHAPTER 02 안위 변화

1. 통증

1) 통증의 종류
① 표재성 통증: 피부나 피하조직과 관련되어 예리한 통증을 수반하며 국소화 됨
② 심부 통증: 통증 오래 지속하고, 건, 인대, 혈관, 신경 등에서 시작됨. 강한 압력이나 조직 손상은 심부 통증을 일으킴, 오심, 발한, 혈압상승
③ 내장통: 복강, 두개강, 흉강과 같은 곳에서 시작되고 국소적인 통증은 없으며 종종 조직의 신전, 허혈, 근육경련에 의해 유발

2) 통증 지속 기간에 따른 분류 21
(1) 급성 통증 21
① 특징: 갑자기 발생, 강조와 지속시간이 다양, 시간이 지나면 소실, 비교적 원인이 확실
② 생리적 반응: 혈압상승 혹은 저하, 맥압 상승, 호흡수 증가, 동공확대, 발한, 혈당 상승, 장운동 감소 21
③ 행동적 반응: 불안정 집중저하, 두려움, 통증 부위 보호

(2) 만성 통증
① 특징: 3개월 이상 지속하는 통증, 원인을 알기 어려움, 경증에서 중증까지 강도가 다양, 점진적으로 시작되고 지속됨
② 생리적 반응: 혈압/맥박/호흡/동공 정상, 피부 건조
③ 행동적 반응: 부동, 우울, 위축, 절망

3) 통증 사정
(1) 원칙
① 치료 시작일부터 규칙적인 간격으로 사정

② 중재 수행 후 반드시 사정
- ㉠ 비경구적 약물 투여 시: 15~30분 후
- ㉡ 경구적 약물 투여 시: 1시간 후

③ 새로운 통증 발생했을 때 사정

(2) 사정(NRS, VAS) 17

① 대상자가 자신의 통증에 대해 잘 알고 있음을 알고 의견 존중

② PQRST
- ㉠ P(position): 통증의 부위
- ㉡ Q(quality): 통증의 특성(무딘, 예리한, 으스러지는, 찌르는 듯한)
- ㉢ R(relief or aggravation factor): 통증에 영향을 미치는 요인(완화/악화요인)
- ㉣ S(severity or intensity): 통증 강도
- ㉤ T(time): 통증의 시작 및 지속시간

4) 약물요법

(1) 비마약성 진통제

① 비스테로이드성 소염진통제(NSAIDs)
- ㉠ 염증을 감소, 프로스타글란딘 합성을 막아 통증을 완화
- ㉡ 심한 통증 환자에게 마약성 진통제와 함께 사용 시 마약의 요구량 감소
- ㉢ 부작용: GI 손상과 출혈, 장기간 복용 시 소화성 궤양, 예방(H2차단제와 함께 복용)
- ㉣ 살리실산염(salicylate salts): 아스피린(aspirin)
  - ⓐ 정제, 캡슐, 직장 좌약, 외용 크림
  - ⓑ 경한 통증에 효과적
  - ⓒ 부작용은 위장장애(항혈소판 효과와 응고시간 지연으로 인한 출혈, 레이증후군(Reye's syndrome)
- ㉤ ibuprofen, naproxen
  - ⓐ 아스피린보다 위장장애 적음
  - ⓑ 응고능력이 정상인 사람은 혈소판 응집 기능이 정상 유지

② 아세트아미노펜(acetaminophen) 20 18
- ㉠ 진통능력은 아스피린과 유사, 위장점막에 영향을 주지 않음
- ㉡ 혈소판 응집 억제 작용이 없어 출혈 시간에 영향을 주지 않음

③ 장기간 사용 시 간독성 20, 신독성 주의 18

(2) 마약계 약물(opioid): 척수의 신경 전달 물질의 방출 차단 → 통증 전달 방지

① 종류
- ㉠ 완전 효능제: 천장효과(일정량 투여 시 진통 효과 없는 현상) 없이 용량 증가 → 효과 증가 모르핀, 데메롤, 코데인
- ㉡ 부분 효능제: 천장효과를 갖고 있어 덜 효과적(buprenorphine)
- ㉢ 혼합형 효능 길항제: 마약 수용기 차단하거나 중립적인 효과, 천장효과 있음(tarwin, nubine)
- ㉣ 길항제
  - ⓐ 마약성 진통제의 호흡 억제와 같은 부작용을 역전시키기 위해 사용
  - ⓑ naloxone(narcan) 24

② 투여경로
- ㉠ 경구투여: 편리하고 비용 저렴
- ㉡ 피부접착형(fentanyl)

ⓐ 부작용 적음

ⓑ 입원 기간 단축, 시간 비용 절감

ⓒ 천장효과 없어 여러 장 부착 가능

ⓓ 가슴, 등, 팔 등 지방 적고 털 없는 편평한 부위에 부착

ⓔ 강한 마약성 진통제로 72시간마다 피부에 부착

ⓕ 경구용 모르핀보다 부작용이 적음, 가격이 비쌈

ⓒ 주사형

ⓐ 정맥 내 주입, 피하주사 효과적

ⓑ 정맥주사: 효과 빠르고 일정수준 유지할 수 있으나 비용 높음

ⓒ 통증 정도의 변화가 심할 때 효과적으로 사용

ⓓ 근육주사는 흡수가 불확실하고 통증 유발하므로 피하는 것이 좋음

ⓔ 정맥주사가 불가능할 경우 피하주사

ⓔ 척수강 내: 조절이 불가능한 통증, 다른 경로에 부작용 심한 환자

ⓜ 자가 조절형(patient controlled analgesia, PCA) **24**

ⓐ 정맥, 피하에 도관을 통해 투여, 과다 용량 투여를 제한하기 위한 장치

ⓑ 약물 용량 환자 스스로 조절 환자의 독립성, 통제감 유지

ⓒ 주기적인 근육주사보다 좀 더 지속적인 진통 유지 가능(혈청 내 마약 수준이 거의 일정)

ⓓ 수술 후 통증과 같은 급성 통증에 좋음

ⓔ 최대의 효과를 위해 대상자 교육 필요

③ 마약성 진통제의 부작용과 간호 중재 **16 14 05 01**

㉠ 변비: 마약성 진통제 투여의 가장 흔한 부작용, 섬유질 풍부한 식사 제공, 변 완화제 투여

㉡ 오심, 구토: 항구토제 투여

㉢ 진정작용, 혼미

ⓐ 고용량, 신기능 장애 환자에게서 발생, 침상난간을 올리고 관찰

ⓑ 진통제 줄이거나 투여횟수 감소

ⓒ 중추 신경 자극제 투여

ⓓ 호흡과 산소포화도 사정

㉣ 급성호흡 억제: 투여 전/후 호흡수 관찰, 진정작용 심해지면 용량 ↓ 대상자 자극 마약의 과다 용량으로 호흡수 12회/mim 이하로 감소, 8회/분 미만 시 naloxone 투여 **16 14 04**

㉤ 가려움증: 항소양증 제제 투여

④ 통증 조절 약물요법 시 주의사항

㉠ 진통제 투여하기 전 환자를 정확히 사정

㉡ 환자의 체중, 통증 경험, 연령, 건강상태, 정신상태, 통증의 지속기간 사정

㉢ 잔존 생명 기간에 대한 사정과 심맥관계, 호흡기, 신장 및 신경계통의 상태 평가

㉣ 약물투여는 통증에 대한 가장 적절한 방법이기는 하지만 최상의 유일한 방법은 아님

㉤ 통증 경감을 위해 심리간호나 지지간호를 적용해 보지도 않고 투약하거나 약물치료와 병행해야 할 안전간호를 무시한 채 약물에만 의존하지 말 것

㉥ 주의 깊은 관찰과 사려, 정확한 판단 필요

5) 약물 이외의 방법을 이용한 통증 관리 **06**

(1) 물리요법

① 물리치료: 통증이 있는 대상자의 기능 향상, 통증 완화 및 악화 예방

② 경피적 신경 자극(transcutaneous electrical nerve stimulator, TENS)

ⓐ 피부 아래 소량의 전류 전달
ⓑ 급성 통증과 만성 통증 관리, 수술 후 통증이나 요통과 같이 국소적 만성 통증에 적용
③ 기타
ⓐ 접촉, 압박, 진동
ⓑ 마사지 근육 이완, 혈류증진, 신체 노폐물 배설을 도움, 심리적 이완
ⓒ 열과 냉의 적용
ⓐ 열: 혈관 확장, 혈액 순환 증진, 근육
ⓑ 냉: 혈관수축, 부종 감소, 염증 완화

(2) 인지-행동 요법
① 관심전환: 급성 통증을 완화하는 데 효과적
② 심상 요법: 대상자가 즐겁거나 바람직한 감정
③ 이완 요법: 신체 마사지, 등 마사지, 이완 요법

(3) 침습적 중재
① 신경차단: 환자가 견디지 못하는 경우, 특수부위나 신경에 국한된 통증에 적용
② 척수 자극 통증에 관련된 신경 영역과 그 피부 아래에 전극 심어서 실시
③ 외과적 시술: 근절제술, 척수 전측색 절단술

(4) 사회 심리적 간호 중재
① 불안은 동통을 악화시키는 요소이므로 불안을 제거
ⓐ 얼마 동안 환자와 같이 있어 줌
ⓑ 환자가 불안을 말로 표현하도록 유도함
ⓒ 환자와 공감하며 대화할 의사를 보임
ⓓ 환자 스스로 통증을 조절하는 방법을 취하도록 해봄
ⓔ 육체적 긴장을 풀게 하고 편안하게 하며 등 마사지를 하고 느슨하게 옷을 입혀 충분히 이완되도록 함
ⓕ 치료나 검사절차가 불편하고 아픈 내용이라면 환자에게 이해가 가도록 설명함
② 기분전환 및 오락요법을 이용

2. 암(신생물)

1) 암의 병태생리
① 신생물: 새로운 성장, 세포분열을 억제하는 신호가 없거나 이 신호가 변경되었거나 신호를 받지 못하여 세포가 계속 분열, 증가하는 것
② 원인과 기전이 부정확, 성장과 분열을 조절하는 기능 소실, 인체의 세포가 과도하게 증식

2) 암의 증상
① 국소증상: 압박, 인접조직의 괴사, 폐색
② 전신증상: 빈혈, 감염, 악액질, 통증, 우울, 불안

3) 암의 진단 검사

(1) 세포검사(cytology)
① 임상 증상 나타나기 전에 종양 발견 가능한 검사
② 종양과 접촉하는 체액이나 분비물 속에서 종양세포 유무를 검사

③ 객담, 기관지, 복강, 흉막강, 관절강, 뇌척수액, 방광 검사물, 위, 담관, 기타 부위의 체액 이용

④ PAP 도말법: 질 분비물과 자궁경부 세포 분석 → 자궁내막염, 자궁경부암 조기 진단

(2) 생검(biopsy)

조직 일부를 떼어내어 현미경으로 암세포를 직접 확인

(3) 방사선, 핵의학 검사

초음파, X-ray, 스캔(방사성 동위원소 검사), PET, 림프관 촬영(lymphangiogram), CT, MRI

4) 종양 표지자(tumor marker)

특정암이 분비하는 물질 또는 표면에 존재하는 특이 물질을 분석

① AFP(alpha-fetoprotein): 간암

② CEA(carcinoembryonic antigen): 유방암, 결장직장암, 폐암, 위암

③ PSA(prostate specific antigen) 전립선암

④ CA-125: 난소암, 자궁암, 자궁경부암

⑤ TSH, Free T4: 갑상샘암

⑥ CA15-3: 유방암, 전이성 난소암

⑦ CA19-9: 췌장암, 담도암, 대장·직장암, 위암

5) 악성종양 vs 양성종양 🅗 🅓 🅝 🅘 🅞

특징	양성종양 11	악성종양 13 10
성장 속도	느린 성장	빠르거나 아주 빠름
성장 양식	확장되면서 성장하고, 가벼운 조직 손상 일으킴	주위조직에 확장되고 침윤하면서 성장하며, 염증, 궤양, 괴사를 일으킴
재발	외과적으로 제거하면 거의 재발 없음	잔여조직이 남아 있다면 수술 후에도 흔히 재발
전이	전이되지 않음, 국소적	직접 퍼지거나 림프계, 혈액, 이식 때문에 다른 장기로 전이
세포 특징	주위의 정상조직과 거의 같음	주위의 정상조직과 다른 양상, 핵이 정상보다 큼 🅓
신체에 대한 영향	내분비계를 침범하지 않으면 일반적인 증상은 거의 없음	악액질, 체중감소와 같은 전신증상을 유발
예후	주요 기관의 압박이나 폐쇄가 없는 한 사망하지 않음	주요 장기에 전이되면 사망

6) TNM 분류체계 🅘 🅔 🅞

① T(primary tumor): 종양의 크기, 침범 부위

㉠ Tx: 종양 발견되지 않음

㉡ T0: 원발성 종양의 증거 없음

㉢ TIS: 상피내암 (carcinoma)

㉣ T1: 암세포가 점막 하 증까지 침범, 원발 장기 내에 병변

㉤ T2: 암세포가 근육층까지 국한, 국소적인 병변, 주변 구조물 내 깊이 자리

㉥ T3: 암세포가 근육을 뚫고 장막 하층까지 침윤, 진행된 병변, 원발 장기부위에 제한됨

㉦ T4: 암세포가 장막층을 뚫거나 인접주위 장기 침윤, 주변 장기 내로 퍼짐

② N(regional lymph node): 국소 림프절 침범 정도
  ㉠ N0: 비정상적인 국소 림프절 없음
  ㉡ N1~4: 국소 림프절의 이상소견이 증가함
  ㉢ Nx: 국소 림프절 임상적으로 사정되지 않음
③ M(anatomic extent metastasis): 원거리 전이 정도
  ㉠ M0: 원거리 전이가 없음
  ㉡ M1~4: 원거리 림프절과 기능적 손상을 포함한 전이성 침범 정도가 악화
  ㉢ Mx: 전이 여부를 확인할 수 없음

7) 암 예방 14

(1) 1차 예방 14
① 건강한 시기에 암에 관하여 올바르게 이해하고, 암 발생 요인을 피함
② 암 예방 생활습관
  ㉠ 편식하지 않고 영양분을 골고루 균형 있게 섭취
  ㉡ 녹황색 채소, 과일 및 곡물류 등 섬유소 많은 음식 섭취
  ㉢ 표준체중 유지, 지방질 적게 섭취
  ㉣ 금연
  ㉤ 땀날 정도로 운동하기, 과로 피함, 스트레스 피하고 기쁜 마음으로 생활
  ㉥ 화학적 암 예방: 발암물질 생성 예방, 제거, 작용 억제, 항암 활성화 촉진, 암진행 억제를 위한 예방약 투여

(2) 2차 예방
① 암의 조기발견 및 조기 치료의 중요성을 인식, 암 검진에 적극 참여
② 암 발생의 7가지 경고 증상
  ㉠ 배변습관 또는 배뇨습관의 변화
  ㉡ 낫지 않는 상처나 궤양
  ㉢ 비정상적인 출혈 또는 분비물
  ㉣ 유방 또는 다른 부위의 비후 또는 덩어리
  ㉤ 소화불량 또는 연하 곤란
  ㉥ 사마귀 또는 점의 현저한 변화
  ㉦ 지속적인 기침 또는 쉰 목소리

(3) 3차 예방
① 암 진단을 받은 환자를 대상으로 효과적이고 지속적인 치료
② 적절한 자가 관리 방법 습득
③ 치료 불가능한 말기 환자인 경우 통증 관리로 삶의 질 향상

8) 암 치료 15 14 03 01

(1) 방사선 요법 01
① 목표: 정상 세포를 최대한 보호, 모든 해로운 암세포를 파괴
② 목적: 암의 치료, 증상 완화, 암 성장 억제
③ 부작용과 간호중재 18 15 14 03 01

피부 반응 **15**	건성홍반, 피부 박리, 습성 홍반, 색소침착, 탈모, 화상, 괴사, 궤양	• 피부 건조하게 유지 • 지시가 있을 때까지 씻지 않기 • 약한 비누로 부드럽게 씻고, 충분히 헹군 후 두드려 말림 • 따뜻하거나 찬물 사용, 뜨거운 물 금지 • 피부에 표시된 선은 지우지 말 것 • 치료 부위에 파우더, 로션, 크림, 알코올 등 사용 금지 • 느슨하고 부드러운 옷 착용 • 드레싱 치료 부위에 테이프 붙이지 않기 • 전기면도기 사용, 면도 후 피부, 로션 금지 • 직접적인 태양광선, 실내수영장, 더운 물주머니, 전기 패드 피하기
전신반응	오심, 구토, 발열, 식욕 상실, 권태, 피로 **18**	• 진정제 투여 • 음식 소량씩 자주 제공–마른 크래커 제공 • 휴식을 위해 조용한 환경 제공
골수 기능 저하	빈혈, 감염, 출혈 가능	• 적혈구보다 백혈구와 혈소판이 많은 영향 받음 • 항암 화학요법과 간호 동일
구강 합병증	구내염, 구강 건조증, 미각 변화	• 구내염: 치료 시작 1~2주 후 발생: 치료 끝난 후 2~3주에 회복 • 구강 건조증: 침샘의 위축으로 발생 • 미각 변화: 치료 후 2~6개월에 회복

(2) 항암화학요법 **22 20 16 14 11 08 04 02 01**

정상 세포의 과도한 파괴 없이 해로운 종양세포 파괴

① 항암제 투여 환자의 간호 중재 **14 11**
  ㉠ 사람이 많은 장소 피하기
  ㉡ 칫솔, 치약 등은 개인용 사용
  ㉢ 매일 목욕, 생식기, 서혜부, 겨드랑이, 항문 부위 항균비누로 하루 2회 세척, 손 씻기 철저히 시행
  ㉣ 15분 이상 실내에 둔 물은 마시지 않기, 생채소, 생과일, 샐러드, 덜 익힌 고기, 회, 후추 등은 피하기, 고단백, 고열량식이 섭취, 기호식품 섭취

② 항암제 부작용과 간호 중재 **16 11 06**
  ㉠ 일혈관리(extravasation): 정맥 캐뉼러를 제거 X, 약제 주입 중단 **08 01**
  ㉡ 냉찜질 또는 온찜질 시행(항암제에 따라 다름), 일혈부위에 중화제나 길항제 투여, 일혈부위 거상 및 표식
  ㉢ 오심, 구토 **02**
    ⓐ 음식물은 뜨거운 것보다는 시원한 것 섭취, 항암제 투여 후 2~4시간 동안 음식물 섭취 피하기
    ⓑ 세로토닌 길항제, 항히스타민제, 스테로이드, 프로클로르페라진(prochlorperazine) 투여
  ㉣ 골수 기능 저하 **21 20 17 16 11**
    ⓐ 빈혈: 농축 적혈구 수혈 **16**
    ⓑ 감염위험: ANC 500/㎣ 이하 시 감염위험 증가(체온측정 **21**), WBC(백혈구) 수 증가 **22**
    ⓒ 손 씻기, 감염관리방법 준수, 무균술 적용, 사람 많은 곳 제한, 생과일, 생채소, 회 섭취 제한, 방문객 제한
  ㉤ 출혈 위험: 혈소판 감소증으로 점상 출혈, 반상출혈, 비출혈 발생, 아스피린계 약물 금지, IM 금지, 칫솔질 대신 구강 함수 **20 17**

ⓗ 피부 부작용: 탈모증, 발진, 색소침착, 광선민감증, 손발톱 이상

ⓢ 생식기계 영향: 항암제 치료 끝난 2년 후 임신 권고, 항암제 치료 전 남성은 정자 냉동보존, 여성은 난자 채취하여 보관

9) 암 환자의 응급상황과 간호 🔢

① 두개내압 상승

② 척수 압박: 상대정맥 증후군, 기관 폐쇄, 심장 압전

③ 고칼슘혈증: 암 환자의 10~20%, 암이 뼈의 용해를 증가시키는 물질 방출, 부갑상선 호르몬을 생성, 혈청 칼슘 수준 증가 → 오심, 구토, 변비, 근육 허약, 부정맥, 혼수 등 🔢

10) 암 환자의 증상관리 🔢

① 영양: 음식 섭취, 신체기능상태, 체중, 신체검진 및 임상검사 결과를 평가 → 경구적, 비경구적 영양공급

② 피로: 암 자체나 항암치료에 동반되며 가장 자주 경험하는 증상, 삶의 질에 영향

- 영향요인: 통증, 수면-각성 패턴 장애, 영양, 생활의 변화에 대한 가치, 집중력 감소, 우울/고립, 역할/고립, 불안, 통제력, 재정 등 🔢

※ 간호: 심리적 지지, 적절한 대처방법 적용(희망 다지기, 암과 함께 살아가기 등)

암종	검진대상, 연령	주기	일차적 권고 검진방법	선택적 고려할 검진방법
위암	40~74세	2년	위내시경	위장 조영촬영
간암	40세 이상 B, C형 간염 바이러스보유자, 연령 무관 간 경화증 진단 받은 자	6개월	간 초음파 + 혈청알파태아단백검사	-
대장암	45~80세	1~2년	분변잠혈검사	대장내시경
유방암	40~69세 여성	2년	유방 촬영술	-
자궁경부암	만20세 이상의 여성	3년	자궁경부 세포검사	자궁경부 세포검사 + 인유두종바이러스 검사
폐암	30갑 년 이상의 흡연경력이 있는(금연 후 15년이 경과한 과거 흡연자 제외) 55~74세 고위험군	1년	저선량 흉부 CT	-

초음파를 이용한 갑상선암 검진은 근거가 불충분하여 일상적인 선별검사로는 권고하지 않음

3. 호스피스 완화 간호

1) 죽음에 대한 반응 5단계: 엘리자베스 퀴블러 로스 🔢 🔢 🔢 🔢

(1) 1단계: 부정

① 상황 부정(나한테 그럴 리가 없어), hospital shopping

② 부정하고자 하는 욕구 존중, 경청

(2) 2단계: 분노

① 왜 하필이면 자신에게 이러한 일이 일어났는지에 대해 모든 대상에게 분노 표현

② 인내심을 갖고 환자의 분노 수용이 필요

(3) 3단계: 타협
① 죽음이 어쩔 수 없는 것임을 알게 되면 이를 연기시키려는 노력으로 타협 시도
② 직면, 현실을 볼 수 있도록 돕기

(4) 4단계: 우울
① 병이 악화하거나 몸이 현저하게 쇠약해질 때 우울해 짐
② 위로하기보다는 감정표현 유도, 지지, 위로의 접촉

(5) 5단계: 수용 23
① 자신과 임박한 죽음 그리고 우주를 평화롭게 느끼게 됨
② 가족의 도움과 이해, 격려 필요
③ 평온한 시간을 가질 수 있도록 방문객을 줄이고 가족과 함께 있도록 배려

2) 호스피스의 정의 22 15 14 08
① 죽어가는 사람을 위하여 공감, 관심과 지지를 제공하는 돌봄의 개념
② 남은 생에 대한 정리, 삶에 대한 의미를 향상, 고통을 경감, 자기 죽음을 인간답게 수용, 편안함과 사랑을 느끼도록 돕는 전인적인 돌봄
③ 남아 있는 사별 가족의 고통과 슬픔을 경감, 지지와 격려를 제공하는 총체적인 프로그램
④ 호스피스 간호에서 죽음은 삶의 자연스러운 과정으로 인식

3) 호스피스 대상자 선정 기준
① 암으로 진단받은 후 더 이상의 치료 효과를 기대하기 어려운 경우
② 의사로부터 6개월 정도 살 수 있다고 진단받은 경우
③ 환자나 가족이 증상 완화를 위한 비 치료 간호를 받기로 결정
④ 의식이 분명하고 의사소통이 가능한 자
⑤ 가족이나 친지가 없고 호스피스의 도움이 필요하다고 선정
⑥ 의사의 동의나 의뢰

4) 호스피스 간호사의 역할
① 대상자의 증상을 완화, 증상과 징후를 평가, 필요한 조치
② 호스피스 계획의 실행을 돕기, 병원에서의 활동 점검
③ 의사, 간호사, 가족이 환자와 서로 조화를 이루도록 주선
④ 퇴원 후 추후간호를 계획, 재입원 환자에게 지속적인 간호 제공
⑤ 임종이 임박한 대상자의 간호 담당자를 돕고 조언, 충고
⑥ 사별 가족과 긴밀한 관계 유지
⑦ 대상자와 사별 가족의 신체적, 심리적 지지, 감정을 표현하도록 격려 등

5) 임종환자 간호 20 14 12

(1) 임종 시 신체 징후
① 신경계: 청각(가장 마지막까지 남음), 질병의 진행에 따라 촉각, 미각 및 후각은 감소
② 시각: 시야가 흐려지고 안검 반사 소실, 눈꺼풀이 반만 닫힘
③ 피부계: 손, 발, 팔, 다리에 얼룩덜룩하게 반점, 차고 끈적한 피부, 코, 손톱, 무릎 청색증
④ 호흡기계
  ㉠ cheyne-stokes respiration: 무호흡과 깊고 빠른 호흡 주기적 반복
  ㉡ 호흡수 증가하다가 점차 느려지고 얕아지며 헐떡거림

ⓒ death rattle: 기도에 점액이 축적되어 호흡할 때 그르렁거리는 습성의 소음 동반
⑤ 비뇨기계: 실금(소변량 감소)
⑥ 위장관계: 가스축적, 변비, 변실금
⑦ 근골격계: 턱이 아래로 처짐(안면근의 긴장감소), 말하거나 삼키기 어려워짐, 구개반사 소실, 신체 자세 및 선열 유지 곤란
⑧ 심혈관계: 심박동수가 증가하다가 점차 느려지고 약해짐, 혈압 하강, 근육 내 혹은 피하를 통한 약물흡수 지연

(2) 임종환자 간호

통증 관리, 호흡 증진, 위장 장애 관리(오심, 구토, 식욕부진, 연하곤란, 구내염과 구강 건조), 수분 섭취와 체액 균형, 배설증진, 휴식과 수면, 욕창 및 위생관리 등

4. 성인기 발달단계별 간호문제

1) 청년기(18~22세, 정체성 vs 역할혼돈) 11 00

(1) 신체적 변화

급격한 신체 성장과 생식기의 성숙

(2) 사회적, 정서적 변화

① 정서적 성숙, 부모에게서 독립 원함, 부모의 간섭을 싫어하게 됨
② 사회적, 직업적 역할을 탐색하는 시기
③ 사회성과 대인 적응력 습득, 성 역할 배우고 확립

(3) 발달 과업

① 정서적 안정과 좋은 성 역할의 모델이 있으면 자신에 대한 통찰과 자아 정체감 가짐
② 직업선택을 위한 전문적 교육받음
③ 직업선택이나 성 역할, 가치관의 확립에 있어 심한 갈등 야기 가능-역할혼돈

2) 성인 초기(23~39세, 친밀감 vs 고립감)

(1) 신체적인 변화

시력 변화(원근조절능력 감소 진행), 청력 변화(고음 듣는 능력 감소 진행)

(2) 사회적, 정서적 변화

자아의식의 발달에 따른 사회성 발달, 독립생활 가능, 사회성과 대인 적응 원만, 이성 관계 형성

(3) 발달 과업

① 자율성과 자립: 부모에게서 독립
② 직업선택
③ 친밀감: 결혼, 가정 영위
④ 현실감각: 실제적인 목표 수립

3) 중년기(40~64세, 생산성 vs 침체성 위기) 10 07 04 03 02 01

(1) 신체적 변화

① 체중 증가 가능: 운동 부족, 신진대사율 ↓
② 만성질환 발생 빈도 증가: 동맥경화, 고혈압, 당뇨 등
③ 폐경기와 성적 변화: 갱년기 증상, 성욕감소 등

④ 시력과 청력의 변화: 노안 경험, 청력 장애(난청) 발생 가능

(2) 사회 정신적 변화
① 생산성 성취하지 못하는 경우 무기력, 침체성
② 젊은 세대의 발달 촉진하려는 의지

(3) 발달 과업 10 04 02
① 자녀를 낳고 자녀에게 부모의 역할 수행
② 인생의 성취를 완성하는 시기
③ 포용력, 객관성, 현실성, 합리성을 겸비한 자아실현의 완성 시기
④ 과업이 제대로 달성되지 않으면 침체감
⑤ 여가 활동의 개발, 사회 모임의 참여
⑥ 자녀 독립-빈둥지 증후군을 경험
⑦ 부부는 인생의 동반자적 상대로 이해하는 태도 변화가 중요

(4) 중년기의 간호문제
① 성인병 발생: 동맥경화증, 뇌졸중, 고혈압, 당뇨병
② 관절염, 골다공증, 암의 발생 증가
  ㉠ 남성: 전립선비대, 스트레스, 질병, 약물 등에 의한 성욕 및 성적 능력 감소
  ㉡ 여성: 폐경기 변화(기분 변화, 신경과민, 두통, 두근거림, 불면증, 피로감, 우울 등), 에스트로겐 감소에 따른 위축성 질염 등 질 감염 증가, 질 분비물 감소로 인한 성교 시 불편감, 방광염 발생 가능
③ 성적 변화 03
④ 중년기의 성에 대한 인식변화: 배우자는 친구와 같은 관계 유지, 여성은 폐경기로 인해 성적 매력이 끝났다고 생각하는 잘못된 인식
⑤ 불안이나 우울증
⑥ 중년의 위기: 자녀 독립, 친구의 죽음, 질병 등으로 위기 직면
⑦ 알코올중독, 자살, 이혼, 상실감 직면

(5) 중년기 간호 07 01
① 균형 잡힌 식사, 칼로리 감소 식사 및 운동으로 체중조절
② 여성의 경우 골다공증 예방 위해 칼슘섭취 증가
③ 충분한 수분 및 섬유소 섭취로 변비 예방
④ 스트레스 관리
⑤ 정신건강: 이완 요법, 심상 요법 등
⑥ 정기 건강검진: 40세 이상은 2년에 1회, 암의 조기발견 중요

5. 노인의 간호문제 18 14 13 11 10
65세 이상, 자아통합 vs 절망감, 정서적, 심리적, 신체적인 변화가 일어남

1) 신체 및 생리기능의 변화 14 11 10 06 05 04 02 01

(1) 신경계
① 뇌세포의 노화 → 신경전도 → 운동, 감각, 반응시간 ↓ → 사고, 손상 위험성 ↑
② 체온조절능력 감퇴 → 열사병, 저체온 위험 ↑
③ 수면: 총 수면시간 및 REM 수면 감소, NREM 수면 중 3, 4단계 수면이 거의 없음

(2) 근골격계 18 06

① 뼈밀도 감소 → 골연화증, 골다공증 → 병리적 골절, 신장 ↓

② 퇴행성관절염: 연골의 마모, 활액 점도 증가 → 골다공증 → 골절위험

③ 근력의 저하로 근육위축

④ 추간판 얇아지고 간격 좁아짐, 척추 압박으로 키 작아짐

⑤ 허리 굽어져 측만증

(3) 심맥관계 11

① 동맥경화증: 에스트로겐 분비 저하로 혈관 탄력성 감소, 콜레스테롤 축적

② 고혈압: 수축기 고혈압이 더 흔함

③ 심박출량 감소(심근 허약), 관상동맥질환, 울혈성 심부전, 부정맥, 심근 비후

④ 정맥판막 기능 저하 → 정맥류

⑤ 혈전성정맥염, 특히 하지 심부정맥(복제 정맥)-Homan's sign(+)

(4) 내분비계

① 에스트로겐 저하로 유선조직 감소 → 지방조직으로 대치

② 질벽 위축과 점액분비 감소로 질 건조와 소양증 및 산도가 저하되어 성욕감퇴

③ 안드로겐 감소로 발기 문제

④ 혈당조절능력 감소 → 당뇨병

⑤ 갑상샘 크기 감소 → 기초대사율 ↓

(5) 호흡기계

① 폐 기능 감소: 폐활량 감소, 섬모운동 저하, 기관 내 분비물 제거능력 감소, 만성폐쇄성 폐 질환 증가, 호흡근 약화, 가스교환 표면적 감소, 폐동맥압 증가

② 기침 능력 감소, 호흡수 16~25회/분으로 증가

③ 폐렴, 폐결핵, 만성폐쇄성 폐 질환, 폐암 호발

(6) 위장계

① 미각 변화(신맛, 쓴맛 증가, 단맛과 짠맛 감소), 식욕감퇴

② 식도연동운동 감소, 식도 하부 괄약근 이완 부적절로 역류(소화불량, 가슴앓이)

③ 비타민 B, 칼슘, 철분의 흡수 장애

④ 소화액 분비 감소로 소화불량, 영양부족 초래 가능

⑤ 치아 손상, 변비, 변실금 초래

⑥ 간의 약물 대사 능력 30% ↓

(7) 비뇨생식기계

① 요관과 방광근 허약으로 인한 실뇨, 빈뇨 혹은 요정체, 잔뇨량 ↑

② 신혈류, 사구체 여과율, 네프론 수 크레아틴 청소율 감소 등 신기능 ↓

③ 방광용적 ↓

④ 남성 전립선비대증과 전립선염: 배뇨 곤란, 불편

⑤ 여성: 질 분비물 감소로 질 건조, 질 소양증, 질산도 저하, 성교통, 요실금, 긴급뇨 등

(8) 피부 및 감각 14 11 07

① 피부 얇고 건조해짐(피하지방층 소실, 수분손실, 탄력성 감소, 피지선 지방생성 감소)

② 손발톱이 두껍고 쉽게 부서짐

③ 체모의 감소, 모발색 변화(멜라닌 생성 감소)

④ 노인성 반점(senile spot), 피부각질(keratosis), 피부암

⑤ 지방 감소로 안검하수, 눈물 감소로 안구 건조, 동공의 크기, 빛순응, 시야의 감소, 백내장 및 녹내장 발생 ↑

⑥ 수정체 기능 감소로 밝은 조명 필요로 함

⑦ 청신경 변화로 노인성난청 발생, 고음에 대한 청각 ↓

⑧ 촉각, 미각, 후각 감소 → 손상 위험성(화재, 가스, 상한 음식 자각) ↓

2) 노인환자 간호 14 13 05

(1) 노인질환의 특성

① 증상 없이 서서히 시작, 만성화됨

② 복합적 원인, 무증상 혹은 젊은 사람과는 전혀 다르게 나타나는 질병이 많음

③ 두 가지 이상의 질병이 함께 진행되는 경우가 많음

④ 완치가 어려운 만성질환(류머티즘성 관절염, 퇴행성관절염, 골다공증 등)

⑤ 합병증 다발, 외상(Bed- ridden) 환자 많음

(2) 노인의 영양

영양	• 에너지 필요량을 감소하나(성인의 20%), 고영양식이 권장 • 수분 섭취 증가: 저녁 식사 후 수분 제한(요실금이 수면장애) • 섬유질 식품 권장 • 불포화 지방식이(총열량의 20% 정도 유지) • 단백질 필요량 증가(총열량의 12% 유지), 콩류, 우유 및 유제품 섭취 늘리기 • 무기질(충분한 칼슘섭취, 칼슘과 인의 섭취 비율 1:1 유지, 저염식이) • 신체적 활동 유지하면서 소량씩 자주, 식사 전 걷기를 권장-식욕 증진
식사내용	• 다양하고 부드러운 음식 포함, 섬유질 포함, 신선한 과일, 채소 충분히 섭취 • 어류의 동물성 지방 섭취, 수분 섭취 증가, 미뢰자극 위해 적당한 양념 사용 • 포화 지방보다는 불포화지방 섭취, 콩, 우유, 유제품 섭취 증가
식습관	• 소량씩 자주 먹기, 음식과 약물 간 상호작용 교육 • 활동적인 생활습관으로 적당한 체중유지 • 밝은 곳에서 식사, 상차림 보기 좋게 하여 식욕 촉진, 혼자보다 여럿이 식사 권장

(3) 낙상: 집안, 겨울에 호발

① 위험요인: 신경, 근골격, 심혈관, 내분비, 감각계 둔화, 질환, 투약, 우울, 음주, 어두운 조명, 고정되지 않은 깔개와 카펫, 난간, 거실, 화장실, 계단에 손잡이 없는 때, 미끄러운 바닥, 신발, 지팡이, 고르지 않은 바닥, 높은 침대, 억제대

② 낙상 예방 간호 중재 14 13 05

㉠ 억제대: 가급적 피하기

㉡ 보조등 및 야간등 설치, 욕실바닥에 미끄럼 방지 타일이나 깔개 설치

㉢ 손잡이 설치: 변기, 욕조, 계단 등

㉣ 주변 물건 즉시 치우기

㉤ 목발 지팡이, 보행기의 끝이 마모되지 않았는지 검사

㉥ 침대 높이 낮게 조절, 난간 올리기

㉦ 야간 배뇨 예방: 취침 전 수분, 알코올, 커피 섭취제한

(4) 화상
① 뜨거운 물, 불, 전기에 의한 화상 발생
② 목욕탕 냉온수 조절기 설치, 화재경보기 설치, 전기선 점검, 소화기 비치

(5) 피부 간호
① 피부 건조 시 크림, 로션 사용
② 적절한 습도유지(40% 이상)
③ 따뜻한 물로 목욕 후 습윤제 적용
④ 수분공급 충분히

(6) 근골격계 변화에 따른 간호 10 06
① 허리 편 자세 유지
② 물건 들 때 하지 근육 이용(허리 구부리지 말고 무릎 구부린 상태에서 들기)
③ 칼슘, 인 섭취
④ 적정 체중유지, 규칙적인 운동 시행

(5) 심맥관계 변화에 따른 간호
정규적인 혈압측정, 저염, 저지방, 저콜레스테롤 식이 섭취, 금연

(7) 호흡기계 변화에 따른 간호
① 근 긴장성 운동, 심호흡 운동 시행
② 인플루엔자 예방접종, 적절한 수분 섭취로 분비물 묽게 하기, 구강 청결

(8) 비뇨기계 변화에 따른 간호
① 케겔 운동, 방광훈련 등으로 요실금 개선, 적절한 수분 섭취
② 쉽게 화장실에 갈 수 있도록 조치, 규칙적으로 소변보게 하기
③ 방광 재훈련, 도뇨관 삽입, 방수용 속옷, 기저귀 활용

4) 노인의 약물요법

(1) 노인 관련 약물 역학
① 흡수: 위 내 pH 증가, 장운동 감소로 약물 효과변화
② 체중감소, 체액 감소, 지방조직 증가 → 지용성 약물 작용시간 늘고, 배설시간 지연
③ 대사: 간 크기 감소, 간 혈류의 감소, 효소 활동의 감소로 약물의 혈장농도 증가, 약물의 반감기 증가
④ 배설: 신사구체 여과율 감소, 신기능 저하로 약물 배설 지연 → 약물중독 위험

(2) 투약 간호
① 노인에 발생할 수 있는 약물 부작용: 혼돈, 사고장애, 낙상, 실금, 부동 등
② 부작용 가능 약물: 항정신성 약물, 강심제, 이뇨제, 항고혈압제, 베타차단제, 칼슘제 등
③ 간호 중재: 노인이 기억하기 쉬운 투약시간 설정, 투약확인 기록지 제공, 과량 복용 주의(1회분씩 포장하여 제공)

5) 노인과 의사소통
① 눈과 입을 볼 수 있도록 눈높이에서 대화
② 시청각 기능, 기억력 상태를 고려하여 의사소통 시도
③ 명확하게 천천히 말하기
④ 고음이나 고함은 금기: 고음, 고함은 금기, 낮은 톤으로 대화
⑤ 듣고 이해할 수 있는 충분한 시간을 제공하며, 한 번에 한 가지씩 질문하기

⑥ 대화 중 끼어들지 않기(끼어들면 말하려던 것을 잊게 됨)
⑦ 가벼운 접촉으로 지지

6. 재활간호

1) 정의 15 06
① 다시 능력을 찾는 것, 건강한 재통합, 질병이나 손상 혹은 재해로부터 회복, 손상으로 발생한 기능 장애를 가지고 살아가는 방법을 배우는 과정
② 인간에게 가능한 최상의 상태를 성취할 수 있게 하는 역동적인 과정
③ 불가능보다는 가능성 지향적임

2) 목적 10
근력과 관절 기능유지, 순환증진, 지구력 증진, 근 이완 증진, 기형 예방

3) 원리 07
① 재활치료 대상자는 그 나름대로 삶의 목표와 요구, 문제, 가능성을 가지고 있음
② 재활치료 과정의 대상자는 나름대로 문제를 결정하고 그 과정에 참여할 수 있음
③ 평가는 그 사람이 필요한 점을 미리 알아내어 성취할 수 있도록 돕는 것임
④ 할 수 없는 것보다 할 수 있는 것에 관심을 둠

4) 재활간호 중재 14 11 02

(1) 관절구축 예방
① 좋은 신체 선열 유지: 합병증 예방과 기형 예방을 위한 체위(기능적 체위)
② 치료적 운동: 수동적 관절 운동 → 능동적 관절 운동
③ 근력 증진 목적에 따른 운동
   ㉠ 등척성 운동: 근섬유 길이는 그대로, 근육의 장력만 변화, 관절은 안 움직이고 근육의 강도만 강하게 함(슬관절 주위 대퇴사두근 강화 운동, 요통 환자 복근훈련, 석고붕대 후 근육운동) 11 02
   ㉡ 등장성 운동: 근섬유의 길이가 변하며 동적인 운동, 근 장력은 그대로 유지, 저항운동의 원칙 적용(아령 들기, 도르래 운동, 윗몸일으키기, 턱걸이 등)
   ㉢ 등속성 운동: 운동속도가 미리 정해져 있는 트레드밀(러닝머신), 근력증강의 목적

(2) 물리치료
열, 냉, 물, 광선, 운동, 전기, 초단파와 같은 물리적인 요소를 이용하여 병변 치료 및 통증 완화
① 온열치료
   ㉠ 적응증: 통증, 근 경련, 관절구축, 긴장성 근육통, 혈류촉진, 혈종흡수, 섬유조직염, 점액낭염, 건초염, 표재성 혈전성정맥염 등
   ㉡ 금기: 급성 염증, 외상, 출혈, 무감각한 부위, 동맥 부전, 허혈, 악성종양, 심맥관 질환, 호흡질환, 신부전, 노인과 유아
② 냉 요법
   ㉠ 목적: 혈관수축, 혈류감소, 국소적 신진대사를 저하, 진통 및 항염증 효과, 발열 억제, 화상, 근육의 경련 억제
   ㉡ 금기: 혈관 부전, 마취, 냉 과민증 또는 불인내성, 노인과 유아, 감각저하 부위
③ 마사지 14: 손 이용하여 과학적인 방법으로 적용

㉠ 목적: 국소적 혈액 순환 증진, 정맥 귀환 증진, 관절부종 감소, 근이완 증진, 전신 편안함 증진, 피로 감소

㉡ 금기: 급성염증성 반응, 혈전성정맥염, 악성종양, 화농성 피부염

(3) 목발 보행 🔲 🔲 🔲 🔲

① 목발 길이 측정

㉠ 서있는 자세: 액와 전면에서 발외측 15cm 길이

㉡ 누운 자세: 액와 전면에서 발뒤꿈치 측면까지의 길이 +5cm

㉢ 신장에서 -40cm

② 주의사항 🔲

㉠ 목발사용 전 상지와 어깨의 근 강화 운동, 사두근 강화 운동, 둔근 강화 운동 시행

㉡ 손목, 손바닥으로 체중을 지지하고 액와에 체중 지지 금지(액와와 신경총을 압박, 목발 마비 옴)

㉢ 발 옆으로 20~25cm, 앞으로 20~25cm 위치에 목발 딛기

㉣ 팔꿈치 25~30도 굴곡, 손목 신전

㉤ 액와에 닿는 부위에 솜이나 고무 적용

㉥ 굽 낮은 편한 신발 착용

㉦ 내려갈 때: 목발과 아픈 다리 → 건강한 다리, 올라갈 때: 건강한 다리 → 목발과 아픈 다리

핵심문제

01

죽음에 대한 반응에서 타협의 의미는?

① 상황을 부정하고자 하는 욕구이다.
② 왜 자신에게 이러한 일이 일어나는지에 대해 표현한다.
③ 죽음이 어쩔 수 없는 것임을 알게 된다.
④ 병이 악화하거나 몸이 현저하게 쇠약해진다.
⑤ 자신과 임박한 죽음을 평화롭게 느끼게 된다.

02

병실에 입원한 노인환자의 낙상 예방을 위해 필요한 간호 중재는?

① 가급적 억제대를 한다.
② 취침 전 수분을 섭취한다.
③ 침대 높이를 높게 조절한다.
④ 계단에 손잡이를 설치한다.
⑤ 야간에 배뇨하도록 한다.

정답 / 01 ③ 02 ④

✚ CHAPTER 03 | 섭취/흡수/대사장애

1. 소화기계 해부학적 구조와 기능

1) 구강(oral)

음식을 저작, 식괴(bolus)로 만들어 부드럽게 함, 침에 의해 탄수화물의 소화 시작, 타액 분비(1~1.5L/일), 연하작용(삼킴, 음식물이 식도에서 위까지 도달)

2) 식도(esophagus)

음식물의 이동통로, 점액 분비하여 식도를 매끄럽게 해주고 식도벽 보호

① 위로 들어가는 음식의 양 조절
→ 식도하부괄약근
② 식괴가 위 속으로 들어가면 괄약근 닫힘(역류방지)

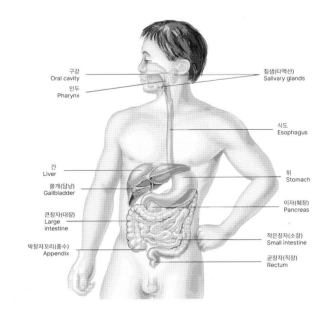

구강 Oral cavity
인두 Pharynx
침샘(타액선) Salivary glands
식도 Esophagus
간 Liver
쓸개(담낭) Gallbladder
위 Stomach
이자(췌장) Pancreas
큰창자(대장) Large intestine
작은창자(소장) Small intestine
막창자꼬리(충수) Appendix
곧창자(직장) Rectum

3) 위(stomach)

① 음식물의 저장, 단백질 분해, 물 및 포도당 등의 일부 흡수
② 3L/일 위액분비(염산, 점액, 소화효소의 혼합물)
　㉠ 염산: 위를 산성화
　㉡ 점액: 위벽을 덮어 자가소화작용 억제, 내적 인자(비타민 B_{12}와 결합하여 소장으로 전달)
　　ⓐ 가스트린에 의해 위 운동 발생, 자율신경계가 조절(부교감: 미주신경, 위산, 가스트린, 펩신 등의 위액 분비증가, 위 운동 증가, 교감: 위 운동과 위액분비 감소)
　　ⓑ 약 1L 저장 가능, 용적 ↑ 시 식욕 ↓

4) 소장(small intestine): 성인은 6m

① 상장간막 동맥으로부터 혈액공급, 정맥혈은 문맥을 통해 간으로 감, 내벽은 융모로 구성
② 소화 작용: 음식물의 영양분을 분해하여 흡수할 수 있게 함
③ 효소는 음식물을 영양소로 분해(하루 2L의 점액, 소화액, 호르몬 분비)
④ 수분, 영양소, 전해질, 비타민 등 대부분 소장에서 흡수(수분 8~8.5L/일 가량 흡수)
　㉠ 십이지장(duodenum): 유문~ 공장
　　ⓐ 담즙, 췌장액, 효소의 분비촉진(철분, 칼슘, 지방, 탄수화물, 아미노산 흡수)
　　ⓑ 오디괄약근(oddi's sphincter): 담즙생성(간) → 저장(담낭) → 총담관 → 오디괄약근이 열리면 십이지장으로 담즙이 흘러 들어감 → 지방 소화(위의 미즙과 담즙과 췌장액이 혼합)
　㉡ 공장(jejunum): 십이지장과 회장을 연결하는 소장의 중간부위, 탄수화물, 아미노산 흡수 등 대부분 음식물 흡수
　㉢ 회장(ileum): 소장의 마지막 부위, 맹장과 연결, 비타민 B_{12} 흡수

5) 대장(large intestine)

① 대장벽을 보호(점액), 대변 응집
② 수분흡수(확산작용): 0.5~1L 흡수, 대변으로 배설(50~200ml)
  ㉠ 소듐 흡수(능동적 이동): 매일 20~30g 분비, 모두 재흡수, 식사로 4~5g 더 흡수
  ㉡ 비타민 B, K 합성, 분변 형성 및 배출
  ㉢ 장내 세균 존재
  ㉣ 맹장(cecum) → 상행결장(ascending colon) → 횡행결장 → 하행결장(descending colon)
    → S상결장(sigmoid colon) → 직장(rectum) → 항문(anus)

6) 간

① 해독작용, 식균 작용: 약물과 유해물질을 분해 및 배설, 쿠퍼 세포
② 담즙 생산: 600~1,200ml/일
③ 탄수화물 대사: 당원 형성(glycogen 형성), 당원분해(포도당으로 분해), 당질 신생(단백질과 지방으로부터 합성)
④ 지방 대사: 지방산의 산화 기능-에너지 방출, 지단백(lipoprotein) 형성, 콜레스테롤 합성, 단백질과 탄수화물로부터 지방 합성
⑤ 단백질 대사: 혈장단백질, 응고인자 합성, 해독작용, 호르몬 전환, 비타민 K 합성
⑥ 저장기능: 혈액, 비타민, 철분 등 저장

7) 담낭

담즙 농축(5~10배), 담즙저장(50~75ml), 담즙 배설조절(십이지장으로 배출)

8) 췌장

① 외분비선: 전해질, 수분, 소화효소를 십이지장으로 분비
② 내분비선: 호르몬(혈액 내로 인슐린, 글루카곤 분비)
③ 중탄산이온 분비: 산성 위액을 중화시켜 장벽보호(십이지장의 pH 조절, 췌장의 pH 8.5)
④ 부교감신경(미주신경): 췌장분비 증가, 교감신경: 감소

2. 위장관 장애 대상자 간호사정

1) 신체사정 15 14 13 10 07 03

(1) 구강 및 혀

① 타액 분비, 저작능력, 연하 능력, 혀의 움직임 사정
② 입술 색, 구강 건조, 부종, 발적 등 사정

(2) 복부

① 방광을 비우고 무릎 구부린 후 앙와위 자세로 사정
② 시진 → 청진 → 타진 → 촉진의 순서
③ 장기의 해부학적 위치

우상복부(RUQ)	좌상복부(LUQ)
간, 담낭, 십이지장, 우측신장, 우결장곡	위, 비장, 좌측신장, 췌장, 좌결장곡
우하복부(RLQ)	**좌하복부(LLQ)**
맹장, 충수돌기, 우측 난소와 난관	S상결장, 좌측 난소와 난관

(3) 직장

내진 시 좌측위(왼쪽이 아래로 가는 체위) 고관절, 무릎 구부린 자세, 배꼽 방향으로 삽입

2) 진단검사

(1) CEA

2.5ng/ml 이상 시 비정상 결장, 직장암, 위암, 췌장암, 간경변

(2) 잠혈 검사

위장 출혈, 조기 암 발견

(3) 방사선

① 상부위장관조영술: 조영제를 사용하여 식도 하부, 위, 십이지장 연속촬영, 바륨 때문에 하 얀색 대변 나타남(72시간 내 정상), 수분 섭취 **16**
② 하부위장관조영술: 직장 카테터로 바륨 주입하여 대장의 모양, 움직임 등을 형광 투시 촬영, 검사 당일 청결 관장 반복, 합병증: 분변 매복, 고창, 통증, 출혈

(4) 초음파, MRI, 위액분석검사, 세포학적 검사

(5) 내시경(endoscopy)

① 식도-위-십이지장 내시경(esophagogastro-duodenoscopy, EGD) **18 16 14**
  ㉠ 15~30분 소요, 심한 심장질환자는 금기
  ㉡ 검사 전 8시간 금식(폐로 흡인 예방, 의치 및 장신구 미리 제거)
  ㉢ 진정제(불안감소, 대상자 이완), 항콜린성제 투여(구강, 인두분비물감소)**18**, 국소마취제 사용(불편감 완화, 구개반사 예방)
  ㉣ 검사동의 필요, 검사 후 구개반사 돌아올 때까지 금식
  ㉤ 수면내시경일 때 질식 예방을 위해 대상자 옆으로 누임
  ㉥ 검사 후 출혈, 발열, 호흡곤란, 연하곤란 등의 천공 징후 사정, 검사 후 직접 운전 금지
② 직장S상결장경 검사(sigmoidoscopy) **03**
  ㉠ S자 결장의 원위부와 직장, 항문 관찰
  ㉡ 종양, 치질, 용종, 열상, 누관, 농양 관찰 및 확인
  ㉢ 검사 전날 24시간 완전 유동식이, 저녁 하제 투여, 검사 당일 청결 관장
  ㉣ 검사 중 S상결장이 곧게 되도록 슬흉위 또는 좌측위 유지 **03**
  ㉤ 검사 후 출혈, 통증, 발열 등의 천공증상 사정
  ㉥ 대장내시경 후 복통, 복부팽만 시 장음 청진 **21**

(6) 간생검(liver biopsy) **10**

① 경피적으로 가는 바늘을 피부에 삽입하여 간 조직의 표본 채취
② 만성간염, 간경화, 간암 등의 진단
③ 검사 전: 동의서 받기, 검사 전 6시간 이상 금식, 부분마취, 혈액응고검사
④ 검사 전후 필요하면 비타민 K 투여(출혈 예방) **07**
⑤ 자세: 앙와위, 팔을 머리 위로 들어 올리고 움직이지 말 것
⑥ 숨을 힘껏 내쉰 후 바늘 삽입 시 그대로 숨 참게 함
⑦ 바늘 제거 후 생검 부위 압력을 가하고, 최소한 2시간 동안 우측으로 눕게 함(출혈 예방)
⑧ 시술 후: 활력징후 측정, 12~14시간 침상안정

(7) 담관조영술(cholangiography)
　① 경피적 간담관 조영술(percutaneous transhepatic cholangiography, PTCA) 22 15
　　㉠ 피부를 통해 간 내 담관으로 바늘 삽입, 조영제 주입 후 촬영
　　㉡ 금식: 검사 전 12시간, 응고지연이나 요오드 알레르기 유
　　　무 확인(요오드 함유 식품: 해산물류, 해조류 등) 22 15
　② 내시경 역행성 담췌관 조영술(Endoscopic Retrograde
　　CholangioPancreatography, ERCP)
　　㉠ 내시경으로 식도를 통하여 십이지장을 통과시켜 담도계 관찰
　　㉡ 검사 후 출혈, 천공 등 합병증 관찰, 구개반사 돌아온 후
　　　구강섭취

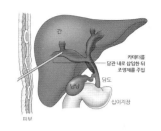

3. 구강, 식도 장애

1) 아프타성 구내염(aphthous stomatitis, canker sore)

(1) 원인 및 위험요인
　① 모든 연령(특히 젊은 여성) 발생, 비전염성
　② 정서적 스트레스, 비타민 결핍, 알레르기, 외상, 내분비장애, 바이러스 감염

(2) 임상 증상
　① 경계가 분명한 작고 붉은 병소에서 중심부 괴사 및 궤양화
　② 통증, 구강 점막 작열감, 가려움증
　③ 특이 치료 없이 1~3주 후 회복되나 재발 우려 ↑

(3) 치료 및 간호 중재 10
　① 국소 전신적 steroids 사용
　② 알레르기 유발물질(토마토, 달걀, 초콜릿, 조개류, 우유제품, 땅콩, 감귤류 등) 피하기, 비산성
　　음식, 비자극적 음식 섭취
　③ 잦은 구강 간호: 부드러운 칫솔, 거즈사용
　④ 심한 통증 시 의치 제거, 따뜻한 식염수 등으로 자주 함수

2) 칸디다증(candidiasis, moniliasis, 아구창) 23

(1) 원인 및 위험요인 23
　① 원인: 구강 내 정상적으로 존재하는 진균
　② 면역 결핍 시(항암치료, AIDS), 당뇨, 임신, 장기간 항생제 치료, 장기간 경관 영양이나 정맥
　　영양 시 빈도 ↑

(2) 임상 증상
　① 혀, 구개, 구강점막에 우유 찌꺼기 모양의 진균성 백반 생성, 건조감, 작열감 호소
　② 백반 제거 시 홍반과 통증 있는 출혈

(3) 치료 및 간호 중재
　① 항염제, 항진균제 도포나 투여, 진통제 투여
　② 통증 감소와 구강위생: 미지근한 물, 식염수, 과산화수소수로 양치, 부드러운 칫솔, 거즈사용
　③ 식이: 연식, 유동식

3) 위식도 역류질환 [24][23][20][19][15][14][13][07][06]

(1) 정의
위 내용물이 식도로 유입되어 식도 점막 손상하는 상태

(2) 원인 및 위험요인
① 위·식도 괄약근 부위 신경분포 변화, 위·식도 접합부 각의 위치 변화
② 하부식도괄약근의 무능력: 흡연, 음주, 고지방식이, 카페인, 초콜릿, 안정제, 항콜린제, theophyline, 에스트로겐, 프로게스테론, 오렌지 주스 등
③ 복압증가: 비만, 체중증가, 임신, 복수, 기침 등

(3) 증상 [20]
① 가슴앓이(heart burn): 75%가 경험, 소화불량, 역류(쓴맛, 신맛을 인두에서 느낌), 연하곤란, 등, 목, 턱의 방사통, 트림
② 불편감 완화: 서서히 걸을 때
③ 불편감 증가: 식사, 무거운 물건 들 때, 복부 긴장되는 활동

(4) 진단검사
① 증상확인(가슴앓이, 위산 역류 등)
② 24시간 식도 산도 검사(정상 pH: 6.5~7.0, 산역류 시 4.0 ↓)
③ 협심증과 감별진단(협심증 → NTG로 증상 호전)

(5) 치료 [19][15][14][13][07][06]
① 약물 치료
  ㉠ 제산제: 겔포스(인산알루미늄, 수산화 마그네슘, 시메티콘), 위산 중화 → 통증 완화, 매 식전 1시간과 식후 2~3시간에 복용
  ㉡ H₂ 수용체 길항제: 위산분비 감소, zantac(ranitidine), pepcid 등 투여 [07]
  ㉢ 콜린성 제제: 하부식도괄약근 압력 강화, 위산분비를 증진하게 시켜 제산제나 히스타민 수용체 길항제와 식전 복용
  ㉣ 위장관운동 증진제: reglan(metoclopramide)
  ㉤ 금기: 항콜린성 제제, 칼슘 통로 차단제(하부식도괄약근 이완) [19], theophylline(하부식도괄약근 압력감소, 위 배출 속도 연장)
② 내시경적 치료: 미주신경 억제(Stretta 시술), 괄약근 조임(Enteryx 시술), 괄약근 근처 봉합(Bess 시술)
③ 외과적 치료: 위저부 추벽 성형술(식도의 원위부를 위의 기저부로 조여줌), 항역류 보철술(위식도 괄약근 부위에 angelchik silicone 보조물로 묶음)

(6) 간호 중재 [23][19][15][14][13]
① 조금씩 자주 먹기, 식사 시 적당한 수분 섭취, 저지방식 섭취 [15], 천천히 충분히 씹기
② 제한 식이: 뜨겁거나 차고 양념이 강한 음식, 지방식, 술, 커피, 초콜릿, 감귤류 주스
③ 빨대로 음료 섭취 금지, 탄산음료, 가스 발생 음식 제한
④ 식후 1~2시간 동안 앉은 자세 유지, 절대 누워먹는 것 금지
⑤ 최소한 수면 3시간 전에 식사, 물 섭취 금지 [24][23]
⑥ 수면 시 최소한 13~20cm 정도 침상 머리 높임 [13]
⑦ 금연, 꽉 조이는 옷 착용 금지 [19]
⑧ 식후 힘주는 일, 무거운 물건 들기, 앞으로 굽히는 자세 피함

4) 식도게실(esophagus diverticula)

(1) 원인 및 위험요인

① 선천성, 식도 외상, 반흔 조직, 염증 등의 원인으로 식도 점막에 주머니가 1개 이상 생김 → 식도 벽의 전층, 일부가 주머니 모양처럼 돌출한 상태

② 음식이 고여 있다가 나중에 역류

(2) 임상 양상 12 10

① 초기: 기침, 목의 불편감 동반한 연하곤란

② 입 냄새, 소화 되지 않은 음식물 역류, 야간에 호흡곤란 호소

③ 합병증: 흡인성 폐렴, 기관지 확장증, 폐농양

(3) 진단검사

① 바륨검사로 게실의 위치 확인

② 내시경 검사: 게실 천공의 위험 있어 금기

(4) 치료 및 간호 중재

① 소량씩 자주 먹기(유동식)

② 수면 시 침상머리 높이기

③ 격렬한 운동이나 꽉 끼는 옷 피하기

④ 증상 심한 경우 수술(인두근육절개술, 게실절제술)

5) 식도이완불능증 22 20 19 17

(1) 정의

하부식도괄약근이 이완하지 못하여 음식물이 내려가지 못함, 젊은 층, 남녀 비율 비슷

(2) 원인

식도 하부 신경 근육 손상: 위암의 식도 침윤, 림프종, 방사선치료, 약물, 독소에 의한 식도 손상 등 → 연하 시 반사적 이완 불능 → 기능적 폐색 야기

(3) 증상

① 연하곤란, 가슴앓이, 역류, 악취

② 식도경련, 흉골 하부 통증

③ 역류로 인한 기도흡인, 기관지 합병증, 장기간 진행 시 영양결핍, 체중감소

(4) 진단검사 22

바륨 연하검사, 식도 내압 측정(40mmHg 이상 상승, 정상 15mmHg)

(5) 치료

① 항콜린성제, NTG, 칼슘차단제 19: 하부식도괄약근의 이완 19, 식도압력감소

② 비마약성/마약성 진통제: 통증 감소

③ 공기풍선확장술, 식도근절개술

(6) 간호 중재 20

① 영양공급: 소량씩 자주 먹기, 따뜻한 유동식, 구강섭취 곤란 시 비위관, 위루술로 주입

② 식사 시 수분 섭취 권장: 하부식도괄약근 아래로 음식물 이동 촉진

③ 금지: 뜨겁거나 찬 음식, 강한 양념, 술, 담배 금지, 꽉 끼는 옷

④ 식사 자세: 등을 구부리는 등 연하가 잘되는 자세

⑤ 수면 자세: 머리 높여 주어 역류방지

⑥ 위 내용물 역류로 인한 자극 시 제산제 투여: 통증 완화

⑦ 필요하면 위루관 삽입 **23 21 17**

Percutaneous Endoscopic Gastrostomy(PEG) 23

• 장기간 경관 영양이 필요한 대상자

• 위치 확인: 4시간마다 위 내용물 흡인 → 산도 및 위 잔여물 측정

• 흡인하여 위 잔여물 100cc 이상 시 1시간 내 음식 주입 금지

• 음식물 투여 후 미지근한 물 30~60cc 주입하여 위관폐쇄 방지 및 세척

• 영양액 주입 중이나 후 1시간 동안 30도 상승 체위 유지 **23**

• 경피적내시경공장루술인 경우 관 위치 확인을 위해 흡인 금지

• 음식물 주머니와 튜브는 세균감염을 최소화를 위해 24시간마다 교환, 음식주입 후 or 6시간마다 물로 씻기

• 위루관 삽입 48시간 이내는 관 삽입주위 출혈 관찰

• 관 삽입 48시간 이후 삽입주위의 피부를 비누와 물 **21** or 과산화수소로 닦기

• 필요하면 드레싱하고 염증 증상 사정 후 의사에게 보고

• 삽입한 관이 잡아당겨 지거나 빠지지 않도록 주의

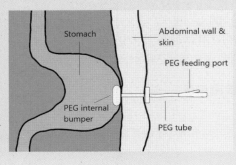

---

6) 식도암(esophageal cancer) **22 18 16**

- 편평상피암: 식도 상부 1/3 부위, 중간이상 부위
- 선암: 식도의 원위부 1/3

(1) 원인 및 위험요인

① 음주, 흡연, 물리적 점막 손상, 발암물질 섭취, 뜨거운 차, 양잿물, 농약

② 절인 채소에 생긴 곰팡이, 방사선치료에 의한 협착, 만성식도이완협착증

(2) 임상 양상 **22 18 16**

① 초기: 무증상 → 구토, 쉰 목소리, 만성기침, 철결핍성빈혈, 점진적인 연하곤란, 연하통, 역류 및 악취, 가슴앓이, 식욕저하

② 후기: 체중감소, 통증, 혈액 섞인 위 내용물 역류

(3) 치료 **18 10**

① 방사선요법, 화학요법

② 수술요법: 식도 확장술, 인공식도관 삽입, 식도 절제술, 식도위/장 문합술

③ 초기발견 시 완치 가능

④ 주위 조직 침범, 원격전이 시: 연하곤란 및 통증 완화가 목표

⑤ 위관삽입/영양 간호, 총비경구영양(TPN)

⑥ 좌위, 반좌위 유지(식후 1시간): 위의 과팽만과 역류 예방

⑦ 기도유지: 침과 점액에 의한 질식 예방, 전체 식도 절제술 시 횡격막 가까이 절개로 기침, 심호흡 곤란

(4) 식도암절제술 후 간호 중재

① 심호흡, 기침: 폐렴 및 무기폐 예방

② 통증 관리

③ 비위관(L-tube) 삽입: 수술 부위 배액 확인(붉은색 → 녹색 → 노란색), 감압 유지

④ 식이 섭취 전 식도조영술: 문합부위 협착, 파열, 흡인 확인

⑤ 식이: 물 → 유동식 → 연식(잘게 다져진 음식) → 경식

⑥ 식사는 소량으로 자주 섭취

⑦ 연하 재활

4. 위·십이지장 장애

1) 위염(gastritis) 16 15 06 03

	급성(acute)	만성(chronic) 16 15
원인	• NSAIDs, 강심제, 항암제, 스테로이드, salicylates (아스피린) • 알코올, 식중독(포도상구균), 스트레스, 외상 • 다량의 차, 커피, 자극성 양념, 뜨거운 음식, 독성/부식성 물질	• 소화성궤양, Helicobacter pylori 감염, 위수술 15 • 담즙역류, 노령, 흡연, 음주, 약물복용 15
증상	• 식욕부진, 오심, 구토, 상복부 통증, 복부 압통, 경련, 트림, 발열, 때로 토혈, 설사 • 무통성 출혈(아스피린, NSAIDs 규칙적 복용 시)	• 임상 양상이 모호하거나 없을 수 있음 • 식욕부진, 팽만감, 소화불량, 트림, 모호한 상복부 통증, 오심, 구토 • 강한 양념, 기름진 식품에 대한 불내성
치료 및 간호 중재 16 06 03	• 항구토제, 제산제, 히스타민 수용체 길항제: 산분비 감소, 증상 완화 • NSAIDs 원인: 즉시 투약 중단 후 cytotec 투여로 위점막보호 • 오심, 구토가 소실될 때까지 금식, 정맥으로 영양공급 • 출혈 시 비위관 흡인, 찬 생리식염수 세척 • 피할 것: 강한 양념, 자극성 음식, 카페인, 과식, 알코올, 흡연	• 연식, 소량씩 자주 섭취, 지방 섭취 감소, 증상을 일으키는 음식 제한 • 제산제, 항콜린성제(미주신경차단제), 히스타민수용체 길항제 • H.pylori 감염 시: metronidazole, omeprazole 등 항생제 병용요법 • 악성빈혈 시 비타민 B_{12} 투여 • steroids: 위벽 세포 재생을 위해 • 수술: 출혈 지속 시 시행

2) 소화성궤양(Peptic Ulcer Disease, PUD) 22 21 19 18 15 14 12 07 06 05 02 01

위산 펩신에 의해 위장, 유문부, 십이지장, 식도 등의 점막벽 침식으로 궤양을 형성하는 질환

(1) 십이지장 궤양 vs 위궤양 비교

	십이지장 궤양(duodenal ulcer) 15	위궤양(stomach ulcer) 22 17 02
위치	• 십이지장점막 1~2cm	• 위저부
특성	• 표재성, 둥글거나 원추형	• 침투성
원인 18 15	• 과도한 산분비 12 • 헬리코박터균 90%에서 발견	• 점막 방어능력감소 • 헬리코박터균 70%에서 발견

위산분비	• 증가	• 감소
호발, 성별	• 35~45세 남성, 폐경기 여성	• 50~60세, 여성
통증 [18]	• 우측 상복부 통증 • 공복시(식후 2~3시간), 한밤중 통증 유발 • 음식, 제산제로 완화 • 등, 흉부로 방사통	• 좌측 상복부 통증 • 음식에 의해 유발(식후 30분~1시간) [22] • 구토로 완화(제산제 효과 없음) [02]
오심/구토	• 경우에 따라 발생	• 통증 후 발생
재발률	• 높음	• 높음
합병증 [17]	• 출혈, 천공, 폐색 [01]	• 출혈, 천공, 폐색
제산제	• 효과 있음	• 효과 없음
진단검사 [13]	• 신체검진 • 내시경검사(정확한 진단가능), 위액검사, 요소호흡검사(헬리코박터 균 확인검사) • 대변의 잠혈, CBC • 음식 섭취 및 제산제로 통증 확인	
내과적 치료 [19][13][11][08] [06][04][01]	• 항생제 병용 투여(헬리코박터균 제거): metronidazole(flagyl), omeprazole (prilosec), clarithromycin(biaxin) • 산분비 억제제 • 히스타민수용체 길항제: cimetidine(tagamet), ranitidine(zantac) • Proton Pump Inhibitor: omeprazole(prilosec) [19] • 항콜린제(부교감신경 차단제): 위 운동, 위액분비 감소 [19], hydrochloride(bental) • 투여: 취침 시 • 점막방어벽 보호: prostaglandin 합성증가(sucralfate, cytotec: 점액생성 ↑, 위산분비 ↓) • 제산제 투여(산중화): 식후 1시간, 3시간, 취침 시 복용, 알루미늄제(amphogel, 변비주의), 마그네슘(Mag-Ox, 설사 주의), 마그네슘+알루미늄제(미란타) • 너무 차거나 뜨거운 음식, 술과 담배, 잦은 간식 피함 • 환경적 스트레스 감소와 규칙적 식사, 운동, 휴식 기간 등이 도움 • 아스피린, NSAIDs 복용 자제 [21](Hb ↓,혈변초래위험), 복용 시 시간에 제산제와 병행 [13] • 우유: 즉각적인 통증 완화에 도움 되나 우유의 단백질, 칼슘이 산분비 자극으로 질병 악화 유발 • 섬유질: 잘 씹거나 익혀서 섭취 → 염증이 있는 점막 자극 • 토혈 시: 저혈압, 빈맥 보일 시 IV로 수액주입 [21]	
외과적 치료	• 미주신경절제, 유문성형 • 위십이지장문합술(billroth I): 위 하부 절제하고 남은 위를 십이지장과 연결 • 위공장문합술(billroth II): 위의 끝부분과 공장을 문합, 십이지장은 보존	

(2) 위 수술 후 합병증

① 변연부 궤양(marginal ulcers), 출혈, 알칼리 역류성 위염, 급성 위 팽만, 영양문제(비타민 B_{12} 와 엽산결핍, 칼슘, 비타민 D 흡수 문제), 유문폐색

② 전체위절세술 → 내적 인자 분비 못함 → 비타민 B_{12} 흡수 불가 → 악성빈혈 [24]

③ 급속이동증후군(dumping syndrome) [23][19][18][17][16][15][14][13][11][10][08][07][03][00]

　㉠ 섭취된 음식물이 적절히 섞이지 않고 정상적인 십이지장에서의 소화 과정이 결여된 상태로 공장으로 급속히 내려가는 증상(billroth II에서 가장 빈번)

　㉡ 원인: 고농도의 탄수화물이 위에서 소화되거나 희석되지 않고 공장 내로 직접 빠르게 들어 감으로 발생

ⓒ 증상: 수술 후 몇 주 동안 나타날 수 있음, 허약, 현기증, 발한, 빈맥, 심계항진, 충만감, 불편감, 오심, 설사 등(대부분 6~12개월 후 소실)

ⓔ 간호 중재 **23 22 19 18 17 16 15 14 13 11 10 08 07 03 00**

　　ⓐ 식이조절: 소량씩 자주 섭취(6~8회)

　　ⓑ 고단백, 고지방(혹은 중간 정도), 저탄수화물, 수분이 적은 식사 **23**

　　ⓒ 식전 1시간, 식후 2시간 동안 수분 섭취 제한: 위가 빨리 비워지는 것 방지

　　ⓓ 금지: 너무 뜨겁거나 차가운 음식 혹은 음료

　　ⓔ recumbent, semi-recumbent 체위(기댄 자세)에서 식사

　　ⓕ 식후 눕기: 왼쪽으로 20~30분 정도(음식이 빨리 내려가는 것 예방)

　　ⓖ 약물: 항콜린성 제제(위 배출 지연), 진정제, 항경련제 **10 09 08 07 06 05**

3) 위암(gastric cancer) **16 05**

(1) 원인

H.pylori 감염, 염산 결핍, 절인 음식(훈제, 소금에 절임), 흡연, 유전적 요인, 채소섭취 부족 등, 50~60세, 남 > 여, 90%가 선암

(2) 증상 **05**

① 불분명하고 지속적인 위의 불편감, 소화불량, 식욕부진, 오심, 고창, 체중감소, 빈혈

　　㉠ 유문부 종양: 오심, 구토

　　㉡ 분문부 종양: 연하곤란

　　㉢ 초기 위암의 경우 대부분 무증상, 증상이 늦게 나타나 진단이 늦게 내려짐 → 조기발견 곤란 이유

(3) 진단

위내시경, 세포학적 검사(조직 생검: 확진) **16**, CT, 내시경적 초음파, CEA, CA19-9

(4) 치료

수술, 항암화학요법, 방사선요법, 총비경구영양 병행

(5) 간호 중재

수술 후 급성이동증후군 관리

5. 소장, 대장 장애

1) 충수돌기염 **17 11 10 06 04 01**: 충수의 급성염증, 10~20대 젊은 층에 호발

(1) 발생 기전

① 충수의 관강 폐색으로 관강 내부의 압력이 증가하게 되면 정맥 배액이 감소, 혈전증 및 부종 발생, 세균 침입으로 괴사

② 심한 경우 천공, 파열이 발생 → 복막염으로 진행 가능함 **11**

③ 조기발견 중요(예방이 어려움)

(2) 증상 **11 10 06 04 01**

① 급성복통

　　㉠ 배변감을 느끼는 불편감, 배변으로 완화될 것 같은 느낌

　　㉡ 중앙 상복부에서 McBurney(RLQ)로 국한되는 통증

　　㉢ 무릎 구부린 자세로 누웠을 때 통증 완화

　　㉣ 반동성 압통(rebound tenderness): McBurney 지점을 깊이 누른 다음 손을 뗄 때 나타나는 통증 **11**

② 오심, 구토, 식욕부진, 발열, 호흡곤란, 얕은 호흡, 판자같이 단단한 복부

(3) 진단검사 **17 11**
① WBC 증가, 복부 X-선 검사, 초음파 검사
② McBurney's point(+): 우측 상장골극부터 배꼽을 연결한 선의 1/3 지점 반동성 압통 나타남
③ Rovsing sign(+): LLQ(Mcburney 대칭 부위) 압력을 가하면 RLQ 부위에 통증 나타남
④ Obturator muscle test(폐쇄근 검사)(+): 누운 자세에서 고관절과 슬관절이 직각이 되도록 굴곡 후 대퇴부를 내측으로 회전시킬 때 통증 나타남
⑤ Iliopsoas muscle test(장요근 검사)(+): 누운 자세에서 우측 다리를 쭉 뻗어 고관절 굴곡 시킴, 검진자에 대항하여 다리를 들어 올릴 때 통증 나타남

(4) 치료 및 간호 중재
① 충수 절제술, 항생제 투여, 합병증(복막염) 예방
② 진단 확정 시까지 진통제 투여 금지, 관장, hot bag 금지, 염증 부위 자극 금지(천공유발 가능성 ↑)

2) 복막염(peritonitis) **19 17 13 10**

(1) 특징
① 복막의 염증, 복부 수술 후의 가장 흔한 사망원인, 사망률 ↑
② 감염(E-coli, streptococcus, staphylococcus 등)에 의함

(2) 증상 **19**
① 반동 압통, 복부팽만, 장음 소실, 마비성 장폐색 **19**
② 오심, 구토, 미열, 얕고 빠른 호흡, 빈맥, 발한
③ 움직일 때 심해지는 통증 호소, 횡와위, 다리 구부리는 자세 취하여 통증 완화

(3) 진단
WBC 증가(2만 이상), 수분 전해질 불균형, 복부 X-선, 배양검사

(4) 치료 및 간호 중재 **19 17 13 10**
① 금식, 수액으로 전해질 보충
② 장관 삽입으로 감압
③ 항생제, 진토제 및 진통제 투여
④ 복부 절개 및 배액관 삽입
⑤ 반좌위: 염증의 확대 방지, 국소화

(5) 합병증
전신패혈증, 패혈증과 순환혈량 감소로 인한 쇼크

3) 장게실염(intestinal diverticulosis) **22 19 15 13 11 06**

(1) 게실: 근육막을 통해 장점막층이 탈장되거나 돌출되어 나온 것
① 장게실증: 소장이나 대장의 근육층을 통해 점막이 탈출 또는 주머니(게실) 형성
② 장게실염: 하나 이상의 게실에 염증 발생, 소화가 안 된 음식물이나 세균이 게실내에 정체, S상 결장에서 발생 **15**(배변 시 직장으로 보내기 위해 높은 압력이 필요한 부분)

(2) 원인 **13 11**
① 변비: 저섬유식이
② 장관강내 압력증가, 노화, 비만, 배변 시 긴장, 장근육의 위축
③ 게실에 팝콘, 씨가 있는 식품 등 소화가 어려운 섬유질 음식이 들어가면 염증 유발

(3) 증상 **15**

① 설사, 변비, 좌측 하복부에 둔한 경련성 통증, 쥐어짜는 듯한 통증, 미열, 식욕부진, 잠혈, 철결 핍빈혈, 허약감, 피로

② 누공 발생 시 심하면 천공으로 복막염

(4) 검사

① 복부 X-선, CT, 혈액검사, 초음파, colonoscopy(급성기 지난 후 시행하며 천공 주의), 대변 잠혈 검사

② 급성 게실염이면 바륨 관장 및 대장내시경 금기(천공 발생 가능성 ↑)

(5) 치료 **06**

① 금식, 장폐색 시 비위관 삽입(장내 압력감소), 항생제, 진통제(마약성 진통제 금지: 분절운동, 장관강 압력증가), 항경련제

② 수술: 폐색, 농양, 치질, 천공 등이 발생한 경우

→ 병변 S상결장 잘라내고 문합, 일시적 대장루 만들고 난 후 일정 기간 후 재문합

(6) 간호 중재 **19 06**

① 급성기: 금식, 저잔유식이 제공, 침상안정

㉠ 금식 시 수액공급, 총비경구영양 공급

㉡ 충분한 수분 섭취(2L/일 이상), 체중감소(비만 시)

㉢ 피할 음식: 콩 종류, 씨 있는 과일, 채소

② 악화기: 고섬유식이 피하고, 회복 후 고섬유식이 시작

㉠ 변 완화제로 변비 예방

㉡ 합병증 관찰(천공증상 → 복부의 갑작스러운 통증, 복부 강직, 백혈구 수치 상승)

㉢ 복강 내압 올리는 활동 피하기: 굽히기, 무거운 것 들기 **23**, 힘주기, 허리 굽히기, 기침, 구토 **19**

게실증 시	게실염 시
복압증가 피하기, 변비 예방, 걷기, 고섬유식이	결장 쉬도록 금식, 안정, 저잔여식이, L-tube 삽입하여 장관내압감소

4) 만성 염증성 장 질환(inflammatory bowel disease, IBD) **24 21 18 15 14 13 11 04**

(1) 분류 **13 11**

	크론씨병(Crohn's disease, 국소적 회장염) **04**	궤양성 대장염(ulcerative colitis) **21 14**
위치 및 특징	• 만성 재발성 염증성 질환 • 회장 말단에 빈발, 장 전체 침범하는 병변이 국소적, 분절성 분포 • 자가 면역성 질환, 악화와 완화 반복	• 직장에서 시작, 상부로 연속적으로 분포, 확산하는 만성 염증성 질환, 결장 전체에 걸쳐 부종, 점막궤양 • 악화와 완화가 반복 • 염증, 세균성 질환
원인, 위험요인	• 유전, 자가면역	• 세균감염, 알레르기성 반응, 자가면역설, 가족 성향, 정서적 긴장
호발	• 15~40세(주로 20대, 남=여, 결장 및 회장원 위부)	• 15~40세, 55~65세(주로 35~50세, 직장결장말단부위: 하행결장, S상결장)

병태생리	• 염증이 장벽 전층 침범, 주위 림프샘, 장간막까지 침범 • 장비후, 장내강 협착 • 점막 결절화, 누공, 열구, 농양 형성 가능, 육아종 발견 가능 • 만성화 시 섬유화, 장폐색 발생	• 대장의 염증반응, 염증이 연속적이며 정상 점막을 볼 수 없음 • 직장 대부분 침범되며 상부로 확산 • 염증의 반복 → 점막 하 섬유화 생성, 대장 좁아지고 짧아짐
대변양상 **21 18**	• 1일 5~6회 무른 변, 드물게 혈액 섞임	• 1일 10~20회 물 같은 설사, 혈액 섞임 **21 18**
임상 증상 **21 18 11**	• 간헐적 우측 하복부 통증(RLQ): 배변 시, 걸을 때 앉아있을 때 심해지고 배변 후, 가스 배출 후 완화 • 지방 설사, 체중감소 • 전해질 불균형, 영양장애, 지방변, 식욕부진, 빈혈, 피로	• 왼쪽 하복부 산통(LLQ) 반동성 • 발열, 탈수, 체중감소 • 직장 출혈, 이급후증 • 백혈구 증가, 저포타슘혈증, 저알부민혈증 • 설사로 인한 대사성 산증
합병증	• 누공, 영양결핍, 장폐색	• 출혈, 천공, 누공 형성, 영양결핍, 직장결장암 위험증가
진단검사	• 대장내시경 검사(colonoscopy), 조직검사, 혈액검사	• 직장내시경, 바륨 관장, 혈액검사, 잠혈 검사
치료 및 간호 중재 **15 11**	<td colspan="2">• 지사제(위장관운동감소), 항경련제(복통과 설사 감소), 항생제(2차 감염예방) **21**, sulfasalazine(염증 완화**21**), 스테로이드제(염증 치료), 면역억제제(크론병에 더 효과), 항콜린제 투여(부교감신경작용억제제, 결장휴식) • 총비경구영양(TPN): 장이 휴식 취할 수 있도록 공급 • 고단백, 고열량, 저지방, 저섬유소 식이 조금씩 자주 섭취 **24 15** • 수분과 음식물 충분히 섭취 **14** • 피할 것: 코코아, 초콜릿, 감귤류 주스, 찬 음식, 탄산음료, 견과류, 술, 껍질을 벗기지 않은 곡물과 생과일 • 배변조절: 배변횟수, 대변 경도관찰, 항문 찰과상은 따뜻한 물로 피부 청결, 건조 • 스트레스 완화: 이완 요법, 규칙적인 활동과 수면 • 통증 조절: 항콜린성, 항경련제 투여, 마약성 진통제 사용 금지 • 외과적 수술: 천공, 출혈, 폐색, 농양, 누공 등이 있을 때 시행</td>
수술 후 합병증 관리	<td colspan="2">• 설사: 재흡수 안 된 소화액에 의해 피부찰과상 유발, 전해질 불균형 → 장운동 정상화를 위해 고형식이 금지, 맑은 고깃국물, 묽은 차 권장 • 변비: 저잔여식이, 수분 섭취 권장</td>

5) 자극성 장증후군(Irritable bowel syndrome) **20**

(1) 원인
① 정확한 원인은 불명, 구조적 결함이나 감염은 없음
② 유전, 스트레스, 자극성 음식, 알코올, 흡연 등

(2) 증상 **20**
① 복통 동반한 변비와 설사가 교대로 반복, 복통과 관련된 변비, 흔한 무통성의 지속성 설사
② 증상은 만성적, 스트레스로 유발되고 악화
③ 대변에서 점액의 양이 증가, 주로 아침에 설사 발생
④ 유당 내인성 장애와 유사하므로 감별 필요

(3) 치료 및 간호 중재
① 식이조절: 지방식이 및 가스 형성 식이 피하기, 금주, 금연
② 투약: 변완화제, 항경련제, 지사제 등

③ 적절한 운동 및 스트레스 관리

6) 결장직장암 (colorectal cancer) 🄬 🄭 🄮 🄯 🄰 🄱 🄲 🄳 🄴 🄵 🄶

(1) 원인 🄬 🄯

① 저섬유, 고지방, 저비타민 식이, 비만, 알코올 🄬
② 만성 궤양성 대장염, 가족력(폴립이나 선종)
③ 좌식, 사무직의 생활환경변화와 높은 상관관계
④ 저섬유식이 → 소량의 변 생성 → 대변의 장내통과시간 길어짐 → 변 내 발암물질과 장점막 접촉시간 길어짐
⑤ 폴립이나 선종 → 악성 변성 → 장벽으로 침윤 → 주변 장기로 전이

(2) 증상 (우측, 좌측 꼭 비교하기★)

① 우측결장: 복통, 오심, 구토, 식욕부진, 체중감소, 피로, 허약감, 검은변, 빈혈, 덩어리 촉지
② 좌측결장: 장폐색으로 배변 습관의 변화(변비, 설사), 이급후증, 변굵기 감소, 점액/혈액 섞인 변, 직장 출혈

(3) 검사

CEA, colonoscopy(결장경검사), 생검, CT, 대변 잠혈 검사(대장암 조기 진단), S상결장검사

(4) 치료

① 방사선, 항암화학요법
② 수술: 암절제 후 위치에 따라 결장절제술, 회장루술, 결장루술 시행

(5) 간호 중재 🄫 🄮 🄯 🄱

① 수술 전
  ㉠ 장준비 → 2~3일간 금식, 수분만 섭취(대변이 장에 축적되는 것 방지), 항생제 투여 →
  ㉡ 장내 세균수 감소 목적, 수술 전 12~48시간 동안 구강 투여 🄮 🄱,
    하제, 관장, 좌약(장을 비우고 수술 부위 변 극소화 위함), 청결 관장은 장폐색 시 금지
② 수술 후: 장루 간호, 냄새 및 가스 조절(달걀, 생선류, 양파, 탄산음료, 채소류 제한)
③ 적절한 영양 상태 유지: 연동운동 감소 위해 고열량, 고단백, 고탄수화물, 저잔여식이 🄯, 유동식 → (장내분변량 줄이기 위함, 장운동 증진하는 음식 제한)
④ 사회심리적 지지
⑤ 합병증 관리: 장루에서 나오는 배설물 관찰, 대변 내용물, 수술 부위 관찰, 상처 배액 사정, 연동운동 회복 시 음식 섭취, 좌욕, 유치도뇨 삽입(소변으로 상처 오염 및 방광 팽만 방지)

(6) 장루 간호 🄪 🄫 🄭 🄮 🄰 🄲 🄳 🄴 🄵 🄶

※ 장루(ostomy): 장 내용물이 장에서 복부의 피부에 있는 누공을 통해 밖으로 나갈 수 있도록 길을 내줌

① 장루 관찰: 습기를 띠고 붉고 약간 올라와 있고 주위는 깨끗함, 지름 2~5cm, 높이 0.5~5cm
② 피부 간호: 장루 주변 피부는 비누와 물로 씻고 두드려 건조, 주머니 부착 전 장루 주위 피부에 피부보호제 적용 🄪
③ 주머니 비우기: 1/3~1/2 정도 채워졌을 때 🄰 🄮

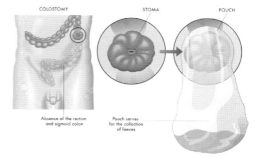

④ 주머니 교환: 변 배출량이 적을 때(식전, 취침 전, 기상 후), 장을 비운 후 교환, 4~5일마다, 샐 때마다 비우기, 주머니 크기는 장루보다 0.2~0.3cm 더 크게 오림

⑤ 장세척 **18 10 08 03**
  ㉠ 목적: 형성된 변 제거, 규칙적인 배변 습관 형성
  ㉡ 수술 전 배변하던 시간대/매일 또는 격일로(설사 시 금지), 1시간 정도 욕실에서 시행
  ㉢ 주입 시 경련 있으면 멈추고 심호흡, 복부마사지 후 천천히 주입(500~1,000ml, 체온 정도 미온수 사용) **18**

⑥ 냄새, 가스 조절관리 **19 16 12 03**
  ※ 음식은 개인차가 있으므로 섭취를 중단하지 않음
  ㉠ 냄새유발 식품 제한: 달걀, 치즈, 생선, 마늘, 양파, 콩, 비타민류 등
  ㉡ 가스유발 식품 제한: 양파, 양배추, 탄산음료, 무, 맥주, 콩 등
  ㉢ 설사 유발: 알코올, 양배추, 시금치, 완두콩, 생과일 등
  ㉣ 공기를 삼키는 행위: 흡연, 빨대 사용, 껌 씹기, 말하면서 식사 금지
  ㉤ 악취 방지처리 주머니, 탈취제 사용하여 냄새 조절
  ㉥ 충분한 수분 섭취 2~3L/일, 특히 회장루 환자는 탈수, 전해질 불균형 우려, 수분 제한 X
  ㉦ 고단백, 고탄수화물, 고칼로리, 저잔유식이 제공, 균형 잡힌 식이 제공
  ㉧ 장운동 증진 음식 제한(고지방 X, 고섬유식이 X)

7) 장폐색(intestinal obstruction) **22 16 13 11 07 01**

(1) 특징
① 장 내용물의 흐름이 차단된 것
② 대부분 소장, 특히 회장의 가장 좁은 부분에서 발생
③ 외과적 응급: 24시간 이내에 진단, 치료되지 않으면 사망률 ↑

(2) 원인
① 기계적 폐색 **11 01**
  ㉠ 유착: 소장 폐색의 가장 흔한 원인, 복부 수술 후 복강 내 남아있는 자극물에 의한 유착
  ㉡ 탈장: 교액성 탈장이 폐색 유발
  ㉢ 장축염전: 장이 180도 이상 꼬여 장관의 상하부가 폐색
  ㉣ 장중첩증: 장의 일부가 저절로 망원경처럼 겹쳐 들어가는 상태
② 신경성 폐색[마비성 장폐색(대부분 복강 수술 시 신경 장애로 장의 연동운동 저하로 발생)]
③ 기타 혈관성 폐색, 복막 자극, 폐렴, 심근경색증, 외상, 패혈증, 전해질 불균형, 파킨슨 질환 등

(3) 증상 **22 13**
① 경련성 통증, 오심, 구토(근위부 소장 폐색 시 심함, 대장 폐색 시 잘 나타나지 않음)
② 변비
③ 복부팽만: 소장 폐색 초기에는 장관 내 정체된 장 내용물에 세균이 증식, 공기를 삼킴, 복부팽만 악화, 대장 폐색 시는 천천히 진행 **13**
④ 대사성 산독증: 장내 수분 통과 시 비정상적인 흡수로 인해 결합 못 한 수소이온 증가
⑤ 장음: 초기에는 고음, 후기에는 감소나 소실
⑥ 괴사 시 발열

(4) 진단검사
X-선 촬영, CT, 대장내시경, 혈액검사(WBC 증가, Na+ 감소, K+ 감소 → 구토, Cl-감소, Hct, Hb 증가 → 탈수)

(5) 치료 및 간호 중재 **23** **16** **07**

① 내과적 치료: 금식

② 감압을 위해 장관(intestinal tube) 삽입 **07**, 위관삽입(위액 흡인) **23**

③ 감염예방, 휴식

④ 통증 조절: 마약성 진통제(단, 통증 은폐, 연동운동 감소시킴으로 신중히 투여)

⑤ 체액과 전해질 교정

⑥ 수술: 장관튜브 삽입해도 복부팽만이 감소하지 않을 때 장부분 절제

　　→ 반응에 따라 48시간 내 수술 결정, 장제거술, 결장루술, 우회술

8) 탈장(hernia): 장기조직, 혹은 장기 일부가 약화된 복막 밖으로 돌출되어 나온 것 **16**

(1) 내과적 치료

① 복압증가 활동 금지

② 변비와 배변 시 긴장 예방을 위해 변완화제, 고섬유식 제공

③ 기침: 흡연으로 인한 경우 금연

④ 탈장을 손으로 복강 내로 밀어 넣어 복구

(2) 외과적 치료

① 복구 어렵거나 재발하는 경우, 복강경, 개복을 통한 탈장 봉합술

　　㉠ 수술 후 복압 상승 행위 금지, 호흡기 합병증 예방을 위해 수술 부위 지지하고 기침, 심호흡장려 **16**

　　㉡ 요정체 발생할 수 있어 배뇨량 관찰 및 필요하면 인공도뇨 적용

9) 치질(hemorrhoids) **24** **20** **19** **16** **13** **12** **08**

(1) 항문주위 정맥류 **20**

직장 팽대부의 정맥이 혈액 정체로 인하여 확장되고 꼬불꼬불해진 상태, 20~50세 호발

① 내치질: 육안으로 볼 수 없음, 직장 괄약근 위에 발생, 선홍색 출혈, 탈출

② 외치질: 항문 괄약근 밖에서 보임, 통증, 붉거나 푸른빛, 분홍 덩어리, 가려움증

(2) 원인 **19** **16**

복부 내압, 항문관의 정맥압 상승(가장 흔한 원인), 변비, 설사, 비만, 임신, 울혈성 심부전, 장시간 앉아있을 경우 **19**, 대변 시 힘 많이 줄 때, 문맥성 고혈압(내치질)

(3) 치료 및 간호 중재 **24** **13** **12** **08**

① 내과적 치료: 변비 예방, 위생상태 유지, 좌욕, 음식 제한(양념 강한 것, 땅콩류, 커피, 알코올), 수분 섭취 권장(8~10잔/일), 적당한 운동, 고섬유식이 제공 **08**

② 수술: 수술 후 대변이 형성되자마자 배변, 협착 예방

③ 안위 증진, 배변촉진, 합병증 관찰

④ 수술 직후에는 열을 가하지 말 것(출혈 예방)

⑤ 통증은 정맥/구강으로 진통제 투여

⑥ 좌욕: 수술 첫 12시간이 지나면 배변 시마다 또는 하루 3~4회 실시, 좌욕이나 통목욕은 염증 부위를 진정, 청결, 불편감 완화, 치유 촉진, 수술 부위 협착 예방 **24**

⑦ 처음 배변 시 배변 완화제 처방, 배변 전 마약성 진통제 투여, 저혈압 관찰 (현기증, 빈맥)

⑧ 요정체 관찰: 직장 경련과 항문·직장의 압통으로 발생

⑨ 수분, 고섬유식: 변비 예방

　　※ 치열: 항문관 선이나 항문 직장선 아래 균열로 갈라지고 틈이 생긴 궤양

　　※ 치루: 항문 주변에 1차 개구부가 있고 2차적으로 항문이나 회음부 피부, 직장, 점막선에 염증성 관이 생김 **12**

6. 간·담도·췌장 장애

1) 황달(jaundice)

(1) 병태생리
적혈구 파괴 후 담즙색소가 십이지장을 지나 대변으로 배설하는 정상과정이 방해됨

(2) 원인
혈중 담즙색소(bilirubin)가 대변으로 배설되는 대신 피부, 공막, 혈액으로 분비, 과도한 축적 때문에 공막, 피부, 심부조직의 노란색 색소화(혈청bilirubin 2~2.5 mg/dl ↑)

(3) 증상
회백색 대변, 소양감, 피로, 식욕부진

(4) 치료 및 간호 중재
① 원인질환 치료
② 담즙산의 축적으로 소양감과 관련된 피부 손상 위험성 관리: 약물투여, 치료적 목욕, 피부 건조방지(로션), 침구관리(조이지 않는 옷, 면내의 착용)
③ 외과적 관리: 담도폐쇄 수술, 총담관조루술로 담즙 배액

2) 바이러스 간염(viral hepatitis) 21 20 19 18 17 16 13 12 11 08 07

(1) 형태에 따른 분류

형태	내용
A형간염 20 19 13	• 원인: RNA 바이러스, 감염된 대변, 오염된 음식물 섭취(oro-anal), 잠복기 30일 • 검사: 항체(anti-HAV) 진단 19 13 • 감염경로: 위생 나쁜 곳, 가을과 초겨울에 흔함, 오염된 음식이나 대변 20 • 예방법: 개인위생 철저, 노출 후 1~2주 내 면역 글로불린, 노출 전 간염바이러스 백신 주사 19 15 • 예후: 사망률 낮음, 드물게 간부전 초래
B형간염 22 21 16 11 08	• 원인: DNA 바이러스, 오염된 혈액과 혈청, 타액, 모유 수유, 성접촉, 손상된 점막과 피부, 잠복기 (6주~6개월) • 검사: B형간염 21 12 07 • 혈액 중 B형간염 항원(HBsAg, HBeAg)이나 HBV 있는 경우 • 항원검사 양성+무증상=보균자 • HBsAg(+): 전에 B형간염 걸렸거나 회복단계, 만성간염 상태 • HBsAg(−), HBsAb(+): 저항력(+), 예방주사로 면역 형성됨 • HBsAg(−), HBsAb(−): 예방접종 필요 • HBeAg(+): 전염력 강함, HBeAb(+): 전염력 없음 • HBcAb IgM(+): 급성 간염 21 ※ e: 안쪽, s: 표면 • 위험군: 약물 중독자, 혈액제품 사용자, 수혈자, 동성연애자 • 15%가 만성간염, 간경화나 간암의 주요 원인 • 예방법: 필요시만 수혈(가능한 자가 수혈), 일회용 바늘과 주사기 사용, 개인용품 공동 사용 금지, 체액, 혈액 취급 시 가운과 장갑 착용, 철저한 손 씻기, 성행위 시 콘돔 사용, HBsAg 양성인 사람과 성 파트너인 경우 면역글로부린 투여, 예방접종 22 21 18 17 16 11

C형간염	• 원인: RNA 바이러스, 혈액 통해 전파(주로 수혈), 잠복기(6~7주) • 검사: HCV, anti-HCV 있으면 진단 • ELISA 검사로 감염 4주 이내에 C형 간염 항체 검출 • PCR 검사로 바이러스 확진 • 고위험자: B형과 유사, 약 85% 만성감염으로 이행 • 예방법: B형간염과 유사하나 예방백신은 없음

(2) 증상

① 무증상(대부분)

② 급성 간염의 증상 1~4개월 정도 지속, 황달기 또는 비황달기 발생

③ 잠복기 증상: 권태감, 식욕부진, 피로, 오심, 가끔 구토, 우상복부 불편감

ㄱ 황달기: 공막/피부 icteric, 소변색이 짙어짐, 변(점토색), 소양증(담즙산염이 피부에 축적)

ㄴ 회복기: 황달이 사라지면서 시작, 평균 2~4개월 지속, 권태감, 피로 호소

(3) 치료 및 간호 중재 🔟🔟🔟🔟

① 휴식 및 활동: 충분한 휴식 제공, 환자가 견딜 수 있는 범위 내에서 활동 🔟

② 소양감 완화

ㄱ 피부에 담즙색소 침착으로 심한 소양감 야기

ㄴ 약물투여: 항히스타민제, phenobarbital 투여

ㄷ 전분/미온수 목욕, 중조수 적용, 침구, 의복 청결, 손톱을 짧게 유지, 서늘한 온도 유지

ㄹ 알칼리성 비누나 조이는 옷 피함

ㅁ 이완, 심상요법

③ 수분 섭취와 영양 상태 유지

ㄱ 급성기 3,000ml/일 수분 필요: 발열과 구토로 인한 수액 요구 증가 🔟

ㄴ 오심, 구토 심하면 수액 정주: I&O와 체중 측정

ㄷ 영양이 풍부한 아침 식사 제공: 식욕부진은 대부분 낮에 악화

ㄹ 적정량의 단백질과 탄수화물 포함한 식이, 저지방 식이, 비타민정맥투여

ㅁ 간 기능 악화 시 단백질(20~30mg/일)과 나트륨 제한: 단백질 대사산물로 인해 혈액 내암모니아 축적을 방지해 간성 뇌증 예방

ㅂ 금주: 알코올은 간독성 물질, 정상적으로 간에서 대사

④ 손상 예방

ㄱ PT가 지연되면 출혈 위험(출혈 증상 사정)

ㄴ 소변, 대변 색깔과 잠혈 반응 사정, 점상 출혈, 활력징후, PT, hct, Hb 관찰

⑤ 약물요법

ㄱ 간의 휴식을 위해 약물 사용 신중히

ㄴ 경구용 항바이러스 제제(lamivudine)

ㄷ B, C형 간염 치료제에 인터페론과 면역억제제 사용

ㄹ 비타민 K 보충제 투여: PT 지연 시

3) 간경화증 (liver cirrhosis, LC) 🔟🔟🔟🔟🔟🔟🔟🔟🔟🔟🔟🔟🔟🔟🔟🔟

(1) 특징

① 지속적이고 반복적인 간세포 파괴, 만성적 감염증, 간실질 손상으로 간의 섬유화, 결절, 간기능 손상, 점차 진행되는 만성 질환으로 섬유증과 결절이 넓게 퍼지는 것이 특징

② 간경화의 증상은 대부분 문맥성 고혈압에 의해 발생

(2) 원인

    B, C형 간염(바이러스성), 지방성 간염, 자가 면역성 간염, 만성 알코올 중독자

(3) 증상

    ① 초기: 식욕부진, 소화불량, 고창, 오심, 구토, 둔감하고 무거운 복통, 열, 권태감, 약간의 체중감
       소, 간과 비장의 비대, 간 촉지

    ② 진행 시: 복수, 문맥성 고혈압, 저알부민혈증, 빈혈, 혈소판감소증, estrogen 과잉 증상

    ③ 출혈 경향(PT 지연, 혈소판 감소)

    ④ 간염, 황달, 간성뇌증, 회색변, 차색소변, 소양감

(4) 진단검사 🗓

    ① 간생검: 결정적 진단검사

    ② 혈액검사: AST(SGOT)/ALT(SGPT), LDH 상승, PT 연장

    ③ 알부민 저하, A/G ratio(알부민: 글로불린 비율) 저하-손상된 간세포가 알부민 합성 곤란

(5) 합병증(간세포 퇴행의 결과로 발생)

    ① 문맥성 고혈압 🔢 🔢 🔢 🔢 🔢 → 복수 🔢 🔢 → 식도정맥류 → 출혈 → 비장 비대 → 빈혈, 혈소
       판감소증(출혈 경향, 멍) 🔢

    ② 빌리루빈 대사장애 → 황달, 빌리루빈혈증, 점토색 대변, 진한 소변

    ③ 혈액 응고 장애 → 멍, 출혈 경향

    ④ 문맥성 간성 뇌질환 → 의식수준 변화, 사고과정 장애, 경련, 혼수

    ⑤ 간성 신증후군 → 신부전

    ⑥ 자발성 세균성 복막염

    ⑦ 대사저하 → 혈중 알부민 감소(부종, 복수)

    ⑧ 성호르몬 감소 → 발기부전, 월경불순

(6) 치료 및 간호 중재 🔢 🔢 🔢 🔢 🔢 🔢 🔢

    ① 휴식: 복수 있는 경우 침상안정, 반좌위

    ② 영양 간호 🔢

       ㉠ 적절한 비타민, 고탄수화물, 고단백식, 저지방식, 저염식이 제공(단, 암모니아 수치 증가 시,
         복수 있는 경우 저단백식이 제공)

       ㉡ 소량씩 자주 섭취

       ㉢ 알코올성 간경변증 시 비타민 B, 지용성 비타민 A, D, E, K 투여

       ㉣ 복수, 부종 시 수분 제한

    ③ 피부 간호: 규칙적 체위변경 및 보습, 청결유지

    ④ 출혈 간호: 출혈 여부 관찰 및 예방 (흑색변, 잠재적 출혈, 잇몸 출혈, 혈뇨 관찰)

    ⑤ 복수관리 🔢 🔢 🔢

       ㉠ 복강 내 체액이 축적: 문맥고혈압으로 정수압이 높아져 혈관 내 체액이 복강 내로 밀려 나
         오고 알부민도 밀려 나와 혈액 내 알부민 감소. 즉 혈장교질 삼투압 감소로 저알부민혈증 유
         발(복수천자 후 간문맥 교질삼투압 증가를 위해 알부민 투여 🔢)

       ㉡ 수분 제한(1,000ml/일 ↓), 이뇨제, 산소투여, 휴식, 복수천자, 반좌위, 섭취와 배설량 측
         정, 호흡곤란 시 head up 30도 유지

       ㉢ 복부둘레를 매번 같은 위치에서 측정 🔢

    ⑥ 식도정맥류 관리 🔢 🔢 🔢 🔢 🔢

       ㉠ 예방: 알코올/아스피린 금지, 변비 예방, 거친 음식 제한, 복압 상승 예방

       ㉡ 약물요법: 장기작용 베타차단제 투여 → 출혈감소 효과(vasopressin: 혈관수축 작용)

ⓒ 위삽관: 비위관 삽입하여 식염수로 위세척

ⓔ 내시경 치료, 경화제 주사요법

ⓜ 수혈: 출혈 심할 때 **19**

ⓗ 식도정맥류 파열 시 간호 중재 **24 17 15** → S-B tube 삽입: 식도정맥류 압박, 분문부 압력으로 지혈 유도

  ⓐ 구강 간호: 갈증 해소

  ⓑ 심호흡, 기침 금지: 식도 풍선이 기도로 빠져 질식 위험

  ⓒ 얼음주머니 금지: 장시간 혈관수축으로 괴사 초래

  ⓓ 주기적으로 압력 제거: 순환증진유도

  ⓔ 식도 풍선이 부풀어 있는 동안 타액을 뱉어 기도로 넘어가지 않도록 함

  ⓕ 맥박 및 호흡수 증가는 기도 폐색 증상이므로 즉시 튜브를 자르고 공기를 뺀 후 의사에게 보고, 침상에 가위 준비하기

  ⓖ 혈관수축제 투여

⑦ <u>문맥성 간성 뇌병증 (간성혼수) 관리</u>: 간이 암모니아(독성)를 요소(무독성)로 전환하지 못하여 암모니아가 축적되어 나타나는 신경계 대사장애 → 의식저하, 인격 변화, 경직, 과다굴곡, 자세고정불능(asterixis), 퍼덕이기 진전(flapping tremor) 등 유발 **24 22 21 19 15 12 01**

  ㉠ 저단백, 단순탄수화물식이 제공, 동물성보다 식물성 단백질 제공, 저염식, 저지방식 제공

  ㉡ <u>출혈 예방</u>: <u>간경화로 위장 출혈(식도정맥류 출혈) 시 장내 세균이 혈액을 대사하여 암모니아 증가</u> **21**

  ㉢ <u>Lactulose(락툴로오스 관장)</u>: <u>구강, 관장 통해 장내 산도를 7에서 5로 감소, 설사 유발(전해질 불균형 주의), 암모니아 체외 배출유도(암모니아가 요소로 전환됨)</u> **24 23 19 12**

  ㉣ 신체손상 예방: 침상난간 설치, 정신상태 수시로 평가, 부동으로 인한 합병증 예방, 수분 전해질 교정

  ㉤ 정신상태 수시로 평가하여 지남력 상실 여부 평가

  ㉥ neomycin 경구 투여 → 대장내상주균 파괴로 단백질 분해 감소 → 암모니아 생성 억제

  ㉦ metronidazole(광범위 항생제) 투여로 암모니아 생성감소

4) 간암(liver cancer)

(1) 원인

① 원발성 간세포성 암(primary hepatocellular carcinoma, HCC): 간염(B, C형, 간세포암의 70~80%), 간경화(간세포암의 80%), 알코올성 간염, 간손상

② 전이성 간암: 원발성보다 더 흔함, 간에 혈류가 많아 전이 쉽게 됨, 간문맥계를 통해 암세포 운반

③ albumin globulin 비율(A/G ratio)감소: 손상된 간세포가 알부민을 합성하지 못해서 **11**

(2) 증상

① 초기에는 모호함: 커지기 전에는 임상 양상이 잘 나타나지 않음

② 식욕부진, 체온상승, 위장관 징후: 우상복부 불편감, 압통, 복부팽만, 설사, 변비, 오심

③ 복수, 간비대, 말초부종, 마찰음, 잡음, 황달, 빈혈, 호흡기계 문제

(3) 진단 **13**

① 적혈구, 백혈구 증가, 간기능 저하(ALP 증가), A/G ratio 저하

② AF: 상승, 초음파, CT, MRI, ERCP, 간생검, 혈관조영술

(4) 치료 및 간호 중재

① 수술: 간절제술, 경피적 알코올 주입, 경동맥화학색전술, 방사선고주파 소작술, 간이식(말기 간 질환자의 실제적인 치료방법: 사체와 생체공여 간을 이용)

㉠ 수술 전: 비타민 K 투여(응고인자 결핍 보충), 장 준비, 수혈 가능성
　　　㉡ 수술 후
　　　　　ⓐ 금식(3~4일)
　　　　　ⓑ 출혈 확인
　　　　　ⓒ 몸무게 측정(매일), I&O 관찰
　　　　　ⓓ 정맥으로 포도당 공급(저혈당 예방)
　　　　　ⓔ 식이: 저단백식이(단, 암모니아 해독이 가능하면 고단백식이 제공 가능)
　　　　　ⓕ 진통제(수술 후 첫 48시간 동안)
　　　　　ⓖ 비위관 삽입 및 흡입, 구강 간호(4시간마다)

5) 담석증(cholelithiasis, gallstones) 18 17 16 15 14 13 11 10 09 08 06 02

(1) 병태생리 및 원인 15
① 담즙 구성변화: 담즙염 부족, 콜레스테롤과 빌리루빈 과잉
② 담즙 정체: 담낭수축척과 비우기 감소, oddi 괄약근 경련
③ 감염, 유전소인
④ 콜레스테롤 담석과 혼합석이 80%, 색소담석이 20%
⑤ 담석은 담관을 막아 폐색을 일으켜 황달과 지방흡수 장애 초래

(2) 위험요인
① 남 < 여(2~3배)
② 담석의 고위험 집단(4F): female(여성), forty(40대), fatty(비만), fecund(경산부)
③ 기타: 경구피임약 복용, 간경화증, 고지혈증, 당뇨병 등

(3) 증상 18 16 11 09 08
① 지방 음식 섭취 후의 소화불량, 우상복부 불편감 18, 식후 트림 등
② 담석 산통(담낭 수축 시 갑작스럽고 강함), 등과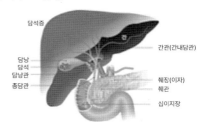
　우측 견갑골로 방사통 16
③ 발한 오심, 구토, 빈맥 동반
④ 총담관 폐색 시 황달, 점토색 대변, 진한 소변 11
⑤ 소양감(담즙이 피부로 배출되어서), 출혈 경향

(4) 진단검사
① 복부초음파(매우 정확한 방법), CT, ERCP
② 담관조영술: 담도에 조영제를 경구 또는 정맥으로 투여한 후 X-선 촬영을 하여 담도의 구조, 형태, 병변 관찰을 위한 검사
③ Murphy 증후(+): 담낭 촉진 시 통증이 심해져 환자가 일시적으로 숨을 들이마실 수 없게 되며 일시적으로 숨을 멈춤

(5) 내과적 치료 14 13 08 02
① 식이
　㉠ 저지방 식이 섭취
　㉡ 피할 음식: 고콜레스테롤, 고지방, 튀김, 달걀노른자, 초콜릿, 가스 형성 채소
② 통증
　㉠ 경구용 진통제 투여, 급성 통증에는 마약성 진통제(demerol) 투여, 모르핀 금지(담도 경련, oddi괄약근 수축시킴)

ⓒ NTG 투여: 담석 산통 감소

ⓒ 항경련제, 항콜린성 제제(아트로핀) 투여: 평활근 이완, 담도의 긴장, 경련 저하

③ 체액 및 전해질

ㄱ 정맥 수액공급: 수분 전해질 공급

ㄴ 황달(+), PT 연장 시 비타민 K 투여

④ 폐렴 예방: 기침, 심호흡 격려(담낭절개부위 위치로 곤란함)

⑤ 합병증: 담관폐쇄, 담관염, 췌장염, 패혈증

⑥ 약물: 콜레스테롤 or 담석분해제(경구: 우루사)

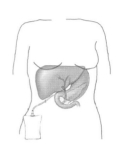

(6) 시술 및 수술

① 내시경적 방법: ERCP 및 T-tube 통해 돌 제거

② 체외충격파: 반복되는 충격파가 직접 전달되어 담석을 잘게 부숴 잘 통과되게 함

③ 외과적 방법: 복강경 담낭 절제술, 복부 절개 담낭절제술, T-tube 삽입

(7) 간호 중재: 복부담낭절제 수술 후 간호 24 18 13 10 06

① lower fowler position, 비위관 개방성 유지(구토, 팽만 완화), T-tube 관리, 상처 부위 출혈 사정, 조기 이상, 무기폐 예방(기침, 심호흡 격려), 잦은 체위변경, 진통제 투여(48~72시간)

② 급성기(오심, 구토 호소 시)에는 금식 → 이후 저지방 식이(수술 후 4~6주) 18

③ 달걀, 튀긴 음식, 크림, 가스 생성을 유발하는 채소류, 알코올 제한 13

④ 복통이나 황달발생 시 병원을 방문하도록 교육 24

(8) T-tube 환자 간호 21 20 17 14 13

① 처음에는 혈액 섞인 배액 → 이후 녹색

② 배액량: 첫날 300~500ml → 3, 4일 후 200ml(1일 1L 이상 시 보고)

③ 적은 배액: 담관 폐색, 복강 내 누출 가능성 → 복막염 유발, 복부 통증 시 즉시 보고

④ 과다 배액 시 수분 전해질 불균형 초래

⑤ 냄새, 농: 감염 의미 - 배액으로 젖으면 자주 교환, 비누와 물로 피부의 담즙 제거

⑥ 배액관은 담낭보다 아래에 위치 17, 개방성 유지

⑦ 수술 후 7~8일경 담관조영술 후 폐쇄 없을 때 제거 14

⑧ T-tube 제거

ㄱ 수술 후 7~8일경 대변 색이 회색(회색변, 황달 시 총빌리루빈 증가 21)에서 갈색으로 돌아오는지 관찰(담즙이 정상적으로 십이지장으로 흘러 지방 음식, 지용성 비타민 소화 돕는 것을 의미함) 14

ㄴ 담관조영술 후 총담관 개방성 확인한 후 제거

ㄷ 제거 시기는 X-선 검사상 담석이 발견되지 않을 때, 주입염료 흐름이 원활할 때, T-tube를 잠근 후 5~7일 동안 특이 증상이 나타나지 않으면 제거

⑨ 저지방 식이 균형 잡힌 영양식

⑩ 퇴원 시 식사 전후 1~2시간 동안 T-tube 막아두도록 교육

⑪ 무거운 물건 들지 않기

⑫ 수술 후 7~10일 대변이 갈색으로 돌아오는지 확인

⑬ 의사의 지시 없이 잠그거나 흡인, 세척금지(담즙역류 및 봉합선 파열 위험성)

6) 담낭염(cholecystitis)

(1) 원인

① 결석성 담낭염: 담석(담관폐쇄) → 담낭 내 담즙 정체 → 담낭벽 자극 → 독성

② 비결석성 담낭염: 혈류의 저하, 해부학적 문제(수술, 손상, 화상 등), 세균 침입(포도상구균, 연쇄상구균, 장내 세균)

(2) 증상
① 통증: 우상복부, 우견갑골 방사통, Murphy's sign, 반동성 압통, 복부 강직, 복막 자극, 담낭 산통
② 위장계: 오심, 구토, 식욕부진, 트림, 복부팽만, 소화불량, 황달, 차색소변, 점토색 대변, 지방변
③ 염증: 발열, 빈맥, 탈수

(3) 진단검사
우상복부 초음파, 방사성 핵종영상법, 혈액검사(WBC 상승)

(4) 치료 및 간호 중재
① 통증 관리: demerol 투여, 모르핀 금지
② 염증 관리: 항생제 투여
③ 비위관 삽입 → 위장관 감압
④ 식이: 금식, 고지방식이 제한
⑤ 콜린성제, 항경련제: 담낭수축 방지
⑥ 외과적 치료: 담낭절제술

7) 급성췌장염(acute pancreatitis) 24 20 19 14 13 10 04 03 01
활성 소화효소가 췌장에서 유리되어 자기 자신을 소화함으로써 췌장에 괴사와 염증 초래

(1) 원인
음주(급성 원인의 90%, 흡연과는 무관함), 담도계 질환, 외상

(2) 증상 13
① 통증 13
ㄱ 췌장 팽만, 복막 자극, 담도계 폐쇄로 인한 상복부의 심한 압통, 앙와위나 횡와위시 심해지고 태내 자세(측와위)나 좌위 시 완화 20
ㄴ 중앙 상복부에서 시작, 수 시간 후 찌르는 듯한 통증이 등, 가슴, 옆구리, 하복부로 방사
ㄷ 지방식, 과식 후 통증(담석으로 인한 췌장염 시)
② 오심, 구토
③ 백혈구 증가, 발열, 빈맥, 황달, 출혈
④ 일시적 고혈당, 체중감소, 지방변
⑤ 출혈성 췌장염: cullen's sign(배꼽주위 피하출혈), turner's sign(옆구리 피하출혈)

(3) 진단검사 19 01
① 복통, 췌장 효소 수치 상승, WBC 증가, 고지혈증, 고혈당(랑게르한스섬의 손상), 고빌리루빈혈증, 저칼슘혈증(지방 소화에 이용)
② 혈청 아밀라아제 → 발병 24시간 최고, 48~72시간 이내 정상화,
③ 혈청 리파아제 → 혈청아밀라아제보다 더 오래 지속(2주 이상) 24

(4) 치료 및 간호 중재 15 14 10 04 03
① 통증 관리: 마약성 진통제 demerol 사용, 모르핀 금지(평활근 수축, 췌장파열의 위험 ↑)
② 금식: 췌장을 쉬게 하고 효소분비 억제 (췌장 효소 수치 회복 시까지) 14
③ 항콜린성 제제(미주신경 자극 감소 위해), 위장관운동과 췌장액 분비 억제제
④ 항생제: 염증 억제, 혈당수치에 따라 필요하면 인슐린 투여
⑤ 수분 및 전해질 공급, 손실된 체액보충, 저혈량증 조절

⑥ 비위관 흡인: 위 팽만 줄이고 췌장분비 막음

　→ 위 분비물이 십이장으로 넘어가 췌장액 자극 방지(지속적 위액 흡인 시 대사성 알칼리증)

⑦ 저단백, 저지방, 탄수화물 식이 소량씩 제공

⑧ 피할 것: 술, 차 커피, 양념 강한 음식, 향이 많은 식품(췌장염 악화)

⑨ 필요하면 췌장절제술, 담석 관련 췌장염 시 담낭 절제술

⑩ 금주, 제산제 투여

8) 만성 췌장염(chronic pancreatitis) 16 15 07

(1) 원인

① 급성 췌장염이 계속 재발하여 만성화

② 담석증과 담도질환이 지속적으로 염증 야기, 만성 알코올 중독자

(2) 증상 07

① 복통(타는 듯, 긁어내는 듯함), 악취 발생(lipase 생산 감소, lipase는 지방분해 효소)

② 지방변, 오심, 구토, 발열, 황달, 변비, 체중감소, 고혈당, 복부팽만

(3) 치료 및 간호 중재 23 16 15

① 통증 조절: 비마약성으로 시작, 심하면 마약성 투여, 금주, 저지방 식이, 영양 보충, 카페인, 알코올, 흡연, 양념 강한 음식 등을 금함

② 내분비 기능부전 치료: 인슐린 치료

③ 외분비 기능부전 치료 16: 췌장 효소 보충 15 16, 위산분비 억제를 위해 히스타민 수용체 길항(zantac)

> **참고 만성 췌장염 환자를 위한 효소대체요법 15 16**
> • 췌장 효소는 식사 또는 간식 및 물 한 컵과 함께 복용
> • 제산제, H2 길항제(zantac)투여 후 복용(pH 8에서 가장 효과적, pH가 낮을수록 약물이 비활성화됨)
> • 구강내 자극을 최소화하기 위해 정제 또는 캡슐을 씹지 말고 삼키기
> • 효소복용 후 피부 자극을 피하고자 입술을 닦음
> • 작용 코팅 제제는 분쇄하지 않기
> • 변 색깔의 변화로 효과 확인(회색의 지방변 → 갈색변) 15
> • pancrelipase는 요산수치를 증가시킬 수 있으니 추적관리 할 것

④ 외과적 관리: oddi 괄약근 성형술, 췌장-공장문합술(담즙 배액)

9) 췌장암(pancreatic cancer)

대부분 진단 후 5~12개월 내 사망, 5년 생존율은 5% 이하(가장 낮음)

(1) 위험요인

고령의 남성, 비만, 흡연, 췌장염, 당뇨, 고지방식이

(2) 증상

갉아먹는 듯한 극심한 상복부 통증, 식욕저하, 체중감소, 오심, 황달

(3) 진단

상복부 초음파, CT, 내시경초음파(ERCP, EUS), 혈액내 lipase/amylase 상승, 종양표식자 상승(CA19-9, CEA)

(4) 치료 및 간호 중재

① 외과적 치료: 대상자의 15~20%만 가능, Whipple 수술(췌장, 십이지장절제 후 담낭과 공장 문합), 전체 췌장절제술(췌장의 두부암)

② 내과적 치료: 방사선요법, 항암화학요법
③ 통증 관리, 영양섭취, 정서적 지지

10) 위장관삽입

(1) 목적
① 위내 가스와 수분 제거를 통한 감압
② 세척, 분석 검사용 위 내용물 수집
③ 위장관의 운동기능 진단, 위관영양

(2) 간호 중재
① 비위관 위치 확인
② 흡인된 액체의 양, 색, 냄새 사정

③ 세척: 멸균 생리식염수 사용(물은 저장성, 삼투압에 의해 전해질 상실, 증가할 수 있으므로 사용 하지 않음)
④ 세척 후 흡인이 안 되면 체위를 변경하거나 비위관은 2~3cm 더 삽입하여 실시
⑤ 튜브가 당겨지거나 빠지지 않도록 고정
⑥ 비위관 통해 영양공급
  ㉠ 주입 후 좌위, 30도 이상 침상 머리 상승 → 폐 합병증 예방
  ㉡ 주입 전후 관이 막히지 않도록 30~50ml 물 주입
  ㉢ 실온으로 천천히 주입 → 급속이동증후군, 설사, 오심 조절

11) 총비경구적영양(total parenteral nutrition, TPN) 20

(1) 위치
① 중심정맥관(쇄골하정맥, 내경정맥) + 말초 정맥(크고 굵은 혈관) 이용
② 위장관을 거치지 않고 대정맥, 말초혈관을 통해 영양소 공급

(2) 적응증
① 구강섭취 불가능 시, 위장관으로 영양흡수 곤란 시
② 치료목적으로 금식인 경우
③ 극심한 영양결핍 등으로 위장관이 거의 작용할 수 없는 경우

(3) 종류
포도당, 아미노산, 지질, 무기질 등

(4) 치료 및 간호 중재: 24시간 동안 일정하게 시행, 최적의 열량과 전해질 공급
① 섭취/배설량을 8시간마다 측정 → 수분 불균형 즉시 확인
② 체중, 활력징후, 기타 혈액검사
③ TPN 용액 투여 전 확인: 직사광선 피하고 24시간 안에 사용
④ 감염예방: 엄격하게 무균법 적용, 정맥 튜브의 관과 필터는 24시간마다 교환
⑤ 정해진 일정한 속도로 주입
⑥ 급속한 고장액 주입 시: 두통, 오심, 열, 오한, 피로감 증가 → 심하면 경련, 혼수, 사망
⑦ 느린 속도: 열량과 질소의 최대 효과를 못 얻음
⑧ 손떨림, 허약감, 배고픔, 식은땀 증상 시 혈당수치 확인 20
⑨ 신체적으로 가능하면 보행과 활동 격려: 근육 긴장도 유지

핵심문제

01

식도암 환자에게서 확인할 수 있는 특징적인 사정 자료는?

① 쉰 목소리
② 체중증가
③ 시력 저하
④ 미각 상실
⑤ 식욕 증가

02

전위절제술 환자에서 나타나는 사정 결과가 다음과 같을 때 우선적인 간호 중재는?

- 복부 통증, 복부팽만, 식은땀
- 혈압 85/55mmHg, 맥박 134회/분, 호흡, 28회/분
- 소변량 25ml/시간

① 앙와위를 취해준다.
② 처방된 진통제를 투여한다.
③ 덤핑증후군의 증상을 확인한다.
④ 정맥 내 수액을 투여한다.
⑤ 금식하도록 한다.

정답 / 01 ① 02 ④

CHAPTER 04 | 체액 불균형/배뇨장애

1. 체액의 분포와 기능

체액은 체중의 약 60%

1) 세포내액(ICF)

(1) 분포

총 체액의 약 60%

(2) 기능

① 세포의 화학적 기능을 원활
② 소화기계 내의 음식물을 가수분해
③ 세포 내의 화학적 반응을 유발하는 매개체
④ 인체의 구조물을 구성함

2) 세포외액(ECF)

(1) 분포

총 체액의 약 40%(혈장액, 간질액, 체강액 등)

(2) 기능

① 세포내 전달(영양분, 수분, 전해질 등), 노폐물을 운반, 혈량유지, 세포대사의 용매
② 관절과 세포막의 윤활과 쿠션 기능, 체온조절
③ 폐에서 모세혈관으로 산소를 운반하고 이산화탄소를 폐포로 되돌림

2. 전해질과 체액

1) 전해질의 기능
① 신경 근육의 흥분성을 증가시킴
② 체액량과 삼투질 농도를 유지함
③ 체액을 분배시킴(수분 조절)
④ 산·염기 균형 조절
⑤ 효소 반응 원활

2) 체액과 전해질의 내적 조절

(1) 나트륨과 수분 조절
① 갈증: 시상하부(갈증 중추) 자극받으면 대뇌피질에 자극을 보내어 갈증을 지각
② 신장: 체액의 양과 삼투질 농도(Na+가 결정)를 조절함
③ 항이뇨호르몬(DAH): 시상하부에서 생산 → 뇌하수체 후엽에서 분비 → 신장의 원위세뇨관과 집합관에서 수분의 재흡수를 증가시킴
④ 레닌·알도스테론·안지오텐신 체계(RAAS)

3) 체액과 전해질의 이동 🔟
① 여과: 막 양면의 정수압의 차이로 인해 액체가 세포 혹은 혈관을 통해 이동하는 것
  - 여과압 = 정수압(혈관 외로 물을 내보내는 압력) – 교질삼투압(알부민이 혈관 내로 물을 끌어들이는 압력)
② 확산: 용액 안에서 농도 경사에 따라서 계속 입자(용질)가 이동하는 것
③ 삼투: 반투막을 통해 수분이 저농도에서 고농도로 이동하는 현상
④ 능동적 이동: ATP(에너지) 사용, 저 → 고 이동
⑤ 모세혈관 역동: 모세혈관의 구멍을 통해 영양분과 노폐물이 교환하는 것
⑥ 요비중: 체내 수분량에 따라 요비중 증가 또는 감소

4) 전해질의 종류와 기능

종류	정상범위	기능	
나트륨 (Na+)	136~145mEq/L	• 골격근육, 심장근육 수축 • 세포외액량(중요한 비중) 및 삼투 유지 • 산-염기 균형 유지	• 신경 충격전달 • 신장의 소변 농축 체제의 유지 • 함유된 음식: 소금, 햄, 달걀 등
칼륨 (K+)	3.5~5.1mEq/L	• 단백질의 합성, 포도당의 사용과 저장 조절 • 세포막에서 활동전위 유지 • 심근 기능 촉진 • 세포내액의 삼투 유지 • 함유된 음식: 바나나, 토마토, 오렌지 주스, 채소 등	
칼슘 (Ca++)	8.4~10.5mg/dL (4.5~5.5mEq/L)	• 효소의 반응과 활동 강화 • 골격근, 심장근 수축(혈압과 관련) • 신경자극전달 조절 • 혈액 응고 보조	

		• 뼈의 강도와 밀도 향상(뼈에 저장) • 함유된 음식: 우유, 요구르트, 유제품 등
인 (P)	3.5~4.5mEq/dL	• 비타민 B 복합체 활성화 • 고에너지 물질 형성과 활성화 • 세포분열 보조 • 탄수화물·단백질·지질 대사 협력 • 함유된 음식: 생선, 콩류, 유제품 등
마그네슘 (Mg++)	1.2~2.0mg/dL	• 골격근 수축 자극 • 탄수화물 대사 관여 • ATP, 비타민 B 복합체의 활성화 • DNA 합성 강화 • 칼슘 변화와 비슷하게 나타남 • 함유된 음식: 말린 감귤류, 육류, 곡류, 서류(감자, 고구마) 등
염소 (Cl-)	95~110mmol/L	• 세포외액의 삼투압 유지 • 위장에서 염산 생성에 중요한 역할 담당 • 함유된 음식: 소금, 해조류(다시마, 미역), 올리브 등

3. 수분 불균형

	결핍 20 19	과다
세포외액량 (ECF)	• 정의: 저혈량(혈장액/간질액 ↓) • 병태생리: 혈청 내 나트륨의 농도가 증가하면 고삼투압을 감소시키기 위해 세포 내 탈수가 초래 • 원인: 위장관 소실이나 비위관 흡입, 구토, 설사, 장루, 출혈, 신장 내 소실, 염분과 수분 소실 등 • 증상: P ↓, R ↓, BP ↓, T ↑, 근긴장도 ↓/구강 점막 건조, 갈증, Wt ↓ • 간호 중재: 수액주입(등장액, 저장액), CVP, 폐동맥압 관찰, shock position	• 정의: 과혈량(혈장액/간질액 ↑) • 병태생리: 수분 ↑ 시 수분의 압력이 수분을 조직강 내로 밀어냄 • 원인: Na+ 증가, 질환(신장/혈관), 수분 과다 • 증상: 지속적 기침, 호흡곤란, 청색증, 경정맥의 정체, 강한 맥박, 하지 요흔성 부종, 천골 부종, Wt ↑, 의식 수준의 변화(뇌부종)등 • 간호 중재: 등장액 정맥주입의 경우 흐름과 속도를 조절, 저염식이, 이뇨제, 체중 측정
세포내액량 (ICF)	• 정의: 세포 탈수 • 원인: 고나트륨혈증, 세포 내 수분 소실, 수분 섭취 ↓, 배설/용질 ↑ • 증상: T ↑, 갈증, 소변 ↓, 중추신경계 변화(의식) • 간호 중재: 등장성 용액 주입(0.9% NaCl)	• 정의: 세포 종창(수분 중독증) • 원인: 저삼투성 용액 정맥 내 과다투여 • 증상: 두통, 행동 변화, 서맥과 혈압 ↑ • 간호 중재: 예방적 등장액, 의식저하 사정, 손상 예방, 수분 제한

4. 전해질 불균형

	결핍(저)	과다(고)
나트륨 (Na+, Sodium) 21 16	• 원인: Na+ 배설 ↑, Na+ 섭취 ↓ • 증상: P ↓, BP ↓, 다양(원인/속도), 무감동과 허약감, 심부건 반사 저하, 식욕 ↓/오심/구토, 피로, 경련성 복통, 뇌부종(ICP ↑:두통, 혼란, 경란, 불안 등) • 간호 중재: 소듐 투여, 이뇨제, 고장액 IV(필요하면 3% 식염수), 수분 제한	• 원인: Na+ 배설 저하, Na+ 섭취 ↑, 수분 섭취 감소, 수분 소실 ↑(감염/설사/탈수), 질환(신부전, 쿠싱증후군) • 증상: BP ↑, T ↑, 경정맥팽창, 식욕 ↓/오심/구토 • 간호 중재: 수분 섭취, 저장성액 IV(0.3% or 0.45% 생리식염수)

칼륨 (K+, Potassium) 23 22 21 19 16	• 원인: K+ 과다 소실(이뇨제), 부적절한 K+ 섭취, 구토/흡인/설사/발한/완화제/투석, ECF → ICF K+ 이동 • 증상: BP ↓, 약한 맥박/심음, 호흡, 신경근육계 증상(근허약, 마비, 기면, 혼돈 혼수 등), 심맥관계의 변화(심방조기수축 or 심실조기수축), 심전도 변화(약상승 P, 긴 PR, 편평하강 T, U파), 위장관계 증상(오심, 구토, 변비, 장운동 감소 등), 호흡기계 변화(얕은 호흡, 무호흡) 사망 가능성 ↑ • 간호 중재: 칼륨 보충, 고칼륨 음식 섭취(구강섭취 안전 시 바나나, 토마토, 포도, 오렌지 주스, 육류, 복숭아 등), 칼륨 IV(20mEql/mL/hr, 심장 관찰), 5~10% 포도당에 희석 IV 주입(단독투여 X)	• 원인: K+ 섭취 ↑, K+ 배설 ↓, ICF → ECF K+ 이동, 디지털리스, 질병(부신, 신부전, 화상) • 증상: 오심, 설사, 산통, 허약, 지각이상, 근골격계 약화, 심장의 변화(부정맥, 심실세동, 심정지, 사망 가능성 ↑), 심전도 변화(우측 편평 P, 긴 PR, 뾰족 T, 감소 QT, 넓은 폭 QRS), 이상감각 • 간호 중재: 침상안정, 금식, 인슐린(칼륨 ICF 이동)과 당 주입(RI 10u+10% 포도당 50mL, 이뇨제, 칼륨보유이뇨제 중단(스피로놀락톤 spironolactone) 고칼륨 음식 제한, 중탄산소다(bivon) IV으로 천천히 주입, Kayexalate 구강/직장 투여 23
칼슘 (Ca++) 19 18	• 원인: 위장관에서 칼슘 흡수 억제, 칼슘 배설 증가, 이온화된 칼슘의 감소상황, 내분비장애 • 증상: 장활동 증가, 설사, 강축증 tetany, trousseau's sign, chvosteck's sign, 코·귀·손가락과 발가락 끝의 무감각과 얼얼함, 감각이상, 후두경련, 저혈압, 심부정맥, 심장마비, ECG상 QT 간격 증가 • 간호 중재: 심전도 monitoring, 출혈/골절 사정, 칼슘 IV(단독 투여 X), 비타민 D 투여, 음식 섭취(치즈/우유/채소 등)	• 원인: 칼슘흡수 ↑, 칼슘 배설 감소, 칼슘의 뼈 재흡수 ↑, 혈액농축, 부갑상선 기능항진증, 암(폐, 유방, 전립선 등) • 증상: 반사 손상, 신경증, 혼돈, 혼수, 오심, 구토, 변비, 두통, 피로, 신결석, 심장마비, ECG상 QT 간격 감소, 근긴장/집중력/기억력 저하, 신부전, 신결석, 골절, 뼈통증 • 간호 중재: 수분 격려, 칼슘제한식이, 산성음식 섭취(비타민 C), 운동, 이뇨제, 인 투여, NaCl
마그네슘 (Mg++)	• 원인: 부적절한 마그네슘 섭취, 영양불량, 기아, 설사, 지방변, 장질환, 크론병 • 증상: 신경계증상, 심장 반응 • 간호 중재: 마그네슘 IV(수액에 섞어서 주입), 소변량 확인, 음식 섭취(우유, 육류, 과일 등)	• 원인: 마그네슘 섭취 ↑, 신부전으로 인한 마그네슘 배설 감소 • 증상: 신경근육계의 흥분성이 현저하게 감소되어 나타남, 열감, 반사감소, 이완성 마비, 저혈압, 기면, 혼수, 호흡의 억제, 심장마비 • 간호 중재: 수액주입, 이뇨제, 응급상황 시 투석

참고

• trousseau's sign(트루소징후): 혈압계로 팔의 위팔을 묶고 혈압보다 20mmHg 정도 높은 압력으로 가해 팔로 가는 혈액의 흐름을 3~5분 차단하면 손이 저절로 구부러져서 펴지지 않는 현상
• chvostek's sign(크보스테크징후): 귀 바로 앞에 있는 안면 신경이 나오는 지점을 손가락으로 가볍게 쳤을 때 그쪽의 눈과 입이 움찔하면서 수축하여 경련을 일으키는 현상

5. 산·염기 불균형

1) 산·염기 불균형에서 ABGA의 변화 24 22

ABGA	정상범위	대사성 산증 20	호흡성 산증	대사성 알칼리증	호흡성 알칼리증
pH	7.35~7.45	감소	감소	증가	증가
PCO_2	35~45mmHg	정상	증가	정상	감소
HCO_3-	22~26mEq/L	감소	정상	증가	정상

중요

산·염기 불균형 분석 방법: 산·염기 불균형에 대해 ABGA 결과를 분석하기 위해서는 1단계는 pH를 확인하여 산증 또는 알칼리증을 구별하고, 2단계로 PCO₂와 HCO₃-의 범위를 확인하여 호흡성 또는 알칼리증을 구별하여 해석함

2) 산·염기 조절 기전

① 순환계
- ㉠ 중탄산 혈액 완충 체계: 산·염기 비율은 1:20
- ㉡ 인 완충체계: 수소이온을 배출
- ㉢ 단백질 완충체계

② 호흡기계
- ㉠ 이산화탄소의 조절
- ㉡ 산성이 될수록 호흡수와 깊이 증가
- ㉢ 알칼리성이 될수록 호흡중추 억제, 호흡수와 깊이 ↓

③ 신장계
- ㉠ 신장 세뇨관에서 중탄산, 암모니아, 인이 완충작용
- ㉡ 세포외액의 pH가 감소할수록 H+ 배설을 촉진

3) 산·염기 장애의 주요증상과 징후 및 치료

	생리적 원인	증상과 징후	치료 및 간호 중재
호흡성 산증	CO_2 과잉(환기저하), 연수의 호흡중추 손상, 호흡중추 억제, 기도폐쇄, 호흡근 약화, 환기면적 ↓	과호흡, 시력장애, 두통, 심실세동, 빈맥, 후기에는 혼동과 졸음과 혼수와 포타슘 과잉	기관지 확장제, 체위 배액, 흉부진동 요법, 심실세동, 중탄산나트륨 투여, 환기 증진, 의식수준에 맞는 안전대책, 마약성 진통제 사용금지
호흡성 알칼리증	CO_2 부족(과다환기), 폐질환, 감상선 기능 항진증, 발열, 저산소증	현기증, 손가락과 발가락의 무감각과 저림, 후기에는 경련과 포타슘 부족	근본 원인 치료, 정상적인 호흡 형태로 회복시킴, 경련 예방, 정서적 지지
대사성 산증 19	CO_2 이외의 산 축적, 중탄산염 부족, 고칼륨혈증, 중탄산염 소실(HCO_3- ↓)	뇌척수액의 pH ↓, 두통과 정신기능의 둔화, kussmaul respiration, 호기에는 지남력 상실과 혼수, 포타슘 과잉	근본 원인 치료, 의식수준에 적합한 안전대책, 구강 간호, 마약성 진통제 사용금지, 중탄산염(bivon) 정맥주사, 수분과 전해질 대치
대사성 알칼리증	CO_2 이외의 산 부족, 중탄산염 과잉, 구토, 위 흡인	혼돈과 현기증, 손가락과 발가락의 무감각과 저림, 호흡기의 보상 기전으로 느리고 얕은 호흡, 후기에는 경련과 포타슘 부족	근본 원인 치료, 의식수준에 적절한 안전대책, 제산제의 적절한 사용 교육, 산소화 증진, 적절한 수분 섭취, 이뇨제, 전해질 결핍 보충

참고

kussmaul respiration: 혼수상태에 빠진 당뇨병 환자의 깊고 빠른 호흡, 당뇨병성이나 콜레라의 상태에서 발생, 탈수, 당뇨, 아세톤뇨, 저혈압, 피부 건조, 질소 혈증, 호흡 시 당뇨병 특유의 과일 비슷한 냄새

6. 배뇨장애

1) 비뇨기계 구조

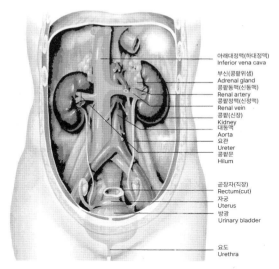

아래대정맥(하대정맥)	Inferior vena cava
부신(콩팥위샘)	Adrenal gland
콩팥동맥(신동맥)	Renal artery
콩팥정맥(신정맥)	Renal vein
콩팥(신장)	Kidney
대동맥	Aorta
요관	Ureter
콩팥문	Hilum
곧창자(직장)	Rectum(cut)
자궁	Uterus
방광	Urinary bladder
요도	Urethra

2) 배뇨 양상의 변화 [20] [18]
① 무뇨(anuria): 100ml/24hrs 이하
② 핍뇨(oliguria): 100~400ml/24hrs, 30ml/hr 이하 [20]
③ 다뇨(polyuria): 3,000ml/24hrs 이상
④ 혈뇨(hematuria): 혈액 섞인 소변 색
⑤ 마이오글로빈뇨(myoglobinuria): 산성소변, 뿌옇고 혼탁, 알칼리성 소변, 붉은색
⑥ 소변성상: 세균뇨, 농뇨(pyuria): 투명도 변화, 혼탁함 [18], 악취
⑦ 당뇨: 소변에 비정상적으로 당이 포함
⑧ 단백뇨: 소변에 단백질 함유, 과다한 거품이 생성되는 소변

3) 배뇨장애
① 배뇨 곤란: 배뇨 시 통증/작열감
② 빈뇨: 1일 배뇨 횟수가 증가, 소량 자주 배뇨
③ 긴박뇨: 요의를 긴박하게 느낌, 참을 수 없음
④ 야뇨: 밤에 소변을 보기 위해 깨는 것(수면 주기 동안 2번 이상 반복)
⑤ 배뇨지연: 배뇨 시작이 지연되고 어려움
⑥ 요실금: 소변이 불수의적으로 배출됨

4) 혈액검사 [18]
① BUN(혈액요소질소): 6~20mg/dl [18]
→ 크레아티닌보다 덜 특이적(단백섭취, 탈수, 위장관 출혈 등 영향 받음)
② Cr(크레아티닌): 0.6~1.5mg/dl
→ 근육의 형성과 단백질 대사 후 생성, 전적으로 신장에 의해서만 배설
③ 요산: 2.1~7.5 mg/dl

5) 소변검사

① 산도(pH): 4.6~8.0
② 비중: 1.010~1.025
③ 당, 케톤, 단백, 빌리루빈 등: 미검출
④ 사구체 여과율(GFR): 신장에서 1분 동안 여과되어 생성되는 요량(125ml/분), 신장 여과 능력을 평가, 신기능 저하 시 감소
⑤ 크레아티닌 청소율: 크레아티닌을 이용한 혈장 제거율, 가장 정확한 여과율 측정, 임상에서 유용, 남자 85~125ml/min, 여자 75~115ml/min
⑥ WBC: 0~4
⑦ 세균: 미검출

6) 방광경검사(cystoscopy) 22 13 12

(1) 목적
① 진단목적: 방광의 종양, 결석, 궤양 확인
② 치료목적: 종양 절제, 결석 제거

(2) 검사 전 간호 중재
① 관장시행, 금식(전신마취), 아침 식사 유동식(부분마취 시)
② 수액공급으로 방광 채우기, 진정제 투여, 쇄석위

(3) 검사 후 간호 중재 22 12
① 소변 배설량 관찰, 활력징후 4시간마다 측정
② 서서히 일어날 것(체위성 저혈압 예방)
③ 분홍빛 소변은 정상, 소변 내 선홍색 출혈은 보고
④ 수분 섭취 장려
⑤ 요통, 작열감, 방광경련, 빈뇨 시 더운물 좌욕이나 통목욕, 진통제 제공
⑥ 요도부종으로 인한 요정체 시 좌욕, 이완제 사용, 카테터 삽입하여 배뇨시행
⑦ 항생제 1~3일 투여(감염 예방)

7) 신생검(renal biopsy) 15 12

(1) 목적
신조직을 직접 검사함으로써 사구체 상태 사정, 염증반응, 섬유증, 반흔 확인, 세뇨관과 간질 조직검사

(2) 검사 전 간호 중재
엎드린 자세, 소독포 씌운 후 국소마취 시행, 심호흡(흡기) 후 멈추게 하고 생검침으로 조직 채취

(3) 검사 후 간호 중재 15 12
① 생검 후 멸균 압박 드레싱 및 4시간 동안 편평한 체위로 침상 안정하며 기침 피하기
② 혈압과 맥박 자주 측정
③ 수분 섭취 격려: 2,500~3,000 ml 권장(응고형성, 소변 정체 예방)
④ 24시간 동안 침상안정, 하루 동안 혈뇨 볼 수 있고 2주 동안 무거운 물건 들지 않도록 교육

(4) 금기
비협조적이거나 무의식 대상자(흡기 후 멈추고 조직 채취), 한쪽 신장만 있는 경우, 패혈증

- 침습적 검사 → 검사 전/후 간호, 지혈 간호가 중요함
- 조영제 사용 검사 → 조영제 알레르기 반응 검사, 금식 필요, 검사 후 조영제 배출을 위해 수분 섭취 권장

7. 신장과 요로계 질환

1) 요실금(urinary incontinence) 23 15 14 12 05 02 01
소변의 흐름을 조절하지 못해 소변이 저절로 새어 나오는 상태

(1) 종류 14

종류	특징
복압성 요실금(스트레스성 요실금) 23 15 14 12	• 복압 상승 시 방광 압박으로 실금: 재채기, 기침, 웃기, 운동, 물건 들어 올리기 시, 갑작스러운 복압 상승으로 소변 흐름을 조절하기 어려움
절박성 요실금 (urge) 05	• 요의 느낄 때 불수의적 배뇨가 무작위로 발생: 방광의 경련성 수축
범람성 요실금 (paradoxical)	• 방광에 가득 찬 소변의 압력으로 소량의 소변이 계속 새어 나오는 상태
반사성 요실금 (계속적 요실금)	• 방광에 일정한 용량이 채워지면 반사적으로 배뇨되는 형태 • 척수반사의 비정상적 활동에 의한 실금
기능성 요실금 (functional)	• 요로계 기능은 정상이나 기동장애, 인지장애(치매), 환경적 문제(화장실이 없음)로 발생
복합성 요실금	• 복압성, 절박성, 범람성 요실금이 함께 있는 경우, 여성 노인에 흔함

(2) 치료 및 간호 중재 14 05 02 01
① 약물요법, 수술
② 행동요법: 방광훈련, 주기적인 배뇨, 요의 느끼는 즉시 배뇨, 골반저 근육운동 등
　㉠ 골반저근육운동(회음부 운동, kegel's exercise)
　　ⓐ 치골과 미골의 근육 강화(요도괄약근)로 스트레스성 요실금 완화, 빈뇨와 절박뇨 감소
　　ⓑ 골반근 천천히 숫자 10을 세면서 조인 후 천천히 10을 세면서 이완, 45회/일 시행
　㉡ 방광훈련
　　ⓐ 절박성 요실금 시 효과적
　　ⓑ 적당한 수분 섭취: 1일 3L 정도, 4시 이전에 섭취, 밤에는 줄임, 야뇨 시 수면 2~3시간 전 섭취 금지
　　ⓒ 방광 완전히 비우도록 격려
　　ⓓ 배뇨시간에 맞춰 배뇨할 수 있을 때까지 1~2시간마다 배뇨시키기
　㉢ 감염예방: 운동, 정상 배뇨를 위한 체위, 적절한 수분 섭취로 예방
　㉣ 도뇨: 필요하면 유치도뇨관 삽입, 감염 증상확인
　㉤ 신체 청결유지와 안위: 욕창 예방, 회음부 청결 및 주기적으로 공기 노출
　㉥ 요실금 환자 교육
　　ⓐ 활동, 배뇨시간, 수분 섭취의 중요성 설명, 시간표에 따라 수분 섭취
　　ⓑ 알코올, 초콜릿, 커피 섭취 피하기, 저녁 식사 후 수분 섭취 제한

ⓒ 출산 전후에 골반저 근육운동으로 복압성(스트레스성) 요실금 예방

2) 요정체(urinary retention) 🔟 04

① 신장에서 만든 소변이 방광이 완전히 비우지 못하는 상태
② 요로감염과 결석을 형성, 요로계 구조의 손상 야기
③ 진단: 매시간 또는 그 이상 배뇨하거나 한 번에 20~50ml 정도의 배뇨 시, 잔뇨량 측정 시 100ml 이상 소변이 방광에 남아있는 경우

(4) 간호 중재 🔟 04

① 정상적인 배뇨 체위 취함
② 수도꼭지 틀어 물소리로 자극, 회음부에 물 붓기, 물에 손 담그기, 따뜻한 물속에 앉히기 좌욕
③ 프라이버시 유지, 되도록 화장실 이용
④ 요의 느끼면 즉시 배뇨하도록 유도
⑤ 일시적인 요정체 시 도뇨 실시
⑥ 도뇨의 빈도는 잔뇨로 결정, 보통 4~6시간마다 시행
⑦ 감염예방을 위해 1일 3~4L의 수분 섭취 권장
⑧ 좌위: 복강 내압 증가로 배뇨증진

3) 요로감염(urinary tract infection, UTI) 24 23 21 19 18 17 15 14 13

	신우신염 21 15 06 05	방광염 23 19 17 05	요도염 13
원인	E-coli균 • 요도, 방광 통한 역행성 감염 • 방광염, 임신, 폐쇄, 외상 • 패혈증, 당뇨병, 다낭포성 신질환, 고혈압성 신질환	• 세균, 바이러스, 진균, 기생충 • 외부에서 요도를 따라 방광 침입 • 요로기구삽입, 병원체	• 남성: 성병(임질, 트리코모나스 등) • 여성: 세균, 폐경기에 흔함
증상	• 급성: Flank Pain 21, 오한, 발열(39~40℃), 요통, 오심, 구토, 늑골척추각의 통증, 백혈구 증가, 세균뇨, 농뇨, 빈뇨 • 만성: 고혈압, 세균뇨, BUN 증가	• 빈뇨, 긴박뇨, 배뇨 곤란 • 배뇨 시작 시 어려움, 배뇨지연 • 요통, 치골상부 통증이나 충만감 • 요실금, 요정체 • 뿌옇고 악취 나는 소변 • 드문 증상: 열, Flank Pain	• 남성: 배뇨 시 작열감, 배뇨 곤란, 요도구의 분비물 • 여성: 소양감, 배뇨 시 작열감, 빈뇨, 야뇨
치료 및 간호 중재 24 23 19 18 17 14 11 05 00	• 광범위 항생제 사용: 배양검사 후 원인균에 맞게 사용 17 • 방광 자극하는 음식(커피, 알코올, 토마토 등) 피하기, 소변 산성화시키는 크랜베리주스, 비타민 C 섭취 • 수분 3~4L/일 섭취 24 23 14 00 • 여성이면 회음부 앞 → 뒤로 세척, 통목욕보다는 샤워 • 헐렁한 면내의 착용 • 성관계 전후 방광 비우기, 요의 느끼면 바로 배뇨시행 19, 요의 없으면 규칙적으로 배뇨 • 최소한의 기간으로 유치도뇨관 적용(요로감염 최소화) 18		

4) 사구체 신염(glomerulonephritis) 22 20 19 18 16 15 13 11

항원 항체 반응의 결과 복합체가 형성되어 혈액을 순환하다가 사구체에 침전을 일으켜 염증반응 초래하는 면역 장애 신장 질환

(1) 급성사구체신염 20 18 16 15

① 원인 및 병태생리 20
  ㉠ 학령기 아동이나 20세 이하에 흔히 발생, 편도염, 인후염, 피부감염 후 발생
  ㉡ 용혈성 연쇄상구균 감염 → 항체 형성 → 항체와 세균의 일부 결합하여 항원, 항체 복합체 형성
    → 사구체에서 침전 → 염증반응 → 사구체 기저막의 기공 커져서 단백질 여과 → 단백뇨, 혈뇨

② 증상 22 16 15
  ㉠ 혈뇨, 단백뇨, 고혈압, 부종(얼굴, 눈 주변), 핍뇨
  ㉡ 얼굴색: 녹슨 쇳빛
  ㉢ 복부 통증, 옆구리 통증

③ 진단검사
  ㉠ 소변검사: 적혈구, 단백질 배출
  ㉡ 사구체 여과율: 감소, 혈액검사: ASO titer 증가 16
  ㉢ 신생검: 면역글로불린 여부 확인, 세포증식 종류 진단

④ 치료 13 11
  ㉠ 이뇨제: 수분 정체 시 투여
  ㉡ 항고혈압제 투여
  ㉢ 항생제: 페니실린계, 세파계 사용
  ㉣ 면역억제제: 항원-항체 반응 억제 13 11

⑤ 간호 중재 19 13
  ㉠ 수분 섭취 배설량, 체중 매일 측정 19
  ㉡ 감염 예방(상부호흡기계감염)
  ㉢ 저단백식이, 저나트륨 식이, 수분 제한 식이, 고탄수화물 식이, 적절한 열량 제공
  ㉣ 안정 취하기
  ㉤ 예방: 호흡기, 피부질환 조기 치료 중요

(2) 만성사구체신염 22 13

① 원인 및 병태생리
  ㉠ 급성사구체신염 후 발생
  ㉡ 가벼운 항원-항체 반응이 만성화되어 발생, 서서히 신부전으로 이행
  ㉢ 사구체가 서서히 파괴, 신장기능 점차 소실

② 증상
  ㉠ 체중감소, 쇠약, 초조, 야뇨증, 두통, 현기증, 위장장애, 부종
  ㉡ 피부: 황색, 회색 침착
  ㉢ 혈압상승: 망막출혈, 유두부종

③ 후기 증상: 혈뇨, 단백뇨 22, 핍뇨, 경정맥울혈, 심장비대, 요독증, 혼돈 22

④ 진단검사
  ㉠ 사구체 여과율 저하, 혈청크레아티닌 상승, BUN 상승, 칼륨(포타슘)/인 상승, 칼슘 저하

⑤ 치료 및 간호 중재
  ㉠ 포타슘보존 이뇨제(알닥톤), loop 이뇨제(라식스) 투여
  ㉡ 항고혈압제제, 면역억제제 투여
  ㉢ ACTH, NSAIDs 투여: 백혈구 침윤 방지
  ㉣ 항혈소판제제, 항응고제, 섬유소용해제 투여
  ㉤ 급성 사구체 신염과 동일

5) 신증후군 혹은 신증(nephrotic syndrome, nephrosis) 18

(1) 정의

신사구체막이 심한 손상(사구체 투과성 증가), 혈장단백질이 사구체막을 통해 소변으로 나가는 상태

(2) 원인

기저질환(사구체신염, SLE, 당뇨, 상기도 감염 등), 알레르기 반응

(3) 4대 증상

부종, 심한 단백뇨, 저알부민혈증, 고지혈증

(4) 치료

steroid, 면역억제제, 이뇨제, 안지오텐신전환효소 억제제(사구체 내부 압력 낮추어 단백뇨 감소), 헤파린(과응고 조절, 혈관 손상 감소 위해)

(5) 간호 중재

① 피부 간호: 공기 침요 적용, 체위변경
② 감염 예방: 단백질 손실로 면역력 감소함, 무균술, 자가간호 격려, 백혈구 수 감소 시 보호 격리
③ 활동 유지: ROM
④ 식이: 저염식, 수분 제한, 단백질은 사구체 여과율에 따라 조절, 저지방 식이

6) 신장암(renal cell carcinoma) 15 08 00

(1) 원인

흡연, 비만, 석면, 고무제품, 페인트, 폐암이나 유방암에서의 전이

(2) 3대 증상

① 특징적인 조기 증상이 없어 발견이 쉽지 않음
② 무통성 혈뇨, 옆구리 통증(flank pain), 종양 덩어리 촉진

(3) 치료 및 간호 중재 15 08 00

① 수술: 신장절제술-복부나 흉복부를 통해 신장, 주위조직까지 절제(부분적, 근치적)
② 호흡 양상 사정: 횡격막 근접 부위 절제로 기침, 심호흡 어려움, 폐합병증 예방 15
③ 체위변경, 조기 이상 격려
④ 배액관, 수술 부위 관찰, 소변량 관찰, 방광 팽만 예방, 통증 관리
⑤ 남아있는 신장기능 확인: 소변량 25~30cc/hr 이하는 신혈류 감소 의미
⑥ 출혈 예방: 누워있는 대상자의 등 뒤의 출혈 확인, 절제 부위 지지

7) 방광암 17 15

비뇨기계 암 중 가장 흔한 암, 남 > 여, 50~70세 호발

(1) 원인

아닐린 염료의 노출(염색 약품, 고무, 가죽, 페인트 작업 시), 만성 방광염, 신석증

(2) 증상

무통성 혈뇨, 무뇨, 다뇨, 방광 팽만, 방광염 증상(빈뇨, 긴박뇨, 작열감), 소변의 흐름 약함, 신부전, 방광-질루(fistula)

(3) 치료 및 간호 중재 17 15 00

① 항암화학요법: 국소적, 전신적 → 항암제를 도뇨관을 통해 방광 내로 점적
② 방사선치료: 수술 전 종양의 크기를 감소시키기 위해 고농도 방사선 이용

③ 수술요법
- ㉠ 경요도 절제술: 수술 후 24시간 침상안정, 지속적인 방광 세척, 출혈, 감염증상 관찰, 수분 섭취 **17**
- ㉡ 방광절제술: 성불능이 생길 수 있음을 교육, 요로 전환술의 필요성 설명, 수술 후 감염증상 관찰, 배뇨 곤란 완화, 수술 후 48시간 이내 맑은 소변
- ㉢ 요로전환술: 방광과 요도 제거 시 영구적 요로전환술 필수

④ 수술 전 간호 중재 **15**
- ㉠ 수술 전 적응을 위해 채워질 주머니를 예정된 부위에 부착해봄(요관 S자 장루는 소변 주머니 부착하지 않음)
- ㉡ 장준비: 저잔유식이, 완화제 투여, 관장, 구강 neomycin(감염위험감소) 투여
- ㉢ 심맥관계 검사

⑤ 수술 후 간호 중재 **17 07 06 03 02**
- ㉠ 신장기능 사정: 수술 후 첫 12~18시간 동안 요관 이식 부위 부종으로 요량 감소 → 섭취배설량, 혈청 BUN, 혈청크레아티닌, 전해질 균형상태 평가
- ㉡ 통증 관리: 진통제 투여
- ㉢ 조기 이상: 정맥 정체, 무기폐 예방, 연동운동 촉진
- ㉣ 개구부 관리
    - ⓐ 분홍색 혹은 붉은색이 정상, 만일 자주색이 보이면 수술 필요
    - ⓑ 부착물의 지름은 개구부보다 1.6~3mm 정도 크게 유지
    - ⓒ 알칼리성 소변으로 인한 결정체는 식초로 치료
- ㉤ 개구부 주의 비누와 물로 청결유지
- ㉥ 소변 수집 주머니 관리
    - ⓐ 소변 주머니는 4~5일마다 그리고 소변이 샐 때마다 교환, 1/2~1/3 채워지면 교환
    - ⓑ 착용 기구 교환은 요생성 속도 느린 이른 아침에 시행
    - ⓒ 개구부 주위 비누와 물로 청결유지
    - ⓓ 뜨거운 물은 주머니를 상하게 하므로 금기, 미지근한 물 사용
- ㉦ 부착물로 인한 냄새 관리
    - ⓐ 비타민 C를 섭취(토마토, 아스파라거스 같은 음식물 섭취 제한)
    - ⓑ 희석된 식초 용액 몇 방울을 소변 배액주머니에 떨어뜨려 냄새 제거
    - ⓒ 방취제를 알약 주머니에 넣어 사용
    - ⓓ 소변 주머니를 따뜻한 물에 헹군 뒤 희석된 식초 용액에 30~60분 정도 담금
    - ⓔ 소변 주머니는 물에 헹군 뒤 직사광선을 피하고 그늘에서 말릴 것
- ㉧ 식이조절
    - ⓐ 고칼륨 식이: 감귤류, 딸기, 감자, 바나나
    - ⓑ 저염소 식이, 저칼슘 식이(우유와 유제품 섭취제한)
    - ⓒ 칼륨과 중탄산염 보충, 가스 형성 식품(콩, 양배추, 무, 건포도 등) 피하기
    - ⓓ 껌 씹기, 빨대 사용, 흡연 등도 공기를 삼켜 가스 형성을 증가시키므로 피할 것
    - ⓔ 충분한 수분 섭취
- ㉨ 합병증 관찰: 피부감염, 출혈, 탈장, 협착 등
- ㉩ 정서적 지지 **15**: 인공루에 대한 자신의 감정을 표현하고 변화된 자아상에 적응

8) 요로결석(urolithiasis) **20 18 14 11 08 03 02**

(1) 종류
신결석 **18**, 요관결석

(2) 증상
① 결석이 하부요로를 지나기 전까지는 무증상, 때로 극심한 통증 유발
② 산통, 빈뇨, 배뇨 곤란, 혈뇨, 요로폐쇄 시 핍뇨, 무뇨, 오심, 구토

(3) 원인 **20 11**
① 고칼슘혈증, 고수산염요증, 고요산혈증(산성 소변, 통풍 **20**, 고퓨린식이)
② 요저류, 요정체, 부동, 탈수, 이뇨제 사용 등
③ 에스트로겐/프로게스테론 대체요법 시

(4) 진단검사
신체사정, 소변검사, KUB, CT

(5) 치료와 간호 중재 **14 08**
① 통증 조절: 마약성 진통제 정맥주입, NSAIDs 투여, 항경련제
② 감염예방
　㉠ 적절한 항생제 투여
　㉡ 적절한 식이 섭취: 영양 균형을 맞춘 충분한 열량 섭취
　㉢ 충분한 수분 섭취: 2~3L/일 → 자연배출 기다림
③ 약물요법
　㉠ 칼슘 결석: hydrochlorothiazide(신세뇨관에서 칼슘 재흡수 증가) 투여
　㉡ 수산화 결석: allopurinol과 비타민 B_6 투여
　㉢ 요산 결석: allopurinol, 소변 중화를 위해 중탄산나트륨, 구연산 투여
④ 식이요법 **18 11**
　㉠ 충분한 수분 섭취
　㉡ 비타민 D 함유 식품 섭취제한: 부갑상선호르몬 생성 자극 예방 **03**
　㉢ 결석 종류에 따라 식이 섭취 조절 **11 03**
　　ⓐ 수산염결석: 차, 코코아, 인스턴트커피, 콜라, 맥주, 콩, 시금치와 감귤, 사과, 포도 등의 수산식품 제한, 비타민 C의 과량 섭취는 요중의 수산 배설을 증가
　　ⓑ 칼슘 결석: 고단백 식품섭취 제한
　　ⓒ 인산염 결석: 칼슘섭취 제한(우유 등)
　　ⓓ 삼중 인산염 결석: 적색 고기, 고기내장, 밭곡식류, 고인산식품 제한
　　ⓔ 요산 결석: 고기내장, 가금류, 생선, 육즙, 적포도주, 정어리 등 푸린 식품 금지
　　ⓕ 시스틴 결석: 하루 3L까지 수분 섭취 격려
⑤ 체외충격파 쇄석술(extracorporeal shock wave lithotripsy, ESWL)
　㉠ 결석을 부수기 위해 초음파, 레이저, 건성 충격파 에너지 등을 적용하는 비침습적인 시술
　㉡ 시술 전: 진정제 투여, 피부 특정 위치 국소마취 크림 도포
　㉢ 편평한 시술대에 눕히고 충격파 방출
　㉣ 30~40분 정도 부동
　㉤ 합병증은 드물지만, 출혈, 시술 후 결석 파편들 통과 시 신산통 경험 **02**
　㉥ 시술 후 신산통 호소 → 항경련제 투여, 조기 이상, 수분 섭취 증가로 이뇨촉진
　㉦ 결석 배출 확인을 위해 배뇨 시마다 소변을 거즈로 걸러냄
　㉧ 합병증: 옆구리 반상 출혈, 결석 파편 잔류, 요로성 패혈증, 신장 주위 혈종과 출혈, 빈뇨, 핍뇨, 배뇨통, 혈뇨, 통증, 발열, 오한, 패혈증, 창자 막힘, 심혈관계 이상

9) 급성신부전(acute renal failure, ARF) **23 20 19 18 17 14 12 11 10 01**
신장의 여과기능이 갑작스럽게 상실되지만, 회복 가능한 상태

(1) 원인: 저혈압과 신전성 저혈량(prerenal hypovolemia) [10]

① 신전성(prerenal) 원인: 신혈류량 감소

㉠ 저혈량(설사, 구토, 출혈, 과량이뇨제, 화상, 당뇨)

㉡ 심박출량 감소(심부전, 심낭압전, 급성 폐색전증)

㉢ 혈관협착(신동맥폐색, 동맥류)

② 신장성(renal)-신실질 병변: 신독성 물질 노출, 외상(수술, 손상), 급성 세뇨관 괴사

③ 신후성(post renal) 원인: 요로계 패색, 종양, 전립선 비대 등

(2) 병태생리 [10]

① 소변 배설량 저하 → 수분이 체내에 저류 → 수분 과다, 부종 → 울혈성 심부전, 폐부종, 고혈압 위험

② 수분 배설 감소 → 핍뇨, 무뇨

(3) 급성신부전의 4단계 [23] [14]

① 시작기: 질병의 노출~신장증상이 나타나기까지(즉각 혹은 일주일)

② 핍뇨기(시작기 이후 1~7일에 나타나 2주간 지속, 혹은 몇 달간 지속)

㉠ 투석 필요, 오래 지속되면 예후 나쁨

㉡ 소변량 감소, 400ml/일 이하(50% 환자)

㉢ BUN/Cr 상승 [23]

③ 이뇨기

㉠ 핍뇨기 이후 2~6주 시작, 1~3주간 지속, BUN 상승이 멈출 때까지

㉡ 세뇨관 요농축 기능 상실로 2일 1~3L에서 3~5L 소변량 증가

㉢ 대사성 산증, Na+ ↓, K+ ↑, 신장에서 암모니아 합성 장애로 수소이온 배출 어려움 [14] (심전도 변화 주의, QRS군 넓어지거나 좁고, 뾰족한 T파, 심정지 등)

④ 회복기(신부전 발생 후 12개월)

㉠ 신기능이 계속 나아짐

㉡ 만성신부전으로 진행

(4) 증상 [23] [20] [17] [14]

① 가장 흔한 증상: 핍뇨 또는 다뇨

② 수분 전해질 불균형 [20] [18] [14]

㉠ 수액 과잉 또는 고갈, K+ 상승 [23] [20], Mg^{2+} 상승, Na+ 저하, Ca^{2+} 저하, 중탄산염 저하, 산증

㉡ 심전도의 변화

③ 산-염기 불균형: 대사성 산독증 → 세뇨관에서 수소이온의 배설과 중탄산염의 생성감소 [14]

④ 대사성 노폐물 축적: 요독증 → 혼돈, 경련, 혼수, 고정자세 불능증, 오심, 구토, 위장관 출혈, 심낭염, 심낭 마찰음

(5) 치료 및 간호 중재 [19] [14] [12] [11] [10]

① 신전성, 신후성 원인교정

② 약물요법: 이뇨제, 도파민(신관류 강화, 혈압상승유도), 칼슘 통로 차단제

③ 영양상태유지

㉠ 수분 제한, 저염, 저칼륨 식이

㉡ 고칼로리, 저단백, 고탄수화물 식이: 탄수화물에서 열량을 얻어야 단백질 분해로 인한 BUN/Cr.의 생성감소

④ 수분 전해질, 산-염기 균형 유지
  ㉠ 고칼륨혈증 교정 **21 14 12**
    ⓐ 칼륨 많은 음식이나 약물 피하기(오렌지, 바나나, 복숭아, 토마토, 살구, 견과류, 생채소, 당근)
    ⓑ 응급 시 50% DW + RI 투여(인슐린은 K+을 세포내로 이동)
    ⓒ Kayexalate **19**, sorbitol: 구강, 직장 투여로 K+ 낮춤(T파 변화 관찰) **21**
    ⓓ 대사성 산증 교정: $NaHCO_3$ 투여 → 심정지 예방 **01**
    ⓔ 심전도 모니터링
  ㉡ 섭취량/배설량, 체중, V/S, CVP 측정
  ㉢ 피부와 점막의 상태 관찰
  ㉣ 체액보충 시 과도하지 않도록 주의(전날 소변량 + 400~800ml 보충)
  ㉤ 말초부종: 사지 상승, 압박, 조이는 옷 피하기, 깨끗하고 건조한 피부 관리
  ㉥ 저나트륨혈증 교정: 실제 부족보다는 희석된 결과로 적절한 수분 조절 필요
  ㉦ 마그네슘 제한: 신장 통해 배설 → 축적 가능(진한 녹색 채소, 마그네슘 포함된 제산제 제한)
⑤ 피부 손상 예방: 잦은 체위변경, ROM 운동, 특수 매트리스 제공
⑥ 감염관리: 이차적 감염이 중요 사망원인, 주의 깊은 관찰과 요도 카테터 삽입 제한
⑦ 빈혈 관리(수혈, erythropoietin 투여)
⑧ 출혈관리: 제산제로 위장관 출혈 예방 혹은 비타민 K 투여
⑨ 심낭염 치료(스테로이드, NSAIDs), 경련 관리(정맥 내 phenytoin, phenobarbital 투여)
⑩ 신기능 대체요법
  ㉠ 투석: 혈액/복막 투석
  ㉡ 지속적 신기능 대체요법(CRRT)
⑪ 피부 관리
  ㉠ 소양감 원인 해결, 적절한 목욕과 피부윤활제 사용
  ㉡ 약물: corticosteroids, 항히스타민제, 정온제, 진정제, 피부윤활제
  ㉢ 시원한 환경, 기분전환, 냉 적용
  ㉣ 손톱은 짧고 둥글고 청결하게, 밤에는 벙어리장갑이나 부목 대어 긁는 것 방지, 치료적 목욕으로 증상 경감
  ㉤ 수분이 남아있는 피부에 보습제나 스테로이드 연고 바르면 효과가 증진
  ㉥ 금주, 커피 제한, 피부 건조 예방
  ㉦ 꼭 끼지 않는 면제품 의류, 옷은 두껍게 입지 않도록 하고 화학섬유, 모직물은 피하기

10) 만성신부전(chronic renal failure, CRF) **18 17 14 13 12 11 10 03**

- 점진적이고 비가역적 신장기능 상실
- 3개월 이상 사구체 여과율 60ml/min 미만(15미만 시 말기 신부전) 혹은 네프론이 60% 이상 비가역적으로 감소한 상태 **17**

(1) 원인
① 당뇨병, 고혈압
② 사구체 기능장애: 사구체신염, 당뇨병성 신증, 고혈압성 신경화증
③ 전신질환: 다발성 동맥염, 전신성홍반성낭창, 혈관염

(2) 병태생리

① 신장변화: 신장 기능부전 → GFR ↓ → 소변생성과 수분 배설 이상 → 전해질 불균형(고칼륨/저칼슘/고인산 혈증), 소변 농축 저하로 다뇨, 희석된 소변은 저나트륨혈증 보이고 치료 안 되면 극심한 탈수 → CRF 초기 증상 → 질병이 진행되면, 신장기능 저하로 소변생성 감소 → 나트륨 정체, 수분 과다 위험, 사구체여과율이 10~20ml 이하로 감소 시 혈중 요소 증가로 요독증 → 사망 **18 13**

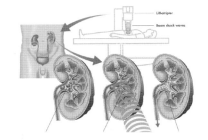

② 대사장애: GFR ↓, BUN/Cr. ↑
③ 전해질, 산 염기 균형 장애 **13 03**
    ㉠ 고칼륨혈증 → 부정맥, 사지의 이완성 마비, 근육 허약 **12**
    ㉡ 다량의 수분 정체 → 희석성 저나트륨혈증
    ㉢ Na 정체 → 부종, 고혈압, 심부전증
    ㉣ 신기능 저하로 혈청 비타민 D 부족 → 골연화증

(3) 증상(서서히 발생하므로 발병 시기 발견 곤란)
① 신경계: 권태감, 낮 시간의 졸음, 집중력 저하, 발작, 혼수, 뒤틀림, 감각이상, 운동실조 등
② 마크네슘 섭취 시 배설이 안 되어 고마그네슘혈증 증상 나타남
③ 심혈관계: 고혈압, 말초부종, 울혈성 심부전, 심낭삼출액, 심장 압전 등
④ 호흡기계: 빈호흡, 깊은 한숨, 하품, kussmaul 호흡, 요독성 폐렴
⑤ 위장계: 식욕부진, 오심, 구토, 금속 맛 느낌, 맛에 대한 감각의 변화, 요독성 대장염(설사) **13**
⑥ 요독증: 위장관 점막에 염증 발생 → 요독성 구취증, 요독성 구내염, 호흡 시 요독성 악취 유발 **13**
⑦ 혈액계: 빈혈, 비정상적 출혈과 멍
⑧ 피부계: 피부 긴장도 감소, 건조한 피부, 소양증, 자반증
⑨ 근골격계: 근육 허약과 경련, 뼈 통증, 병리적 골절
⑩ 생식계: 수정 능력 감소, 성욕 감퇴, 발기부전, 불규칙한 월경이나 무월경

(4) 치료 및 간호 중재 14 13 11 10
① 수분 조절
    ㉠ 필요하면 이뇨제 투여(체중, I&O 측정) 단, 투석전에는 저혈압 우려되니 금지
    ㉡ 나트륨 섭취 관찰
    ㉢ 수분축적 → 혈압상승 → 시력 변화 초래
    ㉣ 수분은 전날 요 배설량, 부종, 체중, 혈중 나트륨 수치 보면서 섭취
② 전해질조절: 고칼륨, 대사성 산독증, 저칼슘, 고인산 혈증 **24**
③ 식이조절 **14 13 11**
    ㉠ 단백질 제한: 단백질 대사에서 발생한 노폐물의 축적이 요독증의 원인, 열량은 탄수화물에서 섭취(부족 시 조직단백질 분해로 BUN/Cr. ↑)
    ㉡ 나트륨 제한: 나트륨과 수분의 정체로 부종, 울혈성 심부전, 고혈압 유발
    ㉢ 칼륨 제한: 칼륨의 배설 장애로 고칼륨혈증 발생하여 심부정맥을 유발
    ㉣ 인 제한: 고인혈증 발생(사구체 여과율 감소로 인한 신장의 인 배설 감소)
④ 감염과 상처 예방
    ㉠ 조기발견과 치료를 위해 증상관찰: 배뇨 시 통증, 혈뇨, 탁한 소변색, 오한, 열
    ㉡ 조직손상은 감염 발생 - 혈청 칼륨 증가 되니 주의
⑤ 안위 증진
    ㉠ 소양증

ⓐ 혈중 인 수준 감소하면 소양증 완화, 피부 건조 피함
ⓑ 알코올과 향기 함유물질 피함(건조와 소양감을 증가)
ⓒ 오일, 목욕, 국소 피부완화제와 로션으로 촉촉한 피부 유지
ⓓ 항히스타민제
ⓛ 약물로 인한 독성 증상, 부작용: 아스피린 피할 것
ⓒ 피로: 휴식 중요, 낮잠 권장, 불면증 해소, 적절한 운동, 빈혈 치료
⑥ 고혈압 관리: 항고혈압제 투여

11) 투석(dialysis) [20][19][16][15][14][12][10][02]

① 반투막을 통해 대상자의 혈액과 투석액 사이의 물질과 물이 이동하는 것으로 말기 신부전증 환자에게 시행
② 수분과 전해질 불균형 교정, 노폐물 제거(요소, 크레아티닌 등), 과도한 약물 축적의 치료, 혈액 산증 교정과 중탄산염 보충
③ 종류

	복막 투석(peritoneal dialysis, PD) [20]	혈액투석(hemodialysis, HD)
특징	• 복막강에 고장성 투석액을 주입하여 복막 통해 노폐물, 수분제거	• 인공신장기를 이용한 체외순환을 통해 혈액 정화
이점	• 용이성, 간단성, 독립적 생활 가능, 비교적 식이 및 수분 섭취가 혈액투석에 비해 자유로움, 혈액투석에서 나타날 수 있는 저혈압 및 수분 전해질 불균형이 드묾	• 짧은 치료시간, 노폐물과 수분 효과적 제거
단점	• 치료시간 긴편, 복막염 가능성	• 전신적인 헤파린 요법 필요
합병증	• 복막염(혼탁, 불투명) [20][15][14][12][10] • 복압 상승으로 인한 탈장 • 복통: 낮은 투석액 온도, 빠른 주입속도 • 하부 요통, 저혈압, 저알부민혈증 • 호흡곤란(투석액에 의한 횡격막 압박)	• 저혈압 • 헤파린 투여로 인한 출혈 • 감염 • 투석 불균형증후군
간호 중재 [20][16][14]	• 충분한 양의 단백질 섭취, 지방 제한 • 투석 중 항응고제의 영향과 혈액 응고 상태 관찰 • 투석 전, 중, 후 주의 깊게 관찰 • 투석 시 감염 예방(손 씻기, 공기 환기) • 기침, 심호흡, 반좌위(횡격막 압박으로 호흡 방해) • 통목욕 금지, 체중, 활력징후 매일 측정 • 복막 감염 의심 시 균배양 검사 시행 [20]	• 투석 전후 체중 및 활력징후 측정 • 혈관의 개존성(진동과 잡음) 여부 확인 • 동정맥루가 설치된 팔에서 혈액채취, 정맥주사, 혈압측정 금지 • 혈관을 조이는 장신구, 의복 착용, 무거운 것을 들거나 팔베개를 하지 않도록 교육 • 동정맥루 수술 후 운동 교육: 수술 직후 심장보다 팔을 높게 상승 [24], 수술 2일 후 통증과 부종이 감소하면 운동 시작(공 주무르기) • 식이요법 원칙: 질 좋은 단백질과 적절한 열량 섭취, 염분, 수분 섭취제한, 칼륨, 인 포함 음식 제한, 수용성 비타민, 철분제제, 인결합제, 항고혈압제 [16]

- 혈관 통로가 있는 사지에서 혈압측정, 정맥주사, 채혈 금지
- 매일 자주(4시간마다) 진동(thrill) 촉진, 잡음(bruit) 청진
- 말초맥박, 순환 사정
- 수술 직후 환측 사지 상승
- 일상적인 ROM 운동 권장
- 바늘 삽입부위의 출혈 여부와 감염증상 사정
- 혈관 통로가 있는 사지를 압박하거나 무거운 물건을 들지 않기
- 수면 시 혈관 통로가 있는 사지 위로 무게가 가해지지 않도록 주의

12) 신장이식(kidney transplantation, KT) 20 18 17 16 13 06

회복 불가능한 신부전 시 생체나 사체의 신장을 이식하는 외과적 수술

(1) 이식거부 반응(rejection) 17 16 13 06

① 초급성(hyperacute)
  ㉠ 수술 직후~수술 후 48시간 이내
  ㉡ 순환하는 세포독성 항체가 이식조직을 괴사
  ㉢ 소변량 갑자기 감소, 고열, 신장 부위 통증, 기능감소
  ㉣ 치료: 즉시 신장적출술 실시
② 급성(acute) 18 17 16 13
  ㉠ 수술 후 수일 내~3개월(수개월)
  ㉡ 무뇨, 핍뇨, 이식 부위 통증, 발열, 부종, 갑작스러운 체중증가, 고혈압, 전신 쇠약
  ㉢ 혈청 크레아티닌, BUN 상승, 크레아티닌 청소율 감소
  ㉣ 치료: 고용량의 스테로이드, 단일 항체 면역억제제, 방사선 조사
③ 만성(chronic)
  ㉠ 수개월~수년
  ㉡ 신장기능 점차 악화, 단백뇨, 고혈압
  ㉢ 치료: 효과적인 치료 없음

(2) 신장이식술 환자의 간호 중재

① 수술 전 간호 중재
  ㉠ 교육: 수술 방법과 과정, 예측되는 결과
  ㉡ 보존요법, 혈액투석 통해 체액과 산, 염기 및 전해질 균형 유지, 노폐물 제거
  ㉢ 감염 예방, 감염된 경우 항생제 투여, 수술 3일 전부터 격리
  ㉣ 수술 전 검사: 체중, 혈액검사, 흉부 X-선 검사, 심전도, 조직 적합검사
  ㉤ 면역억제제의 투여: 거부반응 억제하기 위해 수술 2일 전부터 투여, 수술 전날 오후에 solu-medrol 투여
  ㉥ 수술 전 헤파린 5,000 단위 투여, 방광 세척을 위해 neomycin 0.5% 용액 준비
② 수술 후 간호 중재
  ㉠ V/S(혈압, 맥박), CVP, 체중, I/O 1시간마다 측정 → 이식신의 기능 확인(성공 시 즉시 기능 시작하여 배뇨 가능) 08
  ㉡ 전해질, BUN/Cr. Hb 검사
  ㉢ 수액은 요배설량에 근거하여 투여

　　　　㉣ 거부반응 증상확인: 소변량 감소, 이식 부위의 부종과 통증, 열, 체중증가, 하지 부종, 음낭
　　　　　　수종, BUN/Cr 상승, 식욕감퇴, 무력감
　　　　㉤ 합병증 관리
　　　　㉥ 감염관리: 손 씻기, 유치도뇨관 관리/무균적 상처관리, 철저한 구강 간호
　　　　㉦ 기침, 심호흡 격려
　　　　㉧ 면역 억제 기간 동안 역격리
　　　　㉨ 통증 관리: 진통제 투여, 조용하고 편안한 환경 제공
　　　　㉩ 첫 24시간 동안 비위관 삽입: 마비성 장폐색 발생 가능
　　　　㉪ 장연동운동이 돌아오면 구강섭취, 제산제 투여, 조기 이상 격려
　　　　㉫ 심리간호: 자기 체내에 이식된 신장을 자기 몸의 일부분으로 받아들이도록 도움
　　　　㉬ 자가간호 교육: 처방된 약물복용의 철저한 준수, 합병증 증상관찰과 예방법
　　　　　　→ 자가측정 및 기록, 식이, 운동, 정기적 추후 검사 및 방문

(3) 거부반응 예방법 [20]
　　　① 수술 하루 전부터 면역억제제제(cyclosporin) 투여 [20]
　　　② 면역억제제 사용 시 3가지 심각한 문제: 감염위험, 악성종양 발생 위험, 퇴행성 뼈 질환 위험(
　　　　관절 대치술을 하기도 함)

8. 남성생식기계 장애

1) 양성전립선비대증(benign prostatic hypertrophy, BPH) [18] [17] [15] [13] [11] [09] [08] [05] [03]

(1) 병태생리
　　　① 전립샘의 샘조직에서 조직의 증식 → 전립선 비대
　　　② 방광쪽으로 올라가서 요로는 좁아지게 되어 소변 배설이 폐쇄

(2) 원인
　　전립선의 만성 염증, 대사와 식이, 호르몬의 변화와 노화

(3) 증상 [09] [08]
　　　① 빈뇨, 배뇨 곤란, 혈뇨, 야뇨증, 긴급뇨
　　　② 직장수지검진을 통한 전립샘 비대
　　　③ 배뇨 긴장, 배뇨 시작 지연, 감소한 소변 줄기
　　　④ 소변 본 후 방울방울 떨어짐 → 장기적인 소변 정체로 신장손상 및 신부전으로 진행

(4) 진단검사 [15]
　　직장수지검사 [15], 혈액검사, 소변검사, 신기능검사(BUN, Creatinine), PSA, 방광경검사, 방광조
　　영술, 경정맥 신우조영술, KUB, 잔뇨량 검사 등

(5) 약물요법
　　　① 알파차단제: 테라조신, 독사조신, 탐스로신, 알푸조신 → 부작용: 기립성 저혈압, 어지러움, 두
　　　　통, 코막힘
　　　② 5-알파 환원효소 억제제: 피나스테리드

(6) 수술 후 간호 중재 [18] [13] [11] [05] [03]
　　　① 활력징후 관찰, 배액 유지, 수술 후 2~3일간 2,000~3,000cc 수분 섭취 격려(혈액 응고 예방)
　　　② 출혈과 감염 관찰, 카테터의 배액 상태 유지

③ 통증 관리: 방광경련, 배뇨관 폐색으로 인한 통증 관찰, 진통제 투여

④ 조기 이상, 심호흡, 기침 격려

⑤ 방광 세척 🄬 🄬 🄬 🄬 🄫
  ㉠ 생리식염수(수독증, 전해질 결핍으로 물 사용 금지)를 사용한 무균 세척, 유치도뇨관 개방상태 유지
    🄬 🄫
  ㉡ 수술 후 2~3일간 지속
  ㉢ 섭취량과 배설량을 확인
  ㉣ 튜브의 위치와 세척액의 색 관찰
  ㉤ 출혈 관찰
  ㉥ 보통 세척 용액 60~100cc로 간헐적 세척

⑥ 치골 상부 온찜질, 좌욕

⑦ T 바인더 지지

⑧ 직장 체온, 튜브 삽입 금지

⑨ 환자 교육: 힘든 운동, 운전 피함, 맵고 짠 음식, 커피, 알코올 섭취 금기, 발기는 정상임을 설명. 4~6주간 성생활 금지, 배변 완화제 복용, 6~8주간 무거운 물건 들기 금지 🄭

2) 전립샘암(prostatic cancer)

(1) 병태생리
남성 50세 이상에서 흔함, 노화할수록 증가

(2) 원인
① 유전, 가족력, 노화, 호르몬 변화
② 식이: 고지방
③ 도시, 비료, 섬유, 고무, 가죽, 카드뮴 포함한 작업장

(3) 증상
초기(무증상), 빈뇨, 지연뇨, 배뇨 곤란, 요정체, 잔뇨, 요로감염(발열, 탁한 소변, 혈뇨), 요통, 좌골신경통, 직장압박

(4) 진단검사
직장수지검사, 혈청 PSA, acid phosphatase 상승, 흉부 X-선, 경정맥신우조영술, 직장초음파, CT, MRI, 생검

(5) 치료 및 간호 중재
① 내과적 치료: 방사선요법, 항암화학요법, 호르몬요법
② 외과적 치료: 근치적 전립샘절제술, 근치적회음부 전립샘절제술
③ 합병증: 발기부전, 실금, 직장손상, 출혈, 방광경부 경련, 요로폐쇄

3) 정관 절제술
- 영구적 피임을 위한 외과적 방법, 정자의 통로인 정관을 절단, 양 끝을 매몰하는 시술
- 전립선절제술 후 시행(가끔 역행성 부고환염 피하기 위함), 받아도 남성호르몬의 분비기능은 정상적으로 작용 - 남성의 2차성징, 성욕/성감 변화 없음, 성교 시 정액도 제대로 배설됨

(1) 시술효과
① 정관절제술 후에도 정자는 계속 생산되나 정관이 막혀서 정낭에 도달 못함
② 전립선에서 생성된 알칼리성 점액은 성교 시 사정(정자 없으므로 임신 안 됨)

(2) 시술 후 간호 중재 **01**

① 약간의 통증, 종창, 멍: 음낭에 얼음주머니 적용, acetaminophen 투여(아스피린은 출혈 위험), 음낭 지지, 휴식

② 수술 후 1주일까지는 무거운 것 들기 및 성교 피하기

③ 추후 정액분석 후 무정자증 보일 때까지 다른 방법을 이용한 피임 필요

9. 성전파 질환 **04**

1) 임질 **04**

(1) 병태생리

성병 중 가장 흔함, 성 접촉으로 Neisseria gonorrhoeae 전파됨(잠복기: 3~30일, 보통 3~5일)

(2) 증상

요도염(배뇨 시 작열감, 화농성 분비물, 배뇨 곤란, 빈뇨), 임균성 인두염, 직장염, 항문염

(3) 치료 및 간호 중재

항생제로 치료, 배우자도 같이 치료하고 배양검사가 음성으로 나올 때까지 성교 자제, 콘돔 사용

2) 매독

(1) treponema pallidum(잠복기: 10~90일, 평균 20~30일, 따뜻하고 습한 환경)

(2) 병태생리

① 1기: 하감chancre(궤양) - 성기, 입술, 유두, 손, 구강, 항문, 직장

② 2기: 전신증상, 감기같다. 6주~6개월

③ 3기: 발진 쇠퇴 후 1년 ~수년 감복기 후 발생, 피부, 점막, 뼈 병변, 심혈관 및 신경 매독

④ 감염: 직접 접촉(성기점막, 항문 내 점막과 구강 내 점막으로 직접적인 접촉 통해), 태반을 통해 태아에게 전파(선천성 매독): 20주 이후 태반통과

⑤ 치료: 페니실린 G, tetracycline, erythromycin, 성파트너 동반치료

10. 유방질환 **21 20 19 17 16 13 12 11**

1) 유방암(breast cancer) **17 12**

(1) 위험요인 **12

① 연령(50세 이상), 가족력, 지리적 요인(북미, 북유럽)

② 이른 초경, 늦은 폐경(55세 이후), 분만경력 없는 경우, 30세 이후 첫 출산

③ 호르몬 대체요법, 경구용 피임약, 방사선 조사, 알코올 섭취

④ 과체중, 고지방식이, 알코올 섭취, 발암물질 노출, 만성적 스트레스

(2) 증상 **17

① 일측성, 단일 덩어리 또는 비후(대개 상부 외측 사분원)

② 대개는 무통, 불규칙한 모양, 움직이지 않고, 압통이 없고 딱딱함

③ 오렌지 피부 함몰, 유두 분비물, 퇴축, 크기 증가

(3) 진단검사

mammography, 유방 초음파, bone scan, CT

(4) 호르몬치료 [12]

항에스트로겐제제 – 홍조, 질 분비물, 오심, 구토

(5) 유방절제술 후 간호 중재 [23] [21] [20] [19] [16] [13] [11] [09] [08] [07] [04] [03] [01]

① 출혈 부위와 활력징후 사정

② 수술 후 압박 드레싱은 초기에 사용: 수술 부위 유합 촉진 및 팔의 부종 예방

③ 절개 부위 얼음주머니 제공: 부종 경감

④ 진통제 투여: 체위변경, 신체 활동 전 진통제 투여로 안위 도모와 스트레스 완화

⑤ 감염, 림프부종 위험성 관리 [23] [21] [19] [16] [11]

   ㉠ 수술받은 팔은 24시간 부동: 절개선 긴장 완화

   ㉡ 팔운동 격려, 팔꿈치는 심장보다 높게 베개를 대주고, 손은 팔꿈치보다 높게 둠 [23] [19]

   ㉢ 탄력붕대나 장갑 착용, 팔 마사지

   ㉣ 손상주의: 화상, 찰과상, 절상 등에 의한 감염 가능

⑥ 주의사항 교육 [19] [07] [04] [01]

   ㉠ 수술한 쪽 팔에서는 혈압측정, 주사, 채혈(순환장애, 감염 유발 가능) 피할 것

   ㉡ 수술한 쪽 팔에 꽉 끼는 의복 [19], 손목시계, 보석 착용 피할 것

   ㉢ 무거운 물건 드는 일, 힘이 가해지는 활동을 하지 말 것

   ㉣ 설거지 시 고무장갑 착용

   ㉤ 손톱 정리 시 가위 사용금지

   ㉥ 태양광선 피하고 햇빛 차단제 바르기

   ㉦ 피부 부착용 제모제 사용은 피할 것

⑦ 재활운동: 관절가동범위(ROM) 회복 [20] [13]

   ㉠ 수술 후 24시간 이내에 침상에서부터 손, 팔목, 팔꿈치 운동 시작 [20]

   ㉡ 운동은 규칙적이고 점진적으로 실시(하루 3번)

   ㉢ 정상적 움직임 결여 시 초래되는 '어깨가 굳는 현상(frozen shoulder)' 예방

   ㉣ 주먹을 쥐고 펴는 운동, 공을 압축하는 운동, 추 흔들기, 손가락으로 벽 기어오르기, 줄 돌리기, 유리창 닦기, 팔꿈치의 굴곡, 신전운동

   ㉤ 자가 간호 격려(식사, 머리 빗기, 세수하기, 지퍼 올리기, 브래지어 잠그기)

⑧ 액와 림프절 절제 후 팔에 대한 보호: 화상, 곤충 물리기, 긁히기, 절상, 심한 세척제사용, 화학약품, 외상 등으로부터 보호, 발적, 부종, 열감 시 내원

⑨ 상처치유 후 피부간호

   ㉠ 코코아 버터로 마사지: 흉터를 부드럽게 하고 구축 방지

   ㉡ 수술 부위에서 팔꿈치, 팔 안쪽 따라 무감각은 1년 이내 호전

⑩ 정서적 지지: 신체변화, 성적 문제와 성생활의 회복에 대한 두려움 표현하고 대화 돕기

⑪ 추후관리: 3개월마다(2년간), 6개월마다(3년간), 그 후 매년 마다 유방검진, 1년마다 mammography, bone scan, 임상검사, 매달 유방자가검진 시행

핵심문제

01

다음은 환자의 ABGA 사정 결과이다. 어떤 상태를 의미하는가?

> 동맥혈가스분석: pH 7.28, PaO2 90mmHg,
> PCO2 40mmHg, HCO3- 13mEq/L

① 대사성 알칼리증
② 대사성 산증
③ 호흡성 알칼리증
④ 호흡성 산증
⑤ 케톤 산증

02

이뇨제를 투여하고 있는 심부전 환자의 혈청 칼륨 수치가 5.7mEq/L로 나타났다. 이 상태를 일으킨 것으로 의심되는 약물은?

① 토르세미드
② 만니톨
③ 메톨라존
④ 하이드로클로로티아지드
⑤ 스피로놀락톤

정답 / 01 ② 02 ⑤

⊕ CHAPTER 05 | 활동/자기돌봄장애

1. 근골격계 구조

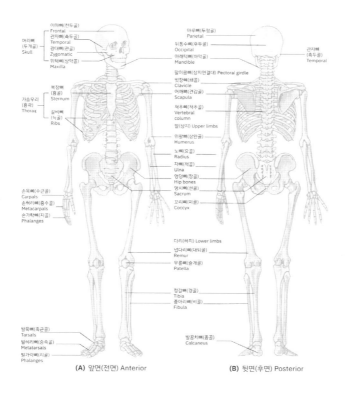

(A) 앞면(전면) Anterior **(B)** 뒷면(후면) Posterior

2. 근골격계 신체사정

1) 활력징후
체온상승(골수염), 호흡부전(두부외상), 저혈압(쇼크) 등

2) 염증, 종창
① 염증: 외상, 화학물질, 세균, 이물질에 의해 발생한 조직손상
② 종창: 손상에 대한 조직의 방어로 염증성 삼출물이 형성 → 사지의 크기, 온감, 발적 확인

3) 피부 상태
① 연조직의 반상출혈 → 피부변색, 발진은 결체조직 질환에서 흔히 발생
② 변색, 건조, 인설, 병변 등의 피부 변화 관찰

4) 기형
① 관절기형 사정: 사지의 대칭성, 정렬상태 관찰
② 관절탈구, 내반기형, 외반기형, 외반족, 내반족, 척추후만증, 척추전만증 등

5) 관절가동범위(ROM)
① 관절각도기로 측정, 평가 동안 대상자가 능동적으로 운동하도록 함
② 급성염증성 관절 시 압통 있으므로 ROM 사정 금지
③ 노인의 경우 ROM 감소 경향

6) 자세(posture)
① 에너지와 근육 긴장의 지표
② 자세는 기형, 비정상, 근육 허약, 외상, 통증의 영향을 받음

7) 근력, 근육의 크기, 긴장도 🔟 🔢
① 질병 상태를 진단, 대상자의 보행과 활동에 필요한 보조 정도를 파악하기 위해 사정
② 근력: 어떤 동작에 저항하는지 또는 저항에 대항하여 움직이는지 검사하는 지표 🔟
③ 근육의 크기: 양쪽 근육 촉진, 관찰
④ 근육 긴장도: 수동적으로 사지 움직여서 사정
　　㉠ 강도 감소된 근육: 이완성
　　㉡ 단단하고 경직된 근육: 경련성

8) 보행능력
다리의 길이, 관절운동, 근력, 균형문제 사정

9) 신경 및 혈관 상태 🔟
① 외상성 손상, 수술, 석고붕대, 견인 시 사지의 신경 혈관 상태 사정 중요
② 감각(S): 예리한 물체로 피부면 자극해서 평가
③ 동작(M): 손상 부위 아래쪽 근육 능동적 수축시켜 평가
④ 순환(C): 맥박, 모세혈관 혈액 충만도, 색깔, 온도

3. 근력, 근육의 크기, 긴장도 🔢 🔢

1) 질병 상태를 진단, 대상자의 보행과 활동에 필요한 보조 정도를 파악하기 위해 사정
① 근력: 어떤 동작에 저항하는지 또는 저항에 대항하여 움직이는지 검사하는 지표 🔢
② 근육의 크기: 양쪽 근육 촉진, 관찰
③ 근육 긴장도: 수동적으로 사지 움직여서 사정
　　㉠ 강도 감소된 근육: 이완성
　　㉡ 단단하고 경직된 근육: 경련성

2) 어떤 동작에 저항하는지, 저항에 대항하여 움직이는 검사하는 지표

등급	사정 내용
0(zero)	근수축력 없음
1(trace)	약간의 근수 축력 있음
2(poor)	중력을 배제한 능동적 움직임 있음
3(fair)	중력에 대항하는 능동적 움직임 있음
4(good)	중력과 약간의 저항에 대항하여 완전히 움직임
5(normal)	중력과 충분한 저항력에 대항하여 정상적이고 완전하게 움직임

4. 진단검사 🔢 🔢
① 혈액검사: ESR, 요산, 항핵항체(ANA), CRP, 류마티스인자(RF), 칼슘, 인, alkalinephosphatase 등
② 소변검사: 요중 칼슘은 혈청 칼슘 농도 반영
③ 단순 X-선 검사: 뼈와 관절 문제 진단, 질병 경과와 치료에 대한 반응 확인
④ CT: 골절 여부
⑤ MRI: 건, 인대, 연골, 골수에 침범하는 장애 조기진단
⑥ 초음파: 종양, 체액 축적 등 확인
⑦ 관절 촬영술
　　㉠ 관절 내 조영제 주입 후 관절 X-선 투과
　　㉡ 요오드 알레르기 유무 확인 필요(요오드 함유 식품 확인)
　　㉢ 관절 내 골편, 찢어진 인대 등 검사
⑧ 척수 조영술: 요추 천자 통해 조영제를 척수와 지주막하강에 주입 후 X-선 촬영
⑨ 골조사(bone scan): 방사성동위원소를 정맥 내로 주입 후 뼈의 방사능 분포 확인
⑩ 생검(biopsy)
　　㉠ 골조사, 방사선검사, CT 등에서 비정상 소견 발견 후 시행
　　㉡ 골 생검, 활액 생검, 근육 생검 등
⑪ 관절경검사(arthroscopy) 🔢 🔢
　　㉠ 관절의 급, 만성 질환, 관절연골, 인대의 손상 파악
　　㉡ 흔히 하는 부위: 무릎(감염, 무릎 굴곡이 40° 미만 시 금지)
　　㉢ 간호 중재
　　　　ⓐ 검사 전날 자정부터 금식
　　　　ⓑ 검사 후 신경 혈관 상태 사정(초기 1시간마다 평가)

ⓒ 다리 들기 및 대퇴사두근 등척성 운동 격려, 관절의 과도한 사용 금지

ⓓ 통증 시 마약성 진통제나 acetaminophen 투여

ⓔ 합병증 사정: 저체온증, 통증, 혈전성정맥염, 감염, 종창, 관절 손상, 출혈

ⓕ 얼음주머니 24시간 동안 적용 또는 다리는 24~48시간 거상

5. 뼈의 장애

1) 골다공증(osteoporosis) [20] [18] [13] [11] [08]

뼈에서 무기질이 빠져나가서 골밀도가 감소, 병리적 골절이 생기는 대사성 질환, 팔목, 둔부, 척추 호발, 골격밀도 감소

(1) 원인 [08]

① 원발성: 폐경기 여성, 마른 여성, 지속적 부동, 흡연, 음주, 카페인, 단백질, 인 과다섭취, 칼슘, 비타민 D 결핍

② 속발성: 약물, 질병(갑상선질환, 신질환 등)

(2) 진단

① 골밀도 검사(T score) [18]: 폐경기 이후 여성, 50세 이상 남성에 적용

　ㄱ 골감소증: -2.5 < T score ≤ -1.0

　ㄴ 골다공증: T score ≤ -2.5 [23] [18]

　ㄷ 고도 골다공증(심한 골다공증): T score ≤ -2.5 + 골절

② 생화학적 검사, 요중 칼슘, 혈청 칼슘, 비타민 D 혈중 인 등

③ CT, MRI, X-선

(3) 증상 [18]

① 초기: 허약, 불안정한 걸음걸이, 경직, 식욕부진

② 흉추하부, 요추부 통증 호소-움직이면 심해지고 휴식 시 완화

③ 척추 후굴, 복근 늘어나고 복부가 앞으로 돌출 → 신장감소

④ 흉과 크기 감소로 폐 기능부전(호흡곤란), 피로감 증가

⑤ 불면증, 우울, 낙상 공포증, 자존감 저하, 의존성 증가 등

(4) 치료 및 간호 중재 [21] [13] [11]

① 약물치료: 에스트로겐, 칼슘보충제, 비타민 D, calcitonin, 남성호르몬, estrogen 수용체 조절제(evista) 등 [11]

② 식이요법 [21] [13]

　ㄱ 칼슘, 비타민 D, 저염식이, 금주: 고염식이 시 소변으로 칼슘 배설 ↑

　ㄴ 카페인 제한, 과량의 인 섭취 제한: 인 과량 시 부갑상선호르몬 작용으로 악화

　ㄷ 초콜릿, 콜라, 옥수수 제한

　ㄹ 단백질: 적당량 섭취(과량 섭취는 산증으로 인해 칼슘 소비를 증가시킴)

③ 낙상 예방: 필요하면 패드형 둔부보호대 착용, 안전한 환경 제공

④ 통증 관리: 골다공증에 의한 골절환자에게 진통제, 근이완제, NSAIDs 투여

⑤ 운동 [23]

　ㄱ 규칙적 운동, 근력 강화 운동 + 체중 부하 운동: 30분씩 주 3회 이상

　ㄴ 복식호흡, 흉부 신장 운동, 등척성 운동, 저항성 운동, ROM 시행

　ㄷ 승마, 볼링, 오래 매달리기, 물구나무서기 등 척추 억압 운동 금지

　ㄹ 바른 자세 유지, 단단한 매트리스 사용

⑥ 자세교정기구: 급성 통증 기간에 척추 지지 위해 배측 요추교정기 사용

⑦ 예방 간호: 일찍부터 시작할수록 효과적 **21**

　　㉠ 폐경기 전 칼슘 섭취 권장(1,000~1,200mg/일 이상): 우유, 유제품, 푸른 잎 채소

　　㉡ 골밀도 증가할 수 있는 체중 부하 운동 권장: 빠르게 걷기, 낮은 강도의 에어로빅

　　㉢ 수영, 수중운동 → 골밀도 효과 X **21**

　　㉣ 칼슘흡수를 방해하는 음료 제한 → 카페인, 사이다 등

2) 골연화증(osteomalacia) **15** **11**

(1) 특징 **15**

① 비타민 D 결핍으로 칼슘, 인 대사 장애 → 골 기질에 무기질 침착 감소 → 비정상적인 뼈의 연화

② 골 실질의 양은 정상, 무기질화가 지연 또는 부적절한 상태

③ 호발: 척추, 골반, 하지

(2) 원인 **15**

① 비타민 D 결핍, 체내 흡수 저하, 체내 활용 저하

② 자외선 흡수 부족, 임신, 엄격한 채식주의, 과도한 저지방식이

③ 기저 질환: 위장 흡수 불량, 간, 담도, 췌장계 질환

④ 만성적 항응고제, 항경련제 사용 시 저칼슘혈증, 저인산혈증, 혈중 alkaline phosphatase 증가

(3) 증상

① 심한 피로, 전신적 뼈 통증, 심한 경우 근육 쇠약

② 주로 척추, 골반, 하지 뼈 구부러지고 변형

③ 척추 측만(scoliosis), 후만(kyphosis)

(4) 치료 및 간호 중재 **15** **11**

① 비타민 D 함유 식이 – 장기투여 시 고칼슘혈증 모니터를 위해 혈청검사, 뇨검사 시행

② 칼슘 섭취 권장, 고단백식이, 흡수불량증후군 시 원인적 치료 필요

③ 햇빛 노출 증가

④ 골절 예방을 위해 단단한 침요, 보조기, 코르셋 사용

⑤ 근력과 걸음걸이, 근육경련, 뼈의 통증 등 사정

3) 골수염(osteomyelitis) **15**

(1) 화농성 세균에 의한 뼈, 골수와 연조직의 감염

(2) 원인

황색포도상구균(주원인), 외상에 의한 직접 감염, 당뇨, 혈액 감염

(3) 증상

① 급성: 발열, 부종, 발적, 압통, 움직이면 심해지는 통증

② 만성: 피부궤양, 공동선 형성, 국소 통증, 삼출물

(4) 치료 및 간호 중재 **15**

① 항생제(4~8주 정맥, 4~8주 경구)

② 심한 통증 시 침상안정(급성기 시 평평한 침대에서 휴식) **15**, 진통제

③ 환측 거상, 고압 산소 요법

④ 변연절제술(debridement), 농양 절개 배액

⑤ 석고붕대와 부목

⑥ 절단술 후 고칼로리 식이로 상처회복 증진
⑦ 단단한 매트리스 적용, 바른 신체 선열 유지

4) 절단(amputation) 🔳 🔳 🔳 🔳 🔳 🔳

(1) 환자의 생명과 안위를 위하여 병소가 되는 인체 일부를 외과적으로 제거
남 > 여(남성: 외상 관련, 여성: 질환 관련)

(2) 원인
① 하지말초혈관 질환(상지는 드물다): 노화 과정이나 당뇨 합병증 등
② 외상: 전기, 화학약품, 동상, 화상, 폭발, 전쟁사고 등
③ 감염: 만성 골수염, 심한 가스 괴저, 패혈성 환부 등
④ 선천적 장애, 악성 종양

(3) 간호 중재 🔳 🔳 🔳 🔳 🔳
① 수술 전
　㉠ 가능한 하루 수차례 운동 → 근력 증진
　㉡ 하지 절단 예정 시: 절단부위 힘 증진을 위해 대퇴관절 신전, 대퇴사두근 근육운동, 목발사
　　용 위해 삼두박근 강화 운동 필요 🔳
② 수술 후
　㉠ 부종 관리: 24~48시간 손상사지 상승 → 이후 상승 금지(관절 경축 예방)
　㉡ 고관절 굴절, 경축 예방 🔳
　　ⓐ 고관절 굴곡과 상승금지
　　ⓑ 하루 3~4회 30분간 복와위 적용
　　ⓒ 단단한 매트리스 적용
　　　• 다리 사이에는 베개를 받치지 않도록 함(외전 금지)
　　　• 외부 지지
　㉢ 환상지감(phantom limb) 적용 돕기: 절단된 신체가 있다는 느낌, 저리고 불편하며 이상한
　　느낌 시 → ROM 운동, 제거된 부분을 보게 함, 만성 통증 완화법 적용(TENS 등), 기분전
　　환, 수건, 베개 대주어 압력 완화, 마사지 적용 🔳
　㉣ 절단지 관리(stump care)
　　ⓐ 감염예방
　　ⓑ 찬물로 세척 금지(크기 감소 예방) - 따뜻한 물, 부드러운 비누로 씻고 말릴 것
　　ⓒ 말린 후 아무것도 바르지 않기: 오일, 크림 적용 시 너무 연화되고 알코올 적용 시 갈라짐
　　ⓓ 목발에 절단부위 올려놓고 쉬지 않기
　　ⓔ 저녁에 시행(아침 시행 시 건조해서 상처가 쉽게 발생)
　　ⓕ 마사지, 씌우는 양말 가능(기운 양말은 신지 말아야 함, 봉합선에 의한 피부 자극 예방)
　㉤ 재활간호
　　ⓐ 근력 강화를 위해 ROM 즉시 시작 🔳
　　ⓑ 수술 후 최소한 1년 시행
　　ⓒ 상지 수술 후 어깨 힘 강화 운동, 하지 수술 후 사두근 강화 운동 3개월간 지속
　㉥ 붕대 감기 교육: 1일 2회 이상 탄력 붕대 감기
　㉦ 목욕 외에는 의족 및 의수에 잘 맞도록 탄력 붕대 및 탄력 양말 적용
　㉧ 봉합사 제거: 수술 후 10~14일(특별한 문제 없으면 적용)

5) 골절 (fracture) 15 14 13 12 11 10 07 06 04 03 02

(1) 외부적 힘으로 뼈의 연속성이 파괴된 상태, 외상이나 병리적 문제가 원인

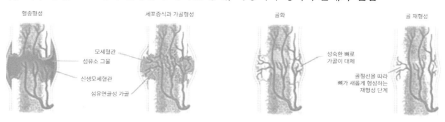

(2) 골절치유 5단계

① 혈종형성

② 섬유소 그물 형성

③ 골아세포의 침투 칼슘 침착

④ 가골형성(골화단계): 새로운 뼈 형성

⑤ 골 재형성: 과도한 가골 재흡수

(3) 증상

① 기형, 종창, 피하출혈, 압통, 변형

② 감각 손상(신경 손상, 부종, 출혈, 파편에 의한 압박), 기능장애

③ 비정상적인 움직임, 골절단 부위의 마찰음(crepitus), 저혈량성 쇼크 12

(4) 치료

① 정복(reduction): 뼈의 정상 위치, 정렬, 길이로 복구

② 고정(fixation): 부서진 골편이 제 위치에 고정되도록 함

③ 재활(rehabilitation): 손상된 부분이 정상적인 힘, 기능 회복하는 것

④ 비수술요법: 정복, 견인, 석고붕대

⑤ 수술요법: 고정

(5) 골절의 합병증

① 지방색전증 01: 골절부위의 골수에서 지방조직이 나와 혈관으로 유입

② 구획증후군 21 15 14

  ㉠ 구획 내의 조직압박 → 혈류감소, 조직 허혈 → 심혈관계 손상

  ㉡ 증상(6P's): 심한 통증(pain), 창백(pallor), 맥박소실(pulseless), 냉감, 온도 불균형 (poikilothermia, cold),마비, 움직임 감소(paralysis), 감각 이상(paresthesia) 21

    → 냉 적용 금지, 석고붕대나 압력 제거, 등척성 운동, 사지 상승, 동맥압 유지를 위해 수액 공급, SMC 자주 사정

③ 감염 및 골수염: 국소적인 뼈 감염이 파급되어 기타 감염증 발생

④ 무혈성 골괴저: 혈액공급 저하로 뼈 괴저(호발: 대퇴경부) → 통증, 기능적 제한(골관절염 진행)

  → 뼈이식, 인공관절 07 04

⑤ 석고붕대증후군: 꽉 조이는 체간 석고붕대 적용 후 몇 주~몇 개월 이후 발생, 십이지장 압박하여 폐쇄, 복부팽만감, 오심, 구토, 모호한 복통 → 창을 내줌, 항구토제는 증상을 가릴 수 있으니 주의

(6) 간호 중재 14 10

① 신경혈관계 손상 예방

  ㉠ 조기발견 중요, 석고붕대나 견인장치 적용 전후로 순환상태 사정

  ㉡ 신경계, 순환계 사정(SMC 사정)

② 손상 예방
　　㉠ 신속하고 정확한 응급간호, 상처 부위 꽉 끼는 옷은 가위로 잘라버림
　　㉡ 활력징후, 의식상태 확인, 보온유지
　　㉢ 개방골절 시 무균포로 환부 덮어주거나 깨끗한 포 이용 **14**
　　㉣ 부목으로 환부고정
③ 통증 관리: 두부 손상 동반 시 가능한 한 즉시 진통제 투여
④ 감염 예방: 파상풍 예방주사
⑤ 운동
　　㉠ 4시간마다 ROM 시행, 등척성 운동, 병변 있는 사지 운동 시행
　　㉡ 기동성 증진 위해 보행 보조기 사용(목발, 보행기, 지팡이, 휠체어 등)
⑥ 영양공급
　　㉠ 골절 후 대사 요구량 증가 1일 3,000~4,000kcal 영양 섭취
　　㉡ 체중 증가는 피함
　　㉢ 섬유질, 수분섭취 권장(3L/일 이상, 요결석 예방), 칼슘 보충 권장 X

(7) 석고붕대(cast) 환자 간호 중재 22 14 13 11 10 04
① 석고붕대 건조
　　㉠ 베개 위에 올려놓고 건조(24~72시간 소요)
　　㉡ 환기가 잘 되는 곳에 노출(덮지 않음)
　　㉢ 히터나 드라이기 사용 금지(화상 우려)
　　㉣ 2~3시간마다 체위변경
② 신경혈관계 손상 예방 22 13 10
　　㉠ 사정: S/M/C, 모세혈관 충만 검사(blanching test)
　　㉡ 꽉 조이는 석고붕대는 자르거나 반원통으로 자름 04
　　㉢ 손, 발가락 운동으로 순환 자극
③ 부종: 얼음주머니 적용, 골절 부위 심장보다 높게 상승 11
④ 피부 간호 11
　　㉠ 석고붕대 가장자리 피부 매일 씻고 건조, 석고붕대 아래 피부에 물건이 들어가지 않도록
　　㉡ 소양감이 나타나는 반대 부위에 얼음 적용(땀띠분, 녹말가루 금지, 옷걸이 연필로 긁지 않음)
⑤ 감염 사정: 열감, 얼룩, 압박점, 냄새, 배액 여부
⑥ 합병증 관리: 구획 증후군→석고붕대 제거 24 21, 석고붕대 증후군, 족하수(footdrop) 22 (비골신경 압박)

(8) 견인장치(traction)환자 간호 중재 13 11 10 07 06 03 02
① 목적 02
　　㉠ 신체 부위에 특정 방향으로 당기는 힘을 적용하여 환부고정
　　㉡ 정복과 정렬 유지, 근육경련 감소, 관절내 공간 확보, 척추 압박 제거
　　㉢ 골절, 변위 예방, 치유 기간 동안 환부고정, 관절 혹은 신체 부위 고정
② 종류
　　㉠ 피부 견인: Buck's traction(수평견인, 둔부, 대퇴, 무릎) 13 03, Russel's traction(수평+수직, 골반/대퇴골절, 요통 시)
　　㉡ 골격견인 현수견인, 일리자로프 등
③ 간호 중재 11
　　㉠ 견인의 당김력 계속 확인, 유지

ⓛ 추는 바닥에 닿지 않도록 주의, 고정부위 상승: 부종 완화

ⓒ 움직일 때 삼각 손잡이 이용

ⓔ 주기적인 ROM, 등척성 운동

ⓜ 부종 및 부동 관련 합병증(혈전성정맥염) 예방 및 사정: 압박스타킹 적용, 종아리 통증 및 둔부 방사통 사정

ⓐ 피부 견인: 비골신경마비 관찰(손상된 발 배굴), buck's 견인(8시간마다 풀고 다시 감기 **03**), 감각 약화나 상실 시 느슨하게 조정

ⓑ 골격견인: 핀 삽입 부위 관찰, 감염증상 사정, 무균술 적용, 체위변경 등

(9) 전고관절 대치술(total hip relpacement, THR ,인공관절치환술) 후 간호 중재 **23 21 20 18 17 16 13 12 11 10 00**

① 적응증: 내과적 치료에 반응을 보이지 않는 관절염, 무혈성 괴사, 선천성 질환, 기형

② 간호 중재: 운동으로 근력 강화, 신경, 혈관 상태 점검, 통증 조절

ⓖ 체위 **23 21 20 18 12 11**

ⓐ 고관절 굴곡, 내전, 내회전 금지 → 고관절 탈구 예방 **23**

ⓑ 외전 부목, 베개를 다리 사이에 적용해서 내전 금지 **21 20**

ⓒ 낮은 의자에 앉거나 다리 꼬고 앉지 않게 함, 팔걸이의자 사용 **11**

ⓓ 수술 부위 측위 금지, 90도 이상 고관절 굴곡 금지 **21**

ⓔ 발등이 밖을 향하게 유지해서 내회전 금지 **23**

ⓕ 변기 높이 올려서 사용 **23 21**

ⓖ 근육이완제 투여 **21**

ⓛ 활동 **23 21 18**

ⓐ 체중 부하 제한 한도 내에서 활동 격려, 수술 후 첫날부터 조기 이상하여 운동 시작 **21**

ⓑ 침상운동부터 시작, ROM, 경사 침대, 평행봉, 등척성 운동, 대퇴사두근, 둔근 힘주기 운동 **18**

ⓒ 2~3주 후 워커, 목발 걷기 가능, 3개월 후 워커, 목발 없이 걷기 가능 **23**

ⓒ 기타

ⓐ 항생제, 항응고제 투여

ⓑ 심부정맥혈전증, 폐색전증 관련 중재(탄력스타킹)

ⓒ 피부 간호, 적절한 수분섭취, 고섬유식 제공(변비 예방)

ⓓ 물리치료, 조기 이상 시 진통제 투여 후 시행

ⓔ 퇴원 시 교육 **16 13 11**

ⓐ 의자는 견고하고 높아야 하며, 높은 좌변기를 사용

ⓑ 90도 이상 고관절을 구부리지 않고 옷 입기

ⓒ 한쪽 다리 위에 다른 쪽 다리를 올려놓지 않기

ⓓ 활동 제한에 관하여 교육, 6주 이상은 치료용 탄력스타킹 착용

ⓔ 수술 후 6주 이내에는 운전 금지

ⓕ 1시간 이상 앉아있지 않기, 조심스럽게 계단 오르기

ⓖ 무거운 것 들기, 조깅, 허리를 굽히는 일 등 고관절에 긴장을 주는 활동 제한

ⓗ 대퇴골절 환자: 내전 예방, 다리 사이에 베개 끼움

ⓘ 절단수술 환자: 외전 예방, 다리 사이에 베개 금지

(10) 슬관절 대치술(total knee replacement, TKR) 후 간호 중재 **24 20 19 17**

① 체위: 수술 후 48시간 하지 거상(정맥순환촉진을 위해), 무릎의 굴곡 예방 **19**, 측위/앙와위 번갈아 변경 가능

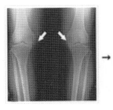
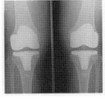

수술 전 → 수술 후

② 상처: 수술 부위 감염, 출혈 여부 확인을 위해 분비물 확인, 수술 2일 후 능동적 굴곡 운동 전 드레싱 제거
③ 감염 예방: 배액관 관리(배출액 과다, 냄새, 색 등 관찰), 항생제투여, 체온상승 등 관찰
④ 운동

ㄱ 지속적인 수동운동(continuous passive motion, CPM): 점진적인 강도 증가로 퇴원 시 100~120° 가능하도록 적용, 수술 후 3~5일부터 하루 3~4회 시행 **24 19 17**
ㄴ 수술 후 1일째 보조기구 이용하여 가벼운 체중 부하 시작
ㄷ 능동적인 발목의 배족저 굴곡, 대퇴사두근 힘주기 운동 격려 **20**
ㄹ 능동적인 하지직거상 운동이 가능할 때까지 무릎 고정 장치 착용
ㅁ 항혈전스타킹 착용 **19**

⑤ 통증 관리
ㄱ 마약성 진통제, 체위변경, PCA 적용, 수술 후 48시간 얼음주머니 적용 **19**
ㄴ 능동적 굴곡 운동 전후 20~30분 얼음주머니, 진통제 적용
⑥ 퇴원 교육: 바닥에서 자기 및 재래식 화장실 사용 등 제한, 꾸준한 관절범위가동 운동 격려 등

6. 관절 장애

1) 골관절염(osteoarthritis, OA)과 류마티스 관절염(rheumatoid arthritis, RA) **23 22 21 19 18 17 16 15 14 13 12 10 06 05 04 03 01 00**

	골관절염(퇴행성 관절염) 19 18 16 15	류마티스 관절염 24 19 15 14 13 06
정의	마모된 연골이 관절강 떠다니가 관절에 염증, 관절과 관절 주위 부족 초래하는 국소 질환	관절의 염증에 의해 나타나는 전신성 질환, 만성적 자가면역질환
원인/위험 요인	• 관절연골의 퇴행성 변화, 마모로 변질되어 관절 파괴 • 중년기, 노년기에 호발, 상체 비만 • 체중 부하 많이 되는 관절에 발생	• 활액막에서 염증 시작하여 연골 파괴, 관절 변형 • 유전적 소인(자가면역설) • 25~50세, 여성에게 호발
임상 증상 **23 21**	• 비대칭적 **16** • 국소적 통증: 휴식 시 완화, 추위, 습기, 활동 시 악화 **21** • 강직, 관절운동 제한, 관절 비대 • 원위 손가락 관절낭의 변성으로 Heberden 결절형성 **23 18 16 15** • 근위 손가락 관절 골증식: bouchard's(부차드) 결절 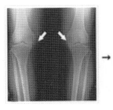 Heberdne 결절 / Bouchard's 결절	• 대칭적 **19 14** • 아침 강직 **15**, 손발의 변형(swan neck 기형) • 초기: 관절염증, 발열, 체중감소, 피로, 부종, 감각 이상 • 후기: 관절기형, 심한 통증, 골다공증, 피로, 빈혈, 체중감소, 피하결절, 심낭염 등 • 피부 아래에 콩만한 크기의 lump, nodule 발생 • 백조목 기형 **24** 백조목 변형 / 원위지골 굴곡 / 근위지골 과신전 / 엄지손가락의 Boutonniere 변형

진단검사	• X-선 검사: 좁아진 관절 공간, 골증식체 • 관절경검사	• X-선 검사: 전형적인 RA 변화 • 류마티스 인자(RF): 양성(+), ANA(+) • ESR/CRP 상승, 류마티스 자가항체 검사, 활액 검사(백혈구 상승, 탁함, 점도 감소), 빈혈
치료 및 간호 중재 22 19 17 15 12 10 06 05 04 03 01 00	• 관절강 내 스테로이드, 히알루론산 주사 • acetaminophen, NSAIDs • 물리치료: 온열, 초음파, TENS, 마사지, 냉 요법은 급성염증시에만 사용 12 • 부목, 보조기, 견인요법 • 규칙적인 운동과 체중감소 15 10:유산소 or 수중 운동, 관절 주변 근육의 저항운동(통증 감소, 기능 호전 효과) 쪼그리고 앉지 말 것, 손목 비트는 행위 하지 말 것 • 수술: 인공관절 대치술, 무릎관절 성형술 등	• 아스피린, NSAIDs, 스테로이드(염증제거), 면역 억제제, 질환 조정제(gold salts 등)투여 13, 메토트렉세이트(백혈구, 엽산 부족으로 구토, 소화 불량 관찰) 19 • 물리요법: 열, 냉, 마사지, 운동 • 작업치료, 부목 • ROM, 등척성 운동(근육 강화): 진통제 복용 후 시행하며 통증 심하면 중단 • 조조강직 시 더운물 목욕 15 12 00 • 관절보호를 위해 큰 근육사용 • 수술: 활막제거술, 관절이식 급성기: 관절의 휴식, ABR

2) 통풍(gout) 23 22 18 17 15 14 10 02

(1) 특성

① 퓨린의 신진대사 장애 → 요산결정체가 관절에 축적되어 염증을 일으키는 전신성 대사 장애

② 퓨린의 과잉공급: 혈액질환(백혈병, 적혈구 증가증, 악성빈혈 등), 고퓨린식이, 알코올, 쇼크 → 요산과잉생산, 배설감소의 주요인

③ 신장에서의 요산 배설 저하

④ 유전적 결함: 퓨린 배설 < 생성, 80% 원발성, 남성, 노인에 호발, 30~40대 시작

(2) 진단검사

① 혈중/요중 요산 수치 증가(혈중 요산 7.0mg/dl 이상)

② colchicine에 대한 반응: 12~24시간 내 통증 완화

(3) 증상

통풍결절, 통증에 민감, 무증상성 고요산혈증, 관절의 발적(엄지발가락이 가장 심함)

(4) 치료 및 간호 중재

① 급성기 치료: 절대 침상안정, 부목으로 고정, 냉습포 적용

② 약물요법 18 17 14 10 02

  ㉠ 콜히친(colchicine) 22 14 12, NSAIDs: 통증 및 염증 완화(콜히친 부작용: 설사)

  ㉡ 요산배설제(probenecid), 요산생성억제제(allopurinol) 17

  ㉢ 아스피린 복용 금지: 약의 효과 방해(요산 축적) 10

③ 식이요법 23 18 15: 고퓨린식이 제한, 알코올(요산 배설감소, 퓨린합성자극, 요산합성증가) 금지

  ㉠ 고 퓨린식이(붉은 고기, 내장, 육즙, 정어리)제한, 알코올 제한, 알칼리성 식품섭취, 중 퓨린 식이(쇠고기, 생선, 새우, 게, 조개류, 콩류, 시금치, 아스파라거스, 버섯, 감), 저 퓨린식이(채소, 곡류, 과일, 우유, 치즈, 달걀, 호두 등)

  ㉡ 알칼리성 식품 섭취: 요산이 소변에 잘 녹아 요산 배출 효과

  ㉢ 과잉 체중 되지 않도록 조절: 저칼로리식이, 탄수화물 제한하고 단백질 다소 늘이기

  ㉣ 신결석 예방을 위해 수분 1일 3L 이상 섭취

④ 신장 기능 감시: 탈수 및 체액 산성화 방지를 위해 충분한 수분섭취, 소변검사 시행

7. 근육 지지구조 장애

	타박상	염좌(sprain) 17	좌상(strain)
특징	둔탁한 힘으로 연조직 손상	ROM 각도에서 벗어나서 인대가 과도하게 늘어나 초래된 연조직의 외상성 손상	근육이나 건의 손상, 근육을 지나 치게 신전시켜서 발생하는 연조직 손상
원인	–	낙상, 운동 시 뒤틀린 동작	무리하게 물건 들어 올리기, 갑작스러운 운동, 낙상
호발부위	–	발목, 경추	
증상	피하출혈, 반상출혈(멍), 통증, 부종	심한 통증, 종창, 국소출혈, 근경련, 불구 야기, 십자인대 손상 → 라흐만 검사(Lachman test)	통증, 종창, 근경련, 근육내 출혈, 변색, 허약감
치료	자연치유, 혈종, 흡인, 절개	손상부위보호	환부 수동적 신전, 방사선검사: 골절유무 파악
간호 중재 **17 13 11**	<div>• 염좌와 좌상의 price 치료 　P: protection → R: rest → I: ice → C: compression → E: elevation • NSAIDs 투여, 환부 상승 • 첫 24~48시간 동안 냉요법 적용, 그 후 간헐적 온습포 적용(혈액순환, 치유 증진) • 탄력 붕대 적용, 심한 경우 석고붕대, 부목, 완치 후 치료운동(근력 강화, 신전 운동) 시행</div>		

2) 회전근개 손상

(1) 원인
① 외상, 무거운 것을 옮기거나 들었을 경우
② 어깨관절 전방 탈구
③ 과도한 사용
④ 팔을 뻗은 상태에서 넘어짐
⑤ 어깨 힘줄의 약화, 어깨 충돌 시
⑥ 퇴행성 변화, 반복적인 움직임, 낙상

(2) 임상 증상
통증(야간에 악화되어 수면 방해), 근력 약화, 근육 피로감, 능동적인 외전 어려움, 팔처짐(낙하상 완징후, drop arm sign), 움츠림

(3) 진단 **22**
<u>상지하수 검사(drop arm test) 양성: 팔을 외전 시킬 때 파열된 팔은 올라가지 않고 어깨만 위로 올라가는 으쓱거리는 현상</u>, X-선, 어깨관절 조영술, 초음파, MRI

(4) 치료와 간호 중재
① 보존적 치료
　㉠ 통증 완화
　㉡ 운동요법: 증상 악화 시 활동 자제하고 안정, 관절운동의 회복(통증이 없는 상태에서 시행)
　㉢ 비스테로이드성항염증제(NSAIDs)
　㉣ 냉열요법
　㉤ 초음파, 경피적 전기신경치료(TENS)

② 수술: 견봉성형술, 관절경적 견봉감압술, 인공관절 수술(상환골두 치환술)

③ 간호 중재

   ㉠ 수술 후 24시간 이내 수동적 운동 시작(관절 유착 예방)

   ㉡ 수술 후 6주 이후부터 어깨 무리가지 않는 일상생활 가능

   ㉢ 근력 강화 운동

④ 금기 사항

   ㉠ 멀리 있는 물건 잡지 않기

   ㉡ 옆으로 팔 들지 않기

   ㉢ 반복적으로 어깨 위로 팔을 올려 일하지 않기

   ㉣ 갑자기 무거운 물건 들지 않기

8. 기타 근골격계 장애(손, 발, 척추, 결체조직 장애)

1) 수근터널증후군(carpal tunnel syndrome, CTS) 24 19 12

(1) 특징

① 상지에서 가장 흔한 압박 신경성 질환

② 활액막이 붓거나 두꺼워져 터널의 공간이 감소 → 정중신경이 압박 → 지연성 정중신경마비

(2) 원인

손목 정중신경 가압 → 건초염, 류마티스 관절염, 통풍, 말단비대증, 비만 등

(3) 임상 증상 19

① 손의 통증과 감각 무디어짐, 손의 힘 약해짐

② 밤에 통증 심해지며, 팔, 어깨, 목, 가슴으로 방사

③ 엄지, 검지, 중지, 약지의 인접 부분까지 감각, 운동 변화, 섬세한 움직임 어려움

④ 팔렌 징후(Phalen's sign) 양성: 손목을 90도 구부린 상태에서 양손을 마주한 채 60초 정도 유지 시 무감각, 저림(+) 19

⑤ 티넬 징후(Tinnel's sign) 양성: 정중신경 가볍게 두드릴 때 손가락에 작열감, 저림 (+) 24 19

⑥ 수근압박검사 양성: 수근의 굴근 표면에 약 30초가량 손으로 압박 시 감각 이상 호소

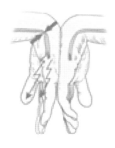
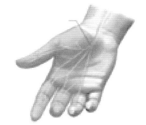

[Phalen 징후]　　　　　　[Tinel 징후]

(4) 치료 및 간호 중재 12

① 아스피린, NSAIDs 투여, 국소적 스테로이드 주사

② 손목 부목: 부목으로 굴곡 방지, 야간에도 착용

③ 외과적 수술: 수근터널해리술(carpal tunnel release) → 손목 부목으로 고정하여 굴곡 방지, 얼음찜질, 진통제, 4~6주간 무거운 물건 들기 금지 12

④ 신경혈관계 합병증 관찰 등

⑤ 증상을 악화시키는 활동 피하기
⑥ 얼음찜질, 휴식 격려
⑦ 엄지와 검지의 능동적 운동 격려

2) 강직성 척추염 23

(1) 고관절과 척추를 침범하는 만성 염증성 질환, 남성 > 여성

(2) 증상 23

강직(휴식 후에 심함, 활동 시 불편감 완화), 아침 강직, 신경 손상 없음

(3) 간호 중재
① 통증 완화: NSAIDs, 열적용
② 적절한 체위유지:기립위, 낮 동안 자주 휴식
③ 물리치료: 척추골 들어 올리기, 열/냉요법
④ 수술: 심한 기형 시 절골술 시행

3) 요통(back pain) 21 17 03

(1) 원인

추간판 탈출, 염증(강직성 척추염), 척추협착, 골다공증, 심인성, 자궁, 신장병변 등

(2) 예방

좋은 자세, 근력 강화

(3) 간호 중재
① 요근 체위: 똑바로 누워 다리를 의자에 올려 골반관절과 무릎관절 90도 유지
② 환자가 편안한 체위 권장, 단단한 침요, 편안한 의자 사용
③ 앉을 때 발바닥이 바닥에 닿도록 지지
④ 장기간 서 있는 경우에 발판에 한쪽 발 올려놓는 자세 21 17
⑤ 근력운동, 유산소운동 권장, 근골격계 긴장 주는 운동 제한
⑥ 몸을 앞으로 기울이는 자세 금지, 체중조절, 통증 조절, 원인에 따른 수술

핵심문제

01

고관절전치환술을 받은 환자에게 적용 가능한 간호 중재는?

① 고관절 탈구 예방을 위해 내회전 한다.
② 베개를 다리 사이에 적용한다.
③ 낮은 의자에 앉도록 한다.
④ 수술 부위 측위를 취한다.
⑤ 수술 후 활동을 금지한다.

02

손목에 통증을 호소하는 환자의 신체사정을 하였다. 다음 중 양성 반응이 나타났을 때 수근터널증후근이 의심되는 검사는?

① 티넬징후(Tinel's sign)
② 라크만 검사(Lachmasn test)
③ 전위 징후(Drawr sign)
④ 상지하수 검사(Drop arm test)
⑤ 맥머레이 검사(McMurray test)

CHAPTER 06 심혈관/혈액장애: 심장/혈관/혈액계

1. 심혈관계 구조

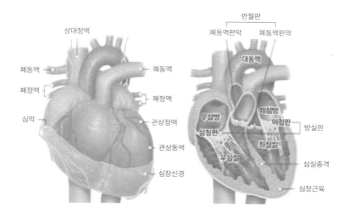

2. 심방전도체계의 구조

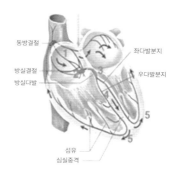

(1) 동방결절(sinoatrial node, SA node)
① 심박조절자(pacemaker)로 상대정맥과 우심방 접합 부위에 위치
② 분당 60~100회 정도의 전기자극(심박동)을 일으킴

(2) 방실결절(atrioventricular node, AV node)
① 방실접합부(junction)로서 심방중격 하부에 위치
② 이차적 심박조절자(분당 40~60회)

(3) 히스번들(bundle of his)
심실 간 중격 좌우에 위치

(4) 프르킨예섬유(purkinje fibers)
① 심실의 내막 안에 널리 흩어져 있는 전도 섬유망
② 탈분극 파동을 빠르게 심실로 전달

3. 심박출량(CO): 1회 박동량(stroke volume, SV) × 심박동수(HR)

1) 심박출량에 영향을 주는 3가지 요인

(1) 전부하(preload)
① 이완기말, 심실수축 전에 심근의 팽창 정도, 용적 부하
② 심장으로 돌아오는 혈액량이 많으면 전부하 증가
③ starling 법칙: 혈액량이 많으면 심근 섬유가 늘어나고 심장은 수축력, 일회박동량 증가시킴 → 그러나 심근의 과도한 신전은 실제로 박동량, 심박출량을 감소시킴

(2) 후부하(afterload)
　　① 수축기 동안 좌심실에서 대동맥으로 혈액을 내보내기 위한 심실의 긴장 정도, 압력 부하
　　② 심실이 반월판막을 거쳐 말초혈관까지 혈액이 흐르게 하려고 극복할 압력, 저항
　　③ 영향요인: 말초혈관의 저항, 혈액의 점성도, 전신의 혈관 저항, 대동맥압, 심실의 크기
　　④ 후부하가 커지면(고혈압 시) 심실을 쉽게 비우지 못하므로 심실벽이 두꺼워지고 결국 심박출량이 감소

(3) 심근수축력(contractility)
　　① 근섬유 길이의 변화와 관계없는 심장수축의 힘, 근육수축력
　　② 수축력 증가 영향요인: 액틴-미오신 결합 부위의 상호작용 증가, 교감신경계 자극, 칼슘과 에
　　　피네프린 투여 등

> **중요 심혈관계 활동에 영향을 미치는 요인**
>
> 1. 자율신경계: 일차적인 심박동수 조절
>   1) 교감신경: 심박동수 증가, 수축력 향상
>   2) 부교감신경: 심박동수 및 수축력 억제
> 2. 압수용체: 대동맥궁, 경동맥동에서 동맥압, 혈관의 저항 조절
> 3. 정서상태, 운동, 통증, 체온, 항이뇨호르몬, 레닌-알도스테론-안지오텐신 기전 등

4. 현재의 건강문제

1) 호흡곤란(dyspnea, shortness of breath, SOB)
　　① 심장과 폐질환의 가장 흔한 증상, 숨이 가쁘고 호흡이 불편한 상태
　　② 좌심실 부전 있어 폐울혈, 부종 시 가장 심함
　　③ 발작성 야간성 호흡곤란(paroxysmal nocturnal dyspnea, PND): 잠자는 도중 갑자기 질식할
　　　것 같은 느낌의 심한 호흡곤란, 누운 자세는 하지에서 돌아온 정맥 귀환량이 많아져 폐수종 유발,
　　　울혈성 심부전증 환자에게서 흔히 발생, 다리를 침상 아래로 내려놓고 걸어 다니면 20분 이내 완화

2) 흉통(chest pain)
　　심근에 혈액공급이 부족할 시

3) 심계항진(palpitation)
　　① 가슴이 두근거리거나 심장이 팔딱거림, 갑자기 시작되고 없어지는 경우가 많음
　　② 불안, 스트레스, 피로, 카페인, 니코틴, 과식, 수면 부족 등
　　　※ 원인: 심실조기수축, 심방 세동, 동성빈맥 등

4) 실신(syndope)
　　① 뇌혈류 감소로 일시적 의식상실과 함께 근육에 힘이 없어 쓰러짐
　　② 체위성 저혈압, 저혈량, 부정맥 등

5) 피로(fatigue)
　　활동증가에 따른 혈액의 박출량 부족으로 발생, 관상동맥 기능장애 대상자의 주 호소

6) 기침(cough)
　　폐에 수분이 축적되어 발생, 흔히 발작적인 호흡곤란 후 발생

7) 부종(edema) 및 체중 증가
　① 간질강 내에 과량의 액체 축적되는 상태
　② 매일 몸무게 측정하는 것이 중요
　③ 체중 증가, 호흡곤란, 부종, 심부전의 경우 다리부종이 오후에 더욱 심해짐

8) 사지 통증
　① 간헐적 파행증, 말초혈관의 정맥부전과 죽상 경화로 인한 허혈로 발생
　② 걸을 때 다리나 대퇴부에 심한 통증을 호소하나 휴식 및 아픈 다리를 내리면 통증 감소
　③ 찬 곳에 노출 금지

5. 과거력 및 가족력
　① 연쇄상구균 감염
　② 류마티스열: 심장판막 질환의 흔한 원인
　③ 투약, 사회경제적 상태 및 습관

6. 신체검진 🔟
　① 시진: 피부색, 경정맥 팽창, 호흡, 말초부종
　　→ 말초부종(peripheral edema): 정맥순환 폐쇄로 인한 부종, 신체 부위 상승 시 사라짐
　　cf. 요흔성 부종(pitting edema): 심장의 병리적 상태, 수분 정체 의미, 신체 부위 상승해도 없어지지 않음
　② 촉진: 말초맥박, 심첨맥박
　③ 타진: 심장비대
　④ 청진: 심음, 심낭마찰음

7. 진단검사 🔟 🔟 🔟 🔟 🔟 🔟

1) 심도자술(cardiac catheterization)

(1) 심장혈관에 도관을 넣어 심장의 구조, 판막, 순환계 정보파악

(2) 관상동맥 혈관조영술(coronary angiography)
　심도자술 중 관상동맥에 조영제를 투여하여 X-선 촬영
　① 검사 전 간호
　　㉠ 서면 동의, 조영제 알레르기 검사, 검사 전 8~10시간 금식, 흉부 X-선 검사, 혈액, 소변, 심전도 검사 등
　　㉡ 1~3시간 소요시간 안내
　　㉢ 강심제나 이뇨제 복용하는 환자는 투약 보류
　　㉣ 항응고제는 복용 또는 투약하고 시술(아스피린, 플라빅스, 저용량 헤파린)
　② 검사 후 간호 🔟 🔟
　　㉠ 검사 후 4~6시간 동안 삽입부의 팔이나 다리를 구부리지 않고 편채로 ABR, 모래주머니로 압박, 지혈
　　㉡ 활력징후 관찰, 말초 순환(족배동맥 박동 확인), 심전도 관찰
　　㉢ 시술부위관찰: 출혈, 종창, 염증, 색전증, 피부색, 부정맥, fistula, 혈종
　　㉣ 조영제 알레르기 관찰, 정맥 수액, 경구 수분섭취 권장(조영재 배설 촉진을 위해)
　　㉤ 합병증: 흉통, 부정맥, 출혈, 혈종, 검사부위의 맥박 변화

2) 심전도(electrocardiogram, ECG, EKG) [19] [14] [03]

심장의 전기적 활동을 그래프상에 파형으로 나타낸 것, 심장근육의 전도 평가에 효과적

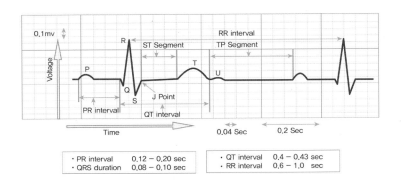

① P파: 심방의 탈분극(심방수축)
② P-R 간격: 동방결절 → 방실결절의 전도시간
③ QRS파: 심실의 탈분극(심실수축)
④ ST분절: QRS파가 끝나는 부분에서 T파가 시작되는 점 사이
⑤ T파: 심실의 재분극(이완)
⑥ QT간격: 심실의 탈분극과 재분극의 전체 지속시간
⑦ U파: 프르킨예 섬유의 느린 재분극, T파 후에 작은 파형으로 나타남
⑧ 뚜렷한 U파: 서맥, 저칼륨혈증

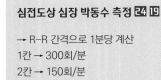

심전도상 심장 박동수 측정 [24] [19]

→ R-R 간격으로 1분당 계산
1칸 → 300회/분
2칸 → 150회/분
3칸 → 100회/분
4칸 → 75회/분
5칸 → 60회/분
6칸 → 50회/분

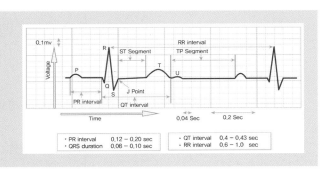

3) 운동부하 검사(exercise test, stress test) [10]

① 증상과 징후로 보아 심장질환이 의심되나 심전도가 정상일 경우 심근 허혈을 유발하게 시키기 위해 운동으로 심장에 부담을 가하면서 심전도를 찍는 방법
② 검사 전날 충분한 휴식을 취하고 검사 2~3시간 전부터 음식을 먹거나 흡연 금지
③ 위험이 따르기 때문에 검사의 목적, 위험성에 따른 동의서가 필요
④ 검사를 중단
  ㉠ 흉통, 심한 피로, 심근 국소빈혈, 심부전 증상, 수축기압과 이완기압의 심한 저하
  ㉡ 갑작스러운 서맥, 심한 부정맥, 악성고혈압, 심한 호흡곤란, 현저한 ST분절 하강
  ㉢ 갑작스러운 조정능력 상실(뇌 국소빈혈)

4) 혈액역동검사 [20] [15] [10]

① 중심정맥압(central venous pressure, CVP) [10]

　　　　⊙ 우심방으로 들어오는 혈액의 압력
　　　　ⓒ 정상: 5~10cmH2O(정상수치에 있어도 변화양상 보이면 주의관찰) **15**
　　　　ⓒ 상승: 우심방 과부담, 저하: 순환혈액량 감소 **20**
　　　② 폐동맥압, 폐모세혈관쐐기압(pulmonary capillary wedge pressure, PCWP)
　　　　⊙ 정상범위: 4~12mmHg (25 이상 → 폐부종 암시, 저하 **20** → 저혈량증, 후부하 감소)
　　　　ⓒ 폐울혈, 좌심실 기능
　　　　ⓒ 말초정맥 → 우심방 → 우심실 → 폐동맥

5) 심근 손상에 대한 혈청검사 **22 16 13**

　　① CK(creatine kinase): 뇌, 심근, 골격근의 괴산 손상 시 상승
　　② CK 동종효소(isoenzyme) CK-MB: 급성심근경색, MI 발작 후 4~6시간 내 증가
　　③ 총콜레스테롤: 수치 상승은 관상동맥질환 위험성 증가
　　④ 중성지방: 관상동맥, 당뇨병 시 증가
　　⑤ 혈청 고밀도 지단백(HDL): 수치 상승 시 관상동맥질환 예방 가능
　　⑥ 혈청 저밀도지단백(LDL): 수치 상승 시 관상동맥질환 위험성 증가
　　⑦ CRP: 급성감염, 조직경색, 손상 시 상승
　　⑧ 트로포닌(T, I): 심근 손상이나 경색 시 상승, 심근 손상에 특이적인 검사, 장기간 이상 고농도를 나타내어 조기진단 및 시간이 지난 후에도 용이 **22 16 13**
　　⑨ 마이오글로빈(myoglobin): 심근경색 시 상승

6) 경흉부초음파 검사 **23 16 13**

　　심장 내부의 영상을 직접 보면서 심장의 구조와 기능을 평가하는 검사

8. 심장계 질환

1) 울혈성 심부전 **24 23 22 21 20 19 18 17 16 15 14 13 11 10 07 06 05 03 02**

(1) 정의
　　① 심장이 신체의 대사요구에 따른 충분한 혈액량을 박출하지 못하는 상태 **17**
　　② 원인에 관계없이 심박출량 저하, 폐정맥과 전신정맥이 울혈, 신체조직 산소 부족 초래
　　③ 결국 정맥계의 울혈 초래 → 울혈성 심부전
　　④ 수축성 기능부전: 심부전의 가장 흔한 원인
　　⑤ 이완성 기능부전: 이완기 시 심실의 혈액을 채우는 능력의 손상

(2) 심장의 보상기전: 교감신경계, 신장, 심실확대와 심근 비대 **21 03**
　　① 교감신경계: 일차적 보상기전이나 효과 적음, 심박동수 증가 **21**, 심장 수축력 향상, 동/정맥의 수축
　　② 신장의 수분보유(레닌-안지오텐신-알도스테론 시스템), 심장 귀환혈류량을 증가, 핍뇨, 요삼투질 농도의 상승
　　③ 심실확대와 심근 비대: 심장 귀환혈액량 증가

(3) 심부전 분류 **16 15 13 11 05 02**
　　① 좌심부전 대 우심부전 **13 11**
　　　⊙ 발생: 좌심부전 > 우심부전(좌심실부전에서 우심실부전이 초래되는 기전)
　　　ⓒ 좌심과 우심은 따로 부전을 일으킬 수 있으나 한쪽의 심부전은 다른 쪽 부전을 초래, 좌/우 심부전 병합

좌심실부전 → 수축 후 심실 내 남는 혈액량 증가 → 좌심방으로부터 받는 혈액량 감소 → 폐정맥으로부터
받는 혈액량 감소 → 폐울혈(폐동맥압 증가), 폐부종, 호흡기계 증상 → 우심실의 압력 증가 → 우심실 부전
→ 정맥울혈 증가, 정맥 귀환 감소 → CVP 증가 → 말초부종

② 좌심실부전(폐울혈 → 호흡기계 조절기전 장애) **24 21 20 16 15 13**
  ㉠ 호흡곤란
    ⓐ 좌심부전 초기증상
    ⓑ 체액 축적으로 인한 가스교환 장애로 기침 발생
    ⓒ 기좌호흡(orthopnea)
      • 발작성 야간 호흡곤란
      • 체인 스톡 호흡(무호흡-과호흡이 번갈아 발생)
  ㉡ 기침: 체액 축적 → 폐, 기관지의 자극으로 인해 발생
    ⓐ 많은 양의 거품 섞인 객담 수반(객담에 혈액 섞여 있기도 함) **20**
    ⓑ 청진 시 악설음(crackle sound)
  ㉢ 뇌 저산소증
    ⓐ 뇌혈류 감소
    ⓑ 경정맥 팽창
      • 신장의 변화: 신장 혈류감소
③ 우심부전(정맥혈 귀환 문제 → 말초 부종, 정맥울혈) **22 15 11**
  ㉠ 정맥계 울혈: 간비대, 우상복부, 압통, 비대
  ㉡ 정맥혈 정체: 문맥압 상승, 복강 내 혈관으로부터 혈액의 유출(복수)
  ㉢ 말초 부종: 요흔성 부종(다리, 천골)
  ㉣ 손톱의 청색증: 저산소증
  ㉤ 경정맥 팽창 **22**
  ㉥ 중심정맥압 상승
④ 치료: 심부전으로 인한 증상의 치료, 질병의 진행속도 늦추고 심기능 보존
  ㉠ 심실 박출량 증가 심근수축력 강화
    ⓐ digitalis(digoxin, digitoxin) **20 19 17 14 10 07 03**
      • 독성 sign: 오심, 구토, 설사, 복통, 부정맥, 기면, 시력장애, 신기능 감소
      • 투약 전 반드시 심첨맥박 1분간 측정(분당 60회 미만, 100회 이상 시 중단 후 보고)
        19 14 11 02
      • 치료 혈중농도 유지를 위해 투약 전과 투약기간 중 혈중 level 측정
      • 서맥 주의
      • 혈중 전해질(칼륨) 농도 관찰, 필요하면 K+ 제제 섭취 또는 투약(부작용유발요인-저
        칼륨혈증) **20 14 10**
    ⓑ dopamine, dobutamine(베타 교감신경작용 약물) 투여
  ㉡ 심근의 작업량 감소를 위한 치료
    ⓐ 전부하 감소 **19 18 15 14**
      • 이뇨제[frosemide(lasix)] **18 14 03 02**: 식이나 수분 제한으로 전신 울혈이 조절되지
        않을 때, 신장에서 소듐과 수분배설 증가, 순환혈량 감소 → 전부하 감소 → 전신울혈,
        폐울혈 감소, 저칼륨혈증 **20**/저혈량증/저혈압 유발 **19**

- 정맥확장제 투여 **15**: 지속적 호흡곤란이 있는 환자, nitrates 투여 → 정맥확장 → 혈관내 용적 증가 → 심장귀환 혈액량 감소 → 심장부담감소 → 좌심실기능 향상, 초기에 두통, 정맥/동맥 모두 확장하게 시킴, 용량조절 시 혈압측정 필수
        ⓑ 후부하 감소: 동맥 확장제 투여 **19 18**
- ACE억제제(captopril, enalapril): 세동맥 이완으로 좌심실 저항 ↓, 심박출량 ↑, 저혈압, 마른기침, 신장기능저하 주의 **19 18**
- β-blocker(propranolol **18**, metoprolol): 교감신경 차단으로 심박동 ↓ 및 심근의 산소요구량 ↓
        ⓒ 스트레스 감소: 휴식, 진정제 사용
        ⓓ 식이요법 **16**: 염분, 수분 제한, 충분한 열량과 단백질 공급, 알코올 카페인 금지(빈맥 초래)
        ⓔ 수술: 말기 심부전의 최종 치료는 심장이식수술
    ⑤ 간호 중재: 가스교환 증진, 심박출량 증진, 활동 증진, 체액균형 유지(부종 경감), 불안 완화, 조직 관류 증진, 교육 등을 위한 간호활동 시행 **23 22 16 14**
        ㉠ 안정 및 체위
            ⓐ 안정: 가장 기본적인 치료
            ⓑ 정신적, 신체적 안정: 신체활동에 필요한 조직의 산소요구도 감소 → 심장 부담 감소 **03**
            ⓒ 호흡곤란 시 → 반좌위, 좌위 **23**
            ⓓ 기좌호흡 시 → 다리를 침상 아래로, 몸은 침상에 기대게 하는 자세
            ⓔ 방문객 제한, 실내 환경 정돈, 충분한 휴식
            ⓕ 체위변경, 심호흡, 기침 변경
        ㉡ 식이 **24 16**
            ⓐ 염분 제한: 2~3g/일(경한 경우), 2g 미만/일(중등도 이상 시)
            ⓑ 소화되기 쉬운 음식, 소량씩 자주 제공(심장 부담 줄임)
            ⓒ 가스 형성식이, 위 팽만감 주는 식이 제한(풋과일, 채소, 양배추, 밀가루 식품, 소다수 등), 증상 악화 예방 식이(바나나, 양상추) **24**
        ㉢ 산소공급 **23 22**
            ⓐ 적절한 산소공급 → 폐 수축력 향상
            ⓑ 40~60%의 산소 2~6L/m, 산소 포화도 90% 이상 유지, SpO2 측정 **21**
            ⓒ 혈중 산소분압이 60mmHg 안 될 시 기관내 삽관, 기계호흡 제공
        ㉣ 수분과 염분 제한
            ⓐ 보통은 제한 하지 않으나 심한 심부전 시 1일 1,000ml 이하로 제한
            ⓑ 중증: 1일 500ml로 제한, 갈증 호소 시 얼음조각 제공
            ⓒ 수분공급은 24시간 소변 배설량 이하로 제한
        ㉤ 불안 완화: 침상 머리 높이고, 조명 켜둠, 친절하고 낙관적인 태도를 갖고 계속 활동할 수 있도록 격려

2) 급성폐수종 (acute pulmonary edema) **21 16 15 14 01**

폐간질액과 폐포강에 비정상적으로 수액이 축적된 상태

(1) 원인
    ① 심인성: 심부전의 합병증
    ② 비심인성: 자극적인 가스 흡입, 혈장, 혈청 단백질, 전혈, 정맥수액의 과잉 투여

(2) 증상 16

① 초기: 청진 시 악설음, 객담 동반 기침, 호흡곤란, 저산소증

② 야간 수면 시 증상 악화: 급격한 호흡곤란, 질식 관련 공포, 불안

③ 손발 차고 축축, 청색증(손톱, 얼굴), 빠르고 약한 맥박

④ 폐모세혈관쐐기압(PCWP): 25mmHg 이상 증가 16

(3) 치료 16 15 14 01

① 목표: 순환 혈량을 감소, 호흡 증진

② 산소요법: 고농도 산소공급

③ 약물요법: 모르핀(심장의 산소요구량 감소), digitalis, 이뇨제, 아미노필린, 혈관확장제 등

④ 순환 지혈대 적용, 정맥절개술

⑤ 양압호흡 치료: 사지의 윗부분 묶어 혈류 차단(혈액 정체로 심장 부담 감소)

⑥ 기관지 삽관, 인공호흡기 사용

(4) 약물요법 16

① morphine sulfate: 불안과 호흡곤란 완화, 심장귀한 혈액량 감소, 호흡기 억제 증상 모니터링

② digitalis: 심근수축력 증진, 심박출량 증가로 폐울혈 감소

③ 이뇨제: frosemide(lasix) → 빠른 이뇨작용, 호흡곤란, 폐울혈 완화

④ Xanthine 유도체(aminophyline, theophyline): 천명음, 기관지 경련 완화

⑤ 혈관확장제: 말초혈관의 혈액 정체 유도 → 심박출량 증가 → 폐울혈 감소

(5) 간호 중재 21

① 좌위, 다리와 발은 침대 아래로 내린 자세(정맥 귀한 혈액량 감소, 우심박출량 감소, 폐울혈, 전부하 감소)

② 극도의 불안감과 공포를 느끼므로 심리적 지지 중요

③ 정맥 요법 시 천천히 주입

④ 산소 장애로 인한 혼동, 지남력 등 장애 사정

⑤ 구강 간호: 함수(호흡곤란으로 구강 호흡함)

3) 관상동맥질환(coronary artery disease, CAD, 허혈성 심질환) 23 21 20 19 18 17 16 15 14 13 12 11 10 09 08 07 06 05 04 02 01 00

(1) 정의

관상동맥의 부분적 혹은 완전폐쇄로 혈류 공급의 감소 및 차단 → 심장근육에 영양분 공급에 문제

(2) 종류

① 협심증: 관상동맥의 부분적, 일시적인 차단

② 심근경색: 관상동맥의 완전한 차단

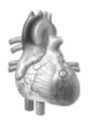
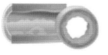

정상소견

비교적 정상적인
관상동맥

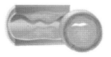

협심증의 경우

관상동맥 내벽에 심한
동맥정화증이 발생하여
혈관이 심하게 협착됨

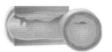

심근경색증의 경우

심하게 좁아진 관상동맥이
혈전(핏덩어리)으로
완적히 막힘

(3) 원인 `24` `21` `11` `10` `06`

① 조절 불가능한 위험요인

ⓐ 유전적소인: 가족력, 연령: 40대 이상

ⓑ 남성(4배) > 여성, 백인, 경구피임약 복용 여성, 폐경이 빠른 여성 > 일반 여성

② 조절 가능한 위험요인 `21` `11`

ⓐ 흡연(혈전 발생, 혈관수축, 산소 조직공급 저하)

ⓑ 환경: 도시 > 농촌

ⓒ 동맥(죽상)경화증(주원인) `21`, 고혈압, 고콜레스테롤, 고지혈증 `24`, 비만 `24`, 좌식생활, 운동부족, 스트레스

	협심증(angina) `23` `22` `20` `18` `17` `16` `15` `13` `11`	심근경색증(myocardiac infarction, MI) `24` `23` `21` `20` `17` `13` `12` `08`
특징	관상동맥이 부분적으로 차단 → 불충분한 혈액 공급 → 허혈상태 초래	관상동맥 완전차단 → 심근조직의 비가역적인 손상 → 경색, 괴사 발생
위험 요인 `17` `13`	• 흡연, 고혈압, 당뇨, 비만, 고콜레스테롤혈증 • 스트레스, 운동부족 	• 죽상 경화증 • 흡연, 고혈압, 당뇨, 비만, 고콜레스테롤혈증 • 스트레스, 운동
증상	• 흉통: 휴식, NTG로 제거, 흉부에 조이는 느낌, 타는 느낌, 가슴이 눌리는 듯하고 쥐어짜는 듯함 `20` • 방사통: 좌측 견갑골, 좌측팔, 우측 어깨와 목, 턱, 상복부 부위로 방사 `20` • 지속시간: 2~3분(15분 이내, 동반 증상 없음), 15~20분까지 지속되면 심근경색 의심 • 악화요인: 심한 운동, 식사 후 추운 날씨에 노출, 습한 기후, 정서적 흥분, 심한 스트레스	• 휴식이나 NTG으로 완화되지 않음 • 양쪽 가슴 쥐어짜는 듯한 분쇄성(crushing) 통증 • 방사통: 가슴, 상복부, 턱, 등, 팔 • 흉통: 30분 이상 지속(동반증상: 오심, 공포, 불안, 부정맥, 피로, 상복부 불편감, 숨가쁨, 다한증: 미주신경 반사에 의함, 호흡곤란: 좌심실부전, 폐울혈로 발생) `10`
진단	심전도: T파 편평(불안정형),역전 ST 분절 상승, T파역전(이형성 협심증) `22` `16` `15` `07` `00`	1) 심전도 `23` `20` `17` `11` `09` ① 초기=심근허혈: T파 역전 `17` ② 급성기=심근손상: ST분절 하강(심내막하 허혈 시), ST분절 상승(심장근육 전체 허혈 시) ③ 후기=심근괴사: 비정상적으로 깊은 Q파

		2) 혈액검사 [17] [16] [13] ① CK,CK-MB: 심근경색 후 4~6시간 후 상승, 12~18시간: 최고치, 2~3일 후 정상화 ② LDH: 늦게 상승, 경색 초기 시 크게 유용하지 않음 ③ Troponin I/T: 정상인에게는 측정 안 됨, MI시 20배 이상 상승, 흉통 소실된 환자에게 유용, 심근에 대해 특이도 높음 [16] [13] ④ myoglobin: MI 후 증가되는 첫 혈청 심장효소 지표, 단 심장에만 국한 되지 않고 빨리 배설 ⑤ SGOT/LDH
종류 [18] [13] [11]	1) 안정형협심증 [11] ① 특징: 힘든 일을 오래 계속 했을 때 흉부 불편감 느낌, 흉통 5~15분 지속, 휴식이나 NTG에 의해 완화, 촉진요인(운동, 극한 기온, 감정변화, 과식, 흡연, 성행위, 스트레스, 자극제) 제거 시 통증 완화 ② 병인: 심근허혈, 죽상경화증 ③ 심전도: 정상 2) 불안정형 협심증 [18] [11] ① 특징: 휴식, 작업 시 통증, 활동제한, 최대한 15분 이상 지속, 휴식이나 NTG에 의해 완화되지 않음, 빈도, 강도 점차 증가 ② 병인: 관상동맥의 죽상경화성 플라그 파열 ③ 심전도: T파 편형 혹은 역전 ④ 20~30% 1년 이내 심근경색으로 진행 3) 이형성 협심증 ① 특징: 비특이성, 통증시간 길고 신체 활동과 무관, 특정시간에 발병, 흡연이 주원인 ② 병인: 관상동맥의 경련 ③ 심전도: ST분절 상승, T파 역전 [16] [15] [07] [00]	–
치료, 간호중재	• 혈관확장제(NTG) [23] [22] [20] [10] [07] [04] [02], 교감신경차단제, 칼슘차단제, 혈소판 응집 억제제 투여 • 경피적 관상동맥 성형술(PTCA) • 관상동맥 우회술(CABG) • NTG, 아스피린 투여 • 발작 시작 시에서 흉통 소멸 시 까지 휴식과 처방된 산소 요법 시행 • NTG 3회 투여 후에도 통증 지속 시 의사에 보고 • NTG자가 투여 방법 교육 [10] [07] [04] [02]	• NTG: 관상동맥 확장 작용, SBP<90 이하 금지 [24] • 몰핀 IV 투여: NTG로 흉통 완화 되지 않을 시, 심근산소요구도 감소 [21] • 산소요법: 2~4L/m 비강캐눌라, SaO₂ 95% 이상 유지 [23] • SF position, 심호흡 격려 • 혈전용해요법 [22] [15] [14]: streptokinase, urokinase, t-PA(조직플라스미노겐활성제) 투여 [25]: 혈전 용해 → 출혈경향 시 치료 대상에서 제외, 발병 후 6시간 내 투여 시 효과적 • PTCA, CABG 시행

	• 협심증 악화 및 위험요인의 조절 교육: 과식, 과음, 흡연, 찬 기후, 운동, 긴장, 피로 등 유발인자 피하기, 비만조절, 변비예방위한 고섬유식 권장, 저지방 저염식, 규칙적운동(관상 순환 증진) 및 금연 [12] [11]	• 아스피린: 폐색부위의 혈소판 응집 예방 • I/O 측정: 핍뇨 관찰 • 침상 변기 사용, 대변완화제 투여 • ECG 관찰: 조기심실수축 여부 관찰 • 첫 24시간 ABR [13] → 이후 BR • 퇴원교육: 금연, 활동범위, 약물, 스트레스관리, 성생활, 혈압, 혈당, 체중관리, 흉부불편감 관리, NTG 항상 휴대 [24][15][07][00] • 활동 지속성 증진(심장 재활) [20] 급성기, 1단계: 휴식 권장, 약간의 제한된 활동 격려, 화장실 가기 일상생활 활동 시 도움 2단계: 병실 내에서 독립적인 보행, 점진적으로 복도를 보행하도록 격려, 따뜻한 물로 5~10분간 샤워, 휴식을 늘리고 균형을 유지하기 위해 등받이 없는 의자를 활용
합병증	–	• 부정맥: 가장 흔함, 40~50%가 심실성 부정맥(심실빈맥, 심실세동)으로 사망 [17][16][02] • 심인성 쇼크: 수축기 80mmHg 이하, 발한, 빈맥, 매우 불안정, 차고 축축, 회색빛 피부 • 심부전과 폐수종: AMI 시 혹은 몇 주 후 좌심부전, 울혈성 심부전 유발, 수분제한, 저염식 제공 [01] • 폐색전증: 장기 부동으로 정맥의 혈전이 폐동맥막음, 팔 다리 운동으로 예방

(4) 경피적 관상 동맥 성형술(percutaneous transluminal coronary angioplasty, PCTA)
① 약물에 반응하지 않는 관상동맥질환에 적용,비수술적 방법
② 주로 협심증으로 인한 흉통의 강도와 빈도 감소
③ 시술방법: 대퇴/요골 동맥 통해 관상동맥 내로 풍선달린 카테터 삽입 → 풍선을 협착된 부위에 위치, 혈관 촬영하여 협착 정도 확인 → 풍선을 부풀려 협착된 관상동맥을 확장 → 스텐트 삽입
④ 시술 간호 [23][19][15][14]
　㉠ 헤파린 투여 → 혈전예방, NTG 투여 → 관상동맥 경련예방, 항응고제 복용(아스피린, 클로피도그렐 복용)
　㉡ 시술 전 후 양측 족배동맥 맥박확인 [23][19]
　㉢ 시술 후 6시간 ABR, 삽입부위 사지 굴곡 금지
　㉣ 카테터 삽입부위 모래주머니 압박 → 출혈예방
　㉤ 수분섭취 권장 → 조영제 배설촉진
　㉥ 시술 후 심장모니터 통해 합병증 관찰
　㉦ 시술 후 지속적인 생활습관 개선, 증상관리 필요 [15]
⑤ 시술 후 운동 교육 [22]
　㉠ 운동하기 전 니트로글리세린(NTG) 준비
　㉡ 숨이 차지 않는 편안한 강도의 운동부터 시작
　㉢ 유산소운동 권장, 근견강화운동같은 긴장을 초래하는 운동 피함
　㉣ 120회/분 이상의 맥박 시 운동 중단

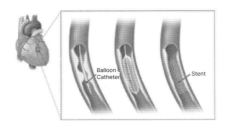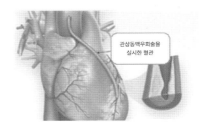

관상동맥우회술을
실시한 혈관

(5) 관상동맥 우회수술(coronary artery bypass graft, CABG) 18

① 협착된 관상동맥 원위부에 요골동맥, 복재정맥, 내유선동맥이나 합성재료를 이식하여 심근에 혈액을 공급해 주는 수술

② 합병증: 심박출량 저하, 고혈압, 출혈, 심근경색, 부정맥, 무기폐, 신경계 기능장애 18

(6) NTG 자가 투여 교육 24 22 10 07 04 02

① 심한 운동 전, 정서적 스트레스를 받는 상황, 성행위 전 설하에 투여

② 축적작용이 없으므로 필요시 복용

③ 혀 밑에 넣어 녹임(약의 효과가 완전할 때 혀 밑에서 작열감 느낌) – 약이 녹을 때 까지 타액 삼키지 않기

④ 복용 시 작열감이 감소한 경우 또는 매 3~5개월 마다 약 교체(유효기간)

⑤ 항상 휴대, 햇빛이 없고 건조한 곳에 보관, 갈색 병에 담기

⑥ 복용 후 3~5분 지나거나, 3회 투여 후에도 통증이 완화되지 않으면 바로 병원으로 가기

⑦ 부작용: 두통(acetaminophen 투여) 24, 피부 발적, 저혈압(혈관이완), 현기증, 실신, 오심, 구토 22

(7) 심장질환 예방을 위한 운동

① 유산소 운동: 일주일에 적어도 3회 이상

② 15~60분의 계속적인 운동

③ 강도: 최대 맥박수의 70~80% 강도

4) 부정맥(cardiac arrythmia, dysrhythmias) 24 23 21 20 19 18 17 16 15 14 13 12 11 10 08 06 04 03 02 01

(1) 정의

① 심장의 리듬이 불규칙하거나 심박동수가 비정상적인 상태(동성리듬을 제외한 모든 리듬)

② 가장 정확한 진단: 심전도 검사

(2) 원인

① 심근세포의 손상과 심근의 국소빈혈(가장 흔한 원인)

② 저칼륨혈증, 고칼륨혈증, 저칼슘혈증 등의 약물투여, 음주, 흡연, 카페인 섭취

③ 심방이나 심실의 비대

(3) 부정맥의 분류

부정맥시작위치	발생되는 부정맥	
동방결절 (SA node)	• 동성빈맥(sinus tachycardia) • 동성부정맥(sinus arrhythmia)	• 동성서맥(sinus bradycardia) • 동성정지(sinus block)
심방	• 조기심방수축(premature atrial contraction, PAC) • 발작성 심방빈맥(paroxysmal atrial tachycardia, PAT) • 심방조동(atrial flutter, AF)	 • 심방세동(atrial fibrillation)

방실접합부	• 방실접합부 리듬(junctional rhythms)	• 방실결절 전도장애: SA block
심실	• 조기심실수축(premature ventracular contraction) • 심실성빈맥(ventricular tachycardia) • 심실세동(ventricular fibrillation) • 심정지(cardiac arrest)	
각블럭	• bundle branch block(BBB)	

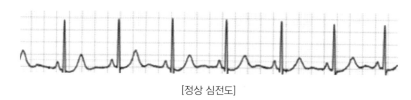

[정상 심전도]

① 동방결절에서 발생하는 부정맥

　㉠ 동성빈맥(sinus tachycardia) 🔟 🔟

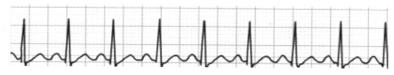

　　ⓐ 빠른 규칙적 리듬, 100~180회/분

　　ⓑ 동방결절에서 P파 시작, 심박동이 빠르면 T파에 감추어질 수 있음

　　ⓒ P-R 간격, QRS파 정상범위 혹은 짧아짐

　　ⓓ 치료: digoxin, adenosine, 베타차단제: 저혈압, 협심증 시

　㉡ 동성서맥(sinus bradycardia) 🔟

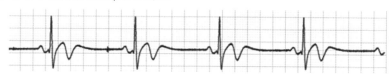

　　ⓐ 동방 결절에서 60회/분 이하의 자극 보냄

　　ⓑ 정상 동성리듬과 동일한 특징, 속도만 느림, 40~60회/분, 규칙적(40회/분 이하 시 SA block)

　　ⓒ P파는 매 QRS군에 선행하고 정상 모양과 시간을 가짐

　　ⓓ 치료 🔟

　　　• 증상 없는 동성 서맥: 문제없음, 산소공급 및 부교감신경 차단제(atropine), 교감신경흥분제 투여

　　　• digitalis 등 약물이 원인인 경우 투약 중지-의사에게 보고

　　　• 흡인 시 시간 길게 하거나 구개반사 자극을 피함: 부교감 신경의 자극 감소

　㉢ 동성부정맥(sinus arrhythmia)

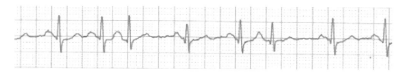

　　ⓐ 가장 자주 나타나는 부정맥, 젊은 성인, 노년층에 호발

ⓑ P-P 간격: 불규칙 리듬으로 0.16초 이상 지연, 흡기 시 간격이 짧아지면서 심박동 증가, 호기 시 간격이 길어지면서 심박동수 감소

ⓒ 치료: 빈번하게 나타나지 않으면 치료 불필요하나 증상 동반하는 서맥 시 atropine 투여

② 심방에서 발생하는 부정맥

㉠ 조기심방수축(premature atrial contraction, PAC)

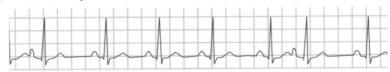

ⓐ 기외 수축, 이소성 수축(ectopic beat)

ⓑ 심방의 한 세포가 흥분하여 정상적인 심장주기보다 먼저 심장수축

ⓒ 자극을 내보내 심방을 수축시킴(심방에서 동방결절의 심박조절 기능대신 수행)

ⓓ P파: 조기수축으로 모양이 거꾸로 되거나 변형, P-R 간격 감소

ⓔ QRS파: 보통 정상, 리듬: 조기수축 때문에 불규칙, 전도: 정상, 심박동수 60~100회/분

㉡ 발작성 심방빈맥(paroxysmal atrial tachycardia, PAT)

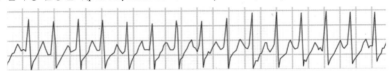

ⓐ 갑자기 심방의 어느 한 세포가 흥분, 150~250회/분의 심방수축 자극을 규칙적으로 내보냄

ⓑ P파가 일찍 나타나며 거꾸로 되거나 변형, P-R 간격 짧아지나 QRS 정상

ⓒ 치료: 미주신경자극, digitalis제, quinidine, propranolol 투여

ⓓ 심장리듬전환술(cardioversion)실시: 50~200J을 사용하여 심장에 쇼크
→ 정상 동성리듬 회복

㉢ 심방조동(atrial flutter, AF) **17** **13** **12**

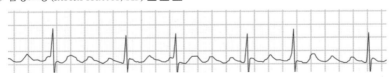

ⓐ 심방의 어느 한 세포가 흥분하여 심장수축 자극을 반복적으로 빠르게 내보냄, 250~350회/분

ⓑ P파: 규칙적이고 톱니바퀴 모양, 조동파(flutter wave, F파)라고 함 **12**

ⓒ QRS파: 파형은 정상, 규칙적 또는 불규칙적

ⓓ 심계항진, 흉통 느낌

ⓔ 치료: 산소투여, diltiazem, digoxin, 베타차단제-심실박동 저하, cardioversion(동성리듬으로 전환) **17** **13**

㉣ 심방세동(atrial fibrillation, A fib) **23** **22** **21** **17** **14**

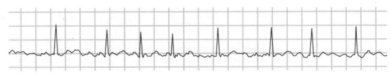

ⓐ 가장 빠른 리듬을 보이는 심방 부정맥, 심장질환이나 심부전이 있는 노인에게 흔함

ⓑ 심방이 350~600회/분 이상 수축을 일으키므로 효과적으로 심방이 수축하지 못하고 미세한 파동(F파)을 무질서하게 나타냄

ⓒ P파 보이지 않고 완만한 선

ⓓ QRS파: 파형은 정상이나 매우 불규칙(진단 근거)

ⓔ 치료: <u>digoxin, 베타차단제, 칼슘차단제(심실박동을 저하), 항응고제(헤파린, 와파린 등) **21**, 심방벽 혈전예방, 심장리듬전환술(가장 일반적인 치료 방법) **23**</u>

③ 방실접합부(AV junction)에서 발생하는 부정맥

㉠ 방실접합부 리듬

㉡ 방실결절 전도장애(방실블럭, AV block): 동방결절에서 시작한 심장수축 자극이 방실결절에 도달한 후 His속으로 전도가 지연, 차단 **20**

ⓐ 1도 방실블록(first degree AV block)

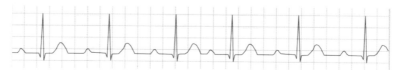

• PR간격: 정상보다 지연

ⓑ 2도 방실블록: 간헐적 방실 사이 전도 차단, QRS파 가끔 탈락, 심방수축 > 심실수축

• Mobitz Ⅰ형: 심방수축(정상) > 심실수축, P-R 간격 지연, P파 후 QRS파 한 번씩 누락, 리듬 불규칙, 일시적, 가역적, 일반적인 증상 없으면 치료 필요 없음 **20**

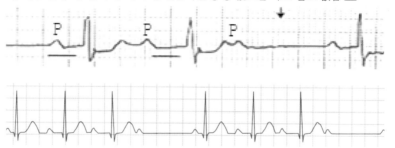

• Mobitz Ⅱ형: P파 다음에 QRS파 볼 수 없음, 서맥 심하며 심박출량 감소 증상 나타나며 증상 있으면 산소투여, 심박동기 삽입

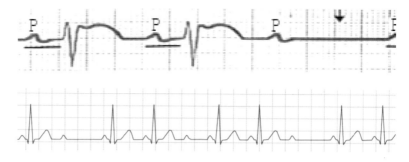

ⓒ 3도 방실블록 **17 10**

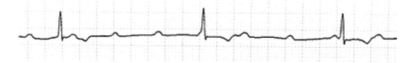

• 심방수축 수: 60~100회/분

- P파: 정상, 규칙적, QRS파: 느린 속도로 규칙적, 정상보다 넓고 심실의 수축수 20~40 회/분 → 심박출량 급격히 감소, 주요 장기에 순환 감소 → adams stokes증후군 발생 → 응급조치 필요
- epinephrine(교감신경흥분제) 투약, 약물에 즉각적인 반응 없을 때: 일시적 인공심박동기 삽입

④ 심실에서 발생하는 부정맥

㉠ 조기심실수축(premature ventricular contraction, PVC) 24 21 16 15 14 11 06 04 02 01

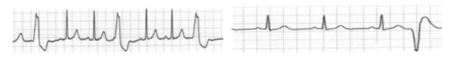

ⓐ 동방결절에서 정상적 수축 내보내기 전 심실 내의 흥분된 세포가 심실을 직접 수축하여 발생
ⓑ 부정맥 중 가장 흔하며, 건강한 사람에게도 볼 수 있음
ⓒ 심박동수: 60~100회/분
ⓓ P파: 보이지 않음, QRS파: 파형이 넓어(0.12초 이상)지고 변형된 모양
  - 위험한 PVC(심실세동 예고): 1분에 5회 이상 발생, 다양한 형태로 나타남, 3개 이상 연이어 발생하는 경우 21 16 14 06 04

㉡ 심실성빈맥(ventricular tachycardia, VT) 22 21 08 06

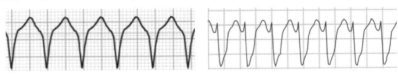

ⓐ V-tach, 불안정한 심실 기외수축이 반복적 발생
ⓑ 심실세동으로 진행, 심장질환자에게는 극히 위험 → 응급조치 필요
ⓒ 심박동수: 140~250회/분, 규칙적인 리듬
ⓓ P파: QRS에 묻혀서 보이지 않음
ⓔ QRS파: 넓어짐
ⓕ 치료: CPR(제세동) 22 21, β차단제, verapamil, 기도유지, 산소요법 등

㉢ 심실세동(ventricular fibrillation, VF) 23 22 21 16 11 06

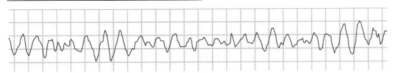

ⓐ 심실이 빠르고 비효과적으로 떨리는 상태
ⓑ 심실근육세포가 빠르고 불규칙하게 흥분, 심실이 효과적으로 수축하지 못하여 심박출을 전혀 못하게 됨
ⓒ 즉시 치료 안하면 수분 내 사망
ⓓ 파형을 구분할 수 없이 극도로 불규칙적이고 모호한 곡선 보임
ⓔ 치료: 제세동(defibrillation), 즉각적인 제세동이 불가하다면 CPR 23 21 16 11 06
ⓕ 제세동 직후 리도케인, 에피네프린, 염화마그네슘, 중탄산나트륨 투여(제세동의 효과 증대) 06

㉣ 심정지(cardiac arrest): 심장박동이 멈춘 상태 13
ⓐ 심전도상 일직선으로 나타남

ⓑ 즉시 CPR 및 제세동 시행, 약물요법 시행

ⓒ 심정지 45초 후 동공산대시작, 2분 후 고정

ⓓ 의식소실, 무호흡, 경동맥 맥박소실, 입술과 손톱의 청색증, 혈액 측정 안됨

⑤ 각블록(bundle branch block, BBB): 심실전도장애 **13** **03**

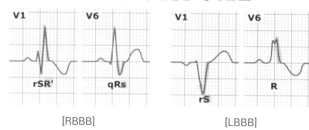

[RBBB]　　　　　　　　　　[LBBB]

㉠ 조직의 손상으로 인해 his 속의 좌우가지 중 어느 한곳으로의 전도가 차단

㉡ 좌각(LBBB)/우각(RBBB)

㉢ 정상 동성리듬과 같음

㉣ QRS파가 넓어지고 독특한 모양을 보임(각 심실이 독립적으로 수축) **03**

(4) 부정맥의 치료

① 약물요법: 항부정맥제, 응급심장약물, 기타약물(digoxin, atropine, adenosine 등)

② 인공심박동기(artificial pacemaker) **22** **08** **04**

③ 심박동수를 유지하기 위해 심장근육에 반복적인 전기적 자극을 제공하는 기구

㉠ 적응증: 약물요법에 반응하지 않으며 증상을 동반하는 만성, 재발성 부정맥

㉡ 인공심박동기 환자 교육 **24** **22** **18** **08**

ⓐ 매일 맥박 측정(요골동맥)하여 정해 놓은 수와 비교 **24**, 인공심박동기의 기능부전증상을 교육하고 즉시 보고(맥박수 감소, 불규칙한 맥박, 현기증, 실신, 발적과 종창 등)

ⓑ 현기증, 기절, 심계항진 보고

ⓒ 고압전류, 자력 피하기(고장 가능성 ↑), MRI 피하기

ⓓ 신체접촉이 많은 운동 제한

ⓔ 금속탐지기에 반응하는 것 교육 **예** 공항 검색대

ⓕ 심박동기 삽입 환자임을 알리는 신분증 휴대

④ 심폐소생술(cardiopulmonary resuscitation, CPR) **14**

㉠ 환자 사정: 의식상태, 호흡, 순환, 신경계

㉡ 흉부압박(circulation)

㉢ 기도유지(airway): 두부후굴 하악 거상법(head tilt-chin lift maneuver) 시행

㉣ 인공호흡(breathing)

⑤ 제세동(defibrillation) **22**

㉠ 생명을 위협하는 부정맥 제거, 심장흥분의 재진입 회로 차단하며 동성리듬을 되찾기 위해 심장에 전류를 전달하는 응급시술

㉡ 적응증: 심실세동, 심실빈맥으로 인해 맥박이 없고 무의식일 때 사용

⑥ 심장리듬전환술(cardioversion) **23** **22**

㉠ 전기 충격을 이용해 약물에 반응하지 않는, 잠재적 위험성이 있는 부정맥을 정상동성리듬으로 전환하는 방법(synchronization: 제세동기의 동시작동 스위치 킴)

㉡ 제세동에 비해 소량의 전류를 심장으로 전달, 보통 50J에서 시작(50~200J셋팅)

㉢ 적응증: 심방, 방실결절, 심실의 빈맥 시 → 발작성 심방 빈맥, 심실성 빈맥, 심방 조동

5) 판막성 심장질환 [24] [23] [22] [21] [19] [15] [12] [08] [03]

① 심장판막의 정상기능 → 혈액이 한쪽방향으로 만 흐르게 하는 것(심방 → 심실→ 혈관)
② 판막의 손상 시 흐름의 방해로 심장확대, 혈액 역류 → 심기능 장애 →심부전 초래
③ 삼첨판, 폐동맥 판막은 손상 발생 빈도가 적은 편

	승포판 협착증	승모판폐쇄 부전증 [24] [21] [08]	대동맥판협착증 [19]	대동맥판 폐쇄부전증
병태 생리	류마티스성 심내막 시 승모판막이 섬유화로 두꺼워지거나 석회화되면 판막구가 좁아지고 잘 움직이지 않아 혈류장애 초래	수축기 시 혈액이 좌심방으로 역류, 좌심실 부전 및 효과적인 심박출량의 감소 [21], 좌심방비대, 폐혈(정체), 우심실부전, 좌심실 비대	대동맥판막 협착–심실수축기동안 심박출량 감소–좌심실벽 비후–좌심실의 압력 증가–좌심실과 대동맥사이 압력차 발생–좌심실비대, 좌심부전–우심부전, 심박출량 감소 [19]–실신, 협심통 발생	심장 이완기 때 판막이 닫히지 않음–이완기 동안 대동맥으로부터 좌심실로 혈액 역류–좌심실 확장, 비후–강하게 빠르게 혈액분출로 보상–초기 무증상–혈액역류(50%이상)–좌심실부전
특징	• 가장 흔한 판막질환 • 류마티스열에 의해 발생	• 주요인: 류마티스 심질환, 선천성 심질환 • 좌심실에서 좌심방으로 혈액 역류	• 선천성 기형, 노인에게 호발, 류마티스열, 후부하 증가	• 원인: 감염성 심내막염, 선천성 기형, 고혈압
증상	운동성 호흡곤란, 피로, 기좌호흡, 기침, 객혈, 심방세동, 색전	피로, 운동 시 호흡곤란, 기침, 객혈, 심계항진, 발작성 야간 호흡곤란, 수축기 잡음, 심방세동, 색전	활동 시 호흡곤란, 심박출량 감소, 협심증, 운동 시 실신, 피로, 기좌호흡, 발작성야간 호흡곤란, 폐부종, 간비대	심계항진, 활동 시 호흡곤란, musset's sign(심박동과 동시에 머리가 앞뒤로 흔들 리는 증상) 기좌호흡, 피로, 발작성 야간 호흡곤란, 흉통, 두통, 현기증, 실신, 이완기잡음 [22] [03]
치료	염분제한, 좌위, 이뇨제, 디곡신, 항응고제 투여, 승모판막 연합 절개술, 판막대치술	염분제한, 안정, 이뇨제, 혈관확장제, 항응고제, digitalis제, 항생제처방하여 감염성 심내막염 예방, 류마티스열 재발 방지, 인공판막 대치술, 산소투여 [24]	안정, 운동제한, 저염식 디곡신, 이뇨제, 판막 대치술(좌심실과 대동맥의 압력차가 50이상 시 무증상이어도 수술)	운동제한, 휴식, 저염식 디곡신, 이뇨제, 판막 교체술

④ 심장판막질환의 외과적 치료(심장수술) [24] [23] [21] [19]
　　㉠ 병변이 있는 판막을 제거 후 다른 판막 삽입
　　　　→ 인공판막의 경우 혈전 형성 우려되니 수술 후 평생 항응고제 복용
　　㉡ coumadin(wafarin)이 가장 많이 사용
　　㉢ PT시간: 정상의 1.5~2배로 유지하니 출혈 경향 잘 관찰하기 [19], INR 상승 시: 비타민 k투여 [24]
　　㉣ 주기적으로 혈액응고검사 시행 [21]
　　㉤ 조직판막과 금속판막 중에서 사용

6) 염증성 심장질환(inflammatory heart disease) [23] [22] [21] [20] [18] [15] [13] [11] [07]

전신감염 후 초래, 오랜 회복기 필요, 다른 사망문제 야기할 수 있다. 주로 심내막, 심외막(심낭)에 발생

구분	임상적 특징	치료 및 간호 중재
심내막염 (endocarditis) 20 11 07	• 심장내막에 병원균 감염으로 염증 • 흔한부위: 승모판막, 대동맥판막, 삼첨판막 순으로 발생 11 07 • 증상: 고열, 오한, 발한, 식욕부진, 피로, 두통, 판막 손상 시 심잡음, 기침 및 호흡곤란(우심 색전 시 폐색전유발), 신체기관경색(좌심 색전 시 동맥혈관으로 색전 이동) 20 • 진단: 세균배양검사	안정, 항생제(혈액배양검사 결과 확인) 20, 항응고제 투여, 정보제공-불안완화
심근염 (myocarditis)	• 심근의 바이러스나 박테리아 감염 • 증상: 피로, 호흡곤란, 심계항진, 발열, 빈 맥, 흉부 불편감, 흉통, 부정맥	안정, 산소공급(심근의 산소요구량 감소 효과), 항생제, 강심제, 이뇨제, 혈관확장제 등 투여
심낭염 (pericarditis) 23 21 15 13	• 원인: 심낭 염증으로 삼출물이 심장 압박하여 심박출량 ↓, 만성 시 심낭이 섬유화되어 두꺼워짐, 세균, 결핵성, 외상 • 증상: 흉통 13(기침, 심호흡, 누운자세 시 악화), 심낭 마찰음, 열, 오한, 호흡곤란, 부종, 복부팽만, 기침, 기좌호흡 • 합병증: 심장압전 18 – 급성 심장압전: 심낭염 환자의 15% 18 13 • 심낭강 내에 혈액 및 삼출액의 축적으로 심 낭강 내 압이 상승 → 심장압박 → 심장수축력 제한 • 증상 23 21: 약해진 심음, 쇼크, 저혈압, 빈맥, 청색증, 불안, 창백, 발한, 호흡곤란, 정맥울혈, 정맥압상승, 복수, 하지부종, 기이맥(흡기와 호기 시 동맥압이 10mmHg 이상 차이) 23 18	휴식(앉거나 앞으로 구부린 자세), 진통제(NSAIDs, 아스피린, 데메롤, 몰핀)투여, 항생제, 심낭천자, 심낭압전 증상 관찰, 만성 심낭염시 피질박리술
류마티스성 심질환 22	• A군 베타 용혈성 연쇄상구균에 감염 22 후 발생 • 염증으로 심근 수축력 저하, 심낭비후, 판막손상, 광범위 세포침윤으로 심부전 초래 • 증상: 빈맥, 심잡음, 심낭 마찰음, 전흉부 통증, 심전도 변화, 늑막 삼출액, 승모판, 대동맥판막의 협착과 역류	페니실린투여, 스테로이드, 이뇨제, 강심제, 진통제(아스피린, 마약), 침상안정, 저염식, 정서적 지지

9. 혈관계

1) 고혈압 (hypertension) 23 17 16 15 14 12 07 05 04 02 01

(1) 정의

① 수축기/이완기(140/90 mmHg) 이상

② 일차성 고혈압: 원인불명, 본태성 또는 특발성 고혈압, 90~95%

(2) 위험요인 12

① 조절 불가능한 요인: 가족력, 고령, 성별(남성), 인종(흑인)

② 조절 가능한 요인: 비만, 죽상(동맥)경화증, 흡연, 고염식이, 알코올, 스트레스, 운동부족, A type 성격

(3) 치료 및 간호 중재

① 비약물요법: 생활습관 교정 23 17 15 07 05 02

㉠ 이상적인 체중유지, 염분제한 식이, 알코올 섭취제한, 금연, 운동, 스트레스 관리 등

ⓒ DASH 식이요법: 풍부한 과일, 채소, 저지방유제품/단백질 섭취, 당을 줄인 식이, 소금/알코올 섭취 감소, 포화지방 제한, 설탕 많이 든 음료/과자 제한

② 약물요법 **17 14 04 01**

ㄱ 연령, 동반질환, 혈압정도, 비용 등 고려하여 선택

ㄴ 임의 중단 시 반동성 고혈압 발생됨 교육, 의사와 꼭 상의 할 것

ㄷ 이뇨제, 베타차단제, 칼슘길항제, 안지오텐신 전환효소 억제제, 안지오텐신수용체 차단제, 혈관확장제 등

③ 불이행 예방 **17 16 14**

ㄱ 약물이름, 종류, 약리작용, 용량, 투약 스케줄을 교육

ㄴ 증상이 없다고 혈압이 잘 조절되는 것이 아님(질환 악화 시까지 무증상)

ㄷ 약물 복용에 대해 기억하기 쉬운 방법을 검토

ㄹ 약물의 부작용과 비약물요법에 대해 건강전문인과 상의하도록 격려

ㅁ 약물 복용 직후 체위성 저혈압, 현기증이 있을 수 있음 **16**

ㅂ 임의복용중단 금지∵ 반동성 고혈압 발생 → 의사와 꼭 상의 할 것

2) 급성동맥폐색 **16 09 05 00**

(1) 임상증상

6P 증상 → <u>p</u>ain(통증), <u>p</u>aresthesia(감각이상), <u>p</u>oikilothermia(냉감), <u>p</u>aralysis(마비), <u>p</u>ale(창백), <u>p</u>ulselessness(맥박소실)

3) 만성동맥폐색 **24 22 20 19 18 16 05 00**: 부분적, 전체적인 만성적 동맥폐색

(1) 임상증상: 단계별로 발생 **20 19 18 16 00**

① 무증상 (초기): 무통, 혈관잡음, 동맥류, 발 부위 맥박감소/소실

② 간헐적 파행증: 운동 시 근육통증, 경련 → 휴식 시 완화 → 운동 시 통증 **22**

③ 안정 시 통증: 다리를 밑으로 내리는 자세에서 통증 완화, 밤에 자다 통증으로 깸, 발가락, 발뒤꿈치, 발등 통증(종아리, 발목에서 무통)

④ 괴사단계: 발가락, 발등, 발뒤꿈치에 궤양, 까맣게 된 조직발생, 괴사 특유의 냄새 남

(2) 수술 후 간호 중재

① 체위: 무릎을 약간 굽힌 자세(오금동맥 수축 시 혈류 감소 때문)

② 부종 시 침대 발치 약간 상승, 탄력 스타킹 적용

③ 통증 확인: 수술 부위 폐쇄 의미

④ 항응고제, 혈전용해제 투여

⑤ 운동: 계단오르기, 산책

⑥ 다리 꼬는 것, 오랫동안 다리 아래로 떨구기 금지

⑦ 금연, 상처 주위 규칙적 운동, 포화지방섭취 줄이기 **24**

4) 레이노현상(Raynaud's phenomenon, Raynaud's disease, 레이노 질환) **20 19**

① 손, 발 동맥의 발작성 경련으로 소동맥 혈관 수축, 20~49세 여성, 추위나 스트레스 노출 시 악화

② 증상: 양측성, 주로 상지, 저린 느낌

③ 치료 및 간호 중재: 경련 조절, 금연, 환측 보온, 상해 방지, 스트레스 예방, 카페인, 초코렛 섭취제한, 혈관수축 방지, 혈관확장제(니페디핀) **20 19**

5) 폐색성혈전맥관염(버거씨 병) 20 16 15

① 하지의 폐색성 혈전을 형성, 화농성 염증을 일으켜 혈관을 폐색시킴으로써 말초 순환부전, 40세 이하 남성 흡연

② 증상: 간헐적 파행증, 감각이상, 청색증, 냉감, 괴저

③ 치료 및 간호 중재 20 16 15

  ㉠ 혈관확장: 금연(가장 중요)

  ㉡ 통증완화: 진통제, 혈관확장제 투여, 추위 노출 피함 20

  ㉢ 사지절단: 보존적 치료 실패 시 절단 시행

6) 정맥 질환 19 18 17 16 15 14 13 12 11 07 05

(1) 심부정맥혈전증(deep vein thrombosis DVT) 23 18 17 16 15 14 13 12 11 07 05

① 심부정맥에 생긴 정맥염

② 원인 12 05

  ㉠ 정맥혈의 정체: 장딴지 근육의 펌프 소실, 부동, 수술, 비만, 임신, 정맥울혈, 장거리 여행, 부동, 사지마비

  ㉡ 정맥벽의 손상: 정맥 내 주사, 폐색성 혈전맥관염, 골절 및 탈골, 항암제 등

  ㉢ 혈액의 과응고력: 악성종양, 탈수, 혈액질환, 경구용 피임약, 혈소판 증가증

③ 증상 18 14 13

  ㉠ Homan's sign(+): 누워서 다리 들고 발을 배굴할 때 통증 18

  ㉡ 침범된 하지에 부종, 종창, 열감, 표재성 정맥돌출, 압통

  ㉢ 다리 통증: 혈전의 위험신호

  ㉣ 합병증: 폐색전증

④ 치료 및 간호 중재 23 19 18 17 16 14 13 11 07

  ㉠ 예방적 간호: 가장 중요, 하지 정맥 주사 피함, 조기이상, 수술 후 탄력 스타킹 11

  ㉡ 수동적, 능동적 운동 시행

  ㉢ 마사지 금지: 색전 형성의 원인, 다리 상승 23

  ㉣ 온찜질

  ㉤ 항응고 요법: 혈액 응고시간 지연, 수술 후 혈전형성 예방, 혈전이 더 커지는 것 방지 16 14 13 11

    ⓐ 헤파린 19 07

      • Thrombin의 길항제로 작용, 단기치료에 우선 사용, 작용 신속, 비경구 주입

      • PTT 검사하여 용량 조절 19, 부작용 시 protamine sulfate(헤파린 중화제) 투여

    ⓑ coumadin(wafarin) 유도체 17 16

      • 간에서 비타민 K가 prothrombin으로 형성 차단

      • 구강투여, 위장관에서 효과적으로 흡수

      • PT 검사하여 용량조절, 부작용 시 비타민 K 투여

참고 국제표준화비율(INR) 19

• 대조검정모델을 기초로 PT 값을 측정하는 표준화 체계

• 출혈 경향이 높아질수록 INR 값이 증가

• 정상: 0.8~1.2

• 목표 치료 농도: warfarin복용 시 INR 2.0~3.0(3.5) 유지

---

⑤ 정맥혈전증 예방간호: 탄력스타킹 착용, 간헐적 공기 압축 기구 사용, 체위와 운동(침상안정 시 하지 거상), 항응고제 투여, 혈관 내부 손상예방(하지 정맥주사 금지) 11

(2) 정맥류(varicose vein) 23 12 06 03 02 00
    ① 정맥 판막의 기능상실과 정맥압 상승으로 표재성 정맥이 확장되고 구불거리는 상태
    ② 원인
        ㉠ 원발성: 가족력, 선천성
        ㉡ 속발성: 외상, 폐색, 심부정맥혈전증, 손상된 판막의 염증, 임신, 울혈성 심부전, 오래 서 있
          는 직업
    ③ 진단 06 03
        도플러 검사 Trendelenburg test(+)
    ④ 증상 02
        검고 구불거리고 튀어나온 혈관, 거친 피부, 서 있을 때 다리 통증 부종
    ⑤ 치료 및 간호중재 23 12 00
        ㉠ 자주 다리를 상승시키고 휴식, 이상적인 체중 유지
        ㉡ 탄력스타킹 착용 23
        ㉢ 수술: 정맥결찰(지름이 4mm 이상 늘어나 있거나 혈관이 뭉쳐 있을 때 시행)
        ㉣ 수술 후 다리압박(탄력붕대 사용), 다리 운동(24시간 침상안정 후 5~10분 걷기)
        ㉤ 합병증(출혈, 감염, 신경손상, 심부정맥혈전증)관찰, 오랫동안 서있거나 앉아있는 자세 금지, 진
          통제
        ㉥ 경화요법: 정맥내막에 약물을 주입, 정맥염과 섬유증을 유발하여 정맥내막을 폐쇄하는 방법
          → 증상완화 효과

7) 림프부종 13 01
림프액의 흐름이 폐쇄되어 조직에 림프액이 비정상적으로 축적되어 생기는 림프결절의 종창

(1) 치료 및 간호 중재 13 01
    ① 물리요법: 림프순환 마사지(림프 흐르는 방향으로 가볍게)
    ② 다리 10~20cm 상승, 부종감소 위해 이뇨제 투여
    ③ 외과적 치료: 피하조직 제거술
    ④ 증상 완화: 이뇨제, 이완된 사지 상승, 탄력 붕대지지
    ⑤ 비만조절, 정서적 지지, 저염식
    ⑥ 항생제 투여, 탄력스타킹 적용

8) 혈관계 환자 간호 중재
    ① 체위
        ㉠ 동맥질환: 다리를 내리고 휴식(혈액 공급)
        ㉡ 정맥질환: 다리를 올리고 휴식(혈액 귀환)
    ② 혈관확장 증진: 21~23도의 실내온도 유지
    ③ 혈관수축 예방: 흡연, 카페인 제한, 감정적 흥분 제한
    ④ 발 간호
        ㉠ 발청결: 물 온도는 손으로 확인
        ㉡ 보습제 적용
        ㉢ 발톱관리: 일직선
        ㉣ 편하고 신축성 있는 신발, 발의 보온
        ㉤ 활동유지: 개방성 궤양 시 제한

ⓗ 전기장판 사용 시 주의: 온도감각이 떨어져 있어 화상 위험

ⓢ 다리는 포개거나 꼬지 말 것(정맥압박)

10. 혈액계

1) 혈액계의 구조, 기능

(1) 혈액의 구성: 혈장(55%)과 혈구(45%)

① 적혈구(red blood cell, RBC)

    ㉠ 가장 많은 비율

    ㉡ 산소운반: 폐에서 조직으로 산소 운반(적혈구에 있는 혈색소의 주기능)

    ㉢ 세포의 대사작용에 의해 생성된 수소이온과 결합하여 다량의 산을 완충

② 백혈구(white blood cell, WBC)

    ㉠ 과립구(60%): 호중구, 호산구, 호염구

    ㉡ 무과립구(40%): 림프구, 단핵구

    ㉢ 세균이나 이물질의 침입으로부터 신체보호

③ 혈소판(platelet): 혈액응고 담당

④ 혈장

    ㉠ 세포외액

    ㉡ 성분: 간질액과 비슷, 간질액보다 단백질 성분이 많음

    ㉢ 단백질: 알부민, 글로불린, 섬유소원 함유

        ⓐ 알부민: 혈액의 교질 삼투압 증가시켜 조직내로 혈장누출방지

        ⓑ 섬유소원: 단백분자로서 섬유소 형태로 활성화 가능

2) 혈액계 사정

(1) 건강력(식이력, 일반적인 증상, 인구학적 특성 등)과 신체사정(피부, 눈, 코, 입, 림프절, 복부 등)

(2) 혈액검사 23

① 전혈구 측정검사(CBC)

	정상수치	의미
적혈구 수(RBC)	• 남: 4.5X106/mm³ • 여: 4~5.5X106/mm³	정맥혈 1ml 내 순환하는 적혈구 수 측정 빈혈, 출혈 시 저하
혈색소 23 (hemoglobin,Hb)	• 남: 14~18g/dl • 여: 12~15g/dl	적혈구의 산소 운반 색소 빈혈 시 저하, 다혈구혈증, 화상 시 상승
헤마토크릿 (hematocrit, Hct)	• 남: 40~54% • 여: 37~47%	전혈량에 대한 적혈구 비율 빈혈 시 감소, 다혈구 혈증 시 상승
백혈구 수(WBC) 10	• 5,000~10,000/mm³	정맥혈 1ml 내 순환하는 백혈구 수 측정 급성감염시 증가, 감소 시 감염위험성 증가
혈소판(platelet) 23	• 150,000~400,000/mm³	혈액응고

② 적혈구 침강속도(ESR) 정상: 0~20mm/h

③ 출혈과 응고검사

	정상수치	의미
혈소판(platelet, PLT)	150,000 ~400,000/mm³	혈액응고
prothrombin time (PT)	11~15초	외적 응고기전에 소요되는 시간 응고인자의 양과 기능 확인 wafarin 치료 감시 비타민 K 결핍, DIC에 대한 선별검사
Activated partial thromboplastin time (aPTT) 24 23 19	30~40초	부분 트롬보플라스틴 활성화 시간 헤파린요법 사정, 조절 내인성 응고기전 사정 응고과정 이상 있으면 시간 연장 됨 24
출혈시간 (bleeding time, BT)	1~7분	모세혈관을 인위적으로 손상시켜 실제 출혈일으켜 자연 적으로 지혈까지의 시간측정 혈관, 혈소판 기능 평가
응고 시간 (coagulation time, CT)	5~10분	헤파린 요법 사정

④ 지혈과 혈액응고 단계
  ㉠ 1차 지혈: 손상된 혈관내벽에 마개 생김
  ㉡ 2차 지혈: 혈소판 마개 위에 섬유소(fibrin) 형성 - 응고인자 활성화
    prothrombin → thrombin 형성
    피브리노겐 → 피브린
    섬유소 용해기전(fibrinlysis) - 응고형성과 응고 용해 사이의 균형
    응고용해: 플라즈미노겐, 플라즈민
    섬유소용해: 유로키나제, TPA, streptokinase
    응고형성방해: 헤파린, 쿠마딘
    cf. 혈소판응집억제: 아스피린
⑤ 골수 천자와 생검(bone marrow aspiration & biopsy)
  ㉠ 방법
    ⓐ 부위: 후상 장골극, 흉골
    ⓑ 국소마취 실시 후 골수강 안으로 탐침 삽입
    ⓒ 0.2~0.5ml 정도의 골수 체취
    ⓓ 바늘 제거 후 천자 부위 압박하여 지혈
    ⓔ 천자부위 무균적 드레싱
  ㉡ 간호 중재
    ⓐ 시술 전 후 진통제, 진정제 투여
    ⓑ 검사 전: 충분한 설명으로 불편감, 검사의 목적, 과정의 설명
    ⓒ 검사 후: 얼음주머니 대고 2시간 이상 절대안정
    ⓓ 출혈, 쇼크, 감염, 통증의 관찰
    ⓔ 3~4일간 통증이 지속됨을 설명

3) 적혈구 관련 질환

종류	특징
철분 결핍성 빈혈 (Iron deficiency anemia) **21 18 16 15 14 13 10 09 06 01**	(1) 원인 **16 15** 　철분식이 섭취 부족, 영양부족, 출혈, 혈색소 수치 12g/dl 미만, 소화흡수장애(만성설사, 위절제술), 철분 요구량 증가(사춘기, 임신, 유아), 만성적인 위장 출혈, 월경과다 (2) 치료 및 간호 중재 　① 철분 함량 높은 음식 제공 　② 간, 굴, 살코기, 밀빵, 흰콩, 잎이 많은 채소, 계란 노른자, 건포도 등이고 비타민 C와 같이 복용 시 흡수율 높음 　③ 약물투여: 철분제 경구 투여(당의정은 흡수가 안 되므로 피함) **21 14 13 10 01** 　　㉠ 오렌지주스나 비타민 C와 함께 섭취: 철분 흡수 도움 **13 10** 　　㉡ 공복 시 가장 흡수율 좋으나 위장관장애 유발 가능 　　㉢ 주로 식후 복용: 위장관 자극 예방 　　㉣ 액체인 경우 빨대로 복용(치아변색 예방) 　　㉤ 변의 색이 암록색이나 검정색으로 변함을 설명 　　㉥ 부작용: 변비, 설사, 복부경련, 위장관 불편감 → 고섬유식이 **21** 　④ 철분제의 비경구적 투여 **21 09** 　　㉠ 주사기에 공기를 약간 남겨두었다가 그것까지 주사 　　㉡ Z자로 피부를 끌어당겨 시행(약물 새는 것 방지) 　　㉢ 주사부위 마사지 금지, 주사 후 걷도록 하여 흡수 촉진 　　㉣ 둔부에 근육 깊이(5cm) 주사(팔, 다른 부위 금지) 　　㉤ 너무 꽉 끼는 옷은 철분 흡수에 지장을 주므로 삼갈 것
거대적아구성 빈혈 (megaloblastic anemia, 대구성빈혈, macrocytic anemia)	① DNA합성 결함과 적혈구의 비정상적인 성숙으로 인해 형태가 변화된 빈혈 ② 말초혈액 도말검사에서 RBC가 크게 보임
비타민 B₁₂ 결핍성 빈혈(악성빈혈) **18 10 06**	(1) 원인 　① 비타민 B_{12} 섭취부족 　② 내적인자 결핍으로 섭취한 비타민 B_{12}가 회장에서 흡수 안 됨=악성빈혈 (2) 증상 　① 빈혈증상: 허약, 창백, 피로, 체중감소, 권태 　② 신경계증상: 진동감각 상실, 사지 무감각, 저림, 마비와 정신병 　③ 위장계증상: 위장위축, 소화불량, 변비, 설사 　④ 증상의 악화와 완화의 교대 (3) 진단검사 　① schilling test(+) 쉴링테스트: 악성빈혈진단에 가장 정확한 검진법, 내적인자 부족 시 양성 **06** 　② 적혈구 수치저하, 혈색소 수치 감소 (4) 치료 및 간호 중재 **10** 　① 비타민 B_{12} 섭취 부족 시 경구로 보충: 간, 내장, 견과류, 녹황색채소, 효모 등 　② 악성빈혈인 경우: 비타민 B_{12} 근육주사(내인자가 없으므로 경구로 투여 시 흡수 안 됨)
엽산결핍성(folic acid deficiency) 빈혈	(1) 원인 　① 생야채, 과일섭취 부족, 알코올 과다 섭취, 독거노인 　② 임신 중, 만성 용혈성 빈혈, 장기간 정맥 영양 공급 시 (2) 증상 　① 악성빈혈과 유사하나 신경계 증상 없음 　② 뼈의 통증, 거대 세포성 빈혈 나타남

	(3) 진단검사 　　① 혈청 엽산: 4ng/ml 이하 　　② 감별진단: schilling test(-) (4) 치료 및 간호 중재 　　① 엽산 함유가 높은 식품 섭취: 육류, 내장, 달걀, 양배추, 브로콜리, 오렌지, 생야채 　　② 흡수가 안 되는 경우: 근육주사 　　③ 헤모글로빈이 정상될 때까지 투여 　　④ 알코올 중독자는 계속 투여
재생불량성 빈혈 (aplastic anemia) **17 08 03**	(1) 골수의 조혈조직이 감소하고 지방조직으로 대체되어 범혈구감소증 발생 　　항암제, 골수억압약물, 항경련제 등 (2) 증상 **03** 　　① 백혈구 감소증: 감염 　　② 빈혈: 허약, 창백, 피로와 숨참 　　③ 혈소판감소증: 출혈경향 (3) 치료 및 간호 중재 **17 08** 　　① 원인물질 확인, 제거, 지지적 간호가 중요 포인트 　　② 원인규명하고 면역억제제나 수혈, 조혈모세포 이식, 비장절제술 등 시행 　　③ 골수기능 억제하는 약물, 물질사용 중단 　　④ 간호: 감염과 출혈 예방, 빈혈로 인한 피로 예방 　　⑤ 고비타민, 고단백식이 격려
용혈성빈혈: 적혈구의 조기 파괴가 특징 **15 01**	(1) 증상 　　① 황달(적혈구 파괴 시 빌리루빈이 생성되므로), 비장, 간의 비대 　　② 담석증(담낭 내 빌리루빈 과도 축적) 　　③ 진단: 망상적혈구 증가, 빌리루빈농도 증가→소변과 대변의 유로 빌리노겐의 배설 증가 (2) 진단 　　쿰즈검사(commbs' test) (3) 합병증 　　급성신부전(적혈구 분해 산물의 배설에 대한 신장의 부담으로) (4) 치료 및 간호 중재 　　① 용혈을 일으키는 원인 제거, 비장절제술(자가면역에 의한 용혈반응이 스테로이드에 반 　　　응하지 않을 때) 　　② 빈혈증상 완화: 산소공급, 필요 시 수혈 　　③ 신장 기능 유지: 섭취 배설량 측정, 수분 전해질 균형 관리
원발성 다혈구혈증 (polycythemia vera): 적혈구 증가증 의 하나 **21 13 10**	(1) 정의 　　① 골수에서 모든 세포의 생산이 증가된 상태 　　② 정확한 원인 불명, 잠행성으로 시작하여 오랫동안 점진적으로 진행 　　③ 골수가 섬유화되거나 골경화성 변화되면 빈혈초래, 혈류 내 미성숙한 과립구 나타남 (2) 증상 　　① 초기에는 무증상 말기에는 심해짐 **21** 　　② 붉은 안색: 적혈구, 백혈구, 혈소판 증가 → 혈전형성 　　　㉠ 적혈구 정상의 2~3배 많아져 혈액의 점성 증가 　　　㉡ 혈구가 비정상적으로 과도하게 생산되어 혈구 수명단축되고 쉽게 파괴 　　③ 혈전성 정맥염, 간헐적 파행증 　　④ 소화성 궤양(정상인보다 10배 이상, 이유 불명) (3) 합병증 　　혈전, 색전증, 출혈, 골수성 백혈병(15%)

(4) 치료 및 간호 중재: 혈액의 점성과 혈량감소에 중점을 두고 시행 **13 10**
　① 정맥절개술: 정맥천자를 통해 혈액을 제거, 반복 시 철분결핍성 빈혈 초래 가능
　② 방사성동위원소 인투여: 골수기능 억제로 혈구 생성 감소
　③ 항암제로 골수기능 억제
　④ 환자교육 **21 13**
　　㉠ 혈액 점성이 높으므로 최소한 1일 3L의 수분섭취 권장 **21**
　　㉡ 조이는 옷을 피함, 감염 증상이 있을 시 즉시 보고
　　㉢ 항고혈압제 투여, 앉을 때도 하지 상승할 것
　　㉣ 처방에 따른 운동, 흉통이 있는 경우 즉시 운동 중단
　　㉤ 출혈의 위험을 피하기 위해 전기면도기 사용
　　㉥ 치실 사용금지 – 부드러운 칫솔 사용
　　㉦ 적절한 활동은 혈관상태를 증진시키고 혈액정체를 예방함

4) 백혈구 관련 질환 **14 11 10 07 05**

(1) 과립구 감소증(granulocytopenia)과 무과립구증 **14 11 10 07**
백혈구 중 과립구의 수가 급격히 감소, 호중구 감소증(neutropenia)(과립구의 93%가 호중구)
→ 감염률 증가
① 원인: 자가면역장애, 방사선 과다노출, 비장 기능항진, 알코올 남용, 재생 불량성 빈혈
② 증상 **11 07**
　㉠ 생명을 위협하는 감염 발생
　㉡ 호중구가 500/mm³ 로 저하되면 심한 세균성 패혈증 초래
　㉢ 감염증상: 발열, 심한 피로, 허약, 인두, 구강점막의 궤양, 연하곤란, 고열, 빈맥
　㉣ 식욕부진, 두통, 권태감, 폐렴, 피부농양 등
③ 진단검사 **10**
　㉠ 백혈구 수치 감소: 500~3,000/㎣
　㉡ 골수 검사: 과립구 감소, 과립구 전구세포 증가
　㉢ 소변, 혈액 배양검사: 세균 검출
④ 간호 중재 **15**
　㉠ 감염예방: 방문객 제한, 날 음식, 화분 등 제한, 무균술 적용, 개인위생, 손 씻기
　㉡ 충분한 휴식, 안정, 고단백, 고비타민, 고탄수화물식이 제공

(2) 백혈병(leukemia) **20 19 16 15 14 13 12 11 02**
- 백혈구의 한 종류(과립구, 림프구 등)가 골수에 비정상적으로 증식, 축적되는 악성 질환
- 백혈병 세포가 골수에 축적되면 골수의 정상기능 상실로 조혈기능 저하

종류	특징
급성 림프구성 백혈병 (acute lymphocytic leukemia, ALL) **13 02**	• 소아기에 흔한 악성질환 2~10세 호발 • 미성숙 림프구나 백혈병 림프아구가 골수체에 축적 • 증상: 발열, 창백, 출혈, 식욕부진, 뼈의 통증, 체중감소, 복통
만성 림프구성 백혈병 (chronic lymphocytic leukemia, CLL)	• 노인, 50~70세 호발 • 림프절에 작고 비정상적인 B림프구가 축적 • 악화와 완화의 교대

급성 골수성 백혈병 (acute myelogenous leukemia, AML)	• 15~39세 호발 • 골수세포를 침범하는 악성장애로 미성숙 과립구가 비정상적으로 증대 • 감염, 출혈증상(잇몸출혈, 멍), 허약, 뼈 통증, 피로 간이나 비장의 비대, 식욕부 진, 체중감소 • 치료: 골수이식, 항암화학요법, 수혈
만성 골수성 백혈병 (chronic myelogenous leukemia, CML)	• 30~50세 호발 • 급성골수성 백혈병에 비해 증상이 경함 • 성숙한 과립구가 골수, 혈액과 비장에서 비정상적으로 과다축적, 과다 성숙 • 염색체 이상과 관련, 잠행성으로 진행

증상 – 빈혈, 출혈, 감염, 간과 비장 비대, 고요산혈증, 중추신경계 침범증상, 불안 등

치료 18

① 항암화학요법, 방사선 요법 등
② 조혈모세포 이식 18 11
  ㉠ 공여자의 골수에서 줄기세포를 채취하여 정맥으로 주입
  ㉡ 목적: 화학요법이나 방사선요법으로 악성 세포를 제거한 뒤 골수 기능이 억압된 대상자에게 건강한 골수
    를 다시 생착 시킴
  ㉢ 적응증: 급성/만성 백혈병, 중증 재생불량성 빈혈, 겸상세포빈혈, 비호지킨성 림프종 등
  ㉣ 조혈모세포 공여자: 대상자와 동일한 HLA형을 가진자, ABO형이 일치하지 않아도 됨 18
  ㉤ 조혈모세포 이식 후 합병증: 이식실패/거부반응, 감염, 폐렴, 정맥폐색성 질환, 이식편 대 숙주질환, 재발 등

간호 중재 21 19 16 15 14 13 11

① 감염예방 21 19 15 13
  ㉠ 감염증상 관찰 21: 활력징후, 혈액검사, 배양검사 확인 21, 호흡곤란, 기침, 가쁜 호흡, 배뇨 시 작열감, 빈
    뇨, 긴박뇨, 열감, 정맥주사부위 8시간 마다 사정
  ㉡ 무균술 적용, 처방에 따라 항생제 투여, 충분한 영양과 수분공급
  ㉢ 심호흡, 기침 격려
  ㉣ 꽃이나 식물 두지 않음
  ㉤ 생과일, 익지 않은 채소 섭취 제한, 방문객 제한, 필요시 역격리(호중구 수 감소)
  ㉥ 근육주사 금지, 부드러운 칫솔로 구강 간호 자주 시행, 회음부 간호, 좌욕실시
② 출혈예방 24 20 19 16
  ㉠ 면도날 사용, 근육주사, 직장체온 측정 금지
  ㉡ 전기면도기 사용, 부드러운 칫솔 사용 24, 안전한 환경 유지
  ㉢ 아스피린, 항응고제 금지, 비타민 K 풍부한 음식 섭취, 변비예방
  ㉣ 필요시 수혈(혈소판, 신선동결혈장 등)

③ 수분섭취: 항암제 투여로 인해 백혈구 파괴가 증가하여 다량의 요산이 생성
④ 통증감소: 비정상적인 백혈구가 골수와 중추신경 침범, 관절통증
⑤ 식이: 식욕부진으로 인해 영양부족, 고단백, 고칼로리 식이 제공
⑥ 휴식: 빈혈로 만성 피로와 허약 24, 백혈구의 과다 증식으로 기초대사율의 증가
⑦ 신체상의 변화관리: 탈모증은 항암제로 인해 일시적이라는 것을 강조

5) 혈소판, 지혈, 응고장애 19 15 14 13 12 08

(1) 혈소판 감소성 자반증(thrombocytopenic purpura)

① 특징
  ㉠ 혈소판 수가 감소된 상태

ⓒ 점상 출혈, 반상출혈, 자반증, 혈뇨, 토혈, 잇몸출혈, 비출혈, 월경과다 등

ⓒ 심한 출혈 시 창백, 피곤, 활동 시 호흡곤란

② 치료

㉠ 스테로이드 요법

㉡ 혈소판 주입, 비장절제술

㉢ 약물에 의한 경우 약물 투여 중단

③ 간호 중재 **14**

㉠ 빈혈 시 고단백식이 소량씩 자주 제공

㉡ 출혈예방간호: 보행 시 편안한 신발 착용, 부상 주의, 부드러운 칫솔 사용, 직장체온 측정,좌약 사용 금지, 근육주사 피하기, 정맥천자부위 5분간, 동맥천자부위 10분간 압박, 아스피린 투여 금지, 필요시 혈소판 농축액 주입

㉢ 환자 교육: 운전 중 보호용 모자 필요, 재발의 징후(타박상, 점상출혈, 비출혈 등)알림, 약물 부작용/합병증 설명

(2) 혈우병(hemophillia) **13 08**

① 특징

㉠ 유전성 응고장애로 혈액응고 인자(Ⅷ, Ⅸ, Ⅺ) 결핍되어 출혈경향 증가

㉡ 성염색체(x)로 유전되는 열성질환: 어머니로부터 아들에게 유전, 딸은 혈우병보인자

② 증상 **13 08**

㉠ 무릎의 혈관절증: 가장 흔함, 관절강직으로 결국 근위축 유발됨 **13**

㉡ 가벼운 외상에도 고관절, 발목, 어깨 등 관절이 아프고 부어오름

㉢ 출혈, 혈종

㉣ 혈종: 피하출혈, 근육내 출혈이 하지에 1차적으로 발생, 비출혈, 혈뇨, 국소 빈혈 등

㉤ 합병증: 두개강 내 출혈, 표재성 출혈

㉥ PTT 결과: 길어짐 **08**

③ 치료 및 간호 중재

㉠ 목적: 가능한 빨리 출혈을 멈추게 하는 것

㉡ 항혈우인자 투여: 필요 응고인자 정맥 투여

㉢ 섬유소 용해 효소 억제제

㉣ 출혈조절: 국소적 출혈은 손상부위 압박, gelform 사용, 가능한 주사 피함

㉤ 통증 조절: 진통제와 부신피질 호르몬제 사용, 심한통증 시 관절의 혈액흡인

㉥ 관절 운동: 증상완화 시 능동적 관절가동범위 운동

㉦ 환자교육: 표재성 출혈 시 냉찜질 적용, 출혈예방법

(3) 산재성 혈관내 응고증(disseminated intravascular coagulation, DIC) **19 12**

비정상적인 응고가 폭발적으로 일어나 광범위하게 미세혈전이 생기고 확산되다 응고인자, 혈소판, 섬유소원을 많이 소비하여 모두 고갈되면서 출혈이 발생, 손상된 조직이 혈액내로 순환하면서 발생, 출혈성 쇼크, 지방색전, 심한 화상, 심한 감염 시 발생

① 특징

㉠ 출혈, 국소빈혈로 인한 조직손상, 적혈구 손상, 용혈로 인한 쇼크 등의 증상 발생

㉡ 혈전 증상: 혈뇨, 의식장애, 발한

② 진단검사 **19 12**

㉠ 임상증상(출혈, 혈전 증상, 혈뇨, 의식장애, 발한, 혈압저하 등)과 혈액검사로 진단

㉡ 혈소판 수 감소, PT/PTT 지연, 섬유소원 수치 감소, 섬유소 분해산물(FDP) 증가

③ 치료 및 간호 중재
　　㉠ 원인이 되는 질병의 치료
　　㉡ 신선냉동혈장, 혈소판 주입
　　㉢ 출혈증상 사정, 출혈예방
　　㉣ 심리적 간호: 악성종양, 심맥관계 질환, 패혈증 등과 같은 상태에서 발생하여 스트레스가 높음

6) 조혈기관장애 🔢 🔢 🔢 🔢

(1) 다발성 골수종(multiple myeloma, 혈장세포 골수종)
① 40세 이상, 60대 호발
② 골수 내에 비정상적으로 혈장세포가 증식 → 비정상적인 면역글로불린의 생산촉진 → 정상 면역글로불린이 저하되는 악성장애
③ 골수에서 생성된 악성세포가 뼈에 침투하여 두개골, 척추, 골반 등 파괴
④ 림프절, 간, 비장, 신장을 침범하여 전신으로 확산
⑤ 증상 🔢
　　㉠ 잠재적, 5~20년 정도 지속되는 전구기, 이 기간 중 폐렴 자주 발생, 뼈 통증 호소
　　㉡ 골수억제 증상, 신부전 증상: 신세뇨관 손상 및 고요산 혈증으로 신기능 장애 발생 🔢
⑥ 간호 중재(통증조절, 적절한 신장기능 유지, 골절/감염 예방, 대상자 교육): 걷기 전 진통제, 근이완제 투여, 지속적 걷기로 골절예방, 완치 치료법 없고 증상완화위해 조혈모세포 이식

(2) 악성 림프종(malignant lymphoma) 🔢 🔢 🔢
① 림프구의 비정상적인 증식으로 발병
② 전신에 퍼져있는 림프조직, 특히 림프절과 비장에서 림프구가 증식
③ 악성세포의 림프절 침범으로 림프구가 기능 상실: 면역손상, 감염위험성 증가
④ 단단한 덩어리 상태

종류	특징
호지킨병 🔢🔢	• 림프절에 있는 비정상적 거대 다핵세포(Reed-sternburg cell)의 과다 증식 • 남성(20대 초반, 50대 이후)에서 호발, 통증 없이 한쪽 림프절 비대(경부, 쇄골상부, 종격동) → 점점 커짐 　장기 압박(호흡, 연하곤란), 소양증 　높은 치료율(초기 진단 시 90% 이상) • 체중감소, 열, 야간발한, 빈맥, 피로 등 동반 시 예후 불량
비호지킨 림프종 🔢🔢	• 림프절에 있는 비정상적 거대 다핵세포(Reed-sternburg cell)가 없음 • 50~70세, 남 > 여 호발 • 호지킨 외에 모든 악성 림프종 의미(총 12가지 형) • 무통성 림프절 비대, 1~2주 내 급속히 비대, 발한, 체중감소, 피로와 소양감 • 예후 호지킨병보다 불량(1~7년 후 사망)

⑤ 치료: 1단계와 2단계에서 방사선요법과 항암화학요법 병행
⑥ 간호 중재
　　㉠ 1일 3L 이상 수분섭취(칼슘 희석)
　　㉡ 자주걷기(칼슘소실 예방)
　　㉢ 감염 예방

핵심문제

01

다음과 같은 심전도를 보이는 부정맥은?

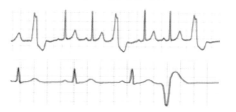

① 심방조동(atrial flutter)
② 심실세동(atrial fibrilation)
③ 조기심실수축(premature ventricular contraction)
④ 각차단(bundle branch block)
⑤ 심실세동(ventricular fibrillation)

02

협심증 환자로 경피적 관상동맥 성형술 시행 후 간호중재는?

① 시술 후 즉시 신체활동을 격려한다.
② 수분 섭취를 제한한다.
③ 염분 섭취를 권장한다.
④ 시술부위 모래주머니로 압박한다.
⑤ 고칼로리 음식을 제공한다.

정답 / 01 ③ 02 ④

🧰 CHAPTER 07 | 호흡기능장애

1. 호흡기계 구조와 기능

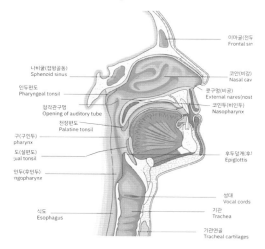

[상부호흡기계]

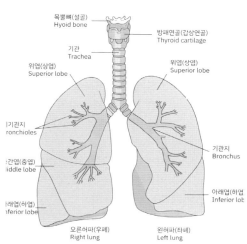

[하부호흡기계]

1) 구조와 기능

구분	구조	기능
상부호흡기계	코	콧 구멍이 있어 비강으로 열림
	비강	인두로 공기를 이동, 공기를 여과하고 온도와 습도를 맞춰줌
	구강	공기와 음식의 통로, 공기의 인두로 이동시키며 온도와 습도를 맞춰줌, 발성을 도움
	부비동	공명작용을 일으킴, 두개골의 무게를 감소시킴
	인두	공기를 후두로 이동시킴
	후두개	음식을 삼킬 때 기동의 입구를 덮음
	후두	소리를 생성, 기관으로 공기를 이동, 들어오는 공기를 여과하고 온도와 습도를 맞춰줌
하부호흡기계	기관	공기를 여과하고 온도와 습도를 맞춰줌, 송기를 폐로 이동시킴
	세기관지	기관으로부터 폐포로 공기를 이동시킴, 점막이 덮고 있어 들어오는 공기를 여과
	폐	공기통로, 폐포(산소와 이산화탄소의 교환이 일어나는 장소), 혈관, 결합조직, 림프관, 하부호흡관, 신경을 포함

2. 호흡기계 간호 사정

1) 현재의 건강문제
① 호흡기계 주 증상
ㄱ 호흡곤란
ⓐ 정상 호흡: 14~20회/분, 흡기:호기 = 1:2
ⓑ 기흉, 폐색전증, COPD, 천식
ㄴ 기침: 기관지 천식: 밤, 기관지염: 아침에 객담을 동반한 기침 심함, 쉰 목소리의 기침 → 후두암 초기 증상
ㄷ 객담
ⓐ 하루 약 100ml 생성(정상)
ⓑ 호흡기 자극 때문에 증가
ⓒ 냄새: 혐기성 세균 감염 의심, 혈액: 출혈 의미
ⓓ 이른 아침잠에서 깨어난 직후 객담 채취, 칫솔질은 하지 않고 입을 헹군 후 시행
ㄹ 천명음(wheezing)
ⓐ 기관지협착, 점액 증가로 기도가 좁아져 기도 저항이 높아진 경우 발생
ⓑ 리듬성이 높은 휘파람 소리
ㅁ 객혈(hemoptysis)
ⓐ 폐결핵, 기관지확장증, 기관지염, 폐렴, 폐암, 폐농양 시 발생
ⓑ 출혈 발생 부위 사정이 중요, 토혈과 구별 필요

	객혈	토혈
전구증상	목구멍의 통증, 기침 욕구	오심, 위불쾌감
증상유발	기침에 의함	구토에 의함

색	밝은 붉은 색	검붉은 색
거품	있음	없음
pH	알칼리성(pH 7.0 이상)	산성(pH 7.0 이하)
내용	백혈구, 적혈구, 혈철소, 대식세포	음식찌꺼기
대변	정상	흑색변(melena), 잠혈(stool occult blood)
빈혈	가끔	일반적
병력	폐질환	알코올 중독, 소화성 궤양, 간질환

ⓗ 흉통(chest pain): 과거력, 신체검진 통해 근원 규명
ⓢ 음성변화 및 연하곤란
ⓐ 인두, 성대결절 감염, 후두마비, 후두종양 시 목소리 변화 유발
ⓑ 음성변화 기간과 말하거나 삼킬 때 통증 유무 사정
ⓞ 피로 및 체중 변화
ⓐ 피로: 호흡기 감염, 체내 산소와 이산화탄소 수준의 변화, 신생물 시
ⓑ 체중감소: 신생물, 만성폐쇄성폐질환 시
ⓒ 체중증가: 폐수종, 울혈성 심부전 시 수분 정체
ⓩ 고상지두(clubbing finger): 만성적인 저산소증(호흡기 질환, 심장질환) 시 손가락 말단의 무통성 비대
② 과거력 및 가족력: 흡연, 음주 여부, 알레르기, 투약, 직업, 사회경제적 상태, 거주지, 여행력, 유전질환(낭성 섬유종), 폐암, 폐기종, 천식 등의 가족력 확인
③ 신체사정
㉠ 호흡기계 사정 순서: 시진 → 촉진 → 타진 → 청진
㉡ 비정상적인 호흡음
ⓐ 수포음(crackles)
• 흡기: 좀 더 시끄럽게 들림, 호기: 좀 더 부드럽게 들림
• 간헐적, 리듬감 없이 짧게 버석거리는 소리
• 미세한 수포음: 머리카락을 손가락으로 비비는 것과 같거나 찍찍이를 잡아당기는 소리
• 거친 수포음에: 부글거리거나 가글거리는 소리
• 흉막 내 액체, 천식, 기관지염, 폐렴, 울혈성 심부전, 폐부종, 폐섬유증
ⓑ 천명음(wheezing)
• 흡기/호기: 들림
• 높은 음조, 계속적, 리듬성
• 기관지 경련, 분비물, 기도 염증
ⓒ 협착음(stridol)
• 흡기: 들림, 호기: 안 들림
• 높은음의 울부짖는 소리
• 기도 폐색 시
ⓓ 흉막 마찰음(pleural frction rub)
• 흡기: 들림, 호기: 안 들림
• 마찰하면서 삐걱거리는 소리, 마찰음이 들리는 부위 통증 호소
• 흉막염증

④ 진단검사
　㉠ 혈액검사
　　ⓐ 전혈검사(CBC)
　　　• 적혈구
　　　　- 증가 시: COPD, 고도가 높은 지역에 사는 경우 저산소 자극에 대한 반응
　　　　- 감소 시: 빈혈, 출혈, 용혈
　　　• 혈색소: 산소를 세포로 운반하는 기능, 감소 시 저산소 혈증
　　　• 백혈구: 증가 시 감염, 염증, 폐렴, 뇌막염, 편도선염, 폐농양, 감소 시 자가면역질환, 면역
　　　　억제요법 시
　　ⓑ 동맥혈 가스 분석 검사(ABGA) **07**
　　　• 검사 부위: 요골동맥(가장 많이 선택), 상완동맥, 대퇴 동맥
　　　• 검사 전: 알렌 테스트(allen test): 요골동맥이 막혀도 척골동맥의 혈행이 적당한지 사정,
　　　　소독제로 피부 준비
　　　• 검사: 헤파린 처리한 주사기 → 동맥에 90도로 천자
　　　• 혈액 표본의 공기 방울 제거: 산소, 이산화탄소 소견에 영향
　　　• 얼음 채워 즉시 실험실로 운반
　㉡ 객담검사
　　ⓐ 목적: 흉부질환 의심환자의 병원체나 비정상 세포 확인
　　ⓑ 이른아침 잠에서 깨어난 직후 채취가 가장 적당 → 밤사이 폐에 고인 객담에 병원균이 많이 농축
　　ⓒ 칫솔질은 하지 않고 입을 헹군 후 검사
　㉢ 방사선 검사
　　ⓐ 부비동 검사
　　ⓑ 흉부 X-선 촬영
　　ⓒ 컴퓨터 단층촬영(CT)
　　ⓓ 기관지 조영술(bronchography)
　　　• 세기관지의 작은 병변을 진단, 외과적 절제 부위를 확인
　　　• 인후통, 자극완화를 위해 따뜻한 물로 가글
　　　• 요오드 조영제에 대한 반응 관찰: 열감, 안면홍조, 소양증, 오심 등
　　　• 폐렴 예방: 호흡곤란, 나음, 수포음, 체온상승 및 객담 색 관찰
　㉣ 폐기능 검사(pulmonary function test, PFT)
　　ⓐ 폐질환 유무, 치료 효과의 진전 사정
　　ⓑ 폐쇄성(obstructive)/억제성(restrictive) 폐질환 구분 → 폐쇄성 폐질환의 경우 호기 연장
　　ⓒ 검사 전 4~6시간 기관지 확장제 투약 중지 및 검사 전 6~8시간 금연
　　ⓓ 검사시간: 식전(위장 팽만은 폐 확장을 저하)
　㉤ 기관지경 검사(bronchoscopy) **08**
　　ⓐ 지관지 직접 시진, 기관지 생검, 출혈 부위 확인, 이물질 제거와 기도세척, 스텐트 삽입 등
　　ⓑ 천식, 심부전 및 부정맥이 심한 환자 금기
　　ⓒ 6~8시간 금식, 의치 제거, 흔들리는 치아 확인
　　ⓓ 전 처치: 진통제, 진정제, 항불안제, 검사 중 코로 숨 쉴 수 있도록 설명
　　ⓔ 구개반사 돌아올 때까지 금식, 수분섭취 권장
　㉥ 흉강천자(thoracentesis) **07 05 03 02 01**
　　ⓐ 늑막액 분석, 배양 민감성/세포학적 검사
　　ⓑ 늑막강내 공기나 액체 배액/약물 주입

136

ⓒ 앉은 자세로 앞으로 테이블에 기댐(늑막강내 공기 유입 방지), 움직이지 않도록 교육

ⓓ 천자 시 30분 이내에 늑막액을 1,500ml 이상 제거 금지 (폐수종 발생)

ⓔ 바늘 제거 후 천자 부위 무균적 폐쇄 드레싱 시행 후 압박

ⓕ 검사 후 바늘 삽입부 위를 위로 가게하고 건강한 쪽을 아래로 함(폐 확장 용이)

ⓖ v/s 측정, 천자 부위 종창, 통증, 출혈 관찰

ⓗ 심호흡 권장, 시술 후 흉부 X-선 촬영

㉢ 폐 생검(biopsy)

ⓐ 세포학적 분석과 배양에 필요한 폐 조직 채취

ⓑ 폐종양 등 폐실질 조직의 변화 확인

ⓒ 검사 후 폐 재팽창을 위해 흉관 삽입하여 공기와 액체 제거

ⓓ 생검 후 합병증 관찰: 객혈, 혈흉, 기흉, 출혈 **12**

ⓔ 시술 후 객담검사(출혈확인), 호흡장애(기흉 확인), 활력징후, 호흡, 피부색, 체온 사정

㉣ 튜베르쿨린 피부반응 검사(tuberculin skin test, mantoux test) **16**

ⓐ 결핵균에 대한 노출 여부를 판단

ⓑ 결핵균에 감염된 사람으로부터 추출한 항원을 정제한 것, PPD 5단위를 전완내측에 피내주사

ⓒ 판독: 주사 후 48~72시간 후 경결크기 확인, 6~9mm의 양성, 10mm이상 시 양성으로 판정

- 양성은 결핵균에 노출된 경험이 있으면 나타날 수 있음(혹은 현재의 감염을 의미)
- 활동성 감염의 확진은 투베르쿨린 반응 양성인 자로서, 흉부 X-선, 객담검사에서 판정되어야 함

ⓓ 금기: 활동성 결핵 환자, BCG접종 대상자

3. 호흡기계 환자 간호 중재

1) 호흡기 장애 대상자의 간호진단 및 간호 중재 **13**

간호진단	필요한 간호	간호목표
상부기도 염증으로 생기는 다량의 분비물과 관련된 기도개방 유지 불능	기도개방 증진	분비물 제거, 적절한 수분섭취 유지, 감염전파 방지, 기도 건조 예방, 처방 약물 사용, 적절한 산소화 유지, 적절한 기침과 호흡운동
하부기도 염증으로 생기는 끈끈한 분비물과 관련된 기도개방 유지 불능		
통증이나 외상으로 인한 부적절한 흉부팽창 과 관련된 비효율적 호흡 양상	호흡 양상 개선	정상 호흡수와 형태 유지, 합병증 예방 통증 관리, 장기관리에 필요한 간호수행
확산, 환기, 환기-관류의 문제와 관련된 가스교환 장애	가스교환 증진	적절한 산소 공급 유지

(1) 기도개방 증진간호

① 체위배액(postural drainage) **17** **14** **10** **01**

㉠ 중력이 가해지는 자세를 이용, 분비물 위치에 따라 체위 변경 → 기관지 분비물 제거

㉡ 분비물은 침범받은 세기관지에서 분비되어 기관지와 기관으로 배액, 기침/흡인으로 제거

㉢ 기관지확장증 시 적용

ⓔ 체위배액 전후 청진 효과 확인

　　　ⓜ 하루 2~4회 식전, 취침 전 시행(오심, 구토, 흡입 등을 예방)

　　　ⓗ 시행 전 기관지 확장제, 물, 생리식염수 분무나 흡입하면 효과적

　　② 체위: 좌위, 반좌위 **24**

(2) 호흡 양상 개선 간호

　　① 흉관과 흉곽배액(chest tube and pleural drainage) **23 21 20 18 16 15 14 12 11 08 07 02 01**

　　　㉠ 목적: 흉막강내 공기나 액체를 제거 → 흉막강내 정상 음압을 유지, 폐의 재팽창을 증진

　　　㉡ 간호 중재 **23 21 20 15 11 08 07 01**

　　　　ⓐ 배액관 개방성 유지 확인 **11 07**

　　　　　• 파동: 흡기 시 물이 올라가고 호기 시 내려감, 관이 막히면 파동이 사라짐 **15**

　　　　　• 기포발생 증가: 공기가 새고 있음

　　　　　• 기포 발생 없음: 폐의 재팽창, 폐색, 배액관이 꼬였음을 의미

　　　　ⓑ 배액병의 양, 색, 특징 관찰: 배액량이 100ml/hr 이상이면 보고(과다 출혈)

　　　　ⓒ 응급상황 관리 **21**

　　　　　• 배액병이 깨지거나 흉관 빠짐 → 늑막강내로 공기 유입 → 폐허탈, 즉시 개구부 막기 **21**

　　　　　• 배액병 깨진 경우 흉관을 즉시 겸자로 clamping, 노출 부분 소독제로 닦기(긴장성 기흉 시 잠그면 안됨)

　　　　ⓓ 관 훑기: 혈액 응고, 물이나 죽은 조직 기계적으로 제거 → 권장하지 않음

　　　　ⓔ 지지적 간호

　　　　　• 체위 변경 시 당겨지지 않도록 주의

　　　　　• 배액병은 낮은 곳에 위치 **23**

　　　　　• 배액관 연결 부위에서 공기가 새지 않게 함

　　　　ⓕ 배액관 제거 **20 16 12 04**

　　　　　• 가능하면 빨리 제거하기(감염, 통증, 견관절 활동 제한 유발)

　　　　　• 배액량이 거의 없고, 폐가 재팽창 되고, 배액성상이 정상일 때

　　　　　• 제거 30분 전 진통제 투여

　　　　　• 흉부방사선 촬영: 폐확장 유지 확인

　　　　　• valsalva법으로 관 제거: 심호흡 후 호기 끝에 숨을 참는 상태에서 빠르게 관 제거(기흉 예방) **20**

　　　　　• 제거 후 봉합, 무균의 바셀린 거즈로 밀폐 드레싱

(3) 가스교환 증진 간호 **16 14**

　　① 산소요법 **14**

　　　㉠ 목표: 부작용 없이 가장 낮은 FiO_2를 사용하여 최선의 산화

　　　㉡ FiO_2: 흡입 공기 중 산소의 비율, 산소 1L/min 증가 시 4%(공기 중 산소농도 21%)

　　　　ⓐ 저유통 방법: 방안의 공기에 포함되어 있는 산소를 보충해 주는 정도의 농도

　　　　ⓑ 고유통 방법: 대상자의 총 흡기 요구량을 정확한 FiO_2에 맞추어 제공, 벤츄리 마스크 이용

비강 캐뉼라	1~6L/m의 산소 공급 만성 폐질환 환자에게 장기간 산소투여 시 사용 이산화탄소 정체 환자에게는 2~3L/m 이상의 산소투여 금지(호흡자극 억제되어 무호흡이, 호흡정지의 위험성 ↑)
안면마스크	단기간 산소투여나 응급상태에서 40~60%의 산소농도 제공하기 위해사용 호기된 공기의 재호흡 막기 위해 최소 5L/m의 유통 속도 필요, 피부간호 필요

venturi mask	일정한 양의 실내공기가 산소와 섞여 가장 정확하게 산소를 전달하는 방법, 가습이 필요하지 않음, 만성폐질환 환자에게 가장 좋음

2) 기계적 환기 23 20 14 11 05

(1) 종류

적응증	• 만성진행성 신경근육질환, 호흡성 산증, 저산소혈증, 진행성 폐포 저환기 대상자, 외과 수술 후 호흡지지 필요시, 전신마취나 깊은 진정이 필요할 때
기관 내 삽관 (endotracheal intubation)	• 인공호흡이 필요한 경우 인공기도 확보해야 함 • 10~14일 정도 인공 환기 유지 가능(14일 이상인 경우 기관절개술 시행) • tube 위치 확인: 흉부 방사선 촬영, 양쪽 호흡음 청진
인공호흡기 간호 24 20 11	• 인공호흡기에 대한 대상자의 반응 모니터링 • 활력징후 사정, 말초 산소포화도 모니터링, ABGA수치 점검 20 • 시간당 소변량 확인(순환량 확인) 05 • 기관내관 위치의 적절성 확인(양측 호흡음 사정) • 의사소통 방법 적용(구두 의사소통 불가능 → 보드판, 편지지, 컴퓨터 등 사용) • 자주 흡인하여 기도청결 유지(흡인 전 산소 100% 공급) 24

(2) 합병증 및 관리 23 18 16 14

합병증		원인 및 증상	예방 및 간호
심장 합병증 23	저혈압	양압 적용으로 흉강내압 증가 23 → 심장으로의 혈액귀환 방해 → 우심방으로의 정맥귀환 감소 → 심박출량 감소 탈수, 최고 기도압력으로 환기 필요한 환자에게 발생	valsalva maneuver 방지 (변비예방)
폐합병증	기압상해 (barotrauma) 18	양압에 의한 폐 손상 → 기흉, 피하기종 발생 원인: 만성 기류제한의 질환, 수포, 호기말양압 적용, 역동적 과팽창, 폐의 환기 시 고압을 필요로 하는 경우	–
	용량상해 (volutrauma)	한 폐에서 다른 쪽 폐로 과잉용량 넘어가 폐 손상	–
	산염기 이상	혈액가스 이상	적절한 인공호흡기로 교체 체액 및 전해질 불균형 교정
위장관 합병증	스트레스성 궤양	기계적 환기의 스트레스(25%)	삽관 후 제산제, 히스타민 차단제(tagamet,zantac) 투여
	장마비로 인한 영양분 흡수부전	흉곽과 복강 사이의 압력 변화로 발생 영양분 흡수에 영향 초래 → 호흡근의 허약 초래 → 비효율적 호흡, 피곤 → 인공호흡기 중단 불가초래	균형 잡힌 식이를 비경구 또는 비위관으로 공급 탄수화물 과잉섭취 제한 전해질 보충
감염	폐렴	인공기도는 잠재적인 세균 감염 위험성 있음 → 폐렴 발생 입이나 위장에서 나온 체액 흡인 → 병원체의 원천	손 씻기 엄수 구강간호, 흉부 물리요법, 체위배액법, 자세변경 실시

근육 합병증	근육 소모	부동으로 인한 근육 소모	조기이상, 적절한 운동 가스교환 쉽게 조절
인공호흡기 의존	인공호흡기 중단불능	최종적인 합병증으로 심리적, 생리적 원인으로 발생 인공호흡기 장기간 사용 시 호흡근이 피로해져 호흡기능 중단	주요한 신체 계통을 최적화, 원인 제거

(3) 인공호흡기 경보음 원인 24 18

① 고압 경보음: 기도분비물의 증가, 기침, 오심, 입안의 관을 깨묾, 불안해하며 인공호흡기에 저항, 천명, 기관지 경련으로 기도 직경 감소, 기흉 발생, 기관내관의 삽입 위치 이탈, 배관에 물이 고였거나 꼬여있음

② 저압 경보음: 인공호흡기 회로가 샘, 기관내관 또는 기관절개관 커프가 샘 24

4. 상부호흡기계 장애의 간호

1) 부비동염(sinusitis) 16

부비동 점막에 염증성 변화가 초래된 상태로 주증상: 비루(rhinorrhea)

(1) 원인 및 병태 생리

① 비염을 앓은 이후 흔히 발생, 상악동이 감염률 높음

※ 상악동염=축농증

② 비중격만곡증, 용종, 종양, 코카인 흡인, 오염된 공기 흡인, 안면외상 등

③ 만성 시 반복적인 염증으로 점막이 비후

(2) 증상

비루, 양측성, 화농성, 점액성, 비점막 붉고, 두통, 안면압박감, 통증, 압통, 미열

(3) 수술 후 간호 중재 16

① 반좌위: 배액 증진, 부종 감소

② 24시간 얼음찜질

③ 출혈, 부종, 호흡곤란 관찰

④ 구강간호

⑤ 부드러운 음식, 수분섭취 증가

⑥ 절개 부위 긴장 피하기

⑦ 2주간 기침, 코풀기, 배변 시 힘주기 피하기, 입벌리고 재채기, 과도한 활동 금지

⑧ 분비물을 삼키지 말고 뱉어내도록, valsalva 수기 피하기

⑨ 출혈 경향성이 높은 아스피린 계열 진통제 사용 금지

2) 편도염(tonsillitis) 19 16 13 11

(1) 임상적 특징

인후통, 연하곤란, 이통, 권태, 경부림프선 비대, 미각감소, 인후 건조, 피로

(2) 진단검사

전혈구 검사, 분비물배양검사, ASO titer, ESR/WBC 증가 16, 흉부 X-선 검사

(3) 치료 및 간호 중재

① 페니실린이나 erythromycin 투여(7~10일간, 급성 시), 진통제, 해열제 투여
② 휴식, 수분섭취 증가, 생리식염수 함수, 인후 세척
③ 부드럽고 자극성 없는 음식 제공
④ 목에 얼음칼라 적용
⑤ 출혈 증상 관찰
⑥ 외과적 중재(편도선절제술, 만성 편도선염인 경우)
⑦ 수술 후 간호 중재 **19 13 11**
  ㉠ 출혈 모니터: 자주 삼키는 행동, 빈맥, 불안 관찰
  ㉡ 안위 도모: 가습기와 목에 ice collar 적용
  ㉢ 의식 회복 후 차가운 물과 부드러운 음식 제공(얼음조각이나 아이스크림 제공)
  ㉣ 빨대사용 금지(상처 건드리거나 출혈 유발 우려)
  ㉤ 수술 후 1~2주 동안 심한 기침, 코를 푸는 행위, 무거운 짐 들기, 격렬한 운동 등 금지(출혈 가능성)
  ㉥ 산성주스(오렌지 주스): 수일 동안 피함 (목을 자극함)
  ㉦ 삼킨 혈액 때문에 수술 후 며칠 동안 검은 변 봄, 수술 부위 출혈 징후가 있으면 의사에게 즉시 보고
  ㉧ 진통제는 aspirin 대신 acetaminophen 사용

3) 후두암(laryngeal cancer) **15 13 08 04**

후두(성대)에 생기는 악성 종양

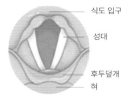

후두의 구조   후두암이 발생한 모습

(1) 위험요인

흡연, 음주, 유해물질 흡입, 만성 후두염, 목소리 남용, 방사선 노출

(2) 증상 **04**

2주 이상 지속하는 쉰 목소리, 목, 신체에 덩어리, 지속적인 기침, 인후통, 이통, 객혈, 연하곤란, 호흡곤란, 체중감소

(3) 치료 및 간호 중재 **15 13 08**

① 후두 절제술, 항암화학요법, 방사선요법
② 수술 전 간호: 수술 후 변화, 제한점 설명
  ㉠ 부분절제: 목소리 변화, 연하곤란, 흡인 위험성
  ㉡ 전체절제: 목소리 상실, 영구적인 개구부형성(stoma), 미각, 후각 감소, 쉽게 흡인 안 됨(기도와 식도사이 연결 없음)
③ 수술 후 간호
  ㉠ 기도유지: 흡인 시행하여 분비물 제거, 습도 제공(점막 건조 예방), 기침, 심호흡, 조기이상 격려 **13 08**
  ㉡ 침상 머리 약 30~45도 올리기: 배액 증진, 봉합 부위 압력감소
  ㉢ 체위 변경 시 머리 부분 지지(봉합선 긴장 방지)
  ㉣ 수술 부위가 긴장되지 않도록 통증 관리: 진통제 투여
  ㉤ 수술 부위 무균적 관리와 배액관 관리, 개구부 관리
  ㉥ 출혈 사정: 활력징후 측정(저혈압, 빈맥) **13 08**
  ㉦ 의사소통 방법 교육: 식도 언어 교육, 인공후두 이용에 관한 교육
  ㉧ 운동: 어깨와 목운동, 손가락으로 벽 오르기 등
④ 방사선 치료 후 간호
  ㉠ 피부: 태양 노출 삼가, 건조하고 깨끗한 피부 유지
  ㉡ 구강간호, 소량의 식사 자주 제공

4) 비출혈(epistaxis) 🔟 07 🔟

비강내 모세혈관이 풍부하여 비출혈이 흔히 발생, 어린이, 청소년기는 코의 전방, 노년기는 코의 후방에서 발생

(1) 치료 및 간호 중재 🔟 07

① 출혈 부위 압박, 전기 또는 화학제를 이용한 소작
② 압박으로 안 되는 경우 비심지: 출혈 부위를 확인할 수 없고 비출혈이 멈추지 않을 때 시행
③ 대상자 지지로 불안 완화
　㉠ 전공심지법: 비강 앞 출혈부위 시 효과
　㉡ 후공심지법: 후비공 출혈 시 응급지혈, 심지가 빠지면 기도폐색의 원인 🔟
④ 간호
　㉠ 좌위 유지, 몸을 숙임: 손가락으로 코의 비중격을 적어도 5분간 압박
　㉡ 혈액을 뱉어내도록 격려: 목안에 축적된 혈액은 흡인
　㉢ 삼키는 혈액의 양 최소화: 오심, 구토 예방
　㉣ 비출혈 후 몇 시간 동안 코를 풀지 않도록 교육
　㉤ 코 위에 얼음찜질 적용: 혈관수축
　㉥ 구강간호 자주 수행, 입으로 숨 쉬도록 격려, 습화
　㉦ SpO$_2$ 모니터링(저산소증 예방)
　㉧ 심하게 코 풀기, 아스피린, 무거운 물건 들어 올리기, 심한 운동 금지

5. 하부호흡기계장애의 간호

1) 급성기관지염(acute bronchitis): 기관지에 생긴 급성 감염성 질환

(1) 증상

기침, 화끈거리는 흉통, 점액성, 화농성 객담, 권태감, 수포음, 천명음

(2) 치료 및 간호 중재: 대부분 자연 치료, 대증요법

① 항생제: 이차적 세균감염 예방(노인, 만성질환자)
② 심한 기침 시: 코데인, 스테로이드 투여
③ 기관지 확장제: albuterol, theophylline제제 투여(주로 천식 환자)
④ 아스피린 투여: 해열, 일부 염증 증상 완화
⑤ 안정, 휴식, 균형 잡힌 식이, 매일 2~3L 수분섭취 권장, 금연 권고
⑥ 기침할 때: 손바닥으로 가슴의 앞, 뒤 지지
⑦ 호흡기 자극물 피하기: 담배 연기, 먼지, 가스 등
⑧ 기도 개방성 유지: 심호흡, 기침, 수분공급, 가습, 흉부물리요법, 객담용해제

2) 폐렴(pneumonia) 23 16 14 11 08 06

- 폐실질의 급성 염증 상태
- 폐 조직의 부종, 폐포의 수분 이동을 일으키는 염증성 과정으로 저산소증 유발
- 간질강, 폐포, 세기관지에서 염증 발생

(1) 병태 생리 14 06

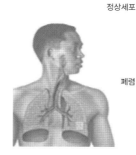

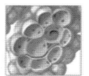
정상세포

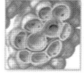
폐렴

① 기관지 점막 비후로 인한 점액 과다 분비: 화농성 객담, 기침 증가, 흉통, 늑막통, 두통, 오한, 발열, 기침, 빈맥, 호흡곤란, 빈호흡
② 분비물 증가로 인한 기관지 경련: 천명음, 호흡곤란, 비익 확장, 호흡 보조근 사용
③ 과소환기: 흉부 확장의 감소, 저산소혈증
④ 호흡성 산독증: 고탄산증, pH저하
⑤ 균혈증: WBC 증가, 호중구 증가증

(2) 증상 [14]

① 흉통, 늑막통, 오한, 발열, 기침, 빈맥, 호흡곤란, 빈호흡, 화농성 객담, 청진시 악설음, 기립성 저혈압, 저산소혈증, 탈수 쇼크 시 급격하고 약한 맥박, 피로, 불안, 호흡성 산독증, 패혈증(WBC 증가, 호중구 증가)

(3) 진단

객담검사, 혈액검사, 흉부 X-선, SaO_2

(4) 치료 및 간호 중재 [23] [14] [11]

① 적절한 항생제 사용(세균에 따라 5~21일간)
② 기관지 경련 시 기관지확장제 투여, 진통제
③ 심호흡과 기침(가슴지지)
④ 가스교환증진, 기도개방증진 [11], 흉부물리요법 [23]
⑤ 수액요법, 산소요법
⑥ 침상안정 및 휴식(산소량 감소 위함)
⑦ 고칼로리, 고단백 식이 제공
⑧ 반좌위, 체위배액
⑨ 수분섭취 증가(분비물 묽게 함)
⑩ 체위 변경(폐색전, 무기폐 예방)
⑪ 예방 교육: 폐렴구균백신 예방접종(65세 이상은 매년 접종), 담배, 감염환자 노출 피할 것

3) 폐결핵(pulmonary tuberculosis) [24] [23] [22] [21] [20] [19] [18] [17] [16] [15] [14] [13] [08] [07] [06] [02] [01]

결핵균에 감염된 환자의 기침, 재채기, 객담 때문에 결핵균의 비말핵이 공기 중에 떠다니다 타인에게 흡입되어 폐포에 도달, 최초 감염된 환자의 5~15% 가 이환

(1) 원인 [07]

mycobacterium tuberculosis 또는 결핵간균의 비말감염, 직업성 폐질환자(규폐증) [07]

(2) 진단 [17] [16] [06]

① 투베르쿨린 반응 검사: 경결 지름 5~9mm(의심), 10mm 이상(양성), 0~4mm(정상)
② 객담검사: 3개 표본에서 AFB가 검출되면 결핵으로 확진 [17]
   PCR 검사는 몇 시간 내 결핵균 식별 가능 → 초기 진단에 유용
③ 흉부 X-선 촬영

(3) 치료: 항결핵 약물 요법 [22] [21] [20] [19] [14] [08] [02]

① 항결핵제 병용 요법: 치료 및 전파 예방하는 가장 효과적인 방법 [02]
② 결핵 초기에는 1차 약 투여, 초기치료 실패 시 2차 결핵약 사용
③ 항결핵제는 여러 약을 복합하여 복용: 약제 간 상승효과와 내성 감소 위함
④ 1일 1회 복용: 정해진 시간에 한꺼번에 모두 복용 [24]
⑤ 처방에 의하되 6~18개월간 장기간 복용

⑥ 공복 시 투여해야 흡수율 최대
⑦ 우선 사용하는 1차 항결핵제: INH **19**, 리팜핀, pyrazinamide(PZA) **14**, EMB 등 **14**

	약명	부작용	주의사항 20
1차 **22**	Isoniazid(INH)	말초신경염 **19**, 간장애	간 효소 검사 시행, 피로, 허약감, 식욕부진, 권태감 유발 가능성 설명, 부작용은 pyridoxine 투여로 예방
	Ethambutol(EMB)	시신경염, 피부발진, 시력감소	주기적인 시력검사, 신질환 시 주의
	Rifampin(RFP)	오렌지색 소변 및 분비물, 위장장애, 열	소변, 침, 객담, 눈물, 땀 등 오렌지색으로 변할 수 있음을 교육 **20**
	Pyrazinamide(PZA)	요산혈증, 간장애	간독성, 간기능, 요산검사 관찰
2차	Streptomycin(SM) **14**	8뇌신경(청신경) 손상, 신장장애	치료전, 중 주기적으로 청력검사

⑧ 전파 예방: 2주 정도 투약 시 전염력이 현저히 감소 **21**
⑨ 결핵 예방접종: BCG 접종(투베르쿨린 반응에서 음성인 사람에게만 접종하며 피내 주사, 6~10주 후에 양성반응을 보이면 효과가 있는 것)

(4) 간호 중재 **17 15 13 01**
① 감염전파 예방: 마스크, 일광소독, 환기, 기침 시 코와 입 막고 하도록 교육
② 약 복용 이행: 약제 복용 거르는 경우 내성 발생
③ 고단백, 고칼로리, 비타민 보충 식이 **13**
④ 결핵의 주요 간호진단
　　㉠ 폐용량 감소와 관련된 비효율적인 호흡 양상
　　㉡ 피로, 객담을 동반한 기침과 관련된 영양장애
　　㉢ 식욕부진 및 섭취량 저하와 관련된 영양 부족
　　㉣ 질병과정에 대한 지식부족, 동기 결여, 장기간의 치료와 관련된 지식부족
⑤ 접촉자는 접촉자 검진(병력/진차/흉부 x선)을 실시하여 활동성결핵이 의심되면 추가검사(객담검사 등)를 실시하여 활동성 결핵 시 결핵 치료하고 그렇지 않은 경우 결핵감염검사(-)으로 경과관찰

4) 늑막염(흉막염, pleurisy)과 늑막삼출(흉막삼출, pleural effusion)

	늑막염	늑막삼출 19 18
원인	• 건성늑막염은 늑막의 염증상태로, 늑막액은 증가하지 않은 상태 • 폐렴, 상기도 감염, 폐결핵, 흉부 외상, 폐경색, 폐색전증, 암, 바이러스에 의한 늑막통, 흉곽 수술 등과 관련	• 벽측늑막과 장측늑막의 윤활제 역할을 하는 늑막액의 비정상적 증가로 일어남(정상 늑막액: 5~15mL) • 늑막액 형성의 증가: 좌심부전, 폐렴, 폐색전증, 늑막염증, 무기폐, 복수, 흉관의 손상, 간경화증, 신부전, 폐결핵 등 • 늑막액 흡수의 감소: 림프관 폐쇄, 상대정맥 증후군, 우심실부전
임상 증상 **18 13 12**	• 통증: 흡기 시 날카로운 통증(늑막이 서로 마찰하여 심하게 찌르는 양상), 통증은 일측성, 심호흡, 기침, 늑막운동 시 악화, 숨을 멈추면 통증 감소, 늑막에 삼출물 생기면 통증 소실	• 늑막성 흉통, 호흡곤란, 마른기침 • 타진 시 탁음, 삼출액 있는 부위의 호흡음 감소 또는 소실 **18** • 늑막액 부위에서 양명성음 들림

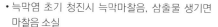

	• 늑막염 초기 청진시 늑막마찰음, 삼출물 생기면 마찰음 소실 • 발열, 전신 쇠약감, 얕고 빠른 호흡, 침범받은 부위의 호흡운동 제한	
치료 및 간호 **19 02**	• 항생제 투여, 진통제 투여(항염증성 약물인 indomethacin 사용) • 흉관 삽입 및 배액 • 호흡곤란 시 산소투여 • 휴식 및 안정, 흉벽 지지 위해 침범받은 쪽으로 눕게 함 • 주기적으로 기침과 심호흡 시행, 기침 시 침범받은 쪽 흉부를 손바닥으로 지지하면서 하도록 교육	• 늑막천자 **19** 후 체액분석 → 원인규명, 밀봉흉곽배액(폐의 재 팽창 도움) **중요 늑막천자 간호 24 19** • 자세: 좌위, 테이블에 기댐(공기유입방지) • 호기말에 바늘삽입(움직임 및 기침 자제) **24** • 천자 시 30분 이내 1,500mL 이상 제거시 저혈압, 폐부종 유발 주의 • 무균적인 폐쇄 드레싱 및 압박 • 검사 후 삽입부 위를 위로(건강한쪽이 아래)하여 폐 확장 용이하게 함 • 검사 후 혈액 섞인 거품 있는 객담, 저산소혈증 관찰, 폐확장 잘되도록 심호흡 권장 • 늑막 유착술(pleurodesis): 흉곽삽입하여 늑막강내 tetracycline이나 방사능 물질, 화학요법제 주입 → 벽측늑막과 장측늑막을 유착시켜 액체 축적 예방 • 늑막절제술: 장측늑막에서 벽측늑막을 외과적으로 제거 → 심한 염증 유발로 치유되면서 유착되어 늑막공간 없어짐 • 통증 조절: 늑막염에 의할 경우 침범된 곳 지지, 환부를 아래로 위치하고 눕기

5) 무기폐(atelectasis)

폐의 일부, 전부 허탈 공기가 없거나 줄어든 상태

(1) 원인

호흡을 억제하는 복부 흉부 수술, 심호흡 방해하는 질환, 흡입마취, 기관지 확장 등

(2) 증상

호흡곤란

(3) 진단 검사

흉부x-레이, 흉부 CT

(4) 간호 중재

COPD 간호와 동일, 예방이 중요, 기도유지, 환기증진, 잦은 체위 변경, 심호흡, 기침, 기도분비물 제거

6) 폐쇄성 호흡기 질환

- 기도가 폐쇄되거나 좁아져서 기도의 공기 유통이 계속적으로 폐쇄되는 폐질환
- 천식, 만성 폐쇄성 폐질환 COPD(만성기관지염, 폐기종), 기관지확장증, 낭성 섬유증 등이 포함

(1) 천식(asthma) 23 22 20 19 18 17 16 15 14 11 08 03 02 01

공기의 유통 장애가 있는 상태, 환자의 1/2이 10세 이전 발병, 성인 되어 완화, 도시 > 시골

① 원인: 기도의 만성 염증 질환, 기도 과민성의 증가, 가역적인 기도 폐쇄

② 증상: 급성 발작 시 천명음(주로 호기 시), 호흡수 증가, 호흡곤란, 가슴 답답함, 기침, 다량의 점액분비, 보조근육을 이용한 호흡 양상 22 11

③ 진단: 폐기능검사(PFT) → 천식에 대한 가장 명확한 검사

④ 치료 23 20 19 16 15 14 11 08 03

　㉠ 기관지 확장제: 세기관지 평활근 이완작용 23 15

　　ⓐ $\beta2$-agonists: $\beta2$ 수용체에 작용하여 기관지 평활근이완, albuterol(ventolin) 23 20 16 08

　　ⓑ 콜린성 길항제: 부교감신경계차단, 교감신경계 활동을 자극하여 기관지 확장, 폐 분비물 감소, atrovent 16, 흡입제로 사용

　　ⓒ 아미노필린, theophylline(부작용: 부정맥 주의, 빈맥, 독성작용) 19

　㉡ 소염제: 기도내의 일반적인 염증반응과 알레르기성 염증반응 감소 작용

　　ⓐ corticosteroids: 염증과 면역반응 감소시킴, 흡입 분무 형태 사용 시 천식 예방

　　ⓑ 흡입용 소염제: 호흡기 상피세포와 백혈구에서 염증성 매개체 방출을 저지, 폐에서 감각 신경 자극을 감소, 천식발작 예방, pulmicort, 흡입 후 입안을 헹구기(구강칸디다증 유발) 19

　　ⓒ 비만세포 안정제: 알레르기성 물질이 IgE와 결합할 때 비만세포막이 열리는 것을 방해, 아토피성 천식 증상에 예방적 효과

　㉢ 운동과 활동

　　ⓐ 유산소 운동: 심혈관 건강 유지, 골격근 힘 강화, 환기, 관류 촉진

　　ⓑ 환자의 발작 유발 상태를 고려하여 운동시간 조절

　㉣ 산소요법: 급성천식발작동안 마스크나 비강 캐뉼라 통해 적용

⑤ 급성 천식 간호 중재: 신속하게 중재, 병력 사정 최소화 16 15 14 03 02 01

　㉠ 기도개방: 속효성 $\beta2$-agonists 흡입제(ventolin), 스테로이드 구강투여 16

　　ⓐ 속효성 $\beta2$-작용제를 2~4puff/회로 20분마다 3회, 또는 1회의 분무요법을 시행

　　ⓑ 증상의 완화, 호기유량 개선: 지속적인 속효성 $\beta2$-작용제, 경구 코르티코스테로이드 사용

　　ⓒ 증상 지속, 최대호기량이 50% 이하: 응급상황(구급대)

　㉡ 산소 공급: 이산화탄소 정체 시 금기, 비강캐뉼라 6L/m, 산소마스크는 질식감 느낄 수 있어서 비강선호

　㉢ 불안조절

　㉣ 환자가 선택한 편안한 체위 제공

　㉤ 간호사가 옆에 있으면서 부를 때 즉시 반응, 지시에 반응이 적으나 인내하며 반복 설명

　㉥ 구강, 정맥 내 수분공급

⑥ 만성 천식 간호 중재 22 18 17 03 02 01

　㉠ 약물투여 이행확인

　㉡ 부작용과 투여방법 교육, 처방받지 않은 약물 투여방지 → 자가간호증진

　㉢ 기관지 경련 일으키는 자극물 제거, 먼지 없는 환경 제공, 금연

　㉣ 호흡기 감염 조기 치료: 자주 호흡기 감염과 함께 발생 22

　㉤ 온도, 습도 조절: 차고 건조한 공기에서 천식 발작 호발(밤)

　㉥ 이완 운동: 불안 감소

(2) 만성폐쇄성폐질환(chronic obstructive pulmonary disease, COPD) 24 23 22 20 18 17 14 12 11 09 07 06 03 01

폐기종 20 14	만성기관지염 18
병태 생리 14 11 • 폐 탄력성의 손상과 폐의 과잉 팽창으로 호흡곤란, 호흡수 증가 정상 폐포 폐기종 폐포	• 감염성 자극물이나 비감염성 자극물(담배 연기) 지속 노출되어 발병 • 1년에 3개월 이상 만성적인 객담 동반 기침 유발 • 자극물질의 염증반응으로 혈관 확장, 울혈, 점막부종, 기관지경련, 많은 점액 생산, 기관지벽 두꺼워져 기도폐쇄 • 만성기관지염이 심해지면 폐기종으로 발전 정상 점액 및 점액과다

원인	• 흡연: 가장 중요한 위험요인, 직접 및 간접흡연, 제한된 공간에서의 흡연 노출 • 유전(AAT결핍증), 대기오염, 호흡기 감염의 잦은 재발, 노화, 습하고 찬 기후
증상 14 09	• 호흡곤란, 호흡수 증가 • 호흡시 보조근육 사용, 횡격막 운동 제한 • 과공명음, 술통형 가슴, 기좌호흡 • 호기의 연장, 호흡음 감소, 청색증, 경정맥 팽대 / • 만성 저산소혈증으로 청색증, 곤봉지두, 이른아침 가래 섞인 기침 • 청진시 악설음, 저산소 혈증, 호흡성 산증 초래 • 심해지면 폐기종으로 발전
	외모의 변화: 사지의 근육이 가늘어지고 목 근육 증대, 느린 움직임, 허리 구부림, 앞으로 고개 숙인 자세로 앉고 팔을 앞쪽으로 붙들고 있음
진단 20 11	ABGA(저산소혈증, 과탄산혈증), 흉부 X-선 검사(과팽창, 횡격막 편평), 객담배양 검사 폐기능 검사로 경증~중증 분류: 노력호기량, 중간최대 호기 유속, 폐활량 감소, 총 폐용량, 잔기량, 기능적 잔기량 증가 20

① 치료 및 간호 중재 24 22 20 19 18 17 14 12 07 06 03 01

ㄱ 약물요법: 기관지 확장제(aminophyline), corticosteroid, 점액용해제, 항생제, 이뇨제, digitalis(우심부전 시) 17 06

ㄴ 산소요법 07 03

ⓐ 마스크, 비강 캐뉼라

ⓑ 저농도 산소공급(저산소혈증 + 만성 과탄산혈증 환자에게는 낮은 농도의 산소공급 → 호흡 중추 자극)

ㄷ 자세: 안정, 좌위

ㄹ 모니터링: 2시간마다 대상자 사정

ㅁ 기도유지: 머리, 목, 가슴을 일직선으로 유지하고 분비물 배출시킴

ㅂ 기관지 경련 예방: 기도 자극 피함(흡연, 가스, 공기오염)

ㅅ 분비물 배출: 충분한 수분 섭취(2~3L/일)로 분비물 묽게 함, 체위배액

ㅇ 호흡운동: pursed lip breathing(입술 오므리기 호흡, 세기관지 허탈 방지, 효과적으로 공기배출) 24, 복식호흡, 지속적양압호흡법 적용 23 22 20 14 03 01

ㅈ 영양: 고열량, 고단백식이, 탄수화물 50% 내외로 조정(탄수화물을 에너지로 전환하는 과정시 이산화탄소 발생) 18, 소량씩 자주 섭취, 가스형성 음식 피함 12

(3) 기관지 확장증(bronchiectasis) 13 12 10

기관지벽의 탄력성과 근육 구조의 손상으로 큰 기관지 하나 이상이 영구적, 비정상적으로 확장

→ 정상 방어기전이 파괴된 상태, 폐의 점액 배출 능력이 감소되어 폐쇄성 질환으로 분류

① 증상 13

  ㉠ 많은 양의 냄새 나는 3층 화농성 객담: 흐린 점액-깨끗한 침-흐린 농물질

  ㉡ 만성기침 (아침 기상 시, 누울 때 발작적 기침, 농성 객담 포함한 심한 기침), 객혈

  ㉢ 체중감소, 식욕부진, 고상지두(곤봉형 손가락), 폐성 심질환

② 진단검사: 객담검사, 기관지 조영술(확진을 위한 검사)

③ 치료 및 간호 중재 13 10

  ㉠ 항생제, 기관지 확장제 투여

  ㉡ 수분섭취, 가습기 사용

  ㉢ 감염예방: 인플루엔자, 폐렴 예방접종

  ㉣ 기도 자극 피하기: 흡연, 공기오염

  ㉤ 적절한 영양: 감염에 대한 내성 유지

  ㉥ 일생동안 체위배액, 간헐적 양압 호흡 사용

  ㉦ 심호흡과 기침법 사용

  ㉧ 냄새나는 객담과 기침으로 인한 식욕부진 → 구강위생

  ㉨ 대인관계 기피 가능 → 정서적 지지 필요

7) 폐색전증(pulmonary embolism) 23 22 15 08 03

혈전, 종양세포, 공기, 지방 등이 전신 정맥 순환에 유입되어 폐혈관을 폐쇄

(1) 원인 15

① 주요 원인: 심부정맥 혈전증(DVT)의 혈괴가 골반이나 하지에서 떨어져 나와 대정맥과 우심방을 거쳐 폐의 혈관으로 이동해 폐혈관 막음 15

② 폐동맥의 작은 혈관 막음: 혈류감소 또는 정지 초래 → 관류장애 → 환기 관류 불균형 초래

③ 폐동맥의 큰 혈관 막음: 폐혈관 저항 증가 → 폐동맥압 증가 → 우심부전 초래

④ 장기간 부동, 최근의 수술, 골절, 비만, 과응고력, 임신, 에스트로겐 치료(경구피임약)

⑤ 울혈성 심부전, 뇌졸중, 가벼운 외상, 골반농양, 감염된 정맥관 삽입

(2) 증상

호흡곤란, 빈호흡, 빈맥, 저혈압

(3) 진단검사

d-dimer(+), chest CT, 폐관류 및 폐환기 검사, 폐동맥 조영술

(4) 치료 및 간호 중재

산소요법 및 심한 저산소혈증 시 기계적 환기 적용

① 항응고 요법

  ㉠ heparin: PTT를 정상의 1.5~2.5배로 유지, 4시간마다 검사, 7~10일간 사용

  ㉡ wafarin: 헤파린 중지 3~5일 전부터 시작하여 3~6개월간 계속 투여, PT의 INR를 정상의 1.5~2.5배로 유지, 4시간마다 검사 23 22

② 혈전 용해 요법(thrombolytic therapy): 유로키나제, streptokinase, TPA 등 투여

③ 반좌위

④ 심박출량 증가를 위해 수액요법, 심근수축력 향상 약물투여

⑤ 불안 감소 위한 간호: 설명, 정보 제공, 항불안제 투여 등

⑥ 출혈 징후 관찰, PT, aPTT 결과 확인

⑦ 주사 후 10분 이상 압박

8) 급성호흡부전(acute respiratory failure, ARF) 21 06 00

(1) 병태 생리

폐포 내의 가스와 모세혈관의 혈액 사이에 생긴 산소, 이산화탄소 교환 장애가 급성 발병, PaO_2 60mmHg 이하, $PaCO_2$ 45mmHg 이상, pH 7.35 미만(호흡성 산증) 21

(2) 증상 06

호흡곤란, 빈맥, 빈호흡, 고혈압/저혈압, 청색증, 호흡 보조근 사용, 착란, 지남력 상실, 좌식호흡

(3) 치료 및 간호 중재

산소분압 60mmHg 이상 유지, suction, 기계 환기(인공호흡기) 21, 편안한 체위, 침상안정, 에너지보존, 의식/호흡 상태 확인

9) 급성호흡장애증후군(acute respiratory distress syndrome, ARDS, 성인호흡장애증후군) 19 16 06 05 00

폐질환 기왕력 없으나 호흡곤란, 청색증, 일반적인 산소요법에는 반응하지 않는 심한 저산소혈증 등을 보이는 급성진행성 폐질환, 손상 후 48시간 이내에 급속히 진전, 외상으로 인한 심각한 호흡기계 합병증

① 원인: 쇼크, 외상, 심각한 신경계 손상, 췌장염, 지방과 양수색전, 폐감염, 독성 가스 흡입, 폐흡인, 약물 섭취(헤로인, 아편제제, 아스피린 등), 수혈과다, 인공심폐기 사용

② 임상 증상 06

   ㉠ 그르렁거리는 호흡, 과호흡, 호흡곤란, 청색증, 창백, 늑간 함몰, 발한

   ㉡ 의식 상태변화: 혼돈, 혼수

   ㉢ 저혈압, 빈맥, 부정맥 가능

      ⓐ 저산소혈증: ABGA 결과 PaO_2 감소, $PaCO_2$ 증가, 초기에 PaO_2 매우 낮고 $PaCO_2$는 정상 혹은 낮고 pH는 증가 (즉, 급성호흡성 알칼리증)

      ⓑ 청진시 비정상적인 폐음 X: 기도보다 간질강에서 부종이 먼저 발생

③ 진단검사: ABGA(PaO_2 감소, $PaCO_2$ 상승) 16

④ 치료 및 간호 중재: 조기발견 중요 19 05 00

   ㉠ 기계적 환기: 양압 호흡(PEEP) 19, 지속적 기도 양압 적용(기도허탈 방지)

> **중요 호기말 양압 호흡 (PEEP) 19**
>
> • 부작용: 정맥귀환량 감소, 순환혈량 감소
> • 금기: 뇌압상승, 기흉, 급성기관지경련, 혈압저하 대상자

   ㉡ 산소 공급: PaO_2 60mmHg 이상 유지, 산소포화도는 90% 이상 유지, 낮은 FiO_2 유지, 산소 운반의 최적화

   ㉢ corticosteroids, 항생제 사용, 수액요법 실시

   ㉣ 폐모세혈관압, 활력징후, 섭취/배설량 측정

   ㉤ 가능한 한 빨리 위관영양이나 비경구적 영양 시작

   ㉥ 정서적 지지로 불안 감소: 불안은 조직의 산소요구량 ↑

   ㉦ 감염 예방: 손 씻기, 무균법

   ㉧ 침상안정 유지, 좌위

   ㉨ pursed lip 호흡 외에 다른 호흡 변화 시도 금지: 호흡곤란, 피로 유발

   ㉩ 에너지 소비 감소: 손닿는 침상에 물건 배치

10) 폐암(lung cancer) 12 07 06 03

원발성 폐암이 기관지 상피조직에서 발생(90% ↑), 장골, 척추, 간, 부신, 뇌, 후두신경, 식도, 상대정맥, 주변 림프절로 전이

(1) 원인

흡연, 석면, 방사선, 중금속

(2) 증상: 폐암의 종류, 발생 부위, 전이 여부에 따라 차이 03

① 호흡곤란: 지속적인 기침, 객담(화농성, 녹슨색, 혈액), 객혈, 천명
② 흉부 어깨 팔의 통증, 늑막삼출, 악액질, 식욕감퇴, 체중감소, 발열
③ 쿠싱증후군, 여성형 유방, 고상지두
④ 후기증상: 식욕부진, 피로, 체중감소, 오심, 구토, 쉰 목소리, 연하곤란, 상대정맥 폐쇄, 심낭 삼출물 07

(3) 치료: 폐절제술, 방사선요법, 화학요법

① 폐절제술 06
  ㉠ 폐전절제술(pulmonectomy): 폐 한쪽을 전체적으로 제거
  ㉡ 폐엽절제술(lobectomy): 좌우 폐엽의 하나를 제거
  ㉢ 폐분절절제술(segmenectomy): 폐엽의 일부분인 폐분절을 제거
  ㉣ 설절제술(wedge resection): 병변이 폐의 표면 가까이 있거나 작은 부위에 국한되어있는 부분 제거, 폐의 해부학적 손상 없이 조직 일부제가

(4) 간호 중재

① 기도개방 유지를 위해 반좌위, 산소요법(비강: 1~3L/m), 습화 된 산소제공, 흉관 관리
② 체위
  ㉠ 폐전절제술: 수술받은 측을 비스듬히(1/4 정도) 아래로 한 측위를 취함(수술 하지 않은 부위를 아래로 누우면 종격동 이동으로 봉합선 파열 우려 있음)
  ㉡ 폐엽절제술, 폐 분절 절제술: 수술받은 쪽이 위로 향하는 체위
③ 산소요법, 흉곽 배액관 간호
④ 팔운동: 수술한 날부터 수동적 팔운동 시행
⑤ 조기이상
⑥ 충분한 수액공급과 영양: 섭취량과 배설량 확인, 중심정맥압 측정, 동맥압 측정
⑦ 심호흡, 기침, 체위 변경, 통증 관리

11) 외상성 질환

(1) 연가양 흉곽(fail chest) 12

늑골이 양측으로 골절되어 호흡 시 흉벽의 다른 부위와는 독립된 운동 양상
① 원인 및 위험요인
  ㉠ 고속에 의한 교통사고 시 동반
  ㉡ 노인, 사망률 40%대의 위험한 흉곽 외상
② 임상 증상 12
  ㉠ 흡기와 호기 동안 흉곽의 역리운동 발생: 흡기 시 함몰, 호기 시 팽창하는 역행성운동 (paradoxical movement)
  ㉡ 흉골이 고정되지 않아 심근손상 일어나 심부전 초래
  ㉢ 기흉, 혈흉, 혈기흉 동반

ⓔ 종격동 변위 발생하여 주요 혈관이 꼬이고 폐쇄하는 원인
ⓜ 심한 흉통, 비효과적인 기침
ⓗ 얕고 빠른 호흡, 호흡곤란, 빈맥, 안절부절못함, 청색증
ⓢ 저혈압, 고탄산증, 호흡성 산증
③ 치료
ⓖ 환측으로 눕힘(연가양 부위 안정, 손상당하지 않은 쪽 폐의 팽창 도움 → 일시적 처치)
ⓛ 내부 공기 안정법: 기관 삽관 후 일정 기간 인공호흡기 보조, 습화 된 산소투여
ⓒ 통증 관리: 진통제 투여, 늑간신경 차단, 흉곽 경막외 차단 등
ⓔ 심호흡과 체위 통한 폐확장 증진
ⓜ 기도개방 유지: 기침과 기관흡인으로 객담 배출
ⓗ 심한 저산소혈증, 고탄산증인 경우 기관 내 삽관 후 인공호흡기 적용(PEEP 사용)
ⓢ 혈흉, 기흉 시 밀봉흉곽배액 실시
ⓞ 근이완제, 근골격 마비제 투여
④ 간호 중재
ⓖ 활력징후, 수분과 전해질 균형 사정(저혈량, 쇼크확인을 위함)
ⓛ 폐좌상 시 CVP 측정
ⓒ 기침과 심호흡 격려, 흡인 시행
ⓔ 진통제 투여 및 진통 효과 평가
ⓜ 모든 절차에 대한 설명으로 불안 감소

(2) 기흉(pneumothorax) 21 15 14
장측, 벽측 흉막의 손상 → 폐와 흉벽 사이의 흉막강 안에 공기 축적 → 흉막 내압 상승 → 폐허탈
① 분류 15 13 11 00

	폐쇄성 기흉 13	개방성 기흉 13	긴장성 기흉 21 11
원인	• 자연 기흉: 외상없이 발생, 폐 감염, 젊은 성인 남성, 선천적 허약으로 폐포 파열 시 • 비관통 외상 시 늑골골편이 폐를 찌른 경우 • 쇄골하동맥관 삽입 시 폐손상 • 기침, 기계적 환기에 의한 긴장	• 외상에 의해 횡격막이나 흉벽에 구멍이 생겨 늑막강으로 공기 유입(자상, 총상, 흉곽천자, 중심정맥압 위한 튜브 삽입 등의 합병증으로 발생)	• 개방성, 폐쇄성 기흉 합병증으로 발생(흡기 동안 늑막강 내로 들어온 공기가 호기 동안 밖으로 배출되지 못하는 경우 계속 공기량이 증가되어 늑막내압상승, 대정맥 압박으로 순환장애 유발, 응급상황 발생)
증상	• 날카롭고 갑작스러운 흉통, 호흡곤란, 얕고 빠른 호흡, 안절부절못함, 발한, 저혈압, 빈맥, 환측 폐 호흡 감소나 소실, 손상된 쪽에서 과공명음 타진	• 상처 가까이 흡인음 들림, 손상된 쪽 흉곽에서 과공명음 타진, 기관 변위, 빈맥, 저산소증, 청색증, 목과 흉곽 상부에 피하기종 발생	• 흉곽의 비대칭, 손상되지 않은 쪽으로의 기관 변위, 손상된 쪽의 호흡음 상실, 경정맥 확장, 청색증, 손상된 쪽 흉곽타진 시 과공명음, 호흡곤란, 심한 흉통, 안절부절못함, 흥분, 비공확장, 빈맥, 쇼크, 피하기종 등

진단검사 15	• 흉부 X-선 검사	• 흉부 X-선 검사 Inspiration / Expiration	• ABGA에서 저산소증과 호흡성 알칼리증 • 흉부 X-선 검사: 종격동 편위 15
치료 15	• 산소 공급 • 흉관 삽입 및 밀봉흉곽배액 • 재발 시 부분적 늑막절제술, 늑막 유착술 시행	• 즉시 상처를 바셀린 거즈로 드레싱 하여 배출구 막은 후 흉관 삽입하여 공기 배출시킴	• 응급으로 손상된 쪽 중앙쇄골선 두 번째 늑간에 큰 바늘 삽입하여 공기 배출 후 중앙 액와선과 4번째 늑간 공간이 만나는 지점에 흉관 삽입하여 밀봉배액
간호 중재	• 반좌위 유지, 산소 공급 • 밀봉흉곽배액 시행 • 자연 기흉이면 스쿠버 다이빙, 비행기 탑승 피하도록 교육	• 폐쇄 드레싱 관리 13 • 호흡음 관찰 • 긴장성 기흉 여부 관찰 • 심호흡, 기침 격려 • 관통상 시 감염 주의 13	• 호흡과 심장 상태 관찰 • 심부정맥 및 피하기종 유무 관찰, V/S 측정

(3) 혈흉(hemothorax) 23 21 15
늑막강 내 혈액이 축적되는 상태

① 증상 21 15
  ㉠ 타진 시 둔한 탁음, 호흡 억제, 청진시 호흡음 감소 21
  ㉡ 단순 혈흉: 1,500ml 이하의 혈액이 고임(심한 혈흉: 1,500ml 이상의 혈액이 고임)
  ㉢ 저혈압, 저혈량성 쇼크, 빈맥, 안절부절못함 23
② 치료 및 간호 중재
  ㉠ 손실된 순환혈액량 보충(수액, 수혈, 저혈압, 체액 부족 현상 관찰)
  ㉡ 흉관 즉시 삽입 → 흉강 내 혈액 배액(밀봉 배액)
  ㉢ 통증 관리: 편안한 체위, 마약성 진통제 투여, 늑간신경 차단

(4) 심장 압전(cardiac tamponade) 23 21 18 13
심낭 내에 혈액이나 체액이 축적되어 심장을 압박하는 상태로 심장 활동이 제한되어 정맥혈의 심장유입이 감소함

① 원인: 흉부 외상, 폐암 등
② 임상 증상: 저혈압, 경정맥 팽창(중심정맥압 상승) 23, 심은 약해짐, 혼돈, 호흡곤란, 흉통, 기이맥, 맥압감소, 약한 맥박 21
③ 치료 및 간호 중재: 개흉술, 심낭 천자

참고 상황별 환자 체위

1) 환측을 아래로 한 체위
  • 연가양 흉곽 시 환측 아래로 한 반좌위
  • 기흉 시 환측 아래로 한 반좌위
  • 전폐절제술 후 환측 아래로 한 반좌위
  • 늑막염
  • 간생검 후

2) 환측을 위쪽으로 한 체위
- 흉곽천자 후
- 흉관 삽입 후
- 폐엽절제술, 폐분절절제술 후

핵심문제

01

와파린 복용 중인 폐색전증 환자의 혈액검사결과 PT 국제표준비율(INR)이 4.01 때 우선적인 간호 중재는?

① 출혈 여부를 확인한다.
② 비타민K를 투여한다.
③ 프로타민황산염을 투여한다.
④ 침상 안정을 하게 한다.
⑤ 처방된 약물을 복용한다.

02

만성폐쇄폐질환 환자에게 실시한 교육으로 추가교육이 필요한 반응은?

① "사람이 많은 곳에 가지 않겠습니다."
② "고단백식이를 하겠습니다."
③ "처방된 약을 먹도록 하겠습니다."
④ "호흡할 때 입술을 크게 벌리고 숨을 내쉬겠습니다."
⑤ "금연 프로그램에 참여하겠습니다."

정답 / 01 ② 02 ④

⊕ CHAPTER 08 인지/신경기능장애

1. 뇌신경 및 신경계사정

1) 뇌신경 20 15 14 11 10 01 00

(1) 뇌로부터 나와서 12쌍으로 구성 10

(2) 감각신경(1, 2, 8), 운동신경(3, 4, 6, 11, 12), 혼합신경(5, 7, 9 ,10)

제1뇌신경 후신경	후각
제2뇌신경 시신경	시각: 시력표이용, 양쪽교대로 검사, 시야검사
제3뇌신경 동안신경 15	안구운동, 동공축소, 안검거상: 대광반사 15는 어두운 방에서 손전등(penlight)이용
제4뇌신경 활차신경	안구운동: 안구가 아래쪽과 중간 쪽으로 움직이는 것을 검사
제5뇌신경 삼차신경	얼굴감각, 구강, 혀, 치아감각, 저작기능: 눈을 감고 천이나 안전핀으로 좌우 대칭적 감각사정, 각막반사는 솜으로 각막의 모서리 부분을 접촉 시 눈을 깜빡이면 정상 14

제6뇌신경 외전신경	안구측면운동: 3,4뇌신경과 함께 검사자의 손을 1시 방향에서 시계방향으로 움직여 대상자의 눈의 움직임을 사정
제7뇌신경 안면신경 20 11 01	얼굴표정, 혀 전방미각, 타액분비: 웃기, 이마 찡그림, 주름 짓기, 뺨 부풀리기 등 얼굴의 운동 기능사정, 눈을 꼭 감게 한 후 의도적으로 안검을 열어 근력을 사정 11 01
제8뇌신경 청신경	평형, 청각: 청력검사를 위해 눈을 감게 한 후 시계를 대고 소리 난 쪽의 손을 들게 함
제9뇌신경 설인신경 00	혀 후방감각, 인후감각, 연하작용: 7신경과 함께 쓴, 짠, 신, 단맛을 맛보게 하여 혀의 미각 검사
제10뇌신경 미주신경 00	인두, 후두, 외이감각, 연하작용, 흉곽, 내장기관 활동: 운동기능, 감각기능
제11뇌신경 부신경	목, 어깨 운동
제12뇌신경 설하신경	혀 운동

2) 신경계사정 24 11 10 07 04 01

(1) 의식상태 사정

① GCS(Glasgow Coma Scale) 사정(3~7:혼수 21, 15점 만점) 24 19 11 07 04

관찰반응	점수	반응
눈뜨는 반응 (eye opening, E)	4	자발적으로 눈뜸 (open eyes spontaneously)
	3	부르면 눈을 뜸 (opne eyes to voice)
	2	통증자극에 눈을 뜸 (open eyes to pain)
	1	전혀 눈을 뜨지 않음(no eye opening)
언어반응 (verbal response, V)	5	지남력 있음 (appropriate and oriented)
	4	혼돈된 대화(confused conversation)
	3	부적절한 언어 (inappropriate words)
	2	이해불명의 언어(incomprehensible sound)
	1	전혀 없음
운동반사 반응 (motor response, M)	6	명령에 따름 (obey commands)
	5	통증에 국소적 반응이 있음 (localize to pain)
	4	자극에 움츠림 (withdrawal to pain)
	3	이상굴절반응 (abnormal flexor response)
	2	이상신전반응 (abnormal extensor response)
	1	전혀 없음

② 의식수준의 5단계 24 22 11 10 01
　　㉠ 명료(alert): 자극에 충분하고 적절한 반응이 즉시 나타남
　　㉡ 기면, 졸림(drowsy, lethargy): 졸음이 오는 상태, 자극에 대한 반응이 느려지고 불완전, 환자로부터 반응을 보기 위해 자극의 강도를 증가시켜야 됨 24
　　㉢ 혼미(stupor): 큰소리나 통증 또는 밝은 빛에 반응, 통각 자극에 대해서는 어느 정도 피하려는듯한 의도적인 행동 보임 01
　　㉣ 반혼수(semi coma): 표재성 반응 외에 자발적인 근육 움직임은 거의 없고 고통스러운 자극을 주었을 경우 어느 정도 피하려는 반응 보임 22 10
　　㉤ 혼수(coma): 모든 자극에 반응 없음, 무의식 상태

(2) 반사사정 17 13
　① 심부건반사: 반사망치로 건을 빠르게 쳐서 근육수축 여부 검사
　　이두근, 삼두근, 상완요골근, 슬개건, 아킬레스건 반사, 정상(2++) 17 13
　② 표재성 반사 17
　　㉠ 자극을 주어 근육수축을 보는 검사
　　㉡ 족저반사(babinski reflex): 발바닥을 발뒤꿈치에서 외측 옆으로 줄을 긋는 것처럼 자극
　　　ⓐ 정상: 발가락을 아래로 구부림
　　　ⓑ 비정상: 발가락을 부챗살처럼 편
　　㉢ 반사항진: 상부운동신경질환, 파상풍, 저칼슘혈증 의미
　　㉣ 반사감소: 하부운동신경질환, 신경근육 접합부위 질환, 근육질환, 당뇨병, 저포타슘혈증
　　㉤ 비대칭적반사: 질병 진행

(3) 검사
　① 요추천자 22
　　㉠ 진단목적: 뇌척수액 분석
　　㉡ 치료목적: 두개강내압 하강위해 배액, 척추마취 등
　　㉢ 검사부위: L3-4, L4-5(요추신경이 L1-2까지 내려오기때문)
　　㉣ 검사 전: 충분한 설명과 함께 동의 받기 배뇨 후 시행하며 바늘 삽입 시 움직이지 않도록 교육
　　㉤ 검사 후: 앙와위 유지(두통감소 위해 머리 들지 않기), 뇌척수액 유출여부 사정, 통증정도 사정 후 필요시 진통제 투여, 수분 공급 22
　　㉥ 검사결과 정상 뇌척수액
　　　ⓐ 비중 1.007, 무색, 투명(감염시 혼탁),
　　　ⓑ 단백질: 15~45mg/dl (상승 시 뇌종양, 척수종양, 감염, 감소 시 뇌종양, 감염)
　　　ⓒ 당: 50~80mg/dl, 적혈구 검출없음, 뇌척수압 5~13mmHg

(4) 소뇌기능사정: Romberg's sign(평형, 조정기능) 17
　눈을 뜬 상태에서 두 팔은 몸 양옆으로 자연스럽게 내리고 차렷 자세로 발과 무릎을 모으고 서서 흔들림 유무확인, 그 후 눈을 감은 자세로 흔들림 유무 확인 → 소뇌장애 시 둘 다 흔들림(고유수용기 문제시 눈 감은 상태에서만 흔들림)

2. 신경학적장애

1) 두개내압상승(increased intracranial pressure, IICP) 23 22 21 20 19 17 16 14 13 11 10 06 05 02 01
신경외과 환자의 주요 사망원인
중추신경계 손상 대상자에게 흔한 문제 중 하나

두개조직압박 → 세포성 국소빈혈 → 괴사 → 영구적 뇌손상 초래
정상 두개내압: 5~15mmHg, 20 이상 시 ICP 상승 의미

(1) 원인 17 13

① 뇌용적 증가: 뇌부종, 종창, 뇌수종, 뇌종양, 뇌농양

② 뇌출혈, 뇌척수액의 흡수 또는 생성장애

③ valsalva maneuver 로 인한 복부와 흉부 내 압력 증가

　　※ 저산소증과는 큰 관련이 없음

(2) 증상 13 06 02 01

① 뇌간의 기능부전

② 의식수준저하(대뇌피질에의 산소공급 저하 때문에 발생)

③ 활력징후 변화: 연수압력증가로 쿠싱 3대 증상발생 → 수축기 혈압상승(맥압 30 ↑), 서맥, 체인스톡형 호흡 23 01

④ 시상하부의 영향으로 고체온증(후기 증상)

⑤ 빛에 대한 동공반사 변화: 대광반사(-), 유두부종 13, 마지막에는 양측 동공 확대

⑥ 운동과 감각변화: 정도에 따라 약간의 결손증상~제뇌반응, 통증에 무반응

⑦ 두통: 기침, 배변, 재채기 시 두통증가, 아침에 심한 두통(수면 시 혈중이산화탄소 농도 증가로 뇌부종, 뇌종창 초래되어 뇌혈관 확장)

⑧ 구토: 오심 없이 일어나거나 분출성 구토

⑨ 경련: 대발작 형태로 발생

⑩ cushing 궤양: 시상하부의 자극으로 미주신경이 활성화되어 가스트린 수치 증가, 염산분비 과다하여 발생, 식도, 위, 십이지장에 발생, 출혈 초래 가능

⑪ 운동과 감각 변화: 정도에 따라 약간의 결손 증상~피질박리자세 → 제뇌경직, 통증에 무반응

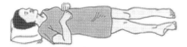

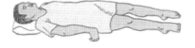

[피질박리 자세]　　　　　　　　　　　[제뇌 자세]

(3) 치료 21 19 14

① 외과적 치료

　㉠ 상승원인을 수술로 제거, 감압(측두엽, 두개골 일부제거), 두개내 튜브 삽입하여 복막강이나 우심방으로 배액, 뇌실외배액

② 내과적 치료 19

　㉠ 고탄산증, 저산소증 예방 → 과호흡 예방 22

　　ⓐ 흡인시간을 10초 이내로 → 자극과 기침반사 줄이거나 흡인 금지

　　ⓑ ABGA 검사, 저산소증 시 산소공급

　　　• 호흡 부적절 시 인공호흡기 적용, $PaCO_2$: 25~30mmHg 유지(과호흡 유도, 저탄산증 초래 → 뇌혈류량과 두개내압 ↓)

　㉡ 수분제한: 약간의 탈수 상태 유지로 뇌압 감소 효과, 고농도, 식염수 사용(혈관 안에서만 순환), 24시간 동안 섭취량 800ml 이하로 제한

　㉢ 삼투성 이뇨제 투여: 만니톨 투여 - 두개강 내의 용액을 혈관내로 이동시켜 이뇨작용(소변량 관찰) 22 21

ㄹ 항경련제
- ⓐ phenytoin, carbamazepine: 예방적 투여
- ⓑ phenobarbital: 항경련제의 효과 증진

ㅁ corticosteroid: 혈관부종을 감소, 10일 이상에 걸쳐 서서히 중단

ㅂ 제산제, 항히스타민 수용체 길항제
- ⓐ 스테로이드 제제로 인한 위장자극과 출혈 예방
- ⓑ 두개내압 상승으로 인한 cushing 궤양 예방

ㅅ 변 완화제: 변비로 인한 valsalva maneuver 예방

ㅇ acetaminophen: 두통이나 체온 상승 시 투여, 마약은 증상을 가리므로 사용 안함

ㅈ barbiturate
- ⓐ 다른 치료로 ICP 조절이 안 되는 경우 의도적으로 혼수상태 유도, 사망 가능성 있어 신중히 결정
- ⓑ 기계적 환기

(4) 간호 중재 23 20 19 17 16 14 11 10 05 02 01

① 뇌조직관류 유지 20 19 16 01
- ㄱ 서맥, 혈압상승 관찰(두개내압상승 증상)
- ㄴ 침상머리 15~30도 상승 시: 경정맥 배액 촉진 23 20 05 02
- ㄷ 배변 시 힘주거나 침상에서 움직임 금지, 관장, 하제 금지(복부팽만 예방)
- ㄹ 등척성 운동 금지(혈압상승, 두개내압 상승)
- ㅁ 조용한 환경, 스트레스 줄이기
- ㅂ corticosteroid: 혈관 부종 감소
- ㅅ 저체온 요법 → 뇌 신진대사 감소 효과

② 정상적인 호흡유지
- ㄱ 과도환기 → 뇌혈관 수축 → 뇌혈량 감소 → 두개내압 감소 유도
- ㄴ 기도청결, 기도개방 유지, 흡인은 짧게(시행 전 100% 산소 공급)

③ 체액균형 유지
- ㄱ 수분섭취 제한, 스테로이드 투여, 이뇨제 사용으로 인한 탈수 증상 관찰
- ㄴ 만니톨 투여로 울혈성 심부전, 폐부종 여부 관찰, 소변량 증가 관찰 21
- ㄷ 정체도뇨관 삽입

④ 감염 예방

⑤ 손상방지 - 패드, side rail, 낙상 주의

⑥ 뇌압상승 시 요추 천자 금기(뇌조직 탈출 초래) 20

2) 실어증 14 11 05

뇌중추 손상, 질환으로 언어기능의 장애초래, 읽고 쓰는 능력, 말하고 듣고 계산하고 이해하며 행동을 알아내는 능력 손상 상태

(1) 분류

표현성 실어증(운동의 문제) 14 11	전두엽의 Broca area 관련 문제로 초래 이해는 가능하나 말하기, 쓰기의 어려움
감수성 실어증(이해의 문제)	측두엽의 Wernicke 관련 문제 말, 글의 이해 어려움 의미 없는 말을 하거나 신어조작증 발생

(2) 간호 중재 14 05

① 일을 단계별로 나누어 한 번에 한 가지씩 하도록 지시
② 대상자를 바라보며 천천히 명료하게 표현
③ 짧은 문장, 문장과 문장 사이는 충분히 쉬면서 말함
④ 대화는 구체적이고 실용적, 그림이나 물건의 보충자료 사용
⑤ 일관성을 유지한 질문과 지시를 하고 들은 내용을 확인하고 잘 하면 격려로 강화
⑥ 실수를 정정하도록 강요하지 말고 문장을 끝내지 못해도 마무리를 강요해선 안 됨
⑦ 대상자가 이해, 정보조합, 반응하려면 시간이 걸리므로 충분한 시간 제공
⑧ 말을 하도록 격려, 긍정적인 행동 강화
⑨ 물건이름을 반복해서 말해줌
⑩ broca영역 손상 시 그림판이나 서판 제공

3) 연하곤란 23 19 16

① 저작능력(5뇌신경), 연하기능(9, 10뇌신경)장애 시
② 체위: 좌위, 머리와 목을 턱과 함께 약간 앞으로 당겨 내려 충분히 음식을 씹기 전에 넘어가지 않
도록 예방 19 16
③ 물, 액체보다는 연식이나 반연식 제공
④ 구강 안쪽 깊숙이 음식을 넣어주고 마비되지 않은 쪽으로 저작하게 함 23
⑤ 편안한 식사환경, 주 2회 체중 측정, 식전/후 구강간호

3. 인지기능장애(무의식)

자신이나 환경을 인식하지 못하는 상태(실신~혼수형태)

1) 간호 중재 21 17 11 09

① 기도유지와 환기 17 11 09
 ㉠ 측위나 반복위(semi-prone position)유지: 분비물 배출 도움
 ㉡ 인두의 분비물 제거로 흡인예방
 ㉢ 침상머리 30도 상승으로 분비물 흡인예방, 측위에서 흡인, 구강간호
 ㉣ 필요시 인공호흡
② 수분과 영양균형유지, 정상 구강점막유지: 무의식 및 혼수상태 시 영양공급 위관영양 고려 21
③ 피부통합성 유지: 규칙적인 자세변경, 공기침요 적용, 수동관절운동
④ 각막통합성 유지: 각막반사 없고 눈 뜨고 있는 경우 인공눈물 2시간 마다 점적, 안대나 거즈 사용,
안와 부종 시 찬물 찜질
⑤ 체온조절, 배뇨와 배변기능 – 필요시 변 완화제, 정체 도뇨관 삽입
⑥ 감각지각의 자극 촉진
 ㉠ 의식이 없어도 평상시와 같이 대하며 대상자에게 현 상태에 대해 부정적으로 말하지 않기
 ㉡ 시간, 장소, 사람에 대해 규칙적으로 이야기하기
 ㉢ 좋아하는 책을 읽어 주거나 즐겨들었던 음악, TV, 라디오 프로그램을 제공
 ㉣ 평상시와 같이 낮에 활동, 밤에 수면하는 양상 유지
⑦ 안전유지: 억제대 사용은 손상을 유발, 두개내압이 상승 → 가능한 피함, 침상난간 올리고 패드 유지
⑧ 가족지지
⑨ 배뇨와 배변 간호: 필요시 변 완화제, 유치도뇨관 삽입
⑩ 근육 관절 경축 예방: 수동적 ROM 시행, 고관절 지지, 베개, 핸드롤, 발판 적용

4. 뇌조직관류장애: 뇌질환

1) 뇌졸중(stroke) 24 23 20 18 11 08 05 03

뇌의 한 동맥이 손상되면 그 동맥에서 혈액을 공급받는 뇌조직이 허혈되는 현상으로 뇌 기능 손상 초래

(1) 위험요인

일과성 뇌허혈 발작의 경험자, 고혈압, 동맥경화증, 죽상경화증, 심장질환, 당뇨병, 경구피임약, 흡연, 비만

(2) 종류

① 허혈성(폐색성) 뇌졸중: 혈전성, 색전성
② 출혈성 뇌졸중
  ㉠ 뇌내출혈: 예후 나쁨
  ㉡ 지주막하출혈: 지주막과 연막사이

> **중요 TIA(transient ischemic attack, 일과성 허혈성 발작) 20 18**
> • 혈관수축으로 혈액흐름이 일시적 중단, 국소적인 대뇌허혈이 발생하는 단순 가역성 신경계 기능장애
> • 호발부위: 총경동맥의 분기점
> • 흔한증상: 다리, 팔, 손, 입부분의 갑작스런 허약감이나 마비 20, 언어양상의 변화, 한쪽 눈의 시야 장애, 후유증 없이 회복
> • 유경험자는 그렇지 않은 사람에 비해 뇌졸중에 걸릴 확률이 높다(9배) 18
> • 3~6개월 내 재발 가능성 높으므로 뇌졸중이 발병하기 전에 정확한 진단과 치료를 받아야 됨
> • 혈관이완제, 항응고제, 혈소판 응집억제제제투여, 의식변화 감시, 산소 공급

(3) 증상

① 일반증상: 두통, 구토, 경련, 혼수, 목의 강직, 발열, 고혈압, 기억손상, 정신변화
② 인지변화: 의식수준변화, 편측무시증상, 지남력 상실, 실어증
③ 운동변화: 쇠약, 마비, 편측부전마비, 사지 부전마비, 운동실조
④ 감각지각변화: 편측무시증상, 반맹증, 시각, 촉각, 청각장애
⑤ 뇌신경손상 증상: 저작능력 장애, 안면마비, 부전마비, 연하장애
⑥ 요실금, 요의 못 느낌, 요정체
⑦ 언어소통장애: 구음장애, 실어증
⑧ 두개내압상승

(4) 치료 23 21 20 11

① 약물치료
  ㉠ 혈전용해제: 급성허혈성 뇌졸중에 사용(t-PA), 발생 3시간 이내 투여 시 효과 23 20
  ㉡ 항응고제: 헤파린, 와파린, 안정된 이후 사용
  ㉢ 항혈소판제: 아스피린, plavix 21, ticlopidine
  ㉣ 두개강내압 하강제: 삼투성 이뇨제(만니톨), 스테로이드(덱사메타손), 허혈부위에 충분한 혈량 공급, 혈액 희석 위함
    ⓐ 수액요법: 포도당을 포함하지 않은 생리식염수 사용
    ⓑ 항경련제: 급성 경련성 발작 시 phenytoin 투여
    ⓒ 항고혈압제: 수축기 혈압을 150mmHg까지 감소시키기 위해 투여
    ⓓ 뇌혈관확장제: 급성기에 뇌혈관을 확장하기 위해 투여
    ⓔ 칼슘통로차단: 뇌혈관 경련 시 혈관의 평활근 이완 위해 투여

② 저체온치료: 혈전용해제를 하지 않는 대상자에게 시행할 수 있음

③ 수술요법: 동맥내막 절제술, 두개강 내외 우회술, 동정맥 기형수술 등

(5) 간호 중재 `24` `21` `20` `19` `17` `08` `03`

안정 시 까지 자주 신경학적 상태 사정 → 반신마비(마비), 바신부전마비(근 허약), 운동실조증
(비틀거리는 걸음), 경부강직(내출혈시)

① 뇌조직 관류 증진 `24` `20` `19`

　　㉠ 서맥, 혈압상승 관찰(두개강 내압상승 증상)

　　㉡ 침상머리 15~30도 상승하여 경정맥 배액촉진

　　㉢ 배변시 힘주거나 침상에서 움직임 금지

　　㉣ 등척성 운동 금지(혈압과 ICP 상승)

　　㉤ 흡인 전 100% 산소 공급 후 10초미만 시행

　　㉥ 가능한 관장이나 하제 사용 피함(복부팽만)

　　㉦ 정서적 스트레스 줄이고 조용한 환경 제공

　　㉧ 기침 자극 금지

② 운동기능 증진

　　㉠ 수동적 ROM 시행: 마비환자 기형예방

　　㉡ 둔근 힘주기, 사두근 힘주기 운동

　　㉢ 신체선열에 맞게 체위 유지 `02`

　　　마비가 안 된 쪽으로 조심스럽게 돌려눕기, foot drop 예방(발판적용)

　　　마비 온 쪽은 베개로지지, 손에는 hand roll 적용, 무릎관절 아래 베개대어 굴곡유지(강직방지)

　　㉣ 합병증(심부정맥혈전증) 예방을 위해 탄력스타킹 적용, 체위변경, 자주 움직임

③ 감각 지각기능 증진

④ 편측 지각기능 증진: 우측 대뇌 뇌졸중, 반맹증시 발생 `21` `03`

> **참고 반맹증 간호** `08` `03`
>
> • 시야가 완전한 쪽에서 접근
> • 완전한 시야방향에 출입문이 위치하도록 환자 침대 방향 조정
> • 머리를 이쪽저쪽으로 돌려 감소된 시야를 보상하여 사고예방
> • 온전한 쪽에 물품 배치
> • 옷 입을 때 침범된 사지부터 입기 `21`
> • 실내조명을 밝혀둠

⑤ 언어소통 능력 증진 `05`

　　㉠ 대상자가 이해할 수 있도록 수준 고려, 쉬운단어 사용

　　㉡ 천천히 말하기, 대상자 반응을 기다리고 인내하기, 대상자와 눈높이 맞추기

⑥ 연하증진 `19` `16`

　　㉠ 좌위, 머리와 목은 약간 앞으로 구부린 자세 → 음식을 씹기 전에 넘어가지 않도록 예방 `19` `16`

　　㉡ 물과 같은 액체보다는 연식이나 반연식 제공

　　㉢ 구강 안쪽 깊숙이 음식을 넣어주고 마비되지 않은 쪽으로 저작하게 함

　　㉣ 식전/후 구강간호 시행

⑦ 요실금과 변실금 개선

　　㉠ 배뇨훈련, 수분섭취 2L/일 이상 섭취

　　㉡ 고섬유식, 사과나 자두주스제공, 변 완화제, 좌약 사용

⑧ 환자와 가족교육: 투약, 이동/대화기술, 안전조치, 활동수준, 식이관리, 자가간호기술, 심리적 지지, 가족지지 등

2) 뇌종양(brain tumor) 16 15 14 13 11 05 03 02

(1) 정의

두개내강을 차지하는 국소적 두개내 병변인 신생물, 두개내압 상승의 원인, 40~60세 호발

(2) 분류

① 신경교종: 원발성 두개내 종양, 종양발생의 65% - 발병빈도가 가장 높음, 신경교세포에 의함 02
② 뇌하수체 종양: 뇌하수체에서 발생, 양성, 느린 성장
③ 청신경섬유: 말초신경 세포종, 청신경총에서 발생, 편측성 청력장애 및 어지럼증
④ 수막종: 수막의 지주막에 발생, 양성, 느린 성장이나 재발 높음
⑤ 전이성 뇌종양: 두개내의 종양의 10%, 폐 > 유방 등 부위에서 전이

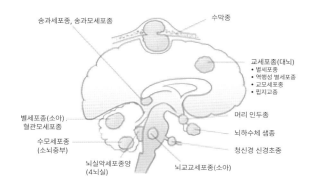

(3) 증상

ICP 상승으로 인한 증상

(4) 치료

① 수술: craniotomy로 종양절제 제거
② 방사선 치료: 종양세포막을 변조시켜 빠르게 증식하는 종양세포 파괴
③ 화학요법: 종양의 외과적 제거 후 방사선치료를 마친 후 종양 재발 시 실시

(5) 수술 후 간호 중재 16 15 14 13 11 02

① 체위
  ㉠ 천막상 수술(두개골 절개): 침상머리 30도 상승(정맥혈 배액촉진): 심한 고관절, 목 굴곡 금지, 중립적 자세 유지, 양 옆으로 돌려 눕히기, 앙와위, 큰 종양 제거 시 수술하지 않은 쪽으로 눕힘(중력으로 두개 구성물 변위 방지) 16 02
  ㉡ 천막하 수술(후두골 부위 목 절개): 편평하게 눕히고 24~48시간 동안 한쪽 옆으로 누인 자세 유지(목 절개부위의 압력, 수술부위 위쪽의 뇌 구조물 압력차단), 24시간 금식 (구토와 흡입 위험성) 15
② 약물요법: 항경련제, 항히스타민제, 코데인, 타이레놀, 항생제, 스테로이드
③ 두개내 관류 증진: 섭취/배설량 측정, 수분은 하루 1,500ml 이하로 제한
④ 운동기능 증진
  ㉠ 상지 운동 강도 사정 위해 쥐는 힘과 회내운동 검사 11, 탄력스타킹(심부정맥혈전 예방)
  ㉡ 관절가동 운동 2~3시간 마다, 체위변경 2시간마다 실시

⑤ 안구관리
　　㉠ 냉찜질: 안구주위 부종, 점상출혈 회복
　　㉡ 눈세척: warm saline 사용, 인공눈물
　　㉢ 동공사정: 뇌압상승 초기 → 대광반사 느려짐, 뇌 조직 탈출 시 → 동공산대, 대광반사 소실
⑥ photophobia: 조용한 환경으로 자극 최소화, 방안을 어둡게 유지

3) 뇌의 감염성 질환

(1) 뇌막염(meningitis, 수막염) 24 21 18 13 07 05 04 03
- 뇌의 지주막, 연막, 척수, 뇌척수액이 감염된 상태
- 연쇄상폐렴구균(세균성), virus(무균성), 진균 등에 의함
① 증상 13 05 03
　　㉠ 두통, 열, 오한, 백혈구 수치 상승, 의식상태 변화, 광선 공포증, 발적이나 반점
　　㉡ 뇌막자극 증상 21
　　　　ⓐ 경부강직: 목을 굴곡 시키면 목이 뻣뻣하고 통증 동반
　　　　ⓑ Kernigs 징후(+): 앙와위에서 무릎을 구부렸다가 펼 때 통증과 경련 발생 → 세균성 뇌막염 21
　　　　ⓒ Brudzinski 징후(+): 목을 가슴쪽으로 굽힐 때 고관절과 무릎이 저절로 굽혀짐 → 세균성 뇌막염 13

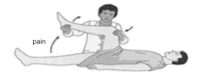
[Kernig's 징후]

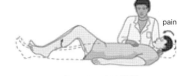
[Brudzinski 징후]

　　㉢ 두개강내압 상승, 혈관기능 장애(DIC 초래로 색전 형성 가능)
② 치료 및 간호 중재 24 18 07 04
　　㉠ 약물요법: 항생제(페니실린, cephalosporin,vancomycin: 광범위 항생제 최소 10일 투여) 24 18, 스테로이드 와 삼투성 이뇨제 투여(두개내압 상승 시 뇌부종 경감), 항경련제
　　㉡ 의식사정: 자주 상태 사정, 수명증(눈부심)시 조용하고 어두운 환경제공
　　㉢ 두통: acetaminophen 투여
　　㉣ 활력징후 측정
　　㉤ 2~4시간 간격으로 신경계 상태파악 특히 뇌신경 3, 4, 6, 7, 8 집중적으로 사정

5. 신경운동장애

1) 중추신경계의 퇴행성 질환

(1) 파킨슨병(parkinson's disease) 24 23 22 21 20 19 16 14 11 10 08 07 05 04 03
신경계 퇴행성 질환, 중추신경계의 진행성장애초래, 50세 이후 발병율 ↑, 남=여, 운동능력에 영향을 미치는 소모성 질환
① 원인: 뇌의 기저신경절 안에 도파민 부족, 유전적 결함관련(4번째 염색체), 기저신경절 일부퇴행 → 도파민 분비 저하 → 수의적 섬세한 움직임, 자발행동 시작하고 통제 곤란, 추체외로계 손상 → 조화로운 움직임, 반자동적 운동조절기능 감소
② 증상 21 14 11 08 04
　　㉠ 진전(tremor) 21 11 04

ⓐ 피곤하거나 긴장 시 악화, 수면을 취하거나 활동에 집중해 있는 동안 사라짐 **21**

ⓑ 손에서 시작해서 더 큰 관절, 하지까지 확산

ⓛ 경직(rigidity): 모든 움직임의 강직 **21**

ⓐ 저작 및 연하곤란, 침 흘림

ⓑ 안면근육 경직, 고정된 시선, 표정 없는 얼굴

ⓒ 운동장애(akinesia): 동작을 빨리 시작하려 할 때 나타남, 자율적인 운동의 점진적 소실, 운동완서(bradykinesia)

ⓔ 자세불안정(postural instability)

ⓐ 몸을 앞으로 구부리기와 걷기의 시작 어려우나 시작되면 가속화되어 정지하기 어려움

ⓑ 걸음걸이 폭이 좁고, 질질 끄는 종종걸음, 보행 시 팔 흔들지 않음

ⓜ 소서증: 진전으로 글씨가 흔들리고 작아짐

ⓗ 단조로운 목소리: 말의 높낮이 없고 말이 빨라지고 쉬지 않아 이해 곤란

ⓢ 기타: 지능에는 영향 없음, 감정의 변화, 자율신경계 증상(직립성 저혈압, 침 흘림, 발한),편 집증적 사고, 우울

③ 치료

ⓐ 도파민 작용제

ⓛ levodopa(L-dopa) **23**: 주 치료제, Levodopa-carbidopa(sinemet), bromocriptine

ⓒ 혈액-뇌 관문을 통과하는 도파민 전구물질로 뇌 속에서 도파민으로 전환 → 부족한 도파민 보충

ⓔ 부작용: 오심, 환각, 운동실조, 심한 체위성 저혈압

ⓜ amantadine: 신경원으로부터 도파민의 분비를 증가시킴

ⓗ 항콜린성 제제: 아세틸콜린 작용 감소로 진전환자에 효과

④ 간호 중재 **22 20 19 16 10 07 05 03**

ⓐ 기동성 증진: 따뜻한 물로 목욕, 마사지, 신전운동, 매일 운동의 중요성 교육, 자세 변경을 서서히 하도록 함 **19**

ⓛ 영양상태 증진: 소량씩 자주 섭취, 저작 시 의식적으로 입 양쪽을 사용

ⓒ 고칼로리, 유동식, 소화가 잘되는 식이 조금씩 자주 제공

ⓔ 머리를 뒤로 젖혀 침이 밖으로 흐르지 않도록 하고 의식적으로 침을 삼키도록 함

ⓜ 의사소통능력 증진: 짧고 간결한 언어, 문장을 사용

ⓗ 안면근육의 움직임을 연습하며 책을 큰소리로 읽는 연습

ⓢ 변비예방: 규칙적인 배변시간, 배변 시 정상적 체위 유지

ⓞ 위험요소 제거하고 조명은 밝게 유지

ⓩ 밤에 수면을 잘 못 이루므로 낮잠은 짧게 허용

ⓩ 환자/가족 교육(levodopa의 안전한 사용을 위한 지침) **24 20 16 10 07 03**

ⓐ 안정제, 고단백, 비타민 B₆ 식품섭취 금함 **23**(약물효과 방해, 우유, 돼지고기, 생선, 고기, 치즈, 땅콩, 계란, 콩류, 해바라기씨 등)

ⓑ 공복 시 복용, 식사 중 levodopa 복용 시 오심 예방 **20**

ⓒ 약물투여 시간 가까이에 단백섭취 피하기(약물효과 방해) **24**

ⓓ 금주(알코올과 길항작용)

(2) 중증 근무력증(myasthenia gravis, MG) **22 16 11 08 03**

- 수의근(골격근)을 침범하는 만성신경근성 자가면역질환, 근육 약화 초래, 악화/완화 반복

- 만성 진행성, 근육 사용 시 악화, 휴식 시 회복, 20~30세 사이 호발(10세이전, 60세 이후 드물 다), 여(3배 ↑) > 남

① 병리 **11**
　　㉠ 항체가 신경근 접합부에 있는 아세틸콜린 수용체를 공격 → 수용체가 20% 정도 감소 →
　　　근수축 방해
② 증상 **11**
　　㉠ 진행성 근쇠약(휴식 시 개선), 불안정한 자세, 안구마비, 안검하수, 복시, 눈 감는 기능 저하나 상실
　　㉡ 후두, 인두근육의 침범 시 언어, 저작, 연하곤란, 기도흡인 → 호흡기계 합병증 사망원인
　　㉢ 호흡곤란, 장 조절 기능 상실, 피로, 근육통, 감각이상, 후각과 미각 감퇴 등
③ 진단 검사 **22 16 08 03**
　　㉠ Tensilon 검사(양성): 아세틸콜린 분해효소 억제제인 tensilon을 정맥주사한 후 30초 이
　　　내에 근력이 호전 **22 16**
　　㉡ 근전도: 진폭 감소
　　㉢ CT: 흉선종, 흉선의 과증식
④ 치료 및 간호 중재
　　㉠ 콜린 분해효소 억제제, 면역억제제, 스테로이드 등
　　㉡ 호흡기능 증진
　　㉢ 눈의 보호: 각막의 수분유지, 손상 예방위해 4~6시간마다 N/S 눈 세척, 인공눈물(2시간
　　　마다), 수면 시 눈가리개 적용
　　㉣ 소량 자주 섭취, 고칼로리 스낵 제공, 식사 중 침상 머리 높이고 식후 30~60분까지 유지
　　㉤ 처방대로 식전 30~60분 전에 콜린분해효소억제제 투여
　　㉥ 활동보조: 이른 아침이나 약 복용 후 에너지가 최고일 때 활동 유도, 충분한 휴식, 체위변경

(3) 다발성 경화증(multiple sclerosis, MS) 24 09 07 00
① 특성: 뇌, 시신경, 척수 백질 등 중추신경계의 수초가 탈락되는 것(말초신경계 손상 X)
② 원인: 자가면역반응, 유전적 소인, 바이러스 감염 등, 추운지방(환경요인)
③ 증상 **24 09**
　　㉠ 수초탈락으로 신경자극 전도 이상
　　㉡ 피로와 쇠약, 비정상적인 반사, 시력장애(복시), 운동장애, 감각이상(통각저하), 방광기능 이상
　　㉢ 구음장애 및 신경계 행동 증상
④ 치료: 특이 치료 없으며 증상에 따른 대증적 치료와 환자의 기능지지
⑤ 간호 중재 **07 00**
　　㉠ 운동기능 증진: 운동 전 얼음주머니를 대주어 경련을 감소, 근 피로를 피하고 부동 시 근 위
　　　축 방지를 위해 수동적 운동, 근육신전, 힘 강화 운동
　　㉡ 격렬한 운동 피함(피로증가, 운동능력과 시력 감소, 적절한 휴식의 중요성 설명)
　　㉢ 감각기능의 보상: 안전한 환경 조성, 복시 → 안대 사용
　　㉣ 방광조절 유지: 방광염과 요정체 방지, 예방 교육
　　㉤ 영양 유지: 충분한 수분섭취, 균형 잡힌 식사, 비타민 보충 식이
　　㉥ 질병악화요인 제한: 과다한 활동, 스트레스, 체온상승, 열, 뜨거운 목욕, 과다한 추위와 가
　　　열, 습도, 상기도 감염환자와의 접촉 등

(4) 치매(dementia) 및 알츠하이머병 (Alzheimer's disease) 18 13
① 치매: 기억과 인지의 쇠퇴가 특징인 뇌의 기능장애
② 알츠하이머: 치매의 종류, 뇌 위축을 일으키는 만성진행성 퇴행성 질환, 치매의 60%

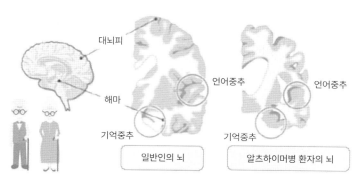

대뇌피
해마
언어중추
언어중추
기억중추
기억중추
일반인의 뇌
알츠하이머병 환자의 뇌

[일반인의 뇌와 알츠하이머병 환자의 뇌 비교]

⊙ 특성: 기억력, 지남력, 주의력, 언어, 판단력, 추론 능력의 기능 부전 및 소실로 특징되는 일련의 증후군으로 기억/인지의 쇠퇴가 특징적인 뇌의 기능장애
ⓒ 증상: 초기, 중기, 후기 증상으로 진행됨
③ 간호 중재 16 13
　⊙ 환자의 행동이 아이 같아도 어른으로서 인격적으로 존중
　ⓒ 부드러운 신체접촉 및 직접적인 눈 맞춤을 하면서 의사소통
　ⓒ 인내심을 가지고 유연하게 대처
　② 단순하고 직접 할 수 있는 과업제공
　⑩ 한 번에 한 가지 일에 초점
　ⓗ 이해되지 않은 행동 시 비판, 교정 금지
　② 인지적 자극
　　ⓐ 계획된 자극에 의해 주변 환경을 이해하고 인지 기능을 증진
　　ⓑ 다양한 사람과 접촉하게 하여 환경적 자극 제공, 달력제공, 지나친 자극 금지
　　ⓒ 휴식시간 제공
　　ⓓ 새로운 물건을 제공하기 위해 반복적으로 사용
　　ⓔ 정보는 적게 핵심적인 것을 제공, 치료적 접촉 사용
　◎ 기억력 훈련
　　ⓐ 기억력을 촉진한다. 경험한 기억 문제를 환자나 가족과 상의
　　ⓑ 환자가 마지막으로 표현할 생각을 적절하게 반복하게 함으로써 기억력 자극
　　ⓒ 과거의 경험에 대해 적절히 회상 17
　② 손상 예방: 일몰증후군(해가 진 후 혼돈이 더욱 악화) 시 더욱 주의

(5) 발작 및 간질(seizure & epilepsy) 23 22 14 10 05 04 03
① 정의
　⊙ 세포 삼투 조절 관여 요인들의 비정상 기능으로 뉴런을 과흥분시켜 비정상적인 전기를 뇌세포에서 방출하여 경련 유발
　ⓒ 발작: 뇌의 신경원에서 전기 에너지가 갑자기 불수의적, 비정상적으로 과다하게 경련이 짧게 발생
　ⓒ 간질: 반복적으로 발작이 일어나는 만성장애로 의식, 운동, 감각, 행동의 변화초래
② 치료 및 간호 중재 17 14 10 05 04 03

　　　　⑤ 약물치료
　　　　　　ⓐ lorazepam(ativan), diazepam(valium): 급성 간질발작
　　　　　　ⓑ depacon: 지속적 간질발작
　　　　　　ⓒ phenytoin: 재발방지
　　　　　　ⓓ wafarin: phenytoin의 흡수, 대사를 방해 → 혼용 금지
　　　　　　ⓔ phenytoin: 심부정맥 초래, 분당 50mg 이상 빠르게 주입 금지
　　　　ⓛ 발작 전·후 간호 및 교육 **22**
　　　　　　ⓐ 대상자 침대 곁에 인공 구강기도, 설압자, 흡인장비 준비
　　　　　　ⓑ 침대난간 올려놓고 침대의 높이는 가능한 낮게 위치
　　　　　　ⓒ 발작 유발하는 감염, 스트레스 외상 및 카페인, 초콜릿, 알코올 섭취 피함
　　　　　　ⓓ 과다한 피로 피함
　　　　　　ⓔ 의사처방 없이 약복용 금지, 간질발작 대상자 인식표, 약 지참, 처방된 약물 지속 복용
　　　　ⓒ 발작동안의 간호 **23 17**
　　　　　　ⓐ 발작에서 깨어날 때 까지 기도확보
　　　　　　ⓑ 주변의 위험한 물건 치우고 머리 보호
　　　　　　ⓒ 대발작 시 천으로 싼 설압자를 치아 사이에 끼워 혀 보호(강제로 하지 않음)
　　　　　　ⓓ 침대난간에 푹신한 것 대주어 손상 예방
　　　　　　ⓔ 침대를 가장 낮게 하고 환경을 어둡고 조용히 유지
　　　　　　ⓕ 대상자를 옆으로 돌려 눕힘(흡입예방), 구강투여 금지
　　　　　　ⓖ 옷을 느슨하게 해주고 필요시 흡인 **23**
　　　　　　ⓗ 억제대로 인한 손상 방지 위해 발작 중에는 억제하지 않음
　　　　　　ⓘ 발작 중 환자 곁에 있어주고 끝나면 휴식 취하도록 돕기

(6) 헌팅톤 무도병 24
　　과도하게 불수의적으로 움직이는 근 움직임을 특징으로 하는 상염색체 유성질환
　　① 원인: 유전, 30~50대, 15~20년에 걸쳐 진행하는 퇴행성 질환, 신경물질의 불균형(GABA, 아세틸콜린, dopamin ↑)
　　② 증상: 수의적 활동제한, 균형감저하, 호흡장애, 변/요실금, 정서적 불안정, 정신과적 행동
　　③ 치료 및 간호중재 **24**
　　　　ⓐ 약물: 증상조절
　　　　ⓛ 자가간호증진: 위생, 영양, 배설 등의 간호에 관심 갖도록 함
　　　　ⓒ 안전한 환경제공, 정서적지지(자해가 많음)

2) 척수 질환

(1) 추간판탈출증(herniation of nucleus pulposus, HNP) 24 21 20
19 17 16 15 11 07 04 00
　　① 호발부위: C5~6, L4~5, L5~S1 ,경추요추 부위에 가장 흔히 발생
　　② 증상: 탈출부위 운동제한, 방사통, 무감각 등 **24 17 04**, 다리 뒤쪽의 당기는 듯한 통증(요추간판탈출증)
　　③ 진단검사
　　　　ⓐ lasegue 검사(+): 하지직거상 검사, 요추 추간판 탈출 시 60° 이상 올리기 어려움(정상 70° 이상 가능) **16 11**

Stage 1

Stage 2

Stage 3

Stage 4

ⓛ 하지심부건 반사 감소

ⓒ CT, MRI, 척수조영술, 근전도 검사

④ 치료 및 간호 중재 **20 19 17 07**

ⓐ 보존적 중재를 우선 적용: 진통제, 근육이완제, NSAIDs, 마약성, 효과가 없을 때 외과적 중재

ⓑ 수술 후 간호: 통증관리(필요시 마약성 진통제, PCA), 통나무 굴리기, brace 착용

ⓒ 예방간호: 목, 허리 과다 굴곡, 신전하지 않음, 목, 어깨, 복근 강화 운동, 서서 일하는 경우 한쪽 다리를 발판에 올리기, 보조기 적용(요추의 가동범위 제한) **20 17**

ⓡ williams 자세유지: 반좌위 상태에서 무릎을 굴곡하여 하부 등 근육이완 시키고 척수신경 근 압력을 제거하는 자세 **07**

ⓜ 등 근육 강화 위해 등척성 운동

ⓗ 열, 냉요법 적용

ⓢ 식이 요법: 체중조절로 척추 부담 감소

ⓞ 금연, 장시간 서있는 것 자제

⑤ 수술 후 간호 중재 **21 19 16 15**

ⓐ 통증 완화

ⓐ 수술 후 12~24시간 똑바로 앙와위 유지, 침요는 단단한 것을 사용 **21**

ⓑ 수술 후 24시간 동안 모르핀 투여, PCA 적용

ⓒ 이후 NSAIDs, 근육 이완제, 마약성 진통제 투여, 편안한 체위 유지

ⓓ 48시간 이내 얼음주머니, 이후 온습포 적용

ⓔ 하지 통증 심하면 2~4일간 침상안정(추간판에 가해지는 압력 줄이기 위해) 이후 서서히 걷기 운동 시작

ⓑ 체위 **16 15**

ⓐ 압박스타킹, 압박보조기 등 착용

ⓑ 24시간 침상안정 후 2시간 마다 측위로 통나무 굴리기식 체위변경

ⓒ 수면 중 복위 금지, 머리는 중립 위치, 높은 베개 사용 금지

ⓓ 요추간판수술 시 배변 시를 제외하고는 앉는 것 금지, william 체위 **00**

ⓒ 출혈과 감염예방

ⓡ 운동: 주 2~3회, 1회에 20~30분씩 걷기, 자전거 바퀴 굴리기, 가벼운 조깅

ⓜ 합병증 관리: 뇌척수액 누출, 마비성 장폐색, 지주막염 등

ⓗ 퇴원교육: 무거운 물건 들기, 운전, 힘주는 운동 제한, 낮은 굽 신발, 적절 체중 유지, 서있는 경우 발판 사용 **21**

ⓢ 척추유합술 후 간호: 침상밖으로 나갈 때 보조기 착용 **20**

(2) 척수손상(spinal cord injury) **23 21 15 14 13 09 08 05 04 02**

① 부위별 장애 **23 21 15 14 13 09 08**

ⓐ C1~4: 사지마비(경부 이하 운동기능 상실), 호흡기능장애-기관절개 및 인공호흡 필요(기도 유지 중요함) **23 21**

ⓑ C5: 사지마비, 어깨 이하 기능 상실, 방광, 장 조절 불가능

ⓒ C6: 사지마비, 어깨와 상완 이하 상실, 방광, 장 조절 불가능

ⓡ C6~8: 사지마비, 전완과 손 운동 조절 상실, 방광, 장 조절 불가능 **15**

ⓜ T1~6: 하지마비, 가슴중앙 이하 기능 상실, 어깨, 가슴, 상부, 팔, 손 정상, 방광/장 조절 불가능 **09**

ⓗ T7~14: 하지마비, 허리 이하 운동기능 상실, 어깨, 가슴, 상부, 팔, 손 정상, 방광/장 조절불가능, 호흡기능 완전

　　　　ⓐ L1~3: 하지마비(골반기능 상실), 방광/장 조절 불가능 **13 09 08**

　　　　ⓞ L3~4: 하지마비, 다리하부, 발목, 발기능 상실(휠체어에서 침상으로 옮길 시 보조가 필요함)

　　　　ⓩ S2~4: 요실금 조절가능

　　　　ⓩ S3~5: 변실금 조절가능

　② 임상증상

　　㉠ 자율신경증후군 **21 19 15 14**

구분	척수쇼크	자율신경성 반사부전 **21 19 15**
특징	외상 직후 신경전달로가 파괴되어 나타나는 신경인성 쇼크 수일~수개월 지속 후 점차 반사활동 회복	• 제6흉추부위 이상의 손상에서 나타남 **14** • 척추쇼크 종료 후 발생 • 방광 및 직장 팽만과 같은 유해한 자극으로 발생가능 • 신경계 응급상황이므로 고혈압성 뇌졸중 예방치료
증상	<u>손상부위 이하 마비, 반사활동 소실</u> <u>저혈압, 척수반사 상실, 체온조절능력 상실,</u> <u>감각 상실, 서맥</u>	심한 고혈압, 서맥, 피부 홍조감, 박동성 두통, 코막힘, 비울혈, 오심, 발한, 흐린시야, 복시, 하부의 냉감, 창백, 소름
응급관리	• 원인을 찾아 제거하는 것이 중요 **21 19** • 침상머리 올리고 좌위 유지 • 의사에게 알리기 • 조이는 옷 느슨하게 • <u>정체도뇨관 즉시 삽입 하며 도뇨관 막히거나 꼬였는지 확인</u> **21 19** • 분변매복 있으면 즉시 제거 • 실내온도 점검(찬기온, 외풍, 노출 피함) • 처방된 항고혈압제 투여	

　　㉡ 기타증상: 호흡장애, 출혈, 운동 및 감각장애, 의식수준 저하, 서맥, 저혈압, 저체온, 부정맥, 위장관출혈, 팽만, 마비성 장폐색, 요정체, 심부정맥혈전증 등

　③ 치료 및 간호 중재 **21 16 11 05 02**

　　㉠ 손상초기 척추 조심스럽게 관리

　　㉡ 응급관리: 목의 과신전을 피하고 머리와 경추 부목으로 고정 후 앙와위 자세로 후송(척수 손상 예방위해 업거나 무리하게 이동금지) **21**

　　㉢ 기도관리 및 체위

　　　　ⓐ 흉부물리요법 수행, 기침, 심호흡, 체위변경 격려, 흡인 시행

　　　　ⓑ 신체배열과 체위 유지, 두부와 경부 위치 같게 유지

　　　　ⓒ 통나무 굴리기식 체위변경(2시간 마다)

　　　　ⓓ 경추 칼라 적용

　　㉣ 약물치료: methylprednisolone(척수부종완화), 혈관확장제(저혈압 예방), atropine (서맥 치료), 도파민(심한 저혈압시 치료)

　　㉤ 합병증 예방

　　　　ⓐ 심부정맥혈전증, 욕창, 관절구축 등의 예방 간호 시행

　　　　ⓑ 공기침요, 피부 관리 철저, roto rest 침대 사용(누운 상태로 회전가능한 침대)

　　　　ⓒ 경축 예방위해 8시간 마다 ROM 시행

　　㉥ 배뇨증진 **04**

　　　　ⓐ 도뇨관 삽입, 간헐적 도뇨

ⓑ 하루 2,000~2,500ml 수분공급

ⓒ 경련성 방광 시 배뇨근 자극법 이용

ⓓ 이완성 방광 시 부교감신경제 투여

ⓢ 배변 훈련: 규칙적인 배변습관, 수분섭취 권장, 고섬유식이 섭취, 좌약 사용 등

ⓞ 위장관계 기능 회복

ⓐ T6 이상 손상 시 장폐색과 위 팽만 발생

ⓑ 장음회복 시까지 금식, 비위관으로 흡인, 직장관 삽입(복부팽만 완화)

ⓩ 적정체온 유지: 척수 손상 시 변온성으로 바뀜, 체온 측정 후 정상체온 유지 위해 간호

3) 말초신경계질환

(1) Guillain-Barre 증후군(급성 다발성 신경염, 다발성 척수신경증, GBS) 23 17 16

① 특성

㉠ 말초신경과 뇌신경을 광범위 침범하여 나타나는 급성 염증성 질환

㉡ 다양한 수준의 운동 약화 또는 마비를 가져오는 것이 특징인 다발성 신경병(염증성 질환)

㉢ 바이러스 감염에 대한 자가면역반응으로 탈 수초화

② 증상: 진행 정도에 따라 상행성, 운동성, 하행성으로 분류 23

㉠ 상행성: 가장 흔함, 허약과 감각 이상이 하지부터 시작 → 점차 위로 올라와 몸통, 팔, 뇌신경 침범, 가벼운 이상감각~ 완전 사지마비까지 다양, 호흡문제 발생(50%) 23 16

㉡ 운동성: 감각증상 없는 것 제외하고 상행성과 같음

㉢ 하행성: 얼굴, 턱, 흉쇄유돌근, 혀, 인두, 후두근 먼저 허약 → 점차 하지로 진행 안근마비, 복시, 연하곤란, 언어곤란, 빈맥, 통증 등

③ 치료 및 간호 중재 17 16

㉠ 혈장분리반출술, 면역글로불린 주사 등

㉡ 기도개방, 가스교환 증진: 침상 45도 상승, 체위변경, 심호흡, 기침 격려 17 16

㉢ 운동 및 기동성 증진

㉣ 통증 완화

㉤ 언어소통 증진

㉥ 불안 완화

㉦ 영양상태 개선: 주 3회 체중측정, 혈청 알부민 검사, 필요시 위관영양 시행

(2) 뇌신경질환

① 삼차신경통 24 22 21 20 16 09 00

㉠ 특성

ⓐ 삼차신경(5뇌신경, 얼굴감각, 구강, 혀, 치아감각, 저장기능)을 침범하는 신경통

ⓑ 역학 50대 이상, 남 < 여(2배)

ⓒ herpes 감염, 치아와 턱 감염, 뇌간의 경색 시 발생

㉡ 임상증상

ⓐ 삼차 신경 분지를 따라 극심하고 참을 수 없는 갑작스런 통증이나 이후 자연 소실, 저작 시, 말할 때 통증 호소 24, 면도 시 볼과 턱의 극심한 통증호소 24

ⓑ 날카롭고 쑤시고 찌르는 듯하며 틱 나타남 (통증은 3:2로 우측에서 호발)

ⓒ 감각, 운동 결손 동반

ⓒ 치료 및 간호 중재 **22 21 20 16 00**: 1차적 치료는 통증완화를 위한 약물 요법

    ⓐ 약물치료: 항경련성 약물 → 통증 완화(1차 치료목표)

        carbamazepine, phenytoin, diazepam

    ⓑ 수술적 요법: 신경차단, 삼차신경근 절단술, 감압 등 수술 목적은 통증 경감

    ⓒ 통증완화: 찬바람, 심한 더위, 추위 노출 삼가, 통증 없을 때 걷기 운동 **09**

    ⓓ 고단백질, 저작 용이한 음식 소량씩 자주 제공, 침범되지 않은 쪽으로 저작, 뜨거운 음식 피함 **22 20**

    ⓔ 미지근한 물로 목욕 **21**, 구강 위생은 가볍게 함수

    ⓕ 각막 감각 상실 시 눈 간호 시행

    ⓖ 불안 완화: 정서적 지지필요, 극단 통증, 무력감으로 대처기능 상실

    ⓗ 적절한 방안 온도 유지

    ⓘ 방문객 제한: 3차 신경통은 아주 약한 자극에도 반응하므로 환자의 안위 증진이 가장 중요한 간호, 바람이 불거나 사람이 많은 곳 피하기

    ⓙ 정기적인 치과 방문: 충치 시 뇌신경 마비 유발 **21**

② 안면신경마비(제 7번 뇌신경 마비, Bell's palsy): 제7 뇌신경을 침범하여 갑자기 마비를 초래하는 신경마비장애, 대상자 80%는 몇 주~몇 달 내 완전회복, 15~20% 영구 신경손상 **18 17 14**

    ㉠ 원인: 불분명, 추운 날씨, 스트레스 요인, 바이러스성 감염

[좌측 안면 마비 환자의 중추성과 말초성 안면 마비 구분]

    ㉡ 증상

        ⓐ 안면 근육이 마비되어 표정 상실

        ⓑ 이마 주름잡기, 웃기, 휘파람 불기, 얼굴 찡그리기, 눈 감기, 뺨에 바람 넣기 등 불가능

        ⓒ 눈을 깜박이지 못하여 각막이 건조, 입과 코주름 상실

        ⓓ 입이 반대로 비뚤어짐

        ⓔ 마비된 쪽에서 계속 눈물과 침 흐르고 혀의 전방 2/3의 미각 상실, 청각 과민 증상

    ㉢ 치료 및 간호 중재 **14**

        ⓐ 스테로이드, acyclovir 투여

        ⓑ 눈 감기지 않을 때 눈 간호 시행, 낮에는 보호안경, 수면 시 안대(각막 궤양 예방 위함) 착용

        ⓒ 안면근육 위축과 통증완화 위해 전기자극, 습열 적용, 턱에서 상방으로 마사지

        ⓓ 통증 완화

        ⓔ 침범 받지 않은 쪽으로 저작, 식사 후 구강건조 시행

        ⓕ 감각 결여되었으므로 너무 덥거나 찬 음식 삼가

핵심문제

01

뇌출혈 환자의 두 개내압을 조절하기 위한 간호중재는?

① 포도당 수액을 투여한다.
② 수분섭취를 권장한다.
③ 앙와위 자세를 유지한다.
④ 체온을 낮게 유지한다.
⑤ 발살바수기를 권장한다.

02

파킨슨 환자의 levodopa의 안전한 사용을 위한 교육 내용은?

① 고단백 식이를 섭취한다.
② 식사 후에 복용한다.
③ 약물투여 시간 가까이에 단백섭취를 권장한다.
④ 수분 섭취를 제한한다.
⑤ 비타민 B6 식품 섭취를 금한다.

정답 / 01 ④ 02 ⑤

☤ CHAPTER 09 | 조절기능장애

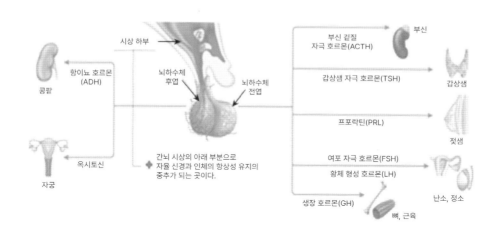

1. 뇌하수체 전엽 기능장애 14 12 11 10 09

1) 성장호르몬 과잉분비 14 12 11 10

(1) 원인
뇌하수체선종, 성장호르몬이 과잉 분비, 원치 않는 뼈와 연조직의 성장 11

(2) 임상증상
거인증(사춘기 이전), 말단비대증(사춘기 이후) 11 10
① 거인증: 영아기, 아동기에 시작~골단이 융합될 때까지 계속 성장
② 말다비대증: 20대에 시작~서서히 지속, 40세에 진단

(3) 치료
경접형동 뇌하수체 절제술, 방사선 요법, 약물요법(도파민 유도체, 소마토스타틴 유도체)

171

(4) 진단

특징적인 얼굴, 손, 발, 혈액검사, MRI

(5) 수술 후 간호 중재 14 12

① 신경학적 상태 관찰 → 시력, 지남력, 의식수준

② 뇌척수액 누출 의심: 비강분비물이 목 뒤로 넘어감(혈당측정, 뇌척수액 누출 시 당 검출)

③ 기침, 재채기, 코풀기 금지: 절개부위 압력증가, 뇌척수액 누출 주의

④ 체위: 머리를 30도 상승

⑤ 뇌막염 증상 관찰: 두통, 체온상승, 목의 경직

⑥ 합병증 관찰: 일시적 요붕증(I&O 면밀히 관찰)

⑦ cortisone: 남은 생애 동안 복용(우유, 제산제, 식사와 함께)

⑧ 수술 후 두통, 성기능 변화 등 일부 증상 호전됨 설명

⑨ 비심지는 2~3일간 유지하므로 비강호흡 권장, 코 밑 수염 소독 할 것

⑩ 최소한 10일간은 봉합선 보호하고 불편감 완화 위해 칫솔질은 삼가기

2. 뇌하수체 후엽 기능장애 24 23 21 18 17 16

1) 요붕증(diabetes insipidus, DI) 24 23 21 16 05

(1) 원인 및 병태생리

항이뇨호르몬(ADH) 결핍

→ 다량의 희석된 소변 배설 → 다뇨로 수분 손실 → 수분, 전해질 불균형

(2) 임상증상 21 16 05

주요증상: 지속적인 다뇨, 심한 갈증, 탈수

15~20L/일 소변량, 요비중 감소(1.005 이하) 21 및 요 삼투압 ↓23

두통, 시력장애, 근육쇠약, 근육통, 식욕부진, 체중감소, 피로, 무기력

(3) 치료와 간호 중재

★ 탈수의 징후를 조기에 발견하고 적절한 수분공급이 포인트

① 수분배설량 및 섭취량(I&O) 측정

② 경구와 정맥으로 적절한 수분공급, 단백질과 염분제한(고나트륨혈증 예방)

③ 탈수와 전해질 불균형 증상(갈증, 체중감소, 피부탄력성 감소 등) 관찰

④ 2시간 간격 체위변경, 조기이상 실시, 피부 보습

⑤ 호르몬 대체요법(vasopressin): 정맥, 피하, 비강 분무, 경구 등 다양한 방법으로 투여, 신세뇨관에서 수분의 재흡수 증가시킴, 비강 내 충혈, 자극, 초조감 등 관찰 18 17

⑥ ADH 유사제 주입 시 체중증가, 두통, 불안정, 저나트륨혈증, 수분 중독 사정

⑦ 커피와 차 등 금지

(4) 합병증

심한 탈수, 고나트륨혈증, 고혈압, 심혈관계 이상

2) 항이뇨호르몬 부적절분비 증후군(SIADH) 22 21 18 17

(1) 원인

항이뇨호르몬(ADH) 과다 → 수분 정체로 수분과 전해질의 불균형 초래, 질병이나 약물(폐암, 결핵, 인공호흡기 적용환자, 폐렴, 폐농양, 전신마취제 등), 스트레스

(2) 병태생리

항이뇨호르몬 분비 ↑ → 수분축적 → 혈액희석 → 저나트륨혈증 → 혈량 ↑

(3) 증상 **22** **21**

① 소화기계 변화: 오심, 구토, 식욕부진

② 신경학적 변화: 혼돈, 무기력, 기면, 두통, 안절부절, 불안

③ 수분 전해질 변화: 체중증가, 소변량 감소 **17**, 혈중 소듐 삼투압 감소

(4) 치료와 간호 중재 **18**

① 수분제한: 500~600ml/일

② 수분섭취 배설량, 혈압, 체중 측정, 갈증 시 얼음 제공

③ 약물치료: 이뇨제, 고장성 saline, lithium 투여

④ 신경학적 상태 사정(혼수, 경련 등) **18**, 안전한 환경 제공, 소음과 빛 감소(환경자극 감소)

3. 당 대사 장애

1) 당뇨병(diabetes mellitus, DM) **24** **21** **20** **19** **17** **16** **15** **14** **13** **12** **11** **10** **09** **08** **07** **06** **05** **02** **01** **00**

(1) 병태생리 **14** **09**

인슐린: 40~50/일 분비 → 탄수화물, 지방, 단백질 대사 조절 → 인슐린의 부족 과분비장애, 인슐린의 작용 결함으로 당뇨병 발생 **03**

(2) 1형 당뇨와 2형 당뇨

① 1형 당뇨병 = 소아형 당뇨, 인슐린 의존형

  ㉠ 췌장의 베타 세포 파괴, 인슐린 전혀 생성 안 됨

  ㉡ 젊은 연령, 유전, 면역, 환경요인(virus나 독소)

  ㉢ 증상, 징후가 갑자기 나타남, 전체 당뇨의 10%

② 2형 당뇨병 = 성인 발병 당뇨

  ㉠ 췌장의 베타 세포에서 인슐린이 분비되나 인슐린 저항으로 발생

  ㉡ 서서히 진행됨, 전체 당뇨병의 90%

  ㉢ 유전, 비만, 노령, 가족력, 고혈압, 고지혈증 등

(3) 임상증상

① 전형적인 3대 증상: 다뇨, 다음, 다식

② 공복감, 체중감소, 피로감과 전신 소양감, 탈수, 갈증, 상처치유 장애, 피부감염 등

(4) 진단검사 **24** **21** **17** **11**

① 공복 혈당(FBS): 신체의 포도당 사용 정도 평가, 8시간 금식 후 정맥 채혈, 정상: 100mg/dl미만, 당뇨: 126mg/dl 이상

② 식후 2시간 혈당: 신체의 당 이용 및 배설 상태 평가, 정상: 140mg/dl미만, 당뇨 200mg/dl 이상

③ 당화혈색소(HbA1C): 평균 2~3개월의 혈당치, 당뇨 관리상태 평가, 정상: 5.7% 미만, 당뇨: 6.5% 이상 **24** **21** **17** **11**

④ C-peptide 검사: 췌장 베타세포의 인슐린분비량을 반영, 정상: 1.3~1.5ng/ml, 당뇨: 정상보다 증가

(5) 치료 및 간호 중재 **19** **14** **13** **08** **06** **04** **01** **00**

① 식이요법 **14** **06** **01** **00**

  ㉠ 당뇨식이 일반적 원칙

ⓐ 기본 원칙: 적절한 양, 골고루, 제때에 섭취

ⓑ 총열량 조절: 3대 영양소 균형유지, 비타민, 무기질의 적절한 공급

ⓒ 규칙적인 식사습관

ⓓ 교육을 통한 식이요법 이해

ⓔ 다른 치료방법과의 조화: 운동, 경구 혈당강하제, 인슐린 주사 등

ⓕ 개인별 식이 계획표 작성: 나이, 성별, 체중, 혈당수치, 생활양식 고려 **14**

ⓛ 영양군별 섭취 조절

ⓐ 탄수화물: 복합탄수화물 권장, 단당류와 이당류(과일과 설탕)는 제한

ⓑ 단백질: 식물성 단백질 섭취 권장

ⓒ 지방: 총 열량의 30% 이내로 섭취, 포화지방, 콜레스테롤 제한

ⓒ 혈당지침

ⓐ 전분을 단백질이나 지방함유 식품과 함께 섭취 시 흡수가 느려져 혈당 감소

ⓑ 잘게 썰어 정제, 조리된 음식보다 통째로 생식하면 혈당 감소

ⓒ 느리게 흡수되는 음식 섭취 시 단당류를 부가하면 혈당 반응 감소

② 운동 **14 13**

ⓛ 효과

ⓐ 근육의 포도당 흡수 증가, 인슐린 이용을 촉진하여 혈당 감소, 체중감소, 스트레스 완화

ⓑ 인슐린 저항 감소, HDL 증가, 중성지방, 콜레스테롤 감소, 혈압 감소

ⓛ 방법

ⓐ 혈당농도가 최고에 이르는 시간(식사 시작 후 1시간)에 실시

ⓑ 저혈당 예방 위해 운동 전 식사나 간식 섭취 **14**

ⓒ 강도가 낮은 장기간의 유산소 운동: 에어로빅, 보행, 수영 권장 **13**

ⓓ 강도가 높은 단기간의 무산소 운동 금지

ⓔ 운동 후 저혈당증 예방 위해 필요시 운동 직후 간식 섭취, 장시간 운동은 저혈당 위험 높으니 1시간 내로 마무리

③ 약물치료 **11**

ⓛ 경구용 혈당 강하제

ⓐ 식이요법만으로 치료가 어려운 제2형 당뇨병

ⓑ 췌장의 베타세포 자극하여 인슐린 분비 증가, 제2형의 당뇨병 조절

ⓒ 부작용: 저혈당

ⓛ 인슐린 주사제

ⓐ 적응증: 제1형 당뇨, 제2형 당뇨병 중 경구혈당강하제 실패, 식이조절 실패 시

ⓑ 저장방법: 냉장보관

ⓒ 종류 **11 00**

• 초속효성: 10~15분 후 작용, 최대약효 1~1.5시간, 지속 3~5시간, lispro

• 속효성(Regular, 휴물린 알): 30분 후 작용, 포도당을 세포내로 이동시켜 혈당 강하, 지속 3~6시간(투명한 약)

• 중간형(NPH, 휴물린 엔 펜): 1~3시간 후 작용, 10~16시간, 최대효과 4~10시간(혼탁한 약)

• 지속형(glargine): 3~4시간 후 작용, 지속 24시간 이상(투명한 약)

• 혼합형(NPH/regular)

ⓓ 주사부위 **14 02 00**

• 주사가능 부위: 대퇴, 상박, 복부, 요부

- 통증에 덜 민감한 부위(신체 중앙은 피함)
- 주사 부위를 변경(회전): 지방조직의 국소적인 변형 예방 **14**
- 같은 부위에 4주 이내에는 주사하지 않음 **14**
  ⓔ 주사방법 **02** **00**
- 투여 시 실내온도로 하며 인슐린이 잘 섞이도록 양 손바닥 사이에서 굴리기
- 피하주사 실시, 주사 후 비비지 말고 눌러주기(흡수시간에 영향)
  ⓕ 합병증 **19** **13**
- 저혈당: 인슐린 과량 투여, 식사거름, 운동 과다(혈당치 70mg/dl 이하) **09**
- 조직비후나 위축: 인슐린 종양, 주사부위 지방 상실, 함몰 **13**
- 인슐린저항: 혈액 내 길항 작용하는 물질이나 항체 존재
- 소모기 현상(somogi): 전날 저녁의 과량 인슐린 투여, 저혈당발생 → 혈당상승 위해 호르몬분비, 포도당 생성(간) → 혈당증가 → 반동성 고혈당 증상 초래 → 치료: 인슐린 용량 감소 **19** **05**
- 새벽현상 **23** **05**
  - 새벽 3시까지 정상 혈당 이후 혈당치 상승
  - x제 1형에서 새벽에 성장호르몬 분비 → 인슐린 필요량 증가 → 치료: 인슐린 용량 증가
    ★ 소모기 현상과 감별 위해 자기 전, 새벽 3시, 잠에서 깰 때 혈당 측정
  ⓖ 인슐린 요구 증가 상황 확인 및 대처: 수술, 외상, 임신, 스트레스, 사춘기 및 감염 → 스트레스 호르몬(글루카곤, 콜티졸, 에피네 프린, 노에피네프린, 성장호르몬)수치 상승 → 포도당 생성(간) 촉진 → 포도당 소비 억제 (근육, 지방세포) → 인슐린 효과감소 → 인슐린 양 증가 필요 **14** **12** **07** **02**

(6) 합병증 24 22 21 20 18 17 16 13 10 06
 ① 급성 합병증
  ㉠ 저혈당증: 혈당치가 70mg/dl 이하 **21** **18** **17** **14**
   ⓐ 원인: 인슐린, 경구 혈당강하제 과량 투여, 소량의 음식섭취, 과도한 신체활동
   ⓑ 증상: 빈맥, 심계항진, 진전, 불안, 과민, 발한, 두통, 쇠약감, 피로 등 **20**
   ⓒ 치료 및 간호 중재: 먼저 의식변화 여부 확인 **21** **20** **16**
    • 의식 있는 경우: 단당류 10~15mg 섭취: 오렌지 주스 1/2컵, 사탕 3~5개, 꿀 1순가락 **06**
    • 의식 없는 경우: 50% 포도당 20~50ml 서서히 주입 **16**, 글루카곤(정맥, 근육내, 피하주사)
     예방간호: 인슐린 최고작용 시간의 운동 피하기, 식사와 규칙적인 혈당측정, 신체활동량 증가 시 간식과 음식 추가 섭취, 당뇨병 인식표지 지참 **16**
  ㉡ 당뇨성 케톤산증: 주로 1형 당뇨에서 발생(1차 합병증) **22** **20** **15** **14** **13** **11** **08** **01**
   ⓐ 원인: 인슐린 용량이 현저히 부족하거나 생성되지 않을 때
   ⓑ 증상: kussmaul 호흡(호흡을 통한 아세톤, 이산화탄소 배출, 빠르고 깊은 호흡), 체위성 저혈압, 당뇨성 혼수, 의식변화, 오심, 구토, 다뇨, 갈증, 흐린 시력 등 **22** **14** **13**
   ⓒ 치료: 수분공급(이유: 관류증가, 혈당감소, 탈수), 인슐린요법(저용량 속효성), 전해질교정(저칼륨혈증), 산증교정
  ㉢ 고혈당성 고삼투성 비케톤성 혼수 **18** **15**
   ⓐ 원인: 인슐린 부족으로 고혈당증, 고삼투상태 발생, 의식장애 발생, 주로 2형 당뇨 환자에서 혼수가 나타나는 가장 흔한 원인 **18**
   ⓑ 증상: 의식장애, 혼수의 원인
    • 심한 고혈당 및 삼투성 이뇨로 다뇨, 다음, 빈맥, 탈수, 수분/전해질 손실(쿠스말호흡 및 아세톤 냄새 X)
   ⓒ 치료: 수액공급(저장/등장 생리식염수, 삼투압 낮추고 수분보충), 전해질 균형 유지

② 만성 합병증 **24 16 15 14 10**

　　㉠ 미세혈관 합병증(당뇨성 망막증 → 안저검사 **16**)

　　㉡ 당뇨병성 신경병증 **10**

　　㉢ 대혈관 합병증: 뇌혈관질환, 관상동맥질환

　　㉣ 당뇨병성 신증: 사구체기저막 비후 및 투과성 증가로 단백뇨 → 신부전 → 투석 → 이식

　　㉤ 발과 다리의 합병증: 당뇨병성 발 궤양

　　㉥ 기타: 감염, 상처치유 지연

　　㉦ 발간호의 중요성 교육 **24 16 15 14**

　　　　ⓐ 규칙적으로 발을 사정(감염손상 등)

　　　　ⓑ 약한 비누와 미온수로 씻고 발가락 사이 잘 건조

　　　　ⓒ 발톱은 직선으로 자르고 군살, 티눈은 가능한 병원에서 제거

　　　　ⓓ 발에 맞는 신발 착용, 양말신기(꽉 끼지 않도록 하기)

　　　　ⓔ 신발 안에 거친 면이나 이물질 있는지 관찰

　　　　ⓕ 맨발로 걷는 것, 가열된 깔개, 피부 굳은살을 깎아내는 것 피하기

　　　　ⓖ 오랜 시간 같은 자세로 앉기, 흡연 금지

　　　　ⓗ 보습(단, 발가락 사이는 금지)

4. 갑상샘 기능장애

1) 갑상샘기능항진증 **24 22 21 19 17 15 13 12 11 10 07 06 05 04 03 02 00**

(1) 특징

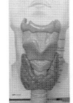 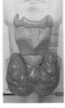 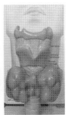

[정상]　　　[갑상선기능항진]　　　[갑상선기능저하]

① 혈장 내 T3, T4 호르몬 증가, 요오드 섭취량과 무관, 여성(4배) > 남성, 20~40대 호발

② Grave's 병: 갑상선 자가항체에 의해 자극(자가면역질환), 대부분이 해당(60~90%) **24 21**

③ 중독성 다발성 갑상선종양: 갑상선조직 일부에서만 갑상선호르몬 생성 및 항진

(2) 증상 13 02

① 발한, 매끈한 머릿결, 빈맥, 혈압 상승, 식욕증가, 체중감소, 설사, 근육 허약, 피로

② 기초대사율 증가, 안구돌출, 갑상선 비대(연하곤란), 놀란 표정, 무월경, 흐릿한 시야

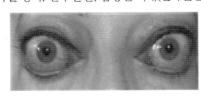

③ 더위에 민감, 갑상선 위기

④ 주의집중력 저하, 안절부절, 불안정, 수면장애

(3) 진단검사

맥박 증가, 혈청 T3, T4 호르몬 증가 **21**, 혈청 콜레스테롤 감소

(4) 치료 및 간호 중재 20 19 17 15 13 12 05 03 02

① 내과적 중재

㉠ 항갑상선 약물(PTU) 투여: 갑상선 호르몬 합성 차단, 많은 용량 투여 후 점차 감량, 일정 용량 유지, 무과립구증 **20**, 알레르기반응(주기적 검사 필요) 주의 **20 12 02**

㉡ 요오드(SSKI, lugol's solution) 투여: 우유, 주스와 병용, 빨대사용

참고 치료 시 교육지침 04

- 변기 사용 후 물 2~3회 내리기, 수분섭취 증가
- 식기, 수건 분리사용, 침구류 분리 세탁
- 사용한 세면대 및 욕조 철저히 세척, 화장실 사용 후 손씻기 강화
- 치료 시 격리, 타인과의 접촉 제한, 치료 후 6개월간 피임
- 모유수유 금지, 약 평생 복용

㉢ 방사선요오드 치료: 치료 후 기능저하증 발생 ↑ **04**

㉣ 안위 유지, 눈 보호(각막건조 예방, 선글라스 착용) **24**

㉤ 영양공급: 고칼로리, 고탄수화물, 고단백, 고비타민 식이제공, 필요시 간식 제공 → 체중유지, 에너지 보충 **22 13**

㉥ 시원한 환경 제공

㉦ 쉽게 흥분, 불안정 → 방문객 제한, 정서적지지

㉧ 충분한 수분섭취 4L/일 ↑: 발한이 심하고 대사율 증가

㉨ 피부 통합성 유지: 과도한 장운동, 발한으로 피부손상 위험증가, 물이 묻은 피부는 두드려 말리기

② 갑상샘 절제술 간호 중재: 항갑상선약물의 부작용 시, 큰 종양이 주변조직 압박 시 수술 시행 **24 15 13 11 10 07 06 03 00**

㉠ 수술 전 간호 **07 06 03**

ⓐ Lugol 용액 수술 7~10일 전부터 투여 → 갑상샘 크기, 혈관분포 감소, 이후 수술 시 출혈 예방

㉡ 수술 후 간호 **21 19 15 13 11 10 00**

ⓐ 합병증 관찰
- 후두신경 손상: 쉰 목소리 시 의심 **24**
- 출혈, 조직부종 관찰: 활력징후 측정(수술 부위가 호흡기 근처여서 출혈 가능성 많음), 목, 어깨 뒤로 조심스럽게 손을 넣어 드레싱 아래 부위 확인 **21**
- 저칼슘혈증성 테타니 **19**: 부갑상샘 손상, 제거 시, 부종 시 **13**
  - 초기: 입 주위나 발과 손의 저린 감각
  - 후기: chvostek 징후, trousseau 징후 양성, 전신경련 **19**

중요

- chvostek 징후: 귀 바로 앞부분의 안면신경 타진 시 같은 측의 안면 근육이 수축하면 양성
- trousseau 징후: 팔에 혈압기 cuff감고 압력 올린 후 1~4분가량 그대로 두었을 때 손이 동물의 발톱모양으로 수축, 손과 발에 경련 발생 시 양성

ⓑ 호흡 부전 관찰
ⓒ 응급 간호 제공
- 급성호흡부전 대비: 기관절개 세트
- tetany 대비: 칼슘글루코네이트 준비
ⓓ 통증완화: 수술부위 긴장 피함: 체위 변경 시 목 뒤로 두 손을 받쳐 환자지지, 필요시 진통제 처방

ⓔ 영양 상태 유지: 고탄수화물, 고단백 식이, 부드러운 음식으로 시작(수분섭취 가능)

ⓕ 자세: 반좌위, 머리 옆에 모래주머니 대주기 → 머리와 목 부동유지로 과신전 예방 **11**

ⓖ 환자교육: 목의 영구적 운동 제한 예방 위해 상처가 치유될 때 목의 ROM 운동 실시 전 갑상샘절제술 후 영구적인 갑상샘호르몬 투여 필요

③ 갑상샘위기(thyroid crisis) 치료: 갑상선 기능항진의 악화, 감염, 갑상선절제술 등으로 나타나는 증후군, 적극적 중재가 필요한 응급상황 **17 11**

ㄱ 증상: 고열, 심한 빈맥, 탈수, 발한, 복통, 설사, 구토, 심한 불안정, 저혈압, 심계항진, 섬망, 혼수, 사망

ㄴ 치료: 체온조절(저온 담요 적용), 탈수 교정, 유발요인 교정, 실내온도 낮추고 시원한 환경 제공, PTU, dexamethasone, glucocorticoid, beta blocker 투여, 신경학적 상태 및 심맥관계 사정

2) 갑상샘기능저하증(hypothyroidism) **23 18 17 16 15 13 12 11 07**

갑상샘 호르몬 생산부족 → 보상기전으로 갑상샘종 발생 → 갑상샘 비대

(1) 특징 **23**

조직의 느린 대사, 열 생산의 감소, 조직의 산소 소모 저하

(2) 원인

크레틴병(선천성 갑상선호르몬 부족) **21**, 요오드결핍, 갑상선기능 항진에 대한 수술, 방사선치료 후, 뇌하수체 종양, 갑상선자극호르몬 결핍

(3) 증상 **17 15**

① 푸석한 외모, 창백, 누런 피부, 건조하고 거친 피부, 맥박 감소, 식욕 감퇴, 체중증가

② 갑상선 비대(연하곤란), 변비, 기초대사율 감소, 열 생산 감소, 저체온, 추위에 민감

③ 점액수종: 피부(건조, 창백), 뮤신과도 축척(피부, 다른 조직)

(4) 진단검사 **18**

콜레스테롤 증가, 혈청 TSH 수준 하락, 갑상선호르몬(T3, T4) 감소, 방사성 요오드 흡수율 감소

(5) 치료 및 간호 중재 **16 13 11**

① 갑상선호르몬(synthyroid) 투여 **16**

ㄱ 소량으로 시작하여 점차 양 늘려 유지량 지속, 이른 아침 공복 시 복용(흡수 최대화)

ㄴ 부작용인 갑상선 기능항진 증상(불안, 빈맥 등) 관찰

② 저칼로리, 고단백, 고섬유소 식이, 소량씩 자주 제공, 충분한 수분 공급

③ 따뜻한 환경 제공, 체위 변경, 압박 감소시켜 피부 손상 예방

④ 감염예방(저항력 감소), 신체상 변화에 따른 정서적 지지

(6) 합병증: 점액수종 혼수(myxedema coma) **11 07**

피부와 다른 조직에 뮤신(mucin)이 비정상적으로 축척 되는 건조하고 창백한 형태의 부종, 내과적 응급상태로 즉각적인 치료 필요!

① 원인: 수술, 감염과 같은 스트레스, 치료에 대한 불이행 시 발생, 노인환자, 겨울에 호발

② 증상: 급격한 대사율 감소, 호흡성 산증을 유발하는 과소 환기, 저체온증, 저혈압 → 혼수 초래, 나트륨혈증, 고칼륨혈증, 이차적 부신 부전, 저혈당증, 수분중독증 유발 가능

③ 치료 **07**

ⓐ 기도유지, 산소공급, 수액의 정맥 내 투여
ⓑ levothyroxine sodium은 포도당과 corticosteroid와 함께 정맥 투여 **11**
ⓒ 이른 아침 공복 투여(흡수 최대화)
ⓓ 보온, 회복 시까지 활력징후 측정
ⓔ 조직관류 유지 위해 혈관수축제 사용, 혼수 유발 상황 평가하여 치료

5. 부갑상샘 기능장애 **22 16 15 14 13 12 11 10**

1) 부갑상샘기능항진증(hyperparathyroidism) **16 12 01 00**

(1) 특징
부갑상선 호르몬의 과잉 분비, 순환 혈청 내의 칼슘농도 증가, 인 농도 감소

(2) 원인
단독 양성선종(90%), 부갑상선 비후, 증식, 악성 종양

(3) 증상 **12 01**
① 대부분 무증상, 무력감, 피로 등 호소
② 신장결석, 요독증, 심부전증, 칼슘소실, 병리적 골절, 골다공증, 구루병, 관절염, 위궤양, 위장
증상, 고혈압, 췌장염

(4) 진단
혈중 칼슘 ↑, 인 ↓, 혈중 alkaline phosphatase ↑, 소변 내 칼슘과 인 ↑

(5) 치료 **16**
① 약물 이뇨제(칼슘배설촉진, 신장에서 칼슘 보유할 수 있어 thiazides 금지), 인, calcitonin 등 투여
② 식이 **22**
ⓐ 수분섭취: 3,000ml/일, 칼슘제한
ⓑ 산성식품: 토마토, 옥수수, 포도, 육류, 생선, 달걀, 곡류, 서양자두 등 → 신장결석, 요로감염 예방
ⓒ 고섬유질 식이, 배변완화제 투여
③ 골절예방: 침대 높이 낮추고 침대 난간 올림, 이동 시 부축, 억제대 사용 피하기
④ 수술: 부갑상선 절제술

(6) 수술 후 간호 중재 **00**
① 저칼슘혈증 증상(테타니), 고칼슘혈증 관찰
② 호흡부전, 출혈, 후두신경손상의 증상(쉰 목소리) 모니터링
③ 기관절개 세트 준비, calcium gluconate 준비
④ 수분섭취 유지

2) 부갑상샘 기능저하증 (hypoparathyroidism) **23 15 14 13 11 10 06**

(1) 특징 **15**
PTH 분비 부족 → 뼈의 파골작용 ↑, 비타민 D의 활성화 ↓(장의 칼슘흡수 ↓), 신세뇨관의 칼슘
배설 증가 ↑, 인산 배설 ↓ → 혈청 칼슘 ↓, 인 ↑

(2) 원인
① 갑상선 수술 중 제거, 혈액공급 저하, 수술 후 반흔 조직
② 유전적 소인, 자가면역장애

(3) 증상 [23] [20] [15] [14]

① 저칼슘혈증, 저칼슘성 테타니 [20]

② 경련, 테타니 증상, 후두천명, 성대마비, 호흡곤란, 두통, 유두부종 등

③ 부정맥, 심박출량 감소, 저혈압, 심부전증

④ 우울, 불안, 불안정, 기억력 손상, 혼돈

⑤ 치아 늦게 나거나 나지 않음, 부서지기 쉬운 손톱, 가는 모발, 건조한 피부, 위장관 증상

(4) 진단

저칼슘혈증, 고인산혈증, PTH 감소

(5) 치료 및 간호 중재 [13] [11] [10]

① 칼슘글루코네이트 투여: 대사성 산증 유도(재호흡 백이용)

② 경구용 칼슘제 보충: 경련 위험 없어지면 정상 혈청 칼슘 유지 목적

③ 비타민 D 투여

④ 고칼슘, 고비타민, 저인산식이 제공(인 포함 식품: 어육류, 난류, 우유 및 유제품, 곡류, 가공식품, 탄산음료)

⑤ 테타니 발생 시 기도유지, 필요시 기관 내 삽과, 기관절개술

⑥ 침상 난간 올리고 발작에 대비한 세심한 관찰, 항경련제, 진정제 투여

6. 부신 기능장애 [17] [16] [15] [13] [12] [11]

1) 부신피질기능항진증

(1) 쿠싱증후군(cushing's syndrome) [17] [16] [15] [12] [11] [09] [08] [06] [04] [02] [01]

부신피질 기능항진으로 glucocorticoids 과잉 분비 [11]

① 원인: 부신종양(원발성), 뇌하수체 종양(속발성), 스테로이드 과량 투여

② 증상 [09] [08] [06] [02] [01]

㉠ 단백질 대사장애: 근허약, 골다공증, 병리적 골절

㉡ 지방 대사장애: 만월형 얼굴, 들소목, 가는 사지, 몸통 비만

㉢ 탄수화물 대사장애: 고혈당

㉣ 염증면역반응장애: T림프구 감소, 호중구 증가 → 감염 민감성 ↑ → 상처치유지연, 감염

㉤ 고혈압, 체중 증가, 다행감, 인지능력 감소, 다모증, 머리카락 가늘어짐, 피부 얇아짐, 피부 색소침착

③ 일반적 간호 중재 [17] [15] [12] [11]

㉠ 외상위험성 감소: 보조기구사용, 침대난간 올림, 중증 고혈압과 기립성 저혈압 증상 확인

㉡ 감염예방: 손씻기, 감염증상 관찰, 감염 있는 사람들과의 접촉 피하기

㉢ 휴식과 활동 조절: 최대한 휴식을 제공하고 중등도의 활동 권장

㉣ 피부손상 예방: 피부상태 사정, 2시간 마다 체위 변경, 피부건조 예방

㉤ 병리적 골절예방: 칼슘과 비타민 D 섭취, 우유, 치즈, 유제품, 녹색채소 권장, 알코올, 카페인 섭취 금지

㉥ 식이: 저칼로리, 저탄수화물, 고단백, 저염, 고칼륨식이

④ 수술 후 간호 중재 [15] [04]

㉠ 출혈관련 쇼크 관찰

         ⓛ 1시간 마다 핍뇨, 신부전 증상 관찰

         ⓒ 처방된 혈압 상승제, corticosteroid 투여

         ⓔ 부신위기 관리

            ⓐ 조기증상: 안절부절 못함, 탈수 빈맥

            ⓑ 후기증상: 허약감, 저혈압, 발열, 구토 → 쇼크

            ⓒ 치료: corticosteroid의 용량 증가, 수액, 전해질투여 - 부신위기 증상 확인 및 관리 **15 04**

         ⓜ 활력징후 안정 시 까지 2~3일간 침상안정, 체위변경

         ⓗ 일측 부신절제술: 충분한 양의 스테로이드 분비 시까지 일정기간 투여 **15 04**

         ⓢ 양측 부신절제술: 일생동안 cortisol 복용 **15 04**

         ⓞ 회복기에 호르몬 대체요법 자가 투여 지침교육

      ⑤ cortisol 요법 환자 교육 **03 02**

         ㉠ cortisol 투여지침: 2/3는 아침에 일어나면서, 나머지 1/3은 오후 일찍 복용(cortisol은 중추신경자극, 오후 늦게 투여 시 불면)

         ⓛ 식사나 간식과 함께 복용: 위장관 장애 예방

         ⓒ 매일 체중 측정

         ⓔ 스트레스 증가 시 처방에 따라 용량 증가, 갑작스런 약물 중단 금지

         ⓜ medical alert 팔찌 착용

(2) 원발성 알도스테론증

    ① 특징: 알도스테론의 분비 ↑ → 신장에서 Na 재흡수 자극 → 수소이온 배출 → 수분과 전해질 대사 이상

    ② 원인: 부신선종(종양)에 의한 부신피질에서의 알도스테론 과잉 분비

    ③ 증상

        ㉠ 고혈압, 두통, 소변을 통한 과도한 K(포타슘)상실 → 부정맥, 근육 약화, 다뇨, 야뇨, 다음, 다갈

        ⓛ 테타니, 감각이상

        ⓒ 소듐정체 → 혈액량 증가 → 고혈압

    ④ 치료

        ㉠ 고혈압 완화, 저칼륨혈증 교정, 신장손상 예방

        ⓛ 수술: 부신절제술, 알도스테론 길항제 투여

    ⑤ 간호 중재 **06**

        ㉠ 섭취량/배설량 측정

        ⓛ 고혈압 증상, 울혈성 심부전, 부정맥 증상 관찰

        ⓒ 저칼륨혈증, 근육 약화, 경련, 피로, 피부손상 증상 사정

        ⓔ 야뇨로 인한 불면 해소 위해 낮잠 필요, 적당한 휴식 제공

        ⓜ 식이: 고단백, 저나트륨, 고칼륨 식이 권장

        ⓗ 부신절제술 후에 평생 약물 복용 설명

2) 부신피질기능저하증: 애디슨병 **21 16 13 08 03 00**

(1) 특징

ACTH의 비정상적 분비, 부신조직 장애, 시상하부-뇌하수체 체계 장애 → 부신의 스테로이드 3가지 생산 감소

① cortisol 분비장애 → 포도당, 지방, 단백질 대사 장애, 수분과 전해질, 근육강도의 변화

② 알도스테론 분비 감소 → 포타슘, 소듐, 수분 불균형 초래

③ 안드로겐 생산 감소 → 여성의 체모 감소, 남성: 발기부전, 성욕감퇴

(2) 원인

자가면역질환, AIDS, 결핵, 전이성 암, 부신절제술, 뇌하수체 및 시상하부종양, 뇌하수체 기능 저하증, steroid 장기투여

(3) 증상

① cortisol 감소: 저혈당, 무기력, 피로, 식욕부진, 고혈압, 고체온, 피부색소 침착

② 알도스테론 분비 감소: 탈수, 저나트륨혈증, 체위성 저혈압, 쇼크 🔢

③ 안드로겐 생산 감소: 액와모/치모의 감소, 월경불규칙, 성욕감퇴, 발기부전 🔢

(4) 치료 🔢 🔢

호르몬 대체요법 시행(glucocorticoids, 염류 코르티코이드 mineralocorticoids)

(5) 간호 중재 🔢 🔢

① 규칙적인 활력징후 측정: 기초혈압 이하로 감소 시 보고

② 감염의 증상과 징후 관찰: 감염 시 신체 스트레스가 증가 → 스테로이드 용량 증가

③ 규칙적 체중 측정: 수분과 나트륨의 정체로 인함

④ 고단백, 고칼로리 식이, 규칙적으로 섭취: 금식은 부신위기 진전 🔢

⑤ 처방된 약물 정확히 매일 투여해야 되는 중요성 교육

(6) 부신위기(애디슨 위기)예방 및 중재 🔢

① 원인

㉠ 만성 부신부전증 시 감염이 있거나 신체적, 정서적 긴장 시

㉡ 부적절한 약물치료, 불충분한 스테로이드 섭취나 갑작스런 중단

㉢ 스트레스 상황: 임신, 수술, 감염, 탈수, 발열, 식욕부진, 감정적 동요

② 증상: 심한 허약감/저혈압/복통, 저혈량성 쇼크, 오심, 구토, 다리의 통증 등

③ 치료 및 간호 중재

㉠ 체액과 전해질 불균형 교정: 등장성 수액, 산소, 혈관수축제, 혈량증강제

㉡ 저혈당 교정: 포도당 정주

㉢ 체액감소로 인한 쇼크, 신부전에 대처: 시간당 소변량, V/S(혈압), 체중 측정

㉣ 스테로이드 대체: hydrocortisone 정주, 점차 감량한 뒤 경구용 투여

㉤ 원인교정: 감염, 불충분한 약물투여나 갑작스런 중단, 스트레스 등

㉥ 적절한 휴식과 점진적 활동 증진

3) 부신수질 기능항진증: 갈색세포종

카테콜라민(에피네프린, 노에피네프린)을 분비하는 부신수질의 종양

(1) 특징

① 원인불명, 유전

② 스트레스가 증상을 촉진, 악화가능

③ 대부분 일측성 부신 양성종양, 호발: 40~60대

(2) 증상

① 고혈압이 대표적, 심한 두통, 빈맥, 흉통, 복통, 심혈관계 손상

② 교감신경계 과다 활동: 발한, 불안, 심계항진, 혈당 상승, 정신적 스트레스

(3) 치료 및 간호 중재

① 수술: 부신절제술(대표 치료) **03**

② 수술 전 혈압 조절

③ 스트레스 요인 차단, 금연, 급한 체위변경 피하기, valsalva금지, 변비 예방

④ 안정(가장 중요): 어두운 독방의 휴식제공, 두통 심할 시 움직임 제한

⑤ 안전관리, 목욕 자주 시행

⑥ 비타민, 미네랄, 칼로리 충분한 식이, 커피, 홍차, 탄산음료 제외

핵심문제

01

갑상샘기능저하증 환자를 위한 간호중재는?

① 저섬유소 식이를 제공한다.
② 수분섭취를 제한한다.
③ 시원한 환경을 제공한다.
④ 저칼로리식이를 제공한다.
⑤ 방문객을 제한한다.

02

당뇨 환자에게 확인할 수 있는 특징적인 당뇨성 케톤산증 증상은?

① 빈맥
② kussmaul 호흡
③ 심계항진
④ 발한
⑤ 진전

정답 / 01 ④ 02 ②

⊞ CHAPTER 10 감각기능장애

1. 시력/시각장애

1) 결막염(conjuctivitis): 결막의 염증이나 감염 🄫 🄶 🄾 🄾

(1) 원인

① 염증성: 알레르기원, 자극물

② 감염성: 세균, 바이러스 감염

(2) 임상증상 [09]

① 알레르기성: 가려움, 결막부종, 작열감, 혈관충혈, 과량의 눈물

② 세균성: 혈관확대, 경한 결막부종, 눈물, 분비물(수성 → 점액성)

③ 전염력 강함

④ 합병증: 시력장애, 각막궤양

(3) 치료 및 간호 중재 [12] [10]

① 알레르기성: 항히스타민제, 혈관수축제, 스테로이드 안약 점안, 화장 금지

② 질병 전파 예방: 양 눈 수건 따로 사용, 철저한 손 씻기

③ 어두운 방에서 휴식, 항생제 투여, 온찜질

④ 눈 세척: 내안각 → 외안각으로 흐르게, 너무 센 압력 금지, 등장액 사용으로 눈에서 전해질 상실 예방

⑤ 안대사용 금지(박테리아 성장 촉진 위험성 있음)

2) 백내장(cataract) [20] [15] [14] [13] [12] [09] [08] [04] [02]

수정체 혼탁으로 망막에 선명한 상을 맺지 못하여 시력손상 초래, 후천성, 노인성 백내장(대부분)

(1) 증상

① 조기: 시력저하(흐리게 보임), 색깔 인식 감소

② 후기: 복시, 실명으로 진행, 적반사 소실, 하얀 동공, 동공의 크기변화로 시력변화 정도 확인

③ 통증, 발적 없음

(2) 치료 및 간호 중재: 수술(유일한 치료방법)

① 낭외적출술: 낭의 전방부분을 열고 초음파를 이용하여 수정체 핵을 부수고 수정체 후낭만 남기고 인공수정체를 삽입 → 가장 흔한 방법

② 간호 중재

　㉠ 수술 전

　　ⓐ 진정제 투여, acetazolamide PO (안압감소)

　　ⓑ 산동제, 모양체근 마비제 점안

　㉡ 수술 후: 간호목표 – 안압 상승 방지 [20] [15] [14] [13] [12] [09] [08] [04] [02]

　　ⓐ 수술한 눈 드레싱과 보호용 안대 착용으로 눈 보호

　　ⓑ 드레싱 교환 수술 6시간 후 가능, 항생제, 아트로핀, 스테로이드 점안

　　ⓒ 체위: 반좌위, 수술하지 않은 쪽으로 눕기, 앙와위에서 머리 올림

　　ⓓ 절개한 봉합부위의 가려움증 호소 시 차가운 습포 적용

　　ⓔ 통증관리: 아세트아미노펜 투여

　　ⓕ 수술 후 초기 통증: 안압상승(오심, 구토 사정), 출혈 합병증 의미 [20] [14]

　　ⓖ 갑작스런 통증: 혈관이나 봉합 파열, 출혈

　　ⓗ 안압상승(주요 합병증): 진통제로 조절 안 되면 → 즉시 보고, 글리세린 구강투여나 만니톨 [20]

　　ⓘ 안압상승 예방: 활동제한, 변비, 허리 굽히기, 재채기, 기침, 무거운 물건 들기 등 피하기 [04]

　　ⓙ 축동제 점적(산동으로 인한 탈출을 예방)

　㉢ 환자 교육 [15]

　　ⓐ 점안법, 드레싱 방법

　　ⓑ 오심, 구토를 동반한 통증 시 보고

　　ⓒ 무거운 물건 들거나 힘주지 말며, 수술한 쪽으로 눕지 않기 [15] [13]

ⓓ pilocarpine(축동제) 지속적 투여로 산동 예방(산동 시 인공수정체 탈출)

ⓔ 안 손상 예방 : 선글라스나 알루미늄 보호용 안대 사용, 눈 비비지 말 것

ⓕ 합병증인 망막박리 주의(실명 위험), 수술 후 다음날, 2주 후, 1개월 후 추적관찰

3) 녹내장 19 16 14 13 11 09 08 05

비정상적인 안압 상승으로 시신경 위축, 시력손실 발생(정상 안압 10~21mmHg)

(1) 원인 및 위험요인

① 원발성 : 노화, 유전, 중심망막정맥 폐쇄

② 속발성 : 포도막염, 홍채염, 혈관신생질환, 안구종양, 변성질환, 눈수술, 외상, 흡연, 카페인, 알코올, 약물과다, 부신피질호르몬 등의 변화

③ 질병동반 : 당뇨병, 고혈압, 심한 근시, 망막박리

(2) 증상 16 13 11 08

① 만성광우각형(원발성 개방각) 녹내장 : 가장 흔한 형태, 양측성

ㄱ 전방각 통한 방수 배출이 감소되어 안압상승

ㄴ 증상 없이 천천히 발생

ㄷ 흐릿한 시력, 조절기능 감소, 눈의 가벼운 통증, 두통, 과도한 눈물 분비 08

ㄹ 후기 : 주변시야 상실(터널시야) 19 16, 시력저하, 불빛 주위에 무지개 색의 달무리(halo)

② 급성 협우각형(폐쇄각) 녹내장 : 응급처치 필요

ㄱ 전방각이 좁아지거나 폐쇄되어 방수배출 방해

ㄴ 시야가 급격히 좁아짐, 급성으로 발생

ㄷ 눈 주위의 심한 통증, 두통, 오심, 구토, 복부 불편감

ㄹ 불빛 주위에 무지개 색의 달무리, 광각감소로 시력이 흐릿

③ 진단검사 04

ㄱ 검안경검사(안저 검사) : 시신경손상 확인

ㄴ 세극등 현미경 검사 : 급성 협우각형 녹내장에서 홍반성 결막, 전방수 혼탁, 동공반응 없음

ㄷ 안압검사 : 23mmHg 이상 상승

ㄹ 시야검사 : 중심 시야를 측정하여 시신경 손상 확인

ㅁ 우각경 검사 : 우각, 우각주변 변화 검사

④ 치료 및 간호 중재 23 14 13 09 05

ㄱ 약물치료 : 방수배출 증가 및 방수 생성 감소(안압 떨어뜨리기) 14 09

ⓐ 축동제 : 방수배출 증가, 동공수축효과, pilocarpine 23

ⓑ 알파작동제(brimonidine), 베타교감신경차단제(timolol, betaxolol) 점적, 탄산탈수효소억제제(acetazolamide, metazolamide) : 방수 생성 감소

ⓒ 금기약품 : 모양근마비제(동공이완), 산동제(동공확대)
협우각형 녹내장 시 방수 유출을 억제, 안압상승 → 금지약물

ㄴ 수술 및 수술 후 간호 : 방수의 새로운 배액 통로를 만들거나 방수 생성하는 구조를 파괴하는 수술시행 13

ⓐ 약물 및 레이저수술로 치료에 실패 시 적용

ⓑ 수술 후 항생제를 결막 아래로 주입

• 아스피린 복용 금지

• 수술한 쪽으로 눕지 않도록 함

ⓒ 합병증: 맥락막 출혈 → 눈 심부의 급성 통증, 활력징후의 변화 **13**

ⓒ 급성협우각형 녹내장 간호 **14**

ⓐ 안압 저하 위한 투약 즉시 시행

ⓑ 방을 어둡게 하고 이마에 찬물 찜질, 조용한 장소에서 휴식제공 **14**

ⓔ 퇴원 시 교육 **05**

★ 녹내장은 치료가 되는 것이 아니라 조절하는 것이므로 추후 관리의 중요성 교육

ⓐ 시력감퇴, 광원 주위 무지개, 안통 등의 증상 시 즉시 내원, 규칙적인 검진 필요

ⓑ 심리적 안정: 가급적 흥분, 분노, 불안 피할 것

ⓒ 혈액순환 촉진, 치아건강 유지, 감기예방, 금주, 금연

ⓓ 안압 상승 활동 금지: 무거운 것 들기, 재채기, 기침, 코풀기, 허리 굽히기 등

ⓔ 어두운 곳, 암실 피할 것

ⓕ 과도한 나트륨 섭취 피할 것

ⓖ 정기적인 추적관찰 중요성 강조

ⓗ 의사 허락 없는 안약 점적하거나 눈 씻기 금지

ⓘ 물구나무서기 금지(머리로 피 몰리는 자세)

4) 망막박리 (retinal detachment) **18 15 11 10 07 06 01**

망막 바깥쪽의 색소상피세포층과 안쪽의 감각층 사이가 떨어져서 발생

(1) 원인 및 위험요인

노화, 백내장 적출, 외상, 당뇨병, 종양, 고도근시, 가족적 소인 등

(2) 증상 **18 15 11**

무통, 섬광(눈앞이 갑자기 번쩍거림), 부유물 보임, 시야결손(커튼을 드리운 듯 가려진 듯)

(3) 검사

검안경 검사

(4) 치료 및 간호 중재

수술(공막돌륭술), 투열요법, 냉동요법, 광응고술, circling 방법

(5) 수술 전 간호 **10**

① 절대안정(손상 악화 방지), 양안 안대 적용

② 눈의 긴장 감소, 정온제, 진정제 투여

③ 안압 상승 행위 피하기, 배변 완화제 투여

④ 10% phenylephrine과 산동제 투여

(6) 수술 후 간호 **10 06 01**

① 공막돌륭술 후 항생제 점안

② 패드, 플라스틱 안대로 압박 드레싱

③ 수술 직후 움직이지 않도록, 눈의 완전한 휴식상태 유지

④ 오심, 구토, 통증 호소 시 진토제와 진통제 투여

⑤ 첫 24시간 안압관찰, 상승 시 acetazolamide 주입

⑥ 항생제와 스테로이드가 합성된 안약 점적

⑦ 모양근마비제 투여: 눈 산동 → 휴식 도모

⑧ 눈꺼풀에 부종 있으면 냉찜질
⑨ 수술 후 체위: 박리 부위별 수술 방법에 따라 다르므로 주치의에게 꼭 확인할 것★
　　㉠ 가스나 오일 주입: 엎드린 자세(복위)로 가스를 망막쪽으로 밀어내기
　　㉡ 공막 돌륭술(buckling): 박리된 열공 위치에 따라 앙와위 혹은 수술한 쪽으로 눕기
⑩ 안압상승 활동 금지
⑪ 눈관리: 비비지 않기, 이물질 들어간 경우 눈물 흐르도록 해서 세척 **01**

5) 안연고 점안법 **12**

① 투여 전 손 씻기
② 결막 노출 후 내안각 → 외안각, 결막 위에 직접 도포
③ 튜브의 끝이 눈 주의 피부에 닿지 않도록 주의
④ 안연고 주입 후 시야 흐려짐을 설명
⑤ 안약과 안연고 모두 투여 시 안약 우선 투여

2. 청력/청각장애

1) 귀의 기능과 구조

① 청각기능: 골전도, 공기전도의 기전
② 평형기능: 눈, 관절, 근육, 뇌, 미로의 상호작용으로 인체의 균형 유지
③ 구조
　　㉠ 외이 - 귓바퀴, 외이도
　　㉡ 중이 - 고막, 이관(유스타키오관), 이소골, 난원창, 정원창
　　㉢ 내이 - 반고리관, 와우, 전정, 코르티기관

2) 청력손상(난청)

특정한 단어 혹은 소리를 듣는데 어려움, 완전 청력 상실

(1) 원인

① 전도성 난청: 외이 혹은 중이의 기계적 전달 장애, 귀의 폐색(귀지, 이물질), 감염, 고막경화증, 고막의 외상 **13 11**
② 감각신경성 난청: 내이신경 혹은 뇌신경의 신경전도상 장애, 노인성 난청(노화 또는 머리나 귀의 외상), 급성, 선천성 청각상실, 소음과 관련된 청각 상실, 악성종양, 메니에르 병, 중추성 청각 기능장애
③ 혼합형 난청: 전도성 난청 + 감각신경성 난청 혼재
④ 기능성 난청: 기질적 장애 없는 심인성 청력장애

(2) 난청검사 **17 15 13 11 03**

① 음차검사
　　㉠ Weber test: 청력손상 위치 확인 **15 03**
　　　　ⓐ 정상: 양쪽 귀 동일
　　　　ⓑ 전도성 난청: 환측에서 더 잘 들림
　　　　ⓒ 감각신경성 난청: 환측에서 잘 안 들림(건측 잘 들림)

ⓛ Rinne test: 골전도, 공기전도의 비교
  ⓐ 정상: 골전도 < 공기전도(약 2배)
  ⓑ 전도성 난청: 이환된 쪽이 골전도 > 공기전도 **13** **11**
  ⓒ 감각신경성 난청: 이환된 쪽이 골전도 < 공기전도(2배 이상이 아닌 전체적으로 감소)
ⓛ 평형검사: 지시검사, 차안 서자검사, one leg rising test **17** **15**
  ㉠ Romberg 검사: 눈을 감고 똑바로 30초간 서서 직립반사 검사 **17** **15**
    ⓐ 정상: 최소한의 움직임, 똑바른 자세 유지
    ⓑ 비정상: 평형상실로 비틀거림 → 양성
③ 증상 **11**
  ㉠ 진행이 매우 느림, 의사소통의 문제가 일어나기까지 알아차리지 못함
  ㉡ 원인이 노화 혹은 소음 시 고주파 청취 곤란
  ㉢ 언어적 의사소통에 대한 반응 부족, 부적절한 반응
  ㉣ 대인관계가 불안정, 적대적, 과민
  ㉤ 비정상적으로 부드럽게 혹은 과도하게 큰 말소리
  ㉥ 긴장된 얼굴표정, 들을 때 머리를 기울임
  ㉦ 대화할 때 끊임없이 설명 필요, 불완전한 발음
  ㉧ 라디오나 TV 소리를 크게 함, 이명 호소
  ㉨ 점점 냉담해지고 거만해지는 경우, 다수나 소수의 청중모임을 피하는 경우
④ 치료 및 간호 중재
  ㉠ 감염조절: 항생제, 바이러스제, 스테로이드제
  ㉡ 갑작스런 청력상실: 스테로이드 제제 투여(진행성 청각상실의 감소와 회복)
  ㉢ 보청기 사용: 전도성 난청 **24**, 종류: 고막형, 귓속형, 귀걸이형, 안경형, 주머니형, 박스형 등
  ㉣ 청력보조 기구: 전화벨 소리크기 조정, 전화벨, 초인종 대신 전등 이용
  ㉤ 이명(tinnitus) 관리: 바이오피드백, 전기 자극, 최면, 명상, 보청기 등
  ㉥ 재활: 다른 감각 이용(시각, 촉각, 진동각): 입술 읽기, 수화, 쓰기, 그림, 도표 등
  ㉦ 청력손상 대상자와의 의사소통
    ⓐ 팔이나 손을 올려 상대방 주의 끌기
    ⓑ 소음이 없고 충분히 밝은 곳에서 얼굴을 마주하고 눈을 보며 대화
    ⓒ 정상 혹은 약간 높은 톤으로(고음은 이해하지 못함), 또박또박 말할 것
    ⓓ 간단, 명확, 자연스러운 대화
    ⓔ 중요문장 반복
    ⓕ 입 모양이 분명할 것: 웃기, 껌 씹기, 입 가리기, 담배 피우기 금지
    ⓖ 의사전달 돕기·몸짓, 얼굴표정, 손짓 등을 적절히 활용하여 대화
    ⓗ 대상자가 주의가 흐트러질 때: 피로, 이해부족 상태
    ⓘ 전문용어를 사용 시 글로 설명

3) 중이염 (otitis media) **14** **10**

중이, 이관, 유양돌기 염증

(1) 원인

① 중이는 비강, 부비동 등과 연결되어 호흡기계 감염이 흔한 원인
② 인플루엔자(아동), 폐렴구균(성인), 용혈성 연쇄상구균(감기 합병증)

(2) 증상

① 발적기: 이통, 발열, 부종, 청력정상

② 삼출기: 삼출물 형성, 전도성 난청

③ 화농기: 고막천공 전 심한 이통, 천공 후 무통

(3) 진단

이경검사: 귀의 반대편으로 머리 기울이며 이개를 후상방으로 잡아당겨 외이도가 직선이 되도록 함

(4) 치료 및 간호 중재 🔟

① 통증완화: 진통제

② 감염예방

ㄱ 전신적 항생제 투여, 국소적 항생제 점적

ㄴ 항생제 7~10일간 투여(감염 재발 방지)

ㄷ 조기 항생제 처방: 근접기관의 유양돌기염, 부비동염, 뇌수막염, 뇌농양 예방

ㄹ 감염의 주위 확산 예방: 깨끗한 외이 유지, 귀를 솜으로 느슨하게 막기

ㅁ 귀에 물이나 샴푸가 들어가지 않도록 주의

ㅂ 얼음주머니: 국소 열, 부종완화

ㅅ 상기도 감염 시 코를 세게 풀기: 중이로 병원균의 전파 방지

③ 항히스타민제, 충혈완화제, NSAIDs, 해열제 투여

④ 피부간호: 분비물이 자극되지 않도록 크림 적용

⑤ 적절한 수분섭취, 휴식

⑥ 외과적 관리: 고막절개술, 액체와 압력 제거, 환기관 삽입

(5) 수술 후 간호 중재 🎿

① 통증은 수술 후 농과 삼출액이 배액 되면 즉시 완화

② 수술한 귀 아래로 유지

③ 외이도 주변에 바셀린 적용: 배액으로 인한 피부손상 예방

④ 환기관 삽입: 일시적 혹은 6~18개월 유지

⑤ 환기관 삽입으로 소리가 크게 들린다는 점 알림

⑥ 수술 후 2~3주간 빨대 사용 금지

⑦ <u>코 풀 때 입을 벌린 채 한쪽씩 풀기, 기침을 할 때는 입을 벌리고 하기</u> 🎿

⑧ 배변 시 긴장감 완화

⑨ 3주 정도 머리 빨리 돌리기, 흔들기, 구부리지 않기

⑩ 귀의 드레싱 매일 교환 - 6주간 바셀린 솜뭉치 귀에 넣어 건조하게 유지

⑪ 분비물 많을 경우 즉시 보고

4) Meniere 질병(Meniere's disease) 🎿 🎿 🎿 🎿 🎿 🎿 🎿 🎿 08 05

(1) 특징

막미로의 확장, 내림프의 양 증가로 내림프수종 유발

20~50세, 남 > 여, 한쪽 귀(60~70%)에서 시작 → 양측으로 진행

흡수장애, 바이러스성 감염, 알레르기, 내분비장애, 정서적 긴장, 갑작스런 혈관운동장애

(2) 증상 13 12 10 08 05
① 3대 증상: 심한 현훈(오심, 구토 동반), 감각신경성 난청, 이명
② 급성 발작기: 안구진탕증, 운동실조
③ 균형 장애, 점차적인 청력 감소

(3) 진단 검사 07
평형검사(romberg test) 양성: 다리를 모으고 서서 팔은 옆으로 하고 눈을 감음, 정상은 최소의 움 직임으로 똑바른 자세를 유지하고 평형상실은 전정문제나 소뇌의 운동 실조증 암시

(4) 치료 및 간호 중재 21 19 17 11 05
① 항현훈성 약물 투여
② 진정제, 항콜린성 약물 등의 약물은 오심, 구토, 발한 조절, 분비물 생성 조절
③ 이뇨제, 염분 제한 식이: 귀의 충만감, 압력완화 23 21
④ 카페인, 설탕, 화학조미료, 알코올 섭취 제한
⑤ 급성기 중 낙상 예방 위해 침대난간 올리고 침상안정 취해 줌
⑥ 안위 증진: 불안 감소, 증상 유발할 수 있는 환경(소음, 불빛), 스트레스, 피로 피하기
⑦ 현기증: 베개로 환자 머리 양쪽지지
⑧ 갑작스런 현훈 시 중재: 즉각 평편한 바닥에 눕혀서 현훈이 멈출 때까지 눈을 감도 록 함, 머리 움직임 제한, 휴식, 어두운 방에서 안정 19
⑨ 전정재활: 물리치료나 균형 훈련운동
⑩ 외과적 수술: 내과적 치료 실패 시 파괴 막고 청력보존 위해 실시, 내림프 감소시키는 shunt 수술 등

5) 귀 수술 후 간호 중재 13 04
① 통증 완화: 진통제 투여
② 항생제 투여
③ 현훈, 어지러움 호소 시 걸을 때 보호, 침대 난간 올려줌
④ 출혈은 드물지만 소량의 장액혈액성 분비물 배액 관찰
⑤ 수술 후 몇 시간 동안 수술을 한 귀가 아래로 가게 할 것
⑥ 코 풀기: 한쪽 코로 부드럽게 한 번에 한쪽씩 코를 풀게 함
⑦ 기침, 재채기: 1주간 입을 벌리고 할 것
⑧ 감기 예방, 상기도 감염환자와 대면 피할 것
⑨ 대개 3~7일 후에 일상에 복귀, 격렬한 작업일 경우 3주후 복귀
⑩ 무거운 물건 들기 금지(특히 등골절제술 시)
⑪ 귀 수술 후 초기의 정상증상 교육 13
　ㄱ 드레싱이나 패킹으로 인한 수술 받은 귀의 청력 감소
　ㄴ 깨지는 것 같거나 터지는 것 같은 귀의 소음
　ㄷ 약간의 통증과 턱의 불편감
　ㄹ 귀의 부종

6) 귀 점적 주입법
① 주입할 점적제를 준비
② 정확한 용량과 시간을 확인
③ 귀심지(packing)를 제거

④ 고막이 완전하다면 귀세척
⑤ 점적제 병을 체온과 같도록 5분 동안 따뜻한 물에 담가둠
⑥ 환측을 위로 하여 반대쪽으로 기울이고 투약 점적기를 삽입한 다음 점적
⑦ 대상자 머리를 부드럽게 앞뒤로 5번 정도 움직임
⑧ 부드러운 솜으로 느슨하게 막기

핵심문제

01

백내장으로 수술 받은 환자를 위한 간호중재는?

① 앙와위로 눕도록 한다.
② 무거운 물건을 들거나 힘주지 않도록 한다.
③ 수술한 쪽으로 눕도록 한다.
④ 절개한 봉합부위에 온습포를 적용한다.
⑤ 수술 후 활동을 격려한다.

02

메니에르 질병의 특징적으로 나타나는 증상은?

① 이통
② 삼출물 형성
③ 현훈
④ 발열
⑤ 부종

정답 / 01 ② 02 ③

2 모성간호학

🏥 CHAPTER 01 여성 건강의 이해

1 여성 건강의 개념

1. 여성 건강 간호의 대상

여성과 가족

2. 여성 건강 간호의 목적 22 18 15 13 09 07 06

1) 광의의 목적

① 여성의 전 생애를 통해 건강유지, 건강증진, 질병예방 및 회복을 탐구하고 간호한다.
② 가족중심 접근방법을 적용한 여성 개인과 가족의 건강을 도모한다.
③ 여성중심 접근방법으로 여성주의에 입각하여, 여성이 자신의 건강문제를 스스로 인식하고 지식을 습득하여 스스로 결정하고 조정하는 능력을 함양한다.

2) 협의의 목적

여성의 성 특성과 관련하여 사춘기부터 폐경기 이후의 여성이 가족 및 사회문화적 맥락 안에서 발생하는 건강 문제를 가족중심·여성중심 접근방법으로 관리한다.

3. 여성건강간호학의 개념 18 15 14 11 10 07 04

① 여성의 일생을 통한 전 연령층(삶 전체)에 건강관리를 제공하는 학문이다.
② 가족중심과 여성중심의 접근방법으로 건강문제를 해결하고 중재하는 학문이다.
③ 여성뿐만 아니라 가족 전체의 건강유지 및 증진을 돕는 것이다.
④ 가족 전체의 건강관리에 관심을 갖는 것이다.
⑤ 여성건강간호사는 여성과 동반자 관계에서 대상자와 함께 건강유지, 증진, 질병예방을 하고 효과적인 건강문제 해결방법을 적용하여 최적의 안녕상태를 유지하도록 돕는다.

4. 접근방법

(1) 가족중심간호 19 16 15 14 11

① 기본원리: 출산은 가족에게 정상적이고 건강한 사건이며, 자연적 현상인 생의 전환으로 접근한다.
② 임산부, 가족, 신생아의 신체적, 사회·심리적 요구를 충족시켜 질적인 간호를 제공하는 것이다.
③ 임신, 분만, 육아는 여성의 일이 아닌 가족 전체의 과업으로 이해한다.
　　예 참여분만, 모자동실, 가족분만, 가정 분만의 부활 등

> • 가족의 정의: 결혼, 혈연, 입양, 친분 등으로 관계되어 일상의 생활을 공유하는 사람들의 집단 또는 그 구성원
> • 가족의 기능: 애정적 기능, 경제적 기능, 사회화 기능, 생리적 기능, 가치형성 기능

(2) 여성중심간호 21 20 18 17 15

① 여성의 삶을 총체적인 존재로 인식하여 여성의 입장에서 스스로 건강문제를 해결하도록 중재한다.
② 여성이 능동적으로 환경과 끊임없이 상호작용하며, 이를 통해 스스로 조정하고 자율적으로 의사
결정을 하는 주체로 인식하도록 접근한다.

5. 여성건강간호사의 역할 24 06

① 지식과 기술을 전달하는 간호 제공자
② 여성 스스로가 자신의 건강관리를 선택하도록 돕는 옹호자
③ 여성이 자신의 건강을 유지하게 할 수 있도록 교육하는 교육자
④ 전문직 여성으로서 여성의 역할 모델
⑤ 여성의 건강을 위해 정치적·사회적 역할을 담당하는 정치·사회적 역할

6. 여성건강간호의 실무

① 한 개인의 건강은 가족 및 사회체계 속에서 영향을 주고받는 존재임을 인식한다.
② 여성이 가지는 비정상적인 증상에 대한 간호과정을 적용한다.
③ 건강증진, 질병예방을 강조한다.
④ 여성이 자신의 신체기능을 알고 문화 속에서 자신의 역할에 능숙하도록 중재한다.

2 성건강 간호

1. 성과 관련된 용어 14

1) 용어 구분

① sex(성): 생물학적 성(구조, 기능)
② gender(성): 사회문화적 성, 후천적 남녀의 심리, 사회적 성역할
③ sexuality(성): 생물학적, 사회문화적, 성역할을 포함하는 포괄적인 성

2) 성정체감(sexual identity)

① 사회적, 문화적, 심리적 환경에 의해 3세 정도에 형성되는 성장촉진의 요소이자 계속적으로 발달
되는 성발달의 요소이다.
② 자신의 성에 대해 갖는 느낌, 태도와 인식을 의미한다.
③ 동성이나 이성관계를 유지시키는 인간관계의 출발점이며, 원동력이다.
④ 대인관계 유지와 애정표현의 기본수단이다.

2. 사춘기 여자 청소년의 신체·생리적 발달 22 17 14 10

① 신장: 사춘기와 함께 빠른 속도로 성장 후 3년 이내에 거의 성인의 키에 도달한다.
② 발달과정: 월경 시작 2~3년 전부터 유방 봉오리(난소 기능의 첫 신호)가 나타난다. → 유방과 유륜이

발달한다.(확대) → 치모가 나기 시작한다. → 초경 시작한다. → 액와모와 유륜에 몽고메리선이 나타난다. → 유두가 돌출된다.

③ 초경: 여성의 생리적 성숙의 신호, 성 성숙도를 나타내는 지표이다.

    ㉠ 초경에 대해 긍정적으로 수용하고 질환이 아닌 정상적 생리적 반응으로 이해하도록 적절한 지식과 대비가 필요하다. 22 17

    ㉡ 보통 무배란성, 불규칙하거나 생리의 양이 많을 수 있다.

3. 성교육의 목표 12

① 남녀 간의 성의 차이와 특성을 이해하며, 자신의 문제를 객관적으로 판단하고, 적응하는 능력을 함양한다.

② 인간과 생명의 존엄성과 가치 및 성의 엄숙함을 자각한다.

③ 올바른 윤리관과 가치관의 함양으로 원숙한 인격 형성을 돕는다.

④ 개성 존중과 평등사상을 바탕으로 우리 사회에 필요한 여성과 남성을 키운다.

⑤ 책임감과 연대의식을 갖고 사회 환경에 올바르게 대처해 나가도록 지도한다.

4. 성교육과 성상담 방법 17 13 12 11 10 09 06

① 교육 전에 궁금해 하는 것을 파악한다. → 개방형 질문을 사용한다.

② 성교육 내용은 논리중심보다는 주제나 문제 중심으로 구성한다.

③ 남녀의 특성과 연령을 고려하여 대상자 수준에 맞는 성교육 제공한다.

④ 학습집단은 남·녀 혼성으로 구성한다.

⑤ 성에 대한 지나친 흥미나 비하감을 갖지 않게 교육한다.

⑥ 성에 대해 조숙하거나 미숙함에 대해 열등감을 느끼지 않게 교육한다.

⑦ 전문용어보다는 사실적, 구체적, 직설적인 언어와 설명을 사용한다.

⑧ 대상자가 성에 대해 긍정적이고 확고한 가치관을 적극적으로 습득하도록 교육한다.

⑨ 교육자는 열린 마음과 태도를 가져야 한다.

5. 성상담자가 피해야 할 감정

양가감정, 구원감정, 비판적 감정, 주관적 느낌 06

6. 가족계획의 목적 13

① 자녀 출산 전에 부모의 건강과 가정의 경제적 능력에 맞게 출산의 시기 및 간격이나 출생 자녀 수를 미리 계획한다.

② 궁극적으로 모자의 건강과 가족의 건강을 향상한다.

7. 피임의 조건 05 01

① 효과성: 피임효과가 확실해야 한다.

② 안정성: 인체에 무해해야 한다.

③ 수용성: 성교나 성감을 해쳐서는 안 된다.

④ 간편성: 사용법이 간단해야 한다.

⑤ 경제성: 비용이 적게 들어야 한다.

⑥ 복원성: 효과가 일시적이며 복원 가능해야 한다.

⑦ 성병 예방효과가 있어야 한다.

8. 피임법의 종류 🔢 🔢 🔢 🔢 🔢 🔢

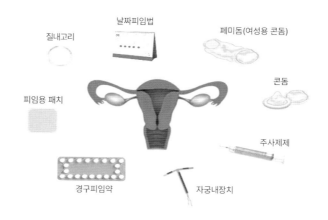

1) 자연피임법: 배란(가임)기간을 예측하여 성교를 피하는 방법, 성공률이 낮음

① 월경주기법
- ㉠ 정의: 월경주기에 배란기를 예측하여 가임기를 확인하고 금욕하는 방법이다.
- ㉡ 월경주기가 28일인 경우 월경일에서 거꾸로 14일째를 배란기로 보고 정자의 생존 기간을 더하여 월경 전 12~19일에 금욕한다.
- ㉢ 월경 주기가 불규칙한 경우 피임실패율이 높다.

② 기초체온법
- ㉠ 정의: 배란 전·후 체온 변화(저온 → 고온)를 확인하여 배란일을 예측한 후 금욕하는 방법이다.
- ㉡ 기초 체온은 월경 첫날부터 배란기 전까지 일정 수준을 유지하다가 배란 24시간 전 약간 하강한다.(0.3℃)
- ㉢ 배란 이후 다시 상승(0.4℃)하여 월경기까지 고온기가 유지된다.(프로게스테론 분비에 영향을 받음)
- ㉣ 체온계 외에 별도의 준비가 필요하지 않으나, 감염, 과로 및 성교 여부 등이 기초체온에 변화를 줄 수 있다.

③ 경관점액관찰법 🔢
- ㉠ 정의: 경관 점액의 양상으로 배란기간을 확인하여 금욕하는 방법이다.
- ㉡ 배란 전·후 경관점액이 맑고 투명하며 양이 많아지고 견사성이 높아진다.

2) 경구피임약 🔢: 여성이 배란 억제 호르몬제 복용

① 기전: 난관기능 방해, 자궁내막, 경관점액 변화로 착상 방해, 체내 호르몬 조절로 FSH(여포자극 호르몬)와 LH 호르몬(황체 호르몬)의 분비를 억제시켜 배란을 억제한다.

② 장점: 지속 복용 시 피임의 성공률이 높다. 월경주기 조절 가능하다. 성생활과 무관하게 사용 가능하다. 월경통·월경과다 증상이 있는 경우 완화 효과가 있다.

③ 단점: 월경주기가 28일인 여성의 경우 생리를 마친 후 21일간 매일 복용해야 하는 번거로움이 있다.

④ 부작용: 자궁출혈, 점적출혈, 과소월경, 오심, 유방압통, 신경과민, 식욕증가, 수분정체, 기미, 피로, 우울, 다모증, 무월경

⑤ 금기증: 혈전색전증, 뇌혈관 질환, 심혈관 질환, 간기능 장애, 유방암, 자궁암, 난소암, 임신 의심 시 절대금기

⑥ 주의 사항
- ㉠ 복용을 잊은 경우: 전날 약을 먹고 다시 정해진 시간에 그날 약 복용한다.
  - ⓐ 12시간 지난 경우: 생각 난 즉시 복용 후 다음 약은 정해진 시간에 복용한다.

ⓑ 24시간 지난 경우: 한 번에 2정 복용(마지막 1정과 제 날짜 1정) 후 계속 매일 복용한다.(피
임효과 ↓)
ⓒ 피임약 복용 중단을 원할 때: 그 주기 복용을 마친 후 중단한다.
ⓒ 임신을 원할 때: 다른 피임법을 2개월 정도 사용 후 임신한다.

3) 차단피임법: 질외사정법, 콘돔, 페미돔, 다이아프램(페서리), 자궁내장치 [24]

(1) 질외사정법
남성의 사정 직전에 음경을 여성의 질에서 빼낸다.

(2) 콘돔 [24]
성교 전 남성의 음경에 씌워 정자가 여성의 질 내로 사정되는 것을 막는다. 피임의 성공률이 높으
며, 성병 예방 효과가 있다.

(3) 페미돔
여성형 콘돔으로 여성의 질에 삽입하여 정자가 자궁 내로 들어가는 것을 차단한다.

(4) 다이아프램(페서리)
자궁경관에 고무마개를 씌워 정자가 자궁 내로 들어가는 것을 차단한다.

(5) 자궁 내 장치(IUD, 루프) [21][11][02]
자궁강에 기구를 삽입하여 수정란의 착상 방지 및 정자의 난관이동 방해, 월경이 끝날 무렵 삽
입한다.
① 장점: 피임의 성공률 높음, 지속적인 피임효과, 임신을 원하는 경우 제거 가능(1회 삽입으로 장
기간 피임 가능, 터울 조절)
② 부작용: 자궁출혈, 월경과다, 월경불순, 하복부 불편감, 골반염증성 질환, 세균성 질염, 요통,
경련, 질 분비물 경험, 자궁천공, 자궁외임신 등
③ 금기증: 골반염증성 질환, 근종, 자궁암, 자궁의 부정출혈, 임신 의심 시

4) 영구피임법: 난관결찰(절제)술, 정관절제술 → 피임효과 100%, 복원 어려움

(1) 난관결찰술, 난관절제술
난관을 절단·결찰하여 정자의 난관통과를 막는다.
① 장점: 월경, 배란, 호르몬 기능은 정상이며 임신만 불가능, 수술시간 짧고 10일 이내 상처 치
유, 부작용 적다.
② 단점: 복원이 어렵다.

(2) 정관절제술
양쪽 정관을 절개·결찰하여 사정 시 정자 배출 차단한다.
① 장점: 수술이 간단하고 수술 후 24시간 이후에 정상 활동 재개 가능, 성생활에 지장이 없고, 정
액량의 변화가 없다.
② 단점: 복원이 어렵다. 수술 후 1~2일간 음낭부종, 통증
③ 주의점: 수술 후 약 2~3개월간 또는 2회의 지속적인 정액검사에서 정자가 발견되지 않을 때
까지 다른 피임방법 사용한다.(수술 전 정관 내에 남아있던 정자가 1~3개월간 남아 있으므로)

5) 응급피임법(Yuzpe 응급피임법, 성교 후 피임법) [23][10][13]
① 계획되지 않은 성교, 피임의 실패, 성폭력으로 인한 성행위 후 임신을 방지하기 위해 성관계 72시
간 이내에 호르몬 요법과 자궁내장치를 이용하여 임신을 방지한다.

② 수정란 착상 이전에 호르몬 작용으로 자궁착상 억제효과

③ 의사의 처방이 필요하다.

④ 피임 성공 시 1주일 내에 질 출혈이 있다.

⑤ 단점: 수정란 착상 후, 임신 시에는 효과 없다.(태아기형 유발은 되지 않음)

⑥ 복용법: 성교 후 72시간 내에 1회 복용, 그 후 12시간 후 다시 1회 복용으로 평균 75% 피임효과

⑦ 주의점: 유방암, 생식기암, 뇌졸중, 혈전증, 고혈압, 심장질환, 당뇨, 간질환, 신질환 시 신중한 투여 필요. 복용 전 임신을 확인한다.

9. 사회문화적 건강문제가 있는 여성

1) 성폭력 22

상대방의 의사와는 관계없이 강압적으로 성적 행위를 하거나 성적 행위를 강요하는 것으로 육체적, 정신적, 심리적 손상을 주는 물리적인 폭력의 광범위한 개념이다.

2) 성폭력 피해 시 대처방법 20 12 11

① 성폭력 상담소나 각종 위기 전화상담소에 전화한다.

② 즉시 병원응급실이나 산부인과에서 검진: 닦지 말고 와서 검사물을 채취할 수 있도록 함(피해자의 동의하에 증거채취), 사생활 보호유지, 상해 정도를 사정하고 구체적으로 기록한다.

③ 사건과 가해자에 대해 기억나는 것을 모두 기록한다.

④ 경찰에 신고, 심리상담, 지지체계 마련

3) 성폭력 피해자 간호 19 15 13 12 11

① 정서적 지지, 신체손상 간호, 전체적인 검사와 피검물을 채취한다.

② 비밀이 보장될 수 있도록 특별히 마련된 조용하고 편안한 치료 장소를 이용한다.

③ 존중, 무비판적 지지, 의사결정에 참여하고 적극적 청취를 하는 자세를 가진다.

④ 성병예방을 위한 검사, 임신 예방을 위한 응급복합피임약을 투약한다.(72시간 내에 1정, 다시 12시간 후 1정 복용), 및 임신반응검사(3주 이후)

⑤ 성폭력 지원단체를 소개한다.

4) 가정폭력의 잘못된 통념 15 12

① 가정폭력은 경제적 및 학력 수준이 낮은 사람들에게만 일어나는 것이다.

② 임신한 여자들은 맞지 않을 것이다.

③ 가정폭력은 개인적인 문제이므로 다른 사람이 관여할 문제가 아니다.

④ 배우자를 학대하는 것은 자녀들에게는 전혀 영향을 끼치지 않는다.

⑤ 구타를 당하는 피해자들은 피학대 음란증을 가지고 있다.

⑥ 술이나 약물을 사용했기 때문에 배우자를 학대한다.

⑦ 가해자들은 모든 대인관계에서 폭력적이다.

⑧ 가해자들은 자신들의 폭력적 행동을 통제할 수 없다.

⑨ 피해자들이 잔소리를 하지 않는다면 맞지 않을 것이다. 피해자들의 바르지 못한 행동이 폭력의 원인이다.

⑩ 여자도 남자와 같이 폭력적이다.

⑪ 가정폭력은 일시적으로 감정을 통제하지 못해서 발생하는 것이다.

⑫ 피해자들은 가정폭력 관계에서 벗어날 수 없다. 그것은 운명이므로 감수하고 살아야 한다.

⑬ 피해자들은 정신이 이상하거나 열등하다.

5) 가정폭력에 관한 간호중재 ⒁

① 서두르지 말고 스스로 자신의 과거와 문제점을 다루도록 한다.

② 가해자와의 사랑과 증오 관계에 대한 대상자의 양가감정을 고려한다.

③ 폭력을 당한 여성의 변화 및 성숙 가능성을 존중한다.

④ 특정 문제를 규명하도록 도와주고 이를 해결하기 위한 현실적 상황을 지지한다.

⑤ 폭력을 당한 여성이 가진 자기비난이나 죄책감을 파악한 후에 잘못된 인식을 바꾸도록 정보를 제공한다.

⑥ 가정폭력 대처요령에 대해 설명한다.

    ㉠ 폭력 발생 시 일단 그 상황을 피하고 112에 신고하여 경찰의 도움을 받음. 피해자는 가정보호사건이나 형사사건으로 처벌을 요구할 수 있으며, 가해자와의 격리를 요구할 수 있다.

    ㉡ 여성폭력 긴급전화는 전국 어디서나 국번 없이 1366으로 도움을 요청할 수 있다.

    ㉢ 맞은 상처는 병원치료를 받아 진단서를 끊어두고 날짜가 나오도록 사진을 찍어 둔다.

    ㉣ 평소 폭력이 자주 발생하고 있었다면 주민등록증, 운전면허증, 비상금, 비상열쇠, 의료보험증, 진단서나 치료확인서, 옷가지 등을 미리 준비해 두어 폭력상황을 피해 가지고 나올 수 있도록 한다.

    ㉤ 상담소나 경찰서, 쉼터 등의 전화번호를 항상 메모해 둔다.

③ 생식기 건강사정

1. 여성 생식기의 구조와 기능

1) 외부 생식기치구, 대음순, 소음순, 음핵, 전정, 바르톨린샘, 스킨샘, 요도구, 질구, 처녀막, 회음

① 치구(불두덩): 치골결합 앞면을 덮고 있는 지방조직과 결합조직으로 구성, 피지선·땀샘·혈관 등이 분포하여 습한 상태 유지

② 대음순: 치구에서 회음까지 양측 앞뒤로 길게 뻗은 2개의 지방층으로 된 피부주름, 남성의 음낭에 상응하는 기관

③ 소음순: 대음순 내측 2개의 편평한 붉은 주름, 남성의 음낭에 상응하는 기관

④ 음핵: 작은 발기성 조직의 매우 민감한 기관, 혈관분포가 많고 혈관공급이 잘되어 성적인 흥분을 담당함, 남성의 음경에 상응하는 기관

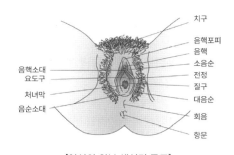

[여성의 외부 생식기 구조]

⑤ 질전정: 소음순 사이의 함몰부위로 요도구, 질구, 2개의 스킨샘, 2개의 바르톨린샘 등 6개의 개구

    ㉠ 요도구: 요도의 입구, 소변이 배출되는 입구, 남성 15cm, 여성 4~5cm로 여성이 짧다.

    ㉡ 질구: 요도구 밑에 있는 요도구 보다 약간 큰 구멍, 입구에는 처녀막이라 불리는 결합조직으로 덮여 있다.

    ㉢ 바르톨린샘: 질구 양 옆에 위치하는 2개의 분비기관(4시, 8시 방향), 성적 자극시 맑은 점액물질을 분비하여 질 주변을 윤활하게 한다. 임균 등의 감염 위험성이 높다. ⒀ ⒁

    ㉣ 스킨샘: 외요도구 양 옆에 위치하는 2개의 분비기관(2시, 10시 방향), 윤활역할을 한다.

⑥ 처녀막: 여성의 외부생식기계와 내부생식기계 간의 영역을 구분하는 경계이다.

⑦ 회음: 골반을 이루는 치골결합부, 좌골결절과 미골을 잇는 근육체, 항문올림근과 회음체로 구성된다. → 요도, 질, 항문의 수축을 돕는다.(분만 시 손상의 위험)

2) 내부 생식기: 질, 자궁, 난관, 난소

(1) 질: 성교기관, 월경통로, 산도유지

7~10cm 길이의 점막으로 이루어진 섬유성 근육관 **11**

① 위치: 전방 → 요도와 방광, 후방 → 직장, 상단 → 자궁경부, 하단 → 처녀막, 측벽 → 기인대, 후벽 → 자궁천골인대

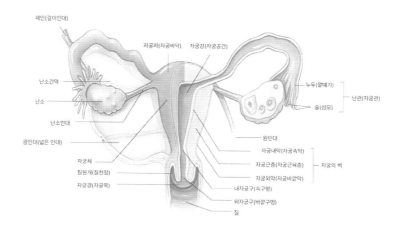

[여성의 자궁 구조]

② 질벽: 추벽이 있어 질 확장을 돕는다.

③ 질점막: 산성(pH 4.4~5.5)을 유지하여 병원균의 침입을 방지한다.

→ 질 내 정상세균인 유산간균(duderline bacillus, 되데를라인간균)이 질 상피세포에서 분비되는 글리코겐을 분해하여 유산(lactic acid)으로 만들어 질 분비물을 산성으로 유지한다. 질 내 세균의 번식을 억제한다. **11**

④ 질원개: 경관이 질 상부에 삽입된 빈 공간, 질 후원개는 길고 분비물이 고이기 쉬워 암세포 검사물 채취 부위(pap smear)로 이용한다.

⑤ 질의 기능 **11**

㉠ 월경혈이나 분비물의 배설기관

㉡ 여성의 성교기관

㉢ 분만 시 산도의 역할

(2) 자궁: 수정란 착상, 임신유지 **22 18 15 12 03**

서양배 모양의 속이 비어 있는 근육성 기관

① 전방의 방광과 후방의 직장 사이에 위치하며 전경, 전굴인 상태로 질과 직각을 이룬다.

② 구조: 저부, 체부, 협부, 경부로 구성된다.

㉠ 저부(자궁바닥): 자궁의 가장 넓은 부위, 근육의 치밀도가 높아 자궁수축 정도를 측정한다. **18**

㉡ 체부(자궁몸통)

ⓐ 자궁내막: 자궁 가장 안쪽에 위치, 임신 시 수정란이 착상되는 부위 **22**, 월경 주기에 따

라 증식, 탈락, 괴사 과정을 거친다.(기저층 → 원주상피세포로 구성, 임신·월경 시에도 유지 / 기능층 → 월경·분만 시 주기적으로 탈락)

　　　　ⓑ 자궁근층: 근육층으로 가장 두껍다. 내층(윤상근) → 월경 역류와 임신 내용물을 지탱한다. 손상시 자궁경관무력증을 유발한다. / 중간층(사위근) → 분만 후 자궁 수축을 통해 지혈작용을 한다. / 외층(종행근) → 분만 중 태아와 태반을 만출한다.

　　　　ⓒ 자궁외막: 자궁의 가장 바깥층, 광인대와 연결되고 자궁의 전후, 좌우를 지지한다.

　　　ⓒ 협부(자궁잘록): 체부와 경부가 연결되는 좁은 부분, 분만 시 생리적 수축륜을 형성한다.

　　　ⓔ 경부(자궁목): 경관내구(자궁강과 경관내막 사이의 좁은 입구), 경관외구(경관 내막과 질 사이의 가장 좁은 입구), 편평원주상피세포 접합점으로 구성된다.

　　　　※ 편평원주상피세포 접합점: 편평상피세포(질)와 원주상피세포(자궁강)가 만나는 부위
　　　　　　→ 자궁경부암의 호발부위로 자궁경부질세포진 검사(pap smear)를 시행하는 부위 **22 18 11**

　　③ 기능: 월경기능, 임신 유지 기능 및 분만 시 태아를 밀어내는 역할을 한다.
　　④ 연령에 따른 자궁 크기 변화 → 연령이 증가함에 따라 체부가 커진다. **12**
　　　　㉠ 유년기: 체부 1/3, 경부 2/3
　　　　㉡ 성숙기: 체부 2/3, 경부 1/3
　　⑤ 인대: 자궁, 난소, 난관을 일정한 위치와 자세로 유지시킨다. **15**
　　　　㉠ 기인대: 자궁의 탈수를 방지한다.
　　　　㉡ 광인대: 자궁, 난관, 난소를 정상위치에 놓이게 한다.
　　　　㉢ 원인대: 자궁의 전경전굴이 유지되도록 한다. 임신 중에는 가장 많은 힘을 받는다. **15**
　　　　㉣ 자궁천골인대: 자궁의 탈수 방지, 자궁을 견인시켜 제 위치를 유지하게 한다.

(3) 난관: 수정란의 이동통로
　　난자와 수정란을 자궁으로 운반한다.
　　① 팽대부: 수정의 장소, 자궁외 임신이 호발하는 부위
　　② 기능: 섬모운동, 연동운동, 호르몬의 영향으로 인한 난관수축운동으로 난자를 자궁으로 운반한다.

(4) 난소: 배란과 호르몬 분비
　　① 자궁 양 옆 각각 1개씩 아몬드 모양으로 위치
　　② 기능
　　　　㉠ 배란기능: 난소에서 성숙한 난자를 배출한다.
　　　　㉡ 내분비 기능: 에스트로겐, 프로게스테론, 릴랙신 등의 호르몬을 분비한다.

3) 유방
　　① 유두: 많은 혈관과 신경분포로 성적 자극 시 예민한 발기성 조직
　　② 유륜
　　　　㉠ 유두 주위를 둘러싼 핑크나 갈색 부분
　　　　㉡ 몽고메리샘: 유륜 표면의 거칠고 작은 결절로 지방샘이 있어 유두를 윤활하고 보호한다.
　　　　㉢ 지지조직: 쿠퍼인대(Cooper's ligament)에 의해 흉벽에 유방을 지지한다.
　　③ 유즙의 경로: 선방세포(acini cell)에서 분비 → 젖샘소엽 → 젖샘엽 → 젖샘관으로 유출 → 젖샘관동에서 유즙저장 → 유두를 통해 배출
　　④ 유즙분비와 호르몬
　　　　㉠ estrogen: 유방의 성장을 자극한다.(젖샘발육)

   ⓛ progesterone: 젖샘조직을 성숙시키고 크기를 증가시킨다.(젖샘발육)

   ⓒ prolactin: 유즙을 생성한다.

   ⓔ oxytocin: 유즙을 배출한다.

2. 호르몬과 생식작용 24

1) 성선의 관계

시상하부호르몬[성선자극유리호르몬(GnRH)] → 뇌하수체전엽호르몬(FSH/LH) → 성선(난소)호르몬(에스트로겐, 프로게스테론) 10

2) 뇌하수체 호르몬 24 10

 ① 뇌하수체 전엽 호르몬

  ㉠ 난포자극 호르몬(FSH): 원시난포를 성숙난포로 성숙, 난소에서 에스트로겐을 분비한다.

  ㉡ 황체화 호르몬(LH): 배란 유발, 황체형성으로 에스트로겐, 프로게스테론 분비를 촉진한다. 24

  ㉢ 유즙분비호르몬(프로락틴): 분만 후 유즙분비 촉진, 난소주기 억제 → 배란 억제

 ② 뇌하수체 후엽 호르몬

  옥시토신: 자궁수축과 유즙 사출 작용을 한다.

3) 난소호르몬의 종류와 기능

 (1) 에스트로겐(난포호르몬) 14 11 06

  ① 자궁: 자궁내막 비후, 자궁근육 증대, 혈액공급을 증대한다.

  ② 경관: 점액분비 증가, pH 증가, 점성도 저하, 견사성 증가, 양치엽상을 형성한다.

  ③ 난관: 난관운동성 촉진 → 배란기 때 운동능력을 최대화하여 난자 이동을 촉진한다.

  ④ 유방: 젖샘관을 발달한다.

  ⑤ 뇌하수체: FSH(난포자극호르몬) 분비 억제, LH(황체화 호르몬)분비를 촉진한다.

  ⑥ 골격: 뼈의 성장을 촉진한다.(부족 시 골다공증 유발)

  ⑦ 혈액: 혈액응고인자를 증가한다.(죽상동맥 경화, 심근경색, 혈전색전증 유발 가능성 증가)

 (2) 프로게스테론(황체호르몬, 임신유지 호르몬) 15 13

  ① 자궁내막: 자궁내막유지(항에스트로겐 작용), 수정란 착상, 임신을 유지한다.

   - 글리코겐 축적으로 착상에 적당한 영양상태 형성, 수정란의 지속적 발달

  ② 자궁의 운동성 저하 → 자궁근 이완(옥시토신 분비 억제로 인해 초래) → 임신유지

  ③ 난관: 난관의 연동운동 촉진으로 황체기에 자궁강 내로 수정란을 운반한다.

  ④ 자궁경관: 점액점성도 상승, 분비물양 감소, 백혈구 증가, 견사성 및 양치모양 감소→ 정자의 통과 불가

  ⑤ 유방: 유즙을 분비하는 선방세포 및 젖샘소엽이 발달한다.

  ⑥ 체온: 기초체온 상승(→ 기초체온법 이용하여 배란기 측정)

  ⑦ 뇌하수체호르몬: FSH 분비를 촉진하고, LH 분비를 억제한다.

 (3) 릴랙신

  ① 자궁근육이완, 골반관절이완

  ② 조산 예방

  ③ 경관 유연 → 분만에 도움

4) 난소주기(난포발달단계): 월경 시작 첫날부터 다음 월경 첫날까지를 1주기로 봄, 난소호르몬의 영향으로 발생 15

주기적 발달 단계: 원시난포 → 성장난포 → 성숙난포 → 배란(LH, FSH 분비 급상승) → 황체 → 백체

(1) 난포기

원시난포가 성숙하여 배란 전까지의 시기이다.

(2) 배란기

다음 월경 예정일 14일 전[난소주기(월경주기) 14일째]에 발생한다. 14 13

① 성숙난포와 주위 조직이 파열되어 난포액에 싸인 성숙난자가 복강 내로 배출되는 현상

② FSH(난포자극호르몬), LH(황체형성호르몬)이 급격히 증가한 후 배란이 발생한다.

③ 에스트로겐이 가장 많이 분비되는 시기이다.

④ 좌우 난소에서 교대로 배란이 일어난다. 22

(3) 황체기

배란 직후~월경 직전까지의 난소 상태이다.

① 수정이 안 된 경우: 황체는 퇴화되어 백체가 되며 흡수되어 사라진다.

② 수정이 된 경우: 황체는 난소에 그대로 남아 태반완성(임신 12주)까지 수정란의 착상 및 임신유지에 도움을 준다.

5) 배란 시 신체적 증상과 징후 18 15 14 13 03

(1) 기초체온의 변화

체온이 약간 하락한 후에 0.3~1.0℃ 상승(난포기: 저온, 황체기: 고온) 18

(2) 자궁경관 점액의 변화

정자 통과가 용이하도록 환경이 바뀐다.

① 경관 점액은 맑고 양이 많다.

② 경관 점액의 점성도가 저하된다.

③ 경관 점액 pH의 변화: 약알칼리성

④ 견사성(탄력 있게 늘어나는 성질)이 증가한다.

⑤ 양치모양: 점액을 슬라이드 글라스에 말려서 보면 분지 또는 양치모양

(3) 하복부 통증과 약간의 질 출혈

배란 시 소량의 출혈이 복막을 자극하여 하복통을 느낀다.

6) 월경주기(자궁내막주기) 23 11 09

① 시상하부, 뇌하수체, 난소 호르몬 영향으로 주기적인 변화가 일어나는 현상

② 월경기 → 증식기 → 분비기 → 월경전기(허혈기)로 구분

ㄱ 월경기: 월경주기 시작~5일, 나선동맥 파열로 기저층이 남고 기능층이 탈락한다.

ㄴ 증식기: 5~14일, 자궁내막 비후 시기, 난포성장, 에스트로겐 분비가 증가한다. 23

ㄷ 분비기: 14~25일(월경 2~3일 전), 프로게스테론 증가, 자궁내막이 두꺼워진다.(혈관, 수분, 글리코겐 증가)

ㄹ 월경전기(허혈기): 25~28일, 황체 퇴행으로 에스트로겐과 프로게스테론 분비가 저하된다.

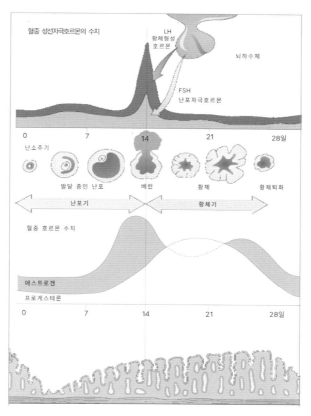

[월경주기에 따른 변화]

3. 여성생식기 건강사정

1) 여성 생식기 검진 `20` `11` `10`

(1) 생식기 검진순서

복부관찰 → 외생식기 검진(시진 후 촉진) → 질경검사 → 검사물 채취(검사물 채취 후 Pap smear) → 쌍합진(양손진찰법)

(2) 여성생식기 검진 간호 `20` `17` `15` `12` `11` `10` `07`

① 순서 및 정보를 제공한다. 프라이버시를 보호한다. 월경시기를 피해서 방문한다.
② 검사 24시간 전에 질 세척, 질 좌약 사용을 금지한다.
③ 검사 전 배뇨한다.(방광손상예방)
④ 자세: 쇄석위를 취한다.

2) 내생식기 검진 `11` `10` `06`

(1) 질경 검사

① 닫은 상태에서 질 후벽 쪽으로 45° 각도 아래쪽 방향으로 비틀어 삽입 후 질경의 날이 수평이 되도록 회전시킨다.
② 치모나 음순이 끼이지 않도록 주의한다.
③ 질경이 완전히 들어간 후 경부가 보이도록 질경을 벌리고 나사를 고정한다.

(2) 경관도말 및 배양검사

① 임균배양을 위한 검사물 채취는 Pap smear 전에 시행한다.(Pap smear 후에는 필요한 분비물이 제거됨)

② Pap smear(자궁경부질 세포진 검사) **22 20 19 14 07**

　㉠ 자궁경부암 진단에 사용한다. 만 20세부터 선별 검사한다.

　㉡ 검사 24시간 전 질 세척·좌약·성교 모두 금지, 월경 시기 피해서 방문, 검사 전 배뇨한다.

　㉢ 미지근한 물(생리식염수)에 데운 질경 삽입한다.(윤활제는 정균작용으로 검사결과에 영향을 주어 사용하지 않음)

　㉣ 면봉이나 브러쉬로 검사물을 채취한다.(경관 내부, 편평원주상피세포 접합부, 후질원개의 3곳)

　㉤ 결과 해석: 비정상 소견이 발견되면 질 확대경 검사, 생검이나 원추절제술 등 정밀검사가 필요하다. **19**

분류	Class I	Class II	Class III	Class IV	Class V
결과	이상세포 없음	염증으로 이상 세포 출현	비정상 유핵세포변화	암으로 생각할 수 있는 세포상 출현	침윤암으로 시사할 만한 세포상

　㉥ 검사 후 하루 정도 배뇨한 후 혈액이 비치는 경우가 있으나 자연 소실된다.

(3) 양손진찰법 **13 10 06 05**

① 질경 검진 후 실시, 질과 경관, 자궁 및 난소, 난관 등의 부속기와 직장을 두 손 사이에서 촉진한다.

② 한 손 검지와 중지는 질강에, 다른 한 손은 치골결합과 제와 사이의 복부에 놓고 진찰한다.

(4) 직장-질 검진법

① 윤활제를 바른 후 검지는 질강, 중지는 항문에 넣고 밑으로 힘을 주게 한다.

② 자궁경부 후면의 경부의 크기, 표면 특성, 이동성을 관찰한다.

(5) 항문검진 **13 10**

① 삽입 전 항문주위를 문질러 항문조임근을 이완한다.

② 질, 직장벽의 종양, 폴립, 누공, 손상 등을 확인한다.

③ 성경험이 없는 경우 항문검진으로 대신 시행한다.

3) 외생식기 검진

골반근육의 지지 정도 검사

→ 한쪽 손의 검지와 중지로 음순을 벌리고 다른 쪽 손의 검지, 중지를 질 안으로 넣은 후 대상자에게 아래로 좁히는 힘을 주게 한다.

4) 유방자가검진 **17 15**

(1) 검진 시기

① 사춘기 이후: 매달 월경 후 1주일 내 시행한다.

② 폐경기 이후, 월경주기가 불규칙한 경우: 날짜를 정해 놓고 매달 같은 날짜에 시행한다. **17**

(2) 검진 절차

시진(거울 앞에 서서, 샤워 시) → 촉진(앉거나 서서) → 촉진(누운 자세)

① 시진

　㉠ 대상자를 앉힌 상태에서 상의를 벗기고 팔을 양 옆으로 내린 후 관찰한다.

ⓛ 양팔을 머리 위로 올린 자세와 앞으로 허리를 구부린 자세에서 유방 모양의 변화가 어떠한
지 관찰한다.
ⓒ 시진내용: 크기, 모양, 대칭성, 유방의 색, 피부 표면의 특징, 함몰, 위축 유무 확인, 유두의
분비물 및 유두 종양 관찰, 목과 액와부위의 종창, 발적을 확인한다.
② 촉진 **15**
ⓛ 팔을 들고 둥글게 움직이며, 세로 방향으로 움직이며, 가장자리에서 중심으로, 중심에서 가
장자리로(원을 그리며, 쐐기 모양, 수직방향) 촉진한다.
ⓒ 누워서 검사하는 쪽의 어깨 아래에 베개를 받친 후 검사하는 쪽 팔을 머리 위에 올리고 반
대쪽 손으로 유방 촉진, 반대쪽도 같은 방법으로 시행한다.

핵심문제

01

여성건강간호의 총체적 목적으로 옳은 것은?

① 여성 생식기의 건강문제를 중심으로 간호하는 것이다.
② 가임기와 관련된 초경과 폐경에 관한 간호를 하는 것이다.
③ 여성 개인의 정신적 건강에 초점을 맞추어 간호하는 것이다.
④ 임신, 분만, 출산 과정에서의 어머니 역할에 중점을 두어 간호하는 것이다.
⑤ 여성의 전 생애를 통해 건강유지, 건강증진, 질병예방 및 회복을 탐구하고 간호하는 것이다.

02

정상임신에서 수정란이 착상되는 부위는?

① 질원개
② 자궁내막
③ 난소
④ 난관 간질부
⑤ 난관 팽부

정답 / 01 ⑤ 02 ②

⊕ CHAPTER 02 생애 전환기 여성

1 월경간호

1. 월경 장애: 무월경, 비정상 자궁출혈, 월경전증후군, 월경곤란증

1) 무월경 **23 21 20**

① 생리적 무월경: 임신, 수유기, 사춘기 이전, 폐경기 이후 정상적으로 월경이 없는 상태이다. **23 22 20**
② 병리적 무월경: 내분비 질환이나 해부학적 이상 등으로 월경이 없는 상태이다.
ⓛ 원발성 무월경: 이차 성징의 발현 없이 14세까지 초경이 없거나 이차 성징의 발현과 관계없이

16세까지 초경이 없는 경우이다. **24 21**

예 성선자극호르몬 농도 이상을 동반한 난소 부전증, 성선 발생부전(터너증후군), 태생기 뮐러관의 발육 부전이나 발달 이상에 의한 해부학적 기형, 처녀막막힘증

ⓛ 속발성 무월경: 정상 월경주기의 3주기 이상에서 월경이 없거나 월경이 있었던 여성이 6개월 이상 무월경인 경우이다.

예 외상(자궁협착, 자궁강내 유착), 시상하부-뇌하수체 간의 결함, 신경성 충격, 40세 이전 조기폐경, 만성 무배란증후군

※ 참고: 규칙적 월경주기 여성이 3개월이상 무월경이 나타날 떄 우선 시행할 검사: 융모생식자극호르몬 검사 **19**

2) 비정상 자궁출혈 **10**

정의: 정상적인 월경의 양상을 벗어난 경우를 총칭한다.

① 월경과다: 주기는 규칙적, 7~8일 이상 지속되고 실혈이 80~100ml 이상인 과다한 월경이다.

② 월경과소: 주기는 규칙적, 1~2일로 짧고 양이 적은 월경이다.

③ 부정자궁출혈: 월경기간이 아닌 때에 점상 또는 다량의 출혈이 발생한다.

④ 기능성 자궁출혈: 기질적 병변 없이 주로 내분비 장애에 의한 자궁내막 주기의 변화로 발생되는 자궁출혈이 발생한다.

3) 월경 전 증후군(PMS) **24 21 18 17 15 08 01**

정의: 월경과 관련된 정서장애로 월경 전 2~10일경 나타났다가 월경 시작 직전 또는 직후에 증상이 소실되는 신체적·정서적·행동적으로 복합된 증후군이다.

(1) 증상

① 신체적 증상: 가스팽창, 유방팽만, 유방통, 체중증가, 배변장애

② 정서적 증상: 집중력 저하, 우울, 불안, 기면, 정서적 불안정

(2) 간호 **21 01**

스트레스 감소, 규칙적인 적절한 운동, 식이요법(저염, 단백질, 비타민 공급, 카페인 섭취 제한), 심할 경우 대증요법 실시, 상담, 정서장애 시 정신과 치료를 한다.

4) 월경곤란증(통증을 동반한 월경) **23 19 18 17 16 13 12 10 07 02**

(1) 원발성 월경곤란증

정의: 골반의 기질적 병변이 없이 통증을 동반한 월경, 초경 시작 후 6~12개월 이내 발생한다.

① 원인 **13 02**

ㄱ 프로스타글란딘의 과도한 합성 → 평활근 수축이 촉진됨 → 통증유발 **19 13**

ⓛ 자궁협부의 장애 → 월경혈 유출 장애

ⓒ 자궁내막동맥의 경련 → 자궁근 경련 유발

ⓔ 정신적 인자: 불안, 예민

② 증상: 경련성, 발작적 통증, 하복부 중압감, 하복부에서 등 또는 대퇴로 방사, 오심, 구토, 설사, 식욕부진, 두통, 현기증, 신경과민, 피로감이 발생한다.

③ 간호 **23 20 18 17 12 10 07**

ㄱ 스트레스 관리, 적당한 운동 및 수면, 복부 마사지, 더운물 주머니(국소온열요법)

ㄴ 식이 개선: 저염식, 고단백, 비타민B1, E, 칼슘, 마그네슘, 칼륨 등 섭취, 카페인 제한 **23**

ㄷ 약물치료: 프로스타글란딘 합성억제제[비스테로이드 소염제(NSAIDS)], 경구피임약(NSAIDS 효과 없을 때, 금기가 아닐 때)

(2) 속발성 월경곤란증 **18 16 12 10 07**

정의: 기질적인 병변이 동반되어 통증이 있는 월경, 초경 2년 후 발생한다.

① 원인(폐쇄성, 경련성, 울혈성): 기질적인 골반내 질환, 선천성 기형, 경관협착, 자궁근종, 자궁내 막염, 만성 골반염증성 질환, 자궁내 피임장치(IUD)

② 간호: 원인규명 및 나이에 따른 치료, NSAIDS나 경구피임약은 비효과적이다.

2 폐경간호

1. 갱년기와 폐경

1) 정의

① 갱년기: 난소기능이 쇠퇴되어 호르몬의 분비가 급격히 감소되는 시기로 완전폐경을 지나 다시 안정을 찾을 때까지의 기간, 대개 폐경을 전후한 40~60세 사이의 기간이다.

② 폐경: 난소기능 상실로 인한 영구적으로 월경이 중지된다.

　cf. 폐경은 난소기능의 감소로 에스트로겐 분비가 감소되어 발생한다.

ㄱ 폐경전기: 월경주기(21일 이하)가 짧아지고 안면이 간혹 화끈거리는 증상, 난소의 크기와 무게, 난포수 감소, 난포자극호르몬(FSH)농도가 상승한다.(정상:5~10IU/ml) **22**

ㄴ 주폐경기: FSH 농도 상승(24IU/ml 이상), 21일 이하 짧은 주기와 45일 이상 긴 월경주기 동반한다.

ㄷ 폐경 후기: 배란이 완전히 중단, 황체화 호르몬(LH) 분비가 증가한다.

③ 폐경의 종류

ㄱ 생리적 폐경: 50세를 전후로 자연적, 점진적으로 생리적 감퇴현상으로 일어나는 폐경이다.

ㄴ 조기폐경: 40세 이전의 폐경이다.

ㄷ 인공폐경: 난소적출, 자궁적출, 방사선 치료 등으로 난소기능이 인공적으로 정지되어 월경이 유발되지 않는 것이다.

2) 신체 및 정서적 변화 **21 20 15 14 13 11 10**

(1) 폐경 증상의 순서

불규칙한 월경 → 혈관운동 이상(홍조), 정신적 증상 → 생식기 위축(성교곤란증, 냉, 출혈) → 비뇨기계 피부 위축(요실금, 빈뇨) → 골다공증 → 심혈관계질환

(2) 호르몬의 변화

에스트로겐, 인히빈(inhibin) 분비의 감소, 에스트로겐 생산을 위해 난포자극호르몬 상승 → 중기: FSH 상승, LH 감소 → 폐경: 배란이 중단되며 LH 증가 **21 20 18**

(3) 혈관계의 변화 **19 15 11**

자율신경계의 불안정이 원인이다.

※ 증상: 안면홍조(혈관 운동 불안정으로 발생, 가장 흔한(70~80%) 증상, 가장 먼저 발현), 열감, 발한과 야간 발한, 무딘 감각, 수족냉증, 심계항진, 두통, 현기증, 졸도

(4) 골관절계의 변화 [20][17][13]

에스트로겐 분비 저하로 골형성이 억제되며 골소실 가속화, 장내 칼슘 흡수 감소로 골밀도 저하가 원인 → 골다공증 발생

※ 골다공증 위험 인자
    ㉠ 변화 불가능 요인: 여성, 폐경, 작은 체격 등
    ㉡ 변화 가능 요인: 흡연, 카페인, 음주, 에스트로겐 결핍, 운동량 부족 등

(5) 심혈관계의 변화 [20]

에스트로겐의 부족으로 인해 혈중 지질과 지질단백의 변화[고밀도지질단백(HDL-C) 감소, 저밀도지질단백(LDL-C) 증가]가 원인이다.

※ 증상: 관상동맥질환(심근경색, 협심증), 심혈관성 고혈압, 동맥경화증 발생 위험이 증가한다.

(6) 비뇨생식기계의 변화 [15][13]

에스트로겐 감소로 질과 요도의 pH가 증가되어(산성 → 알칼리성) 질내 감염과 요로감염 발생 위험이 증가한다.

※ 증상: 위축성 질염, 요실금, 빈뇨, 성교통, 배뇨 시 작열감, 자궁탈수 위험 증가(질의 생식기 하수감) [22]

(7) 갱년기 여성의 심리·사회적 변화 [10]

피로감, 집중력·기억력 감소, 의욕상실, 초조, 예민, 긴장, 소외감, 고독감, 내향성, 신경쇠약, 불면이 발생한다.

3) 갱년기 및 폐경기 여성의 간호 [18][16][15][13][12]

(1) 스트레스 관리, 폐경과 관련된 정보제공 및 지지체계 마련, 건강한 생활습관 형성

(2) 운동과 휴식 [18][15][12]

긴장성 요실금 예방을 위한 케겔운동, 걷기나 조깅 등의 저충격 체중부하가 있는 유산소운동을 통해 심폐기능 유지, 관절통 완화, 골다공증을 예방한다.

(3) 영양섭취 [15][13][12]

① 식물성 에스트로겐: 콩류(메주 콩, 된장, 두부), 씨앗류, 녹황색 채소 권장
② 칼슘: 우유, 치즈, 멸치, 요구르트, 시금치, 미역, 김, 뼈째 먹는 멸치 등
③ 비타민 E: 항산화효과
④ 수분 충분히 섭취, 미네랄, 비타민 섭취, 지방은 줄임
⑤ 섬유질: 장에 수분 공급, 변비 예방

(4) 호르몬 대체요법 [23][16]

에스트로겐 보충요법 → 폐경증상 완화
① 적응증: 심한 열감, 발한, 심계항진, 불면증·불안·초조 등의 정신적 긴장감, 요실금, 성교통, 질염, 골다공증의 예방, 심혈관계 질환을 예방한다. [23]
② 부작용: 우울, 예민, 체중 증가, 유방통, 유방 민감성, 질 출혈, 두통 등이다.
③ 금기증: 심근경색증, 임신, 뇌졸중, 간질환, 자궁내막암, 유방암, 혈전성 정맥염 등이다.

(5) 성생활

① 최종월경 후 1년간 피임한다.(배란될 수 있으므로)
② 성교 시 불편감 완화에 대한 교육을 한다.[수용성 윤활제(에스트로겐 크림) 사용]

핵심문제

01

월경이 규칙적이던 가임기 여자가 6개월 동안 월경이 없어 병원에 내원하였다. 우선적인 간호사정은?

① 임신 여부
② 배란 유무
③ 요실금 유무
④ 알레르기 여부
⑤ 2차 성징의 발현 유무

02

49세 여자에게 한 폐경(완경) 이행과정에 관한 교육내용으로 옳은 것은?

① "난소의 크기가 증가됩니다."
② "에스트로겐 분비량이 감소됩니다."
③ "난포 소실이 줄어듭니다."
④ "난포자극호르몬 분비량이 감소됩니다."
⑤ "프로게스테론의 분비량이 증가됩니다."

정답 / 01 ① 02 ②

CHAPTER 03 생식기 건강문제 여성

1 생식기 감염성 질환 간호

1. 외생식기 감염성 질환

1) 외음의 소양증 🔟

(1) 원인

접촉성 피부염, 궤양, 장기간 항생제 사용, 질 분비물의 자극, 비타민 결핍, 소모성 질환(결핵, 당뇨, 갑상선 질환, 종양), 변비, 알레르기, 불안, 성적 불만 등이다.

(2) 증상

소양감, 발적, 부종, 통증, 열감, 작열감 등이 나타난다.

(3) 치료 및 간호

병력 청취, 외음부 시진, 원인에 따른 치료, 청결과 건조 유지, 면 속옷 착용, 항히스타민이나 스테로이드 제제(알레르기인 경우), 에스트로겐 크림[위축성 질염(폐경기)인 경우] 등이다.

2) 바르톨린샘염

(1) 정의

바르톨린샘의 편측 또는 양측 선의 염증이다.

(2) 원인

임균(가장 많음), 대장균, 포도상구균, 트리코모나스 등이다.

(3) 증상

① 부종: 대음순의 편측성 부종, 압통 등이다.

② 질전정의 농양, 분비물

③ 피부 발적, 성교곤란증

(4) 진단

시진, 균배양

(5) 치료 및 간호

① 침상안정, 냉온요법, 좌욕, 위생관리

② 약물: 균배양검사 후 항생제, 진통제 투여

③ 농양 제거: 농양 시 배농 및 절개

④ 수술: 재발 시 바르톨린샘 적출

2. 내생식기 감염성 질환

종류	칸디다성질염(모닐리아질염) 17 11	트리코모나스 질염 16 13 10	노인성질염 24 15
원인	• 진균감염Candida albicans) • 임산부, 폐경, 당뇨 등 • 장기 스테로이드 복용, 구강피임약 복용	• 원충성질염(Trichoonas vaginitis) • 성전파, 공동목욕탕 수건, 변기	• 폐경(에스트로겐 호르몬의 저하)
증상	• 희고 우유 같은 분비물 • 노란 치즈 반점 • 심한소양증, 배뇨곤란	• 거품나는 녹황색 분비물	• 묽고 혈액 섞인 질 분비물 • 소양증, 작열감 • 질의 궤양, 성교통
진단	• 질배양검사, 습식도말(wet smear) • Wiff 검사(KOH용약+질분비물 염색하여 원인균 확인)	• 습식도말	• 폐경
치료 및 간호	• 항진균제 사용[Fluconazole 1회 투여 • Nystatin(Mycostatin, gentian vio- let)] • 위생적 관리(헐렁한 면 속옷 입기) • 회음 앞에서 뒤로 닦기) • 질 세척 금지 • 임신 시 신생아 아구창 예방 위해 치료(분만 시 감염된 모체의 산도로부터 신생아에게 전파 가능)	• 배우자와 함께 항생제 [Metronidazol(Flazyl)] 치료 • 성교 피하고, 콘돔 사용 • 수건 소독	• 에스트로겐 투여(구강, 질정, 크림) 24

3. 자궁경부염 22

정의: 자궁경관 외부의 상피세포는 질상피세포의 연장으로 질염 원인균의 감염이 호발된다.

(1) 원인

임균이나 클라미디아균 외 각종 세균 등이다.

(2) 증상

경관의 농성점액 대하, 경관 부종·발적·울혈, 성교통, 성교 후 점성출혈, 골반통, 요통·요도염 등이다.

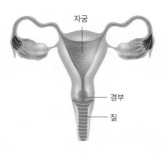

자궁

경부

질

[자궁경부염]

(3) 진단
① 급성 자궁경부염: 경관 점액 도말 → 균검사
② 만성 자궁경부염: 초기 자궁경부암과 감별진단 필요 → 질세포 도말검사, 질확대경, 조직생검

(4) 치료 및 간호
① 급성 자궁경부염: 원인균에 따른 항생제 치료(임균: 페니실린), 성교는 피한다.
② 만성 자궁경부염: 냉동치료, 전기소작법, 원추절제술, 7~8주간 성교를 삼가한다. 22

4. 골반 염증성 질환(PID) 23 15 14 13 11
정의: 하부 생식기에 침입한 세균이 상부로 이동하여 골반 주위에 염증반응을 일으키는 복합적인 임상 증후군이다.

(1) 원인 14
임균(가장 많음), 성병, 자궁내 장치, 산후 감염 등이다.

(2) 증상
골반통, 하복부 통증이나 압통, 급성 시 고열(38℃ 이상), 급성 시 악취 나는 농성 질 분비물(농성 대하), 배뇨곤란 등이 나타난다.

(3) 치료 및 간호 23 15 11
① 휴식과 침상안정, 수분 공급, 불임 예방을 한다.
② 반좌위: 분비물 배출을 증진한다. 19 15
③ 좌욕: 통증완화, 치유를 증진한다.
④ 균 배양검사 후 원인에 따른 광범위 항생제(임균인 경우 페니실린, 테트라사이클린) 치료, 진통제를 투여한다. 23

5. 골반결핵 11
정의: 여성 생식기의 결핵균에 의한 감염이다.

(1) 원인
폐결핵 → 혈액·림프를 통한 생식기 감염(난관이 호발 부위: 90% 이상), 결핵성 부고환염이 이환된 배우자에게서 성관계를 통해 전파

(2) 증상
① 하복통, 성교통, 월경통
② 월경장애, 비정상적 자궁출혈, 월경량 감소, 질분비물(무색, 연분홍색, 혈액 섞인 물 같은 대하)
③ 난관감염, 불임(골반결핵의 90%) 11, 자궁외 임신

(3) 치료 및 간호
수술(40세 이상의 임신을 원하지 않는 여성, 지속되거나 재발시), 폐결핵약 복용[INH, Rifampin, Ethambutol, SM(스트렙토마이신), PAS 등]

2 성전파성 질환 간호

1. 임질
정의: 임균에 의해 감염된 성병이다.

(1) 증상

여성의 80%는 무증상, 다량의 화농성 황록색 질분비물, 배뇨곤란, 작열감, 빈뇨, 부종, 발적, 불임 등이다.

(2) 치료 및 간호

항생제(Tetracycline 태아 기형 초래하므로 금지) 치료, 배우자(성파트너)와 함께 치료, 완치될 때까지 성교 금지, 출산 후 신생아 눈간호, 임질이 태반을 통과하지 않아 임신유지가 가능하다.

2. 매독 15 14 10

(1) 원인

트레포네마 팔리듐, 스피로헤타 균, 성접촉, 감염자의 개방상처, 혈액으로 감염, 태반을 통한 선천성 감염이다.

(2) 증상의 단계 10

① 1기 매독: 경성하감 → 무통성 구진, 통증 없는 단단한 결절(구강, 턱, 외음)
② 2기 매독: 편평콘딜로마(사마귀 같은 납작한 괴사성 병소), 전염성 강함, 탈모, 피부 발진, 임파선 비대, 독감증상, 괴사성 삼출액
③ 3기 매독: 고무종 혹은 매독성 궤양, 신경매독으로 중추신경 퇴화, 전신(피부, 뼈, 간 등), 중추신경에 매독균 침범

(3) 치료 및 간호 14

페니실린(모든 단계의 매독 치료에 선택, 임신기에 페니실린을 대체할 약제는 없음), 부부 함께 치료, 재감염 예방 교육, 선천성 매독 예방을 위해 임신 18주 이내 치료한다.(20주 이후 균이 태반 통과)

3. 인유두종 바이러스(HPV) 21 18

(1) 원인

인유두종 바이러스(HPV)의 감염 21, 성행위를 통한 피부 감염이다.

(2) 증상

대부분 무증상, 성기의 피부 점막에 발생하는 사마귀인 첨형 콘딜로마, 성교통, 소양증, 배변 시 동통과 출혈이 나타난다.

(3) 치료 및 간호

외과적 절개, 레이저, 전기소작, 냉동요법, 배우자 치료, 세척 및 건조, 성교를 금지한다.

3 자궁내막질환 간호

1. 자궁내막증식증 19

정의: 비정상적인 자궁출혈을 동반한 자궁내막의 비정상적인 증식

(1) 원인

에스트로겐 대사 이상, 자궁 내막의 감수성 증가

(2) 증상

① 가임기 여성: 월경과다, 부정자궁출혈, 지연월경이 나타난다.
② 폐경기 여성: 불규칙적 자궁출혈이 발생한다.

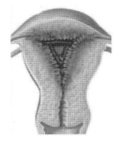

[자궁내막증식증]

(3) 치료 및 간호 23 19

① 자궁 내막암 구별 진단을 위해 소파술을 시행한다.

② 폐경 이후 자궁적출술, 임신을 원하는 경우 보존적 치료를 한다.

③ 호르몬 치료: 월경과다 시 프로게스테론 치료를 한다. 23

2. 자궁내막증 22 21 20 18 16

정의: 성장, 증식, 출혈의 기능이 있는 자궁내막 조직이 자궁강 이외의 부분에 존재하는 것이다.

(1) 호발부위

난소(가장 많이 발생), 골반장기, 복막 등이다.

(2) 원인

유전적 요인, 면역이상이나 결핍, 에스트로겐의 영향 16, 대개 미산부이다.

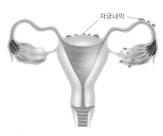

[자궁내막증]

(3) 증상

속발성 월경곤란증, 월경통, 성교통, 난임, 배변곤란증, 비정상적 자궁출혈, 자궁 정상크기, 초경 이전 발견 안된다.(∵ 에스트로겐 노출이 없음) 22 21 18

(4) 치료 및 간호

가임 여부, 연령에 따라 결정된다.(보존수술, 근치수술, 호르몬 요법)

3. 자궁선근증 24 17 14

정의: 자궁내막선이나 간질 등이 자궁근층에 존재하는 질환, 주로 40대 이상 다산부에게 발병한다.

(1) 증상

대개 무증상 또는 자궁근의 비후가 동반됨, 월경과다, 속발성 월경통, 성교통, 자궁 크기 비대[(14cm(임신 12주 이하)], 배뇨곤란 등이 나타난다. 24 14

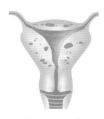

[자궁선근증]

(2) 치료

약물요법(경구피임법), 자궁적출술 등이다.

4. 자궁내막폴립 19

정의: 자궁내막에 폴립이 2~4cm 크기로 하나 또는 여러 개가 생기는 질환이다.

(1) 치료

자궁내막 소파수술, 수술 후 24시간 동안 지혈이나 압박한다.

4 생식기 종양 질환 간호

1. 생식기 양성종양

1) 자궁근종 13 11

정의: 자궁의 평활근세포에서 발생하는 양성종양이다.

(1) 원인 11

에스트로겐의 자극, 폐경 후 자연히 소실된다.

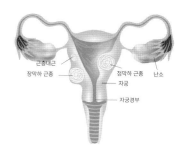

[자궁근종의 종류]

(2) 종류

① 점막하근종: 자궁내막 바로 아래 발생, 자궁근종의 5% 차지, 자궁내막 바로 아래 발생, 출혈, 감염이 발생한다.

② 근층내근종: 자궁근층 내 발생, 자궁근종의 80%로 가장 많음, 월경과다가 발생한다.

③ 장막하근종: 복막 바로 아래 발생, 자궁근종의 15% 차지, 난소종양과 감별 필요하다.

(3) 증상 ⑪

월경과다, 부정자궁출혈, 부정과다출혈 등의 이상 자궁출혈, 하복부 덩어리 촉지, 하복부 팽만 감, 만성 골반통, 골반 압박감, 성교통, 빈뇨, 배뇨곤란, 변비, 배변통, 불임, 초기 유산이 나타난다.

(4) 치료

근종의 증상, 위치, 크기에 따라, 수태능력 보존 희망 여부에 따라 결정된다.

① 고식적요법: 크기가 작고, 증상이 없는 경우 6개월마다 정기검진한다.

② 호르몬요법: 수술보조요법, 지연요법[GnRH 활성제(agonist)를 사용] → 근종 크기 감소

③ 수술요법: 자궁이 임신 12주 이상의 크기일 때, 근종이 5cm보다 클 때, 빈혈, 심한 통증이 있을 때
　ㄱ 근종절제술: 미혼, 젊은 여성, 아기를 원하는 여성, 자궁을 남겨두기 원하는 여성
　ㄴ 자궁절제술: 나이가 많고, 자녀가 있는 여성

2) 자궁목 폴립

자궁목 점막의 증식으로 발생, 간헐적인 질출혈, 무증상, 외래에서 폴립절제수술로 제거한다.

3) 바르톨린선 낭종

외음부의 바르톨린선에 발생하는 양성종양, 점액 축적으로 관이 폐쇄되어 발생한다.

(1) 치료

작은 카테터를 삽입하여 4~6주간 유치 → 상피화 가능하고 영구적 개관유지

4) 다낭성난소낭종 ⑪

정의: 난소에 난포가 진주목걸이 같은 모양의 여러 개의 낭종을 형성하는 기능성 난소낭종이다.

(1) 원인

뇌하수체 자극 호르몬 분비 기능 과민으로 호르몬 불균형, 에스트로겐, 테스토스테론, 안드로 겐, 황체화호르몬 분비 증가

(2) 증상

다모증, 여드름, 탈모증(∵안드로겐 증가), 무배란의 불임증, 희발월경, 불규칙적 무통성 자궁출 혈, 양측성 난소증대, 인슐린에 대한 반응 저하로 고혈당증, 비만증 등이다.

(3) 치료

대증치료(다모증, 자궁출혈, 혈당강하제, 불임증, 고프로락틴혈증 등에 대한 치료), 코티손 투여(선천적 부신증식증), 난소절제 등이 있다.

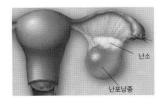

난소
난포낭종

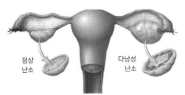

정상
난소

다낭성
난소

[다낭성난소낭종]

5) 유피낭종 [22] [20]

정의: 난소의 양성 기형종으로 모낭, 땀선, 피지선, 모발, 치아, 뼈 등이 난소에 발견되는 질환 [22], 20~30대 젊은 여성에게 호발한다.

(1) 원인

태생기에 내배엽, 중배엽, 외배엽에서 유래되는 것으로 추정한다.

(2) 증상

종양 내에 머리카락, 치아, 뼈, 신경조직 등이 존재, 무증상(50%), 하복부 통증(출혈이 있거나 염전이 있는 경우), 복부팽만감, 아랫배 묵직함, 월경통이 나타난다.

(3) 치료

낭종절제 및 종양의 크기와 위치에 따라서 일부 절제(대부분 난소를 보존)한다.

2. 생식기 악성종양

거의 무증상 – 상당히 진전되기 전에는 진단의 어려움이 있다.

확인해야 할 증상: 불규칙한 질 출혈, 설명할 수 없는 폐경 후 출혈, 비정상적인 질 분비물, 성교통, 지속적인 질 가려움증, 외음부의 증가된 혹은 변색된 병터, 혈변

1) 자궁체부암(자궁육종, sarcoma)

정의: 자궁의 체부, 결합조직, 근조직에서 발생하는 악성종양이다.

(1) 증상

① 출혈: 부정자궁출혈, 폐경 후 출혈이 발생한다.
② 골반 내 중압감, 하복부 통증이 나타난다.
③ 전이: 폐와 간으로 전이된다.

(2) 치료

전자궁절제술과 방사선요법

2) 자궁내막암 [23] [14] [13]

정의: 자궁내막에 발생하는 악성종양, 선암이 대부분(80%), 60세 이상(폐경기 여성) 호발된다.

(1) 원인 및 고위험 요인 [13]

① 에스트로겐 자극(의존성): 장기간 경구피임약(에스트로겐제제) 복용 여성, 늦은 폐경, 미산부, 비만, 무배란성 월경에 의한 불임증이나 월경장애
② 에스트로겐 무자극(비의존성) → Tamoxifen: 유방암의 치료에 사용되는 항에스트로겐
③ 기저질환(당뇨, 고혈압, 갑상선기능저하, 자궁내막 증식, 담낭질환), 가족력

(2) 증상

폐경 전에는 월경과다가 주 증상, 폐경 후 비정상적이고 불규칙한 출혈(90%), 체중감소, 혈성대하가 발생한다.

(3) 진단 [14]

자궁내막 생검 → 확진(정확성이 90% 이상) ② 세포진 검사(Pap smear) ③ 구획소파술(D&C) → 자궁내막암의 침윤 여부 파악

(4) 임상적 병기

　① 1기: 상피내암이다.

　② 2기: 자궁협부와 체부에 국한된다.

　③ 3기: 자궁 밖으로 침범, 진골반은 넘지 않는다.

　④ 4기: 골반 밖 전파 또는 방광, 직장의 점막으로 전이된다.

(5) 치료

수술요법(전자궁적출술과 난소난관절제술), 화학요법, 호르몬 요법 등이 있다.

3) 자궁경부암 [24] [18] [15] [12]

정의: 자궁경부에 발생하는 악성종양, 여성 종양 중 가장 많이 발생, 편평원주상피세포 접합부에 호발한다.

(1) 원인 [24] [18] [16] [15] [13] [12]

　① 인유두종 바이러스(HPV) [24]

　② 조혼, 기혼, 출산력이 많은 경우, 성교 연령이 낮으며 다수의 성파트너, 포경 수술 안 한 남성과의 성교, 매독, 임질, 트리코모나스, 흡연, 인종, 낮은 사회경제적 상태

　③ 만성경부염의 진전

(2) 증상

　① 초기 증상: 무증상, 경미한 출혈, 성교 후 접촉출혈, 비정상적 분비물(담홍색 및 핏빛 분비물)이 나타난다.

　② 진전 시: 통증(상당히 진행된 경우), 경부 궤양, 월경 과다가 나타난다.

　③ 말기 증상: 지속적 요추 천골통, 편측성 림프선 부종, 요간 폐쇄증이 발생한다.

(3) 진단검사 [11] [10]

　① 도말검사: 세포진검사(Pap smear) [22] [10]

　　㉠ 자궁경부암 조기발견을 위한 가장 신속한 방법이다.

　　㉡ 자궁경부 세포를 채취하는 현미경적 검사이다.

　　㉢ 권고 연령: 성경험이 있는 만 20세 이상의 모든 여성(성경험이 없으면 포함되지 않음)

　　㉣ 주의점: 검사 24시간 전 질세척·성교 윤활제·사용 금지, 편평원주상피세포 접합부·후질원개·자궁경부 내부에서 세포 채취, 생리 중에는 피한다.

　② 쉴러 검사(Schiller test)

　　㉠ 조직생검 전에 병소 부위를 확인하기 위해 사용한다.

　　㉡ 경부에 요오드 용액을 묻혀 변화를 관찰한다.

　　　ⓐ 정상세포: 적갈색(글리코겐이 풍부해서)

　　　ⓑ 암세포: 노란색(생검 실시)

　③ 질확대경 검사 [23] [16] [12]

　　㉠ 질경을 삽입하여 자궁경부의 인접하는 곳을 확인한다.

　　㉡ 질 확대경으로 혈관의 모양과 색 등을 확인한다.

　　㉢ 직접 의심스러운 부위를 관찰하여 경부의 이상소견(3~5% 초산 적용 시 백색으로 변함) 정도, 범위를 파악한다. [15]

　　㉣ 세포진 검사(Pap smear)와 병행한다.

　④ 조직 검사: 자궁 경부암 확진 검사 [18]

　⑤ 원추조직절제술: 진단과 치료의 목적으로 주로 시행한다. 시술 후 통증이 적고 치유가 빠르다. [23] [11]

(4) 치료: 병기에 따라 달라짐

- 0기: 표층에 한정
- 1기: 자궁경부에만 국한
- 2기: 자궁경부를 넘었으나 골반 벽이나 질의 하부 1/3까지 침범하지 않음
- 3기: 골반벽까지 침범 또는 질의 하부 1/3까지 침범
- 4기: 방광막이나 직장 점막까지 침범

① 수술요법: 자궁절제술, 광범위 근치적 자궁절제술
② 화학요법
③ 방사선요법: 골반외부 조사, 자궁강 내 조사

4) 난소암 🖽

정의: 난소에서 발생하는 상피세포성 악성종양[난소암 대부분(90%)], 80% 이상이 폐경 이후 발생한다.

(1) 위험요인

배란 횟수가 길수록 위험(빠른 초경, 늦은 폐경), 낮은 출산, 독신, 낮은 출산력, 석면 노출, 서구화된 식생활(동물성, 고지방 식이), 당뇨, 흡연

(2) 증상

초기에는 무증상, 70% 정도가 3기 이상 증상 발현, 소화 기계 기능 이상(조기 발견이 어려운 이유), 복부 불편감, 식욕감퇴, 월경 전 긴장증, 월경과다, 기능성 자궁출혈, 유방팽창, 2차적 변성으로 염전(torsion, 비틀림)이 나타난다.

(3) 종류

장액성 난소암(난소암 중 40~50%), 점액성 난소암, 자궁내막양 난소암, 투명세포암(낭종형, 다낭성), 브레너 종양(폐경 후 주로 발생), 미분화 세포암 등이 있다.

(4) 치료

시험적 개복술, 수술, 방사선, 화학요법을 실시한다.

5) 융모상피암 🖾 🖻

정의: 포상기태, 자연유산, 자궁외 임신, 사태아 분만 및 정상 분만 등 어떤 경우의 임신 수태산물에서도 발생할 수 있는 영양배엽의 악성종양 등이다.

(1) 증상

혈관을 파괴하고 혈류를 통해 전이, 폐전이가 가장 흔함(80%) 🖻, 질, 골반, 뇌, 간장, 장, 신장 및 비장으로 전이된다.

(2) 치료

① 항암화학요법
② 보조적 요법 → 수술(자궁적출술)
③ 항암요법 추후 관리: 2주마다 흉부 X ray, 매주 혈청 HCG 수치 측정 🖾
④ 매주 시행한 HCG 4회 연속 음성 → 1년간 1개월 간격으로 시행 → 그 후 5년까지 6개월 간격으로 시행

5 생식기 질환의 수술간호

1. 자궁절제술과 생식 생리의 변화 24 21 17 16 14

수술명	생식 생리의 변화
전자궁절제술(자궁적출술) 24 21	• 무월경, 불임, 에스트로겐은 분비 24, 폐경증상 없음
전자궁절제술과 한쪽 난소난관절제술	
전자궁절제술과 양쪽 난소난관절제술	• 무월경, 불임, 에스트로겐은 분비 안됨, 폐경증상
근치자궁절제술 (질 일부, 주위 림프절, 인대 절제)	• 무월경, 불임, 에스트로겐은 분비 안됨, 폐경증상 • 소변장애

2. 질식자궁절제술과 복식자궁절제술

수술종류	장점	단점
질식 자궁절제술	• 조기이상 가능 • 수술후 불편감, 마취/수술 시간 단축 • 출혈이 적음 • 수술 반흔이 보이지 않음 • 입원기간이 짧음	• 수술 이후 감염의 위험률이 높음
복식 자궁절제술	• 악성종양이거나 악성으로 의심될 때 병변을 광범 위하게 탐색	• 수술 반흔, 통증 • 수술 회복 지연 • 장 기능의 문제 증가

3. 자궁적출 수술 전·후 간호 20 18 14

① 수술에 대한 설명: 수술 이유, 장점, 위험성, 수술하지 않을 경우의 문제점을 설명한다.
② 사용될 마취제, 수술 시 기대 결과를 설명한다.
③ 생식기 구조와 기능 및 수술 후 신체 변화에 대해 설명한다.
④ 일상적 수술 간호 교육: 수술 후 심호흡, 기침, 체위변경, 조기이상, 수분공급, 탈수사정, 활력징후 측정, 피부색과 양상 관찰, 회음패드 관찰, 출혈관찰, 섭취량과 배설량 확인, 유치도뇨관 삽입(방광 외상 감염 예방), 상처 간호, 복대 지지, 성기능 회복간호 20

4. 한쪽 난소난관절제술 22 16

한쪽 난소가 남아 있어 난소 호르몬 분비, 매달 배란, 월경이 있고, 임신이 가능하다.

5. 양쪽 난관절제술

난소와 자궁이 남아 있어 호르몬 분비, 배란, 월경이 있으나 배란 된 난자는 흡수되어 자연임신은 불가능하다.

6. 난소낭종절제술

호르몬 분비, 배란, 월경이 있다.

6 생식기 구조 이상 간호

1. 자궁의 위치이상 21 13

정상 자궁은 전경, 전굴의 모양으로 골반축과 일치하게 앞으로 굽혀져 있다.

(1) 종류

비정상적 자궁전굴, 자궁후경, 자궁후굴, 자궁후퇴 등

(2) 원인

① 자궁전굴: 자궁발육부전
② 자궁후경 및 후굴: 자궁발육이상, 난산, 자궁의 염증, 종양, 외상 등

(3) 증상

① 무증상: 대부분, 합병증이 없는 경우이다.
② 통증: 골반통, 요통(자궁후방전위), 월경통이 나타난다.
③ 비정상적 월경출혈, 월경과다분비증, 불임, 성교곤란증이 발생한다.
④ 방광자극감, 변비가 발생한다.

(4) 진단

과거력, 복부진찰, 직장, 질검사, 골반 초음파검사를 실시한다.

(5) 치료 및 간호 23 21 13

전방전위는 대부분 치료할 필요가 없으며, 후방전위인 경우에 시행한다.
① 대증요법: 슬흉위(분만 후 자궁 정상 위치 복구, 자궁 후굴 예방을 위한 자세) 23 21 (하루에 3~4회 5분씩), 즉시 치료(골반감염이나 생식기 감염)
② 보존요법: 페서리 사용 → 월경 전 요통과 월경통 경감
③ 수술요법: 재발 시 자궁 위치 교정 수술(질식 자궁절제술, 질식 성형술)을 시행한다.

2. 자궁하수(탈수) 24 22 20 17 10

정의: 자궁이 질구 쪽으로 탈출되어 내려온 상태, 나이 많은 다산부에서 호발한다.

(1) 원인

노년기의 회음근육 탄력성 저하, 분만 시 손상, 다산부, 종양, 복수가 원인이다. 10

(2) 증상

기립 및 보행 시 생식기 하수감 22, 하복부 중압감, 요통, 직장류, 방광류, 요실금, 변비, 배뇨곤란, 누우면 편해지고 아침보다 오후에 심해진다.

(3) 진단

시진, 복압을 상승시키면 자궁경부가 질구 쪽으로 돌출되는 것을 촉진한다. 13

(4) 종류

① 1도 하수: 자궁경부가 질구 내 위치한다.
② 2도 하수: 자궁경부가 질 입구(처녀막링)까지 내려온다.
③ 3도 하수: 자궁경부가 질 바깥(처녀막링 밖)까지 내려왔을 때 질이 뒤집힌다.
④ 4도 하수: 전자궁이 탈출된 경우이다.

(5) 치료

① 보존요법: 페서리 요법(페서리로 밀어 올려 교정)
② 외과적 요법: 질식 자궁절제술 20 17 16, 탈수교정술(미혼여성, 임신을 원하는 경우)
③ 골반저근 훈련법(케겔운동, Kegel's exercise) 24

3. 생식기 누공

정의: 생식기-비뇨기, 생식기-직장 사이에 비정상적인 통로가 생겨 소변이나 분변이 질로 누출되는 상태이다.

(1) 종류
① 방광-질루
② 요도-질루
③ 방광-자궁루
④ 직장-질루

(2) 원인
난산으로 인한 분만 외상, 부인과 수술 이후(자궁절제술, 질 수술 이후, 회음봉합술, 치질 절제술 등)에 발생한다.

(3) 증상
감염, 요실금, 변실금, 통증 등

(4) 치료 및 간호 20
작고 여러개인 누공의 경우 자연치유, 외과적 복원 수술, 수술 후 유치카테터 삽입(수술부위 치유 위해)

7 난임여성 간호

1. 난(불)임
부부가 피임을 하지 않고 정상적인 성생활을 하면서도 1년 이내에 임신이 안 되는 경우이다.

2. 난임 사정 12
부부가 함께 검진, 남성불임 검사를 먼저 시행하여 시간적·경제적 낭비를 방지한다.

3. 난임 사정을 위한 검사 19 18 17 16 15 12

1) 남성 정액검사: 가장 중요하고 기초적인 검사
① 목적: 남성의 정액을 채취하여 임신에 적합한 정자인지 확인한다.(정액의 색깔, 양, 점도, 정자수, 운동성, 정자수의 비율, 정자 형태)
② 시기: 2~3일 금욕 후, 2~4주 간격으로 2회 실시한다.
③ 정상 정액상태 19
  ㉠ 1회 사정양: 2~5ml/회 이상
  ㉡ 정자 수: 1,500만 개/ml 이상
  ㉢ 정자 형태: 정상 정자 30% 이상
  ㉣ 정자 운동성: 1시간 내 60% 이상, 2시간 후 50% 이상이 활발히 운동
  ㉤ 실온에서 20~30분 후 액상화

2) 여성난임의 사정 24 22 21 18 16 15

(1) 기초체온검사

배란시기 확인 목적, 배란 후 24시간 내에 체온이 상승한다.(없으면 배란의 문제 의심, 0.5~1℃) 21 18

(2) 경관점액 검사 16

배란기(혈중 에스트로겐 최고치) 또는 성교 후에 경관점액의 점액량, 점성, 견사성, 양치엽상, 세포
성분 분석(점액이 많고 물같이 맑고 투명하고 견사성이 크다.(8~10cm) 양치엽상이 선명)
→ 검사 시기: 배란기

(3) 자궁내막 검사 18

수정란 착상 부위 확인 목적으로 시행, 배란 후 자궁내막 생검, 검사 결과상 자궁내막조직에 분
비기 소견이 나타나야 한다.
→ 검사 시기: 월경시작 7일 전~2일 전 사이(자궁내막이 비후되는 황체기에 시행)

(4) 자궁난관조영술 24 22 15

질을 통해 조영제를 자궁 내로 주입하여 자궁, 난관의 크기, 모양, 유착 및 난관 개방 여부를 관찰
하여 임신에 영향을 미치는 요인을 확인한다.
→ 검사 시기: 월경이 끝난 후 2~6일(월경 직후~배란 전) → ∵ 자궁내막 비후 전에 조영제 소통 유리

(5) 루빈 검사(Rubin's test)

난관의 개방 여부 확인을 위해 시행한다.
① 방법: 배뇨 후 쇄석위 상태에서 질경 삽입 후 루빈 캐뉼라를 통해 CO_2 가스를 주입하여 가스
가 자궁, 난관, 복강 내로 통하는지 여부를 확인한다.
② 결과: 가스가 횡경막 근처의 늑간신경을 눌러 견갑통 호소 → 적어도 한쪽 난관은 개통되어 있
음을 의미
→ 검사 시기: 월경이 끝난 후 6~12일이다.

3) 성교 후 검사(상호작용검사) 23 20

성교 후 질분비물에서 경관점액의 정자 수용성과 정자의 상태(경관점액을 통과하는 침투력, 운동성) 검사
→ 검사 시기: 배란기(1~2일 금욕하고 성교 후 12시간 이내 검사), 검사 예정 1~2일간 금욕 후 검사
2~12시간 전 성교

(1) 검사 방법

검사 전 질세척·통목욕·질정·윤활제 사용을 금지한다.

(2) 검사 결과

경관점액 투명, 견사성 상승(8~10cm), 현미경에서 양치엽상과 경관점액 내의 활동성 정자를 확
인한다.

01

포상기태, 자연유산, 자궁외 임신, 사태아 분만 및 정상 분만 등 어떤 경우의 임신 수태산물에서도 발생할 수 있는 영양배엽의 악성종양은?

① 유피낭종
② 난소암
③ 자궁내막암
④ 융모상피암
⑤ 자궁경부암

02

난임의 원인 중 수정란 착상 부위 확인을 목적으로 시행하는 검사는?

① 난관결찰술
② 기초체온 검사
③ 자궁난관조영술
④ 자궁경관점액 검사
⑤ 자궁내막조직 검사

정답 / 01 ④ 02 ⑤

⊕ CHAPTER 04 임신기 여성

1 정상 임신 간호

UNIT 01 임부 생리

1. 임신의 징후 16 13 11

추정적 징후		
주로 임부가 느끼는 변화 (주관적), 비임신에도 발생	• 무월경(4주) • 체중 증가 • 유방의 민감성(6주) • 감정의 변화	• 권태/피로 • 오심, 구토(4주) • 비뇨기 징후(6주) • 주관적 첫태동(16~18주): 모아애착 증진
가정적 징후		
좀 더 객관적이나 확증 어려움, 검진자에 의해 관찰된 변화, 주로 생식기계 변화	• 임신반응검사 양성 • 복부 증대 • 자궁협부의 연화(Hegar's sign)(6주) • 질의 자청색 변화(Chadwick's sign)(8주) • 경관연화(Goodell's sign)(6~8주) • 자궁체부가 경부 반대쪽으로 휘어짐(Mcdonald's sign) • 무통의 간헐적 자궁수축(Braxton Hicks sign)(16~18주) • 자궁체부와 경부 사이의 부드러운 반점(Ladin's sign) • 종양처럼 보이는 자궁의 비대칭성 증대(Piskacek's sign) • 부구감(ballottement)(24주)	
확정적 징후		
태아를 정확히 확인할 수 있는 변화	• 태아심박동[도플러(10~12주), 청진(17~18주)] • 검진자에 의한 태아 움직임 확인(20주 이후) • 초음파에 의한 태아 확인(6주 이후)	

2. 임신에 따른 신체의 변화 [22] [21] [20] [18] [17] [16] [15] [14] [12] [11] [10]

1) 자궁 [20] [15] [11]

① 에스트로겐, 프로게스테론 상승: 혈관 증식 및 확대, 자궁근 섬유 증식과 비후, 탈락막 발달

② 모양 변화: 서양배 → 공모양 → 타원형(S상 결장으로 우측으로 치우침)

③ 임신에 따른 자궁저부의 높이(HOF)

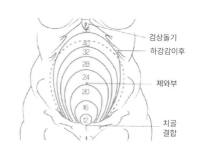

[자궁 저부의 높이]

  ㉠ 12주: 치골결합 위 [20]
  ㉡ 16주: 치골결합과 배꼽(제와부) 사이
  ㉢ 22~24주: 배꼽 부위
  ㉣ 36주: 가장 높은 위치, 칼돌기(검상돌기) 바로 아래 [22] [18]
  ㉤ 38~40주: 34주 높이로 다시 자궁 하강(초산부: 분만 2주 전, 경산부: 분만직전)
    ※ 22~34주: 임신주수 측정 정확함, 주수와 길이가 일치하고 보통 ±2cm

④ 브랙스톤 힉스수축(Braxton-Hick's contraction): 임신 초기부터 말기까지 전 임신기간을 통해 간헐적으로 발생하는 불규칙적 무통성 자궁수축, 자궁의 혈액공급을 촉진한다.

2) 자궁경부, 질 [23]

① 굳델 징후(Goodell's sign): 경부 부드러워짐, 임신 전(코끝) → 임신 초기와 중기(귓불) → 임신 말기(입술)

② 채드윅 징후(Chadwick's sign): 자궁혈류 증가로 질, 경부점막이 자청색으로 변한다. [23]

③ 점액마개(mucus plug): 자궁경부 비대, 점액성 분비물로 자궁으로 균 침범을 막아 감염 차단 → 임신 중 백대하, 분만 초기 혈성 이슬(show) 형성

④ 질 내 산성 유지: pH 3.5~6으로 병원균 증식 억제되나, 에스트로겐 영향으로 글리코겐이 풍부하여 곰팡이 감염이 증가한다.

3) 유방의 변화 [21] [14]

① 임신 6주경 유방은 커지고 예민, 민감성 증가, 압통을 느낀다.

② 유륜 착색, 유두 직립이 된다.

③ 몽고메리결절 비대: 유두 보호를 위한 피지선 확대된다.(지방성분 즉, 항염증성 물질을 비누로 씻지 않도록 함)

④ 전초유 분비(16주경): 유두를 짜면 묽은 초유가 분비된다.

4) 임신에 따른 심혈관계 변화 [14] [13] [10]

① 심박출량 증가: 30~50%(최대), 혈액량 증가: 40~45% 정도이다.(1,500ml)

② 맥박 증가: 10~15회/분 증가한다.

③ 혈압 하강(∵ 호르몬 변화의 영향으로 말초 혈관 확장) → 20주 이후 이전 혈압 수준으로 회복

④ 생리적 빈혈(∵ 혈구량에 비해 혈장량 과도한 증가): 헤모글로빈, 헤마토크릿 감소된다.

⑤ 산후 혈전 가능성 상승(∵ 섬유소 용해 감소로 인한 응고 작용 증가) [14]

5) 임신에 따른 호흡기계 변화

호흡곤란[∵ 횡격막 상승(4cm 가량), 커진 자궁이 압박], 흉곽 확장(∵ 에스트로겐 영향), 복식호흡, 호흡수 증가, 과도호흡(40% 정도 호흡량 증가)이 나타난다.

6) 임신에 따른 소화기계의 변화 15 13 10

① 입덧: 오심, 구토, 4~6주부터 12주까지 지속된다.(∵ HCG 영향, 양가감정)

② 가슴앓이, 변비, 치질이 발생한다.(∵ 프로게스테론 영향) 17 10

③ 잇몸 비대, 치육염, 결석 등이 발생한다.(∵ 에스트로겐 영향)

7) 임신에 따른 비뇨기계의 변화 23 17 11

① 신 혈류량 증가, 사구체 여과율 증가, 요관 부종, 요정체, 방광용적 증가, 감염 가능성 증가, 빈뇨가 나타난다.(특히 초기, 말기)(∵ 커진 자궁의 압박, 프로게스테론 영향)

② 경미한 당뇨: 정상

③ 생리적 부종: 임신 말기에 발목과 손가락 등에 수분 정체 등이 나타난다.(∵ 에스트로겐 영향)

8) 임신에 따른 피부계의 변화

① 색소 침착: 기미, 흑선(복부 중앙 수직선), 유두, 유륜, 액와, 외음부가 검은색으로 변한다.(∵ 멜라닌세포 자극호르몬 영향)

② 임신선: 허벅지, 복부, 유방부위 붉은 색(∵ 부신피질호르몬 영향) → 분만 후 은빛 반흔

9) 임신에 따른 근골격계의 변화 21

① 척추전만, 요추만곡(∵ 자궁과 유방의 비대) → 요통

② 골반관절 이완(∵ 릴랙신 영향)

③ 복직근 이개(복부 중앙에서 벌어짐), 제와돌출 → 분만 후 회복

10) 임신에 따른 신경계의 변화

① 다리 경련(∵ 커진 자궁의 골반신경 압박)

② 수근관증후군(carpal tunnel syndrome)(∵ 목, 어깨가 앞으로 처지므로 손목의 정중신경 압박)

11) 임신에 따른 내분비계의 변화 21 17 15 14 13

① 태반호르몬: 태반락토겐(HPL), 융모성선자극호르몬(HCG), 에스트로겐, 프로게스테론

ㄱ 태반락토겐(HPL): 태아 성장촉진, 인슐린 저항성 증가로 태반을 통한 포도당 이동 촉진(임신성 당뇨), 태반기능 사정 지표, 모체 대사 촉진 12

ㄴ 융모성선자극호르몬(HCG): 임신 진단에 사용, 신장으로 배설, 임신 2~3개월에 최고치, 임신 유지 위해 황체에서 임신 12주까지 황체 유지하여 에스트로겐, 프로게스테론 분비 촉진, 모체의 면역 억제 효과(태아의 혈액에 거부 반응을 억제) 16 15 13

ㄷ 에스트로겐: 태반기능, 태아의 건강상태 평가 지표, 자궁증대, 태아의 지방축적, 혈전 발생 증가, 멜라닌 생성 촉진, 12주까지 황체에서 분비되고 태반에서 분비, 유선 및 유방발달, 유즙 분비 자극, 자궁성장(자궁-태반혈액순환 자극) 14

ㄹ 프로게스테론: 12주까지 황체에서 분비된 이후 태반에서 분비, 임신유지, 유방선조직 발달, 자궁내막을 유지하게 하여 태아성장 17 15 14

② 뇌하수체호르몬: 성선자극호르몬(FSH, LH) → 분비 억제, 프로락틴 → 분비 증가, 옥시토신 → 자궁수축과 출산 후 유즙분비 자극

③ 갑상선호르몬: 갑상선 중등도 비대, 호르몬 생산 증가(∵ 대사증가) → 1기 이후 비임신 수준으로 회복

④ 부갑상선호르몬: 약간 상승(∵ 태아의 칼슘, 비타민D 요구 증가)

⑤ 부신피질호르몬: 코티솔 분비 증가(인슐린 생산 자극), 알도스테론 증가 – 수분정체

⑥ 인슐린: 임신초기에는 거의 변화 없다가 임신 중·후기에 증가된다.

12) 임신에 따른 체중 증가(9~12kg)

① 임신 1기(수정~13주): 1~2kg
② 임신 2기(14~27주): 4.5~5kg
③ 임신 3기(28주~분만): 4.5~5kg

UNIT 02 | 임부의 건강 사정과 간호

1. 임신의 진단

① 조기 임신진단을 통해 조기 산전관리가 가능하다.
② 임신진단 검사: HCG를 확인한다.
  ㉠ 혈액: 수정 후 6~11일이다.
  ㉡ 소변: 수정 후 26일 후에 검출된다.

2. 임신 기간

① 배란일 기준: 266일(38주)
② 마지막 월경일(LMP) 기준: 280일(40주)

3. 산전관리

늦어도 20주 이내, 1~7개월 → 매달 1회, 8~9개월 → 2주에 1회, 10개월 → 주 1회

4. 분만예정일 추정(네겔레 법칙) [23]

분만예정일(EDC): 마지막 월경 시작일(LMP) + 1년 - 3개월 + 7일(12월 초과할 때) 또는 LMP + 9개월, + 7일(초과하지 않을 때) [20] 예 LMP: 2019년 3월 14일 → EDC: 2019년 12월 21일

5. 태아 주수 사정

방법	특징
자궁저부 높이로 계산	• 12주: 자궁저부가 치골결합에서 촉진 [20] • 22~24주: 제와부위에서 촉진 • 36주: 검상돌기에서 촉진 [22]
맥도날드 법칙	• 자궁저부 높이로 임신 월수 및 주수 계산 • 자궁저부의 높이(cm) × 2/7 = 임신 월수 • 자궁저부의 높이(cm) × 8/7 = 임신 주수
헤세의 법칙	• 임신 개월 수로 태아의 신장 계산(M: 임신 개월 수) • 1~5개월: (M)2 • 6~10개월: (M) × 5 　예 임신 12주 태아의 신장: 3개월의 제곱 → 9cm 　예 태아신장이 40cm일 때 재태기간: (8개월) × 5 = 40cm → 8개월
초음파 촬영	• 초음파를 통해 태낭 크기, 태동, 두둔 길이, 대퇴골 길이, 아두대횡경의 크기로 임신 주수 추정

6. 산과력의 표현 24 22 20 19

※ G: Gravida, T: Term birth, P: Preterm birth, A: Abortion, L: Living baby
  cf. 쌍태아의 경우: 1회 임신, 1회 분만, 아이수 2명

① 5자리: G-T-P-A-L(현재 임신 포함 총 임신 수-만삭분만 수-조기분만 수-유산 수-현재 생존아 수) 24

② 4자리: T-P-A-L(만삭분만 수-조기분만 수-유산 수-현재 생존아 수) 22

③ 2자리: G/P(gravida/para)(임신 수/출산 수)

7. 임부 검사 21 18 17 15

① 혈압, 체중, 소변 검사는 매번 실시하는 정기검사로 중요한 자료(∵ 임신성고혈압 감별) 고혈압 의심 기준: 6시간 간격 2회 측정하여 140/90mmHg 이상 또는 평소보다 수축기 30mmHg, 이완기 15mmHg 이상 증가한다. 15

② 활력징후, 혈액검사[빈혈, 매독(∵ 조기 치료 목적 21)], 혈액형, 풍진 항체, B형간염(∵ 항원발견 시 출생 후 신생아에게 면역글로불린 + 예방접종), HIV검사 등)

③ 소변검사: 단백뇨(임신성고혈압 감별), 케톤, 포도당, 박테리아 존재 여부를 확인한다.

④ 자궁저부 높이: 태아의 성장상태나 임신주수를 확인한다.

⑤ 레오폴드 촉진법: 복벽을 촉진하여 태아에 관한 정보를 얻는 방법이다.

⑥ 임신성 당뇨 선별검사: 임신 중기, 50g 포도당부하검사

⑦ 면역: Rh(-)임부일 경우 Rh(+)항원에 노출되었는지 검사

8. 임신 중 불편감과 간호중재

1) 임신 1기(생리적 변화) 23 22 19 17 10

① 입덧(∵ hCG 증가, 양가감정): 아침공복 시 탄수화물 보충(비스켓, 크레커, 마른 식빵), 소량씩 자주 섭취 23(3끼 → 5~6번), 자극성 음식 또는 지방이 많거나 가스 생성 음식 피함 → 증상 심하면 입원 치료(임신 오조증: 심한 체중감소, 탈수, 케톤뇨) 24

② 빈뇨: 규칙적 배뇨하여 방광 팽만과 요정체 예방, 골반저근 훈련법(Kegel's exercise) 19 17

③ 유방 압통: 넓고 잘 맞는 임산부 브래지어로 지지, 초유가 흐를 때: 물로 씻고, 건조(유두는 물로만 세척)

④ 피로(∵ 심폐기능항진, 대사율 증가): 충분한 휴식과 수면
  ∵ 초임부일 경우 임신으로 인한 생리적 변화에 대화에 대해 교육한다. 22

2) 임신 2기 19 17 16 15 13

① 가슴앓이(∵ 프로게스테론 증가로 위산 역류): 소량씩 자주 음식 섭취, 자극적 음식·식사 직후 눕거나·취침 전 과식 금지, 필요시 제산제 복용, 나비운동 21 17

② 체위성 저혈압(∵ 자궁의 하대정맥 압박): 천장을 보고 똑바로 누운 자세(앙와위)일 때 주로 발생한다.
  ㉠ 증상: 현기증, 차고 끈끈한 피부, 창백하다.
  ㉡ 좌측와위(우선적 중재) 21 19, 천천히 자세 변경

③ 요통: 적절한 자세 유지, 임부용 거들이나 복대 사용, 중간굽의 신발사용 16, 더운물 주머니 적용, 골반 흔들기 운동을 한다.

④ 변비: 수분 및 섬유소 섭취 증가, 규칙적 배변습관, 적당한 운동, 습관적 관장 금지, 철분과 Vit.C를 함께 복용한다. 15 예 오렌지 쥬스

⑤ 정맥류(∵ 프로게스테론의 평활근 이완, 자궁의 하지 혈관 압박): 꽉 끼는 의복 피하기, 기상 전 탄력스타킹 착용(낮에만), 다리 상승, 골반을 높이고 휴식한다. 24

⑥ 수근관 증후군: 증상이 있는 팔을 올림(어깨 돌리기), 분만 후 증상 없어짐을 교육한다.

3) 임신 3기 🔢

① 다리경련(∵ 자궁의 신경압박, 칼슘 부족, 말초순환 장애): 근육신장(다리 펴고, 족배굴곡), 마사지, 따뜻하게 유지, 칼슘 섭취
② 하지부종: 하지 상승, 기상 전 탄력스타킹을 착용한다.
③ 자궁수축(∵ 자궁혈류 증가): 정상적인 것임을 교육, 체위 변경, 휴식, 마사지를 한다.
④ 불면증(∵ 태동, 빈뇨, 호흡곤란, 근육경련): 수면 전 따뜻한 우유 섭취, 등 마사지, 이완한다.

9. 임부의 심리적 적응과 간호 🔟

시기	특징
임신 1기	• 양가감정: 임신에 대한 불확실성 • 기분변화 심하며, 의존도가 높음 • 태아를 자신의 한 부분으로 인식 　→ 과업: 임신 수용
임신 2기	• 태아를 자신과 분리해 독립된 개체로 인정(태동으로 모아애착 증가) 🔢 • 내향적, 안정기 　→ 과업: 태교를 통한 모아관계형성
임신 3기	• 적극적, 활동적 시기(둥지 틀기), 출산 임박으로 인한 불안 　→ 과업: 출산준비(실제적, 심리적)

10. 일상생활에 대한 교육 🔢 🔢 🔢 🔢

1) 영양: 임신 전보다 300kcal 추가 섭취

① 단백질: 1.3g/kg 섭취
② 철분(Fe): 30~60mg + Vit. C 함께 섭취(철분 흡수 촉진) 🔢 출생 후 처음 4~6개월 동안 태아의 철분이 낮을 때를 대비하여 철분을 저장, 임신 말기 태아와 모체의 철분 비축으로 인한 철분결핍성 빈혈에 대비 필요 → 임신 중기부터 산욕 초기까지 철분제 복용
　※ 철분제 복용 시 교육 내용: 검거나 진한 녹색변 볼 수 있고 변비 증상이 있을 수 있다. 🔢
③ 칼슘(Ca): 태아의 골격성장, 1,200mg(= 우유 1L) + Vit. D와 함께 섭취한다.
④ 엽산: 하루 0.4mg 태아의 신경관 형성에 필수, 임신 전~임신 초기에 섭취한다.
⑤ 충분한 수분 섭취(6~8컵/일) → 탈수 시: 복통과 조기진통 위험

2) 배뇨 및 청결

소변 참지 않기, 배뇨 전·후 손씻기, 배뇨 시 앞에서 뒤로 닦기, 면 속옷 입기

3) 운동

규칙적이고 가벼운 운동(권장 운동: 걷기), 케겔운동(∵ 치골미골근을 강화하여 요실금을 예방, 분만 속도 조절), 골반 흔들기(∵ 요통 감소), 나비운동(∵ 가슴앓이, 호흡곤란 완화)을 한다.

4) 유방관리 🔢 🔢

16주부터 전초유가 분비되므로 비누로 닦지 말고 물로 세척 청결 유지, 함몰 유두는 5~6개월 경부터 관리(유두덮개 사용, 손가락으로 가볍게 굴리기), 조산의 위험이 있는 여성은 유방자극을 금지한다.

5) 피해야 할 예방접종 15

생바이러스 접종[MMR(풍진, 이하선염, 홍역), 황열, 수두, 소아마비 백신](∵ 태반통과)

6) 음주의 영향

태아알코올증후군 유발, 태아 성장부전, 정신지체, 자연유산, 저체중, 태반조기박리, 전치태반을 초래한다.

7) 흡연의 영향

태아 산소 부족으로 태아의 성장부전, 조산, 태아 돌연사 증후군(SIDS), 선천성 기형, 태아의 호흡기계 질환, 사산을 초래한다.

UNIT 03 | 태아발달

1. 태아의 발달

1) 성세포 형성과정

① 난자(22X): 난원세포(1개) → 난자(1개)로 분화
② 정자(22X 또는 22Y): 정원세포(1개) → 정자(4개)로 분화

2) 난자의 이동

① 난소에서 난자 배란 시 난관채에서 난자가 추출된다.
② 난자의 수명: 24시간

3) 정자의 이동

① 정자의 운동력에 의한 이동: 사정 후 4~6시간에 나팔관에 도달한다.
② 정자의 수명: 24~72시간

4) 수정 11

정의: 난자와 정자의 핵이 만나 융합하는 과정이다.
① 난관팽대부에서 수정되어 접합자가 형성된다.
② 정자(22X 또는 22Y) + 난자(22X) → 44XX(여성) 또는 44XY(남성)(23쌍)
③ 수정란의 자궁강으로 이동: 섬모운동(난관 상피세포) + 연동운동 + 난관의 수축운동(호르몬 영향)

5) 수정란의 발달

① 접합자 → 상실체(세포분열 시작, 16~32개의 분할구) → 배포기
② 수정란 안에 액체가 배포강을 형성하여 내세포와 외세포 구조로 구분된다.
　　㉠ 내세포: 배아배엽 형성 → 배아로 발달
　　㉡ 외세포: 영양배엽 → 융모막을 형성하여 착상 준비

6) 착상 22 15

정의: 수정 후 7~8일, 배포 전체가 자궁내막에 덮일 정도로 파고 들어가는 것

① 융모발달: 태아와 모체와의 물질교환
② 융모에서 hCG 생성 → 황체에서 에스트로겐과 프로게스테론의 분비 촉진 → 배란, 월경을 막고 착상하기 좋은 상태로 자궁벽 상태 유지 → 융모막 형성

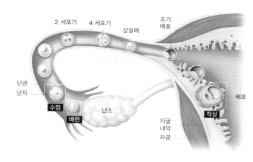

[수정란의 이동과정]

7) 배아의 발달 17 11

① 수정 후 2~8주, 주요 기관발달과 외형 형성의 결정적 시기, 환경적인 요인에 의해 기형 초래 가능성이 높다.
② 난황낭: 2~3주간 배아에 영양공급, 간 조혈작용 전까지 6주간 혈액세포가 생성된다.
③ 초기배엽 형성: 수정 3주째부터
　　㉠ 내배엽: 호흡계, 위·간·췌장을 포함한 위장계의 상피, 방광의 상피
　　㉡ 중배엽: 뼈, 근육, 골수, 결체조직, 심근, 혈관, 림프조직, 신장, 성선, 자궁
　　㉢ 외배엽: 피부, 손톱, 머리털, 중추신경계(뇌와 척수), 말초신경계, 눈의 수정체, 이의 에나멜층

8) 태아의 발달 13 12

주수	태아의 주요 발달 양상	
4주	• 심장(가장 먼저 발달)	• 신경관 형성 후 중추신경계 분화
6주	• 간: 조혈기능 시작	
8주	• 생식기: 고환과 난소 구분(외생식기 구분은 안 됨)	
12주 20 19 12	• 심장: 청진 가능(도플러) 20 19 • 신장: 배뇨 가능 • 혀 움직임, 삼키는 모습 관찰	• 생식기: 외생식기로 성별 구별 가능 19 • 골수에서 혈액 생성 • 피부: 손·발톱
16주	• 비장에서 혈액 생성 활발, 폐에 탄력 섬유 생성 • 두피에 머리카락, 장에 태변, 근육의 움직임 식별 가능	• 지문 형성 19
20주	• 피부: 태지와 솜털 • 췌장: 인슐린 생성	• 근골격: 태아의 움직임(첫 태동) 19
24주	• 피부: 주름이 많고 태지가 있어 피부보호 기능 • 폐포관과 폐포낭	
28주	• 폐포 표면에서 Lecithin(계면활성제)형성 → 출생 시 생존 가능 • 빠는 반사 있음	• 고환이 음낭으로 하강
30~31주	• 피부: 분홍색, 매끈함 • 청력: 모체의 바깥 소리 인식	
36~40주	• 태지와 솜털 소실 19 • 36주: IgG가 모체에서 태반을 통해 이동	• 36주: L/S비율 = 2:1 → 폐성숙으로 간주 15 16

9) 태아의 혈액순환 ⑭

① 모체로부터 산소가 풍부한 혈액을 공급받기 위한 독특한 순환구조와 특성
② 폐를 우회하는 순환 → 출생 후 첫 호흡을 통해서 폐로 산소 공급이 가능
③ 태아기에만 있는 태아순환의 통로
　　㉠ 정맥관: 제대정맥과 하대정맥 사이 → 출생 후 정맥관 인대로 변화
　　㉡ 난원공: 우심방과 좌심방 사이 → 출생 후 폐쇄
　　㉢ 동맥관: 폐동맥과 대동맥 사이 → 출생 후 폐쇄
　　　→ 정맥관, 난원공, 동맥관은 출생 후 막히고 정상적인 심폐 기능 가능

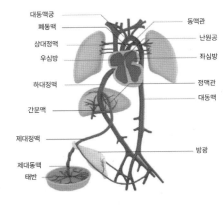

[태아 순환]

2. 태아의 부속물의 발달과 기능

1) 난막: 태아와 양수를 둘러싼 2개의 막

① 양막: 안쪽의 투명한 막, 태아와 양수를 포함한다.
② 융모막: 바깥쪽의 불투명한 막, 물질이동과 대사활동을 한다.

2) 태반 ⑮ ⑭

① 12주경 완성, 20주까지 발달, 약 500g
② 태아:태반 = 6:1
③ 모체측 기저탈락막과 태아측 번생융모막이 결합하여 태반 형성
④ 기능: 호흡기능, 영양공급, 노폐물 배설, 면역작용(IgG 전달), 보호기능(반투과성 물질로 태아에게 해로운 물질의 통과를 막음), 태반호르몬이 분비된다. ⑮ ⑭

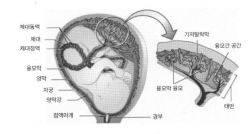

[태반의 발달]

3) 양수 ㉔ ⑯

① 정상 양: 800~1,200cc, 노란 색깔의 맑은 액체(태아의 안녕상태 평가에 용이)
② 산도: 중성 혹은 약알칼리성(pH 7.0~7.5) → 나이트라진 검사(청회색)
③ 기능 ㉔ ⑯
　　㉠ 충격이나 외상으로부터 태아를 보호한다.
　　㉡ 자궁 밖의 온도 변화에 체온을 유지한다.
　　㉢ 양막으로 둘러싸여 있으며 태아와 난막을 분리한다.
　　㉣ 노폐물 저장고이다.
　　㉤ 태아의 자유로운 움직임 가능(근골격계 발달에 도움) → 태아의 대칭적인 성장발달을 가능하게 한다.
　　㉥ 분만 시 도움, 분만진행 촉진, 분만 시 압력을 가해 자궁 개대에 도움, 태아 산도 통과 시 윤활 역할을 한다.
　　㉦ 태아가 삼킬 수 있는 구강액의 근원이다.

230

4) 제대 🔟

① 길이 30~90cm, 지름 2cm
② 제대동맥(정맥혈) 2개: 노폐물 및 이산화탄소가 많은 혈액을 모체로 전달한다.
③ 제대정맥(동맥혈) 1개: 산소가 많은 혈액을 태아에게 공급한다.
④ 와튼젤리(Wharton's jelly): 완충 역할을 하는 점액질 조직으로 제대혈관압박을 방지한다.

2 고위험 임신 간호

1. 고위험 임신

(1) 정의

태아나 임부에게 건강상의 위험을 초래할 수 있는 건강문제가 있는 모체의 임신이다.

(2) 모성사망의 원인

출혈, 패혈증, 폐색전, 임신 중 고혈압성 장애, 심장질환, 당뇨, 양수색전증 등

(3) 위험요인

① 인구학적 요인: 연령, 분만력, 결혼상태, 산전관리 이행률
② 산과적 요인
　㉠ 불임, 과거 유산, 조산아, 저체중아, 거대아 출산력, 다태임신
　㉡ 과거 제왕절개 경험, 자궁경관무력증, 자궁기형, 협골반, 이상 선진부, 양수과다증
　㉢ 자간전증, ABO 부적합증, Rh 부적합증
③ 내과적 요인
　㉠ 빈혈, 고혈압, 심장질환
　㉡ 당뇨, 갑상선질환
　㉢ 자궁경부종양, 비뇨기계 감염, 성병
　㉣ 정신적 문제 등
④ 기타: 영양상태, 흡연, 약물, 알코올남용

임신 중 위험증상 🔟 🔟 🔟

- 질 출혈 → 유산, 자궁외 임신, 태반조기박리, 전치태반 가능성
- 심한 두통 및 시력장애, 상복부 통증, 요량 감소, 계속되는 구토, 얼굴 및 손의 부종 → 자간증 이행 가능성
- 자궁수축, 복통, 질에서 흘러나오는 액체 → 조산 가능성
- 급작스러운 태동 감소 및 소실 → 태아 사망 가능성
- 오한, 발열, 배뇨 시 작열감, 설사 → 감염 가능성

---

2. 임신오조증 🔟 🔟 🔟

정의: 임신 중 심한 입덧으로 체중감소, 탈수, 전해질 불균형, 영양 결핍이 나타나는 병적인 증상이다.

(1) 원인

hCG 상승, 에스트로겐 증가(여아 임신한 경우 빈도 증가), 심리적 부담, 양가감정

(2) 증상

입덧이 13주 이후에도 지속, 기아(아세톤뇨), 지속적 구토, 탈수, 영양실조(치료하지 않으면 혼수 → 사망)

(2) 치료 및 간호
　① 심한 경우 입원치료 → 24시간 금식, 정맥영양 공급, 진토제
　② 매일 체중측정, 기상 전 마른 탄수화물(크래커 등) 섭취 권장(체중감소 예방), 수분과 전해질 불
　　균형 교정, 정서적 지지

3. 임신 중 출혈성 건강문제 [20] [19] [17] [16] [15] [13] [12] [10]

- 전반기: 유산, 자궁외 임신, 포상기태
- 중반기: 자궁경관무력증
- 후반기: 전치태반, 태반조기박리

1) 유산 [20] [19]
정의: 재태 기간 20주 이내, 체중 500g 이하의 태아가 생존력이 있기 전 임신이 종결된다.

기준	유산의 종류	특징
임신지속 여부	절박유산	점적출혈, 복통 경함, 조기 관리로 임신 유지 가능성 있음(자궁 내구 닫힘)
	불가피유산	절박유산이 진행되어 출혈, 심한 복통, 태아와 태아 부속물의 일부, 또는 전부가 배출(임신 지속 안 됨, 개대)
태아, 부속물 배출여부	완전유산 [16]	태아와 태아의 부속물이 모두 배출(자궁 내구 닫힘)
	불완전유산 [20]	태아와 태아의 부속물이 일부만 배출(하복부 심한 통증, 다량 질출혈, 개대)
기타	패혈유산	감염, 패혈이 동반된 유산(복부 압통, 악취나는 질출혈)
	계류유산	사망한 태아가 자궁 내 4~8주 이상 머무르는 경우(태아심음 없음, 작은 자궁, 자궁 내구 닫힘)
	습관성 유산	명확한 이유 없이 3회 이상 유산(염색체, 면역학적, 해부학적, 내분비학적 이상)

(1) 유산의 간호중재 [19] [16] [13]
　① 절박유산: 침상안정을 통해 임신유지 가능 [19], 성관계 금지, 질
　　출혈 양상 관찰, 자궁수축 시 입원, 임신유지 호르몬 요법
　② 불가피유산: 출혈예방, 감염예방 → 소파술, 수혈, 항생제 투여
　③ 완전유산: 휴식과 안정, 자궁수축제 투여, 출혈 시 수혈, 철분 공급
　④ 불완전유산: 출혈예방, 감염예방(패혈증 동반 가능성) → 신속한
　　소파술, 수혈, 항생제 투여
　⑤ 계류유산: 파종성 혈액응고장애(DIC), 저섬유소혈증 발생 위험
　　→ 출혈 감시 및 관리

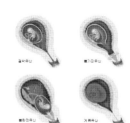

2) 자궁외 임신 [21] [17] [10]
정의: 수정란이 자궁강 이외의 다른 부분에 착상된 임신, 난관의 팽대부가 가장 흔하다.(90%)

(1) 원인
　골반염증성, 난관협착, 난관수술로 반흔이나 유착, 자궁내 장치(IUD)

(2) 증상 21

① 칼로 찌르는 듯한 급격한 일측성 극심한 복부통증
② 파열 전후의 오심, 구토, 견갑통
③ 암갈색 질 출혈 → 심한 출혈 시 저혈량성 쇼크증상 → 저혈압, 빈맥 발생
④ 복강내 출혈 → Cullen's sign: 혈액이 고여 배꼽 주변이 푸르스름한 색
⑤ 자궁 크기: 임신 8주 이내 크기

(3) 치료

MTX(Methotrexate: 융모막세포를 파괴하여 흡수) 투여, 복강경 수술(난관절제술, 자궁적출술)

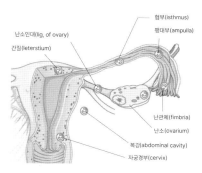

[자궁외 임신]

3) 포상기태 17 15 14 12

정의: 태반 융모막 융모의 변성으로 포도송이 같은 낭포가 비정상적 증식하여 자궁을 채우는 상태이다.

(1) 원인 및 위험 요인

불분명, 10대 초반 45세 이상의 임부, 다산부, 다태임신, 단백질 및 엽산 부족 등이다.

(2) 증상 18 15 12

간헐적 혹은 지속적인 냄새가 고약한 암적색 질분비물, 임신오조 증상(심한 오심, 구토), β-hCG 증가, 기태 배출(임신 16~18주), 임신 12주 이전의 자간전증, 임신주수보다 과도하게 큰 자궁이 나타난다.

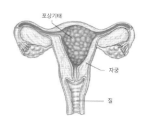

[포상기태]

(3) 진단 14

① HCG 측정: 24시간 요중 100~200만 IU로 상승한다.
② 초음파, X-ray: 태아가 없다.

(4) 치료

흡입소파술(출혈 예방위해 oxytocin 주입하면서)로 기태 제거 12, 침윤성 기태(기태가 자궁근층 깊이까지 간 경우) → 자궁적출술

(5) 추후관리

자연치유(80%), 침윤성 기태(12~15%), 융모상피암으로 진행한다.(5~8%) 14
※ 융모상피암으로 이행 검사
① β-HCG 측정: 1~2주 간격으로 혈청 β-HCG가 3회 연속 음성이 될 때까지 측정한다.
→ 그 후 6개월간은 매달 → 다음 1년은 2달마다 → 6개월마다 1회씩 검사한다.
② 흉부 X-ray: 폐 전이 유무를 확인한다.(∵ 융모상피암은 폐 전이가 잘됨)
③ 피임: β-HCG가 음성이 된 후 최소 1년간 피임한다.
④ 화학요법: β-HCG가 계속 상승 시, 조직검사 결과 악성세포가 발견된다.

4) 자궁경관무력증 24 23 13

정의: 임신 18~32주에 구조적·기능적 장애로 자궁수축 없이 경관이 약화되어 통증이나 출혈 없이 갑자기 태아 및 부속물이 배출(유산)되는 질환이다.

(1) 치료

외과적 중재 → 경관개대와 이완을 예방하고자 경관주위를 묶는 쉬로드카(Shirodkar), 맥도날드(McDonald) 시술을 적용한다.

(2) 간호

치료방법에 대한 정보를 제공한다. 난막파열, 자궁수축, 감염 등의 증상을 관찰한다. 봉합수술 후 24시간 안정을 취한 뒤 서서히 활동하도록 한다.

5) 전치태반 15 13

정의: 태반이 자궁경관의 출구를 전체 또는 부분적으로 덮고 있는 상태이다.

(1) 원인 및 위험요인

과거 자궁내막의 손상(소파술, 제왕절개 등) 다산부, 다태임신 등이다.

(2) 증상

임신말기 무통성 질 출혈

(3) 치료 및 간호 20 15

① 절대안정, 최대한 임신을 유지한다.
② 내진 금지(∵ 출혈유발), 이중처치 준비(double set-up: 질식분만, 제왕절개 동시 준비), 출혈 간호
③ 부분전치태반으로 출혈이 적을 때 → 유도분만
④ 완전전치태반(자궁 경부의 내구를 태반이 완전히 덮고 있는 상태), 출혈이 심하면 → 제왕절개 20

6) 태반조기박리 14 12 10

정의: 태아가 만출되기 전 자궁에서 태반이 먼저 박리되어 분리된다.

(1) 원인 및 위험요인 11

고혈압(자간증), 자궁 나선동맥(자궁내막, 태반에 혈액 공급 역할)의 변화, 당뇨, 양수과다, 다태아, 외상, 약물, 정신적 충격 등이다.

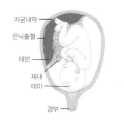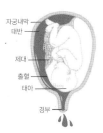

[태반조기박리: 은닉출혈, 외출혈]

(2) 증상

① 심한 복통(날카로운 → 둔한 통증)을 동반한 질 출혈
② 자궁강직, 자궁수축, 저혈량 쇼크증상

(3) 치료 및 간호

① 태반박리 정도, 모체, 태아 상태에 따라 적절한 처치가 필요하다.
② 태아생존, 출혈이 심하지 않으면 질분만을 시도한다.
③ 태아곤란증, 심한 출혈, 응고장애 시 제왕절개 분만을 한다.
④ 수혈 및 수액공급을 통해 저혈량성 쇼크를 예방한다.
⑤ 합병증 관리: 저섬유소혈증, DIC(파종성 혈액응고장애)에 대한 처치를 한다.

4. 출혈로 인해 초래되는 건강문제

1) 저섬유소혈증

(1) 원인

응고에 비해 출혈을 조절하는 혈장섬유소원의 빠른 감소가 원인이다.

(2) 관련 질환

양수색전증, 계류유산, 패혈유산, 태반조기박리 등이다.

2) 파종성 혈액응고장애(DIC)

(1) 정의

① 심한 출혈이 발생하는 현상이다.
② 지속적인 만성출혈로 프로트롬빈과 혈소판, 기타 응고인자들이 증가한다.
③ 소혈관에 혈전을 형성하고 이것이 결국 응고인자들을 모두 소모시킨다.

(2) 관련 질환

태반조기박리, 계류유산, 패혈증, 양수색전증, 임신성 고혈압 등

5. 임신성 고혈압 23 21 18 17 15 13 12 11 10

정의: 임신 20주 이후 발생하는 고혈압성 증후군(임신중독증)이다.

(1) 증상

고혈압, 단백뇨, 부종(임신중독증의 3대 증상) 18

(2) 종류 18

① 임신성 고혈압: 임신 20주 이후 고혈압 진단, 20주 이전 → 만성 고혈압
② 자간전증: 임신 20주 이후 고혈압 + 단백뇨, 부종 22
  ㉠ 경한 자간전증: 140/90mmHg 이상, 임신 전 보다 수축기 30mmHg, 이완기 15mmHg 이상 증가, 단백뇨 없거나 소량(≤ 1+) 15
  ㉡ 중한 자간전증: 160/110mmHg 이상, 임신 전 보다 수축기 60mmHg, 이완기 30mmHg 이상 증가, 단백뇨, 핍뇨, 전신부종, 헬프증후군
    ※ HELLP(Hemolysis, Elevated Liver enzymes and Low Platelets) 증후군: 중증 자간전증 환자에게서 나타나는 합병증
      ⓐ 용혈
      ⓑ 간효소 증가(SGOT, SGPT)
      ⓒ 저혈소판증
③ 자간증: 심각한 상태로 발작과 경련이 동반된다.
  ※ 자간전증에서 자간증 진행 암시 증상: 심하고 지속적인 두통, 심와부 통증, 몽롱하고 희미한 시야, 심한 단백뇨, 핍뇨, 무뇨가 발생한다.

(3) 간호중재

① 산전관리 중요: 규칙적인 체중·혈압측정, 단백뇨 검사로 조기발견한다. 18 17
② 좌측위로 침상안정을 취한다.(심한 자간전증과 자간증은 절대안정)
③ 균형 잡힌 식이, 고단백 22, 적절한 염분(부종 시 저염식), 변비를 예방한다. 14
④ 경련조절 23
  ㉠ 황산마그네슘(MgSO$_4$) 투약: 중추신경억제제, 경련 감소, 평활근이완으로 자궁혈관 수축을 예방한다. 21 12
    → 황산마그네슘(MgSO$_4$) 투약 중단 상황: 환자 호흡수가 12회/분 이하인 경우이다. 17

→ 중독증상을 보일 때는 중화제를(calcium gluconate) 천천히 정맥에 투여 **11**(중독증상: 저혈압, 호흡감소, 맥박 감소, 소변량 감소, 태반을 통과하므로 태아심음 감소)

ⓛ 자극을 줄인다.(조용하고 어두운 실내분위기 조성, 절대안정, 억제대 금지)

ⓒ 진정제를 diazepam(valium), dilantin 투여한다.

ⓔ 경련동안 태반조기박리를 주의 관찰한다.

ⓜ 태아의 서맥, 저산소증을 주의 관찰한다.

ⓗ 경련 후 산소공급, 이물질을 제거한다.

⑤ 혈압조절: 이완압이 110mmHg 이상인 경우 항고혈압제를(hydralazine) 투약한다. **16**

⑥ 이뇨제(lasix) 투약 주의(태반관류에 악영향을 줄 수 있으므로)

⑦ methergine 투약 금기(∵ 혈압상승)

6. 임신성 당뇨 **21 18 15 13 12 11**

정의: 임신으로 인한 생리적 변화로 인해 발생하는 인슐린 부족 대사 이상이다.

1) 당뇨병이 임신에 미치는 영향 **21 11**

① 비뇨기계 감염: 모닐리아성 질염이다.

② 임신성고혈압과 태반조기박리: 발생율이 정상보다 4배 높다.

③ 양수과다증: 혈관 내 삼투작용 & 태아 과혈당증에 의한 이뇨작용과 관련있다.

→ 임부 증상: 복부둘레 증가, 자궁저부높이가 임신 주수에 비해 상승, 횡격막 압박으로 호흡이 짧아지는 양상

④ 정맥류: 양수과다에 의한 정맥순환이 압박을 받기 때문이다.

⑤ 난산으로 인한 산도손상: 거구증 태아를 분만하면서 발생하는 손상이다.

⑥ 케톤산증: 불충분한 탄수화물을 섭취하는 당뇨병 임부에게 흔히 발생, 태아사망률이 증가한다.

⑦ 산후 출혈의 빈도가 증가한다.

2) 태아 및 신생아에 미치는 영향 **13 12**

① 거구증, 고혈당증

② 저혈당증: 분만 시 모체에서 공급되는 포도당이 중단되어 발생 → 저칼슘혈증: 저혈당증 이후 발생

③ 호흡곤란증후군: 계면활성제 합성 장애로 폐성숙 지연

④ 선천성 기형, 조산, 저산소증, 성장지연 등

3) 임신이 당뇨병에 미치는 영향 **15**

약 10% 임부에게 임신성 당뇨병 발생: 말초 조직의 인슐린 저항(∵ 태반락토겐, 에스트로겐, 프로게스테론의 영향)

① 태반락토겐: 인슐린 저항성을 초래시켜 혈당치를 높인다.

② 코티솔: 당대사에 관여하여 혈당치를 높인다.

③ 성장호르몬: 탄수화물이용률 감소로 혈당치를 높인다. **15 11**

④ 임신 2~3기에(혈당 증가 시기) 증가된 인슐린 요구량을 감당하지 못해 당뇨가 발생한다.

시기	인슐린 요구량	혈당 변화
임신 1기	큰 변화 없음	혈당 과소증
임신 2기	인슐린 요구량 증가	혈당 과다증

임신 3기	태반호르몬의 증가로 인슐린 요구량이 현저히 증가	혈당 과다증
분만 시	분만 시 신진대사 증가로 인슐린 요구량 감소	혈당 과소증
분만 후	태반호르몬 감소로 현저히 감소	혈당 과소증

4) 진단

① 선별검사(24~28주): 50g 경구 당부하 검사 **23 20 19 15**, 공복 시 혈당검사&당 섭취 1시간 후 혈당 검사, 당 섭취 후 즉각적인 혈당치 조절능력을 확인, 당 섭취 1시간 후 140mg/dl 초과 할 때 100g당부하 검사를 실시한다.

② 진단검사: 선별 검사 양성인 경우, 100g 경구 당부하 검사

당측정 시간	혈장 내 혈당(mg/dl)
금식 후 검사 직전 혈중 당수치	105mg/dl
1시간 후	190mg/dl
2시간 후	165mg/dl
3시간 후	145mg/dl

※ 위의 기준치 중 2개 이상 증가하면 임신성 당뇨, 한 개 증가 시 4주 후 재검사

5) 간호

정상 혈당 유지가 목표 → 식이조절, 규칙적 운동, 필요시 인슐린 투여, 경구용 혈당 강하제 금기
(∵ 태아 기형의 위험)

7. 심장질환 **17 15**

(1) 임신과 심장질환

① 임신 28~32주경: 혈장량 최고 30~50%까지 증가, 심부담 증가

② 분만 시: 진통 시마다 심박출량 증가 → 심부담 증가

③ 분만 후 24~48시간: 자궁-태반 순환 소실로 조직 내 수분이 혈관 내 이동하여 정맥귀환 증가로 산모의 심부담 증가(가장 위험한 기간) → 3~4일 후 이뇨, 발한으로 심부담 경감

(2) 간호중재 **17 15**

① 식이: 저염, 고단백, 철분 보충(∵ 빈혈 예방)

② 체중: 10~12kg 이하로 조절

③ 분만 시 관리: 상체를 올리고(반좌위에서) 좌측위, 필요시 산소 공급, 분만 1기 진통제 투여(∵ 심장부담 감소) **15**

④ 산후 관리: 분만직후 24시간 가장 위험 → 활력징후 측정, 자궁수축 사정, I/O 측정, 통증 관찰, methergine(자궁수축제) 투여금지(혈압상승 유발), 휴식과 안정 **17**

8. 빈혈 **22 10**

1) 빈혈의 진단

① 임신 초기: Hb 11g/dL, Hct 37% 이하

② 임신 중기: Hb 10.5g/dL, Hct 35% 이하

③ 임신 말기: Hb 10g/dL, Hct 33% 이하 **22**

2) 철분결핍성 빈혈

① 증상: 피로, 상처치유 지연, 감염 및 산후출혈, 임신성 고혈압의 증가, 조산, 자궁 내 태아사망

② 예방: 임신 중기 이후에서 산욕 초기까지 경구용 철분제를 복용한다.

3) 엽산결핍성 빈혈

① 증상: 설염, 식욕부진, 초기유산, 태반조기박리

② 간호: 엽산제 복용, 엽산이 풍부한 음식 섭취

9. Rh 동종면역

(1) 원인

Rh(-)부인 + Rh(+)남편 → Rh(+)인 태아를 임신 시 → Rh(+)인 태아혈액이 태반박리 시 Rh(-)인 모체에 유입 → 모체 내에 Rh(+) 항체 형성 → 다음 임신 시 태아가 Rh(+)일 때 모체의 Rh(+) 항체로 태아 적혈구 용혈

(2) 증상

심한 빈혈, 심한 황달, 신생아 적아구증, 자궁 내 사망, 출산 후 사망이 발생한다.

(3) 간호

① 첫째 아이에게 영향을 크게 미치지 않으나 둘째 아이를 위해 예방적 면역글로불린을 투여한다.

→ 임신 28~32주에 예방적 면역글로불린을(RhoGAM) 투여한다. 🔢

첫 아이 출산 직후 72시간 내에 RhoGAM을 주사하여 Rh(+)항체 형성을 막는다.

② 유산의 경우 직후 주사하여 예방한다.

10. 감염성 건강문제

1) 비뇨기계 질환

(1) 요인

① 커진 자궁: 방광과 요관을 누른다.

② 프로게스테론: 요관, 신우를 이완한다.(소변 정체로 감염 가능성 높음)

(2) 증상

① 배뇨 시 통증, 작열감, 치골상부의 경련이 나타난다.

② 빈뇨, 긴박뇨가 발생한다.

③ 소변색의 변화가 있다.

(3) 진단

소변검사: 중간뇨, 소변배양검사

(4) 간호

① 수분섭취를 격려한다.(2L)

② 향료 섞인 비누나 스프레이 사용을 피한다.

③ 청결: 손 씻기, 성행위 시 비뇨기 감염에 주의한다.

④ 체온 측정: 감염 여부를 확인한다.

⑤ 요의 시 바로 배뇨한다.

⑥ 앞에서 뒤로 닦는 습관을 갖는다.

2) 성전파성 질환

종류	원인균	임부 및 신생아 영향	간호
임질	Neisseria gonorrhea	• 유산, 조산, 조기파막 • 태아 성장지연 • 신생아 안염	• 단기간 항생제 치료
매독 24 14 15	Spirochete 균	• 유산, 사산, 조산 • 태아 성장지연 • 선천성 매독 신생아	• 부부 동시 치료 • 페니실린 투여 • 임신 4개월 이전에 치료 시 태아감염 예방 24
단순포진	Herpes virus	• 유산 • 태아기형, 조산	• 항바이러스제 치료
클라미디아	• Chlamydia trachomatis균 • 많은 성파트너	• 요도염, 바르톨린샘염, 난관염, PID 발생 • 수직감염 → 결막염, 폐렴	• 부부가 동시 치료 • 항생제 치료
인유두종 바이러스	Human papiloma virus(HPV)	–	• 임부가 불편감 시 치료
AIDS	Human immunodeficiency virus(HIV)	• 임상증상 악화 • 조산, 주산기 사망 • 수직감염	• 약물투여 • 모유수유 금지
B형 간염	Hepatitis B	• 수직감염	• 예방이 중요 • 출산 후 면역글로불린 투여
트리코모나스	Trichomonas vaginalis	• 조기파막, 조산 • 저체중아	• 부부 동시 치료 • Fragyl 투여

3 태아 건강사정

1. 산전태아 건강사정

1) 무자극검사(NST) 24 21 18 14 11 10

① 목적: 태동에 따른 태아심박수의 변화를 통한 태아 건강을 사정한다.

② 방법(소요 시간: 30~40분)
  ㉠ 자세: 반좌위, 왼쪽 복부를 약간 낮추어(좌측위) 복부를 경사지게 한다.
  ㉡ 태아 외부 전자모니터를 부착한다.(태아심음부위, 자궁저부 부위)
  ㉢ 태동이 느껴질 때 버튼을 누른다.

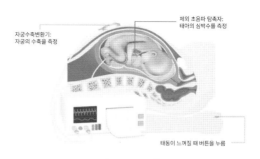

[무자극검사]

③ 결과 해석 **24 23 18 14**
　㉠ 반응(정상): 태아심음이 기준보다 15박동(bpm) 이상, 15초 이상 지속하는 것이 20분 동안 2회 이상 **24**
　㉡ 무반응(태아의 건강 문제): 20분 동안 태아심음이 기준선보다 15회 이상 상승하지 않거나, 15초 이상 지속되지 않는 경우(태동이 없으면 20분 더 측정, 40분 이상 관찰하여도 태아 심박동 상승이 부족한 경우)

2) 자궁수축검사(CST) **18 14 11**
① 목적: 인위적 스트레스(유두자극 또는 옥시토신 정맥주입)로 자궁수축을 유발 후 태아 반응 확인, 자궁-태반순환을 확인한다.
② 방법: 무자극검사의 방법과 동일, 소요시간: 90분~3시간
③ 결과 해석
　㉠ 음성(태아 건강): 10분 동안 3회 수축 시 태아심음의 후기감속이 없다.
　㉡ 양성(태아 사망, 태아질식 등 문제): 10분 동안 3회 수축 시 후기감속이 나타난다.

3) 초음파검사 **10**
사정 내용: 임신확인, 태아크기, 태아 선천성 기형, 태아환경, 태반, 다태임신여부, 자궁이상

(1) 양수지수(AFI)
- 초음파 검사에서 측정한 양수량이 정상범위인지 보는 지표이다.
- 배꼽을 기준으로 4등분 한 다음 각각 초음파상의 양수량의 수직 직경을 측정하여 합한 값이다.
　① 양수과소: 5cm 이하(요로폐쇄, 태아질식, 태아 성장지연) **16**
　② 양수과다: 24cm 이상(식도폐쇄, 무뇌아, 뇌수종 등)

(2) 태아 심박동수 측정 **21 19 13**
태아의 등 부분에서 잘 들린다.
① LOA, LOP: 좌하복부(LLQ)
② ROA, ROP: 우하복부(RLQ) **21**
③ RSA: 우상복부(RUQ)
④ LSA: 좌상복부(LUQ)
　※ 둔위(Breech): 배꼽 or LUQ or RUQ(등 방향 따라서)

4) 양수 천자: 침습적인 방법을 통해 양수에 있는 태아의 체세포를 획득 **12**

(1) 목적
유전적 질환과 선천적 결함 여부 확인, 태아의 성숙도, 양막염을 진단한다.

(2) 시기
임신 15~20주

(3) 합병증
출혈, 감염, 양수누출, 장기천자, 양수색전증, 유산, 조산, 태아와 부속물 손상

(4) 검사 내용
① 폐성숙도 검사
　㉠ 쉐이크검사(shake test): 양수와 알콜 각각 1cc씩을 혼합하여 흔들어 거품이 생기는 것으로 평가한다.(거품 발생: L/S 2.0 이상 폐성숙 의미)

ⓒ L/S(레시틴/스핑고마이엘린)비율 검사 → 2.0 이상 시 계면활성제 생산 증가(폐성숙)를 의미한다.
② 양수 사정: 태변 착색(태아산증, 태변흡입증후군, 태아심음 이상, 저산소증, 감염) 사정
③ AFP(alpha-fetoprotein 알파태아단백)
　ⓒ 상승 → 태아 신경관질환(이분척추, 무뇌아), 태아 용혈성 질환, 신장기형, 식도 폐쇄
　ⓒ 감소 → 염색체 이상(삼체성: 다운증후군), 임신성 영양막성 질환

(5) 검사 후 간호
① 수분 섭취를 증가한다.
② 검사 후 24시간 동안 활동을 제한한다.
③ RhD(-) 비감작 산모는 Rh 면역글로블린(Rhogam)을 투여한다.
④ 20분 후 외부 태아전자감시장치를 통해 태아 상태를 사정한다.
⑤ 검사 전·중·후 활력징후를 비교 사정하여 임부와 태아의 상태를 확인한다.

5) 삼중검사(triple marker test) 24

(1) 시기: 임신15~20주 24

(2) 종류
AFP, E3(estriol), β-hCG 이상이 있으면 양수검사 진행
① E3(estriol, 에스 트 로겐-에스 트리올): 상승 → 다태임신, 저하 → 임신의 종결, 무뇌증, 태아 사망, 태반박리
② β-hCG: 임신초기 임신 여부 확인, 태아의 안녕 상태를 확인한 다. 16
③ AFP(alpha-fetoprotein): 태아 신경관질환(이분척추, 무뇌아) 위험, 기형, 성장지연, 조산, 염색체 이상 21 13
　※ 참고: 4중검사(Maternal Serum Quad test): AFP, β-hCG, E3(estriol), 인히빈A
　※ 다운증후군 의심: AFP 감소, HCG 증가, E3 감소, 인히빈A 증가

6) 융모막 생검(chorionic villi sampling)

(1) 목적
유전적 결함을 파악하기 위해 영양막에서 조직을 채취한다. 21

(2) 시기
임신 9~11주 사이(임신 1기)

(3) 합병증
융모양막염, 자연파막, 양수과소증, 자연유산, 질출혈 발생

7) 태동측정법: 임부가 직접 태아의 움직임을 관찰하여 평가 17
매일 아침 10회의 태동 기록 → 12시간 이내에 태아운동이 10회 이하로 측정되면 확인 필요

8) 레오폴드 복부촉진법(Leopold's maneuver)
20 18 17 14 12 11
① 목적: 태아 선진부, 태향, 태세, 태위, 하강정도, 아두상태, 태동 등 확인
② 시기: 임신 28주 이후

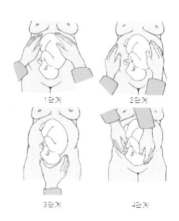

③ 준비: 방광 비우고, 똑바로 누워, 무릎 구부려, 작은 수건이나 베개를 둔부 아래에 둠 → 복부 이완
④ 방법: 시술자는 1~3단계 임부의 머리쪽 향하고, 4단계는 임부의 다리쪽을 향하여 시행한다.

복부촉진 단계	방법
1단계	자궁저부 촉진[태위, 선진부(두부, 둔부) 확인]
2단계	자궁 양쪽 촉진(등과 팔다리 구분)
3단계	치골상부 촉진(골반 진입, 태세 확인)(1, 3단계 결과 비교하여 태위, 태향 결정)
4단계	치골상부 깊숙이 촉진(하강정도, 아두굴곡, 신전, 함입, 선진부 파악)

9) 유전상담 [10]

유전성 질환을 진단하여 미리 대처, 선천성 기형 자녀가 있거나 가족력이 있는 경우, 위험성을 예측하고 임신계획, 임신 유지 여부를 결정하도록 상담한다.

2. 분만 중 태아건강사정 [20] [15] [14] [13] [11]

1) 태아심박동의 사정

① 정상: 120~160회/분 [21] [20]
② 서맥: 태아심박동이 120회/분 이하로 10분 이상 지속될 때
   → 산소공급(마스크, 5~10L/분), 산모자세 변경, 옥시토신 중지
   ※ 일과성 서맥: 자궁수축 시 110~120회/분으로 감소(∵ 아두 압박) [18]
③ 빈맥: 태아심박동이 160회/분 이상으로 10분 이상 지속될 때
   → 자궁수축 측정, 자세 변경, 원인 불명확(산부 감염, 발열, 약물)
④ 전자태아감시(fetal monitoring): 자궁수축의 간격, 기간, 강도 확인, 분만 중 태아 스트레스와 질식 감지 [23] [22] [19] [15] [14] [13] [11]

결과	양상	원인	간호중재
조기 감퇴	감퇴가 자궁수축으로 시작해서 자궁수축 이후 기본선으로 회복 [14]	아두압박	정상반응이므로 계속적인 관찰, 기록
후기 감퇴	자궁수축의 극기에서 떨어지기 시작하여 자궁수축이 멈춘 후에도 회복이 지연	자궁-태반 관류 저하 [22]	즉시 옥시토신(자궁수축제) 중단, 좌측위, 정맥주입속도 증가, 산소공급 [23] → 지속 시 태아질식, 저산소증, 산증 초래 → 분만 시행
가변성 감퇴	자궁수축과 관련 없이 태아심음의 감퇴	제대압박	좌측위(우선시행), 산소공급(5~10L/분), 내진으로 제대탈출 있는지 확인(탈출 시 골반고위), 옥시토신 중단 [18]

핵심문제

01

임신 12주인 초임부가 정기검진을 위해 내원하였다. 자궁바닥(자궁저부)의 정상적인 위치는?

① 배꼽 부위
② 치골결합 위
③ 칼돌기(검상돌기) 부위
④ 치골결합과 배꼽 사이
⑤ 배꼽과 칼돌기(검상돌기) 사이

02

임신 1기인 초임부가 빈혈이라고 진단을 받았다. 근거가 되는 혈액검사 결과는?

① 공복혈당 80 mg/dL
② 헤모글로빈 10 g/dL
③ 백혈구 13,000/mm3
④ 헤마토크리트 45%
⑤ 혈소판 200,000/mm3

정답 / 01 ② 02 ②

⊕ CHAPTER 05 분만기 여성

1 정상 분만 간호

정상분만: 태아와 그 부속물이 자궁수축 및 산모의 힘주는 노력으로 산도를 따라 질강 밖으로 만출되는 과정이다.

1. 분만과정에 영향을 미치는 요소

분만의 필수 요소(5P) 10

- 만출물: 태아와 그 부속물(태반, 양수, 양막, 난막, 제대)
- 산도: 태아가 질식 분만 시 이동하는 경로, 경산도(골반), 연산도(경부, 질, 회음)
- 만출력: 1차 만출력(자궁수축력), 2차 만출력[산부의 복강내압(아래로 힘주는 노력)]
- 산모의 자세: 분만 중 산부가 취하는 자세
- 산모의 심리상태: 정서 상태, 가족 지지체계 및 환경

1) 만출물(passenger)

(1) 태아의 머리(아두) 18 15

① 태아의 두개골: 전두골(2개), 두정골(2개), 측두골(2개), 후두골(1개) 15
② 봉합: 시상봉합(좌우 두정골 사이), 관상봉합(전두골과 두정골 사이), 인자봉합(후두골과 두정골 사이), 전두봉합(좌우 전두골 사이) 15
③ 천문: 봉합이 교차된 부위에 있는 골화되지 않은 막조직
　　㉠ 대천문: 다이아몬드형, 생후 12~18개월경에 닫힘 시상, 관상, 전두봉합 교차점
　　㉡ 소천문: 삼각형, 생후 6~8주경에 닫힘, 인자, 시상봉합의 교차점

(2) 태아 머리의 주요경선 🔟

① 횡경선
　　㉠ 대횡경선: 좌우 두정골 결절간 거리, 가장 넓은 횡경선(9.25cm), 골반입구에서 대횡경선을
　　　통과하면 진입을 의미한다. 🔟
　　㉡ 소횡경선: 좌우 관상봉합 간 최대거리(8cm)

② 전후경선
　　㉠ 전후경선: 미간~후두 결절(12cm)
　　㉡ 소사경선: 후두융기 아래 함몰부~대천문 중앙(9.5cm), 아두 완전 굴곡 시의 가장 짧은 경선
　　㉢ 대사경선: 턱끝~후두간 최대거리(13.5cm), 아두 완전 신전 시의 가장 긴 경선

(3) 모체와 태아와의 관계 용어

① 선진부: 골반 입구에 먼저 들어가는 태아의 신체부위, 두위(96%), 둔위(3~4%), 견갑위(1%)
② 태위: 모체의 척추와 태아의 척추와의 관계(평행: 종위, 직각: 횡위)
③ 태세: 태아의 머리, 몸통, 사지의 상호관계, 완전굴곡(두정위, 정상 태세), 불완전굴곡(전정위),
　　불완전신전(전액위), 완전신전(안면위)
④ 태향: 모체 골반과 태아 선진부의 전·후, 좌·우 관계 **23 22 20 18 17 16 15**

선진부	지적부위 22 20
두정위	• 후두골(occiput, O) **22**
안면위	• 턱(mentum, M)
둔위	• 천골(sacrum, S)
견갑위	• 견갑골(scapular, Sc) 혹은 견봉(acromion, A)

※ 명명법
　• 첫 번째: 선진부가 모체골반의 좌
　　측, 우측(L,R)
　• 두 번째: 선진부 지적부위(후두,
　　턱, 천골, 견갑)(O,M,S,A)
　• 세 번째: 선진부가 모체 골반의
　　전방, 후방, 횡방(A,P,T)
　　예 LOA (Left Occipito Anterior)
　　　→ 좌후두전방(가장 흔한 태향)

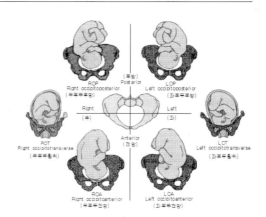

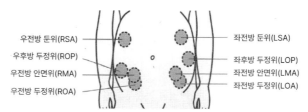

[태위에 따른 태아심음 청취 부위]

2) 산도(passageway)

- 골반입구 기준으로 골반 위쪽은 가골반, 아래쪽은 진골반, 골반 입구는 가골반과 진골반의 분계선이다.
- 진골반: 출산 시 태아가 지나가는 통로이며 골반입구, 중골반, 골반출구 등의 3부분으로 구분한다.

(1) 골반입구: 횡경선 > 전후경선(좌우가 넓고, 앞뒤가 좁음)

① 대각결합선(12.5cm): 치골결합 하연~천골갑, 내진을 통해 측정한다.

② 진결합선(전후경선)(11cm = 대각결합선 - 1.5cm): 치골결합 상연~천골갑, 선진부가 진골반 안으로 진입할 수 있는지 결정, 골반입구의 가장 짧은 경선이다.

③ 산과적 진결합선(10.5cm = 진결합선 - 0.5cm): 치골결합 내면 최대 돌출부~천골갑, 골반입구 중 분만 시 가장 짧은 경선, 선진부가 골반강 안으로 진입할 수 있는지 결정한다.(10cm 이상 시 정상분만 가능)

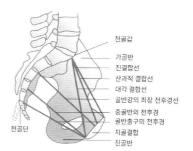

※ 천골갑: 제5요추와 제1천추와의 접합부 돌출부위, 골반 입구 전후경선의 지표

(2) 중골반(골반강): 횡경선 < 전후경선 14

① 양쪽 좌골극간 거리 = 10.5cm, 가장 짧은 횡경선
② 10cm 이상 시 정상분만, 9.5cm 이하 시 난산

(3) 골반출구: 횡경선 < 전후경선

좌골 결절간 거리: 10~11cm

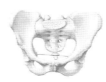

[좌골극간 거리]

정상 분만 가능성을 결정하는 요소

- 산과적 결합선: 골반 입구의 가장 짧은 경선, 10cm 이상일 때
- 좌골극간 경선: 중골반에서 가장 짧은 경선, 10cm 이상일 때

※ 좌골극: 골반강에 해당하는 좌골 안쪽의 돌출부위
※ 좌골결절: 골반출구에 해당, 앉을 때 힘을 받는 부위

3) 만출력(power) 23 18 14 11 10

- 분만 1기: 불수의적인 자궁수축으로 분만 시작의 신호이다.
- 분만 2기: 불수의적인 자궁수축 + 산모가 수의적으로 아래로 주는 힘이다.(복압 상승)

(1) 불수의적 자궁수축 23

① 분만 진행: 자궁 수축의 간격이 짧아지고, 기간이 길어지고 강도는 강해진다.
② 생리적 견축륜(자궁 상부와 하부의 경계선): 분만 시 자궁상부는 두터워지고 짧아지며, 자궁 하부는 늘어나고 얇아진다. 11
③ 자궁저부의 수축이 경부의 수축보다 강할 때 경관 거상(얇아짐), 경관 개대(열림)가 가능하다.

(2) 수의적 자궁수축(산부가 주는 힘)

① 선진부가 골반층에 도달하면 대변 볼 때 힘주듯 힘이 주어지는 것을 느낀다.
② 불수의적 자궁수축과의 협응이 필요하다.
③ 선진부 만출(분만 2기) 후 수의적인 힘을 금지한다.(회음부 손상 위험)

2. 분만 시작 이론

① 에스트로겐-프로게스테론 이론: 에스트로겐(상승)과 프로게스테론(감소)의 비율이 임신과 자궁수축 촉진으로 분만의 시작과 관련있다.
② 옥시토신 이론: 자궁수축 증가로 분만이 시작된다.
③ 태아의 내분비 조절이론: 태아의 성숙으로 코르티코스테로이드 분비: 자궁수축의 전조물질인 프로스타글란딘의 분비를 자극 → 자궁수축자극, 분만시작
④ 프로스타글란딘 이론: 자궁의 탈락막, 제대, 양막 등에서 자궁수축을 촉진하는 프로스타글란딘이 분비된다. **15 10**
⑤ 자궁신전이론: 자궁근육세포가 수축되기 쉽도록 신전되어 있기 때문에 프로스타글란딘 생성이 자극되어 분만이 시작된다.

3. 분만의 전구증상 **24 19 17 14**

(1) 태아 하강감(초임부: 분만 2~3주전, 경산부: 분만 직전) **24**
→ 증상: 횡격막에 주는 압박이 감소되어 호흡이 편해지고 위장압박 완화, 방광과 골반압박감은 심화되어 빈뇨, 다리경련 **17**

(2) 가진통(false lavor), 혈성 이슬, 자연적 양막파열, 체중감소, 둥지틀기 본능, 경부 연화

특징	가진통	진진통 **22**
규칙성	불규칙적	규칙적
간격	간격 변화 없음(지속적으로 긺)	간격이 점점 짧아짐
강도	• 강도 변화 없음 • 걸으면 완화됨	• 강도가 점점 강해짐 • 걸으면 더욱 심해짐
통증 부위	하복부에 국한	등과 하복부
이슬	이슬이 안 보임	대개 이슬이 보임
진정제 효과	효과 있음	효과 없음

4. 분만의 단계 **12**

1) 분만 제 1기(개대기): 규칙적인 자궁의 수축 시작~자궁경관의 완전 개대까지
※ 분만1기 진행: 경관 개대에 따라 잠재기-활동기-이행기로 나눔 **23 21 20 18 17 14 12 11**

구분	잠재기(0~3cm)	활동기(4~7cm)	이행기(8~10cm)
선진부 하강	-2~0	+1~+2	+2~+3
수축간격	5~30분	3~5분	2~3분
수축기간	10~30초	30~45초	45~60초
수축강도	약함	중등도	강함
이슬	양은 적고 갈색이나 분홍색 점액이 약간 나옴	양은 보통이며 혈성 이슬이 증가됨	혈성 이슬이 많이 보임

산모의 상태	• 약간 흥분상태 • 지시에 따름	• 심한 요통, 경련 • 걷기가 어려움 • 분만에 관심이 집중 • 지지자가 있어주길 원함	• 항문압박감, 항문 쪽으로 힘 주어짐(배변감) • 불안 • 과다호흡 • 오심, 구토, 발한

※ 참고: 임신 주수에 상관없이 규칙적인 자궁수축(예 10분마다 30초 동안 수축 지속 시)이 있을 때 병원을 방문하도록 교육한다.

① 경부거상(소실): 자궁경부가 자궁수축이 시작되면서 점차 짧아지고 종잇장처럼 얇아진다.(완전 거상 100%)

    ※ 초임부 → 경부 소실 후 개대, 경산부 → 소실과 개대 동시에 발생

      cf. 잠재기(0~40%), 활동기(40~80%), 이행기(80~100%) 소실

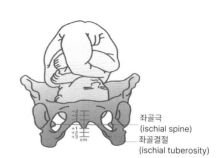

[자궁경관의 소실]

소실 안됨   소실

② 경부개대: 자궁경부가 태아의 머리가 통과할 수 있도록 열리는 것, 0~10cm로 표시한다.(완전 개대 10cm) 14

    ※ 완전 개대의 기전: 양수의 압력, 자궁수축, 태아 선진부의 압력

③ 하강도(station): 선진부가 좌골극을 기준으로 골반 아래로 내려온 정도, -5~+5로 명시한다. 19

좌골극 (ischial spine)
좌골결절 (ischial tuberosity)

[태아의 하강]

2) 분만 2기(태아만출기): 자궁경관의 완전개대~태아의 만출까지

(1) 분만 2기의 특징
불수의적인 자궁수축과 수의적인 힘주기에 의해 만출된다.

① 자궁수축력과 빈도 증가, 기간 길어짐: 간격(2~3분), 수축력(80~100mmHg), 기간(60~90초)이다. 20

② 배림: 자궁수축 시 아두가 하강되어 양 음순 사이로 보이고 수축 정지 시 아두가 안 보이는 현상

③ 발로: 자궁수축이 없어져도 양 음순 사이로 아두가 노출된 현상 → 아두가 2~3cm 보일 때 회음절개술 실시

3) 분만 3기(태반만출기): 태아 만출 직후~태반 만출까지

① 태아가 만출된 후 3~4번의 강한 자궁수축으로 태반이 박리된 후 다음 자궁수축 시에 만출된다.

② 태반 박리 징후: 질에서 소량 혈액 분출, 제대가 당겨 올라가지 않음, 자궁저부가 일시적으로 제와부 이상으로 상승, 원반에서 공모양으로 자궁 변화, 태반 박리 기전 → 슐츠(중앙면), 던컨(가장자리)

4) 분만 4기(회복기): 분만 후 1~4시간까지의 시기
임신 전 상태로 적응하는 모체의 생리·심리적 변화가 극적으로 일어나는 시기이다.

5. 분만의 기전 24 22 21 18 16
진입 → 하강 → 굴곡 → 내회전 → 신전 → 외회전 → 만출

(1) 진입 24

아두의 대횡경선이 골반입구를 통과할 때 24 18

(2) 하강

태아가 골반입구를 지나 골반출구를 향하여 내려가는 모든 과정이다.

① 초산부: 활동기 후반에 빠르게 진행된다.

② 경산부: 진입과 하강이 동시에 진행된다.

(3) 굴곡 16

선진부가 하강하면서 턱을 앞가슴에 당기면서 가장 짧은 소사경(9.5cm)이 만들어진다.

(4) 내회전

골반입구는 횡경선이 길어 횡으로 진입하지만 골반출구는 전후경선이 길어 회전된다.

(5) 신전 22 21

내회전한 태아의 머리가 치골결합 하단에 닿게 되는데, 이때 다시 고개를 든다. 태아의 후두, 이마, 얼굴 순으로 질 밖으로 배출된다.

(6) 외회전

태아 머리 만출 후 골반입구 진입 시 위치로 다시 회전한다.

(7) 만출

치골결합 밑에서 전방견갑이 먼저 나오고 후방견갑이 나와 태아가 완전히 만출한다.

6. 분만 시 산부의 생리적 변화 24 15 13

① 심박출량, 혈압, 맥박이 상승, 백혈구 증가, 혈액응고 증가

② 정상 출혈량: 200~300ml

③ 다뇨증: 사구체 여과율 증가, 심박출량 증가로 발생한다.

④ 방광팽만: 선진부 하강 방해, 효과적인 자궁수축 저해 → 분만지연 초래

⑤ 케톤뇨증: 피로, 탈수, 전해질 불균형, 영양결핍이 원인이다.

⑥ 연골연화: 분만 시 릴랙신(relaxin) 분비의 연골 연화작용 및 근육활동 증가 → 골반크기가 2cm 정도 증가 → 요통, 치골부위의 통증, 관절통 초래

⑦ 과다호흡으로 호흡성 알칼리증(손발 저림, 어지럼증, 오심, 구토 등) → 봉지나 손을 모아 호기공기를 재흡입한다.

⑧ 위장운동 감소, 위액 분비가 저하 24

7. 분만통증 완화법

1) 관문통제이론

통증자극이 중추로 올라가는 과정에서 정신·심리적 통증 완화 요인 제공
→ 척수의 관문개폐를 조절하여 통증자극을 감소할 수 있다는 이론

2) 엔도르핀이론

뇌에 모르핀에 대한 수용체가 있어서 인간 스스로 통증을 조절할 수 있는 능력이 존재

3) 분만통증 완화법

(1) 비약물요법 **10**

이완법, 호흡법, 치료적 접촉, 마사지, 음악요법, 지압법, 아로마테라피, 연상법(심상법)에 대한 정보를 제공한다.

(2) 약물요법

① 마약성 진통제: Morphine sulfate, Meperidine(demerol) **17**
  ㉠ 투약시기: 분만 1기 활동기(경부 개대 3~4cm)에 투약한다.
  ㉡ 주의: 분만 지연(잠재기 투여 시)과 신생아 호흡곤란(분만 직전 투여 시) 발생 가능, 신생아 호흡 저하의 부작용 예방을 위해 날록손(마취길항제)을 침상옆에 준비한다.
  ㉢ 심장 질환이 있는 산부에게 사용하지 않는다.(demerol ∵ 빈맥)
② 경막외 마취 **23 19**
  ㉠ 투약시기: 자궁경관이 4~6cm 개대 시 사용한다.
  ㉡ 합병증: 저혈압(중재: 정맥주입 속도 증가시킴), 오심, 구토, 요정체 유발한다.

8. 분만간호

1) 분만 1기

(1) 분만진행 사정

① 자궁수축 측정: 산모가 말한 시작시기, 특성, 기간, 간격, 규칙성, 강도 사정직접 자궁저부(가장 측정이 잘됨)에 손바닥을 대고 확인 **18**, 자궁수축 감시기를 적용한다.
② 질검진(내진): 거상 및 개대 정도, 파막 여부, 선진부와 태위, 선진부와 골반과의 관계, 경관상태
③ 태아건강사정: 태아 안녕 상태를 확인한다.
  ㉠ 태아의 생리적 서맥: 자궁수축 시 태아의 심박수 저하 → 30초 내에 회복 시 정상
  ㉡ 태아심음 청진부위: 두정위-제대 아래 **예** ROA 태향 → 우하복부, 둔위-제대부위나 제대 위의 부분
  ㉢ 태아곤란증(fetal distress)의 증상 **18 17 15**
    ⓐ 태아심박동 120회/분 이하, 160회/분 이상이다.
    ⓑ 자궁수축이 끝난 후 태아 서맥이 30초 이상 지속된다.
    ⓒ 두정위이면서 태변 배출 시(둔위에서 태변 배출은 정상) 발생한다.
    ⓓ 자궁수축 지속시간이 90초 이상 지속 시: 산소공급이 감소된다.
    ⓔ 자궁수축 간격이 2분 이하: 혈액순환이 저하된다.
    ⓕ 자궁내압이 75mmHg 이상 시 → 간호: 옥시토신 중단, 좌측위, 산소투여한다.(5~10L/분) **18**
④ 파막검사 **18 16 12**
  ㉠ 양수: 알칼리성(pH 7.0~7.5), 맑고 연한 노란색, 나이트라진 검사에서 청색으로 나타난다. **18**
  ㉡ 양막파열 시 간호: 태아 심음 청취(우선), 제대탈출 여부 확인, 산모 V/S 측정, 24시간 내 분만 진행(∵ 감염위험), 감염위험·감염 시 항생제 투여 **24**
⑤ 레오폴드 복부촉진법(Leopold's maneuver) **18 17 14 12 11**
  ㉠ 목적: 태아선진부, 태향, 태동을 확인한다.
  ㉡ 준비: 방광을 비우고, 베개 한 개정도 베고 무릎을 약간 구부린다.

단계	검사 방법	목적
1단계	산모의 머리쪽을 보고 양손으로 자궁저부 촉진	태아의 두위, 둔위 확인
2단계	산모의 머리쪽으로 보고 양손으로 산모의 복부 양쪽 촉진	태아의 등, 팔다리의 구분

3단계	산모의 머리쪽을 본 상태로 치골결합 상부촉진	태아의 선진부 골반진입 여부 확인
4단계	산모의 다리쪽을 보고 서서 치골상부를 깊이 촉진	아두의 굴곡 여부, 선진부 확인

- **(2) 분만 1기의 간호중재** 22 21 13 11 10
  - ① 관장: 오염방지, 분만촉진을 위해 분만초기에 시행한다. 22 11 10
    - ※ 금기: 급속분만, 출혈, 진입되지 않은 두정위나 횡위
  - ② 배뇨: 3시간마다 권장한다. (방광 팽만으로 인한 분만지연, 산후 출혈, 산후 소변정체 및 방광염 예방)
  - ③ 라마즈호흡법 24 13
    - 목적: 산모 및 태내 산소공급,통증완화 24
    - ㉠ 잠재기: 느린 흉식호흡
    - ㉡ 활동기: 빠르고 얕은 흉식호흡
    - ㉢ 이행기: 빠르고 일정한 흉식호흡(히-히-히-히-후 호흡)
      - → 아두발로 시: 헐떡거리는 호흡(∵ 회음부 열상방지를 위해)
      - ※ 주의: 과호흡(∵통증, 불안)으로 인한 호흡성 알칼리증(손발 저리고 얼얼, 두통, 어지럼증) 21, 과호흡시 간호중재 : 봉지로 코와 입을 감싸서 호흡하게 한다. 24
  - ④ 지속적·정서적으로 지지한다. 정보를 제공한다.
  - ⑤ 삭모: 소음순, 회음부, 항문주위의 음모만 삭모한다.
  - ⑥ 수분섭취: 잠재기에 약간의 음료수 공급 가능, 활동기에는 흡인의 위험으로 금식, 구강 간호가 필요
  - ⑦ 산모 체위: 산모가 편안할 수 있는 자세, 보통 앙와위보다 심스 체위(오른발에 베개 대주기)가 편하다.

2) 분만 2기 20 19 18 15 10

- **(1) 분만 2기의 시작 증상** 15 10
  산모가 스스로 힘주기 시작, 불안, 안절부절못함, 접촉을 꺼리거나 울음, 혈액 섞인 이슬의 증가, 파막, 팽륜(bulging), 오심, 구토, 대변감 호소, 회음부 얇아지고 항문은 개대, 통증이 증가한다.

- **(2) 태아의 건강사정** 19
  태아심박수 확인(자궁 수축 전후) → 심박수 떨어지면 좌측위, 산소 투여

- **(3) 분만 2기 산부간호**
  - ① 힘주기: 수의적인 힘주기는 힘주고 싶을 때만 힘을 주도록 교육함, 성문을 연 채 힘주기, 6~7초 이상 지속적으로 힘을 주지 않는다.(태아저산소증 예방) 20 15 10
  - ② 분만실로 이송: 초산부-자궁경관 완전 개대 후, 경산부-자궁경관이 7~8cm 개대 시
  - ③ 회음절개술: 아두가 3~4cm 보일 때 22 13
    - 장점: 절개부위의 회복 촉진, 방광류/직장류 예방, 분만 2기의 단축 22, 3도 열상 예방
  - ④ Ritgen's maneuver: 손가락을 이용하여 만출 속도와 방향을 조절하는 방법, 회음절개 후 시행한다.
  - ⑤ 신생아 간호: 기도유지(가장 우선) → 보온 → 제대결찰(제대박동중단 후) 순서로 진행, Apgar 점수로 사정한다.

3) 분만 3기(태반만출기): 태반의 결손 여부 시진(∵ 태반이 남아 있으면 산후 출혈과 감염 위험) 14

- **(1) 분만 3기 간호중재**

① 자궁저부 마사지: 자궁근육섬유 수축과 응고된 혈괴를 배출한다.
② 자궁수축을 위한 약물을 투여한다. **11**
    ㉠ 옥시토신(pitocin): 임신 말기와 분만 직후 사용, 항이뇨 효과, 저혈압·빈맥의 부작용 관찰한다.
    ㉡ 메틸진(ergonovine): 태반 분만 직후 사용, 혈압상승(고혈압 환자 금기)·흉통·심계항진·호흡곤란의 부작용이 나타난다.
③ 산도의 열상관리(회음절개술 부위: 얼음주머니 적용), 활력징후, 질출혈 여부, 자궁 사정, 질 세척을 금지한다.

4) 분만 4기 **23 17 16 15 10**

(1) 분만 4기 간호 사정 및 중재
① 출혈 사정 및 예방
    ㉠ 자궁저부 사정: 5~15분 간격, 단단해야 하고 제와 2cm 아래 정중선(분만직후) 또는 제와 부위(12시간 후)에 위치한다.
      - 자궁수축 촉진 위해 자궁이완 시 자궁마사지로 혈괴 배출, 자궁수축제 투여, 태반 잔여 조직을 제거한다.
    ㉡ 혈압: 15분마다, 분만 시 흥분과 피로로 약간 상승 → 1시간 내 정상으로 회복
    ㉢ 맥박: 15분마다, 일시적 생리적 서맥이 나타날 수 있음, 빈맥은 출혈, 감염 위험 → 1시간 내 정상으로 회복
    ㉣ 체온: 1~2시간마다, 탈수나 피로 시 약간 상승, 분만 24시간 이내 38℃ 정도는 정상으로 간주한다.
    ㉤ 오로: 15분마다, 혈액 분출 시 경관열상 의심, 오로양이 많을 때 3~5분간 재확인하여 출혈과 구분이 필요하다.
    ㉥ 회음절개 봉합부위 사정, 열상 시 봉합, 패드교환(앞쪽에서 뒤쪽으로 제거)한다.
② 안정과 격려, 수분균형 유지, 안위간호를 한다.
③ 배뇨격려: 1시간마다 방광팽만 정도 사정(∵ 방광팽만은 산후출혈, 소변정체, 감염위험) **17 15 10**
    ㉠ 분만 후 자연배뇨 격려: 좌욕이나 물 흐르는 소리로 자극한다.
    ㉡ 자연 배뇨 안 되면, 인공도뇨를 실시한다.
    ㉢ 자궁저부가 우측으로 치우쳐 있는 경우, 방광 팽만을 확인한다.
④ 모아관계 촉진: 눈 맞춤, 수유를 통해 애착 형성, 접촉, 칭찬과 격려 **14**

2 고위험 분만 간호

1. 분만과정관련 건강문제

1) 난산 **16 15**
정의: 분만과정이 비정상적으로 느리게 진행되고 어려움이 있는 분만이다.

(1) 원인
분만에 영향을 미치는 요소 5P 이상
① 만출력 이상: 자궁기능부전(비정상적 자궁수축), 부적절한 수의적 힘주기, 병리적 견축륜 등이다.
② 태아이상: 태위, 태향이상, 태아의 크기 및 발육이상 등이다.

③ 산도이상: 산도의 크기 및 형태의 변화, 생식기 기형 등이다.
④ 심리적 이상: 출산준비 부족으로 인한 불안, 공포 등이다.
⑤ 자세이상: 부적합한 자세 등이다.

2) 자궁기능부전 22 12 11 10
정의: 경관 개대와 태아하강을 방해하는 비정상적인 자궁수축

구분	고긴장성 자궁수축	저긴장성 자궁수축 22
발생시기	분만 1기 잠재기	분만 1기 활동기
위험요인	초산부	경산부
원인	수축이 자궁의 여러 군데에서 비동시적으로 발생 자궁체부 수축 > 자궁저부 수축 (저부보다 수동적인 하부와 활동적인 체부)	자궁 과다 신전, 거대아, 비정상적 태위, 아두골반 불균형
증상	강한 수축(이완기 자궁내압 15mmHg↑), 극심한 통증, 태아질식 초기부터 발생	약하고 불규칙한 수축, 통증 적음, 태아질식 늦게 발생
옥시토신	금기	옥시토신 정맥투여
간호	휴식, 수액공급, 진정제, 진통억제제	인공파막, 관장 → 자궁수축 자극

3) 병리적 견축륜(Bandl's ring) 12 11 10
정의: 자궁상부는 계속적 수축과 견축으로 두꺼워지고 하부는 현저히 늘어나고 얇아져 자궁파열의 전조가 되는 둘 사이의 반지 모양의 경계선이 발생한다.

(1) 치료 및 간호
관장 금지, 옥시토신 중지, 모르핀 투여(∵ 수축력 감소) → 즉시 제왕절개 시행

4) 급속분만 12
정의: 분만이 급속히 진행되어 3시간 이내에 완료되는 분만이다.
① 모체 합병증: 산도열상, 산후출혈, 태반조기박리, 자궁파열, 양수색전 등이다.
② 태아 합병증: 저산소증, 경막하출혈, 뇌손상 등이다.

5) 지연분만 15
정의: 분만진행이 24시간 이상으로 지연되는 분만이다.
① 모체 합병증: 감염, 탈수 등이다.
② 태아 합병증: 질식, 저산소증 등이다.

6) 조기분만(조산, preterm birth) 24 23 20 17 15 10
정의: 임신 20~37주 사이의 분만이다.

(1) 치료 및 간호 20 17 16 15
① 예방이 중요하다. 비뇨기 감염을 예방한다.(∵ 조산의 원인)
② 조산의 징조 보일 때: 좌측위(∵ 자궁혈류 증진), 절대안정 24, 성관계 자제, 질 분비물·양수 관찰한다.
③ 필요시 임신 34주 이후 스테로이드제를(예 베타메타손) 투여한다.(∵ 태아의 폐성숙을 위해) 22 20

④ 분만억제제 투여: 리토드린(Yutopar), 황산마그네슘(자궁수축억제제)

※ 리토드린(자궁수축억제제) **24 23 22 20 19**

㉠ 적응증: 절박유산, 조기진통 시, 양막파수 되기 전, 자궁개대 4cm 이하, 거상 50% 이하, 태아질식, 태아사망, 융모양막염, 태반조기박리, 중증 자간전증 등의 문제가 없을 때 **20**

㉡ 부작용: 빈맥, 심계항진, 저혈압, 저칼륨혈증, 혈당상승, 변비, 구토 **23 19**

7) 과숙분만(postmature birth) **17**

정의: 임신이 42주 이상 지연되는 분만

(1) 문제점(증상)

태반 노화로 인한 태반기능부전 **17**, 영양소, 산소 감소로 인한 태아 저산소증 및 질식, 거대아, 양수과소증 등이다.

(2) 간호

유도분만, 좌측위, 정서적 지지, 양수과소증 예방·태변흡입 증후군(NST, 양수량 측정 평가), 분만 중 태아심음 관찰, 매일 분만징후와 자궁 상태를 관찰한다.

8) 선진부와 태향 이상

질식 분만 시도는 가능하나 실패 시 제왕절개를 적용한다.

(1) 후방후두위 **17 14**

정의: 태아 후두부가 모체의 후방을 바라보는 태향을 말한다.

① 증상: 천골 압박으로 인한 심한 요통, 제대탈출, 분만지연, 산후출혈 및 산후감염 빈도가 증가한다.

② 간호: 허리마사지, 체위변경, 탈수예방, 외회전 후 분만시도를 하지만 실패 시 제왕절개를 한다.

(2) 횡위(견갑위)

제왕절개

(3) 안면위

태아의 뇌외상 우려, 머리 회전이 안 되면 제왕절개

(4) 둔위

초임부 32주, 경임부 34주 이후 외회전(태아위치교정) 시도(슬흉위)

→ 진통과정 감시하면서 질분만 시도, 태아가 크고 골반이 작으면 제왕절개

9) 산도의 문제 – 아두 골반 불균형(CPD): 아두의 크기가 골반의 크기보다 큰 경우

질 분만 시 하강 불가, 제대탈출, 태아외상, 감염의 위험성 증가 → 제왕절개술

10) 다태분만 **22**

(1) 모체측 문제

심부담 증가(∵ 혈액량 증가), 빈혈(∵ 태아의 철분요구량 증가), 자궁증대로 인한 자궁기능부전, 전치태반, 태반조기박리, 양수과다, 자간전증, 산후 출혈, 산후 감염 등

(2) 태아측 문제

선천성 기형, 저체중, 조산 **22**, 태아위치 이상

(3) 간호 및 중재

임신 중기부터 2주에 1회 산전관리, 18kg 정도의 체중증가, 충분한 영양, 태아의 성장과 발달을 모니터링, 질분만 가능하나 제왕절개를 권유한다.

11) 자궁파열 🈁

정의: 자궁의 협부나 체부에서 자궁 근육이 찢어져서 파열되는 현상이다.

(1) 원인

① 다산으로 자궁근육의 탄력성 저하
② 병리적 수축륜
③ 과거 제왕절개, 자궁수술의 흔적, 인공유산으로 인해 얇아진 자궁 내막
④ 과다한 자궁수축제 사용

(2) 증상 🈁

① 완전파열: 날카로운 복부통증(하복부, 심와부, 어깨 방사됨), 자궁수축 정지, 심한 복강 내 출혈 혹은 질 출혈, 복부팽만감, 쇼크, 태아촉진 쉬워지고 심음 소실
② 불완전파열: 경관 개대의 진전이 없음, 태아심음 소실, 경미한 질출혈

(3) 치료 및 간호

자궁적출술, 수혈, 저혈량성 쇼크 중재, 복막염 위험 사정 및 대처, 항생제 투여(복막염, 패혈증 예방)

12) 양수색전증 🈁

정의: 색전(태지, 솜털, 태반 등이 섞인 양수)이 모체혈류 속에 들어가 폐순환을 차단하는 증상

(1) 증상

청색증, 저혈압, 분만 직후의 호흡곤란, 빈호흡과 흉통을 동반한 호흡부전, 발작, 폐부종, 심장기능 부전, DIC(파종성혈관내 응고장애), 사망

(2) 간호중재

산소공급, 반좌위, 수혈, 응고결함의 치료(섬유소원과 항응고제 투여), 지지간호를 제공한다.

13) 자궁내번증

정의: 태반박리 전후나 태아만출 후에 자궁이 뒤집히는 현상이다.

(1) 원인

자궁수축이 없을 때 제대를 잡아당기는 경우, 태반박리와 만출 위해 자궁저부를 지나치게 밀어 냄, 과도한 자궁저부 마사지, 다태임부의 급속분만 등

(2) 증상

통증, 쇼크, 출혈(치명적) 등이 발생한다.

(3) 간호

① 정맥수액공급, 산소, 활력징후 측정, 쇼크, 무뇨증, 감염 등을 관찰한다.
② 자궁저부를 서서히 밀어 넣는다.
③ 심한 통증: 모르핀 근육 주사 투여한다.(∵ 쇼크예방)

2. 태아부속물 관련 문제

1) 제대탈출(prolapse of cord) 🈁🈁🈁🈁

정의: 태아의 머리가 만출되기 전에 제대가 선진부로 내려온 것이다.

(1) 증상

① 모체: 제대가 질강에서 보이나 산모는 별다른 증상이 없다.

② 태아: 제대의 압박으로 태아 질식, 절박가사(fetal distress) 증상 → 태아 전자감시기에서 변이성 감퇴 양상 🄞

(2) 원인
① 모체측 요인: 조기파수, 양수과다, 자궁내 종양, 전치태반, 다태임신 등이다.
② 태아측 요인: 조산아, 이상 태위(둔위, 견갑위, 안면위 혹은 전액위), 아두골반 불균형, 비정상적으로 긴 제대 등이다.

(3) 진단
① 내진
② 파막 후 태아심음의 갑작스런 하강은 제대탈출과 관련이 많다.
③ 분류
　㉠ 은닉탈출: 제대가 선진부의 옆에 위치
　㉡ 전방탈출: 제대가 선진부의 앞, 막 내에 위치
　㉢ 완전탈출: 제대가 질로 하강

(4) 간호중재 🄞 🄞 🄞
① 태아심음 사정
② 산모 자세 골반고위: 슬흉위, 좌측위, 트렌델렌버그 체위, 변형된 심스체위(골반 부위 베개)(∵ 제대 압박 감소) 🄞
③ 노출된 제대는 소독된 생리식염수 거즈로 덮기(∵ 제대 건조 방지), 탈출된 제대는 억지로 밀어넣지 않음
④ 산소공급, 아두를 뒤로 밀어주어 제대를 압박하지 않도록 함

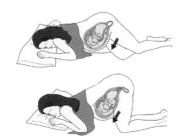

[변형된 심스체위(골반고위), 슬흉위]

2) 조기파수 🄞 🄞 🄞

정의: 분만이 시작되기 24시간 전에 양막이 터져 양수가 흘러나오는 현상이다.

(1) 합병증
감염(융모양막염, 자궁내막염), 제대탈출, 분만지연, 조산, 자궁파열, 병리적 수축륜 등이다. 🄞

(2) 간호중재
양수색, 양상, 파수 시간, 자궁수축, 태아 안녕 상태를 확인한다.
→ Nitrazine paper test: 청색(pH: 6.5~7.5)으로 변함[파막되지 않은 경우(정상): 노란색] 🄞 🄞 🄞
① 임신 37주 이후(조기파막, PROM): 옥시토신 이용하여 유도분만(관장 후 24시간 안에 자궁수축이 없을 경우)을 한다.
② 임신 37주 이전(만삭 전 조기파막, PPROM)
　㉠ 임신기간 연장: 태아가 최적의 상태로 분만이 되도록 돕는다.
　㉡ 태아 심박동 모니터링 후 자궁수축 상태를 확인한다. 🄞
　㉢ 침상안정, 내진 제한, 태아상태 관찰, 수분공급을 격려한다.

3) 양수 장애 🄞

(1) 양수과소증: 500ml 이하
① 원인: 정상태반의 노화, 태아의 요로계 이상(신장결손증, 요로폐쇄 등), 조기파막, 양수의 누수
② 증상: 주수보다 작은 자궁, 태아가 쉽게 만져진다.
③ 합병증: 태아질식, 제대압박 위험, 태아 기형 등이다.

④ 치료 및 간호: 태아상태 관찰, 심한 경우 양막 내 생리식염수 주입, 태아심음 저하 시 유도분만한다.

(2) 양수과다증: 2,000ml 이상
① 원인: 불명, 당뇨병 임부, 임신성 고혈압, 심장질환 임부, 무뇌아, 뇌수종, 식도나 위장계통의 폐쇄아, 다태임신으로 발생한다.
② 증상: 호흡곤란, 부종(하지, 음순, 하복부), 복부불편감 등이 나타난다.
③ 합병증: 조산, 난산, 조기파수, 제대탈출, 태반조기박리, 높은 주산기사망률, 이완성 자궁출혈
④ 치료 및 간호: 양수천자를 통한 배액, 저염식이, 태아심음의 지속적 관찰, 산후출혈 예방(자궁수축제 투여)

3. 대안적 분만

1) 유도분만 [19] [13] [12] [11]
정의: 자연적인 자궁수축이 있기 전에 인위적으로 자궁수축을 유도하여 분만을 한다.

(1) 적응증
① 태아: 자궁 내 태아 사망
  - 선행 조건: 종위, 두위, 생존력이 있을 때, 아두골반 불균형이 없을 때
② 산모: 분만 지연으로 산모 건강 위험 시, 24시간 이상 치료하여도 효과가 없는 임신성 고혈압, 당뇨병, Rh 부적합증 등의 모체질환, 과숙임신, 조기 파막으로 감염 위험이 있을 때
③ 분만: 분만지연
  cf. 사전 고려 사항: 태아 폐성숙도(양수천자 LS비율), 양두정골간 거리(초음파), 산부의 경부상태(Bishop 점수: 경관위치, 경도, 거상, 개대, 하강정도), 태위 등

(2) 금기증 [11]
아두골반 불균형, 산도기형, 태위이상, 태아 선진부 이상, 4회 이상의 다산부, 전치태반, 질의 헤르페스 감염, 태아질식 상태, 저체중아, 미숙아, 자궁파열 위험성이 높을 때, 과거 자궁반흔 및 자궁 손상

(3) 방법
① 옥시토신 투여
  ㉠ 적용조건: 태아 종위, 두위 시, 태아 생존력(폐 성숙도), 경부거상 시작, 아두골반 불균형이 없을 때 적용한다.
  ㉡ 효과: 자궁수축 유발하여 분만유도 및 촉진한다. [22]
  ㉢ 투여방법: 정맥투여, 근육주사는 금지한다. [13]
  ㉣ 금기(위): 과거의 6회 이상의 산과력 있는 산모, 비정상적인 선진부, 양수과다증, 거대아, 다태아인 경우이다. [13]
  ㉤ 간호 [14] [11]
    ⓐ 태아 상태 사정: 태아저산소증, 태반기능부전, 태아의 심음을 감시한다.
    ⓑ 옥시토신을 중단해야 하는 경우: 후기감퇴, 심한 가변성 감퇴, 두통, 자궁 수축 이상 지속(수축기간이 90초 이상, 수축간격이 2분 이하, 자궁내 압력 75mmHg 이상), 고혈압, 태변배출 등이다. [21] [20]
    ⓒ 섭취량/배설량 확인(∵ 옥시토신의 항이뇨효과) → 핍뇨 증상 시 의사보고
    ⓓ 분만 실패: 제왕절개 분만
② 프로스타글란딘(경관성숙) 투여 [19]
  ㉠ 효과: 자궁경관을 부드럽게 하고, 옥시토신에 대한 자궁근층의 민감도를 높여 효과적인 자궁수축 유발, 임신 중 태아사망 시 유도분만에 사용한다.

ⓒ 방법: 옥시토신 투여 전날 프로스타글란딘을 좌약이나 젤 형태로 질에 삽입한다.

③ 인공파막 **19 16**

ㄱ 적용조건: 자궁경관 상태 양호, 질식분만 조건 시, 선진부 진입, 분만 진통 시

ㄴ 금기증: 선진부 진입이 안 되는 경우(제대탈출의 위험), 둔위, 횡위

ㄷ 간호중재: 제대탈출, 제대압박 여부 사정, 양수상태 관찰, 감염예방을 위해 내진은 피하고 무균적 기구와 깨끗한 침대보와 홑이불을 사용한다.

ㄹ 파막 이후 양수 확인: 색, 냄새, 양, 농도

2) 흡인만출(vaccum extraction) **21**

정의: 태아의 만출을 돕기 위해 특수 진공흡인 만출기를 이용하여 흡인컵을 아두에 부착하여 견인한다.

(1) 적응증 **21**

① 모체측 요인

ㄱ 분만 2기의 지연, 마취로 힘을 줄 수 없을 때 적용한다.

ㄴ 산부가 힘을 주면 안 되는 경우: 심장병, 고혈압, 폐결핵인 경우 적용한다.

ㄷ 다산부, 과거 제왕절개를 하였으나 질식 분만을 원할 때 적용한다.

② 태아측 요인: 제대탈출, 태아질식인 경우 적용한다.

(2) 적용조건

① 아두골반불균형이 아닌 두정위

② 양막파수 후 회음절개 후 시행

③ 아두 진입 후 아두가 만져지지 않는 정도에 사용한다.

④ 방광을 비운 후 시행한다.

(3) 금기증

조산아, 안면위, 둔위 시 금기이다.

(4) 간호

산부와 가족에게 시술에 대해서 설명, 호흡법과 힘주기 지도, 체위(앙와위에서 무릎을 굽히게 하고 이완시킴, 쇄석위), 자궁수축 시 효과적인 힘주기를 격려한다. 태아심음을 확인한다. 산류가 없어짐을 설명한다.

(5) 합병증

경관열상, 산류, 두혈종, 뇌출혈, 경막하출혈

→ 태아나 산부의 손상을 최소화하기 위해 흡인기는 30분 이하로 적용하며, 개대 전에 억지로 잡아당기지 않아야 한다. 흡인 파워 조정, 태아심음 측정 등이 필요하다.

3) 겸자분만(forceps delivery)

정의: 겸자를 통하여 태아의 만출을 돕는 방법이다.

(1) 적응증

① 산부: 힘을 줄 수 없는 산모 상태(심장병, 피로 등)

② 태아: 태아가사, 아두의 내회전이 일어나지 않을 경우

③ 제대탈출, 태반조기박리

(2) 합병증

① 산부: 자궁파열, 산도열상

② 태아: 두개 내 출혈과 뇌손상, 안면신경마비

4) 제왕절개분만(cesarean section, C/S) 17 14 12

정의: 복부절개하여 인공적으로 태아를 만출시키는 것이다.

(1) 적응증

① 산부: 아두 골반 불균형(가장 흔한 원인), 산도감염(음부 포진 등), 전치태반, 태반조기박리, 과거 제왕절개분만 또는 자궁수술 경험, 유도분만 실패 시, 중증심장병, 고혈압성 질환(자간전증), 당뇨병, 자궁경부암

② 태아: 태아질식 또는 임박한 질식, 횡위, 둔위

(2) 금기증

태아사망, 미숙아

(3) 제왕절개 수술 방법

① 고전적 수직절개: 실혈량 증가 → 자궁파열 위험 증가

② 자궁하부 수평절개: 실혈량 적고, 봉합용이, 미용상 선호됨, 자궁파열 위험 감소

(4) 수술 후 간호 23 20 14

① 호흡기능 증진(심호흡, 기침, 체위변경), 진통제(통증 시), 수분 및 영양균형 유지

※ 척추마취 시 마취와 감각 회복 사정, 앙와위, 전신마취 시 호흡기계 합병증 예방, 순환기능 증진

② 조기이상(체위성 저혈압 주의)과 체위변경으로 혈전정맥염 예방(증상: 오한, 발열, 하지 부종과 통증) 23

③ 배뇨간호: 24시간 유치도뇨관을 유지하고, 제거 후 4~8시간 내에 자연배뇨를 확인한다.

④ 출혈 및 감염예방: 오로관찰, 자궁저부 마사지, 상처 관리

※ 제왕절개 이력이 있는 산부: 질식분만을 고려 할 때 가장 위험한 합병증 → 자궁파열(∵ 응급제왕절개술이 준비된 상태에서 질식분만을 고려)

⑤ 조기 모아애착을 형성한다.

⑥ 기타 산모 간호: 유방간호, 회음부 간호, 산후통 간호 등

핵심문제

01

임신 39주 된 임부가 분만통증이 있다며 내원하였다. 진진통이라고 판단할 수 있는 간호사정 내용은?

① 자궁수축이 규칙적이다.
② 자궁경관 개대가 시작되지 않았다.
③ 자궁수축의 간격이 점차 길어진다.
④ 자궁수축의 기간과 강도의 변화는 일정하다.
⑤ 걷거나 물을 마시면 자궁수축이 사라진다고 한다.

02

조기진통 산부의 리토드린 투여 시 적응증은?

① 양막파수 후
② 자궁 개대 6cm
③ 거상 30%
④ 태아 질식
⑤ 태반조기박리

정답 / 01 ① 02 ③

🧰 CHAPTER 06 | 산욕기 여성

1 정상 산욕 간호

산욕기: 임신과 분만에 의해 생긴 변화가 임신 전의 상태로 복귀되는 기간으로. 보통 6~8주이다.

UNIT 01 | 산욕기 산모의 생리적 적응 및 간호 18 17 16 15 14 13 12 11

1. 생식기계의 회복

1) 자궁

(1) 자궁크기 및 자궁 저부 높이(HOF: height of fundus)의 변화 24 21 20 18 15 13 12 11
① 분만 직후: 제와부(배꼽) 2cm 아래 위치, 1,000g
② 분만 후 12시간: 제와부나 제와부 1cm 위
③ 분만 후 24시간: 제와부 1cm 아래, 매일 1~2cm(손가락 폭)씩 하강 시작
④ 분만 후 1주: 치골결합과 제와부 중간 부분에 위치, 500g
⑤ 분만 후 9일: 복부 촉지 불가
⑥ 분만 후 6주: 매50~60g의 정상 크기로 회복, 퇴축 종결 24
　※ 자궁퇴축 및 회복: 수유부, 초산모가 비수유부, 경산모보다 퇴축과 회복이 빠르다. 13
　※ 참고: 분만 직후 자궁저부는 제와부나 제와부 2cm 아래에 있어야 하나, 제와부 2cm 위에 있고 자궁이 물렁하게 촉진될 때는 산후 출혈을 의미한다. 21

(2) 자궁 퇴축 간호 21 18 17 16 15 12
사정: 매일 아침 배뇨 후 무릎을 구부리고 누워 자궁저부 단단함 정도, 오로, 출혈 양상을 사정한다.
① 자궁이완 시: 자궁저부 마사지 시행하고, 자궁수축제를 투여한다. 18 17
　㉠ 자궁이 견고하고 본래의 강도를 유지할 때까지 간헐적으로 마사지 시행
　㉡ 자궁수축 시 과잉 마사지 금기 → 자궁이완의 원인
② 자궁이 우측으로 치우쳐 있으면 방광팽만 확인하고 배뇨를 촉진한다.
③ 정기적 모유수유 → 옥시토신 분비 촉진으로 자궁 수축을 유발한다.
④ 자궁수축제를 투여한다.(산후통 유발) 17
⑤ 오로와 출혈양상 관찰
　㉠ 오로의 냄새, 양, 기간, 성상을 관찰한다.
　㉡ 출혈 의심 시 패드를 모으고 관찰한다.
　㉢ 자궁이 단단하나 오로양이 증가하면 경부나 질(산도)의 열상을 의심한다. 21
⑥ 자궁후굴 예방: 슬흉위(1일 3~4회, 1회에 5분씩 실시)

> **산욕 산모의 우선적 사정**
>
> 자궁수축 정도 → V/S 확인(출혈로 인한 쇼크 사정)

2) 오로 16 15 13 11
정의: 분만 후 자궁내막이 치유되면서 나오는 특이하고 신선한 냄새가 나는 알칼리성 분비물이다.

(1) 오로의 변화

① 적색오로(산후 1~3일): 혈괴 섞인 혈액, 서 있거나, 수유/활동 증가 시 일시적으로 증가한다. 특징적인 육류 냄새가 난다.

② 갈색오로(산후 4~9일): 분홍 → 갈색의 장액성, 혈괴가 없다. 양이 감소된다. 냄새는 없다.

③ 백색오로(산후 10일~3주): 흰색, 소량, 냄새는 없다.

(2) 오로의 양상

① 오로의 양: 경산부, 비수유부 > 초산부, 수유부

② 위험증상: 적색오로의 반복, 2주 후에도 장액성 오로 지속 시 → 태반조직 잔류, 산욕기 출혈을 의심한다. 악취, 다량의 혈괴배출 시 → 자궁내막염, 태반조각 잔류, 자궁퇴축 지연을 의심한다.

3) 산후통 [23] [21] [12]

정의: 출산 후 자궁이 간헐적 수축할 때 느껴지는 통증으로, 산후 2~3일에서 1주일 정도 지속 후 자연적 소실된다.

(1) 통증의 강도 [23]

경산부, 수유부 > 초산부, 비수유부

(2) 간호 [21] [12]

자궁저부 마사지, 조기 이상, 배뇨 촉진, 심할 경우 진통제 투여(모유수유 30분 전), 복위, 온찜질

2. 유방의 변화

1) 유즙분비에 영향을 미치는 호르몬 [24]

① 에스트로겐, 프로게스테론: 유관 및 유관소엽 발달

② 프로락틴 [24]: 선방세포에서 유즙생성, 분비 증가 시 FSH 분비 억제하여 → 배란 억제

③ 옥시토신 [24]: 유두를 빠는 자극에 의해 유즙사출, 자궁수축 [24]

2) 초유

분만 후 3~4일부터 1주일까지 분비되는 노란색의 모유, 단백질 및 면역체(IgA) 함유, 신생아의 면역 증진에 도움이 된다.

3) 모유수유의 장점 [19] [17]

면역물질을 함유하며 신생아 알레르기 및 질환 예방, 태변 조기 배설 촉진, 모아애착 강화, 자궁수축 촉진으로 자궁 퇴축, 산후 출혈 예방

4) 모유수유 방법 [22] [21] [12]

① 수유 전 비누로 손을 씻는다.(감염 예방)

② 분만 직후부터 가능한 빨리, 자주 수유를 실시한다. → 유즙분비가 촉진되어 성공적인 모유수유 가능

③ 편안한 자세로 유방을 조금 문지른 후 유즙을 짠 다음 수유한다.

④ 유두가 아기의 입천장을 향하게 하고 아랫입술은 유두 아래 위치하여 유륜까지 깊이 물린다.(유두열상 예방) [22]

⑤ 아기가 원할 때마다 수유하고 충분히 제공한다. → 수유 후 반드시 트림시킨다.(가스 제거, 기도흡인 위험 예방)

⑥ 양쪽 유방을 번갈아 수유한다.

⑦ 수유 후 남은 젖은 반드시 짜서 유방을 비우도록 한다. → 유즙생성 및 분비 촉진

5) 유방울혈

정의: 산후 3~4일경 유선 혈관 림프계 순환증가로 유방이 단단해지고 통증을 동반한 증상이다.

(1) 간호 16 13 11

① 온찜질(수유 전), 냉찜질(수유 후)

② 유방 마사지: 온찜질 후 실시, 유방 주위에서 유두를 향해 윤상으로 돌리면서 마사지

③ 모유수유: 유방울혈의 가장 좋은 간호, 규칙적 수유, 유방을 비워줌 → 유즙생산이 지속

④ 유두흡입자극, 산욕부의 시각, 후각, 촉각 자극 → 뇌하수체 후엽이 oxytocin 분비촉진 → 유관과 유선 자극으로 유즙사출반사 발생

6) 유방관리의 일반적 지침

① 유방지지: 어깨선이 넓은 브래지어를 착용한다.

② 유두관리: 임신 6개월부터 거친 타월로 문질러 단련하고, 유두는 물로만 닦아 유두 보호성분(유지방)이 닦이지 않도록 한다. 15

③ 심한 유두 열상 시 유두덮개를 이용한다.

④ 유두 마사지 후 10~20분간 공기 중에 노출하여 건조한다.

⑤ 수유의 금기증: 치료받지 않은 활동성 결핵, 만성 간염, HIV 감염, 항암이나 방사선 치료 등
　※ 유방염이 있어도 모유수유가 가능하다.

7) 유두열상 관리 22 15 14 12 11

① 원인: 수유 시 부적절한 수유법으로 발생한다.(유두만 물리는 경우)

② 증상: 유두의 쓰림, 유두 표면의 벗겨짐, 출혈 → 유방염을 일으키는 직접적 원인

③ 간호: 냉(수유 후)·온요법(수유 전), 수유 후 유두 건조, 수유시간 5분 정도로 제한, 심한 경우 48시간 동안 수유 금지하고 젖을 짜낸다. 유두에 비누 또는 크림 사용을 금지한다.

④ 예방: 아이를 가까이 안고 유륜까지 물린다.

8) 비수유부의 유방간호

유방억제대를 착용한다. 수유·마사지·온찜질을 하거나 짜지 않는다. 통증 시 진통제를 투여한다. 냉찜질을 적용한다. 유즙억제제를 적용한다.

3. 심혈관계의 회복

1) 실혈량

정상분만 400~500ml, 제왕절개분만 1,000~1,500ml 이상인 경우

2) 심박출량

분만 후 48시간 동안 일시적으로 순환혈액량이 15~30%까지 최대로 증가
→ 심장부담이 최대가 됨(심장병 산모에게 가장 위험한 시기)

(1) 원인

자궁태반 혈류소실로 자궁혈액이 체순환으로 이동하여 정맥귀환량 증가, 조직체액의 혈관 내 이동, 복부의 압력소실로 심장으로의 귀환혈류량 증가
→ 2~3일 후 배뇨와 발한으로 수분이 빠져나가 3~4주면 임신 전 상태로 회복한다.

3) 혈압, 맥박, 체온 🔢

① 기립성 저혈압 → 서서히 일어나고, 붙잡고 걷도록 교육

② 생리적 서맥

③ 체온 🔢

　　㉠ 분만으로 인한 탈수 때문에 산후 24시간은 정상범위 안에서 약간 상승된다.

　　㉡ 24시간 이후 38℃ 이상의 체온 상승은 산후감염의 전조이다.

4) 혈액성분의 변화 🔢 🔢

① Hct의 상승

② 백혈구 증가: 20,000~30,000/㎣까지 증가한다.(산후 감염과 구별 필요)

③ 혈액응고 인자 상승 → 산후혈전증의 소인으로 작용한다.(조기이상 격려)

4. 비뇨기계의 변화 🔢 🔢 🔢

1) 요도와 방광

분만 중 손상 및 자극, 마취로 인한 방광감각의 둔화, 산후 이뇨작용의 증가 → 방광의 과도팽창 →
요실금, 잔뇨증 초래

※ 복압성 요실금: 임신 중 자궁 증대, 호르몬에 의한 골반 근육 이완, 지지근육 약화로 인해 재채기,
기침 등 복압이 상승 될 때 실금이 발생한다. 🔢

2) 다뇨증

혈량증가, 사구체여과율 상승 → 산후 4~5일까지 1일 3,000ml 소변배설(∵ 임신 중 축적된 체액 배출) 🔢

3) 정상 소변 성분

경한 단백뇨(+1), 아세톤뇨(탈수, 분만 지연시), 당뇨(수유부)

4) 배뇨 간호 🔢

① 배뇨촉진: 산후감염 예방, 자궁수축 촉진, 산후출혈 예방, 방광기능 확인

② 산후 2시간 간격으로 방광팽만 확인(팽만은 저궁저부가 배꼽보다 위에 있고 중앙에서 한쪽으로
기울어짐) 🔢

③ 4~6시간 이내 자연배뇨 격려, 안되면 인공 도뇨 실시 → 자연 배뇨를 위해 외음부에 좌욕, 샤워
기로 미지근한 물 적용

④ 필요시 잔뇨량 확인(잔뇨증: 자연배뇨 후 5분 이내 인공 도뇨하여 남아있는 소변량이 50ml 이상)

5. 신경계 및 근골격계의 변화

① 손목터널증후군, 하지경련, 요통, 복직근 이개 → 모두 산후 회복

② 골반근육의 이완 → 직장류, 탈장, 자궁탈수, 요도류, 방광류 가능

③ 방광근육의 이완 → 요실금

　　※ 간호: Kegel exercise로 예방, 오랫동안 서 있거나 무거운 물건은 들지 않도록 한다.

6. 피부계의 변화

① 기미, 흑선의 색소 침착 호전, 임신선 백색으로 변화(영구적)

② 확장된 혈관으로 인한 섬망상혈관종, 검은 모반, 치육종 호전

③ 발한: 임신 중 축적된 체액배출로 인한 수분이 배설되는 과정으로 주로 밤에 발생한다. 22 19

7. 내분비계의 변화

1) 호르몬의 변화

① 에스트로겐: 3시간 이내에 급격히 감소, 3주 이내 난포기 수준으로 회복된다.

② 프로게스테론: 3일 이내 황체기 수준으로 감소, 배란 후 증가한다.

③ 융모성선 자극호르몬(hCG): 24시간 내 급격히 감소한다.

2) 월경의 회복 및 피임 15 14 10

① 비수유부: 2~3개월경 50% 정도가 월경 회복된다.

② 수유부: 수유기간 및 빈도에 따라 개인차가 있다.

③ 월경: 초기 몇 번의 월경은 무배란성인 경우가 많다. 첫 월경이 늦어질수록 배란 가능성 높다.

④ 피임: 임신을 원하지 않는 경우 수유여부와 관계없이 권장, 산욕기 경구피임약 금기 → 혈전성 정맥염 위험 15

⑤ 성교: 오로가 감소한 후(분만 후 3주 이후)에 혈종, 감염이 없을 때 가능하다.

8. 소화기계의 변화

① 분만 후 허기와 심한 갈증 호소(∵ 분만 중 금식, 수분소실, 이뇨) 탈수 → 정맥수액, 충분한 수분섭취 필요하다.(3,000cc 이상)

② 영양 간호: 고단백, 비타민, 철분, 섬유질을 섭취한다. 14 10

㉠ 단백질(수유부): 비임신 시보다 20~30mg 증가한다.

㉡ 열량: 비임신 시보다 500kcal 추가한다.

㉢ 수분: 유즙분비 위해 1일 2,500~3,000cc 이상으로 격려한다.

㉣ 칼슘섭취: 1일 1,000ml의 우유섭취를 격려한다.

9. 운동과 휴식

① 조기이상: 혈액순환 증진으로 상처회복 촉진, 혈전성 정맥염의 예방, 자궁퇴축 촉진, 방광합병증 감소, 장운동 촉진으로 변비를 예방한다. 22

② 골반저부근 강화운동(Kegel exercise): 골반근육의 탄력성 유지, 혈액순환, 회음치유 촉진, 스트레스성 요실금을 예방한다. 10

③ 적절한 휴식: 분만 후 8시간 동안 휴식과 수면을 취하도록 방문객을 제한한다. 17

④ 신체 불편감 → 등 마사지, 이완요법, 필요시 수면제를 투여한다.

⑤ 척추마취 시 → 베개를 빼고 머리를 높이지 말고 똑바로 눕도록 한다.(두통 예방)

⑥ 경막외 마취 시 → 8시간 안정 후 조기이상한다.

10. 회음부(회음절개 부위) 간호 24 23 20 12

① 회음패드 교환 전·후 손씻기를 한다.

② 냉요법: 부종, 통증, 출혈이 감소된다.(분만 후 24시간까지 적용 가능, 오래 적용 시 상처 회복 지연) 24

③ 통증 관리: 필요 시 진통제를 투여한다. 절개하지 않은 쪽으로 측와위를 하거나 앉을 때 베개에 기대거나 도넛 방석을 이용한다.

④ 좌욕: 출혈 조절된 후 시행, 회음부 순환증진, 부종 경감, 조직이완, 상처치유 효과, 1일 3~4회 적용, 1회 20분 정도. 물 온도 38~41℃, 3~4주까지 실시한다.

⑤ 건열요법: 상처부위 건조, 순환증진, 30~50watt, 50cm 거리, 1회 20분, 하루 3~4회 적용한다.

1. 모성의 심리적 변화과정(Rubin) 18 11 10

구분	기간	특징	간호
소극기	분만 후 2~3일	수동적, 의존적(애정과 주의를 받고 싶어 함), 수다스러워짐	• 충분한 휴식, 수면 • 식사 제공, 안위간호
적극기	분만 후 3~10일	• 독립적, 자율적 • 어머니로서의 새로운 역할 시도	• 육아법 교육
이행기	분만 1주 후~산욕기	• 아기를 독립된 개체로 인정 • 새로운 어머니 역할에 대한 수용 및 실행	• 지지체계 연결

2. 산후 우울 23 18 14 12 11

정의: 산욕 초기 호르몬의 변화(에스트로겐 분비 저하) 등에 의해 발생하여 산후 4~5일 최고에 달하고 10일 후부터 사라지는 우울 감정이며, 일시적 적응장애의 한 형태로 정상반응이다.

(1) 증상

기분 변화, 울음, 기억력 및 집중력 저하, 식욕부진, 불면, 고립감, 피로가 발생한다.

(2) 간호 18 14 11

① 분만 초기 감정변화는 호르몬 변화에 의한 정상적 현상임을 설명하고, 산모의 감정 표현을 격려한다.
② 자존감을 증진시킨다.
③ 정서적 지지 및 충분한 휴식을 제공한다.
④ 가족의 지지, 지지체계를 의뢰한다.

2 고위험 산욕 간호

1. 산후 출혈 24 22 18 16 12 11 10

정의: 질 분만 후 500ml 이상의 출혈 또는 제왕절개 분만 후 1,000ml 이상의 출혈이다.

1) 조기 산후출혈

정의: 분만 24시간 이내 출혈이다.

(1) 원인 22 20 18 11

자궁이완(가장 흔한 원인, 자궁 저부가 배꼽 윗 부분에서 부드럽고 물렁물렁하게 만져짐), 분만 시 산도 열상, 태반조각 잔류, 자궁내번, 파종성 혈액응고장애

(2) 증상

출혈, 저혈량 쇼크(맥박·호흡 상승, 피부 창백하고 습함, 혈압하강, 소변량 감소, 오심, 구토, 안절부절, 의식수준 저하, 심하면 혼수, 사망)

(3) 간호

① 자궁이완 시: 자궁저부 마사지, 자궁 수축제 투여
② 산도 열상 시: 열상부위 봉합
③ 태반조각 잔류: 용수박리, 소파술 시행
④ 체액보충 및 수혈

2) 후기 산후출혈 🔟

정의: 분만 24시간 이후에서 산후 6주까지 발생되는 출혈이다.

(1) 원인

태반조각 잔류(가장 흔한 원인) 🔟 → 태반이 박리되기 전에 태반 배출, 태반부착부위 자궁의 복구부전, 감염

(2) 증상

적은 양의 출혈이 지속적으로 나온다. → 저혈량성 쇼크 / 오로의 색: 갈색, 백색 → 적색 오로, 악취 나는 오로로 변한다.

(3) 간호

① 태반조각 잔류 시: 소파술, 자궁수축제를 적용한다.
② 감염예방: 항생제를 투약한다.
③ 출혈 시: 수혈, 수액요법
④ 산소투여, 프로스타글란딘을 투여한다.

2. 자궁복구부전 🔟 🔟

정의: 분만 24시간 후 자궁복구 과정이 지연되거나 불완전한 것이다.

(1) 원인

자궁근의 탄력성 저하, 태반조직 잔류, 자궁내막염, 골반염증성 질환, 자궁근종 등으로 발생한다.

(2) 증상 🔟

산후 자궁촉진 시 크기 증가 및 이완(물렁물렁함), 양이 많은 적색오로의 지속, 냄새나는 질분비물, 복통, 요통, 골반중압감 등이다.

(3) 치료 및 간호 🔟 🔟

① 자궁근 탄력저하: 자궁수축제를 투여한다.
② 태반조직 잔류, 출혈 지속 시: 소파술을 시행한다.
③ 자궁내막염, 골반염증: 항생제를 투여한다.
④ 모유수유 시 자궁수축을 촉진한다. 🔟
⑤ 자궁저부마사지를 제공한다. 🔟

3. 산후 혈종 🔟

정의: 혈관 손상으로 질이나 회음부 등에 혈액이 유출되어 혈종이 발생하는 것이다.

(1) 원인

아두 만출 시 압박으로 인한 혈관 파열, 기계분만 시 손상, 지연분만으로 인한 외상이다.

(2) 증상

혈종 부위의 심한 통증, 팽륜, 압통, 배뇨곤란, 질 내 혈종의 경우 변의가 나타난다.

(3) 간호

① 혈종 크기 5cm 이하: 외음부 냉찜질, 진통제 치료 🔟 → 며칠 후 자연 흡수된다.
② 혈종 크기 5cm 이상 또는 진행성일 때: 절개 후 배액하고, 항생제를 투여한다. 🔟
③ 좌욕, 건열요법을 실시하여 상처치유를 촉진한다.

4. 산후 감염 🔟

정의: 출산 이후 생식기의 세균성 감염으로 산욕열이라고도 한다.

(1) 산후감염의 지표

분만 첫 24시간 이후부터 10일 동안 구강으로 1일 4회의 체온 측정 시 38℃ 이상의 열이 2일 이상 지속되는 경우이다.

(2) 원인: 주로 질내 연쇄상구균

① 산전 요인: 영양결핍, 빈혈, 파막 후 성교
② 분만 요인: 잦은 질 내진, 파막 후 분만 지연, 회음절개
③ 산후 요인: 태반조직 잔류, 산후 출혈

(3) 산후감염의 종류와 간호

① 외음 감염
  ㉠ 원인: 회음절개 및 열상에 의한 감염으로 발생한다.
  ㉡ 증상: 산욕초기 발열, 국소통증, 발적, 부종, 장액성 분비물, 맥박상승이 나타난다.
  ㉢ 치료 및 간호: 항생제, 진통제 투여, 절개 및 배액증진(반좌위), 자주 패드 교환, 좌욕, 회음램프, 수분공급
② 자궁 내막염 24 22 21 16 14 12 11
  ㉠ 원인: 지연분만, 잦은 내진, 태반 또는 자궁내막에 세균감염
  ㉡ 증상: 산후 2~3일에 38℃ 이상의 체온 상승, 오한, 권태, 두통, 하복부 통증, 요통, 식욕부진, 악취 나는 암적색의 화농성 오로, 자궁이완(커져있음) 및 민감성 증가 24
  ㉢ 치료 및 간호
    ⓐ 항생제(세균성 질염 시 복합요법 ∵ 독성 줄이고 약효증가), 자궁수축제 투여한다.(∵ 오로배출 증진)
    ⓑ 체위배액: 반좌위를 취한다.(∵ 오로배출 용이, 상행성 감염 방지) 22
    ⓒ 수분공급(3~4L/일), 침상안정, 고단백, 고비타민, 고열량식이를 제공한다.

5. 대퇴 혈전성 정맥염 24 22 21 20 17 13

(1) 원인

산욕기 중 혈액응고인자의 상승으로 정맥내층에 혈전이 생기고 여기에 염증이 일어나 발생한다.

(2) 증상 20

오한, 권태, 백고종(milk leg), 침범 하지의 경직, 통증, 부종, Homan's sign 양성[무릎을 굴곡 시킨 상태에서 발목을 몸쪽으로 당길 때(족배굴곡) 종아리 통증] 등이 나타난다.

(3) 치료 및 간호 24 17 14

침상안정, 침범 하지 상승 24, 항응고제(혈전 형성 예방), 항생제(감염 확산 방지), 진통제 투여, 마사지 금지(혈전 박리로 인한 색전 위험), 조기이상 22, 탄력스타킹(취침 시에는 벗어둘 것), 다리 꼬지 않기

6. 색전증, 폐색전증 19 13

정의: 혈관벽에서 떨어져 나간 혈전이 혈행을 따라 폐순환계를 돌며 폐동맥의 일부 또는 전부가 막히는 상태이다.

(1) 증상 19

빈호흡, 빈맥, 저혈압, 호흡곤란, 가슴을 죄는 듯한 통증, 안절부절, 기침, 객혈, 청색증 등이 나타난다.

(2) 치료 및 간호

항응고제 투여, 혈전용해제 투여, 절대안정, 산소투여, 응급처치와 세심한 관찰이 필요하다.

7. 유방염(유선염) 14 13

정의: 산욕기 유선조직의 급속감염으로 인한 국소적 농양이다.

(1) 원인

주로 황색포도상구균, 산모나 의료진의 손이나 신생아의 구강을 통해 감염되거나 갈라진 젖꼭지의 상처를 통해 침범한다.

(2) 증상

심한 유방울혈(전구증상), 체온 상승, 오한, 권태감, 편측 유방의 국소증상(통증, 팽만감, 발적, 민감성 증가), 농양, 겨드랑이 림프절 증대(진행 시) 등이 나타난다.

(3) 치료 및 간호 20 15 14 13

항생제 투여, 모유를 모두 짜내 유방울혈 완화, 농양 발생 시 외과적 배농, 지속적 모유수유로 유방의 농양 형성 예방(단, 농양 있을 시 수유 일시적 금지)

(4) 예방법 22 13

① 수유 전·후 손 씻기, 유방을 물로 씻고 공기 중에 노출한다.
② 유두관리: 유두청결, 유두의 열상 예방 → 수유자세 교정(가까이 안고 유륜까지 빨림) 22
③ 수유 후 남은 젖을 짜내 유방울혈을 예방한다.

8. 산후우울증 13

정의: 산후 2주 이후 산후우울감보다 우울 증상이 심하고 오래 지속되는 비정상적 정서장애이다.

(1) 증상

정상적 산후우울보다 오래 지속, 죄의식, 무가치감 등이 나타난다.

(2) 치료 및 간호

정신의학적 치료 필요, 약물치료(항우울제), 산모의 기분, 호소에 적절한 반응, 가족의 지지를 받을 수 있도록 교육한다.

핵심문제

01

모유수유 산모의 수유방법 교육으로 옳은 것은?

① 수유 전후 유두를 비누로 씻도록 한다.
② 유방염이 있어도 모유수유가 가능하다.
③ 수유할 때 매번 같은 쪽 유방부터 젖을 빨리도록 한다.
④ 수유 후에 유방을 압박붕대로 단단히 고정하도록 한다.
⑤ 수유 후 남은 젖은 짜지 않는다.

02

자궁내막염이 있는 산모의 오로 배출을 돕는 간호중재로 옳은 것은?

① 회음부에 냉찜질을 해준다.
② 절대안정을 하도록 한다.
③ 수분섭취를 제한하도록 한다.
④ 자궁수축제를 투여한다.
⑤ 베개를 이용하여 무릎을 올리도록 한다.

정답 / 01 ② 02 ④

2025

위아너스
간호사
국가시험

핵심요약집

2교시

We are Nurse

3. 아동간호학

4. 지역사회간호학

5. 정신간호학

3 아동간호학

🔘 CHAPTER 01 아동간호의 개념

1. 아동 간호의 개념 09 04

※ 아동의 건강 유지, 증진, 최적의 성장과 발달을 위한 지지, 건강 능력의 극대화 도모한다.
① 아동의 건강을 연구한다.
② 아동의 성장과 발달과정 중 발생하는 문제이다.
③ 아동의 건강, 발달상 최대한의 가능성을 성취하도록 한다.

2. 아동 간호의 철학 09 04

① 아동의 건강문제에 대한 간호와 건강한 성장 발달을 촉진한다.
② 가족 중심의 간호 제공한다.
③ 아동과 가족의 정신적, 신체적 스트레스를 감소시키는 비외상성 간호를 공급한다.

3. 아동건강 통계 05

(1) 영아 사망률

① 출생아 1,000명 중 출생 12개월 전에 사망한 영아 수이다.
② 한 국가의 대표적 보건복지 수준을 나타내는 기본 지표 중 하나이다.

(2) 이환율

① 일정 기간 질병에 이환된 사람의 비율, 1,000명당 질병을 가진 사람의 숫자이다.
② 아동의 주요 입원 원인: 호흡기 질환이다.

4. 아동간호사의 역할 17 16 13 11

① 간호제공자: 발달단계에 대한 이해를 기초로 직접 간호제공한다.
② 교육자: 아동과 가족의 질병과 손상을 예방하고 건강 증진을 위해 교육한다.
③ 협력자: 병원 내·외의 간호현장에서 다른 건강관리 팀원과 협력한다. 11
④ 연구자 : 과학적인 간호 연구를 통하여 지식체 형성, 연구결과를 통해 근거기반의 실무, 환자중심의 실무를 제공한다. 17
⑤ 옹호자: 아동과 가족에게 치료와 절차에 대해 적절하게 정보를 제공, 아동과 가족이 스스로 간호 참여를 하도록 격려하고, 의사결정을 할 수 있도록 지지한다. 16
⑥ 간호관리자: 우선순위 결정, 계획, 조직, 조정, 직원 교육·관리한다.

5. 아동의 건강 및 성장발달에 영향을 미치는 요인

① 유전적 요인
② 건강생활습관, 지역사회
③ 사회·경제적 수준, 종교와 문화
④ 사회적 관념과 환경

6. 아동 훈육방법 **23 17**

① 타임아웃: 아동의 잘못에 대해 관심을 주지 않음, 아동 혼자만의 반성의 시간을 갖게 한다. **23 17**
② 결과의 체험: 잘못된 행동의 결과를 체험하게 그대로 둔다.
③ 논리적 설득: 잘못된 행동에 대해 허용되지 않는 이유에 대해 설명한다.
④ 행동 수정: 긍정적 행동은 보상, 부정적 행동은 무시한다.
⑤ 방향 수정: 문제행동을 없애고 다른 방향으로 전환한다.
⑥ 체벌: 아동에게 신체적 체벌을 주는 것이며 효율적이지 않은 방법이다.

7. 아동학대의 종류 **22 15 14 11**

(1) 신체적 학대

① 우발적 사고가 아닌 신체적 손상을 입히거나 입도록 하는 모든 행위이다.
② 흔들린 아기(영아) 증후군, 엉덩이·허벅지의 멍, 골절 등이다.

(2) 정서적(심리적) 학대

① 부모나 양육자의 행동이나 소홀함으로 인해 심각한 행동적, 인지적, 감정적 혹은 정신장애를 유발할 수 있는 정신적 폭력이나 가혹 행위이다.
② 원망적·적대적·경멸적인 언어폭력, 잠을 재우지 않는 것 등이다.

(3) 성적 학대

① 성교, 강간, 노출증, 매춘이나 포르노 매체의 제작 등 성적 폭력이나 가혹 행위이다.
② 성적 학대를 받은 아동은 과도한 자위행위, 위축, 특이한 성적 행동을 보인다.

(4) 방임과 유기

① 부모나 양육자가 아동의 생명 유지에 필요한 의식주, 보호, 의료서비스 및 교육요소를 박탈하거나 아동이 필요로 하는 애정이나 정서적인 요구를 충족시키지 못한다.
② 음식을 제공하지 않거나, 기후에 맞는 의복을 제공하지 않거나, 위험한 상황에 노출시킨다.
③ 스스로 독립할 수 없는 아동을 격리·방치하는 것이다.
④ 아동을 보호하지 않고 버리는 행위이다. **예** 병원에 입원시킨 후 사라지는 행위

중요 아동학대의 징후 22

- 개인위생 불량, 부적절한 옷차림
- 신체적 손상(멍, 골절, 열상 등)
- 위축된 행동, 극단적으로 공격적이거나 수동적임
- 외부 생식기나 항문의 통증, 부종 및 소양증
- 부모에 대한 두려움, 집을 싫어함, 학교 및 사회의 부적응
  ※ 학대가 의심되는 아동은 아동을 학대의 가해자로부터 즉시 분리하여 보호하며 학대 예방교육을 실시

(6) 학대아동의 간호 🈁

　① 면담시 편견을 갖지 않고 대화하기, 충격을 표현하거나 아동의 가족을 비난하지 않는다.

　② 아동이 얘기하는 것을 옳은 일로 말하며, 숨겨주겠다고 얘기하지 않는다.

　③ 간호사가 신고시 일어날 수 있는 일을 알려준다.

　④ 학대에 대한 사정자료를 기록하기, 신체검진 시 필요한 검체 수집한다.

핵심문제

01

다음 아동간호사의 역할 중 연구자에 해당되는 것은?

① 발달단계에 따른 직접간호제공
② 근거기반 실무를 위한 자료수집
③ 아동간호를 위한 의료인력 관리
④ 아동의 치료 방향에 대한 정보제공
⑤ 아동의 검사진행을 위한 타부서와의 협력

02
22년 기출변형

치통이 있는 8세 여아의 상태가 다음과 같을 때 아동과의 면담방법으로 옳은 것은?

> • 계절과 맞지 않는 옷을 입고 있음
> • 위생이 불량함
> • 올바른 칫솔질에 대한 이해가 부족함

① 올바른 칫솔질을 알지 못하는 것에 대해 다그친다.
② 부모에 대한 비판을 한다.
③ 조용한 공간에서 아동의 일상생활에 대해 물으며 대화한다.
④ 아동이 치통이 있는 이유에 대해서 아동이 이해할 때까지 계속 설명한다.
⑤ 의복과 위생에 대한 지적을 하며, 얼굴을 찌푸린다.

정답 / 01 ② 02 ③

🏥 CHAPTER 02 　아동의 성장 발달

1 성장 발달의 이해

1. 성장과 발달의 개념

　(1) 성장

　　신체 전체나 일부의 크기, 세포의 수와 크기의 증가, 양적 측정 가능하다. 예 체중(kg), 신장(cm)

　(2) 발달

　　전 생애를 통해 지속적·순서적으로 이루어지는 질적 변화, 통합적·복합적 능력이 증가한다. 예 언어, 운동

2. 성장 발달의 원리 19 18 17 15 14 11 10 07 06 05 04

(1) 복합성
① 여러 가지 측면이 상호작용
② 많은 요소가 영향을 주며 유전과 환경의 상호작용을 받아 이루어진다.
③ 비가역적, 일생동안 지속하는 복합적인 과정이다.

(2) 방향성 15
① 두미성: 두부 → 미부 방향 (머리 → 몸통 → 다리)
② 근원성: 중심부 → 말초 방향
  ㉠ 팔 → 손 → 손가락
  ㉡ 중추신경계 → 말초신경계
③ 단순 → 복잡한 것으로 발달 (옹알이 → 세련된 문장)

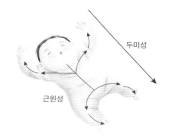

[성장발달의 원리]

(3) 순차성, 연속성
① 성숙에 단계가 있어 보편적이고 연속적으로 일어난다.
② 발달단계의 순서를 따라 진행한다.
③ 성장속도는 일정하지 않다.

(4) 개인차
유전, 환경 등의 개인적 요인에 따라 정상 범위 내에서 다양한 속도와 비율로 발달한다.

(5) 결정적 시기 15 14
① 성장발달이 최적으로 달성되는 시기이다.
② 결정적 시기에 적절한 자극이 없으면 그 부분의 발달에 결함이 나타날 수 있다.
  예 뇌 성장은 2세까지 80%가 거의 완성 되므로 두뇌발달의 결정적 시기는 2세까지이다.

(6) 일정하지 않은 발달 속도 24 15 11 06
① 발달에는 일정한 순서가 있으나(예측성) 속도가 일정하지는 않다.
② 신체발달의 속도는 율동적(태아기, 영아기, 청소년기에 성장발달 급성장)이다.
③ 시기별 신체 발달
  ㉠ 체중: 출생체중 2배(3~4개월), 3배(12개월)
  ㉡ 신장: 출생 신장 1.5배(12개월), 2배(만 4세경)
  ㉢ 뇌: 출생 후 2년까지 성인의 80%, 학령전기(3~6세)까지 성장
  ㉣ 림프: 6~12세까지 급성장
  ㉤ 생식계: 청소년기 급성장

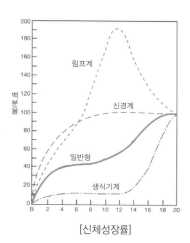

[신체성장률]

2 성장 발달 이론

1. 주요 이론 23 17 16 15 14

연령대	프로이드 성심리 발달이론	에릭슨 사회심리 발달이론	피아제 인지발달이론	콜버그 도덕발달이론	
영아기 (0~1세)	구강기	신뢰감 대 불신감	감각운동기(0~2세)	전인습적 도덕기 (0~7세)	–
유아기 (1~3세)	항문기	자율감 대 수치심	전조작기(2~7세) ① 전개념기(2~4세)		복종-처벌
학령전기 (3~6세)	남근기	솔선감 대 죄책감	② 직관적 사고기(4~7세)		상대적 쾌락주의
학령기 (6~12세)	잠복기	근면감 대 열등감	구체적 조작기(7~11세)	인습적 도덕기	
청소년기 (12~18세)	생식기	정체감 대 역할 혼돈	형식적 조작기 (11세 이후)	후인습적 도덕기	

2. Freud의 성심리 발달이론 15 14 11 10
① 생물학적 본능이 행동의 동기이다.
② 성적 본능이 성격발달에 중요한 역할이다.
③ 신체의 특정한 한 부분은 심리학적으로 중요하다.

단계	연령대	특성
구강기	영아기 (0~1세)	빠는 즐거움, 양육자는 영아의 욕구를 채워주기 때문에 양육자와 애착이 중요, 만족되지 못 하면 과음, 과도한 흡연, 의존적, 유아적 성격
항문기	유아기 (1~3세)	대소변 가리기와 같은 몸의 기능을 다스리는 법을 배움, 만족되지 못하면 인색하거나 결벽증
남근기	학령전기 (3~6세)	성기가 즐거움의 대상. 성에 대한 정체감 형성, 동성부모와의 동일시로 동성의 역할 습득, 오 이디푸스(남)/엘렉트라(여) 콤플렉스
잠복기	학령기 (6~11세)	성적인 욕구가 줄어듦. 적절한 성역할을 습득. 사회에 대해서 배움, 또래집단의 영향
생식기	청소년기 (12세~)	사춘기시작, 이성에 대해 성적인 욕구, 사랑하는 관계를 형성하는 법과 사회적으로 납득될 만한 방법으로 성적 충동을 다루는 방법을 배움

3. Erikson의 사회심리 발달이론 24 21 16 15 14 13 12
① 개인의 발달은 사회·문화적인 환경 내에서 일어나고 긍정적인 측면과 부정적 측면을 내포
② 각 개인은 단계마다 발달과제를 지닌다.

발달 과제	연령대	특성
신뢰감 대 불신감	영아기 (0~1세)	기본적 욕구가 충족되면서 신뢰감 형성, 일관성 있는 양육자의 돌봄이 중요

자율성 대 수치심	유아기 (1~3세)	대소변 가리기 훈련, 자기 신체, 환경을 조절하는 능력을 통해 형성, 독립적 행동을 배움, 자신이 할 수 있는 일을 남이 도울 때 수치심
솔선감 대 죄책감	학령전기 (3~6세)	목표 지향적, 경쟁적, 모험적인 행동, 상상력 풍부, 성역할 나타남 행동 주도하지 못하면 죄책감
근면성 대 열등감	학령기 (6~12세)	어려운 일의 성취를 통해 자신의 가치를 배우게 됨, 경쟁, 협동, 규칙을 배움, 학교또래가 중요, 자신에 대한 주변의 기대가 크거나, 스스로 기대에 못 미친다고 느끼면 열등감
정체감 대 혼돈	청소년기 (12~18세)	자신이 누구인가에 대한 고민, 부모로부터 독립, 또래가 중요

4. Piaget 인지발달이론 23 21 17 16 14 13 12

단계		발달시기	특성
감각운동기		영아기 (0~2세)	• 반사반응: 잡기, 빨기, 응시 • 대상영속성: 대상이 눈 앞에서 사라져도 그 대상이 없어진 것이 아니라는 것을 알게 되는 것(8~12개월)
전조작기 (유아기, 학령전기)	전개념기	2~4세	자기중심적 사고, 논리의 부족이 특징 • 상징적 사고: 눈앞에 없지만 언어, 사진 등 으로 표현할 수 있는 사고 • 자기중심적 사고: 자기 중심의 관점으로 생각하여 타인을 보지 못함 • 마술적 사고: 내 생각대로 사건이 일어날 것이라고 생각 23 • 물활론적 사고: 모든 사물에는 생명이 있다고 생각 21 • 비가역성: 일의 과정이나 순서를 순서대로 하지만 역으로 생각하지 못하는 것
	직관적 사고기	4~7세	자기중심적 생각 감소, 현실중심적인 놀이, 세련된 언어구사
구체적 조작기		학령기 (7~12세)	논리적 조작이 가능(귀납, 연역적 사고), 현실과 가상 구분 • 보존개념: 대상의 외양이 달라져도 양적인 속성은 변하지 않고 유지된다고 생각 • 가역성: 사고의 진행과정을 거꾸로 생각할 수 있는 능력 • 탈중심화: 자신의 입장에서만 생각했던 자기중심적 사고에서 자신과 타인의 관점에서 생각
형식적 조작기		청소년기 (12~18세)	논리적 사고, 가설적 사고, 추상적 사고, 타인 중심적 사고

5. Kohlberg의 도덕발달이론 21 17 13 11

수준	단계	연령	내용
전인습적 도덕성 수준 (0~7세)	0단계	0~2세	도덕 개념 없음, 옳고 그름 구별 못함, 순진함과 자아중심
	1단계	2~3세	복종, 처벌지양: 상을 받기 위해, 벌을 피하기 위해 행동
	2단계	4~7세	상대적 쾌락주의: '눈에는 눈, 이에는 이' 욕구 충족 수단으로서 도덕, 자기 위주의 규칙
인습적 도덕성 수준 (7~12세) 21	3단계	7~10세	착한아동지향: 사회적 시선을 의식, 착한 아동으로 인정받고 싶어 함
	4단계	10~12세	사회질서와 권위지향: 권위, 존경, 권위를 존중, 법, 사회질서 인정(사회체제와 양심보존의 단계)

| 후인습적(원칙적)
도덕성 수준 | 5단계 | 청소년기 | 사회계약지향: 사회 계약 정신으로서의 도덕, 전체 이익에 가치를 두는
도덕, 최대다수의 최대이익 중시 |
| | 6단계 | 성인기 | 개인원리지향, 보편적원리지향: 내면화된 신념에 의한 도덕, 도덕적으로
성숙한 개인에게 나타나며 자신의 양심에 따라 판단 |

3 아동의 놀이 23 22 21 16 14 11 10

1. 놀이의 효과

감각운동 발달, 지적발달, 창조성 증진, 자아 인식 형성, 치료적 가치, 사회화 형성과 발달, 도덕적 가치
를 형성케 한다.

2. 연령별 놀이

(1) 영아기

① 단독놀이: 주위의 다른 아동과 다른 장난감으로 혼자 놀이, 영아기에 시작, 유아기에 흔하다.

② 자신의 신체부위를 가지고 탐색놀이를 한다.

(2) 유아기

① 평행놀이: 주위 아동과 비슷한 장난감을 가지고 독립적으로 놀이, 어느 연령에도 있으나 유아기
에 흔하다. 21

② 방관놀이: 다른 아동들의 놀이에 참여하지 않고 지켜보기만 함. 어느 연령에도 있으나 유아기에 흔하다.

③ 밀고 당기는 장난감, 모래놀이, 비누거품, 큰 공, 큰 퍼즐, 자동차 등을 가지고 논다. 23 22

(3) 학령전기

① 연합놀이: 같은 목표 없이 함께 놀이에 참여, 유아기에 시작하여 학령전기에 지속한다.

② 모방놀이: 소꿉놀이, 인형의 집, 역할놀이를 한다.

③ 세발자전거, 인형, 그리기, 자동차, 자르기, 붙이기 등을 할 수 있다.

(4) 학령기

① 협동놀이: 목표와 성취를 달성하는 놀이. 숨바꼭질, 술래잡기, 줄넘기, 학령전기 후반에 시작하
여 학령기에도 지속한다.

② 보드게임, 수수께끼, 줄넘기, 두발자전거 타기, 스케이트, 축구, 수집, 만들기 등에 관심이 높다.

4 아동의 성장발달 사정

1. 신체사정에 대한 일반적 접근 19 15 12 07 02

(1) 출생~6개월 15

① 검진대에 누이거나 부모가 안고 앉아 있는 자세이다.

② 잠든 경우, 아기를 깨우지 않고 심음, 폐음, 복부청진을 실시한다.

③ 아기가 울 때는 부드러운 목소리로 조용히 얘기하고 딸랑이, 노리개젖꼭지를 이용한다.

(2) 6개월~12개월(낯가림이 심한 시기) 24 15

① 부모의 무릎에 앉은 채로 검진한다.

② 장난감으로 아기를 달랜다.

③ 귀, 구강검진 같은 불편한 검사는 마지막에 시행한다.

(3) 유아(저항이 심할 수 있는 시기) 19 15

① 부모가 아동을 달래서 편안한 분위기 조성 유도한다.

② 만일 억제가 필요하면 부모의 협조로 시행한다.

③ 검진 동안 사용된 물체를 만지도록 허용한다.

(4) 학령전기(자발적인 협조가 가능한 시기) 24 19 16

① 스스로 검진에 참여하도록 유도하고, 칭찬함으로써 아동의 흥미를 유발한다.

② 머리끝에서 발끝까지 검진하고 침습적인 절차는 마지막에 수행한다.

(5) 학령기

① 아동과 신뢰감을 형성하기 위해 편안한 질문 유도한다. 예 학교생활

② 수줍어하는 것에 민감해야 함. 속옷 위에 검진가운을 입힌다.

(6) 청소년기

① 프라이버시 존중하고 비밀 보장한다.

② 부모가 없는 상태에서 검진한다.

③ 솔직하고 정직한 접근을 한다.

2. 활력징후

(1) 체온

① 고막: 신속한 측정가능, 교차 감염 발생 적다.

② 신체 부위별 체온 차이 (직장 > 구강 > 액와)

(2) 맥박

2세 이하, 심장 질환 아동은 심첨을 청진한다.

(3) 호흡

1분 동안 사정, 복부 움직임 관찰한다.

(4) 혈압 16

① 아동에 맞는 커프 사용한다. (좁은 커프는 높게 측정되고 넓은 커프는 낮게 측정됨)

② 너비: 상완 중간지점에서 측정한 팔 둘레의 40~50%, 상박의 2/3를 덮는다.

③ 길이: 커프 공기주머니가 팔의 80~100%가 되게한다.

3. 통증

(1) 영아

① 짧은 시간동안 큰 소리로 울고 전신적으로 몸을 움직이고 얼굴을 찡그린다.

② 손바닥에 땀이 나고 심박동과 혈압이 증가하고 동맥혈 산소포화도가 감소한다.

(2) 유아

① 아픈 부위를 가리킬 수 있다.

② 고통을 주는 치료 절차에 반응하는 것과 같이 고통이 없는 치료절차에도 심한 반응을 나타낸다.

③ 통증이 있을 때 영아보다 오래 울고 안절부절한다.

(3) 학령전기 **23 17**

① 신체절단에 대한 관심 **23**, 입원이 처벌이라는 죄의식이 있다.

② 설명이나 전환요법과 같은 사전중재가 효과적이다. **예** 반창고는 통증이 사라지고 출혈이 멈추게 하는 치료

(4) 학령기

질병의 원인과 치료절차에 관한 설명 원한다.

(5) 청소년기

질병으로 인한 신체상 변화에 대한 불안감이 높고, 통증 표현을 잘 안한다.

4. 신체계측 및 사정

(1) 신장

어린 아동(생후 24~36개월까지)은 평평한 측정대에 눕혀서 측정한다.

(2) 체중

영아 아기체중계 이용, 영양상태와 성장을 확인하는 지표다.

(3) 두위

눈썹 바로 위에서(안와상연) 후두부 중 가장 튀어나온 부분을 둘러서 측정한다.

(4) 영아의 봉합선, 천문 촉진

① 함몰된 천문: 탈수, 영양장애

② 융기된 천문: 두개내압 증가, 경막하 혈종, 갑상선 기능저하증, 불완전한 골형성증, 구루병

(5) 목

유연하고 유동적, 6개월 이후 목을 가누지 못하면 근육발달의 취약을 의미한다.

(6) 림프절

작고 둥글며 압통이 없으며 움직임이 있다.

(7) 흉부

① 흉위 측정: 유두선을 지나 흉곽을 둘러 줄자로 측정. 호기와 흡기 사이에 시행한다.

② 출생시: 두위 > 흉위(+1~3cm), 12개월: 두위 = 흉위, 2세경: 두위 < 흉위

③ 6~7세 이하 복식호흡 또는 횡격막호흡, 7세 이상 흉식호흡을 한다.

(8) 심장

① 제 3심음은 아동에게는 정상이다.

② 심첨맥박은 좌측중앙쇄골선에서 3~4번째 늑간(영아, 어린 아동)이 만나는 곳에서 청진을 한다(큰아동, 성인: 4~5번째 늑간)

(9) 복부

볼록한 모양 (∵ 생리적 척추전만증)(4~5세에 없어짐), 연동운동음 청진, 압통확인한다.

(10) 삼두근 두께 **21**

① 금속 캘리퍼를 이용하여 팔의 후면 중간지점에서 피부를 집고 측정, 영양상태 반영한다.

② 피부 주름 두께: 저장된 지방의 양을 반영해 준다.

③ 장기간의 영양부족과 영양장애가 있으면 지방이 감소한다.

(11) 체질량 지수(BMI) **18 17**

① 과체중아 선별을 위해 사용한다. (BMI = 체중÷(신장)^2)

② 연령별 체질량 지수표: 과체중: 85~95%, 비만: 95% 초과 시

(12) 성장장애 [23] [20] [17]

성장도표에서 97% 초과이거나 3% 미만 체중과 신장을 가진 경우, 정상 범위: 3~97%

(13) 남성생식기

① 음낭수종: 빛이 통과, 탈장이나 덩어리가 있는 경우에는 불빛이 통과하지 않는다.
② 신생아의 음낭수종은 대부분 자연 흡수된다.

(14) 눈 [23]

시력검사, 차폐검사(사시, 사위 진단) [23], 각막 빛 반사 검사, 색각검사

(15) 귀 [23]

외이는 외안각과 수직선상에서 10° 각도 이상 기울어지지 않아야 한다.
① 이경 검사: 고막 시진 (3세 미만 후하방, 3세 이상 후상방)
② 청력검사(음차 검사): 전도성 청력장애, 신경감각성 청력장애 검사
　- Weber 검사(골전도, 이마나 머리), Rinne 검사(골전도와 공기전도 시간비교, 귀아래 유양돌기)

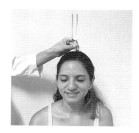

[Weber test]

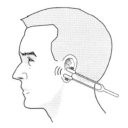

[Rinne test]

(16) 근골격계

① 내반슬: 선 자세에서 발목의 복사뼈를 붙인 상태에서 무릎 사이의 거리가 5㎝ 이상 떨어져 있는 경우, 유아는 정상이다.
② 외반슬: 양 무릎을 함께 모았을 때 무릎은 가까이 붙는데 발목이 7.5cm 이상 떨어진 경우, 2~7세는 정상이다.

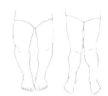

[내반슬(좌), 외반슬(우)]

(17) Denver Ⅱ 발달검사(DDST) [24] [20] [15] [09] [04]

① 출생~6세의 잠재적 발달지연이나 위험성 평가한다. [15]
② 지능검사가 아니라는 사실을 부모에게 설명한다.
③ 미숙아는 교정연령으로 평가한다.
　※ 검사 연월일-생년월일-조산된 달, 날 (단, 2주 이하 조산아나 3세 이상 아동은 교정하지 않음)
④ '지연'(delay)항목이 없고 '주의' 항목이 1개까지 정상, 2개 이상이면 1~2주 내 재검사 권유한다. [24]
⑤ 평가 영역 (4가지)
　㉠ 개인-사회성(다른 사람과 어울리는가, 개인적 요구의 관리)
　㉡ 미세 운동(눈-손놀림의 조화, 문제해결 능력)
　㉢ 언어(언어를 듣고 사용하고 이해하는 능력)
　㉣ 전체 운동(앉기, 걷기, 뛰기, 일반적인 큰 근육의 움직임)

01

다음 중 아동의 성장·발달의 특성 중 옳은 것은?

① 환경에 상관없이 신체계통별로 각각 발달한다.
② 발달 순서는 예측할 수 없다.
③ 성별에 따라 발달 순서는 동일하다.
④ 일반적인 것에서 구체적인 것으로 발달한다.
⑤ 성장속도는 항상 일정하다.

02

24년 기출변형

아래의 아동이 울게 된 상황과 관련된 인지발달의 특성으로 옳은 것은?

> 골수 흡인검사를 앞둔 4세 아동과의 의사소통하는 방법은?

① 부모님과 완전히 분리하여 검사를 설명한다.
② 아동이 어리므로 설명을 하지 않는다.
③ 아동이 좋아하는 장난감을 활용하여 검사를 설명한다.
④ 아동이 편하게 장난하면서 설명한다.
⑤ 의학용어를 사용하여 전문적으로 설명한다.

정답 / 01 ④ 02 ③

⊕ CHAPTER 03 아동의 건강 증진

❶ 예방접종 22 20 17 15 14 13

1. 예방접종 시 주의사항 20

① 접종은 가능하면 오전에 실시하고 오후에는 아동의 상태를 관찰한다.
② 경미한 질환은 접종 가능하다.
　　(접종 금기 사항: 급성 열성 질환, 면역결핍성 질환, 알레르기성 체질자, 결핵, 심장병 등)
③ 접종 당일은 목욕 삼가한다.
④ 접종 후 20~30분간 접종기관에 머물러 아이의 상태를 관찰, 특히 갑작스러운 고열, 경련 등 이상 반응이 나타나면 즉시 진찰을 받도록 한다.
⑤ 귀가 후 적어도 3시간 이상 아동의 상태를 주의 깊게 관찰하고, 2~3일간 관찰한다.
⑥ 발생 가능한 부작용을 미리 설명한다.(DTaP: 발열, 국소적 자극)
⑦ 열이 나는 경우 타이레놀을 적용한다.(아스피린은 라이 증후군과 관련이 있어 금기)

2. 월령별 표준예방접종 일정표(2021년) 24 22 20 17 15 14 13

구분	연령	내용
국가 예방 접종	출생~ 1개월 이내	• B형 간염(HepB) 1차 • BCG(결핵)
	1개월	• B형 간염 2차
	2개월	• DTaP(디프테리아, 파상풍, 백일해) & 폴리오(IPV, 소아마비)1차 • Hib(b형 헤모필루스 인플루엔자, 뇌수막염)1차 • 폐렴구균(PCV)1차

	4개월	• DTaP(디프테리아,파상풍, 백일해) & 폴리오(IPV, 소아마비)2차 • Hib(b형 헤모필루스 인플루엔자, 뇌수막염)2차 • 폐렴구균(PCV)2차
	6개월	• B형간염 3차 • DTaP(디프테리아, 파상풍, 백일해) & 폴리오(IPV, 소아마비, 18개월까지 가능)3차 • Hib(b형 헤모필루스 인플루엔자, 뇌수막염)3차 • 폐렴구균(PCV)3차
	6개월~ 만12세	• 인플루엔자(IIV,불활성화백신) 첫 해 4주간격 2회, 매년 접종 • 국가예방접종 관리지침에 따라 년 2회접종 가능(6개월~만9세)
	12~15개월	• MMR(홍역, 유행성이하선염, 풍진) 1차, 수두 • Hib 4차 • 폐렴구균(PCV) 4차
	12~23개월	• A형간염(HepA, 1~2차(1차 접종 후 6~12개월 후 2차) • 일본뇌염(IJEV, 불활성화 백신)1~2차(1차 접종 후 7~30일 후 2차, 12개월 후 3차) • 일본뇌염(LJEV, 약독화 생백신)1차(1차 접종 후 12개월 후 2차) ※ 참고: 일본뇌염 둘 중 선택
	15~18개월	• DTaP(디프테리아, 파상풍, 백일해) 4차
	24~35개월	• 일본뇌염(IJEV, 불활성화 백신) 3차 • 일본뇌염(LJEV, 약독화 생백신) 2차
	만4~6세	• MMR(홍역, 유행성이하선염, 풍진) 2차 • DTaP 5차 & IPV 4차(혼합백신 가능)
	만6세	• 일본뇌염(IJEV, 불활성화 백신) 4차
	11~12세	• Td/Tdap 6차
	만12세	• 사람유두종바이러스(HPV)1~2차(6개월 간격) • 일본뇌염(IJEV, 불활성화 백신) 5차
기타 예방 접종	2개월	• 로타바이러스 감염증 백신(RV1 또는 RV5) 1차
	4개월	• 로타바이러스 감염증 백신(RV1 또는 RV5) 2차
	6개월	• 로타바이러스 감염증 백신(RV5) 3차

참고

• 홍역 유행 시 생후 6~11개월 MMR접종 가능하나 12개월 이후, 만 4~6세 원래대로 재접종 **19**
• 임산부 B형 간염 항원 양성인 경우 출생 후 12시간 내 백신과 면역글로블린 동시에 접종
• DTap-IPV 혼합백신 접종 가능, 기본 3차는 동일 제조사 백신 접종

참고 **백신 종류별 주사부위**

• 근육주사: 디프테리아/파상풍/백일해(DTap, Td, Tdap), A형간염, B형간염, 사람유두종바이러스(HPV), b형 헤모필루스 인플루엔자(Hib)
  – 12개월 미만(영아): 대퇴부 외측광근(전외측)
  – 1~2세: 대퇴부 외측광근, 삼각근(적당한 근육량의 경우)
  – 소아, 성인: 삼각근 부위
• 피하주사: MMR, 일본뇌염(생백신, 사백신), 수두
  – 12개월 미만(영아): 대퇴부 외측광근(필요한 경우 삼두근 부위에 시행 가능)
  – 12개월 이상: 상완 외측의 삼두근(triceps) 부위

- 근육 또는 피하주사: 폴리오(IPV), 폐렴구균
- 피내주사: BCG
  - 상완의 삼각근 부위

※ 백신 구분
- 생백신: 결핵, MMR, 수두, 폴리오(OPV 경구용)
- 사백신: B형간염, Hib, 폐렴구균, A형간염, 폴리오(IPV 주사용)
- 생백신, 사백신 둘 다: 일본뇌염, 인플루엔자
- 독소 백신: 디프테리아, 파상풍

2 아동의 영양 24 23 20 17 16

1. 영양상태 사정

① 체중, 신장, 체질량 지수, 두위, 상완 둘레, 피부 두께
② 식이력: 24시간 식사 일기, 하루 섭취량 사정
③ 임상검사: 영양 결핍 상태 확인

2. 영양 교육

① 비만·편식 예방교육, 올바른 식습관 교육, 아동의 신체상 확인하여 섭식장애 선별한다.
② 학령기 아동에게는 식품 라벨 읽는 법을 교육한다.

3 아동의 구강 건강 22 18 17

1. 치아상태 사정

- 유치
  ① 4~6개월부터 맹출 (치아 개수 = 월령-6)
  ② 가장 먼저 맹출: 하악 유중절치
  ③ 총 20개 (30개월 정도 모두 맹출)
  ④ 유치에서 영구치로 교환: 6~7세경, 영구치 32개

2. 치아관리 23 22 18 17

① 유치 맹출 전: 젖은 면 수건으로 잇몸 닦아준다. (잇몸 자극 완화를 위해)
② 유치 맹출 후: 물에 적신 부드러운 수건이나 거즈 → 아동용 칫솔 사용, 수유 후와 취침 전에 실시한다.
③ 이가 날 때 거즈로 싼 얼음 조각을 잇몸에 대주거나 차가운 음료나 딱딱한 음식(얼린 베이글, 마른 빵) 제공한다. 23
④ 젖병 충치 예방위해 밤중 수유를 하지 않고 젖병에 주스를 담아주지 않고 대신 물을 준다.
  ※ 젖병충치증후군: 18개월~3세에 앞니에 호발하는 특이한 충치
⑤ 구강 위생, 올바른 칫솔질(학령기 아동 스스로 하도록 함), 치실 사용, 불소치약 사용, 식이조절한다.(사탕, 끈적한 음식 섭취 제한) 22
⑥ 치아에 좋은 음식: 육류, 유제품과 같은 단백질과 인 함유식품(∵ 보호효과), 신선한 과일, 야채(∵ 구 강 자정효과, 타액분비촉진으로 점성 저하)

3. 치과 방문

① 유치 맹출 후 6~12개월 이내 첫 방문(18~29개월)한다.
② 6개월 마다 정기적인 방문한다.
③ 영구치 나온 이후에는 치아관리 철저히 한다.

핵심문제

01

다음 중 DTP를 접종한 15개월 아동의 부모에게 간호사가 한 말로 적절한 것은?

① "DTP 접종은 이제 끝이 났습니다."
② "접종한 부위에 열감이 있으면 당장 병원으로 데리고 오세요"
③ "다음 예방접종은 일본뇌염입니다"
④ "특별히 문제가 없으니 활동에 제한은 없습니다"
⑤ "바로 집으로 가시면 됩니다"

02

22년 기출변형

학령기 아동의 구강관리로 옳은 것은?

① 영구치이기 때문에 특별히 관리할 필요는 없다.
② 칫솔모를 거친 것을 사용한다.
③ 치실을 사용하지 않는다.
④ 1년에 한번씩만 치과를 가도 충분하다.
⑤ 주기적인 불소 도포를 한다.

정답 / 01 ③ 02 ⑤

CHAPTER 04 발달단계별 건강 유지·증진 간호

1 신생아 건강유지·증진 간호

1. 신생아(출생~4주)의 생리적 특징

1) 활력징후 23 22 21 19

(1) 호흡 22 21
① 호흡 시작의 주요인: 체온하강, 제대결찰로 인해 동맥 내 산소분압 감소, 폐포의 확장한다.(계면활성제)
② 정상 호흡수: 40~60회/분, 출생 24시간 후 30~50회로 감소한다.
③ 출생 초기는 호흡의 깊이와 리듬은 불규칙적, 10초간 호흡을 멈추는 현상, 복식호흡을 한다.

(2) 맥박
120~160회/분

(3) 체온
액와 측정한다.(36.5~37℃)(∵ 직장체온은 천공 우려)

(4) 혈압

생후 1일째 65/45mmHg 이후 점차 상승 → 80/45mmHg

2) 신체계측 및 자세

① 머리둘레(33~35cm), 가슴둘레(30~32cm), 체중(2.7~4.0kg, 평균 3.3kg), 신장(48~52cm)
② 굴곡자세

3) Apgar 점수 ㉑ ⑲ ⑰ ⑯ ⑭ ⑫

① 출생 후 1분과 5분에 측정한 점수
② 0~3점: 즉각적인 소생술 필요, 4~6점: 중등도의 곤란, 7~10점: 정상

cf. 정상범위이면 인두와 비강 내 분비물 흡인 ㉑

관찰지표	점수		
	0	1	2
심박동	없음	100회 미만	100회 이상
호흡능력	없음	느린 호흡, 불규칙한 호흡, 얕은 호흡	규칙적 호흡, 큰 소리로 울음
자극에 대한 반응	없음	찌푸린 얼굴	재채기, 기침, 울음
근긴장도	기운이 없거나 축 늘어짐	사지를 신전할 때 약한 저항	활발히 움직임
피부색	청색증, 창백	몸은 분홍색, 사지는 창백	분홍색

4) 신생아의 신체적 사정 ㉒ ㉑ ⑰

(1) 전반적 외모와 성숙도 사정

① 말초순환이 느려 손, 발, 입 주위 일시적 청색증이 발생한다.
② 굴곡자세, 근육긴장감소는 외상, 진정, 조산으로 인한 것이다.
③ 재태연령측정: New Ballard Scale(생후 2주 내 재태 기간 추정, 20~44주 재태 기간 성숙도 평가) ㉒ ㉑ ⑰
  ㉠ 6항목 신체 성숙도: 피부, 솜털, 발바닥선(발금), 가슴(유방), 귀와 눈(이개와 눈꺼풀), 생식기(남, 여)
  ㉡ 6항목 신경학적 검사: 자세, 손목각도, 팔 되돌아오기, 오금(슬와)각도, 스카프 징후, 발뒤꿈치에서 귀 거리
  ㉢ 만삭아: 피부주름, 솜털적음, 완전한 유두·유륜, 두꺼운 연골·단단, 고환 쳐짐, 대음순이 소음순을 덮음

(2) 머리 ⑱ ⑮ ⑭ ⑪

① 신체 전체에 비해 크다.
② 천문
  ㉠ 대천문: 전두골과 양쪽 두정골 사이, 마름모꼴, 생후 12~18개월 닫힌다.
  ㉡ 소천문: 양쪽 두정골과 후두골 사이, 삼각형, 생후 2개월(6~8주) 닫힌다.
③ 두개골 변형(주형): 자연분만 시 두개 봉합이 좁아지거나 겹쳐 발생, 자연 소실된다.

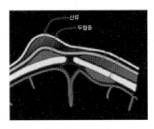

[산류와 두혈종]

④ 두혈종: 두개골과 골막사이에 봉합선을 넘지 않는 혈종, 2~3주 후 흡수된다.

⑤ 산류: 두피와 골막 사이에 넓게 생긴 부종, 봉합선을 넘는 부종, 생후 3일 내 흡수된다.

(3) 몸통과 사지 🗓 🗓

① 원통형, 전후경 = 좌우경

② 유방울혈, 마유(Witch' milk): 남아, 여아 모두, 모체의 호르몬(프로락틴)의 영향 → <u>감염 예</u>
<u>방을 위해 짜지 않아야 함</u>, 2주 내에 자연소실 🗓 🗓

③ 선천성 고관절 탈구확인한다.

④ 복부: 약간 튀어나옴, 제대동맥 2개, 제대정맥 1개

(4) 생식기

① 남아: 요도구멍, 고환이 음낭 안으로 내려왔는지 확인한다.

② 여아: <u>가성월경</u> 발생한다.(에스트로겐, 프로게스테론 감소 영향) 🗓 🗓

(5) 피부 🗓 🗓 🗓 🗓 🗓

① 붉으스름하나 여러 가지 색으로 변화, 손발이 차가울 때는 청색증, 울 때는 암적색이나 자색으로 쉽게 변함, 피하지방의 결여는 조산이나 영양불량을 의미한다.

② 말단청색증: 정상적이며 혈관의 불안정, 모세혈관 정체로 인함 → 지속적일 경우 질환

③ 할리퀸 증상: 신생아가 옆으로 누웠을 때 이마에서 치골까지 중앙선을 경계로 아래 붉은 빛, 위쪽 창백한 상태로 있는 일시적 현상

④ 태지: 피부 표면을 덮는 회백색의 크림치즈와 비슷 🗓, 피지선과 상피세포의 분비물로 구성, 생후 1~2일에 자연 소실, 억지로 제거하지 않는다.

⑤ 비립종(좁쌀종): 코, 턱 주위 좁쌀처럼 하얗고 작은 덩어리, 2~3주내 소실, 모체의 안드로겐 영향이다. 🗓

⑥ 대리석양 피부: 냉기 노출 시 피부에 일시적으로 생기는 반점이다.

⑦ 몽고반점: 엉덩이, 천골 부위에 편평한 짙은 푸른색 착색, 진피 세포가 뭉친 것, 4~13세 소실한다. 🗓

⑧ 솜털: 태아 16주에 나타나 32주에 사라짐. 어깨, 등에 분포, 미숙아가 많다.

⑨ 중독성 홍반: 가슴, 등, 얼굴, 둔부 등 피부의 구진성 발진, 농포, 원인불명, 자연 소실된다.

⑩ 딸기 혈관종: 이완된 모세혈관 때문에 피부 표면에 솟아오름, 1년까지 커지다가 9세경 소실된다.

⑪ 포도주색 반점 (비정상적 소견): 주로 얼굴이나 목 부위 모세혈관 형성 장애, 색이 점점 진해져 중년기에 자주빛으로 변함, 영구적 반점으로 남는다.

⑫ 생리적 황달: 생후 2~4일 피부, 공막이 노랗게 변하는 현상, 1~2주 소실, 간의 미성숙 → 적혈구 생존기간이 짧아 빌리루빈 생성이 많아지나, 간접 빌리루빈을 직접 빌리루빈으로 전환하여 배출하는 기능 미숙 🗓 🗓 🗓

cf. 24시간 이내 나타나는 황달 → 병리적 원인으로 뇌세포에 영향을 줄 수 있으므로 빠른 조치 필요하다.

(6) 신경계 🗓 🗓 🗓 🗓 🗓 🗓 🗓 🗓 🗓 🗓

① 대부분의 신경기능은 미숙하고, 원시반사(본능적 반사)를 보인다.

② 정상반사는 신경계의 정상기능을 나타낸다.

③ 반사가 불완전하거나 나타나지 않으면 신경계 손상을 의심한다.

반사	반응	소실시기
모로 🗓	머리를 갑자기 신전하면 팔을 벌려서 위로 올리고 손을 C 모양을 함. 소실시 뇌손상의 지표, 쇄골골절 의심	2~3개월

반사	반응	소실시기
포유 **23**	뺨을 톡톡치거나 접촉하면 자극방향으로 머리를 돌림	3개월
빨기	물체를 입술에 대거나 입안에 놓으면 빨기를 시도	4~6개월
긴장성경반사	앙와위에서 머리를 한쪽으로 돌리면 머리를 돌린 반대쪽의 사지는 굴곡	4~6개월
바빈스키	발바닥 외측을 발꿈치에서 발가락 쪽으로(외측으로) 긁으면 발가락이 신전	12~16개월

5) 감각계 **20 13**

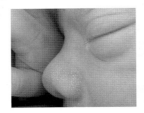 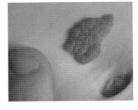 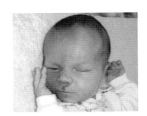

[비립종]　　　　　　　　[딸기혈관종]　　　　　　　　[포도주색 반점]

(1) 눈, 시각 **20 13**

① 좌우 대칭, 20cm 이내 초점, 눈물샘 2~4주까지 기능을 안 한다.

② 비정상: 안검부종, 안구진탕

③ 감각 중 가장 늦게 발달, 어머니와 다른 여성 얼굴 구분하지 못한다.

④ 생리적 사시: 양안시(양쪽 눈이 초점을 맞추는 것)의 부족이 원인, 생후 6개월까지 나타났다가 사라진다.

(2) 귀, 청각 **20**

① 청각은 출생 시 이미 존재하나 중이 내 양수로 인해 일시적 방해를 받는다.

② 소리에 반사 반응이 있는지 확인 → 놀람 반사

③ 어머니와 낯선 사람의 목소리를 구별할 수 있다.

(3) 미각 **20**

맛을 구별하는 능력이 있어 단 것을 좋아하고 쓴 것이나 신 것에는 찡그린 반응을 보인다.

(4) 후각 **20**

일반적으로 잘 발달되어 있지 않으나 모유 냄새에 반응을 나타내며 어머니의 모유 냄새를 구별할 수 있다.

(5) 촉각

① 출생 시 가장 발달 된 감각, 출생 후 10일 통증에 반응한다.

② 입술, 혀, 이마, 손, 발바닥 등 예민하다.

6) 위장계

식도하부괄약근(분문 괄약근)의 미성숙으로 식도 역류와 뱉어내기가 발생한다.

7) 배설

① 태변: 암녹색, 냄새 없음, 생후 8~24시간 후 배출되어 3일간 지속, 태변 배설이 없을 때 직장폐쇄, 항문기형 의심한다.

② 소변: 생후 12시간 이내 배뇨된다.

8) 생리적 체중감소 🔳

① 출생 시 체중의 5~10% 감소. 생후 10일 이내 회복된다.

② 원인: 섭취량 보다 배설량이 많음, 수분공급 및 음식 섭취 제한, 불감성 수분 소실, 모체로부터 받던 호르몬 감소한다.

2. 신생아 간호

1) 기도 확보 및 유지 🔳🔳

① 개방된 기도 유지는 가장 우선시 되는 간호 중재한다.

② 분비물 제거: 양수나 점액의 폐 흡인을 막기 위해 구강용 고무 흡인기(수동식) 이용, 흡인 사이에는 충분한 산소 공급 받도록, 카테터 사용 시 부드럽게 5초 이내로 시행한다.

2) 보온유지 🔳🔳🔳🔳🔳

① 호흡이 이루어진 다음 신생아 생존에 가장 중요한 요소이다.

② 체온 조절 기능 미숙하다.

※ 열손실: 몸에 비해 체표면적이 넓고 피하지방(갈색지방) 부족, 출생 시 양수로 인해 젖은 상태, 열생산 기전의 비전율성

③ 출생 직후 몸을 말리고 따뜻한 담요로 싸고, 보온유지(infant warmer, incubator)한다.

④ 실내 온·습도 유지: 24~26℃, 50~60%로 유지한다.

3) 감염예방 🔳🔳🔳🔳🔳🔳

(1) 눈 간호

임균성 안염, 감염성 결막염 예방 : 0.5% 에리스로마이신 또는 1% 테트라사이클린 점안, 1% 질산은 용액을 점적한다.

(2) 제대간호

① 출생 후 6~10일 경 제대탈락, 제대결찰부위 감염, 출혈 확인한다.

② 70% 알코올 소독 후 건조, 기저귀가 제대에 닿지 않도록 접어 내린다. 🔳

(3) 목욕 🔳🔳

① 활력 징후가 안정된 후, 첫 2~4주 동안 주 2~3회 정도 실시한다.

② 물 온도: 38~40℃, 팔꿈치에서 온도 측정한다.

③ 눈부터 시작(내안각에서 외안각 방향), 머리에서 다리방향, 여아 생식기 앞~뒤 방향, 남아 귀두 주변 닦음, 통목욕은 제대 탈락 이후 실시, 아기를 절대 혼자 두지 않는다.

④ 목욕시간 5~10분 신속하게, 수유 전 실시한다.

⑤ 피부의 산도 유지를 위해 물로 씻김, 알칼리성 비누와 파우더(흡인위험, 산도를 변화시킴)는 사용 하지 않는다.

(4) 기저귀 발진 🔳🔳🔳

① 기저귀를 채우는 부분에서 흔히 볼 수 있는 접촉성 피부염이다.

② 세균과 곰팡이에 의한 감염일 수 있다.

③ 주로 기저귀를 자주 갈아주지 않거나 모유 → 인공유, 고형식 시작시에 발생

④ 예방법: 기저귀를 자주 갈아주어서 소변, 대변과 피부에서 접촉하는 시간을 줄인다. 공기 중에 자주 노출시켜 건조하게 유지, 천기저귀 사용, 물티슈 사용하지 않는다.

4) 수유 🔳🔳🔳🔳

(1) 초유

분만후 2~4일에 소량 분비, 성숙모유보다 단백질 풍부, 진하고 노란색 액체, 면역체와 항감염인자 풍부, 소화가 잘 되며 태변 배설이 용이하다.

(2) 모유 수유의 장점

① 면역물질 함유(Ig A), 알레르기 질환 예방한다.

② 위장관 미생물 성장을 자극하는 락토즈 다량 함유하고 있다.

③ 칼슘과 지방의 체내 흡수를 높이는 불포화 지방산 함유하고 있다.

④ 태변 배설 촉진한다.

⑤ 모아애착증진, 상호작용 촉진, 모성의 심리적 안정에 도움이 된다.

⑥ 자궁수축 자극 → 산모의 회복 증진, 출혈예방한다.

⑦ 위생적, 경제적, 간편하다.

(3) 모유수유 금기 [20]

① 만성질환: 심한 당뇨, 신장염, 심한 빈혈, 영양장애

② 감염질환: 급성 간염, 결핵, 산욕기 염증, 패혈증

③ 정신질환이나 약물중독자

④ 약물복용: 항암제, 유즙 분비 억제제, 항생제(테트라싸이클린, 클로람페니콜), 항응고제, 항히스타민제, 자궁수축제 등

⑤ 아기측: 심한 허약아, 모유 수유에 대한 알레르기가 있는 경우, 구개 파열, 토순, 구내염(아구창), 갈락토오스혈증

(4) 모유수유 방법 [12]

① 분만 직후부터 수유를 준비하고 시작한다.

② 1일 8~12회, 15분 이상 충분히, 정해진 규칙보다는 아기가 원할 때마다 수유한다.

③ 기저귀를 확인하고 편안한 자세로 안은 채 유방을 마사지 한 후 젖을 물린다. 유두가 아기의 입천장을 향하게 하고 유두만이 아니라 <u>유륜까지 다 물린다.</u> 수유 후 신생아의 <u>머리를 높이고 오른쪽으로 눕힌다.</u>

④ 수유 중간과 수유 후에 트림을 시켜 위 속의 공기를 배출시킨다.

⑤ 남은 젖은 짜내어 다음에 유즙이 충분히 분비되도록 한다.

⑥ 수유 후 물로 씻은 후 유두를 공기 중에 노출시켜 건조시킨다.

(5) 인공(젖병)수유에 대한 부모교육 [19]

① 영아를 안는 자세 혹은 상체를 상승 시킨 자세로 수유한다.

② 수유 촉진을 위해 아기의 뺨과 턱을 지지한다.

③ 1회 수유시간: 15~20분, 충분히 기다려 줌, 데울 목적으로 전자레인지 대신 중탕한다.

④ 수유 후 반드시 트림 → 30분~1시간 우측위 (해부학적 구조상 삼킨 공기는 위로 올라가고 음식물은 내려가게 함)

⑤ 수유 중에 청색증을 보이면 흡인위험 → 머리를 몸통보다 낮춰서 등두드리기

⑥ 생우유는 생후 12개월까지 피한다.

5) 신생아 선천성대사이상 확인 [15]

(1) 원인

효소를 만드는 유전자의 이상으로 발생한다.

(2) 종류

총 43종, 아미노산 대사이상(23종), 유기산 대사이상(9종), 지방산 대사이상(11종)

(3) 증상

수유 후 2~3일 후 구토, 경련, 처짐, 혼수, 저발육, 반사 반응 저하

(4) 검사 방법

① 선별 검사 시행(조기 진단) → 정상아 생후 2~7일 이전에 시행 (가능하면 생후 48~72시간 내)
② 발뒤꿈치에서 채혈하여 여과지의 둥글게 표시된 채혈 부위에 혈액을 빨아올려서 묻힌 후 건조시킨 다음 비닐 봉투에 넣어 검사실로 보낸다.

(5) 기본 6종

페닐케톤뇨증, 선천성 갑상선 기능저하증, 갈락토스혈증, 호모시스틴뇨증, 단풍당뇨증, 부신기능항진증

① 페닐케톤뇨증
  ㉠ 단백질 속에 함유되어 있는 페닐 알라닌을 분해하는 효소가 결핍되어 경련 및 발달장애를 일으키는 상염색체 유전 대사 질환
  ㉡ 증상: 성장지연, 구토, 불안정, 행동증가, 소변과 땀에서 곰팡이 냄새, 4~20mg 이상(정상 2mg)
  ㉢ 진단 검사: 소변 내 페닐케톤의 축적과 대사산물 확인한다.
  ㉣ 중재: 저페닐알라닌 특수 분유를 사용한다.
② 갈락토스혈증
  ㉠ 갈락토스를 글루코스로 전환시키는 효소의 결핍으로 인해 발생한다.
  ㉡ 증상: 지능발육부진, 구토, 설사, 간경변, 질병 초기 패혈증으로 진단되기 쉽다.
  ㉢ 중재: 유당이 함유되지 않은 특수 분유

❷ 영아(0~1세) 건강유지·증진 간호

1. 신체 발달 🔳 🔳

① 체중: 출생체중 2배(생후 3~6개월), 3배(생후 1년)
② 신장: 출생 신장의 1.5배(생후 1년)
③ 두위: 출생 시 두위 > 흉위, 생후 1년 두위 = 흉위, 2년 이후 두위 < 흉위 🔳
④ 호흡기계: 기도가 좁고 협착되어 감염이 잘 됨, 유스타키오관이 짧고 곧아 중이염의 위험이 크다. 🔳

2. 운동발달 🔳 🔳 🔳 🔳 🔳 🔳 🔳 🔳

※ 머리 가누기 → 뒤집기 → 앉기 → 기기 → 서기 → 걷기

개월	운동발달
1	머리를 좌우로 움직임, 짧게 간신히 들어올림
3~4	머리를 가눔, 손바닥으로 물건을 쥠
4~5	몸을 뒤집기(복위→앙와위)
6	앙와위 → 복위로 뒤집기, 엎드린 상태에서 양팔로 몸무게 지탱
6~7	도움 받아 앉음, 배밀이
8	도움 없이 앉음, 집게잡기 가능, 박수, 손인사, 기기시작
9	사지기기

10	혼자일어나 가구 주위를 잡고 돌아다님
12	다른 사람 손을 잡고 걷기, 혼자 걷기 가능, 숟가락과 컵을 이용함

3. 언어발달 🔢 🔟

① 1개월 : 울음으로 표현한다.

② 2~3개월 : 옹알이 시작, 사회적 미소를 보인다.

③ 4~6개월 : '마', '다', '아' 등 의미 없는 소리 내기 시작, 엄마목소리를 알 수 있다.

④ 8~9개월 : 간단한 명령을 따른다, 음절을 합쳐 말하지만 뜻은 모른다.

⑤ 12개월 : '엄마', '아빠', '바이바이' 등 몇 개 단어 사용한다.

4. Erikson의 심리사회적 발달 🔢🔢🔢🔢🔢🔢🔢🔢🔢🔢🔟

① 신뢰감 vs 불신감, 일관성 있는 사랑이 담긴 양육자의 돌봄이 신뢰감을 형성한다.

② 낯가림: 양육자와 낯선 사람을 구분, 6개월에 시작하여 8개월 극치, 9~10개월까지 심함, 낯선 사람을 충분히 관찰할 수 있도록 시간을 준다. 🔢🔢🔢🔢

③ 분리불안: 주된 애착의 대상자와의 분리에 대한 불안(6~30개월), 부모가 없을 때 대체용품 제공, 낯선 사람과 부모와의 대화 시 영아와 안전한 거리 유지, 퇴행행동 나타난다. 🔢🔢🔢🔢

④ 월령별 특징 🔢🔢

ㄱ 1~2개월: 다양한 자극에 반응(빠는 욕구 충족 시 만족감, 구강기)한다.

ㄴ 2~4개월: 주 양육자(엄마)와 타인 구분, 친숙한 얼굴에 미소를 보인다. 🔢

ㄷ 4~6개월: 주로 돌보는 사람 더 선호, 흉내 내기 시작, 빠는 욕구 감소된다.

ㄹ 6~8개월: 분리불안, 까꿍 놀이 🔢🔢

ㅁ 8~10개월: 애착과정 완성된다.

5. 인지 발달: 감각운동기 🔢🔢🔢

① 1~4개월: 목적이 없는 단순한 행동을 한다.

② 4~8개월: 목적 있는 행동, 대상영속성 개념의 발달시작(이차도식협응기), 까꿍 놀이 🔢

③ 8~12개월: 간단한 문제 해결, 목표 지향적이다.

6. 영양

(1) 출생~6개월 🔢

위장관 미숙으로 뱉어내기와 역류가 흔함, 4~6개월간의 철분을 비축하고 출생한다.

(2) 6~12개월: 이유식과 고형식이 🔢🔢🔢🔢🔢🔢🔢🔢🔢

① 이유식 시작: 4~6개월, 12개월까지

ㄱ 이유식: 조제유나 모유만으로 충분한 영양분을 섭취할 수 없으므로 고형식이(밥)로 전환하는 연습한다.

ㄴ 목적: 식이성 빈혈예방, 운동기능의 장애 방지, 의존심 방지, 골격과 근육발달을 촉진한다.

② 4~6개월 쌀미음부터 시작: 쌀→야채→과일→고기, 생선, 달걀노른자의 순서로 제공한다. 🔢

③ 한 번에 한 가지씩 새로운 음식을 추가하여 2~3일간 먹인다.

④ 새로운 음식을 주기 전에는 4~7일간 간격, 모유나 조제유 주기 전에 이유식 먼저 제공한다.

⑤ 12개월 전 금지: 소금, 설탕, 꿀, 가공식품, 달걀흰자 🔢, 조개류, 등 푸른 생선, 생우유, 흡인 위험 있는 음식

⑥ 흡인위험이 있는 포도알, 마시멜로, 땅콩, 씨앗, 단단한 사탕, 팝콘, 견과류 등을 주지 않도록 한다.

7. 안전 사고 24 23 22 19 17 14 13 12

① 자동차 안전: 유아용 카시트는 차 뒷자석에 설치, 2세까지 후방카시트 23
② 화상: 목욕물 확인, 외출 시 자외선 차단제(6개월 이상)나 모자, 화장실 문 열어두지 않는다.
③ 낙상(영아 사고 사망의 주요원인 1위): 뒤집기, 기어 다니기 시작하므로 주의, 높은 곳에 아기를 혼자 두지 않는다.
④ 질식예방
　㉠ 원인: 젤리, 슬라이스 핫도그, 딱딱한 사탕, 땅콩, 포도, 건포도, 껌, 끈 달린 인공 젖꼭지, 비닐봉지, 블라인드나 커튼 줄 주의한다.
　㉡ 수유 시 아기의 입에 우유병을 괸 채로 침대에 눕혀놓지 않도록 교육한다.
　㉢ 흡인, 질식으로 인한 청색증, 호흡곤란 증상을 보일 때 → 등두드리기와 흉부 압박

8. 휴식과 수면 18 16

14~18시간 수면, 대부분 REM 수면, 3~4개월부터 밤중 수유 중단 훈련한다.

3 유아(1~3세) 건강유지·증진 간호

1. 신장과 체중

신체성장 속도가 느려짐, 2~3세에 출생 시 체중의 4배, 연간 7.5cm 증가

2. 두위와 흉위 24 15

2세에 성인 크기의 90%, 2세 이후 두위 < 흉위

3. 외모와 골격계

배 볼록, 몸통이 길고 다리가 짧고 약간 휘어 보임, 지방조직은 근육으로 대체된다.

4. 신체기관의 성숙 24 14

① 뇌: 2세 말경 뇌의 75~80% 완성된다.
② 비뇨기계: 요도 조임근 조절능력과 방광 용적의 증가로 배변훈련 가능하다.
③ 림프조직: 유아기 때부터 점차 커져 10~11세가 되면 최대 크기이다.
④ 호흡기계: 기도가 좁고 협착, 유스타키오관이 짧고 곧아 중이염이 발생하기 쉽다. 14

5. 운동발달 23 15 11

① 거의 모든 일상을 혼자 시행하려고 한다.
② 운동발달이 판단력이나 인지 발달 보다 앞서 있다.
　㉠ 15개월: 혼자 걸을 수 있음, 블록 2개 쌓는다.
　㉡ 18개월: 뛸 수 있으나 넘어짐, 양손으로 컵을 잡고 마심, 옷을 혼자 벗음, 블록 3~4개 쌓는다.
　㉢ 2세: 한발씩 계단 오르기 가능, 숟가락으로 혼자 먹음, 옷을 혼자 입음(앞, 뒤 구분 못함), 블록 6개 쌓는다.
　㉣ 3세: 세발 자전거, 두 발을 교대로 계단을 오름, 블록 8~10개 쌓는다.

6. 인지발달 18 12

① 끝없는 에너지, 호기심으로 인지력이 폭발적으로 성장한다.
② 감각운동기

㉠ 12~18개월: 시행착오를 통해서 학습한다.

　　　㉡ 19~24개월: 대상영속성, 가사모방, 지연모방(어떤 행동을 목격한 후 그 자리에서 따라하는 것이 아니라 일정 시간이 경과한 후 재현)한다.

　③ 전조작기: 전개념기(2~4세)로 상징적 사고, 가장 놀이, 자기중심, 물활론, 비가역성, 마술적 사고가 나타난다.

7. 언어발달 🔢

　① 18개월: 10개 단어, 2세: 300개 단어(2~3개 문장), 3세: 900개 단어 사용(3~4개 문장)한다.

　② 2세부터 어휘력 발달. '나', '내 것' 주로 사용한다.

　③ 표현언어보다 수용언어가 많음, 유아가 말을 잘 못하더라도 자주 말을 걸어주어 언어를 사용하도록 유도, 칭찬한다.

8. 심리사회적 발달 🔢🔢🔢🔢🔢🔢🔢

1) Erikson의 자율성 대 수치심
　자신의 의지와 방식을 고집, 갈등 유발한다.

2) 대응기전 🔢🔢🔢🔢🔢🔢🔢🔢

(1) 분노발작
　① 독립심 형성되나 언어와 사고능력의 제한으로 자신의 감정을 표현할 수 없어 발생한다.

　② 소리를 지르기, 물건을 던지기, 자기 몸을 물어뜯고 머리를 흔들며 분노 표출한다.

　③ 18개월~3세 때 가장 흔하다.

　④ 아동이 독립적으로 하려던 시도가 좌절됐을 때, 피곤할 때 긴장감의 정서적 표출한다.

　⑤ 진정될 때까지 부모는 아무런 반응을 보이지 않고 무관심으로 대한다. 일관적 태도를 가지고 자리를 떠나지 않는다.

(2) 거부증 🔢🔢🔢🔢🔢🔢🔢🔢
　① 독립성의 표현. '아니', 소리 지르기, 차기, 때리기, 물기, 호흡 참기, 자율성의 정상적인 반응이다.

　② 18개월~3세

　③ 자율성이 발달하는 과정이므로 아동이 선택할 수 있는 질문을 한다.

(3) 퇴행 🔢
　① 전 발달단계의 행동양상으로 되돌아간다.

　② 불편감, 스트레스(예 질병, 입원, 분리, 동생의 존재)에 대한 대응한다.

　③ 일시적인 현상이므로 걱정하지 않도록 함, 퇴행 이전의 행동으로 돌아가길 강요하면 스트레스는 가중된다.

(4) 분리불안
　① 아동의 독립적 욕구가 강해져 엄마와 떨어져 있고 싶어 하지만, 엄마도 자신과 떨어져 있고 싶어 할까봐 겁낸다.

　② 솔직한 설명, 일시적인 대체물 효과적, 퇴행이 나타나기도 한다.

(5) 의식화 🔢🔢🔢🔢
　친숙한 물건을 갖고, 행동함으로 자신감과 통제감을 느낀다. 같은 컵이나 의자 사용, 자기 전 같은 동화책 읽기를 한다.

9. 심리·성적 발달

① 프로이드: 항문기, 배변훈련이 아동의 성격에 영향을 준다.
② 2세 반~3세: 남녀의 성기차이 인식한다.
③ 3세: 성역할 이해, 동성부모의 행동을 모방한다.
④ 자신이나 타인의 몸을 탐색한다.
⑤ 항문기의 고착현상: 결벽증, 무엇이든지 보유하거나 아끼려는 인색한 성격이 된다.

10. 대소변가리기 훈련 23 22 19 17 14 11

① 신체적, 정서적 준비가 되어야 시작이다.
② 대변(12~18개월)을 먼저 가리고 소변(18~24개월)을 가린다. 밤소변 보다 낮소변을 먼저 가린다.
③ 성공할 때마다 충분히 칭찬해준다. 스트레스시 퇴행이 나타난다.
④ 유아용 변기 사용, 10~15분이면 충분하다.

11. 영양 15

① 생리적 식욕부진: 소량씩 음식 제공, 식사시간 즐겁게, 밥 대신 간식, 우유, 주스로 배 채우지 않게 한다.
② 매일 2컵 우유 섭취(500cc/1day)
→ 우유를 1일 1L 이상 섭취할 경우 '우유빈혈'이 초래(∵ 우유의 유당이 철분흡수를 방해)

12. 치아관리 18 17 15 11

유치는 30~36개월까지 20개가 모두 난다. 불소함유 치약 사용, 물로 잘 뱉도록 한다. 부모가 치실 사용, 유치가 모두 나면 치과 방문한다.

13. 훈육 17 13 11

① 부모의 일관된 자세 중요, 긍정적 언어 사용한다.
② 잘못된 행동 직후, 잘못된 행동에 초점 맞추어 훈육을 시행한다.
③ 규칙을 미리 알려주고 타임아웃 시행한다.
※ 타임아웃: 정해 놓은 일정한 장소에 두어 조용히 자신의 행동에 대해 반성을 할 일정한 시간을 갖게 하는 방법, 잘못하고 있는 아동에게 관심을 주지 않는다. 17

14. 놀이 23 22 16 14 11

평행놀이(또래 근처에서 놀지만 같이 놀지 않음), 모방놀이, 자기중심적 놀이, 장난감: 밀고 당기는 장난감, 진흙, 모래, 비누거품, 큰 공, 모래놀이와 물놀이, 자동차, 트럭, 동물 인형 23 22 14 11

15. 안전 22 20 15 13

① 자동차 안전: 차 안에 혼자 두지 않기, 주차장이나 차 주변에서 조심한다.
② 화재와 화상예방: 연기 흡입 시 빠른 후두 부종으로 위험(기관 삽관 필요)하다.
③ 물놀이: 화장실 문을 항상 닫기, 혼자 두어서는 안 된다.
④ 독극물 사고예방: 독성 물질 보관했던 용기 재활용하지 않고 폐기, 약, 화장품, 가정용 화학제품 뚜껑 닫고 안전한 곳에 보관, 사고가 발생했을 때는 무엇을 먹었는지 확인하는 것이 중요(용기를 가져오도록 함)하다.
⑤ 낙상 예방: 창문은 안전 장치, 침대는 보호용 울타리

4 학령전기 아동(3~6세) 건강유지·증진 간호

1. 신체적 성장발달 [13] [11]

① 느리지만 꾸준히 성장, 척추가 곧아져 안정적 자세, 다리가 길어지고 허리와 배가 날씬해진다.
② 비뇨기계 성숙: 방광조절(3~4세), 배변 시 스스로 옷을 벗고 입음(4세), 5세경 성숙된다.
③ 청각거의 완성, 시각 원시경향이 있다.

2. 운동발달 [10]

① 눈-손 협응력 발달, 근력증가, 손 조작이 보다 정확해진다.
② 4세 난간 잡지 않고 계단 오름, 공을 잡을 수 있음, 5세 민첩하게 달림, 줄넘기 가능하다.

3. 인지발달 [21] [15] [13] [10]

① 전개념적 단계(2~4세)(유아기부터 지속), 직관적 사고 단계(4~7세)이다.
② 물활론적 사고, 상징놀이를 한다.
③ 변환적 추론으로 현실을 왜곡한다.
④ 장의존성: 대상을 전체로 받아들여 상황을 분리해서 생각하거나 하위 부분을 인식하지 못한다.
⑤ 중심화: 자신과 다른 위치에 있는 사람들이 보는 사물의 모습을 이해하지 못한다.
⑥ 비가역성: 퍼즐을 해체할 수 있지만 다시 맞추지 못한다.
⑦ 퇴행: 스트레스에 대한 반응으로 손가락 빨기, 소변을 가리지 못하는 경우 등이다. [18] [10]

4. 언어발달 [24]

① 언어능력 극적 발달, 호기심에 의한 질문 증가한다.
② 말더듬이 생길 수 있다.
   ※ 말더듬: 흥분했을 때, 길고 복잡한 문장을 만들 때, 특정 단어를 생각해 낼 때 중재 → 말을 지적하거나 교정하지 말고 무시, 아동의 말을 주의 깊게 들어준다. 말할 때까지 충분히 기다려준다. [21] [16]

5. 심리사회적 발달 [16] [15] [13] [10]

① Erikson의 솔선감 vs 죄책감
② 자기 스스로 새로운 것을 시도하려고 함. "내가 할게." 솔선감의 표현이다.
③ 역할 모델을 모방(동성부모 경쟁), 상상력이 풍부하여 현실과 상상을 혼동한다.
④ 놀이, 작업, 삶에 최대한 참여하여 솔선감을 얻는다. 자신의 능력과 탐구의 한계를 넘어서면 죄책감을 느낀다.

6. 심리·성적 발달 [14] [10]

① 프로이드: 남근기
② 성정체성 형성, 사실에 근거한 정확한 성지식 교육, 지나치게 많은 정보는 혼란 초래되기도 한다. [14]
③ 오이디푸스 콤플렉스(남아), 엘렉트라 콤플렉스(여아)가 생긴다.
   동성의 부모와의 동일시를 통해 자신의 성 정체성과 역할을 습득한다.

7. 영적·도덕성 발달 [16] [15] [11]

① 통증에 대해 불안이 크고, 질병, 사고, 입원을 죄에 대한 벌로 생각한다. [16] [15]
② 자신의 욕구를 만족시키는 것으로 도덕적 가치를 삼는다.

③ '눈에는 눈, 이에는 이', 규칙의 이유를 이해 못 한다.

④ 행동의 결과가 좋으면 옳은 행동이라고 생각한다.

8. 놀이 🔟

① 연합놀이: 엄격한 조직이나 규칙 없이 비슷한 놀이, 공동의 목표가 없다.

② 성인을 흉내 내는 모방놀이: 소꿉놀이, 인형의 집, 역할놀이를 한다.

③ 상상놀이: 상상 속의 친구가 있다.

9. 영양 🔟

느린 성장 단계, 적절한 영양 공급, 스스로 식사 가능, 식습관 형성된다.

10. 치아 관리 🔟

6개월마다 치과검진, 양치질과 치실 사용을 부모가 확인한다.

11. 휴식과 수면 🔟 🔟

① 하루 10~12시간 수면이 필요하다.

② 상상력이 풍부하고 미성숙하여 수면문제가 많이 나타난다.

ㄱ 악몽: 자다가 놀라서 깬다. 부모가 안아주고 위로해 준다.

ㄴ 야경증: 잠이 깨지 않은 상태에서 소리 지르고 우는 것. 다시 잠들도록 해준다.

ㄷ 중재: 일정한 취침시간은 안정감과 건강한 수면습관을 기르게 해준다. 밤에 미등, 안아주고 위로하여 다시 잠들도록 해준다.

12. 안전 🔟 🔟 🔟 🔟

① 활동적이고 호기심이 많은 시기. 만화 속 주인공처럼 위험한 행동 모방한다.

② 안전교육을 노래, 인형극, 역할극으로 활용하면 효과적이다.

③ 성적 안전 교육: "아니오."라고 말하고, 도망가고, 어른에게 말하도록 가르친다.

④ 중독사고 예방: 독극물 보관 용기는 즉시 폐기, 일산화탄소 중독 시 고압산소요법을 적용한다. 🔟 🔟

13. 훈육

① 자제심 함양: 행동의 한계 설정이 필요하며 일관성 있게 적용한다.

② 처벌: 미리 알려주고 잘못하면 즉시 훈육한다.

③ 타임아웃, 격려행동, 제한된 선택제공, 주의전환 등이 효과적이다.

④ 바람직한 행동: 일관적이고 긍정적으로 강화하는 방법은 매우 효과적이다.

⑤ 아이와 즐거운 시간을 보내면 아동의 자존감이 높아지고 좋은 행동도 강화된다.

5 학령기 아동(6~12세) 건강유지·증진 간호

1. 신체적 성장과 발달 🔟 🔟 🔟

① 성장이 일정하고 안정적, 근육의 비율은 증가, 체지방률 감소한다.

② 급성장 시기: 여아 10~12살, 남아 12~14살

③ 성장통 호소 **24 21 20**
  ㉠ 근육통, 관절통이 주로 저녁에 발생, 수일~수개월간 증상이 없다가 재발하며 양측성, 신체 활동과 관련
  ㉡ 중재: 자연 소실(휴식으로 사라질 수 있음), 마사지, 온찜질, 스트레칭, 정서적 지지, 통증이 심한 경우 진통제 사용한다.
④ 폐와 폐포의 발달이 완성되어 호흡기계 감염이 줄어든다. 중이염 빈도 감소된다.
⑤ 20개의 유치가 모두 빠지고 32개의 영구치 중 28개가 학령기에 나온다.
⑥ 7세: 시력, 안근조절, 색깔 구별의 완성, 신발끈, 단추, 지퍼 조작이 가능하다.
⑦ 10세: 림프조직의 급성장, IgA와 IgG가 성인수준에 도달, 뇌 크기의 성장 완성된다.

2. 심리사회적 발달 **21 16 13 11 10**

① Erikson의 근면성 vs 열등감, 적절한 과제를 제공하고 성공적으로 달성하면 근면성 발달된다.
② 모든 목적 있는 활동으로 자신감과 자존감 발달된다.
  ※ 부모 중재: 긍정적인 자아개념 발달을 위해 성취한 것을 인정해줌, 실수도 수용하고 책임을 격려한다.
③ 친구와 학교생활 중심, 또래와 일치에 대한 욕구 증가, 사회적 민감성 증가, 학교 공포증이 발생하기도 한다. **19 15 10**
  ㉠ 등교 거부 **23**: 학교생활의 극심한 정서적 스트레스로 잦은 결석, 학습 부진, 자퇴 등 발생한다.
    → 중재: 증상이 단순하면 자녀를 신속히 학교로 보내고, 증상이 심각하다면 일정기간 동안 수업에 부분적으로 참여하거나 등교 방법에 변화를 주면서 관찰, 등교에 대한 긍정적인 강화가 필요, 친구와의 접촉 격려, 교사의 협조 필요, 학교에 대한 긍정적 측면 부각이 도움된다.
  ㉡ 학교 공포증 **23**: 정신적 혹은 신체적 증상(복통, 두통, 오심, 구토) 호소, 신체증상이 학교가 아닌 곳에서는 나타나지 않는다. 학교생활에 대한 정확한 사정이 필요하다.

3. 심리·성적 발달 **11**

① 프로이드: 잠복기
② 성적 욕구가 억압되는 시기, 이성보다 동성끼리 잘 어울린다.
③ 성에 대한 아동의 질문에 솔직하고 사실적으로 대답한다.

4. 인지발달: 구체적 조작기(7~11세) **21 20 18 16 15**

① 탈중심화: 자신과 타인의 관점 차이 인식한다.
② 가설을 세워 문제 해결을 효율적으로 해낸다. 귀납적사고(초기), 연역적사고(후기)
③ 가역성: 사건의 과정을 정신적으로 거꾸로 되짚을 수 있다. 시간과 달력을 이해한다.

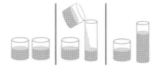

[보존개념]

④ 보존개념: 순서, 형태, 모양이 바뀌어도 사물의 특성은 변하지 않음을 이해한다. **20 예** 모양의 변화가 양의 변화가 아님을 이해
⑤ 분류와 논리: 사물의 특성에 따라 분류, 논리적 순서에 따라 배열, 유사점과 차이점을 구분, 유목개념(수집), 서열화를 한다. **16**
⑥ 죽음의 개념 이해: 보편적이고 피할 수 없는 것임을 인식한다. **21**
⑦ 직관적 사고에서 논리적 사고로 전환, 문제해결 능력, 사고의 유연성, 과학적 사고가 발달한다.

5. 영적·도덕성 발달 **21 17 14 13**

① 규칙 준수, 단체나 또래의 옳고 그름에 대한 기준이 개인 기준보다 중요하다.
② 인습 수준 3단계(7~10세): 착한 아이가 되고 싶어 하며 규칙을 따른다.

③ 인습 수준 4단계(10~12세): 권위를 존중하고 규칙을 준수하며 사회적 질서를 유지하려고 한다.

④ 권위 있는 사람과의 접촉을 통해 도덕적 행동을 형성(교사, 부모의 영향), 종교에 흥미를 가진다.

6. 놀이 🔟

① 협동놀이, 활동적 놀이를 한다.

② 축구나 야구 등의 팀 스포츠는 팀워크를 발달, 리더십과 리더를 따르는 태도 향상된다.

③ 균형감, 협응력 및 운동기술 증가: 줄넘기, 두발자전거 타기, 스케이트 등을 즐긴다.

④ 수집, 수수께끼, 복잡한 퍼즐, 보드게임, 신체적 게임, 모형 만들기, 악기 연주, 마술, 카드 모으기 등에 관심이 높아진다.

7. 영양 🔟

식욕이 증가, 학령기 후기가 되면 에너지 요구량도 증가, 편식, 비만 예방 교육한다.

8. 치아 관리 🔟 🔟 🔟

영구치 맹출 시작, 치아관리중요(치실, 불소 함유 치약 사용, 충치 유발 음식 제한, 올바른 칫솔질), 6개월 마다 정기적 치과방문 권장한다.

6 청소년(12~18세) 건강유지·증진 간호

1. 신장과 체중 🔟 🔟 🔟 🔟

① 신장과 외모의 급격한 성장과 변화된다.

② 여학생 10세 전후, 남학생 12세 전후 급속한 신체 성장한다.
   → PHV(신장 최대 성장속도): 여학생이 남학생 보다 2년 빠르다.

2. 2차 성징 🔟 🔟 🔟 🔟 🔟 🔟

(1) 남성의 성적성숙(Tanner 5단계) 🔟

① 11~16세, 테스토스테론 분비로 인한 고환의 성장(가장 먼저 나타나는 변화) → 음경·고환·음낭이 커짐 → 음모 발달 → 목소리 변함(∵ 후두의 급성장), 땀샘 발달 → 여드름, 수염이 돋기 시작, 사정이 가능

② 체중급증시기와 키 성장 급증시기가 일치한다.

(2) 여성의 성적성숙

① 9~15세, 난소 기능의 첫 신호인 유방 봉우리(가장 먼저 나타나는 변화) → 음모가 나기 시작 → 초경 시작 → 액모, 땀샘 발달, 유두 돌출 → 임신 가능

② 신장 성장 급증시기가 체중 급증시기보다 6~9개월 빠르다.

③ 골반의 횡직경이 커진다. 질 분비물의 변화된다.

3. 심리성적 발달

프로이드의 생식기, 성호르몬 분비, 성정체성의 발달, 성교육 실시한다.

4. 인지발달: 형식적 조작기

① 구체적 사고에서 추상적 사고로 발달된다.

② 귀납적·연역적 추리가 가능하다.

5. 심리사회적 발달 🔢

① 정체성 형성 vs 역할 혼란, 성과 직업 정체성, 가족과의 분리 또는 독립 등이 주요 발달 과제이다.
② 자기중심적 사고, 상상적 관중, 개인적 우화, 신체상 왜곡이 나타난다.
③ 반항, 이상주의, 기분이 자주 변화된다.
④ 또래 집단과 동일시한다.
⑤ 시기별 특징

분류	특징
청소년 초기 (11~14세)	• 동성친구를 사귀는 경향 • 자기중심적, 부모에게 반항 • 나쁜 일들은 자신에게 일어나지 않을 것이라고 믿음
청소년 중기 (15~17세)	• 이성에 대한 관심이 커짐 • 직업정체성 형성 • 부모-자녀 갈등의 고조기
청소년 후기 (18~21세)	• 독립을 위한 준비 • 사회적 관계가 성숙해짐. 타인에 대한 배려심과 친밀감 증가 • 자기만의 정체성이 발달

6. 도덕성과 영적 발달 🔢

① 공리주의 단계(5단계): 최대다수의 최대이익을 중요시, 실용, 계약, 다수 의견 존중, 옳고 그름에 대한 도덕성이 발달된다.
② 보편적 도덕원리(6단계): 사회적인 요구와 합리적인 이유로 법을 바꾸는 것이 가능하다.

7. 치아

사랑니가 나오거나 매복, 치주염, 부정교합(청소년기에 50% 발생), 치아외상이 발생하기도 한다.

8. 안전

① 불완전한 신체조정 능력, 충동성, 동년배 압력 등이 복합적으로 작용하여 부상이 발생한다.
② 자살: 15~19세 청소년의 주 사망 원인이다.
③ 폭력: 가까운 사람의 폭력과 대중매체 폭력물 노출로 학습된다.
④ 약물남용(알코올, 흡연) 🔢
　㉠ 원인: 호기심, 대처능력 부족, 스트레스 등 정서적 문제, 또래와의 유대감의 표현이다.
　㉡ 간호: 급성기(독성 및 금단 증상 치료), 장기간(재활치료), 가족 치료를 적용한다.
　㉢ 보건교육: 또래집단 간 상호작용을 통한 교육, 구체적 제시(흡연의 단점, 금연교육)한다.

9. 영양관련 건강문제: 신경성 식욕부진 🔢 🔢

정의: 의도적으로 먹기를 거부하고 체중이 늘어나는 것에 대한 공포를 느끼며 체형에 대한 왜곡된 인식과 신체상의 혼란을 가지는 섭식장애가 나타난다.

(1) 증상

체중감소, 무월경, 서맥, 저혈압, 영양부족으로 인한 피부건조, 손톱이 갈라짐, 빈혈, 영양섭취를 극단적으로 제한, 폭식을 하고 토하기도 한다. 무력감, 우울, 신체상의 왜곡, 부모와의 갈등이 발생한다.

(2) 치료 및 간호
① 영양공급(IV), 활력징후, 체중, I/O check, 탈수 증상 확인한다.
② 자존감과 자기 가치감을 증진하는 간호로 접근한다.
③ 행동수정, 가족 치료를 한다.
④ 약물요법: 필요시 항우울제, 호르몬제 적용한다.
※ 폭식증: 단기간 내에 폭식 후 즉시 구토를 유발해 버리는 섭식장애, 평균 체중이거나 평균보다 많은 체중, 충동적 성향을 보인다.

핵심문제

01
24년 기출변형

다음 중 신생아의 체온조절에 대한 설명 중 대류기전과 관련된 간호중재는?

① 모자를 씌운다.
② 출생 직후 몸의 물기를 닦아준다.
③ 담요를 덮어준다.
④ 침대를 따뜻하게 데워 둔다.
⑤ 실내온도를 조절한다.

02

영아기의 일반적인 운동발달 특성으로 옳은 것은?

① 3개월에 엎드려 놀 수 있다.
② 5개월에 집게 잡기를 할 수 있다.
③ 8개월에 배밀이를 할 수 있다.
④ 9개월에 도움을 받아 앉는다.
⑤ 10개월에 혼자 잘 걸을 수 있다.

정답 / 01 ⑤ 02 ③

CHAPTER 05 아동의 건강회복

1 입원아동 간호의 기본원리

1. 위관영양 22 19 15
① 4개월 이전의 영아는 구위관 삽입 → 호흡유지, 자극감소
② 튜브 길이: 코~귀~검상돌기~배꼽 중간 19
③ 튜브 위치 확인: 공기 주입, 위내용물 흡인(황갈색, 녹색), 삽입 후 방사선 사진으로 위치 확인한다.
④ 위내용물을 흡인하여 마지막 영양주입의 잔류량을 확인 후 시행 → 잔류량은 다시 주입
⑤ 호흡부전, 청색증, 복부팽만, 구토가 발생하면 의사에게 알리고 영양을 중지한다.
⑥ 영아에게 노리개 젖꼭지를 물려준다.(sucking reflex 유지)
⑦ 영양액 주입 전 증류수로 관을 통과, 영양액 주입 후 두부를 30° 올리고 우측위 22

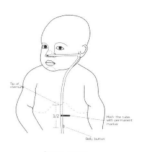

[위관삽입]

2. 신체보호대(억제대) 적용 [17]

① 부모도 억제를 결정하는데 동참하도록 하고 충분한 설명한다.
② 억제 부위의 순환, 피부, 신경계 문제가 발생되는지 수시로 감시한다.(1~2시간마다)
③ 전신(담요, 미라)억제대: 머리나 목 부위의 치료나 검사 시 시행한다.
    예 정맥천자, 인후검사, 위관영양
④ 팔꿈치 억제대: 손이 얼굴이나 머리에 가지 않기 위해 시행한다.
    예 구순, 구개열 수술, 피부를 긁지 못하게 하는 경우, 두피 정맥주사 시
⑤ 요람 덮개: 영아나 어린 아동이 침상에서 떨어지거나 침대 밖으로 올라가는 것을 예방한다.

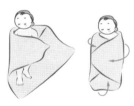

[전신 억제대]

3. 투약

(1) 경구 투여 [21] [15]

① 약의 맛을 솔직하게 설명하고 협박하지 않는다.
② 9세 이하 액상(가루를 녹임)으로 제공한다.
③ 상체를 상승 후 투약, 점적기 이용, 숟가락이나 바늘을 뺀 주사기를 사용한다.
④ 영아: 우유나 이유식과 함께 약 투약 금지, 혀 뒤편 소량씩 투약한다.
⑤ 유아
    ㉠ 주사기를 사용할 경우 입 안쪽을 향해 한 번에 삼킬 수 있는 양만큼 나누어 투여한다.
    ㉡ 보통 2세가 되면 정제를 잘게 부수어서 용액과 섞어줄 수 있다.
    ㉢ 자율성이 발달되는 시기로 선택권을 제공, 협박하거나 거짓말 하지 않는다. [21]
⑥ 학령전기: 약을 먹일 때 적절한 보상 제공한다.

(2) 귀약 투여 [14] [13]

① 3세 미만은 이개를 후하방, 3세 이상은 후상방으로 당긴다.(이경검사, 고막체온 측정도 동일)
② 앉거나 환측 귀가 위로 오도록 한다.

(3) 안약투여

① 내안각에서 외안각 쪽으로 하결막낭을 따라 얇게 줄을 그어 투여한다.
② 필요시 미라억제법 이용한다.

(4) 근육주사

영아는 외측광근에 주사, 보통 18개월 이상 삼각근 투여한다. [20]

(5) 정맥 주입 용량계산

① 시간당 주입량 = 총 주입량/총 주입시간
② 점적수의 조절: 용액의 양 × 점적계수(gtt)/주입시간(min) = 분당 방울 수(점적계수: 1cc = 20gtt)
③ 주입속도에 유의(∵ 체표면적이 성인보다 커서 빠르게 흡수되어 심부전, 폐부종 발생)

4. 발열 간호

① 해열진통제는 해열 뿐만 아니라 불편을 해소한다.
② 수액공급, 탈의, 미온수 마사지를 병행한다.
③ 아스피린은 Reye증후군과 연관이 있으므로 사용에 유의한다.
④ Acetaminophen, ibuprofen을 가장 많이 사용한다.

5. 낙상예방 22

① 아동을 혼자 두지 않기, 침대바퀴 고정한다.
② 침상난간 올리기, 난간을 내리는 경우 보호자가 아동을 살피고 지지한다.
③ 적절한 조명을 제공한다.

6. 검사

① 골수흡인: 아동은 후장골능, 영아는 전장골능과 경골을 가장 많이 사용한다. 20 14
② 소뇌기능검사: Finger-to-nose검사, Heel-to-shin검사, Romberg검사
③ 비인두검사: 멸균면봉을 콧구멍을 통해 비인두 뒤로 삽입한다.

7. 아동의 인지발달 수준에 따른 의사소통 23 22 21 20 16 15

(1) 영아기
① 천천히 접근하고 아기가 시간을 갖고 간호사를 알도록 짧게 자주 관계 형성한다.(∵ 낯가림)
② 낯가림으로 불안한 모습을 보일 때, 영아와 거리를 둔 채 어머니와 먼저 이야기 한다. 21

(2) 유아기
① 유아적 언어 사용, 좋아하는 장난감으로 편안하게 한다. 절차 직전에 절차 준비 교육 시행한다. 22
② 아동의 수용 정도를 파악하고 신중히 접근, 단호하고 직접적인 접근, 분노에 대한 무관심하다.

(3) 학령전기 24 23
① 선택의 기회제공, 놀이이용, 인형 사용, 아동과 신뢰 관계를 형성한다. 23 예 "주사 맞을 때 따끔할 거야"
② 오해할 수 있는 단어 사용을 피하고 협조에 대해 칭찬한다.

(4) 학령기
① 사진, 책, 비디오 사용, 치료나 검사 준비를 위해 자신의 느낌을 표현하도록 한다.
② 수술이나 절차를 구체적으로 설명 가능, 의사결정에 아동을 포함한다.

(5) 청소년기
관심 분야를 대화하며, 개인적 욕구를 존중한다.

8. 입원으로 인한 아동의 부정적 심리

① 영아기: 일관성 없는 돌봄과 일상생활의 이탈로 인한 신뢰감 형성의 문제 발생 가능, 분리불안이 나타난다.
② 유아기: 자율성의 상실로 인해 퇴행, 분노발작 가능하다.
③ 학령전기: 죄에 대한 처벌로 인식하여 수치감, 죄책감을 경험할 수 있다.
④ 학령기: 신체적 불구, 손상에 대한 공포, 친구와 분리로 인한 상실감, 좌절, 우울, 적대감을 경험할 수 있다.
⑤ 청소년기: 입원으로 인해 발생되는 의존성과 비인격화에 대한 거부감, 협조적이지 못하고 위축, 좌절, 자기주장, 분노로 대응한다.

9. 아동과 가족 면담 시 주의점 12 07 02

① 신뢰관계를 형성한다.
② 발달수준에 맞는 언어를 사용한다.
③ 단순하고 짧은 문장과 친숙한 단어를 사용한다.
④ 차분하고 조용한 목소리로 서두르지 않는다.
⑤ 주기적으로 관심을 주고 면담에 참여시킨다.

⑥ 가능한 한 가족이 모두 참여할 수 있는 시간에 진행하고 면담의 목적을 분명하게 설명한다.
⑦ 일상적인 대화를 유도함으로써 대상자에게 편안함을 제공한다.

2 고위험 신생아 간호

1. 저체중아/미숙아

1) 저체중아
재태연령 상관없이 출생시 체중 2.5kg 이하

2) 미숙아 [21][20][16][15][10]
정의: 재태기간 37주 미만 출생아

(1) 특징 [21]
① 얼굴: 눈 돌출, 귀 연골 미약, 눈 사이 가깝다. 정상아 보다 머리비율이 크다.
② 피부: 솜털 많고 태지 거의 없다. 피하지방이 적다. 손바닥, 발바닥 주름이 거의 없다. 표피와 진피의 결합력 부족 및 각질층 미성숙으로 손상을 받기 쉽다.
③ 관절이완, 늘어진 자세(신전), 스카프 징후(앙와위 상태에서 손을 잡고 목을 지나 반대쪽 어깨까지 당길 때 저항이 없음)가 나타난다.
④ 생식기: 여아(음핵 돌출, 대음순이 발달되어 있지 않음), 남아(고환이 서혜부나 복강내에 있음)
⑤ 무호흡, 간헐적 호흡, 과소환기 → 호흡성 산증(CO_2 ↑), 대사성 산증(HCO_3^- ↓)
⑥ 기침 반사 미약, 흡철반사, 연하반사가 약해 정맥공급, 위관영양 공급이 요구된다.
⑦ 철분저장이 매우 적다. 간기능 미성숙(황달), 감염가능성이 높다.

(2) 미숙아 간호 [23][21][20]
① 기도 확보 및 호흡유지
② 체온 유지
  ㉠ 보육기내 온도 유지(30~32℃), 실내 온도(24~26.7℃), 습도 유지(55~65%)한다.
  ㉡ 최소한의 목욕(∵ 수증기 증발에 의한 열손실), 주변 통풍 최소화(∵ 대류성 열손실)한다.
  ㉢ 아기와 접하는 모든 것의 표면을 미리 따뜻하게 유지(∵ 전도성 열손실)한다.
③ 감염예방
  ㉠ 교차 감염 예방: 철저한 손 씻기를 한다.
  ㉡ 테이프, 전극, 소변주머니 제거할 때 피부 손상 위험성 주의한다.
  ㉢ 접촉주의가 요구되는 환아: 개별 물품 사용, 보육기에 감염표식, 표준주의 지침 적용한다.
④ 영양, 수분과 전해질 공급: 적은 양의 모유를 위장관영양, 비경구영양공급, 수유시에도 산소 공급을 한다. [21]
⑤ 보육기 간호: 매일 소독수 청소, 간호 및 처치는 한번에 모아서 시행, 보온이 된 후 신생아 이동한다.
⑥ 발달지지 간호: 불필요한 소음, 빛 자극을 줄임, 한 번에 한가지 자극만 제공, 손상과 피로 예방한다.

2. 과숙아 [17]
정의: 출생 시 체중과 관계없이 임신 42주 이후 출생아

(1) 특징
태지가 감소, 태변착색 피부, 피부가 건조하고 갈라져서 벗겨짐, 머리술 ↑, 태변흡입 가능성 ↑

(2) 원인

당뇨병 산모, 다산모

3. 무호흡 🔟 🗓

정의: 20초 이상 무호흡 또는 짧지만 서맥이나 청색증을 동반하여 호흡을 중단한다.

(1) 증상

① 서맥, 청색증, 창백, 근긴장저하된다.

② 미숙아에게 흔하며 재태기간이 짧을수록 발생빈도 증가한다.

(2) 치료 및 간호

① 발이나 등을 부드럽게 두드리거나 돌려 눕힘으로 촉각을 이용하여 호흡을 자극한다.

② 흡인 후 산소 공급(100%)(∵ 저산소증예방), Ambu bag이나 마스크 환기법을 적용한다.

③ 수유 시 주의 깊게 관찰한다.

4. 태변흡인증후군 🗓

정의: 태아 질식이나 자궁 내 스트레스로 인해 태아의 항문 괄약근이 이완되면서 태변이 자궁 강 내로 배출되고 태변이 함유된 양수가 태아나 신생아의 기도로 흡인된 상태이다.

(1) 원인

과숙아 호발, 분만 전 질식기관과 관련, 심폐기능 문제를 유발한다.

(2) 치료 및 간호

① 흡인으로 분비물 제거, 분비물 배액을 위해 머리를 낮추는 자세를 취한다.

② 기계적 환기요법, 산소공급한다.

③ 대사성산증 예방을 위해 중탄산나트륨 투여한다.

④ 세균성 폐렴이 없으면 항생제 투여 필요 없다.

5. 영아돌연사증후군 🗓 🗓 🗓

정의: 대개 수면 중에 발생하는 1세 이하의 영아의 갑작스럽고 설명할 수 없는 죽음을 말한다.

(1) 원인

① 불명확, 2~4개월 영아, 남아, 겨울에 빈발한다.

② 위험요인: 미숙아, 다태임신 분만아, 저체중출생아, 간접흡연 노출, 열악한 산전치료, 낮은 사회경제적 상태, 임신 중 약물사용, 문화적 영향, 낮은 산모 연령에 발생한다.

(2) 간호

① 엎드려서(복위) 재우지 않는다.

② 아기용 침대에서 재운다.(부모와 함께 한 침대에서 재우지 않도록), 지나치게 폭신한 이불을 깔지 않고 주위에 장난감이 없도록 한다.

③ 무호흡 모니터 사용, 수면 중 인공젖꼭지 적용, 자기 전에 젖병을 물려서 재우지 않는다.

④ 흡연 환경에 노출되지 않도록 한다. 너무 덥지 않도록 한다.

6. 호흡곤란증후군 🗓

정의: 폐의 미성숙으로 인해 폐포를 팽창시키는 계면활성제가 부족하여 호흡곤란이 초래되는 질환이다.

(1) 증상

① 계면활성제 부족 → 무기폐 → 저산소증, 고탄산혈증 → 산혈증

② 호흡곤란, 흉부함몰, 빈호흡, 흡기성 견축, 역설적 시소호흡, 흡기성 비익이 확장된다.

(2) 치료 및 간호
인공계면활성제, 산증치료, 산소공급, 산소 소모 최소화, 적절한 영양·환경 제공한다.

7. 신생아 용혈성 질환

(1) Rh 부적합 용혈성 질환(태아적아구증) **19**
정의: 산모와 신생아의 혈액형 부적합에 의한 항원-항체 반응의 결과로 산모의 면역 글로불린 G(IgG) 항체가 태반을 통해 태아의 적혈구를 공격할 때 발생한다.
① 원인: 어머니 Rh(-), 태아 Rh(+) 혈액형
→ 첫 번째 임신 시에는 산모에게 Rh+ 항체가 생기며 두 번째 임신 시에 Rh+ 항체가 태아를 공격
② 예방
㉠ 임신 28~32주에 예방적 면역글로불린(RhoGAM) 투여한다. **19**
㉡ 분만 혹은 유산 72시간 내 면역글로불린(RhoGAM) 300㎍ 투여한다.

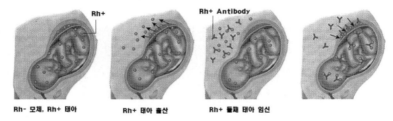

[태아적아구증]

(2) ABO 부적합 용혈성 질환
정의: 태반을 통과한 산모의 ABO 혈액형 항체가 출산 후 신생아의 적혈구 항원과 결합하여 적혈구 파괴된다.
① 원인: 첫 분만에서 발생빈도 높음, 산모 O형, 태아 A형 또는 B형일 때 항체 형성하여 태반 통과된다.
② 증상: 매우 경한 상태이다.

(3) 치료 및 간호중재
① 교환수혈: 제대정맥을 이용한다.
② 광선요법: 혈중 빌리루빈 수치가 15mg/dL 이상인 경우이다.
③ 자궁 내 수혈: 임부의 항체수치 상승, 양수검사 시 빌리루빈 농도 상승 시

8. 고빌리루빈혈증 **21 16 13 11**
정의: 혈액 내 빌리루빈의 농도가 정상보다 증가한 상태이다.

(1) 원인 **16**
① 신생아의 적혈구 수명이 짧아 빌리루빈 생성 증가
② 간의 대사 미숙: 간접빌리루빈을 직접빌리루빈으로 전환하는 효소 부족
③ 모유수유

(2) 증상
얼굴에서 시작한 황달이 복부, 발로 진행된다.

(3) 진단
① 신생아 빌리루빈 5mg/dl 이상일 때 황달 보인다.

② 생리적 황달: 생후 2~3일에 나타나서 약 1~2주 후에 소실, 혈중 빌리루빈 5mg/dl 이상일 때

③ 병리적 황달: 출생 후 24시간 이내 발생, 혈청 빌리루빈의 농도가 12mg/dl 이상, 2주 이상 황달이 지속된다.

④ 공막, 손톱, 피부 황달이 발생한다.

(4) 치료 및 간호 **21 20 15 10**

① 광선요법: 빌리루빈 15mg/dl 이상 시, 피부의 간접빌리루빈이 체외로 배설된다. **21 20**

  ㉠ 기저귀만 채우고 탈의(∵ 남아 생식기 보호), 불투명 안대적용(∵ 눈보호), 체위변경한다.(∵ 골고루 적용)

  ㉡ 수분보충한다.(∵ 불감성 수분 소실로 인한 탈수 예방)

  ㉢ 체온 감시한다.(방사열을 생성하여 체온 상승 가능, 탈의로 인해 오한 가능)

  ㉣ 피부에 윤활용 오일이나 로션 바르지 않는다.

  ㉤ 모유수유로 인한 황달시 모유수유 일시 중지한다.

  ㉥ 수유 시에는 광선요법의 중단, 교대시간마다 눈의 분비물이나 각막 자극에 대해 사정한다.

② 제대 정맥을 이용한 교환수혈을 한다.

③ 알부민 투여한다.(∵ 빌리루빈과 결합성 증가)

9. 미숙아 망막증 **14 11**

정의: 출생 시 망막의 혈관이 완전히 형성되지 않은 미숙아가 출생 후 망막에 비정상적인 섬유혈관증식의 발생한다.

(1) 원인

망막의 미숙, 고농도 산소요법 후 발생한다.

(2) 간호

산소농도 모니터링 철저히, 빛에 대한 노출을 방지한다.

(3) 예방

미숙아나 출생 후 6시간 이상 산소치료 받은 신생아를 대상으로 4~6주에 망막검사로 조기발견한다.

10. 미숙아 괴사성 장염 **23 20 19**

정의: 미숙아(신생아)의 소장·대장에 발생하는 괴사성 장염이다.

(1) 원인

① 장기 미숙, 면역력 저하, 저산소증으로 장으로 가는 혈류가 부족한 경우에 발생한다.

② 위장관 천공(복막염) → 합병증으로 신생아 괴사성 장염이 원인이 된다.

(2) 증상

담즙이 포함된 구토, 복부 비대, 소화력 저하, 혈변, 체온 저하, 청색증, 호흡곤란이 발생한다. **23**

(3) 치료 및 간호

즉시 금식, 비위관 흡인으로 감압, 수액공급, 항생제, 장 절제술을 한다.

11. 뇌실 주위 - 뇌실내 출혈 **15**

(1) 원인

미숙아의 경우 두개 내 출혈에 민감하여 발생한다.

(2) 치료 및 간호

① 신경학적 변화나 심혈관의 상태 변화 확인한다.

② 침상 머리를 20~30° 상승, 매일 두위를 측정, 뇌압상승 예방, 급격한 체위변경 주의한다.

3 영양/대사 문제를 가진 아동 간호

1. 아동의 소화기계 특성 15

① 위식도 역류(∵ 식도하부 괄약근의 미숙)
② 지방흡수 장애(∵ 영아의 경우 담즙산의 부족)
③ 황달(∵ 간기능 미숙)
④ 유당흡수 장애(∵ 생후 3개월 동안 락타아제의 부족)

2. 아동의 수분전해질의 불균형의 원인 17 15

① 기초대사율이 높고, 호흡이 성인에 비해 빠르다. 노폐물 ↑, 열생산 ↑, 수분배설 ↑
② 신장기능 미숙하고 사구체 여과율 낮다. 항상성 조절이 미숙하다.
③ 체중에 비해 체표면적이 넓어 불감성 소실이 많다.
④ 세포외액의 물 분포가 성인에 비해 많다.

3. 탈수 21 16 15 12

(1) 탈수의 유형 12

① 등장성 탈수(수분과 전해질의 손실이 체내 비율과 거의 같음)
   ㉠ 단순 체내 총 수분량 결핍: 설사, 구토, 기아 등에 의해 발생한다.
   ㉡ 피부 건조, 말초혈류 감소, 맥박과 호흡 빠름, 천문 함몰된다.(증상이 심해지면 저혈량성 쇼크)
② 저장성 탈수(수분 정체되고 전해질 소실)
   ㉠ 구토, 만성 설사, 출혈, 신부전, 이뇨요법, ADH 과다분비 등 신장수분 배설에 문제로 발생한다.
   ㉡ 피부 차고 끈적끈적함, 긴장도 저하, 맥박 매우 빠름, 기면, 혼수, 경련이 나타난다.
③ 고장성 탈수(전해질 소실보다 수분 소실이 많음)
   ㉠ 화상, 발열, 요붕증으로 발생한다.
   ㉡ 높고 날카로운 울음, 경련, 피부창백이 나타난다.

(2) 탈수의 정도 16 15

① 영아의 탈수 정도: 경증(체중의 < 5%), 중등도(5~10%), 중증(> 10%) 15
② 소아의 탈수 정도: 경증(체중의 < 3%), 중등도(3~6%), 중증(> 6%)

(3) 증상 24 23 16 12

① 피부 점막의 건조, 천문 함몰 23, 움푹 들어간 눈, 피부긴장도 저하, 빠르고 약한 맥박, 사지 냉감·반점, 체중감소, 핍뇨가 발생한다.
② 쇼크: 대천문 함몰, 빈맥, 혈압하강된다.
③ 최소 5%의 수분결핍 시 4가지 증상 중 2가지 관찰 가능하다.
   ㉠ 점막 건조가 나타난다.
   ㉡ 눈물이 나오지 않는다.
   ㉢ 아파 보이는 표정이다.
   ㉣ 모세혈관 충전시간 2초 이상이 된다.
④ 전해질 불균형의 후기 증상: 테타니, 경련이 발생한다.

(4) 치료 및 간호

① 수분 및 전해질 불균형 교정하고 탈수의 원인 치료를 한다.
② 신속한 수분보충(등장성, 저장성 탈수)한다.

③ 경구용 수분공급: 재수화 용액으로 천천히 보충한다.

④ 정맥수액: 중증의 탈수나 심한 설사, 지속적인 구토(금식 후)로 구강을 통해 수분과 전해질을 전달할 수 없을 경우, 극도의 피로나 혼수, 위장 팽만이 심각한 아동 → 세포외액량을 신속히 증가시켜 순환량을 회복시켜 쇼크 예방한다.

4. 설사 22 21 17 15 11

(1) 임상증상

① 소변량 감소, 물같은 대변, 점액과 혈액이 섞인 대변이 발생한다.

② 입술건조, 체중감소, 식욕 부진, 탈수, 전해질 불균형, 복부 불편감이 나타난다.

(2) 치료 및 간호 22 21 17 15 11

① 원인균 판명될 때까지 격리, 철저한 손 씻기 및 배설물관리를 한다.

② 체액 균형 감시하며 수분 공급(경구 재수화 용액, 실온 공급), 심한 탈수(설사) 시 정맥 수액요법을 시행한다.

③ 최소한의 수분섭취(빈번한 수유는 연동운동 유발), 필요시 금식을 한다.

④ 설사를 유발하는 음식 금지(꿀물, 과일쥬스)한다.

⑤ 인공젖꼭지, 편안한 체위, 회음부 간호, 체중측정한다.

⑥ 모유수유 지속, 조제유는 낮은 농도로 시작해서 서서히 정상 농도로 조정한다.

5. 구토 15 12 11

(1) 증상

① 투사성 구토: 유문협착증

② 녹색 토사물: 장폐색(십이지장 이하)

③ 선홍색 토사물: 혈액이 소화액과 접촉하지 않은 경우

④ 변 냄새가 나는 토사물: 대장폐색, 복막염

⑤ 구토가 심할 때 위산의 소실로 대사성 알칼리증 초래

(2) 치료 및 간호

① 구토양상 사정, 원인에 따른 치료를 한다.

② 좌위, 측위: 흡인예방을 위해 기도확보한다.

③ I/O check, 탈수 시 정맥주입으로 수분과 전해질 보충한다.(대사성 알칼리증 관찰)

④ 소량씩 자주 수유한다.

6. 변비 22

정의: 3일 이상 변 배출의 어려움, 1주에 3회 이상을 보아도 배변 시 통증, 혈액이 섞이는 경우이다.

(1) 원인

① 장의 구조적 결함, 전신질환으로 발생한다.

② 장기간 변 참음으로 배변의 긴박감을 느끼지 못한다.

③ 영아: 부적절한 식이관리나, 모유나 조제유에서 전유로 변화 시 발생한다.

④ 아동: 환경변화, 투약(철분제, 이뇨제, 제산제, 항경련제)한 경우 발생한다.

(2) 치료 및 간호

① 고섬유질 식사, 수분섭취격려, 음식을 잘게 잘라 제공(6개월 영아)한다.

② 완화제, 관장(습관적 완화제나 관장하지 않도록 함)을 한다. 22

7. 영아 산통 [20][15][12]

정의: 생후 3개월 미만의 영아에서 발작적인 울음과 보챔이 하루 3시간 이상, 최소 한 주 동안 3회 이상, 3주 동안 지속 발생하는 발작적 복통이 발생한다.

(1) 원인

영아의 기질, 소화흡수 능력의 미성숙, 알레르기

(2) 증상

주로 늦은 오후나 저녁 격렬한 울음, 영아가 팔과 다리를 끌어당기는 특징이다.

(3) 간호 [20][15][12]

우는 행위와 관련된 사정(스트레스, 일상적 일), 복부를 부드럽게 마사지한다. 자세변경을 자주 시행한다. 따뜻한 바닥에 복위로 눕힌다. 소량씩 자주 수유한다. 수유 중간·후 트림 자주 시킨다. 환경을 변화, 따뜻한 수건을 적용한다.

8. 구순(토순)과 구개열 [14][13][10]

정의: 얼굴기형 중 가장 흔하며, 구순(입술) 및 구개(입천장)을 만드는 조직이 적절히 붙지 않았거나 떨어져 있는 갈림증이 나타난다.

(1) 교정시기

① 구순: 생후 3~6개월 수술, 모아결속 증진, 수유용이
② 구개열: 생후 6~12개월

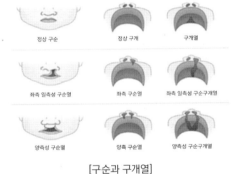

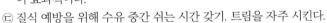
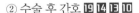

[구순과 구개열]

(2) 치료 및 간호

① 수술 전 간호
ㄱ 충분한 영양공급 위해 길고 구멍이 큰 젖꼭지, 부드러운 플라스틱, 압축용기 사용한다.
ㄴ 상체를 세우고 똑바른 자세로 수유하는 것이 효과적이다.
ㄷ 질식 예방을 위해 수유 중간 쉬는 시간 갖기. 트림을 자주 시킨다.
② 수술 후 간호 [19][14][13][10]
ㄱ 구순 교정 → 복위 금지(∵ 수술 부위 닿지 않도록), 앙와위(∵ 상처보호), 측와위(∵ 흡인예방)
ㄴ 구개열 교정 → 측와위, 복위(∵ 흡인예방)
ㄷ 호흡유지, 분비물 관리, 가습
ㄹ 봉합부위 보호를 위해 Logan bow 적용, 팔꿈치 억제대 사용한다.
ㅁ 노리개 젖꼭지, 빨대, 설압자 사용금지한다.
ㅂ 1~2주 동안 치아를 닦지 않고 물로 헹군다.

[Logan bow]

9. 식도폐쇄/기관식도루 [19][18][15][12]

정의: 식도에 나타나는 선천성 기형으로 식도 폐쇄만 단독 발생하기도 하고 식도-기관 누공 혹은 누공과 폐쇄가 동시에 나타나기도 한다.

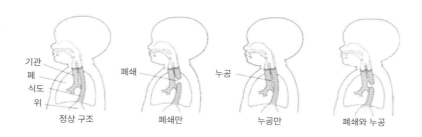

기관
폐
식도
위

정상 구조   폐쇄   누공

폐쇄만   누공만   폐쇄와 누공

(1) 증상

① 3Cs: coughing(기침), chocking(수유 시 질식), cyanosis(청색증) **16**
② 거품 섞인 다량의 타액, 수유 시 구토와 기침 발생(흡인성 폐렴 위험)한다.
③ 비위관이나 흡인 카테터 삽입이 어렵다.

(2) 치료 및 간호

① 수술 전 간호 **19 12**

㉠ 우선적 중재: 구강분비물을 5~10분마다 흡인한다.
㉡ 반좌위(∵ 역류 방지)를 취한다.
㉢ 금식, 정맥수액 주입한다.

② 수술 후 간호 **18 15**

㉠ 노리개젖꼭지를 물려 빨기 욕구 충족, 연하반사 유지한다.
㉡ 호흡상태 관찰, 수액공급과 적절한 영양공급, 체온조절 유지한다.
㉢ 통증 완화, 수술부위 감염예방을 한다.
㉣ I/O check, 소량씩 천천히 수유한다.

10. 선천성 유문협착증 **20 18 15 14**

정의: 원인이 밝혀지지 않은 유문근(위에서 장으로 이동하는 부분의 근육)의 비후로 유문강이 좁아져 있
는 수유 후 구토가 발생하는 질환이다.

(1) 증상 **20 18 15 14**

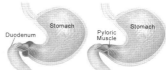

[유문협착증]

① 수유 직후 담즙을 포함하지 않은 분출성(투사성) 구토가
발생한다.
② 올리브 모양의 단단한 덩어리 (우상복부)가 만져진다.
③ 구토 후 배고파서 안절부절 못한다.
④ 체중 감소 및 변비, 탈수, 농축된 소변이 나타난다.

(2) 치료 및 간호 **18**

① 수술 전: 구토로 인한 탈수, 대사성 알칼리증 교정이 중요하다.
  ⓐ 비위관으로 위감압: 복부 팽만과 구토 방지를 위해 낮은 압력으로 흡인하여 배출량, 농도, 색
    깔을 관찰한다.
  ⓑ 침상머리 상승, 측위(기도흡인 예방)를 취한다.
② 수술: 유문근 절제술을 한다.
③ 수술 후
  ⓐ 소량씩 시작하여 양을 늘리는 수유 방법. 섭취량, 배설량 관찰한다.
  ⓑ 수유 후 오른쪽 반좌위를 취한다.

11. 장중첩증 [21] [20] [19] [14] [11]

정의: 장의 한 부분이 윗부분의 장 속으로 말려 들어간 질환으로 생후 6
개월 정도의 건강하고 영양상태가 좋은 남아에게 흔하다.

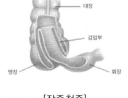

[장중첩증]

(1) 진단

바륨관장검사, 직장검사

(2) 임상증상 [21] [19] [11]

① 갑자기 심한 복통, 복부팽만, 우상복부에 소시지 모양의 덩어리가 촉지된다.
② 담즙 섞인 구토, 혈액과 점액이 섞인 젤리 모양의 혈변이 나타난다.
③ 창백하다.

(3) 치료 및 간호 [20] [19] [14] [11]

① 바륨관장: 정수압을 이용하여 환원(금기: 기계적 폐쇄, 고열, 구토, 복막염, 쇼크)하다.
② 적절한 영양 공급과 배변 상태 확인한다.
③ 수술: 감압 실패 시, 천공, 복막염 발생 시 시행한다.

12. 장폐색증 [11] [10]

(1) 수술 전 간호

비위관 삽입, 영양 결핍 교정, 불편감 완화, 수분과 전해질 균형을 조절한다.

(2) 수술 후 간호

위장 감압 유지(장음이 들릴 때까지), 영양(구강영양 혹은 위루 영양을 통해 적은 양으로 시작하여
점차 양과 횟수를 늘림)을 한다.

13. 선천성 거대결장 [23] [17]

정의: 결장과 직장의 신경절세포의 부재로 장에서 항문 쪽으로 장의 내용물이 이동할 수 없는 선천성 질환이다.

(1) 증상

① 신생아 장폐색 시: 출생 24시간 내 태변 배출
을 하지 못한다.
② 담즙이 포함된 구토, 복부팽만이 나타난다.
③ 악취 나는 리본 모양의 대변이 특징이다.
④ 왼쪽 하복부 대변 덩어리 촉진된다.

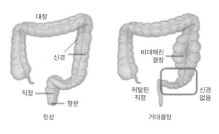

[선천성 거대결장]

(2) 진단

바륨관장, 대장조영술, 직장 생검(확진)을 한다.

(3) 치료 및 간호

① 무신경절 제거술, 일시적인 결장루 형성술
② 비위관 삽입 및 개방성 유지
③ 복부팽만 감시, 등장액 관장(∵ 변비 중재)을 한다.
④ 배액량 측정 기록: 결장루, 비위관을 적용한다.
⑤ 직장검진: 6개월마다 협착 방지를 위해 시행한다.

14. 괴사성 장염 [13] [12]

정의: 장의 급성 염증성 질환

(1) 원인

　세균 증식, 미성숙한 위장의 면역체계, 장의 허혈

(2) 증상

　① 담즙 섞인 구토물, 혈변, 점액변, 복부 팽만이 나타난다.
　② 수유곤란, 기면, 저혈압, 무호흡, 불완전한 호흡, 황달, 소변량 저하가 나타난다.

(3) 치료 및 간호

　① 수유중지, 비위관 흡인(∵ 감압 목적)을 한다.
　② 정맥을 통한 항생제 투여, 전해질 균형 유지한다.
　③ 앙와위, 측위(복부 압력 줄이기 위해)를 취한다.
　④ 수유 재시도(1주일 후): 끓인 물, 전해질 용액부터 희석 조제유로 점진적 시행한다.

15. 직장, 항문 기형 18

　정의: 비정상적 발달로 인해 항문의 개구 이상, 누공을 형성하는 선천적 기형이다.

(1) 증상

　배변곤란, 복부팽만, 녹색소변(누공 시)이 발생한다.

(2) 치료 및 간호

　항문성형술, 감염 및 수술 부위 손상 예방한다.

4 호흡기 문제를 가진 아동 간호

1. 중이염 22 18 14 12

(1) 원인

　① 유스타키오관이 짧고 수평적인 해부학적 특성, 6개월~2세 호발한다.
　② Streptococcus pneumoniae, Haemophilus influenzae, Staphylococcus aureus
　③ 선행요인: 상기도감염, 간접흡연, 부적절한 수유방법이 원인이 된다.

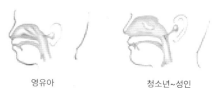

영유아　　　　　청소년~성인

[유스타키오관]

(2) 증상

　아픈 귀를 잡아당기거나 비빔, 머리를 이쪽저쪽으로 돌림, 울음, 안절부절못함, 발열, 구토, 난청이 나타난다.

(3) 치료 및 간호 22 12

　① 2주간 항생제 투여(amoxicillin, augmentin, cefaclor)
　② 고막절개술: 3~4개월 이상 지속되는 만성중이염
　③ 합병증 예방: 청력상실과 언어발달지연 최소화 → 청력검사 실시
　④ 영아의 상체를 올린 자세에서 수유(∵ 앙와위로 수유 시 유스타키오관으로 들어갈 확률 상승)한다.

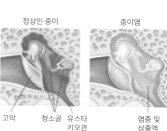

정상인 중이　　　　　중이염

고막　청소골　유스타키오관　　염증 및 삼출액

[중이염]

⑤ 코 세게 풀지 않도록 하기, 한쪽 코 막고 풀기를 한다.
⑥ 고열 시 열성 경련 예방위해 해열제 투여한다.

2. 인두염 🔢🔢🔢

(1) 원인
바이러스, A군 β 용혈성 연쇄상구균, 4~7세 호발, 겨울에 빈번하다.

(2) 증상
발열, 권태, 식욕부진, 연하곤란, 인후통, 큰 아동은 두통, 구토, 고열이 발생한다.

(3) 치료 및 간호
① 바이러스 감염: 대증요법
② A군 β 용혈성 연쇄상구균 감염: 10일간 페니실린 요법, 페니실린에 민감한 아동은 erythromycin 투여, 격리한다.
③ 해열제, 진통제, 경부 통증 완화 위해 온·냉습포 적용, 침상안정, 큰 아동은 따뜻한 식염수 함수, 실내 습도 높게 하여 분비물 배출을 돕는다.

(4) 연쇄상구균성 감염 합병증
류마티스열, 화농성 중이염, 급성사구체신염, 폐렴, 골수염으로 진행된다.

3. 편도선염 🔢🔢🔢🔢🔢

(1) 원인
대부분 세균, 바이러스 감염, 성인보다 큰 아동의 편도가 크기때문에 자주 발생한다.

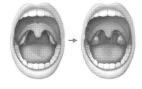

[편도선염]

(2) 증상
음식물이나 공기 통과 어려움, 구강호흡, 인후통, 연하곤란, 발열이 나타난다.

(3) 치료
① 바이러스성 인두염의 경우 대증요법, A군 β 용혈성 연쇄상구균 감염의 경우 항생제 치료한다.
② 인두편도의 비후로 호흡곤란, 연하곤란 시 수술(수술 금기: 구개파열, 급성 감염의 동반, 혈액질환)한다.

(4) 간호
① 침상안정, 연식이나 유동식 공급한다.
② 따뜻한 식염수로 함수, 가습, 해열·진통제 공급한다.
③ 편도선절제술 후 간호 🔢🔢🔢🔢
　㉠ 측위, 반복위, 복위(∵ 배액 분비 촉진)를 취한다.
　㉡ 출혈 징후 사정: 가장 주의 깊게 모니터링을 한다.
　　→ 빈맥, 청색증, 토혈, 과도한 삼키기, 맥박 증가, 혈압 저하, 불안을 관찰한다.
　㉢ 인후통 완화: 얼음목도리, 진통제 투여한다.
　㉣ 금지: 기침, 빨대 사용, 아스피린 복용, 붉은색음식 금기(∵ 혈액과 혼동을 주므로)이다.
④ 퇴원 교육: 삼키는 행위 주의 깊게 관찰(출혈 증상), 자극적 양념, 지나친 칫솔질 피한다.

4. 세기관지염 🔢🔢

(1) 원인
RSV, parainfluenza virus, mycoplasma, pneumoniae, 가장 흔한 하기도 감염이다.

(2) 증상

6개월~2세 이하 호발, 호흡곤란, 빈호흡, 천명음, 발열, 발작성 기침, 객담, 흉부 견축이 발생한다.

(3) 치료 및 간호

① 호흡곤란과 저산소증 예방, 차가운 습도, 산소를 공급한다.
② 항생제 금지: 이차성 세균성 감염의 합병증(폐렴)이 있을 경우에만 투여한다.
③ 체위: 반좌위(∵ 호흡곤란 완화), 자주 체위변경(∵ 객담 배출 용이하도록)한다.
④ 수분섭취(객담을 묽게 함), 흉부 물리요법(구토 예방 위해 수유 1시간 전 실시), 비강 분비물이 있을 때 흡인한다.
⑤ 감염예방: 다른 아동과 격리(RSV감염, 전염성이 높음), 손씻기를 한다.
⑥ 에너지 소모를 줄이기 위해 불필요한 자극을 피한다.

5. 폐렴 🔢 🔢

정의: 미생물 감염에 의해 발생하는 폐 조직의 염증이다.

- 치료 및 간호

① 대증요법, 바이러스성의 경우 세균에 의한 중복감염 시 항생제 사용(세균성은 항생제)한다.
② 침상안정, 해열제, 산소·수분 공급(∵ 환기를 최대화, 탈수 예방), 체위변경, 반좌위, 일측성인 경우는 감염된 폐 쪽으로 측위(∵ 부목효과)를 취한다.
③ 세균성 폐렴은 증상이 갑자기 시작, 심호흡시 흉통 심해진다.

6. 크룹 🔢 🔢 🔢 🔢 🔢

정의: 컹컹 거리는 개 짖는 듯한 쇳소리 기침을 하며 천명음, 기도 부종, 호흡곤란을 동반하는 호흡장애 질환, 후두 염증과 기관이나 기관지에 염증이 발생하는 범위에 따라 후두염, 후두기관지염으로 구분한다.

1) 급성 후두개염 🔢 🔢 🔢 🔢

(1) 특징

갑자기 발생하여 급격히 호흡곤란으로 진행, 심각한 폐쇄성 염증과정으로 즉각적 응급조치 필요하다.

(2) 원인균

세균, haemophilus influenza virus

(3) 증상

① 고열, 인후통
② 4대 증상: 침 흘림, 연하곤란, 말하기 어려움, 흡기 시 어려움

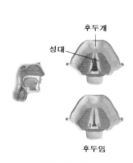

후두개
성대
후두염

[후두의 구조]

(4) 치료 및 간호 🔢 🔢

① 기도 확보를 위한 응급물품 준비
→ 심한 호흡곤란 시 기관 내 삽관 혹은 기관절개술 시행
② 목에서 배양검사 금지(∵ 설압자, 면봉의 자극으로 완전기도 폐쇄를 유발)한다.
③ 스테로이드제제 투여: 부종 감소, 기관 내 삽관 제거 24시간 전 투여한다.
④ 항생제 치료: 정맥 내로 7~10일간 투여, 세균성 후두개염의 우선적으로 중재한다.
⑤ 아트로핀 금기(∵ 호흡기 분비물 건조시키므로)이다.
⑥ 차가운 공기 흡입(∵ 후두경련 완화)한다.

2) 급성 후두기관지염 23 17 16 15

(1) 호발연령
3개월~8세, 크룹 중 가장 흔한 형태이다.

(2) 원인균
바이러스(RSV, parainfluenza virus)

(3) 특징
미열과 함께 서서히 진행된다.

(4) 증상
흡기 시 천명, 쉿소리 기침, 호흡곤란, 불안정, 미열이 나타난다.

(5) 치료 및 간호 23 16
① 찬 증기: 혈관을 수축시킨다. 23
② 크룹텐트(격리하지 않음): 분비물 액화위한 고습도와 산소 제공한다.
③ 에피네프린 분무(호흡곤란 심할 때): 기관지 확장, 점막혈관을 수축시킨다.

3) 급성 경련성 후두염(연축크룹) 17

(1) 특징
밤중 갑자기 발생하는 후두 경련, 발진 및 발열, 짖는듯한 기침, 쉰목소리가 나타난다.

(2) 원인
알레르기, 심리적 요인, 식도역류 등이 원인이다.

7. 이물질 흡인 22 17 11

(1) 원인
손에 잡히는 대로 입으로 가져가는 영아의 특성이다.

(2) 증상
기관지 폐쇄(우측), 심한 기침, 구역, 천명음, 구토, 무호흡, 청색증이 나타난다.

(3) 치료 및 간호
① 이물질 제거(후두경 검사나 기관지경 검사, 손가락으로 제거 X)한다.
② 1세 이하 영아: 머리를 몸통보다 낮추고 구조자의 팔 위에 얼굴을 지지하여 견갑골 사이 등 두드리기 → 흉부압박
③ 2세 이상 아동: 하임리히 요법(공기를 밀어냄으로 기침 유발하여 배출)을 적용한다.

5 심혈관 문제를 가진 아동 간호

1. 신생아의 순환 16
① 첫 호흡과 동시에 물로 채워졌던 폐는 공기로 대치되며 산소에 의해 폐혈관 확장된다.
② 폐동맥혈류 증가 → 좌심방압력 증가-우심방 압력 감소 → 두 심방간 압력 차로 난원공 막힌다.
③ 탯줄이 막히면서 혈류가 없어지므로 정맥관 막힌다.
④ 혈액 내 산소량이 높아지고, 증가된 산소분압은 동맥관의 수축을 일으켜 동맥관이 닫힌다.

> **중요**
> - 정맥관: 제대정맥과 하대정맥 사이에 위치
> - 난원공: 우심방과 좌심방 사이에 위치
> - 동맥관: 폐동맥과 대동맥 사이에 위치 → 정맥관, 난원공, 동맥관은 출생 후 사라져야 정상적인 심폐 기능이 가능

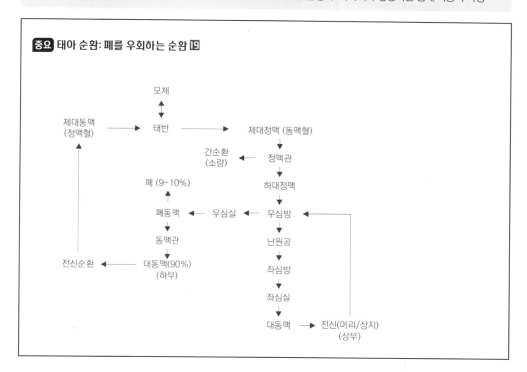

중요 태아 순환: 폐를 우회하는 순환 19

2. 선천성 심장질환 ⊞

(1) 증상

① 비효율적인 호흡 양상(호흡곤란, 저산소증, 가장 흔한 간호 문제), 빈맥과 빈호흡(HR > 160, RR > 60)

② 심장잡음(murmur)

③ 성장지연(∵ 조직내 산소량 부족, 영양섭취 불량)

④ 운동능력 저하, 수유 곤란, 호흡곤란(∵ 동맥혈 산소 포화도, 심박출량 감소)

⑤ 호흡기감염 재발(∵ 폐혈관 울혈로 감염에 민감)

⑥ 청색증(∵ 산화되지 않은 헤모글로빈 축적)

⑦ 곤봉모양의 손가락(∵ 말초조직 저산소증에 대한 보상)

⑧ 슬흉위(∵ 심장 부담을 줄이려고 정맥혈귀환을 막는 자세)

⑨ 적혈구 증가(∵ 조직 저산소증에 대한 보상작용)

⑩ 조직저산소증 → 대사성 산혈증 → 뇌조직 변화(실신, 경련, 지능저하) → 사망

⑪ 심장부전: 동맥혈내 산소포화량 감소 → 심장수축 증대 → 빈맥 → 울혈성 심부전 초래

(2) 분류

① 비청색증형: 비산화혈이 체동맥 순환내로 유입되지 않는 경우, 심실중격 결손, 심방중격 결손, 동맥관개존증, 대동맥 축착, 대동맥 협착, 폐동맥 협착(좌-우 단락)

② 청색증형: 비산화혈이 체동맥 순환내로 유입되는 경우, 팔로사징후, 삼첨판 폐쇄, 대동맥 전위 (우-좌 단락)

※ 선천성심질환 교정술 후 심박출량 감소를 예측할 수 있는 증상 [23]: 약한 맥박, 사지 냉감, 소변량 감소, 저혈압, 지속 시 조직 저산증으로 인한 대사성 산증 [20]

3. 심실중격 결손 [14]

정의: 우심실과 좌심실 사이에 비정상적인 결손(구멍)이 있는 질환이다.

(1) 가장 흔한 선천성 심질환 기형(25%)

(2) 증상

① 결손이 작으면 무증상, 결손이 크면 울혈성 심부전(부종, 요배설량감소)이 나타난다.

② 호흡곤란, 수축성 심잡음, 좌심실 비후된다.

③ 세균성 심내막염과 폐혈관 폐쇄성 질병 위험 증가한다.

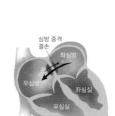

심실 중격 결손

(3) 치료 및 간호

① 60% 정도 자연폐쇄, 안되면 수술을 한다.

② 울혈성 심부전 증상 시 digoxin과 이뇨제 사용, 예방적 항생제를 투약한다.

※ Digoxin [24] [15]

㉠ 작용: 심근 수축력 강화, 심박동수 느리게, 소변 배설량 증가된다.

㉡ 방법: 12시간마다, 규칙적 투여, 혈청 수준 일정하게 유지한다.

㉢ 부작용: 오심 & 구토(약을 먹인 후에는 다시 복용 X), 식욕부진, 무기력, 부정맥, 서맥이 발생한다.

㉣ 주의사항: 1분 동안 맥박 측정(100회/분 미만 시 약물투여 금지)한다.

4. 심방중격결손 [18]

정의: 심방 사이의 비정상적인 결손(구멍)이 있는 질환이다.

(1) 특징

비청색증형, 좌우단락, 폐혈류량 증가, 합병증이 없으면 심부전 드물다.

(2) 간호

① 외과적 폐쇄술: 중앙의 심한 결손 시

② 감염 예방 관리를 한다.

③ 산소 부족 증상 관찰, 수유 시 큰 젖꼭지를 사용한다.

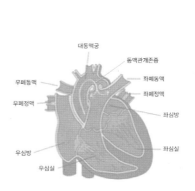

5. 동맥관 개존증

정의: 동맥관이 출생 1주일 내에 닫히지 않아 발생하는 질환이다.

(1) 증상

① 대부분: 무증상, 성장지연, 피로

② 특징적 심잡음: 기계성 잡음, 천둥소리처럼 크게 잡음

③ 맥압이 넓어짐(40mmHg 이상), 울혈성 심부전 가능

(2) 치료 및 간호

① indometacin(prostaglandin억제제)을 투여하면 동맥관이 닫힐 수 있다. → 12~18시간 후 증상 호전
② 합병증 예방 위해 수술, 울혈성심부전 방지한다.

6. 팔로 4징후 22 17 16 12

정의: 청색증형 선천성 심장병 가운데 가장 빈도가 높은 질환으로 심실중격결손, 폐동맥협착, 대동맥 우위, 우심실 비대가 특징, 우좌 단락이 특징이다.

(1) 증상

청색증(주요 증상), 곤봉형 손톱, 웅크린 자세, TET발작(주로 아침, 울음, 배변, 수유 시), 빈호흡이 발생한다.

(2) 간호

① 청색증 발작 시 즉각 대처 필요: 슬흉위(우선 중재). 모르핀(호흡 중추억제)과 산소 투여한다.
② 구강위생(∵ 감염성 심내막염 예방)을 실시한다.
③ 적절한 철분섭취(저산소증)하게 한다.
④ 과수분 주의(∵ 심장 부담)한다.
⑤ 중탄산염나트륨 투여(∵ 대사성 산증 조절)한다.

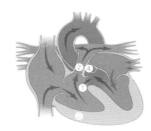

❶ 심실중격결손
❷ 폐동맥협착
❸ 우심실 비대
❹ 대동맥 우위

7. 대동맥 축착 23 21

정의: 대동맥궁을 지나 하행대동맥으로 이행하는 부위의 대동맥(동맥관) 부위가 좁아진 기형이다.

(1) 증상 23 21

결손 부위에 가까운 상지는 고혈압(두통, 어지럼증, 기절, 코피)이 있고 튀는 듯한 맥박이 촉지, 결손부위의 원위부 대퇴맥박은 없거나 미약, 하지는 차고 혈압이 낮음, 수족냉증이 나타난다.

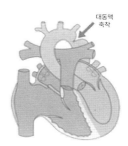

대동맥
축착

(2) 치료 및 간호

① 내과적 치료 안정 후 외과적 치료, 수술, 부모교육을 한다.
② 상기도 감염(감염성 심내막염)예방 위한 구강간호를 제공한다.
③ 프로스타글란딘제(동맥관 개존 유지, 외과적 중재 전), 강심제, 이뇨제, 항고혈압제 투여한다.
④ 발을 따뜻하게 보온한다.

6 혈액문제를 가진 아동 간호

1. 혈우병 24 22 19 16 13

정의: 유전적으로 혈액 응고인자 부족으로 발생하는 출혈성 질환이다.

(1) 원인

반성 열성 유전(남자)

(2) 증상

관절강 내 출혈(무릎, 발목, 팔꿈치 혈관절증), 구강출혈, 타박상, 비출혈, 중추신경계 출혈, 검은 대변이 나타난다.

(3) 진단

응고시간 연장, PTT 지연, PT 정상, 출혈시간 정상이다.

(4) 간호 중재 [19]

① 출혈예방: 얼음팩, 탄력붕대, 진통제, 출혈부위 고정, 충분한 압박(10~15분), 아스피린 금지한다.

② 권장운동(수영, 소프트볼, 달리기, 하이킹, 자전거타기), 외상방지 및 보호대 착용한다.

③ 통증시 아동의 안위 도모한다.

④ 정기적 건강검진: 근육주사 또는 천자금지, 가능하면 구강투여한다.

⑤ 구강 위생 강조한다.

⑥ 치료: 결핍된 응고인자 보충요법, 수혈을 적용한다. [22]

2. 재생불량성 빈혈 [14]

정의: 유전을 포함하여 다양한 원인에 의해 범혈구(적혈구, 백혈구, 혈소판 모두) 감소증이 나타나는 조혈 기능의 장애이다.

(1) 증상

출혈(점상, 반상), 빈혈, 감염, 창백, 빈맥, 오심이 나타난다.

(2) 치료

수혈, 골수이식, 줄기세포이식으로 치료한다.

(3) 간호 중재

감염예방, 출혈예방(침습적 중재 금지, 부드러운 칫솔 사용, 접촉이 많은 스포츠나 활동절제)한다.

3. 철분결핍성 빈혈 [23] [16] [13]

정의: 체내 저장된 철이 적혈구 생성에 필요한 양보다 감소하여 혈색소가 정상 수치보다 낮은 빈혈이다.

(1) 원인

① 조기 출산으로 철분 저장 부족, 모체로부터 받은 철분 고갈(만삭아 5~6개월, 미숙아 2~3개월)

② 급성장기(영아기, 사춘기) 철분의 불충분한 섭취, 흡수력 저하

(2) 치료 및 간호

① 철분 근육주사 시 Z-track법 이용, 주사부위 마사지 금지한다.

② 경구용 철분제 복용한다.

㉠ 식간에 복용, 철분 흡수를 돕기 위해 비타민 C(오렌지 쥬스) 함께 섭취한다.

㉡ 우유 섭취 1일 1L로 제한(∵ 우유 성분은 철분 흡수를 방해)한다.

㉢ 빨대 또는 점적기 사용(∵ 치아착색 방지)한다. [23]

㉣ 검은 녹색변 관찰, 부작용(오심, 구토, 변비, 식욕부진) 사정한다.

4. 특발성 혈소판 감소성 자반증 [21] [20]

정의: 순환 혈소판의 파괴로 혈소판이 감소되어 출혈경향을 나타내는 혈액장애이다.

(1) 원인

원인불명, 감염(풍진, 홍역)의 선행(1~3주전), 자가면역반응

(2) 증상

출혈, 점상출혈, 반상출혈, 월경과다, 혈뇨 등 내출혈이 나타난다.

(3) 진단

혈소판수 감소(2만 이하), 출혈시간 연장, PTT, PT 정상, 응고시간 정상이다.

(4) 치료 및 간호

① 혈소판 수혈: 별 효과가 없다.(동종혈소판에 의해 쉽게 파괴되기 때문)

② 면역글로불린 투여한다.

③ 심할 경우 스테로이드 치료(부작용: 쿠싱증후군, 수면장애, 정서불안)한다.

④ 비장 적출술을 적용한다.

⑤ 타박상과 출혈 방지: 침해적 시술은 숙련된 의료인 수행한다.

⑥ 천자부위 10분 이상 압박, 혈소판 기능에 영향을 주는 아스피린 투여금지, 아세트아미노펜 사용한다.

⑦ 부모교육: 출혈예방 관련해 가구의 모서리에 스펀지 덧대도록한다. 부딪치는 운동 피한다. 부드러운 칫솔 사용한다. 보호대 설치한다. 안전한 환경 만든다.

7 면역문제를 가진 아동 간호

1. 아토피 피부염 15 13 12 10

정의: 영유아기에 나타나는 알레르기 반응으로 심한 가려움증을 동반하는 만성적 염증성 피부질환이다.

(1) 특징

가족력, 알레르기성 비염 또는 천식으로 진행 가능하다.

(2) 치료 및 간호

① 수분유지: 약산성의 물비누 사용, 피부 깨끗이 유지, 목욕은 단시간에(10분 내외), 목욕 직후 보습한다. 15

② 소양감 조절과 이차감염 예방위해 손과 팔 억제대 필요, 손톱 짧고 깨끗이 유지한다.

③ 서늘한 환경제공, 면의복 착용, 햇빛에 직접 닿지 않도록 한다.

④ 알레르겐 확인 후 제거, 알레르기 유발 음식 제한한다.

2. 알레르기성 비염 12

(1) 원인

집먼지 진드기, 풀, 꽃가루, 깃털, 동물털, 동물비듬, 곰팡이 등

(2) 증상

비강충혈, 맑은 콧물, 구강호흡, 눈과 코, 귀의 소양증, 눈 밑의 다크서클, 코를 문지른다.

(3) 치료 및 간호 12

① 환경 조절과 알레르기 유발 물질을 제거한다.

② 비충혈 완화: 가습, 직립자세, 비강 내 식염수 세척한다.

③ 항히스타민제(부작용: 불면, 피로, 식욕부진, 비강울혈, 오심, 구토), 비강 내 스테로이드제 적용한다.

④ 면역요법: 약물요법에 효과가 없을 경우 적용한다.

3. 천식 23 19 13 11

정의: 만성염증, 기관지 수축, 기도의 과민반응을 특징으로 하는 호흡기 질환이다.

(1) 원인

유전, 알레르기성 과민 반응 23, 기도 내 이물질, 기관지 염증, 운동, 차가운 공기, 정서적 요인

(2) 증상

① 기관지 부종으로 재발성의 <u>마르고 발작적인 기침을 한다.</u>

② 호기성 호흡곤란, 천명음, 호흡음이 거칠고 폐 전체 잡음이 청진된다.

③ 거품 있는 맑은 가래가 발생한다.

④ 술통형 흉부, 등을 앞으로 구부린 앉은 자세가 나타난다.

⑤ 밤과 새벽에 천식 증상 심해진다.

(3) 치료 및 간호

① <u>알레르기원 제거한다.</u>

② 약물요법: 급성 발작의 치료

ㄱ 일차적 약물: 흡입제 사용은 적은 양으로 강력한 효과를 가짐으로 부작용을 줄인다. → 에피네프린, 벤토린 등

ㄴ 기관지 확장제(epinephrine, theophylline, aminophylline)를 사용한다.

ㄷ 흡입용 스테로이드: 경증 지속성 환아들에게 사용한다.

ㄹ 코르티코스테로이드: 천식치료에 반응이 없는 환아에게 사용한다.

③ 탈감작: 알레르기원을 피하에 조금씩 양을 증가시키며 주입한다.

④ 천식발작 시 좌위, 산소공급, 높은 습도 제공한다.

⑤ 퇴원 후 부모교육: 천식 발작 예방의 중요성 교육, 네뷸라이저나 흡입기 사용법 교육, 가정 내에 알레르기원 제거, 악화 요인(음식 등) 제거, 면제품 사용, 물걸레 집안 청소, 적당한 운동, 실내 습도 유지, 심한 일교차 노출 금지, 간접 흡연 피하기, 대기오염 심할 시 마스크 착용한다. **19**

4. 헤노흐-쇤라인자색반 **22**

정의: 자반성 피부병변(주로 엉덩이와 팔다리), 복통, 관절의 통증을 보이는 전신성 혈관염, 합병증으로 신장염이 나타난다.

(1) 원인

원인불명, 과민성 면역학적 반응, 약품, 음식, 감염 등으로 촉진된다.

(2) 증상

출혈성 반점, 관절통, 단백뇨, 혈뇨 **22**

(3) 간호중재

대증요법, 항생제, 스테로이드, 피부통합성 유지한다.

5. 류마티스 열 **24 20 19 16 15 14 12 11**

정의: 심장, 관절, 중추신경계, 피하조직을 침범하는 급성 전신성 염증 질환, 학령기 호발된다.

(1) 원인

① A군 β-연쇄상구균성 편도선염, 인두염, 농가진 등의 질병 후 발생. 조직의 자가면역 반응이다.

② 차고 습한 기후에 증상 악화, 가족력, 재발한다.

(2) 증상 20 19

① 주증상: 심염(판막성 심내막, 심낭, 심근의 염증, 류마티스성 심근염은 승모판에서 가장 흔함), 다발성 관절염, 홍반성 발진, 고열(38℃ 이상)이 발생한다.

② 피하결절: 무통성

③ 무도병: 사지의 불수의적, 불규칙적인 움직임, 불안감이 있거나 정밀한 작업을 할 때 발생, 수면 중 완화(일시적이며 서서히 사라짐)된다. **20**

(3) 치료 및 간호 🔟 🔟 🔟 🔟

① 최선의 처방은 예방(연쇄상구균의 조기발견)이다.

② Penicillin 치료: 가장 효과적, 예방적 투여 중요성 교육(∵ 류마티스 심질환 가능성)이다.

③ 아스피린(관절염증 시), 스테로이드(심염)를 적용한다.

④ 심염 관리: 심부전과 ESR이 정상으로 올 때까지 침상안정을 취한다.

⑤ 침상안정과 활동제한, 심부담을 줄이기 위한 산소요법, 피부손상 예방, 불편감 완화, 적절한 영양 섭취, 상기도 감염 예방한다.

6. 가와사키병 🔟 🔟

정의: 피부 점막 림프절 증후군으로 4세 이하의 영유아에게 발생하는 급성 열성 발진증이 나타난다.

(1) 특징

겨울과 봄, 주로 2세이하 남아에 호발, 원인불명

(2) 증상

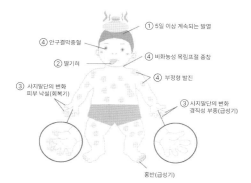

① 5일 이상 계속되는 발열: 항생제, 해열제에 반응하지 않는다.

② 입술 홍조, 마르고 갈라짐, 딸기혀가 나타난다.

③ 손발 부종, 손바닥의 홍반, 피부낙설

④ 부정형발진, 안구결막충혈, 비화농성 목림프절 종창된다.

(3) 진단기준 🔟

① 해열제로 떨어지지 않는 5일 이상 지속되는 발열이 나타난다.

② 다음 5가지 중 4항목 이상

ㄱ 화농이 없는 양측성 결막 충혈

ㄴ 입술이 홍조 및 균열, 딸기혀, 구강발적

ㄷ 부정형 발진

ㄹ 급성기의 비화농성 경부 림프절 비대

ㅁ 급성기 손발의 경성 부종과 홍조, 아급성기 손톱, 발톱 주위의 낙설

(4) 임상검사

ESR, CRP, 백혈구 증가, 혈소판 증가된다.

(5) 치료 🔟

면역글로불린 + 아스피린

※ 아스피린 독성증상 관찰(출혈, 과호흡, 이명, 두통, 혼돈, 어지럼증 등)된다.

(6) 간호

① 심혈관 손상예방: 울혈성 심부전 증상과 징후 관찰된다.

② 피부통합성 증진: 청결, 건조, 자극 없이, 부종 부위는 마찰과 지속적인 압력 받지 않도록 한다.

③ 탈수 예방, 체온 유지, 안위와 충분한 휴식, 부드러운 음식 제공한다.

④ 부모교육: 추후관리(심장 상태 주기적 사정, 심초음파 실시), 면역글로불린 투여했으므로 생백신 접종 연기, 피부 낙설 부위 비누나 로션 피한다.

8 피부 문제를 가진 아동 간호

1. 아구창 18

정의: 칸디다 알비칸스 곰팡이균에 의한 구강점막 질환이다.

(1) 원인

질 감염, 불결한 노리개 젖꼭지 등을 통한 감염이다.

(2) 증상

구강점막이나 혀, 잇몸에 흰 반점, 무리하게 떼어내면 출혈, 구강 통증이 나타난다.

(3) 치료 및 간호 18

① 구강 점막에 니스타틴(항칸디다 제제)현탁액이나 연고를 적용, 수유 후 입안을 물로 헹군 후 투약한다.
② 노리개 젖꼭지, 우유병을 철저하게 소독한다.

2. 여드름 18 10

정의: 피지샘 부위에 발생하는 청소년기 염증성 피부질환이다.

(1) 원인

스트레스, 가족력, 해부학적, 신체적, 생화학적, 면역학적, 심리적 요소, 남아 > 여아

(2) 치료 및 간호

① 세안: 2~3회/일, 물과 중성비누 이용, 세게 문지르거나 짜지 않는다.
② 매일 머리를 감는다.(∵ 머리 기름이 모낭을 막음)
③ 균형 잡힌 식이, 정서적 긴장과 스트레스 감소, 적절한 휴식, 약물요법(면봉 이용), 자외선 차단한다.

3. 돌발피진(장미진) 22

정의: human herpesvirus의 감염에 의해 발생하는 질환이다.

(1) 특징

고열이 없어진 후 12~24시간 이내에 특징적인 피부 발진이 발생, 유아기 호발, 소양증 X

(2) 치료 및 간호중재

해열제, 대증요법, 수분섭취격려한다. 22

9 내분비 문제를 가진 아동의 간호

1. 갑상샘 기능저하증 17 16 10

정의: 갑상샘 호르몬이 적절하게 생산되지 않아 발생하는 질환이다.

(1) 임상 증상 16 10

① 크레틴증상

ㄱ 콧등이 낮다. 큰 혀, 좁은 이마, 대천문이 크고 봉합이 넓다.
ㄴ 제대 탈장, 반사작용의 지연, 차갑고 얼룩덜룩한 피부가 나타난다.
ㄷ 임신기간이 길며, 체중이 평균보다 무거우나 키와 두위는 정상이다.

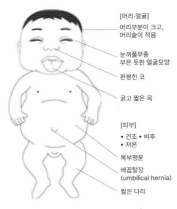

[머리·얼굴]
머리부분이 크고,
머리술이 적음

눈꺼풀부종
부은 듯한 얼굴모양

편평한 코

굵고 짧은 목

[피부]
• 건조 • 비후
• 저온

복부팽윤

배꼽탈장
(umbilical hernia)

짧은 다리

[갑상샘 기능저하증 특징]

② 치료하지 않으면 지능저하, 정신지체 유발할 수 있다.

③ 부모는 아기가 잠도 잘 자고, 거의 울지 않아 착하고 조용한 아기라고 생각한다.

(2) 진단

T3, T4 하강, TSH(갑상선자극호르몬) 상승된다.

(3) 치료 및 간호 **16**

① 조기발견과 조기 중재가 중요(∵ 저지능, 저성장 예방)하다.

② 평생 Levothyroxine 투여 (부작용 관찰: 호흡곤란, 빈맥, 발열, 발한, 설사, 체중감소)한다.

③ 매일 약을 복용하는 것이 중요, 아동의 성장에 따라 호르몬의 양은 증가된다.

④ 1개월 이전에 발견하여 치료를 시작하면 아동은 정상적인 키와 지능이 가능하다.

2. 당뇨병 **24 23 21 17 16 14 12**

정의: 췌장 내 랑게르한스섬에서 인슐린을 적절히 생산해내지 못하는 상태이다.

(1) 제1형 당뇨병(인슐린 의존성, 소아형)

① 대부분 인슐린 형성 부족으로 인슐린 의존성, 20세 미만, 갑작스럽게 발병한다.

② 비만과 큰 관련 없다.(자가면역반응)

③ 식이요법이나 경구용 혈당강하제 비효과적이다.

(2) 증상

① 다음, 다뇨, 다갈, 다식(4다)

② 당뇨성 케톤산증: 케톤뇨, 구토, 쿠스마울 호흡(깊고 빠른호흡), 호흡 시 아세톤 냄새, 혼수

(3) 간호

① 인슐린 투여방법 교육한다.

ㄱ 인슐린이 일정하게 흡수되는 곳은 복부, 주사부위(상박, 복부, 대퇴, 둔부), 주사부위 이동(∵ 지방위축 예방)한다.

ㄴ 인슐린은 시원한 곳에 보관한다.

ㄷ 자가주사방법 교육: 10세 이상, 성장 요구에 맞추어 인슐린 양과 칼로리 증가 필요한다.

ㄹ 창백, 발한, 혼수 등 저혈당 증상 관찰 시 **23** → 신속히 흡수되기 쉬운 탄수화물 제공(사탕)한다.

② 과식, 질병, 스트레스, 월경 시(사춘기 여아) 고혈당이 나타나므로 인슐린 주사량 증가한다.

③ 규칙적 운동(∵ 혈당 조절 효과 강화), 혈당이 잘 조절되지 않는 경우 과격한 운동 제한(∵ 저혈당 발생 위험)한다.

④ 식이: 복합 탄수화물 섭취(∵ 혈당을 서서히 증가시킴), 하루 필요 처방 열량에 맞추어 6가지 기초 식품군에 속한 교환단위 음식을 자유롭게 선택한다.

3. 성장장애 **14**

(1) 원인

뇌하수체 기능 저하, 뇌종양, 터너증후군

(2) 증상

성장호르몬의 결핍으로 성장지연(3% 이하), 짧고 넓은 얼굴, 사춘기 지연, 저혈당증, 근육감소

(3) 치료

성장호르몬 피하 투여한다.

4. 성조숙증 [14]

(1) 원인
특발성(여아에서 가장 흔함, 90%), 중추신경계 종양, 뇌손상

(2) 증상
이차성징의 조기발현(남아 9세, 여아8세 이전), 급속한 성장, 조기 골성숙, 성숙한 외모, 최종 신장은 저신장

(3) 치료
GnRH agonist(blocker) 월 1회 투여한다.

5. 요붕증 [14]
정의: 항이뇨호르몬의 분비 저하로 인한 신장의 수분 재흡수 장애이다.

(1) 증상
다뇨, 다갈, 탈수, 성장장애, 저혈압, 빈맥, 수면 방해(야뇨), 피부 긴장도 저하된다.

(2) 치료 및 간호
항이뇨호르몬(Vasopressin)투여. 탈수 교정, 수분균형 유지, 소변비중 확인, I/O 측정한다.

[10] 비뇨생식기 문제를 가진 아동의 간호

1. 요로감염 [10]
정의: 방광이나 신장이 세균에 감염되어 소변 속에서 번식하게 되어 나타나는 질병이다.

(1) 원인 및 호발
주로 대장균(75~90%), 여아 호발(∵ 요도가 짧고 항문과 가까움)된다.

(2) 임상증상
배뇨통, 악취 나는 소변, 잔뇨감, 급뇨, 빈뇨

(3) 치료 및 간호
항생제 투여(임상 증상이 좋아져도 완치를 뜻하는 것은 아니므로 퇴원 후에도 예방적 복용), 자주 기저귀 교환, 규칙적 배뇨, 앞에서 뒤로 닦는 교육, 충분한 수분 섭취시킨다.

2. 급성 사구체신염 [20] [17] [16] [12]
정의: 주로 연쇄상구균의 선행감염으로부터 1~3주 잠복기를 거친 뒤 급성으로 발병하여 혈뇨, 단백뇨, 부종, 고혈압이 나타나는 질환이다. [17] [16]

(1) 증상
혈뇨(콜라 혹은 차 색깔), 단백뇨, 소변량 감소, 사구체 여과율 감소, 얼굴의 부종, 고혈압, 복부통증, 체중증가

(2) 진단
소변검사 시 혈뇨, 단백뇨, 요비중 증가, ASO titer, 백혈구 & ESR 증가한다.

(3) 치료 및 간호 [20]
① 고칼로리 섭취, 저염식이, 수분 제한, 저단백(신기능부전 시) 식이를 제공한다.

② 항생제, 혈압강하제, 이뇨제 투여(저칼륨혈증 주의), 심한 부종이나 울혈 시 투석을 한다.
③ 체중 측정, 섭취량 & 배설량 측정, 부종상태 및 복부둘레 측정, 핍뇨로 인한 고칼륨혈증 점검한다.
④ 안정, 활동제한, 혈압 측정, 체위변경, 피부손상 방지, 호흡기 감염 예방한다.

3. 신증후군 22 21 18 15 12 10

정의: 신장의 사구체를 이루는 모세혈관의 이상으로 혈액 내 단백질이 신장으로 빠져나가 단백뇨, 저알
부민혈증이 나타나는 질병이다.

(1) 원인

원인불명, 남아에게 발병률이 약간 높음, 재발성

(2) 임상증상

사구체 모세혈관 투과성 증가, 4대 증상(단백뇨, 저알부민혈증, 부종(눈: 아침, 발목과 발: 오후), 고
지혈증), 체중증가, 피로

(3) 치료 및 간호

※ 간호목표: 무단백뇨, 부종을 최소화, 감염예방, 적절한 영양 유지, 대사 이상 교정한다.
① Corticosteroid(prednisone) 투여(저렴, 효과적, 안전, 우선 적용, 단, 감염증상 은폐)
　　→ 부작용: 체중과 식욕 증가, 혈압상승
② 면역억제제(부작용: 백혈구 감소, 남아의 경우 불임)를 투약한다.
③ 이뇨제 사용(부작용: 저칼륨혈증)한다.
④ 부종 감시를 위해 I&O 측정, 매일 같은 시간에 체중 측정, 소변검사를 한다.
⑤ 부종이 있는 피부는 깨끗이 건조, 체위변경 자주, 크레들 침대를 제공한다.
⑥ 조금씩, 자주 먹는 식습관, 저염식이를 제공한다.

4. 음낭수종 13 10

정의: 음낭 내에 비정상적인 체액이 축적되는 질환이다.

(1) 특징

대부분 생리적으로, 복강과 연결되지 않으며 6~9개월 자연 치료, 연결되면 탈장 가능하다.

(2) 증상

음낭이 커지고 팽팽하게 변한다. 반투명한 액낭이 나타난다.

(3) 진단

음낭 빛 투과 검사(빛이 통과, 탈장이나 덩어리가 있는 경우에는 불빛이 통과 안됨)

(4) 치료 및 간호

자연치료 되지 않으면 수술 시행, 감염예방, 청결유지한다.

11 인지/감각 문제를 가진 아동 간호

1. 다운 증후군 14 13 11

정의: 정상염색체 외에 21번의 염색체가 1개 더 가
지게 되어(삼체성) 발생하는 선천성 질환이다.

(1) 노산의 초산모, 고령 산모 호발

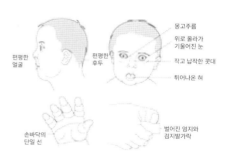

[다운증후군 특징]

(2) 증상 **14 13**

① 특징적 얼굴: 위로 올라가며 기울어진 눈, 작고 납작한 콧대, 좁고 높은 구개, 작은 귀, 편평한 얼굴, 대천문 폐쇄 지연, 짧고 굵은 목, 튀어나온 혀가 나타난다.

② 손바닥에 단일 선, 짧고 뭉툭한 손가락, 작은 키, 짧은 팔다리, 근육 긴장도 저하된다.

③ 선천성 심장질환 동반가능성 높다. 호흡기 감염 잦다.

(3) 간호중재

① 가족 지지

② 수유: 소량씩, 중간에 쉬는 시간을 갖도록(∵ 구강호흡), 혀가 앞으로 나와 있으므로 음식을 입안 깊숙이 넣어준다.

③ 코 청결, 가습기 사용(∵ 비골근 발달 저하로 비강폐쇄 우려, 비강 건조 예방)한다.

④ 열손실이 증가하므로 보온(∵ 근육긴장 저하), 변비와 비만예방한다.

⑤ 조기 중재 프로그램: 강화 프로그램, 특수학교에서 교육을 제공한다.

2. 자폐아 **15**

정의: 감각의 느낌과 표현, 의사소통, 사회적 관계에서 나타나는 발달 장애이다.

(1) 증상

① 영아자폐아: 12~18개월 정상이었다가 그 이후 사회접촉이 위축, 반복적 운동행동, 눈맞춤결여

② 학령 전기 자폐아: 의식적이고 충동적인 행동이 나타난다.

③ 지연되고 손상된 사회적 기술, 의사소통이 잘 안되고 독특한 놀이형태가 나타난다.

(2) 간호 중재

① 친숙한 환경 제공, 가족지지(부모와 아동의 애착형성), 체계적인 환경과 일대일 학습을 제공한다.

② 특수 교육, 행동치료가 가장 중요하다.

3. 주의력결핍과잉행동장애(ADHD) **16**

정의: 주의집중력, 충동조절, 과잉행동의 세부분의 영역에 지속적인 문제가 발생하는 만성 행동 장애이다.

(1) 증상

최소 6개월간 지속, 부주의, 집중장애, 경청하지 않는다. 가만히 있지 못한다. 규칙을 지키지 못한다.

(2) 치료 및 간호중재

인지행동요법, 약물요법, 가족지지 및 상담, 무조건적 칭찬 보다는 행동에 분명한 지침 제공, 일관성 있는 태도로 긍정적인 피드백 제공한다.

4. 정신지체(인지장애) **18 13**

정의: 지능발달 지연, 적응행동의 문제를 동반되는 장애(18세 이전)

(1) 원인

유전적, 생화학적, 바이러스 감염, 갑상선저하증, 외상, 발생학상의 문제이다.

(2) 증상

운동반응, 언어발달 지연, 접촉에 무반응 혹은 과민 반응, 불안정, 수유곤란이 나타난다.

(3) 간호중재

① 가족 교육 및 지지: 행동변화를 위한 동기유발, 긍정적 강화한다.

② 자기간호 기술 교육한다.

③ <u>최적의 발달 증진 **18**</u>, 놀이와 운동을 강화, 사회화를 격려한다.

12 근골격계 문제를 가진 아동 간호

1. 아동기 근골격의 특성 **23** **21** **20** **17**

① 골단 성장판의 손상은 뼈의 약한 부위로 손상시, 성장방해한다.
② 성인에 비해 두꺼운 골막으로 골절되어도 손상이 안 될수 있다.
③ 성장 중인 뼈로 충분한 혈액이 공급되어 가골이 빨리 형성되고 치유가 빠르다.
④ 뼈가 유연하여 한쪽 골막이 파열되고 <u>한쪽은 휘어질 수 있다.</u>(선상골절)
⑤ 유형
  ㉠ 선상골절: 생목골절, 압박 받은 쪽은 구부러지고 반대쪽은 부러지는 경우 **23**
  ㉡ 팽륜골절: 충격이 가해졌을 때 벌어지고 융기되거나 튀어나오는 형태의 골절
  ㉢ 요곡골절: 부러지기 전에 휘어지는 형태

2. 발달성 고관절 이형성증(선천성 고관절 탈구) **21** **20** **14** **12**

정의: 골반의 비정상적인 발달과 관련되어 대퇴관절의 불완전한 발육이다.(남:여 = 1:9)

(1) 증상

① Allis sign: 아동을 눕히고 무릎을 구부려 세웠을 때 환측의 <u>높이가 낮다.</u>
② Ortolani test(양성): 대퇴를 외전시킬때 '뚝'과 함께 고관절이 정복되는 느낌이 든다.
③ Barlow test(양성): 대퇴를 내전시킨 상태에서 아래로 당겼다가 위로 밀 때 관골구가 빠지는 느낌이다.
④ Trendelenburg 검사(양성): 탈구가 있는 쪽으로 서고 정상 다리를 들면 <u>정상쪽으로 기울어진다.</u>
⑤ 탈구된 대퇴가 짧고 <u>피부주름이 많다.</u> 걸음걸이의 변화가 나타난다.

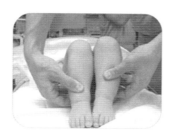

[Allis sign]

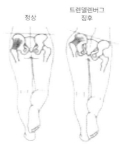

[Trendelenburg]

(2) 치료 및 간호

① 외전장치: <u>파브릭 보장구</u>(Pavlik harness, 고관절 이형성증의 치료), 생후 6개월 미만의 영아에게 가장 많이 사용하는 정복장치, 무릎 굴곡, 고관절 60도 외전 유지, 끈 길이를 함부로 조절하지 않기, 기저귀를 갈 때 보장구를 제거하지 않기, 보장구 안에 면내의 착의, 압박되는 어깨부위에 패드 적용한다. **20**
② 정복: 일차적 치료방법

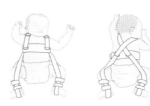

[Pavlik harness]

③ 석고붕대 **24**

※ 석고붕대 적용시 CMS(circulation, motor, sensory) 관찰된다.

→ 순환계, 신경계, 피부통합성(말초 부위 순환, 감각, 색, 온도), 악취나 분비물이 있을 경우, 마비, 떨림, 부종, 갑작스런 통증 시 의사 보고

④ 견인 **21**

㉠ 성장과 발달 증진, 신체 운동성의 유지, 정상 수면양상 유지한다.

㉡ 피부보호: 체위변경, 피부를 매일 씻고 건조, 기저귀 자주 교체, 로션이나 파우더 금지한다.

㉢ 부모 교육과 지지한다.

견인 종류	방법	그림
Bryant 견인 **21**	• 한쪽 방향으로 당기는 피부견인 • 2세 이하 혹은 12~14kg 이하 • 아동의 체중이 역견인 역할 • 둔부가 침대에서 약간 떨어지게 하고 90° 각도로 구부림 • 선천성 고관절 탈구에 적용	
Buck 신전 견인	• 하지에 적용하는 피부견인으로 신전 상태 유지 • 둔부를 굴곡하지 않아 적용 부위 고정 후 체위변경이 용이 • 단기간에 적용 가능	
Russell 견인	• 무릎아래 패드를 대고 하지에 적용 하는 피부견인 • 지시된 각도를 유지 • 두 방향으로 견인선 유지(수평, 수직) • 하수족 예방을 위해 지지 필요	

3. 척추측만증 **22 16 14 13 12**

정의: 척추가 10° 이상 옆으로 굽은 질환으로 청소년기에 가장 흔하다.

(1) 원인과 빈도

나쁜 자세, 종양이나 감염, 영양, 선천적 기형, 성장이 빠른 14세 이하 여아 호발된다.

(2) 증상 **22**

① 서 있는 위치에서 어깨 높이 다르다. 견갑골 튀어나옴, 둔부의 높이 다르다.

② Adam's 검사(전방굴곡 검사)에서 손을 뻗어 앞으로 굽힐 때 등의 높이 다르다.

(3) 치료 및 간호 🔟

① 25도 이하 관찰된다.

② 보조기: 25~40도 만곡 시 보조기(기형진행을 최소화)를 적용한다.

③ 40도 이상이면서 성장기 아동의 경우 수술을 한다.

④ 신체상 손상 예방과 지지, 피부 통합성 유지한다.

4. 골수염 🔟 🔟

정의: 외상이나 세균감염 등에 의해 골수조직에 염증이 발생하는 질환이다.

(1) 호발

성장이 빠른 장골에 주로 발생, 남아 5세 이하의 아동에게 호발한다.

(2) 증상

고열, 통증, 안절부절, 압통과 발적, ROM 제한한다.

(3) 치료 및 간호 🔟 🔟

① 통증관리: 주된 중재, 침상안정, 활동제한 유지, 단단한 침요, 올바른 신체선열 유지, 진통제를 제공한다.

② 항생제, 외과적 시술(농양)을 한다.

③ 해열제, 고단백, 고칼로리, 소량씩 자주 제공한다.

5. 근이양증(근디스트로피) 🔟

정의: 단백질의 부족으로 유발되는 골격근의 퇴행성 질환이다.

(1) 가장 흔한 형태

뒤시엔느형 근이영양증(근육세포 위축)

(2) 원인

반성유전, 남아에게 호발한다.

(3) 증상

진행성 근육쇠약, 요추전굴증, 바닥에서 일어나는데 어려움(Gower 증후), 지적한계, 우울이 나타난다.

(4) 치료 및 간호

물리치료, 보조기 사용, 수술, 적절한 신체운동 유지, 체위변경, 폐 손상 방지, 가족지지와 가족대처 증진을 위한 지지를 제공한다.

🔞 신경문제를 가진 아동 간호

1. 뇌수종(수두증) 🔟 🔟 🔟

정의: 뇌에 뇌척수액이 비정상적으로 축적된 질환이다.

(1) 증상: 뇌압상승

① 영아기: 두위 증가, 팽창된 천문, 봉합선 분리, 수유장애, 고음의 울음, 움푹 들어간 눈, 일몰 현상, Macewen's sign(마퀴인 징후: 두개 내 부피 증가, 파옹음(둔탁하고 항아리 깨지는 소리)이 두개골 타진 시 들림)

② 아동기: 아침에 심한 두통, 구토, 유두부종, 사시, 운동실조증, 불안정, 무기력

(2) 치료 및 간호: 뇌실 복강 단락술(VP shunt)
　① 수술 전 간호: 뇌압상승 징후 감시, 두개내압 상승 예방 위해 침상머리 30도 상승한다.
　② 수술 후 간호: 매일 두위 측정, 감염예방, 수술 후 24시간 동안 머리 상승시키지 않도록 한다. 베개 없이 편평하게 눕도록 한다.

2. 뇌전증 [19] [17] [16] [15] [10]

정의: 발작을 일으킬 수 있는 원인 인자가 없음에도 <u>발작이 반복적으로 발생하는 만성적 질환이다.</u>

(1) 증상
　① 부분발작
　　㉠ 단순부분발작: 의식변화 없고, 지속시간 1분 이하
　　㉡ 복합부분발작: 아동의 가장 흔한 발작 형태, 전구증상 경험, 감각증상(시각, 청각, 후각, 미각)과 공포감, 현기증과 의식 상실
　② 전신발작
　　㉠ 전신성 강직성-간대성 발작(대발작) 5단계(굴곡, 신전, 진전, 간대, 발작 후)가 나타난다.
　　㉡ 결신발작(소발작): 전조 없이 의식이 잠깐 소실된다. 30초 이상 지속하지 않는다.
　　㉢ 간대성 근경련발작: 근육의 빠른 움직임을 의미, 의식이 순간적으로 상실되어 관찰이 불가할 수도 있다.
　　㉣ 무긴장성 발작: 빠르고 갑작스러운 순간적인 근육긴장의 상실과 의식 상실을 포함한다.

(2) 치료 및 간호 [20] [19] [17] [16] [15] [10]
　① 항경련제(페니토인, 카바마제핀, 페노바비탈)는 보통 2~3년간 발작이 없을 때까지 계속 투여한다.
　② 약물을 갑자기 중단하지 않고 완치 때까지 점차 감소, 정확한 시간, 식간 투여, 혈액검사(간기능, 혈중농도)를 관찰하면서 투여한다.
　③ 뇌전증 수술을 적용한다.
　④ <u>발작 시 우선적 간호한다.</u>
　　㉠ 기도유지: 분비물이 흡인되지 않도록 고개를 옆으로 [19], 옷을 느슨하게 풀어준다. 몸을 옆으로 돌린다. 발작 동안 아동을 붙잡지 않고 입안에 어떤 것(경구약 등)도 넣지 않는다. 자극을 주지 않는다.
　　㉡ 외상 방지: 주위 위험한 물건 치워 둔다. [20]
　　㉢ 간질 발작이 5분 이상 지속되면 즉시 내원한다.

3. 열성경련 [22] [18] [15] [12]

정의: 급격한 체온상승으로 인한 일시적 발작이다.

(1) 원인 및 특징
　① 신경계 정상, 고열 시 체온상승으로 인함
　② 남아 > 여아, 6개월~3년 흔함, 가족력
　③ <u>신경학적 손상 없음</u>, 주로 전신성 강직간대발작 [22]

(2) 간호
　① <u>해열제 투여</u>: 경련 시 좌약 사용한다.
　　→ 약물: 아세트아미노펜 투약, 바이러스 질환일 때 아스피린 투약 금지(Reye증후군 발생 우려)
　② 발열 간호: 미온수 목욕, 탈수 예방한다.

4. 이분척추 24 14 13

정의: 출생 전에 신경관의 융합이 안 되어 붙지 않고 벌어지는 질환이다.

(1) 원인

유전, 임부의 엽산 결핍

(2) 증상

병소의 수준과 부위에 따라 다름(척수수막류 흔함), 주로 요추와 천골부위, 보행장애, 요실금

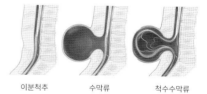

이분척추   수막류   척수수막류

(3) 치료 및 간호

외과적 봉합

① **수술 전 간호** 14

㉠ 낭포가 터지지 않도록 복위로 눕힌다.

㉡ 감염 예방: 둔부 공기에 노출, 기저귀 채우지 않도록 한다.

㉢ 하지의 괴사와 기형을 예방한다.

㉣ 무균적 습윤 드레싱을 적용한다.

② **수술 후 간호**

㉠ 감염 방지, 대변, 소변에 오염되지 않도록 한다. 둔부를 노출시킨다.

㉡ 쇼크 예방: 척추보다 머리를 낮추어 뇌척수압 유지, 수술 부위 압력을 낮춘다.

5. 뇌성마비 21 15 12

정의: 중추신경계 손상으로 인한 만성적, 비진행적이고 영구적 운동기능부전

(1) 원인

출생 시 미성숙, 급속분만, 임신중독증, 외상, 질식

(2) 증상

① 운동장애, 지적발달 문제, 언어장애, 보행장애, 성장지연

② 수의근의 힘의 조절이 비정상적, 목을 가누지 못함, 사지의 굴곡과 경축, 늘어지고 비정상적 자세, 점진적 근육강직, 자세, 균형, 통합된 운동조절 결핍

③ 경직되어 의도된 움직임에 과도운동, 팔근육 긴장, 다리는 가위모양 꼬임

④ 전신적, 긴장성 간대성 경련, 비정상적 불수의적 움직임, 원시적 반사

(3) 진단

심부건반사의 항진과 지속적인 뇌간반사(모로반사, 긴장성 경반사, 낙하산반사 등)

(4) 치료 및 간호

영구적이므로 완치 목적이 아닌 조기 발견, 합병증 예방과 최적의 발달 유지 도모, 일상 활동 수행한다.

① 흡인 예방(∵ 기관지 점액 배출의 어려움, 수유 및 연하곤란)한다.

② 턱을 지지하여 소량씩 자주 음식을 제공한다.

③ 특수 교육, 물리치료, 인지능력/사고과정의 촉진, 가족지지한다.

14 전염성 문제를 가진 아동 간호

1. 홍역(measles) 20 18 15 14 13

(1) 전파 경로
직접접촉, 비말감염로 발생한다.

(2) 임상증상
① 전구기(카타르기): 열, koplick 반점, 콧물, 결막염(→ 눈부심, 광선기피증), 기침이 나타난다.
② 발진기: 귀 및 얼굴에서 시작하여 아래로 확산된다. 20
③ 회복기: 발진이 났던 순서대로 소실된다. 색소침착, 허물이 벗겨진다.

(3) 전염기간
발진 전 4일~발진 후 5일(전구기)

(4) 치료 및 간호
감염 후 3일 이내 감마글로불린 투여, 대증요법, 격리한다.
① 침상휴식, 해열제, 차가운 습기 제공, 수분공급, 소양증 간호를 제공한다.
② 눈간호: 방 어둡게 한다.(∵ 눈부심 완화), 생리식염수 세척한다.
③ 노출된 형제도 1주 내 면역글로불린 투여, 유행시 6개월 이상부터 가속접종한다.

2. 이하선염(볼거리, mumps) 23 21 17 16 15

(1) 원인균
Paramyxovirus

(2) 전파 경로
직접접촉, 비말감염

(3) 임상증상
전구증상(고열, 근육통, 두통, 권태감) 나타난 후 이하선 종창, 뇌척수막염, 고환염 합병증 가능하다.

(4) 전염기간
종창시작 전·후에 전염력 강하다.

(5) 치료 및 간호
대증요법, 격리(종창과 열이 가라 앉을 때까지)한다.
① 고열과 통증완화 위해 해열진통제를 제공한다.
② 자극 없는 부드러운 유동식 제공 23, 씹는 음식 피함, 신맛 제한(∵ 통증 유발)한다.

3. 풍진(rubella) 16

(1) 원인균
Rubella virus

(2) 전파 경로
직접접촉, 비인두분비물

(3) 임상증상
① 전구기: 미열, 두통, 결막염, 권태감, 콧물

② 발진기: 얼굴에서 시작, 귀 뒤, 목 뒤, 후두부 림프절 발진 후 온몸으로 확산

(4) 전염기간

발진 전 7일~발진 후 5일

(5) 치료 및 간호

대증요법, 격리, 가임기 여성 임신 전 예방접종(∵ 임신 3개월 전 태반을 통해 수직감염 되어 태아 기형 원인)한다.

4. 백일해(pertussis) 24 22 20 19 18 11

(1) 원인균

Bordetella pertussis

(2) 전파 경로

비인두물 직접 접촉감염, 비말감염(전염성 강함) 22

(3) 증상

① 카타르기(1~2주): 콧물, 결막염, 눈물, 기침, 미열, 두통, 식욕부진, 전염성이 가장 강하다.
② 경해기(4~6주): 발작적 기침, 흡기 길어지고, 흡기 말에 '흡'하는 소리 난다. 다량의 점성 가래가 나타난다.
③ 회복기(1~2주): 기침을 여러 달 지속, 모든 간헐적인 호흡기 감염은 기침, 구토 동반된다.

(4) 감염기간

발작 후 4주

(5) 치료 및 간호 20

격리, 기도유지, 습도유지, 수분섭취, 해열제, 합병증(기관지 폐렴) 예방, 항생제 (erythromycin 또는 ampicillin) 제공한다.

5. 파상풍(tetanus) 12

(1) 원인균

Clostridium tetani

(2) 전파 경로

오염된 흙이나 장분비물로부터 상처 부위 통해 전염된다.

(3) 임상증상

신경계 침범하여 강직성 경련, 자극과민증, 연하곤란, 후두경련이 나타난다.

(4) 치료 및 간호

파상풍 항독소 투여, 격리 불필요, 필요시 기계 호흡, 자극을 최소화(∵ 경련예방): 조용하고 조명 어두운 환경을 제공한다.

6. 성홍열(scalet fever) 24 16 15

(1) 원인균

A군 β-용혈성 연쇄상구균

(2) 전파

감염자와 보균자의 비인두 분비물, 직접접촉, 비말감염으로 전파된다.

(3) 임상증상

갑작스러운 고열로 시작, 편도선 비대, 인후통, 흰 딸기혀(1~2일) → 붉은 딸기혀(4~5일), 발진 후 피부낙설

(4) 치료 및 간호

페니실린(효과적), 과민 반응 시 에리스로마이신, 피부발진이 없어도 전염력 있을 수 있음, 류마티스열, 급성사구체신염 등 합병증 예방한다.

7. 수두(chickenpox varicella) 21 19 17 15

(1) 원인

Varicella-zoster virus

(2) 전파

직접접촉, 비말(공기)감염, 간접접촉

(3) 임상증상

미열, 심한 소양증을 동반한 발진, 반점 → 구진 → 수포 → 가피순으로 진행(몸통 시작 → 전신 퍼짐)

(4) 전염기간

발진 1일 전부터 가피형성까지(첫 수포 발생 6일 후)

(5) 치료 및 간호

격리(수포가 건조할 때까지), 항바이러스 제제를 제공한다.
① 소양증 간호(손톱 짧게, 칼라민 로션, 보습, 면제품 착용, 헐렁한 옷, 서늘한 환경)를 실시한다.
② 수포를 긁지 않게 하고, 터뜨리지 않는다.(∵ 전염, 상흔, 2차 감염 예방)
③ 해열제로 아세트아미노펜 사용(Reye syndrome 예방)한다.

8. 수족구

(1) 원인 및 특징

Coxsackie virus A16, 높은 전염력, 7~10일 안에 회복된다.

(2) 증상

감기 증상, 손바닥, 발바닥 수포성 구진(가려움증은 없음), 구강 내 통증성 궤양, 수포, 입 안 통증으로 섭취 곤란하다.

(3) 치료 및 간호

예방이 최선, 대증요법, 항생제 불필요, 철저한 손씻기, 격리한다.

9. 결핵(Tuberculosis) 20 15

(1) 원인

Mycobacterium tuberculosis

(2) 전파

직접접촉, 비말감염, 공기전파

(3) 증상

감염 초기 무증상, 진행 시 권태감, 식욕부진, 림프절 종대, 만성적 기침, 체중 감소, 객담

(4) 진단

① 신체사정, x-ray 검사

② 투베르쿨린 피부반응검사 **20**
→ PPD(Purified Protein Derivative)를 전박내측에 피내주사, 48~72시간 이후 결절 사정한다.
※ 경결 5mm 미만 음성, 5~9mm 의양성, 10mm 이상 양성이다.
※ 결핵으로 진단된 가족과 함께 거주하는 아동 → 경결이 5mm이상일 때 양성이라고 판단한다.
③ 객담과 같은 체액 안에 TB균 추출 검사(박테리아균 배양검사로 확진)한다.
④ 인터페론 감마분비검사 : 결핵균에 감작된 림프구 관찰한다.

(5) 치료 및 간호
① 잠복 결핵 감염: 무증상, 활동성결핵발병(10%) 예방을 위해 약물 투여, 3개월 INH+Rifampin을 제공한다.
② 활동성 결핵(증상 발현, 피부반응검사 양성, 흉부방사선 이상) → 6개월 이상 항결핵제 제공한다.
③ 약물병행요법(내성예방): (INH+Rifampin+Ethambutol+Pyrazinamaid, 2개월) + (INH+Rifampin+Ethambutol, 4개월) 제공한다.
④ 전염력이 있는 가족과 생활할 경우 INH로 예방적 화학요법을 적용하기도 한다.
⑤ BCG 예방접종: 삼각근 피내주사, 생후 4주 이내로 한다.

(6) 활동성 결핵 환아 간호 **15**
① 약물복용 2주 후 전염력 소실된 것으로 간주하나 격리해제는 의사와 상의한다.
② 적절한 영양(단백질, 칼슘, 고열량 식이)과 휴식, 학교 출석 가능하다.
③ 약물복용의 중요성, 마스크 착용, 손씻기 교육한다.

15 종양 문제를 가진 아동 간호

1. 백혈병 **24 23 22 21 20 19 16 14 13**
정의: 골수의 비정상적인 증식과 성숙으로 인해 비정상적인 백혈구가 과도하게 증식하여 정상적인 백혈구와 적혈구, 혈소판의 생성이 억제되는 질환이다.

(1) 15세 이전 아동의 가장 흔한 악성 종양

(2) 진단
혈액검사(CBC), 혈액화학검사, 방사선검사, 골수검사(영아: 전장골능과 경골, 아동: 후장골능) **20**

종류	참고치
헤모글로빈(Hb)	12~14g/dl 10g/dl 이하일 때 빈혈
헤마토크릿(Hct)	평균:40%, 하한:35%(6~12세 참고 기준) 성인 남자: 36~52% 여자: 36~48 %
백혈구수(WBC)	4000~10000/㎣
혈소판수(PLT)	15만~45만/㎣ 10만/㎣ 이하 시 출혈 위험, 2만/㎣ 이하 시 수혈 고려
절대호중구수(ANC) **23**	호중구는 백혈구의 60%를 차지, 백혈구수×호중구(%)/100 1000/㎣ 이하 시 감염 위험성

※ 혈액의 종류 및 참고치(병원, 나이에 따라 상이할 수 있으니 참고)

(3) 임상증상
　① 창백, 출혈, 발열, 두통
　② 골수기능장애 시
　　㉠ 적혈구 감소(빈혈) → 창백, 피로
　　㉡ 혈소판 감소(출혈) → 점상 출혈
　　㉢ 호중구 감소(감염) → 발열
　　㉣ 골수침범(침윤) → 통증

(4) 치료 및 간호 **22 21 19 16 14 13**
　① 치료: 항암화학요법, 조혈모세포 이식을 한다.
　　㉠ 항암화학요법: 암세포를 죽이기 위해 약제를 사용, 빠르게 분화하는 세포를 파괴 **22**
　　㉡ 조혈모세포 이식: 고용량의 화학요법 이후 시행, 이식 후 철저한 감염예방관리
　② 감염예방: 손 씻기를 철저히, 방문객 제한, 체온 하루 3회 이상 측정, 발한 시 이불 자주 교환한다.
　③ 출혈예방: 근육주사 제한, 부드러운 칫솔 사용(치간 칫솔 금지), 직장체온 피함, 관장 금지한다.
　④ 적절한 영양 공급: 수분공급, 고열량, 고단백이, 달고 기름진 음식, 고염식이, 강한 냄새가 나는 음식, 생야채와 생과일은 피한다.
　⑤ 항암화학요법 부작용 간호: 구내염(중재: 생리식염수, 중탄산나트륨으로 입안을 헹굼), 탈모증, 영양문제, 오심과 구토는 화학요법의 부작용 또는 구토중추를 자극하여 일어난다.(진토제 투여) **22**
　⑥ 조혈모세포 이식 부작용 발견 시 즉시 알리고 감염예방 관련해서 부모교육을 한다. **21**

> **참고** **동종 조혈모세포 이식 부작용** **20**
> • 이식편대숙주병: 공여자의 건강한 골수(림프구)가 환자의 신체를 공격하는 반응, 생착기간(이식 후 2~6주경, 가장 주의 요함)
> 　- 증상: 발열, 피부 홍반, 혈변, 간 기능 이상, 설사, 범혈구 감소증 등
> • 거부반응: 환자의 세포가 공여자의 골수를 공격하는 반응

2. 신경아세포종(신경모세포종) **21 16**
정의: 신경관 원세포(배아)에서 기원하는 악성신생물로 부신과 자율신경계(교감신경절)에서 발생한다.

(1) 원인 및 빈도 **16**
　원인불명, 1세 미만 영아 호발, 주로 복강, 부신에 호발, 전이가 된 이후 발견('침묵의 종양'), 전이가 빠르다.

(2) 증상
　① 복부 중앙선을 넘는 단단하고 불규칙적이며 만져도 아파하지 않는 복부덩어리(특징적 증상)가 만져진다. **21**
　② 고혈압(카테콜라민 상승, 종양에 의한 심혈관계 압박), 고열, 전이된 경우 통증이 나타난다.
　③ 신장, 요관, 방광 압박으로 요정체, 빈뇨, 혈뇨가 나타난다.
　④ 두개 내 전이: 두개내압 상승, 안구 돌출, 안와 부위 부종이 나타난다.

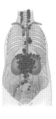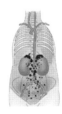

(3) 치료
　① 수술, 방사선 치료, 화학요법을 실시한다.
　② 항암치료 부작용 사정 및 중재: 오심, 구토, 빈혈, 탈모, 감염, 식욕부진, 변비

③ 통증 간호, 감염예방, 수분과 전해질 균형, 영양공급, 출혈예방, 환아와 가족지지한다.

④ 신경독성 증상 간호: 허약감, 마비, 심부건 반사 소실

⑤ 소변검사물 수집: 진단 및 치료과정 확인한다.

3. 신아세포종(윌름스 종양) 🅱

정의: 소아에서 많이 나타나는 신장의 악성종양, 유전적 요인이 있다.

(1) 증상

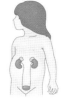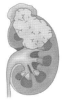

① 복부 중앙선을 넘지 않는 크고 딱딱한 복부 덩어리가 촉지된다.

② 전이되거나 악화될 때 복통, 기면, 식욕부진, 고열, 혈뇨, 고혈압(과도한 레닌 분비)이 나타난다.

(2) 치료 및 간호: 수술(신장 적출술), 방사선, 화학요법, 예후 양호

① 수술 전 간호: 종양을 만지지 않는다.(∵ 종양세포가 촉진에 의해 파열되어 퍼질수 있기 때문)

→ '복부를 만지지 마시오.'라는 팻말

② 수술 후 간호: 장폐색 증상 사정, 비뇨기계 감염 예방, 적절한 수분공급, 회음부 청결을 유지한다.

핵심문제

01
24년 기출변형

고열, 발진, 관절염, 무도증을 보이는 10세 아동이 진단을 위해 내원하였다. 간호중재로 옳은 것은?

① 모르핀을 투여한다.
② 연쇄상구균 감염여부를 확인한다.
③ 수분섭취를 제한한다.
④ 신체활동을 권한다.
⑤ 항생제 치료를 중단한다.

02
22년 기출변형

다음 사례에서 예상되는 우선적인 중재는?

• 3세 아동이 복통과 함께 설사 증상을 보임
• 배가 아파 수분섭취를 지속적으로 거부함
• 모세혈관 충전시간이 3초임

① 경구재수화요법
② 금식
③ 비위관 영양공급
④ 정맥수액투여
⑤ 총비경구영양

정답 / 01 ② 02 ④

4 지역사회간호학

⊞ CHAPTER 01 | 지역사회건강요구 사정

1. 국내·외 보건정책 이해

1) 지역사회간호와 보건정책

(1) 지역사회간호의 개념

지역사회 정의[세계보건기구(WHO, 1974)]: "지리적 경계 또는 공동가치와 관심에 의해 구분되는 사회집단으로, 이들은 서로를 알고 상호작용하면서 특정 사회구조에서 기능하며 규범, 가치, 사회제도를 창출한다"고 하였다.

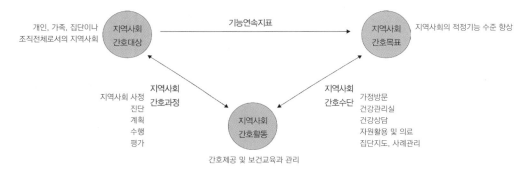

(2) 지역사회의 분류(유형)

① 구조적 지역사회

㉠ 집합체: 집합 그 자체이며 모인 이유와는 상관없으며 노숙자 집단, 광산촌, 알콜중독자 집단, 미혼모 집단, 국민 등이다.

㉡ 대면공동체: 서로 얼굴을 대하는 공동체이며 소식이 쉽게 전달되어 친근감과 공동의식을 소유한다. **19**

㉢ 생태학적 문제의 공동체: 지리적 특성, 기후 등과 같은 동일한 생태학적 문제를 내포하고 있는 집단이다. **예** 산림 파괴 지역, 토양오염, 기후, 환경문제가 있는 지역

㉣ 지정학적 공동체: 법적·지리적 경계로 정의된 지역사회이며 합법적인 지리적 경계를 기준으로 하는 행정적 관할구역 단위의 집단이다.

㉤ 조직: 특정 목표를 추구하며 일정한 환경 속에서 일정한 구조를 가진 사회단위로 병원, 보건소, 학교 등이 이에 속한다.

㉥ 문제해결 공동체

ⓐ 문제를 확인하고 공유하며 해결할 수 있는 범위 내의 구역을 의미한다.

ⓑ 문제를 가지고 있는 지역뿐 아니라 문제해결 지지 업무를 갖는 정부기관도 포함된다.

② 기능적 지역사회: 단순히 지리적 경계로 나누기보다는 공동의 문제해결과 목표성취라는 과업의 결과로 나타나는 공동체이다.
  ㉠ 동일한 요구를 가진 지역사회
    ⓐ 일반적으로 공통의 문제 및 요구에 기초하여 나타나는 공동체이다.
    ⓑ 동일한 요구를 가진 공동체는 생태학적 문제의 공동체나 특수 흥미 공동체와 같다.
  ㉡ 자원 공동체
    ⓐ 자원에는 경제력, 인력, 소비자, 다른 지역사회에 대한 영향력, 물자 등이 있다.
    ⓑ 자원공동체는 지리적인 경계를 벗어나 어떤 문제를 해결하기 위해 자원의 활용 범위를 토대로 모인 공동체이다.
③ 감정적 지역사회: 감각이나 감성을 중심으로 모인 공동체이다.
  ㉠ 소속 공동체
    ⓐ 자기가 속한 장소가 어디인가 하는 관점에서 구분되는 공동체이다.
    ⓑ 출신지가 어디인지에 대한 의미를 갖는다.
    ⓒ 장소라는 구조를 의미하는 것이 아니라 고향과 같은 것이다.
    ⓓ 종친회, 동창회, 지연, 학연 등 고향을 중심으로 하는 감정적인 측면의 공동체 집단이다.
  ㉡ 특수 흥미 공동체
    ⓐ 특수 분야에 대해 동일한 요구와 관심을 가지고 모인 공동체이다.
    ⓑ 특별한 논제나 화제가 생겼을 때 이러한 공동체가 더욱 부각된다.

(3) 지역사회의 기능 [19]

① 경제적 기능
  ㉠ 일상생활을 영위하는 데 필요한 물자와 서비스를 생산, 분배, 소비하는 과정과 관련된 기능을 갖는다.
  ㉡ 특산품 개발, 기업을 유지하는 등의 자립을 위한 활동이 포함될 수 있다.
② 사회화 기능
  ㉠ 지역사회가 공유하는 사회적 가치, 일반적 지식, 행동양상을 창출, 유지, 전달하는 기능을 갖는다.
  ㉡ 사회화 과정을 통해 사회 구성원들이 다른 지역 구성원들과 구별되는 생활양식을 터득한다.
③ 사회통제 기능
  ㉠ 지역사회가 그 구성원에게 사회의 규범에 순응하게 하는 기능을 한다.
  ㉡ 지역사회 내에서의 구성원의 행동을 통제하게 하는 기능을 한다.
④ 참여적 사회통합 기능 [19]
  ㉠ 지역사회 유지를 위하여 결속력과 사기를 높이는 기능을 한다.
  ㉡ 주민 공동의 문제해결을 위하여 공동으로 노력하는 활동이 포함된다.
⑤ 상부상조의 기능: 지역사회 내의 질병, 사망, 실업 등 경조사나 도움이 필요한 상황에서 서로 지지해 주고 조력해 주는 기능을 담당한다.

(4) 건강예방 수준에서의 지역사회보건의 목표 [20] [18] [17]

① 일차예방 [20]
  ㉠ 건강문제의 발생 이전에 행하는 행동으로, 건강증진과 건강보호의 영역이다.
  ㉡ 최적의 건강증진을 위하여 혹은 특별한 질병을 일으키는 원인으로부터 인간을 보호하기 위하여 고안된 방법이다.
  ㉢ 규칙적인 운동, 스트레스 관리, 균형 잡힌 식이, 보건교육, 예방접종 등

② 이차예방 **24** **18**
　㉠ 건강문제의 조기 발견과 조기 치료를 위한 영역이다.
　㉡ 건강문제를 조기에 해결하여 심각한 결과를 초래하는 것을 예방한다.
　㉢ 지역주민을 대상으로 혈압·혈당 측정 건강 부스를 운영하는 것이다. **24**
　㉣ 집단검진 및 조기 진단, 현존하는 질환의 치료가 포함된다.
　　- 집단검진을 계획할 수 있는 질병: 잠복기가 있는 질병 **예** 결핵 **24** **22**
③ 삼차예방
　㉠ 건강문제의 재발을 예방하고 불구된 기능을 재활시켜 사회에 잘 적응할 수 있도록 하는 영
　　역이다.
　㉡ 건강이 더 악화되는 것을 방지하고 최고의 건강수준으로 회복시키는 것이다.
　㉢ 사회 재적응 훈련, 자조 집단

(5) 지역사회간호사의 역할 **23** **22** **21** **18** **17** **16** **15** **14** **13** **12** **11** **10** **08** **07** **01** **00**
① 직접간호 제공자(direct care provider)
　㉠ 간호과정을 적용하여 간호문제를 해결한다.
　㉡ 개인, 가족을 포함한 지역사회의 다양한 대상자들의 요구를 파악하고 필요한 간호를 제공한다.
② 교육자(educator)
　㉠ 대상자의 교육요구를 사정하여 보건교육을 실시한다.
　㉡ 대상자 스스로를 돌볼 수 있도록 건강에 관련된 습관, 건강증진 행위 등에 필요한 사항을
　　교육한다.
③ 변화촉진자 **23** **21** **14** **11** **00**
　㉠ 동기부여에 조력하여 변화의 수행을 돕는다.
　㉡ 대상자의 행동을 바람직한 방향으로 변화하도록 촉진한다.
　㉢ 변화 상황에 작용하는 방해요인과 촉진요인을 확인한다.
　㉣ 대상자의 건강에 대한 무관심한 상태를 분석하여 관심을 유도한다.
④ 상담자(counselor, consultant) **13**
　㉠ 지역사회 주민의 건강문제에 대해 전문적인 지식과 기술을 기반으로 상담해준다.
　㉡ 가족이나 개인 등 대상자가 자신의 건강문제를 유리한 방향으로 결정하도록 돕는다.
　㉢ 대상자가 선택한 해결방법을 스스로 확인·평가하는 것을 돕는다.
⑤ 자원의뢰자/알선자 **21**
　㉠ 대상자의 문제가 스스로 해결할 수 있는 범위에서 벗어난 경우 유용한 기관에 의뢰한다.
　㉡ 대상자의 문제가 전문적인 조치를 필요로 한다고 인식되는 경우 의뢰 직전에 대상자의 상
　　태를 한 번 더 확인하고 의뢰한다.
⑥ 대변자/옹호자(advocator) **17** **12**
　㉠ 간호대상자가 자신의 이익을 위한 활동을 할 수 있고 독립적으로 역할을 수행하도록 대변
　　하거나 옹호한다.
　㉡ 개인의 경우 대상자의 요구를 가족이나 다른 의료인 및 의료기관에 설명하여 대상자가 자
　　신의 권리를 주장하도록 돕는 역할을 한다.
　㉢ 지역사회의 개인이나 집단의 이익을 위해 행동하거나 그들의 입장에 서서 의견을 제시하
　　는 역할을 수행한다.
　㉣ 대상자가 마땅히 가져야 할 보건의료 수혜의 권리를 스스로 찾고 가질 수 있게 유용한 보건
　　의료를 충분히 설명하고 안내한다.
⑦ 조정자(coordinator) **16**
　㉠ 조정이란 가능한 최대의 유효한 방법으로 대상자의 요구를 충족시키는 최선의 서비스를 조

직하고 통합하는 과정을 말한다.
ⓛ 조정이 가능한 최대의 유효한 방법으로 다른 요원과 대상자에 대한 정보를 교환한다.
⑧ 사례관리자(case manager)
㉠ 사례관리자는 오래전부터 지역사회간호의 통합된 구성요소로 많은 대상자 중심의 역할을 함축하고 있는 포괄적인 역할이다.
㉡ 지역사회간호사는 지역사회의 다양한 보건의료서비스를 적합한 유형으로 연계시키는 관리자의 역할을 담당한다.
㉢ 사례관리의 원칙은 "개별성"이며 사례관리 대상자들의 특성 및 문제가 다양하기 때문에 각 대상자의 욕구와 환경에 맞도록 사례관리를 시행해야 한다. 22 19
⑨ 연구자(Researcher)
㉠ 문제를 발견하고 탐색하며 문제해결을 위한 방법을 제시하고 분석하는 역할을 담당한다.
㉡ 연구결과를 실무에 적용, 연구문제 확인, 연구결과를 보급한다.
⑩ 협력자(collaborator) 22 18
㉠ 다른 건강요원들과 원활한 의사소통을 하며, 공통적인 의사결정에 참여한다.
㉡ 대상자의 문제해결을 위한 공동활동에 참여한다.

2) 우리나라 지역사회간호 발달사

(1) 방문간호시대(1910~1945년)
① 로선복(1923년): 태화여자관에 보건사업부를 설치한 것이 우리나라 지역사회간호사업의 시초
② 방문간호시대에는 주로 아동의 건강관리, 전염병 예방, 외래 산부인과 및 치과치료, 가정방문 등의 사업을 시행

(2) 보건간호시대(1945~1980년)
① 1945~1948년: 미군정에 의해 후생부가 설치되면서 광역적인 보건사업이 시작
② 1946년 10월 서울 및 각 도의 대도시에 모범(시범)보건소가 설립된 것이 보건소의 시작
③ 1956년: 「보건소법」 제정
④ 1962년: 「보건소법」 전면 개정, 보건간호사업이 보건소 중심으로 전국적인 차원으로 실시(결핵관리, 모자보건, 가족계획 사업)
⑤ 1977년: 「의료보험법」 시행

(3) 지역사회간호시대(1980년~현재)
① 1980년: 「농어촌 등 보건의료를 위한 특별조치법」 제정으로 읍·면 단위의 무의촌 지역에 보건진료소 설치 및 보건진료원 배치로 지역사회간호사의 역할의 확대와 실무범위가 확장
② 1981년: 보건진료소 설치와 보건진료원 배치 및 「산업안전보건법」 제정
③ 1984년: 보건지소에 공중보건의 배치 완료하여 공공보건조직에 의사 인력을 지원
④ 1989년: 전국민 의료보험 실시
⑤ 1995년: 「국민건강증진법」 제정, 「보건소법」을 「지역보건법」으로 개정
⑥ 2003년: 전문간호사제도의 규정(「의료법」 제56조)
㉠ 보건·마취·정신·가정·감염관리·산업·응급·노인·중환자·호스피스·종양·임상·아동분야로 전문간호사의 자격을 구분(13종)
㉡ 보건복지부령으로 종양·임상·아동분야 추가(2006년)
⑦ 2008년: 노인장기요양보험제도 실시

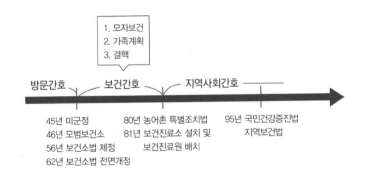

3) 보건의료전달체계

(1) 보건의료전달체계의 개념

① 보건의료전달체계란 가용자원을 최대한 활용하여 양질의 의료서비스를 의료보장대상자들에게 형평성 있고 효율적으로 전달하는 통로로 그 체계나 제도를 총칭한다.

② 보건의료체계의 5가지 하위 구성요소(WHO): 보건의료자원개발, 자원의 조직적 배치, 보건의료제공, 경제적 지원, 관리 **21 14 12**

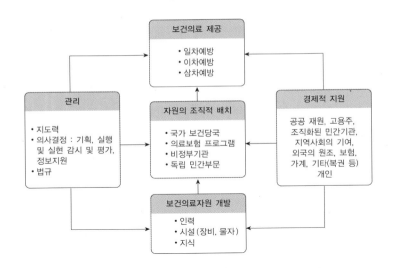

③ 보건의료서비스의 제공 **23 16 13 12 11**

　㉠ 보건의료서비스의 특징

　　ⓐ 질병 발생을 막고 건강을 증진시키는 일차예방과 개인 또는 인구집단의 불건강 상태를 조기에 발견하여 조치하는 이차예방, 이미 발병한 질환에 대해 기능장애를 줄이고 질병의 고통을 완화시키는 데 목적을 둔 삼차예방으로 나뉜다.

　　ⓑ 보건의료자원은 육성과 개발 및 수요 예측이 어렵고 쟈원개발에 장기간이 소요되기 때문에 보건의료자원을 바람직하게 육성. 개발하려면 수요와 공급을 정확하게 추정하여야 한다.

　　ⓒ 보건의료인력은 다양한 인력의 협동과 노동집약적 업무가 요구 된다. **23**

　㉡ 보건의료서비스 단계별 구분

ⓐ 1차 의료단계는 의원, 보건소, 약국 등 환자가 최초로 보건의료전문인을 만나는 단계이다.

ⓑ 2차 의료단계는 보건의료원, 중소병원 등 일차의료단계의 보건의료서비스 제공 기관에서 해결하기 어려운 환자들을 의뢰받거나 입원 서비스 등을 제공한다.

ⓒ 3차 의료단계는 대형종합병원, 대학병원 등 전문적이고 특화된 의료서비스를 제공한다.

ⓒ 보건의료서비스 제공의 문제점

ⓐ 공공보다 민간이 주도하는 의료기관의 양적 확대

ⓑ 형평성에 맞지 않는 의료자원의 분배

ⓒ 1차·2차·3차 의료기관 간의 기능 분담 약화로 중복 투자 및 자원 낭비 초래

ⓓ 노인인구의 증가로 의료공급체계의 기반을 재구축해야 할 필요성 증가

ⓔ 보건의료시설의 급속한 양적 성장으로 인한 비효율성과 의료서비스 질 저하 초래

④ 경제적 지원 - 진료비 지불제도 19 15 14 13 12 11 10 09 08 07

㉠ 행위별수가제(FFS: Fee-For-Service)

ⓐ 제공된 진료내용과 진료의 양에 따라 진료보수가 결정되는 방식이다.

ⓑ 제공된 의료서비스의 단위당 가격에서 서비스의 양을 곱한 만큼 보상하는 방식이다.

ⓒ 자유경쟁 시장주의 국가인 한국, 미국, 일본 등에서 채택하고 있다.

ⓓ 의료서비스의 양과 질이 확대되고 의료인의 재량권 및 자율권이 보장된다.

ⓔ 의사의 행위가 수입과 직결되므로 과잉진료 및 의료남용의 우려가 있다.

㉡ 인두제(capitation) 19

ⓐ 등록환자수 또는 실이용자수를 기준으로 일정액을 보상받는 방식으로 서비스의 내용과 수가는 관련이 없다.

ⓑ 지역사회 등 1차 진료기관에 적합하며, 영국, 덴마크, 이탈리아 등에서 채택하고 있다.

ⓒ 진료의 계속성은 증대되나 환자의 선택권에 제한이 있다.

㉢ 봉급제(salary)

ⓐ 서비스의 양이나 제공받는 사람의 수에 상관없이 일정 기간에 따라 보상받는 방식이다.

ⓑ 사회주의나 공산주의 국가에서 채택하는 방식이며 자유경쟁체제의 병원급에서도 기본 보수지불방식으로 주로 이용된다.

㉣ 포괄수가제(case payment) 22 17

ⓐ 환자의 종류당 포괄보수단가를 설정하여 보상하는 방식이다.

ⓑ 질병별·요양일수별·환자 1인당 정해진 단가에 의해 경제적인 진료가 이루어지도록 유도한다.

ⓒ 의료기관의 생산성을 증대시키며 행정상 절차가 간편하다는 장점이 있다.

ⓓ 우리나라에서 적용하는 포괄수가제 질병군은 4개 진료과 7개 질병군으로 병원에 입원하여 수술을 받거나 분만한 경우에 적용된다.

안과	수정체 수술(백내장 수술)
이비인후과	편도 및 아데노이드 수술
일반외과	항문 및 항문주위 수술(치질 수술), 서혜 및 대퇴부 탈장 수술, 충수절제술(맹장염 수술)
산부인과	자궁 및 자궁부속기 수술(악성종양 제외), 제왕절개분만

㉤ 총액계약제(negotiation system)

ⓐ 지불자측과 진료자측이 진료보수 총액에 대한 계약을 사전에 체결하고, 계약된 총액범위 내에서 의료서비스를 이용하는 제도이다.

ⓑ 독일 등에서 채택하는 방식으로 보험자와 계약을 체결한 병원은 의료서비스 제공 후 계약에 따라 보험자가 지불한 금액에 대해 각 의사들의 진료량에 비례하여 배분한다.

(2) 보건의료전달체계 수립 시 고려할 기준

① 효율성
  ㉠ 의료서비스 전달체계에서의 효율성은 공급 측면뿐만 아니라 수요 측면을 고려한다.
  ㉡ 소비자들에게 최대의 만족을 줄 수 있도록 생산과 자원이 배분되는 것을 의미한다.
② 형평성
  ㉠ 의료요구에 대하여 동일한 서비스를 제공하는 것이다.
  ㉡ 누구나 최소한의 의료서비스를 보장받을 수 있도록 의료접근도를 유지하는 것이다.
  ㉢ 동등한 의료접근도란 진료 시 의료비, 질병에 의한 소득 상실, 의료이용 시 교통비 및 질병 치료에 소요되는 시간 등을 모두 포함한다.
③ 개인의 자유
  ㉠ 의료소비자는 의사 또는 의료기관을 자유롭게 선택할 수 있다.
  ㉡ 의료공급자에게는 개업 및 개업장소 선택의 자유가 주어진다.

(3) 양질의 보건의료서비스의 요건

① 접근용이성: 보건의료서비스는 필요하면 언제 어디서라도 이용할 수 있게 재정적, 지리적, 사회·문화적인 측면에서 주민이 필요한 보건의료서비스를 쉽게 이용할 수 있어야 한다.
② 질적 적정성: 보건의료의 의학적 적정성과 사회적 적정성이 동시에 달성될 수 있어야 한다.
③ 지속성: 개인에게 제공되는 보건의료는 시간적·지리적으로 상관성을 갖고 적절히 연결되어야 한다. 지역사회 수준에서 제공되는 보건의료는 보건의료기관들 간에 유기적인 관계를 가지고 협동적으로 보건의료서비스를 수행해야 하며, 전인적 보건의료는 평생 또는 오랫동안 지속되어야 한다.
④ 효율성: 보건의료의 목적을 달성하는 데 투입되는 자원의 양을 최소화하거나 일정한 자원의 투입으로 최대의 목적을 달성할 수 있어야 한다.

(4) 보건의료전달체계의 유형 [20] [18] [16] [14] [13] [11] [10] [07] [06]

유형	특징	장점	단점
자유방임형 [22] [21]	• 정부의 통제나 간섭의 최소화로 민간부문에 의하여 자율적 운영 • 소비자 스스로 판단하여 거의 무제한적으로 의료기관을 이용할 수 있는 체계 → 무제도의 제도 • 미국을 중심으로 독일, 프랑스, 일본, 한국 등	• 의사와 의료기관에 대한 국민의 자유선택권 보장 • 공급자 측의 경쟁에 따른 보건의료서비스 수준의 향상	• 의료수준과 자원의 불균형적인 분포에 따른 의료이용의 차별 [20] • 의료자원의 비효율적인 활용과 중복에 따른 자원의 낭비
사회보장형 [11]	• 개인의 자유를 존중하지만 생활필수품인 보건의료를 국민 전체에게 제공하며 국가가 국민의 건강을 책임지기 위해 의료전달체계를 정부가 주관하는 체계 • 영국, 호주, 뉴질랜드, 북유럽 국가	• 보건의료서비스의 균등한 이용(혜택) 보장 • 자유경쟁으로 인한 자원낭비 방지 • 예방을 중시하는 경향 • 정부주도 하에 보건기획 및 자원의 효율적 활용이 이루어짐	• 의료이용에 대한 자유선택권의 제한에 따른 불만 야기 • 관료주의적 병폐의 발생

| 사회주의형 | • 사회주의 국가가 채택하는 형태로 의료를 매우 중시
• 국가 전체 프로그램의 하나로 보건의료를 다룸 | • 의료자원의 효율적인 할당
• 의료체제에 대한 관리와 통제의 용이 | • 의료조직이 정부조직의 일부분이므로 이에 따른 경직성 → 관료체계의 병폐 심각
• 국민의 의료서비스 이용의 자유선택권 박탈 |

[J. Fry, 소비자의 의료기관 선택과 의료서비스 제공체계]

(5) 사회보장 [20]

① 사회보장의 정의: "사회보장"이란 출산, 양육, 실업, 노령, 장애, 질병, 빈곤 및 사망 등의 사회적 위험으로부터 모든 국민을 보호하고 국민 삶의 질을 향상시키는 데 필요한 소득·서비스를 보장하는 사회보험, 공공부조, 사회서비스를 말한다(「사회보장기본법」 제3조 제1호).

② 사회보장의 필요성

   ㉠ 산업화, 핵가족화, 인구 증가, 개인주의 경향 등으로 전통적 상호부조제도가 붕괴되었다.

   ㉡ 산업구조 변화로 인해 근로자 수와 국민의 생존권 실현의 요구가 증가하였다.

   ㉢ 사회체제 및 국민생활이 안정됨에 따라 필요성이 증가되었다.

③ 사회보장의 역기능

   ㉠ 과다한 사회보장은 국가재정 상태를 악화시킬 수 있다.

   ㉡ 도덕적 해이로 저축의욕 감소와 자발적 실업이 증가한다.

   ㉢ 사회보장으로 인해 일반국민에게 재정이 풀림으로써 인플레이션의 원인이 되기도 한다.

④ 사회보장 제도의 사회보험과 공공부조 분류 [20]

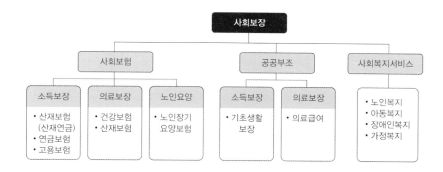

⑤ 사회보험과 공공부조의 차이점 [20]

구분	사회보험	공공부조
재원조달	• 수혜자, 고용주, 국가의 보조금 • 능력에 의한 거출주의	• 조세수입(국가재원) • 평등을 기본사상으로 하는 무거출주의
대상	• 자조능력이 있는 자	• 개인의 요구와 자산 조사를 통해 자조능력이 없다고 판단되는 자
성격	• 사전적 성격 • 강제적·법적·제도적 • 사전계약의 성격을 지닌 민간보험과 구별	• 사후적 성격

(6) 사회보장제도의 분류

① 사회보험

ㄱ "사회보험"이란 국민에게 발생하는 사회적 위험을 보험의 방식으로 대처함으로써 국민의 건강과 소득을 보장하는 제도를 말한다(「사회보장기본법」 제3조 제2호).

ㄴ 5대 사회보험

유형	년도	내용	관리운영
산재보험	1964	산업재해보상보험으로 업무상의 재해에 관한 것	근로복지공단
건강보험	1977	질병과 부상에 관한 것	국민건강보험공단
연금보험	1988	폐질·사망·노령 등에 관한 것	국민연금공단
고용보험	1995	실업에 관한 것	고용노동부장관
노인장기요양보험	2008	65세 이상 노인과 65세 미만 노인성 질병을 가진 자의 요양에 관한 것	국민건강보험공단

② 우리나라 보험급여의 분류

ㄱ 현물급여: 요양기관(병·의원 등) 등으로부터 본인이 직접 제공받는 의료서비스 일체를 말하며, 요양급여와 건강검진이 있다.

– 암 관련 건강검진연령 및 검진주기(「암관리법 시행령」 별표 1 준용)

암의 종류	검진주기	검진연령
위암	2년	40세 이상의 남·여
간암	6개월	40세 이상의 남·여 중 간암 발생 고위험군
대장암	1년	50세 이상의 남·여
유방암	2년	40세 이상의 여성
자궁경부암	2년	20세 이상의 여성
폐암	2년	54세 이상 74세 이하의 남·여 중 폐암 발생 고위험군

비고

1. "간암 발생 고위험군"이란 간경변증, B형간염 항원 양성, C형간염 항체 양성, B형 또는C형 간염 바이러스에 의한 만성 간질환 환자를 말한다.
2. "폐암 발생 고위험군"이란 30갑년[하루 평균 담배소비량(갑) × 흡연기간(년)] 이상의 흡연력(吸煙歷)을 가진 현재 흡연자와 폐암 검진의 필요성이 높아 보건복지부장관이 정하여 고시하는 사람을 말한다.

ㄴ 현금급여: 가입자 및 피부양자의 신청에 의하여 공단에서 현금으로 지급하는 것으로, 요양비, 부가급여, 장애인보장구 급여비가 있다.

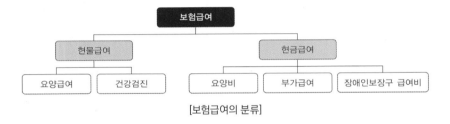

[보험급여의 분류]

③ 국민건강보험 관리·운영 체계

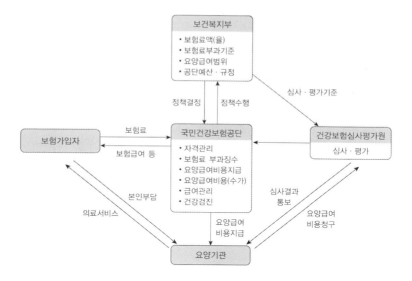

(7) 의료보장 ᴤᴤ

① 의료보장의 유형 ᴤᴤ

㉠ 국민건강보험(NHI : National Health Insurance)
ⓐ 보험료, 구각, 고용주에 의하여 재정을 충당하고 보험료를 부담하기 어려운계층은 조세를 통해 재정을 충당한다.
ⓑ 양질의 의료제공이 가능하나 보험료 부과의 형평성 부족, 의료비 증가 억제 기능이 취약하다.

㉡ 국가보건서비스(NHS : National Health Service)
ⓐ 소득수준을 막론하고 국민 모두에게 균등하고 포괄적인 보건의료서비스를 제공한다.
ⓑ 의료의 질이 낮고 상급기관으로의 빈번한 후송으로 장기간 진료가 이루어진다.

② 의료보장의 종류

㉠ 건강보험: 예측이 불가능하고 우발적인 질병 및 사고로 인한 경제적 위험에 대비하기 위하여 사전에 재정적 자원을 비축하여 의료수요를 상호분담하고 경제의 원활한 운영을 꾀하는 보험제도이다.

㉡ 의료급여: 의료비 부담 능력이 없는 생활무능력자 및 일정수준 이하의 저소득층을 대상으로 의료서비스가 필요한 경우 국가재정으로 의료서비스를 제공하는 공공부조 제도이다. ᴤᴤ

㉢ 산업재해보상보험
ⓐ 업무를 수행하는 과정에서 여러 요인으로 인해 신체적·정신적 건강상의 위해를 입는 것을 산업재해라고 하며 산업재해 시 사업주가 보험료를 전액 부담하는 것이 원칙이다.
ⓑ 산업재해보상의 목적: 업무상 상병을 치료하여 직장에 복귀하는 원상회복을 목적으로 한다.

4) 국제보건의료조직의 이해

(1) 세계보건기구(WHO: World Health Organization) ᴵᴬ

① 국제연합(UN) 보건 상태의 개선을 위해 국제적인 협력을 목적으로 1948년 4월 7일 설립된 국제보건전문기구이다.

② 세계보건기구의 헌장: 모든 사람이 가능한 최고의 건강수준을 달성하는 데 있다.

③ 세계보건기구의 목적
    ㉠ 국제보건활동에 대한 지휘·조정기구로서 국제보건·의료사업 지도, 조정, 연구를 통한 질병 없는 세계를 구현한다.
    ㉡ 각국의 보건의료부문의 발전을 위한 재정지원 기술훈련 및 자문활동을 하는 것이 목적이다.
④ 한국은 1949년 65번째 가입(제2차 로마총회) 북한은 1973년 138번째 가입

(2) 국제간호협의회(ICN: International Council of Nurse) 09 02
① 국제적으로 가장 오랜 역사를 지닌 직업 여성 단체이며, 독립적인 비정부기구로 스위스 제네바에 본부를 두고 4년마다 대회를 개최하고 있다.
② 1899년 영국 펜위크 여사가 주축이 되어 국제간호협회 발기 준비위원회를 구성하고 간호교육 기준, 간호업무의 수준, 직업 윤리의 상황을 자격기준으로 하였다.
③ 한 주권국에서 한 단체만을 회원으로 인정하고 있으며 정치, 사상, 종교를 초월한 순수 전문 단체이다.
④ 1949년 우리나라는 정식회원국으로 가입하였고 1989년 제19차 총회가 서울에서 개회되고 김모임 회장 역임, 2015년 서울에서 국제간호협의회 각국 대표자회의(ICN Conference)와 국제 학술대회를 개최하였다.

2. 역학지식 및 통계기술 실무적용

1) 역학의 이해

(1) 역학의 역할 4가지 19
① 질병발생 원인규명의 역할: 알려지지 않은 질병의 원인과 전파기전을 알아내고자 할 때는 현상에 대한 기술과 분석에 활용되고 원인과 전파기전이 알려진 질병의 경우에는 유행의 근본요인을 밝혀내는 역할을 한다.
② 연구 전략 개발의 역할: 원인과 결과의 관계 규명에 필요한 과학적 연구방법을 개발하는 역할을 한다.
③ 유행성 질병 발생의 감시 역할 21 19
    ㉠ 유행성 질병의 발생을 예견하고 통제하기 위해 질병이나 이상상태의 발생 분포를 정밀하게 감시해야 한다.
    ㉡ 질병발생의 감시에 이용되는 자료는 법정 감염병 신고자료, 국·공립보건연구원 검사자료, 현지조사자료, 특정 질병의 등록자료, 병원의 의무기록, 학교와 산업장의 보건관리기록 등이다.
        예 설사환자가 집단으로 발병하여 역학조사를 하려고 할 때 지역사회간호사가 가장 먼저 해야할 일은 유행의 확인이다.
④ 보건사업 평가의 역할: 역학은 개발된 방법에 따라 사업을 시행할 때에 실제에 적용하는 응용학문으로 사업의 필요성, 계획, 적용, 사업에 의한 효과 등을 평가한다.

(2) 역학 모형
① 생태학적 모형(역학적 삼각형 모형, triangle model) 11
    ㉠ 질병 혹은 유행의 발생기전을 환경이라는 저울 받침대의 양쪽 끝에 병원체와 숙주라는 추가 놓인 지렛대에 비유하여 설명했다.
    ㉡ 질병은 숙주(인간), 환경, 병원체의 세 요인 사이의 상호작용에 따라 결정된다는 모형이다.
    ㉢ 세 요인을 중심으로 질병의 발생기전을 설명하여서 역학적 삼각모형 또는 감염병 역학모형이라고 명명한다.
    ㉣ 질병발생의 원인이 병원체로 명확하게 알려진 감염병의 발생에 적합하나 선천성 질환 등 유전적 소인이 있는 질병이나 비감염성 질환 설명에는 한계가 있다.
② 수레바퀴 모형(wheel model)

ⓒ 숙주인 인간과 환경의 상호작용에 의해 만성병이 발생하는 것을 설명하는 모형이다.
ⓒ 인간의 유전적 소인과 생물학적·물리적·사회경제적 환경과의 상호작용에 의하여 질병이 발생한다.
ⓒ 수레바퀴 모형은 다른 두 모형과는 달리 병원체 요인을 배제하고 질병의 발생을 설명하였다.

③ 거미줄 모형(web of causation) 18
　ⓒ 다요인 모형, 원인망 모형이라고도 하며 질병의 발생은 한 가지 원인에 의해서는 이루어질 수는
　　없으며 사람의 내부와 외부의 여러 환경이 서로 얽히고 연결되어 발생됨을 설명하는 모형이다.
　ⓒ 1차 원인과 멀어질수록 질병 연관성은 낮아진다.
　ⓒ 질병의 예방대책 수립 및 비감염성 질환예방 및 이해에 효과적인 모형이다.

(3) 감염성 질환의 발생과정 18

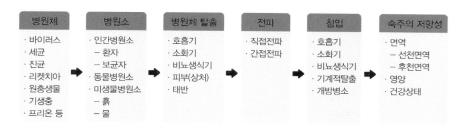

① 병원체
　ⓒ 특이성과 항원성
　　ⓐ 특이성: 병원체는 종류에 따라 각각 다른 질병을 일으키는데, 한 가지 병원체는 반드시
　　　한가지의 질병만을 일으키는 것을 의미한다.
　　ⓑ 항원성: 감염 시 숙주에게 면역을 생기게 하는 면역 특이성을 나타내는 것이다.
　ⓒ 감염력·감염성
　　ⓐ 감염(infection): 병원체가 숙주에 침입하여 알맞은 기관에 자리잡고 균의 증식을 일
　　　으키는 것이다.
　　ⓑ 감염력: 감염을 성공시키는 데 필요한 최저 병원체 수를 의미한다.
　ⓒ 병원력
　　ⓐ 병원력: 병원체가 임상적으로 질병을 일으키는 능력으로 병원체 침입으로 질병의 증상
　　　이 확실히 나타나는 현성 감염의 수준을 의미한다.
　　ⓑ 병원체의 양: 침입한 병원체 종류에 따른 병원체의 양은 감염이나 발병에 큰 영향을 미친다.
　ⓒ 독력 17
　　ⓐ 독력: 발병된 증상의 심각한 정도를 나타내는 미생물의 능력으로, 현성 감염으로 인한
　　　사망이나 후유증을 나타내는 정도이다.
　　ⓑ 독력을 평가하는 지표는 치명률이며 질병의 가장 심각한 결과는 사망이다.
　ⓒ 치명률 20
　　ⓐ 치명률: 어떤 질병이 생명에 영향을 주는 위험도와 그 질병에 대한 치료법의 발달 정도
　　　를 나타내는 지표로 독력에서 중환자수가 빠진 것이다.
　　ⓑ 일정 기간 동안 특정 질병에 이환된 사람들 중 그 질병에 의해 사망한 사람이 얼마나 되
　　　는지를 백분율로 표시한 것이다. 산출해야 한다.

$$치명률 = \frac{그\ 기간\ 동안\ 동일\ 질병에\ 의한\ 사망자수}{어떤\ 기간\ 동안\ 특정\ 질병이\ 발생한\ 환자수} \times 100$$

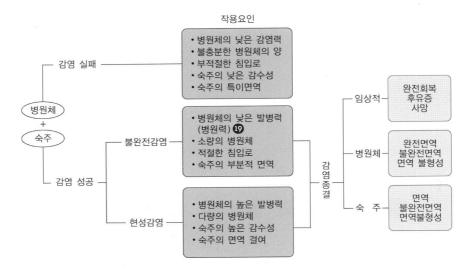

② 병원소

    ㉠ 병원체가 생활하고 증식하며 생존하고 있는 숙주를 말하며 인간 병원소, 동물 병원소, 무생물 병원소가 있다.

    ㉡ 병원체가 생존 및 증식할 수 있는 장소와 영양소를 갖고 있다는 것이 병원소의 필수조건이다.

    ㉢ 인수 공통 감염증: 인간은 감염된 동물로부터 감염을 얻기 쉬운데, 이렇게 척추동물로부터 인간에게 전파된 감염을 말한다.

    ㉣ 보균자(carrier): 자각적·타각적으로 인지할 임상증상은 없는데 체내에 병원체를 보유하여 항시 또는 때때로 균을 배출하는 병원체 보유자

        ⓐ 건강 보균자: 불현성감염과 같은 상태로 증상이 없으면서 균을 보유하고 있는 자

            예 폴리오, 디프테리아, 일본뇌염, B형간염

        ⓑ 잠복기 보균자: 발병 전 보균자로서 잠복기간 중에 병원체를 배출하여 감염성이 있는 자

            예 디프테리아, 홍역, 백일해, 유행성이하선염, 성홍열

        ⓒ 회복기 보균자(병후 보균자): 감염병을 경과하고 그 임상증상이 전부 소실되었는데도 병원체를 배출하는 자 **예** 장티푸스, 세균성 이질, 디프테리아

        ⓓ 만성 보균자: 보균기간이 장시일 계속되는 자 **예** 장티푸스, B형간염, 결핵, 디프테리아

        ※ 보균자들 중에서도 건강 보균자와 잠복기 보균자의 경우는 예측 불가능하므로 감염성 질병관리에 큰 문제가 된다.

③ 병원소에서 병원체 탈출 **21**

    ㉠ 호흡기계 탈출: 비강, 기도, 기관지, 폐 등 호흡기계에서 증식한 병원체가 외호흡을 통해서 나가며 주로 대화, 기침, 재채기로 전파된다. **예** 폐결핵, 폐렴, 백일해, 홍역, 수두, 천연두 등

    ㉡ 소화기계 탈출: 위 장관을 통한 탈출로 소화기계 전염병이나 기생충 질환의 경우 분변이나 토물에 의해 체외로 배출되어 전파된다. **예** 세균성 이질, 콜레라, 장티푸스, 파라티푸스, 폴리오 등

    ㉢ 비뇨생식기계 탈출: 주로 소변이나 생식기 분비물을 통하여 탈출한다. **예** 성병

    ㉣ 개방병소 직접 탈출(open lesion): 신체 표면의 농양, 피부병 등의 상처 부위에서 병원체가 직접 탈출하는 것이다. **예** 한센병, 종기 등

    ㉤ 기계적 탈출(mechanical escape): 모기, 이, 벼룩 등의 흡혈성 곤충에 의한 탈출과 주사기 등에 의한 탈출을 말한다. **예** 발진티푸스, 발진열, 뇌염, 간염, 말라리아 등

④ 감염의 형태 **19**

    ㉠ 현성감염: 임상적인 증세가 있는 감염상태

ⓛ 불현성감염: 임상증세가 없는 감염상태

ⓒ 혼합감염: 2종 이상의 병원균이 침입한 경우

ⓔ 중감염: 동일 병원균이 감염상태에서 다시 침입한 경우

ⓜ 자가감염: 자신이 지닌 병원균에게 자기 자신이 다시 감염되는 경우

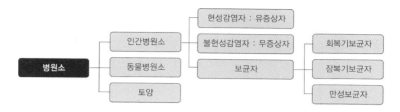

(4) 개인면역과 집단면역 24 16 13

① 개인의 면역성: 숙주는 병원체에 대한 방어체계를 가지고 있기 때문에 병원체가 침입하였다고 해서 모두 감염되는 것은 아니다. 면역은 크게 선천면역과 후천면역으로 나눌 수 있다. 19

선천면역		인체가 태어날 때부터 체내에 가지고 있는 자연면역(종족면역, 인종면역, 개인차)	
후천면역	능동면역	자연능동면역	병원체의 감염 후 획득된 면역(천연두, 페스트 등)
		인공능동면역: 예방접종 22 19	약독화된 생균백신 MMR, 수두, 폴리오, sabin 백신
			사균백신 폴리오 salk 백신
			독소 파상풍, 디프테리아
	피동면역	자연피동면역	태반 또는 모유수유를 통한 면역 (홍역, 폴리오, 디프테리아 등)
		인공피동면역 17	항체나 항독소 접종(감마 글로불린, 파상풍 항독소 등)

② 집단면역 24

ⓛ 지역사회 또는 집단에 병원체가 침입하여 전파하는 것에 대한 집단의 저항성을 나타내는 지표이다.

ⓛ 집단의 총인구 중 면역성을 가지고 있는 사람의 비로 나타낸다.

ⓒ 면역을 가진 인구의 비율이 높은 경우 감염자가 감수성자와 접촉할 수 있는 기회가 적어져 감염 재생산수가 적어지게 된다.

ⓔ 백신 접종은 개인의 감염 예방과 동시에 공중보건이라는 측면에서 집단면역(herd immunity)을 높이는 데 주요한 목적을 두고 있다.

ⓜ 한계밀도는 유행이 일어나는 집단면역의 한계치이다.

(5) 감염성 질환의 전파과정 차단 18 12

① 병원소의 제거 21

ⓛ 인간이 병원소인 감염병은 외과적인 수술이나 약물요법 치료로 환자나 보균자의 증상을 소멸시킨다.

ⓛ 동물병원소의 병원체에 의해 감염되는 인수 공통 감염병은 감염된 동물을 제거함으로써 감염병의 전파를 예방할 수 있다.

ⓒ 가장 바람직하며 영구적이고 근본적인 방법으로 볼 수 있다.

예 쯔쯔가무시증의 병원체가 인체로 침투하는 것을 막기 위해 작업 중 입었던 모든 옷을 세탁한다.

② 병원소의 검역

　　⑦ 환자나 보균자를 위험성이 없어질 때까지 격리시킨다. **22**

　　　　예 유치원에서 수두 환아가 발생하였을 때 환아 및 환아와 접촉한 아동을 격리한다.

　　⑥ 세균학적 검사를 시행한 결과 2회 이상 음성(-)이 나올 때까지 격리한다.

　　⑤ 검역 감염병 접촉자 또는 검역감염병 위험요인에 노출된 사람의 감시 또는 격리 기간은 보건복지부령으로 정하는 해당 검역감염병의 최대 잠복기간을 초과할 수 없다.

③ 감염력의 감소

　　⑦ 개방성 결핵 환자: 환자 치료를 통한 결핵균 감소 또는 소멸

　　⑥ 매독 환자: 항생제 주사, 감염자와의 성적 접촉 주의

④ 환경위생 관리 **18**

　　⑦ 전파체 관리: 모기 등 유충, 성충 구제, 기생충 구제

　　⑥ 음료수 관리: 분료로부터 오염 유의

　　⑤ 식품관리: 식품 보존, 가열

　　② 소독관리: 물리적, 화학적 방법으로 병원체를 파괴

2) 역학적 측정지표

(1) 구성 비율(proportion) **19 15 13 10 09**

① 발생률(incidence rate)

　　⑦ 일정한 기간 동안에 대상 인구집단에서 질병에 걸릴 가능성 또는 위험을 나타내는 것이다.

　　⑥ 건강한 전체 인구수 중에서 관찰 기간에 특정 질병이 새롭게 발생한 환자의 수를 단위 인구로 표시한 것이다.

　　⑤ 발생률의 분자는 새로운 환자만을 대상으로 하며 분모의 관찰 대상 인구집단에는 대상 질병에 이미 이환된 사람과 예방접종 등으로 면역을 가진 사람은 제외한다.

$$평균발생률 = \frac{일정기간\ 동안\ 위험에\ 노출된\ 인구\ 중\ 새로\ 발생한\ 환자수}{일정기간\ 동안\ 발병\ 위험에\ 노출된\ 인구수} \times 1,000$$

② 발병률(attack rate)

　　⑦ 발생률의 변형된 형태로 유행기간에 해당하는 특정집단의 발병을 의미한다.

　　⑥ 감염병 유행 기간과 같이 특정 기간에만 사용하는 것으로 발생률과 혼돈하지 않도록 한다.

$$발병률 = \frac{발병자수}{유행기간에\ 위험에\ 폭로된\ 인구수} \times 1,000$$

③ 유병률(prevalence rate) **18**

　　⑦ 유병률은 어느 시점에서 존재하는 모든 환자의 비율을 의미하는 것이다.

　　⑥ 유병률의 분자는 신환자와 구환자를 합친 것이다.

　　⑤ 유병률은 의료 시설, 의료 요원의 확보 등 질병의 관리 대책을 세우는 데 중요한 자료가 된다. 그러나 질병의 원인 조사에는 별로 도움이 되지 않는다.

(2) 비(Ratio) **21 18 15 11**

① 상대위험비(비교위험도, RR: Relative Risk)

　　⑦ 특정 위험요인에 노출된 사람들의 발생률과 노출되지 않은 사람들의 발생률을 비교하는 것으로 비교위험도라고도 한다.

ⓛ 상대위험비가 클수록 노출되었던 원인이 병인으로 작용할 가능성도 커진다.
ⓒ 상대위험비가 1에 가까울수록 의심되는 위험요인과 질병과의 연관성은 적어진다.
ⓔ 상대위험비는 코호트 연구에 적합하다.

	병에 걸린 자	병에 안 걸린 자	합계
폭로	a	b	a + b
비폭로	c	d	c + d
합계	a + c	b + d	a + b + c + d

$$비교위험도 = \frac{위험요인\ 폭로군에서의\ 질병발생률}{비폭로군에서의\ 질병발생률} \times 1,000$$

$$= \frac{\frac{a}{(a+b)}}{\frac{c}{(c+d)}} = \frac{a(c+d)}{c(a+b)}$$

② 교차비(대응위험도, 비차비, odds ratio)
　ⓛ 특정 질병이 있는 집단에서 위험요인에 노출된 사람과 그렇지 않은 사람의 비, 특정 질병이
　　없는 집단에서의 위험요인에 노출된 사람과 그렇지 않은 사람의 비를 구하고, 이들 두 비 간
　　의 비를 구한 것을 교차비라고 한다.
　ⓒ 교차비는 평균 발생률이나 누적 발생률을 계산할 수 없는 환자-대조군 연구에서 요인과 질
　　병과의 관계를 알아보고자 할 때 사용된다.
　ⓔ 질병 발생률이 매우 드문 희귀성 질환의 경우 상대 위험비와 교차비는 비슷하게 된다(RR ≒ OR).

$$Odds\ Ratio = \frac{환자군에서의\ (특정요인에\ 폭로된\ 사람/폭로되지\ 않은\ 사람)}{대조군에서의\ (특정요인에\ 폭로된\ 사람/폭로되지\ 않은\ 사람)}$$

$$= \frac{a/(a+c) \div [1-a/(a+c)]}{b/(b+d) \div [1-b/(b+d)]} = \frac{\frac{a}{c}}{\frac{b}{d}} = \frac{a \times d}{b \times c}$$

(3) 건강지표 16 15

① 표준화율 17
　ⓛ 정정율이라고도 하며 인구구성의 차이에 의한 영향을 배제한 비율로 편견 없이 집단 간의
　　차이를 비교할 수 있다.
　ⓒ 두 지역 중 차이가 나는 연령분포나 질병분포에 의한 영향을 통제하여 한 수치로 계산하며
　　두 지역을 비교할 수 있도록 한다.
② 비례사망지수(비례사망률 PMI): 비례사망지수가 높다는 것은 그 지역의 평균수명이 높다는
　의미이므로 보건수준이 높다는 것을 나타낸다. 반대로, 비례사망지수가 평균보다 낮다면 보건
　수준이 낮다는 것을 의미한다. 22 19

$$비례사망지수 = \frac{같은\ 연도의\ 50세\ 이상\ 사망자수}{1년\ 동안의\ 총사망자수} \times 100$$

③ 조출생률: 조출생률은 같은 기간의 총출생수를 의미하는 것으로 인구 구성이 다른 집단의 건강수준 비교가 어려운 경우가 있다.

$$조출생률 = \frac{같은\ 기간의\ 총출생수}{특정\ 기간의\ 중앙인구수} \times 100$$

3) 건강진단의 진단검사

(1) 민감도
① 질환에 걸린 사람에게 검사를 통해 양성으로 진단하여 질병이 있다고 확진할 수 있는 확률을 의미한다.
② 민감도가 낮은 검사는 해당 질환의 발견이 어려워서 조기 진단의 기회를 놓칠 수 있다.

민감도 = (검사 양성수/총환자수) × 100 ={a/(a+c)} × 100

(2) 특이도 23 21 18
① 질환에 걸리지 않은 사람에게 검사를 통해 음성으로 진단하여 질병이 없다고 확진할 수 있는 확률을 의미한다.
② 특이도가 낮으면 수검자에게 불필요한 걱정과 비용이 발생하는 다음 단계의 검사를 유도할 수 있다.

특이도 = (검사 음성수/환자가 아닌 사람수) × 100 = {d/(b+d)} × 100

(3) 예측도
① 양성예측도: 검사결과가 양성인 사람이 질병자로 확진을 받을 확률을 예측하는 것
② 음성예측도: 검사결과가 음성인 사람이 비질병자로 확진을 받을 확률을 예측하는 것

- 양성예측도: 환자수/총검사 양성수 × 100 = {a/(a+b)} × 100
- 음성예측도: 환자가 아닌 사람수/총검사 음성수 × 100 = {d/(c+d)} × 100

(4) 신뢰도(reliability) 23
① 동일대상에 대한 반복 측정이 일정성을 얼마나 가지고 일치하는지를 검정하는 것이다.
② 동일 측정도구를 반복적으로 사용하여 측정치가 동일한 것을 얻을 확률을 재는 것으로 오차가 크면 신뢰도가 낮아진다. 신뢰도는 정확도의 필수조건이다.

(5) 타당도(Validity) 18 08
① 조사하려는 내용을 검사결과가 어느 정도 정확히 반영해 주는지 알려주는 정도이다.
② 타당도를 수량으로 표시하기 위해 민감도, 특이도 지표를 사용한다.
③ 민감도와 특이도가 높을수록 타당도가 높은 도구로 볼 수 있다.

4) 역학적 연구

(1) 역학적 연구방법 23 22 20
① 기술역학(descriptive epidemiology)
  ㉠ 건강과 건강 관련 상황이 발생했을 때 있는 그대로의 상황을 기술하기 위해 관찰을 기록하는 연구방법이다.
  ㉡ 기술역학의 주요한 세 변수는 사람, 장소, 시간이다.
  ㉢ 질병분포 발생현상 및 차이를 인적·지역적·시간적 특성 등으로 서술한다.

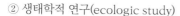

② 생태학적 연구(ecologic study)
  ㉠ 다른 목적을 위해 생성된 기존 자료 중 질병에 대한 인구집단 통계자료와 해당 질병의 요인에 대한 인구집단 통계자료를 이용하여 상관분석을 시행한다.
  ㉡ 개인이 아닌 인구집단을 관찰 단위로 하여 분석하기 위해 가장 많이 수행되어지는 생태학적 연구는 대상 질병의 집단별 발생률과 위험요인에의 노출률 간의 양적 상관성이 있는지를 분석하는 방법이다.
③ 단면연구(cross-sectional study) **23**
  ㉠ 단면조사연구는 일정한 인구집단을 대상으로 특정한 시점이나 일정한 기간 내에 질병을 조사하는 것이다.
  ㉡ 각 질병과 그 인구집단과의 관련성을 보는 방법으로 상관관계 연구(correlation study)라고도 한다.
  ㉢ 대상 집단의 특정 질병에 대한 유병률을 알아낼 수 있어 유병률 연구(prevalence study)라고도 한다.
④ 환자-대조군 연구(case-control study) **22**
  ㉠ 질병에 이환된 환자군과 질병이 없는 대조군을 선정하여 질병발생과 관련이 있다고 의심되는 요인들과 질병발생의 원인관계를 규명하는 연구방법이다.
  ㉡ 현재 질병이 있는 환자군이 과거에 어떤 요인에 노출되었는지를 조사하는 것으로 후향성 연구(retrospective study)라고도 한다.
⑤ 코호트 연구(cohort study) **20**
  ㉠ 연구하고자 하는 질병(또는 사건)이 발생하기 전에 연구대상에 대하여 원인으로 의심되는 요인들을 조사해 놓고 장기간 관찰한 후, 발생한 질병의 크기와 의심되는 요인의 상관성을 비교위험도로 제시하는 연구이다.
  ㉡ 코호트(cohort)는 같은 특성을 가진 인구집단을 의미하며 현시점을 기준으로 앞으로의 결과를 검토하는 것으로 전향성 연구(prospective study)라고도 한다.
  ㉢ 후향적 코호트 연구
    ⓐ 코호트 연구의 다른 방법으로 질병이 발생하기 전에 수집된 자료를 바탕으로 관찰하고자 하는 질병을 연구하는 것이다.
    ⓑ 관찰 시작과 폭로, 질병의 시간적 관계는 환자-대조군 연구와 같이 후향성이지만, 관찰 방법은 코호트적으로 하는 것이다.

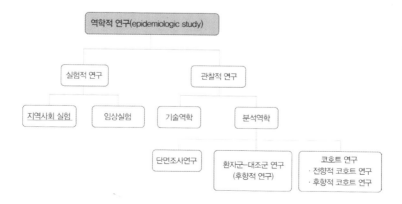

(2) 역학적 연구의 원인적 연관성 **22**
  ① 원인적 연관성이란 한 사건(event)의 양과 질이 변하면 뒤따르는 다른 사건의 양과 질에도 변화가 있는 관계를 말한다.

② 원인이 질병보다 선행해야 하며 시제의 정확성, 시간적 속발성, 시간적 관련성이 있어야 한다.

5) 인구현상의 이해

(1) 인구구조 16 14 13 09 07

① 성비의 정의(sex ratio)

ㄱ 성비는 남녀인구의 균형상태를 나타내는 지수로 보통 여자 100명에 대한 남자의 수로서 표시된다.

ㄴ 성비의 값이 100보다 크면 남자의 수가 많은 것을 의미한다.

② 성비의 구분

ㄱ 1차 성비(primary sex ratio): 태아의 성비

ㄴ 2차 성비(secondary sex ratio): 출생 시의 성비

ㄷ 3차 성비(tertiary sex ratio): 현재 인구의 성비

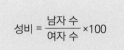

$$성비 = \frac{남자\ 수}{여자\ 수} \times 100$$

(2) 부양비 24

① 인구의 사회경제적 구성을 나타내는 지표로 총부양비, 유년부양비, 노년부양비로 구분된다.

② 총부양비가 높을수록 경제적 투자능력이 상대적으로 떨어져서 경제발전에 어려움이 따르는 것으로 본다.

③ 총부양비와 유년부양비는 개발도상국이 높고, 노년부양비는 선진국이 높다.

$$① 총부양비(Total\ D.\ R.) = \frac{15세\ 미만\ 인구(0{\sim}14세\ 인구) + 65세\ 이상\ 인구}{15{\sim}64세\ 인구} \times 100$$

$$② 유년부양비(Youth\ D.\ R.) = \frac{15세\ 미만\ 인구(0{\sim}14세\ 인구)}{15{\sim}64세\ 인구} \times 100$$

$$③ 노년부양비(Old\ D.\ R.) = \frac{65세\ 이상\ 인구}{15{\sim}64세\ 인구} \times 100\ 24$$

(3) 노령화지수(index of aging) 19

노인인구의 증가에 따른 노령화 정도를 나타내는 지표이다.

$$노령화지수 = \frac{65세\ 이상\ 인구(노년인구)}{0{\sim}14세\ 인구(유년인구)} \times 100$$

(4) 인구 피라미드 유형 19 11 10

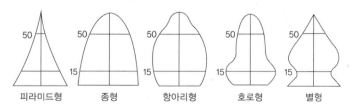

피라미드형   종형   항아리형   호로형   별형

① 피라미드형(pyramid type): 저개발국가의 인구구조 유형이며 다산다사형으로 출생률과 사망률이 모두 높다.

② 종형(bell type): 정체인구가 되는 단계로 인구정지형으로 보며 선진국의 인구구조 유형이며 출생률·사망률이 모두 낮다.

③ 항아리형(pot type): 인구가 감소하는 인구구조 유형으로 출생률이 사망률보다 매우 낮다. **19**
④ 별형(star type): 생산연령의 인구 비율이 높은 도시형 인구구조로 유입형이라고도 한다. **20**
⑤ 호로형(guitar type): 생산연령 인구의 유출이 큰 농촌형 인구구조로 유출형이라고도 한다.

(5) 출생과 관련된 지표

출생률	$\dfrac{\text{1년간 출생아수}}{\text{연앙인구}} \times 1{,}000$
일반출산율	$\dfrac{\text{같은 기간의 총출산아수}}{\text{가임여성(연령 15\textasciitilde44세, 혹은 15\textasciitilde49세)의 수(1년)}} \times 1{,}000$
연령별 출산율	$\dfrac{\text{그 연령군에서의 연간 출생수}}{\text{어떤 연령군의 가임여성 인구}} \times 1{,}000$
합계출산율 **22 16 15**	• 연령별 출산율의 총합으로 출산력 수준을 나타내는 대표적인 지표 • 가임기 여성 1명이 평생동안 낳을 수 있는 평균 자녀의 수 $\sum \dfrac{\text{그 연령군에서의 연간 출생수}}{\text{가임연령 중 한 연령의 여성 인구수}} \times 1{,}000$
재생산율 **18**	• 가임기 여성 1명이 평생동안 낳는 여아의 수 $\text{합계출산율} \times \dfrac{\text{여아 출생수}}{\text{총출생수}}$
사산율	$\dfrac{\text{28주 이후의 사산아수}}{\text{특정 연도 출산아수(출산아 + 사산아)}} \times 1{,}000$

(6) 우리나라 인구정책

① 인구정책의 개념: 인구수, 구조, 분포 등 인구와 관련된 문제에 대해 대비책을 세우는 인구 계획을 의미한다.
② 인구조정정책: 국가가 인위적으로 개입하여 현재의 출생, 사망, 인구이동과 인구상태를 바람직한 방향으로 유도하는 것이다.
③ 인구대응정책: 인구변동에 따른 식량, 주택, 고용복지, 도시문제, 교육 및 사회보장 등에 대한 사회경제 시책이다.

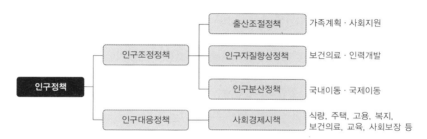

3. 지역사회 간호과정

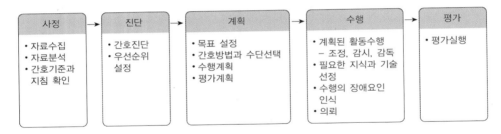

사정	진단	계획	수행	평가
• 자료수집 • 자료분석 • 간호기준과 지침 확인	• 간호진단 • 우선순위 설정	• 목표 설정 • 간호방법과 수단선택 • 수행계획 • 평가계획	• 계획된 활동수행 – 조정, 감시, 감독 • 필요한 지식과 기술 선정 • 수행의 장애요인 인식 • 의뢰	• 평가실행

1) 지역사회간호사정

(1) 자료수집 종류

① 직접 자료수집(1차 자료) **23** **22** **18**

 ㉠ 차창 밖 조사: 지역사회를 두루 다니며 지역사회의 특성을 관찰하는 방법 **22**

 ㉡ 정보원 면담: 지역사회의 공식·비공식 지역지도자의 면담을 통해 자료를 수집하는 방법 **18**

 ㉢ 설문지 조사: 대상자의 가정, 시설 및 기관 등을 찾아가 대상자와 직접 면담하여 자료를 얻는 방법

 ㉣ 참여관찰: 해당 지역에서 진행되는 행사에 직접 참여하여 관찰하는 방법 **23**

② 기존 자료수집(2차 자료): 공공기관의 보고서, 인구센서스, 생정통계자료, 공식적인 통계자료 등 지역사회의 문제를 규명하기 위한 경제적이며 효율적인 자료수집방법 **21** **19**

(2) 자료수집 내용

① 지역사회 특성

인구학적 특성	가족크기, 연령, 성, 인종 등
사회경제적 특성	직업, 소득수준, 교육수준, 주택소유형태 등
지리적 특성	경계, 인근 지방자치단체 수, 도로 등

② 건강 특성 **18** **14** **08**

 ㉠ 생정 통계: 영유아 사망률과 성별, 연령별, 원인별 사망률, 등

 ㉡ 질병이환 상태(질병 이환율): 급성질환 발생률, 전염병 유무, 만성질환 유병률, 발생률, 잠재적인 건강문제를 가진 사람 수, 풍토병 등 지역사회 건강상태 측정의 가장 정확한 지표 **18** **10**

 ㉢ 건강행위(건강행태): 식습관, 음주, 흡연, 운동 실행률, 질병 치료, 예방 행위, 건강검진율, 의료기관 이용률, 건강보험 형태

③ 환경 특성: 가옥 구조, 부엌, 쓰레기 처리 시설, 화장실, 하수시설, 음료수, 공해 및 오염 상태

④ 지역사회 자원 **21** **19** **14**

 ㉠ 인적자원: 건강관련인력의 종류 및 태도, 자원봉사 제공 여부와 24시간 이용 가능성 **19**

 ㉡ 사회자원: 양로원, 탁아소, 음식점, 휴식 공간

 ㉢ 정치자원: 주민의 건강과 안정에 관련된 정부기관, 지방자치단체, 사립단체, 자원봉사 단체 등의 활동과 연계성

 ㉣ 보건의료자원: 병원, 의원, 약국, 보건소, 보건지소 등 의료시설의 규모와 수

 ㉤ 기타 자원: 지역사회의 학교 수, 학교 보건교사의 활동

(3) SWOT 분석 **23** **21**

지역사회간호사정에서 사용되는 SWOT 분석은 조직 외부에 있는 기회(opportunities)와 위협(threats) 요인을 살펴보기 위해 이들 환경을 중심으로 장래에 예측되는 대중, 경쟁자, 사회문화

적·정치적·기술적·경제적 환경 등의 변화를 분석하는 동시에, 조직 내의 강점(strengths)과 약점(weaknesses)을 파악하는 것이다.

기회(Opportunities)	위협(Threats)
• 정부의 "의료공공성 확보" 국정과제 선정 • 고령화로 인한 건강권 관심 증대 • 금연, 운동 등 건강증진사업에 대한 관심 높음 • 지방자치단체의 보건의료에 대한 관심 높음 • 정부의 금연 관련 공익 광고가 확대됨 • TV에서 흡연 장면 방영을 금지하는 정책이 마련됨	• 지역간 보건의료 불균형 심화 • 공무원 조직의 보건업무에 대한 관심 저조 • 보건의료예산 비중의 제자리 • 대기오염, 신종감염병, 재난 등 개인의 통제를 벗어난 건강위험 증가
강점(Strengths)	약점(Weaknesses)
•보건의료인력의 전문성 확보와 강한 의욕 •전문교육 이수자가 많음 •전산망 활용이 용이함 •건강증진사업에 대한 국가의 지원 확대 예상	• 지방자치단체의 예산 부족 • 다양한 보건프로그램 미비 • 보건의료인력의 부족 • 보건기관의 시설, 장비 열악 • 자원봉사자 활용 미흡

[지역사회간호사정 SWOT 분석의 예] 21

(4) 사정영역 및 내용 21 14 10 08
① 지역사회 특성: 지리학적, 인구학적, 경제사회학적 특성 및 교통, 통신, 공공시설, 환경보건상태
② 지역사회 건강수준: 사망률, 질병 이환율, 건강행위
③ 지역사회 자원: 유용한 보건자료, 건강관련기관, 인적 자원, 사회 자원, 정치 자원
④ 지역주민의 요구도: 주민이 생각하는 중요한 건강문제 및 사업에 대한 요구도 파악 및 지역주민의 참여유도

(5) 자료분석 22 11

자료분류 → 분류된 자료의 요약 → 자료의 비교 및 확인 → 자료의 결론 및 추론

① 1단계(범주화): 자료분류를 통해 지역사회로부터 수집된 정보 중에서 의미 있는 자료를 추출하고, 연관되는 자료끼리 범주화한다. 22
  ㉠ 인구학적 특성: 연령, 성별
  ㉡ 지리적 특성: 지역의 경계, 도로의 위치
  ㉢ 사회경제적 특성: 교육수준, 소득수준
② 2단계(요약): 요약을 통해 분류된 자료를 차트, 그래프, 표 등으로 작성하여 요약하고 각 분류 항목간의 연관성을 고려한다.
③ 3단계(비교 및 확인): 비교 및 확인을 통해 수집된 자료를 과거나 다른 지역의 상황과 비교하여 부족하거나 더 필요한 자료를 재확인한다.
④ 4단계(추론): 지역사회의 문제가 무엇인지 결론을 내리고 문제로 기술한다.

2) 지역사회간호진단

(1) 오마하진단분류체계(OMAHA system) 23 17
오마하방문간호사협회에서 연구된 것으로, 지역사회간호실무 영역에 가장 효율적으로 적용할 수 있는 간호진단분류체계이다.

구성	영역	문제	수정인자		증상/징후
문제 분류틀	1. 환경 2. 심리사회 3. 생리 4. 건강 관련 행위	4종 12종 18종 8종	I. 대상자 • 개인 • 가족 • 집단 • 지역사회	II. 심각도 • 건강증진 • 잠재적 결핍/손상 • 실제적 결핍/손상	문제의 증상 문제의 징후
중재틀	1. 범주: 1) 건강교육, 상담, 안내 2) 처치와 시술 3) 사례관리 4) 감독 2. 중심내용: 간호중재와 활동내용(62개 목록) 3. 대상자에 대한 구체적 정보				
결과	• 서비스 전 과정을 통하여 대상자의 발전과정을 측정 • 5점 Likert 척도로 점수가 높을수록 양호한 상태를 나타냄				

참고 오마하 진단분류체계 영역별 문제

1. 환경영역: 수입,위생,주거,이웃 및 직장의 안전 **23**
2. 심리사회 영역: 지역사회자원과의 '의사소통', 사회적 접촉, 역할변화, 대인관계, 영성, 슬픔, 정신건강, 성적 관심, 돌봄 및 양육, 무시, 학대, 성장과 발달
3. 생리영역: 청각, 시각, 언어와말, 구강건강, 인지, 동통, 의식, 피부, 신경-근골격기능, 호흡, 순환, 소화와 수분, 배변기능, 배뇨기능, 생식기능, 임신, 산후, 감염성 질환
4. 건강관련행위 영역: 영양, 수면과 휴식양상, 신체적 활동, 개인위생, 약물오용, 가족계획, 건강관리 감시, 투약

(2) 지역사회간호진단의 우선순위 **22 20 19 18**

① BPRS(Basic Priority Rating System) **20 19 17**
  ㉠ 보건사업의 우선순위 결정기준으로 보건소 등에서 가장 널리 사용되는 방법이다.
  ㉡ 주관적 자료에 치중하고 객관적 자료가 부족한 보건사업의 효과성이 가장 큰 영향력을 끼친다는 것이 점수의 타당성에 대한 신뢰도를 낮춘다.

> **[BPRS의 공식 BPRS = (A + 2B) × C]**
>
> • A: 건강문제의 크기(10점 만점)
> • B: 건강문제의 심각도(10점 만점)
> • C: 보건사업의 효과성(10점 만점)
> • BPRS는 300점 만점이다. [∵(10+2×10) × 10 = 300점]

② PATCH: 미국의 질병관리본부가 지역보건요원의 보건사업 기획 지침서로 개발한 기준으로, "중요성"과 "변화가능성"을 건강문제의 우선순위를 결정하는 두 가지 기준으로 사용한다. **21 18**
  ㉠ 중요성: 중요성의 평가기준은 첫째, 건강문제가 얼마나 자주 발생하는가를 유병률, 발병률 등으로 평가하고 둘째, 해당 건강문제가 지역의 건강수준에 얼마나 심각한 영향을 미치는가를 해당 질병으로 인한 사망률, 장애발생률, 치명률 등으로 평가한다.
  ㉡ 변화가능성: 변화가능성은 건강문제가 얼마나 유연하게 변화될 수 있는가를 평가하는 기준으로, 과학적 근거에 의해 건강문제의 변화가능성을 측정해야 한다.

> **[PATCH 기획과정] 21**
>
> 지역사회 조직화 – 자료수집 및 자료 분석 – 우선순위 설정 – 포괄적인 중재계획 개발 – 평가

③ PEARL: 사업의 실행가능성 등을 확인하기 위해 BPRS의 보조지표로 사용되기도 한다.

④ NIBP: 캐나다의 Metropolitan Toronto District Health Council(MTDHC)이 개발한 보건사업 기획방법으로 건강문제의 크기(need)와 해결을 위한 방법의 효과(impact)를 기준으로 우선순위를 평가한다.

⑤ MAPP: 전략기획과 공공-민간 협력을 통한 건강증진전략으로 NACCHO(미국 지역보건 공무원협의회)가 제안한 포괄적인 보건사업 수행방안이다. **22**

⑥ John Bryant's Method: 보건문제의 크기(유병률), 보건문제의 심각도(문제의 심각도), 지역사회관심도(주민의 관심도), 보건문제의 관리가능성(사업의 기술적 해결가능성)을 건강문제의 우선순위를 결정하는 기준으로 사용한다.

⑦ 황금다이아몬드 모델: 미국 메릴랜드 주에서 보건지표의 상대적 크기와 변화의 경향(trend)을 이용하여 우선순위를 결정하는 방법으로, 상대적 결정기준에 해당한다.

3) 지역사회간호수행계획 **21 14 08**

지역사회간호에서의 수행계획(집행계획)은 간호제공, 보건교육 및 관리와 같은 간호업무활동을 누가, 언제, 어디서, 무엇을, 어떻게 할 것인지를 결정하는 것이다.

(1) 수행계획 수립 시 고려사항 **20**

수행계획을 세우기 전에 가장 우선 고려되어야 할 것은 <u>대상자의 요구</u>이다.

① 장애요인들을 해결할 수 있고 목적달성이 용이한 가장 적절한 방법을 선택한다.

② 동원가능한 자원과 대상자의 요구의 균형을 맞춘다.

③ 간호방법과 수단 중에서 문제해결에 가장 적절한 것을 선택한다.

④ 선택한 간호방법의 세부적인 활동을 규명한다.

(2) 수행계획 구성요소

① 누가: 업무분담을 의미하며 어떤 지식과 기술을 가진 인적자원 몇 명이 업무를 담당할 것인가를 결정한다.

② 언제: 각 업무활동의 시작과 끝을 기록하여 작성하는 것이다(연간계획, 월간계획, 주간계획).

③ 무엇: 업무활동에 필요한 도구와 예산을 파악하는 것이다.

④ 어디서: 업무를 수행할 지역을 명확히 기술한다.

4) 목표설정의 기준 **18**

(1) 일반적으로 좋은 목표가 갖추어야 할 기준

관련성	해결할 문제가 국가 및 지역사회 보건정책과 관련성이 있어야 한다.
실현가능성	문제의 성격이 해결가능한 것인가와 지역사회 자원의 동원가능성과 제공자의 문제해결능력 여부 등을 확인하여야 한다.
관찰가능성	사업이나 일의 성취 결과를 명확히 눈으로 확인하고 관찰할 수 있는 것이어야 한다. 따라서 애매한 추상적 표현은 삼가고 명확한 행동용어로 표현하면 효과적이다.
측정가능성	성취된 결과를 양적으로 수량화하여 숫자로 표현하면 정확하게 판단할 수 있는 객관적인 목표가 된다.

(2) SMART 목표설정 기준(Vollman, Anderson & McFarlane, 2002)

구체성(Specific) **18**	목표는 구체적으로 기술하여야 한다.
측정가능성(Measurable) **22**	목표는 측정가능해야 한다.
적극성(Aggressive) & 성취가능성(Achievable)	목표는 진취적이면서 성취가능한 현실적인 것이어야 하나, 별다른 노력 없이도 달성되는 소극적 목표는 안 된다.

연관성(Relevant)	사업목적 및 문제해결과 직접 관련성이 있어야 한다. 즉, 해당 건강문제와 인과관계가 있어야 한다.
기한(Time limited)	목표달성의 기한을 밝혀야 한다.

(3) 목표설정 시 고려할 사항 **20**

① 횡적, 종적으로 목표들 간의 일관성이 요구된다.

② 상·하위목표 간에 달성할 기간을 고려한다.

③ 우선순위를 설정하여 간호사업의 효과성과 능률성을 높인다.

④ <u>구체적이고 계량적인 목표로 진술한다.</u>

⑤ 목표도달의 어려움이나 수행방법의 제한점 등을 검토한다.

(4) 간호사업의 목표설정 방법 – 투입 – 산출모형에 따른 목표분류 **18**

투입-산출모형에 따른 목표분류법은 투입목표, 산출목표, 결과목표로 구분하는 것이다.

① 투입목표(input objective): 투입(input)은 사업기반 조성에 관한 지표로서, 사업에 투입하는 인력, 시간, 돈, 장비, 시설, 장소 등의 자원을 가리킨다.

② 산출목표(output objective): 산출(output)은 활동이나 수단으로서의 의미를 가지며 사업의 결과 나타나는 활동, 이벤트, 서비스 생산물, 의도하는 사업량 등을 가리킨다.

③ 결과목표(outcome objective): 결과(outcome)는 활동의 결과로서 도달하게 될 목표치(목표량), 해결 결과물이라는 의미를 가지며 사업의 결과로 나타나는 건강수준이나 건강결정요인의 변화를 가리킨다. **18**

5) 지역사회간호수행 **20 16 06**

(1) 조정(coordinating)

요원들이 분담된 업무활동을 수행함에 있어 업무의 중복이나 결핍이 오지 않도록 요원들 간의 관계를 명확히 하고, 업무를 분담하며 그때그때의 결정사항에 대해 의사소통을 통한 조정을 시행한다.

(2) 감시(monitoring) **20**

감시는 목적달성을 위해 사업이 계획대로 진행되고 있는지를 확인하는 것으로, 업무의 감시는 투입, 과정, 결과에 대한 것이 있으며 감시활동 방법으로는 계속적인 관찰, 기록의 검사, 물품 또는 자원의 점검과 요원 및 지역사회와의 토의 등이 있다.

(3) 감독(supervising)

감독은 감독계획을 만들어 정기적으로 지역사회를 방문하여 실시하는 것으로, 목표 진행 정도의 평가, 주어진 업무수행 수준의 관찰, 사업진행 동안 발생한 문제와 개선점을 토의하고 필요시 조언을 수행하는 복합적인 활동을 말한다.

6) 지역사회간호평가 **20 16 15 14 13 12**

지역사회 간호사업의 평가단계에서 우선 해야 할 업무는 평가대상 및 기준을 결정하는 것이다.

(1) 투입-산출 모형(사업과정)에 따른 평가의 유형 **21 19**

① 구조평가: 사업에 투입(input)되는 자원이 충분하고 적절한지를 평가하는 것을 구조평가라 한다. 여기에는 인력의 양적 충분성과 질적 전문성, 시설 및 장비의 적절성, 사업정보의 적정성 등에 대한 평가가 포함된다. **19**

② 과정평가: 과정평가를 통해 평가하는 내용은 목표 대비 사업의 진행 정도, 자원의 적절성과 사업의 효율성 정도, 사업 이용자 특성, 사업전략 및 활동의 적합성과 제공된 서비스의 질 등이다. **21**

③ 결과평가: 결과평가는 사업의 종료 시 사업효과를 측정하기 위한 것이다. **22**

(2) 체계모형에 따른 평가범주 23 21 18

① 투입자원(투입) 평가: 사업에 투입된 노력은 재정적 예산보다 투입된 인력의 동원 횟수, 방문 횟수를 의미하며 인적 자원의 소비량과 물적 자원의 소비량을 산출하여 효율과 효과에 대한 평가를 한다. 보건교육사업에 들어간 재정적 예산, 보건교육 요원 수, 지역사회의 자원봉사자 수, 요원이 제공한 시간 등이다.

② 사업진행(과정, 변환) 평가: 계획단계에서 마련된 수단 및 방법을 통해 집행계획을 수립한 것을 기준으로 하여 내용 및 일정에 맞도록 수행되었는지를 파악한다.

③ 목표의 달성정도(사업의 성취도) 평가: 설정된 목표가 기간 내에 어느 정도 성취되었는지를 파악한다. 21
    예 보건진료전담공무원이 고혈압을 진단받은 지역주민에게 규칙적 운동과 식이 조절, 투약 방법을 교육한 후 일상생활에서의 실천 정도를 평가하고자 할 때 자기감시법을 적용한다.

④ 사업 효율성(산출/투입) 평가: 사업의 효율에 대한 평가는 사업을 수행하는 데 투입된 노력, 즉 인적·물적 자원 등을 비용으로 환산하여 그 사업의 단위 목표량에 대한 투입된 비용이 어느 정도인지를 산출한다. 최소의 비용으로 최대의 효과를 얻는 것이 가장 바람직하다. 23 18

⑤ 사업 적합성(적절성) 평가: 사업의 적합성은 투입된 노력에 대한 결과, 즉 모든 사업의 실적을 산출하고 그 산출한 자료로 지역사회 요구량과의 비율을 계산한다.
    ㉠ 사업의 적합성에 대한 평가는 "지역진단 결과와 사업목표 달성 수준 간의 비교"라고 표현할 수 있다.
    ㉡ A지역에서 당뇨병 교육을 실시하였는데, 교육실시 결과 지역 내 당뇨병 교육이 필요한 전체 대상자 중 10%만 교육을 받았다면 추가적인 교육이 필요한 것으로 평가되며, 이것은 사업의 적합성에 대한 평가로 볼 수 있다.

(3) 논리모형(program logic model) 20

논리모형은 프로그램의 작동에 대한 논리적 연관으로 구성된 모델로서 프로그램의 자원, 활동 및 산출 결과 등과 이들 간을 연결시켜 주는 인과적 가정들을 식별해 주는 기능을 수행한다.

① 결과평가: 단기평가(지식, 태도, 행동 변화), 중기평가(사업 확대 수, 사업능력 향상, 활성화 등), 장기평가(목표달성)으로 분류한다.

② 산출평가: 투입-산출 모형의 과정에 해당하는 내용으로 산출물, 교육횟수, 참가자 수 등을 말한다(자원 → 활동 → 산출의 과정).

4. 건강형평성 이해와 문화적 다양성의 실무적용

1) 지역사회와 건강

(1) 지역사회간호의 건강 개념: 질병-건강 연속 개념

① 테리스(Terris)의 건강연속선(1975): 건강상태나 상병상태는 어떤 절대치가 아니고 정도의 차이를 갖는 연속된 상태이므로 질병(disease)보다는 상병(illness)이라는 용어가 더 적절하다.

② 프레시맨(Freshman)의 기능연속지표(1979): 건강에 긍정적으로 영향을 주는 기능과 부정적으로 영향을 주는 기능으로 분류하고 건강의 수준 정도를 기능연속선상에 표현한다.

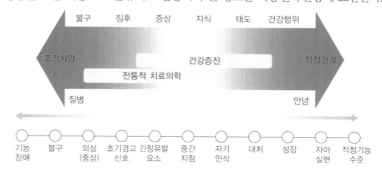

(2) 건강권과 건강형평성 [18]

① 건강권 [20]
　　㉠ 건강권은 국민이 건강하게 살아갈 국민의 기본적인 생존 권리로서의 건강이라는 개념을 갖는다.
　　㉡ 필요할 때 건강서비스에 접근하여 서비스를 이용할 수 있어야 한다.

② 건강형평성 [21]
　　㉠ 누구나 차별 없이 보건의료서비스의 혜택을 누리는 것이다.
　　㉡ 보건의료형평성은 의료자원 배분의 형평성을 의미하며, 건강형평성은 건강수준 차이에 중점을 둔다.
　　㉢ 사회경제적 수준이 다른 인구집단 간에 건강측면에서 수정 가능한 격차가 없는 상태를 의미한다.

③ 건강불평등 [17]
　　㉠ 건강상태가 상대적으로 다른 것을 의미한다.
　　㉡ 소득과 교육 및 직업 등에 사회경제적 위치에 따라 건강상의 차이가 발생하는 것이다.
　　㉢ 화이트헤드(Whitehead)
　　　　ⓐ 불필요하고 회피가능하며, 공정하지 않은 건강상의 차이를 의미한다.
　　　　ⓑ 건강생태나 물질적 요인만으로는 건강불평등을 설명할 수 없다. 사회심리적 요인의 중요성을 강조하였다.

2) 지역사회간호의 문화적 다양성과 문제점

(1) 다문화 가족 문제 [20][19]

① 다문화가족의 보건의료문제: 점차적으로 다문화 사회로 변화되어 가고 있는 한국 사회에서 다문화가족이 경험하는 삶의 질 저하 문제는 우리 사회의 취약계층의 문제이기도 할 뿐 아니라, 다문화 사회에 적절하게 대응하지 못하는 우리 사회의 문제이기도 하다.
　　㉠ 다문화가족의 보건의료문제는 보건·의료기관 이용의 저조와 장애요인을 들 수 있다.
　　㉡ 의료기관 이용 시 의사소통에서의 어려움이 가장 큰 장애요인으로 나타났다.
　　㉢ 결혼이주여성을 조사한 결과, 정신건강 수준, 저체중 및 비만, 식생활과 식습관도 큰 문제점으로 나타났다.
　　㉣ 한국 체류 초기 여성과 저소득 여성에 대한 정신건강 지원이 필요하다.

② 다문화가족의 변화에 대비한 정책과 대응방안 [17]
　　㉠ 다양한 다문화가족을 보편적인 가족형태로 수용하고 차별 없는 삶을 영위할 수 있도록 불합리하고 차별적인 법, 제도를 개선한다.
　　㉡ 다문화가족의 다양한 안정성 확보를 위해 기본생활, 건강 및 주거권을 보장한다.
　　㉢ 건강한 미래세대 육성을 위해 자녀양육 등 가족 돌봄 기반을 마련한다.
　　㉣ 다양한 다문화가족의 가족관계 및 사회적응력을 제고한다.
　　㉤ 해체 다문화가족의 빈곤예방과 건강성 제고를 위하여 가족기능을 강화한다.
　　㉥ 다양한 다문화가족 서비스의 효율화를 위하여 인프라 강화와 네트워크 구축 등 서비스 기반이 마련되어야 한다.
　　㉦ 다양한 다문화가족에 대한 사회적 인식 개선과 이해 증진 방안이 선행되어야 한다.

③ 다문화 간호사정 모델(Giger와 Davidhizar) [22]
　　㉠ 문화 간호사정 모델의 메타패러다임

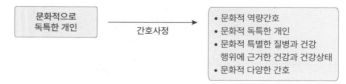

　　㉡ 다문화 간호

ⓐ 간호사는 모든 개인은 문화적으로 독특하다는 전제에 예외를 두면 안 된다.

ⓑ 간호사 자신의 문화적 독특성과 세계관을 대상자에게 투사해서는 안 된다.

ⓒ 간호사 자신의 문화적 신념과 가치를 대상자의 신념과 가치와 분리하기 위해서 세심하게 주의해야 한다.

ⓓ 문화적으로 민감한 간호를 하기 위해서 개인은 여러 세대에 걸쳐서 학습하고 전수받은 경험, 신념과 가치의 산물이며 독특하다는 것을 기억해야 한다.

④ 다문화 가족 간호중재

㉠ 언어적응: 읍·면·동 단위에서 이루어지는 다문화가족 지원센터, 지역문화·복지센터와 연계한다.

㉡ 문화적응: 여성결혼이민자의 고유문화 유지 및 모국에 대한 자부심과 문화정체감을 바탕으로 새로운 한국의 문화를 받아들일 수 있도록 돕는다.

㉢ 결혼적응 및 자녀 양육 **21 19**

ⓐ 여성결혼이민자의 결혼적응을 위하여 남편과 가족의 지지를 적극적으로 끌어내야 한다.

ⓑ 여성결혼이민자의 결혼적응을 향상시키기 위하여 종교단체나 자조집단, 멘토 등의 비공식적인 네트워크 또는 비영리단체와 정부단체와의 연계를 통한 지원 시스템이 구축되어야 한다.

ⓒ 지역사회간호사가 영아를 둔 다문화 여성을 대상으로 고형식에 대해 교육하려고 할 때는 문화적 차이점을 확인하기 위해 출신국과 한국의 음식 문화에 대한 사정을 해야 한다.

ⓓ 다문화 가족을 대상으로 간호계획 시 문화에 따라 건강의 의미와 건강에 대한 태도가 다르다는 것을 이해하고 적용한다. **20**

(2) 만성질환자 가족 문제

① 만성질환은 환자 생활 전반에 큰 영향을 미쳐 가족 전체의 일상을 재조정하여야 한다.

② 만성질환은 예후의 예측이 어렵고 장애 정도가 크기 때문에 가족의 지속적인 도움이 필요하다.

③ 만성질환자가 발생하면 가족 내 다른 구성원은 환자간호의 역할을 담당하면서 이로 인해 가족 생활에도 많은 영향을 주게 된다.

(3) 취약가족의 공통적 문제

① 취약가족은 위험상황이 장기화되면서 많은 스트레스가 동반되어 복합적 위기를 경험한다.

② 대부분 위험상황에 처한 가족은 구조적인 문제를 가지고 있다.

③ 취약가족은 위험상황에 처한 구성원에게만 관심이 집중되어 다른 구성원들의 신체적·정서적 욕구가 무시되는 경향이 있다.

④ 취약상황의 가족은 가족 내에서 역할 변화를 자주 경험하며 자녀 훈육에 어려움이 있다.

⑤ 취약한 가족 대부분이 재정적 어려움을 겪는다.

핵심문제

01

보건소 간호사가 지역사회의 건강상태를 신속하게 파악하고자 할 때 유용한 자료 수집 방법은?

① 설문지 조사 ② 정보원 면담
③ 초점집단 면담 ④ 차장 밖 조사
⑤ 참여 관찰

02

지역주민을 대상으로 금연사업을 운영한 후 "흡연의 해로움에 관한 지식수준과 폐 질환 유병률"을 측정하는 평가는?

① 구조평가 ② 과정평가
③ 결과평가 ④ 효율성평가
⑤ 지속성평가

⊕ CHAPTER 02　보건사업 기획 및 자원활용

1. 보건사업 기획

1) 지역사회간호 이론

(1) 체계이론(system theory) 📗 📗

체계이론은 간호이론 개발에 가장 많이 활용되는 것으로, 1952년 버틀란피(Bertalanffy)에 의해 개발되었으며 체계 또는 시스템(system)은 "환경과 상호작용하는 요소들의 집합체(복합체)"로서, 부분의 합보다 크다는 이론이다.

① 물질과 에너지
  ㉠ 엔트로피(entropy): '무질서의 에너지'로 일로 전환될 수 없는 체계 내 에너지이며, 체계에 혼잡과 비조직화를 조장하는 에너지이다.
  ㉡ 네겐트로피(negentropy): '자유 에너지'로 체계의 질서를 증진시키는 에너지, 곧 체계에 의해 사용되는 일할 수 있는 에너지를 말한다.

② 항상성(steady state)
  ㉠ 항상성은 생성과 파괴가 일어나는 데도 변화하지 않고 체계 내 요소가 균형상태를 유지하면서 자가조절 능력에 의해 안정상태를 이루는 것을 말한다.
  ㉡ 체계 내 조절작용은 환류(feedback)를 통해 이루어지며, 체온조절을 통한 신체의 항상성 유지가 그 예이다.

③ 균등종국성(equifinality)
  ㉠ 균등종국성은 개방체계의 특성으로 시작상태와 관계없이 과정에 장애가 있어도 동일한 목표에 도달하는 것이다.
  ㉡ 체계는 목표지향적이고 서로 다른 시작조건과 과정을 거치면서 결국은 동일한 목표에 도달한다.

④ 체계의 기능: 체계의 기능은 체계에 의해 행해지는 활동으로 에너지를 필요로 하며 에너지는 물질·정보의 형태로 존재할 수 있다.
  ㉠ 투입(input): 체계 안으로 자원(에너지)이 유입되는 과정
  ㉡ 변환(through-put): 체계 안에서 에너지·정보·물질 등을 사용하는 과정으로 투입물을 산출물로 변형시키는 과정
  ㉢ 산출(output): 체계 내 보유하지 않은 에너지를 배출하는 과정으로 변환을 통해 나온 결과물
  ㉣ 회환(환류, feedback): 체계가 완전한 기능을 발휘할 수 있도록 산출의 일부가 재투입되는 과정

⑤ 체계이론의 지역사회간호 적용
  ㉠ 지역사회도 하나의 체계이며 투입-변환-산출과정을 통해 건강에 대한 목표를 향하여 움직인다.
  ㉡ 건강에 대한 목표가 있고 지역사회라는 경계가 있으며 지역사회 구성물인 지역사회 주민과 인적, 물적, 사회·환경적 지역사회 자원이 있다. 📗
  ㉢ 지역사회간호에 관련된 정치적·제도적·기술적·물리적·경제적·사회적 환경 등 제약요인으로 등장하며 하부체계로는 지역사회간호단위인 가족체계를 들 수 있다.

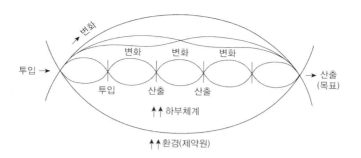

(2) 교환이론(exchange theory)

① 교환이론은 인간의 행동을 타인과의 '대가(cost)-보수(reward)'의 교환과정으로 취급하는 심리적 이론이다.

② 교환과정에는 물질적 교환과정과 비물질적 교환과정이 있다.

  ㉠ 물질적인 교환과정: 상점에서 물건을 살 때에 값을 치르고 그 값에 해당하는 물건을 받는 것이다.

  ㉡ 비물질적인 교환과정: 어떤 사람을 보고 웃어줄 때 상대방도 웃어주는 것이다.

③ 호만스(Homans)의 교환이론의 5가지 기본명제

  ㉠ 성공명제(success proposition): 특정한 행동이 이익 또는 성공(success)으로 보상을 받게 되면 그러한 행동은 계속 반복될 가능성이 높다.

  ㉡ 자극명제(stimulus proposition): 특정한 자극(stimulus)을 포함한 과거의 행동이 보상을 받으면 이전과 동일하거나 유사한 활동을 많이 하게 된다.

  ㉢ 가치명제(value proposition): 특정 행동의 결과가 가치(value)가 크면 클수록 그러한 행동을 취할 가능성이 높아진다.

  ㉣ 박탈-포만명제(deprivation-satiation proposition): 특정한 보상을 많이 받을수록 그 이상의 보상은 점차 가치가 없는 것으로 되어간다.

  ㉤ 욕구불만-공격명제(frustration-aggression proposition): 어떤 행위에 대해 기대한 보상을 받지 못하거나 예상하지 않은 벌을 받는다면 분노와 공격적 행동을 취할 가능성이 커지고 이런 행동의 결과로 보상을 받게 될 가능성이 높아진다.

(3) 뉴만(Neuman)의 건강관리체계이론 20 14 09

① 건강관리체계이론의 개념

  ㉠ 건강관리체계이론에서 간호대상자는 기본구조와 이를 둘러싼 3가지 방어선, 즉 정상방어선, 유연방어선, 저항선으로 형성된 체계를 의미한다.

  ㉡ 인간은 환경과 상호작용하는 개방체계이며 대상자는 개인, 가족, 지역사회 또는 집단이 되므로 지역사회간호 대상자를 모두 포함하고 있다.

② 건강관리체계이론의 구성요인

  ㉠ 기본구조: 대상자의 생존요인, 유전적 특징, 강점 및 약점이 모두 포함되어 있는 생존에 필요한 에너지 자원이다.

  ㉡ 유연방어선(일차방어선): 기본구조를 둘러싸고 있는 선 중 가장 바깥에 위치하며 쿠션과 같은 기능을 한다. 외부자극으로부터 대상체계를 일차적으로 보호한다.

  ㉢ 정상방어선(이차방어선): 저항선 바깥에 존재하며 개인의 안녕상태나 적응상태, 대상체계가 오랫동안 유지해 온 평형상태를 의미한다. 20

    ⓐ 인간의 안정상태를 유지하기 위해 필수적인 것 또는 일상적으로 정상으로 판단되는 적응상태를 유지하기 위한 기능이다.

ⓑ 개인의 일상적 대처유형, 삶의 유형, 발달단계와 같은 행위적 요인과 신체상태, 유전적 요인 등 변수들의 복합물이며 대상체계가 경험하는 모든 스트레스원에 대처하는 근본적인 방법이다.

ⓓ 저항선(삼차방어선): 대상체계가 스트레스원에 의해 기본구조가 손상되는 것을 방지하기 위한 내적 요인이다. 저항선은 스트레스에 대한 내적저항력을 갖는 것과 신체면역체계 등이며 기본구조에 가장 가까운 곳에 위치한다.

③ 건강관리체계이론의 지역사회간호 적용

㉠ 간호활동을 예방의 개념으로 설명하여 다른 어떤 이론보다 지역사회 영역에서 많이 활용되고 있다.

㉡ 일차예방: 스트레스 자체를 약화 시키거나 중재할 수 없는 종류일 경우에는 유연방어선을 강화함으로써 스트레스원이 정상방어선을 침범하지 못하게 보호한다. 건강교육, 대상자의 식이조절, 적절한 운동, 수면 및 스트레스 대치전략, 손씻기 교육 등은 유연방어선을 강화한 것이다.

㉢ 이차예방: 스트레스원이 정상방어선을 침입하여 이에 대한 반응이 이미 나타났을 때 저항선을 강화시키는 활동을 한다. 문제의 조기발견, 건강사정 및 진단, 문제해결을 위한 자원활용 및 의뢰 등이 해당된다.

㉣ 삼차예방: 기본구조가 무너졌을 때 합리적인 적응 정도를 유지하는 것으로 재구성 과정을 돕는 중재활동을 한다. 새로운 삶의 양식에 적응하기 위한 재교육, 발생가능한 문제예방을 위한 재교육, 지역사회차원의 재활사업 제공 등이 있다.

(4) 오렘(Orem)의 자가간호이론 21 18 17 15

① 자가간호이론의 개념: 인간은 자가간호요구가 자가간호역량보다 높을 경우 자가간호결핍이 일어난다. 15

② 오렘(Orem)의 자가간호이론의 특징

㉠ 오렘은 인간을 하나의 통합된 개체로서 자가간호라는 행동형태를 통하여 계속적인 자기유지와 자기조절을 수행하는 자가간호요구를 가진 자를 간호행위자로 보고 있다.

㉡ 자가간호란 "개인이나 지역사회가 자신의 삶, 건강, 안녕을 유지·증진하기 위해 시도하고 수행하는 행위"로서 인간 내부에는 자가간호를 위한 요구와 자가간호수행을 위한 역량이 내재되어 있다.

㉢ 인간이 가진 자가간호요구가 자가간호역량보다 높을 경우 자가간호결핍현상이 일어나게 된다.

㉣ 간호는 자가간호결핍이 있는 사람에게 제공되는 것으로 개인을 위한 간호의 필요성을 결정하고 간호체계를 설계하여 제공하는 간호사들의 복합적인 능력으로 간호역량을 설명하였다.

㉤ 오렘의 이론에서 간호가 궁극적으로 도달하여야 할 목표, 즉 건강상태는 대상자가 자가간호를 잘 수행하는 상태를 의미한다.

㉥ 간호사가 해야 하는 활동은 자가간호요구를 저하시키거나 자가간호역량을 증진시켜 자가간호결핍을 감소시키는 것이며 지지, 지도, 발전적 환경 제공 및 교육 등을 통해 돕게 된다.

㉦ 자가간호요구의 3가지 분류

일반적 자가간호요구	• 모든 인간이 공통적으로 가진 자가간호요구 • 인간의 구조, 기능을 유지하기 위한 내적, 외적 조건과 관련된 요구 • 공기, 물, 음식, 배설, 활동과휴식, 고립과사회적교류, 생명과안녕의장애, 위험제거, 기능증진 등
발달적 자가간호요구	• 발달과정이나 발달과 관계된 상황에서 특정하게 필요한 자가간호요구 　예 배변훈련을 하게 될 아이의 발달과업을 도와주기 위해 교육프로그램에 참여하는 것 • 발달과 관계된 상황에서의 자가간호의 예 임신, 배우자 또는 부모의 사망 등
건강이탈 자가간호요구 21	• 질병상태, 진단, 치료와 관계된 비정상적 상태에 대한 자가간호요구 • 일반적 자가간호 필수요소를 충족하고 적응하는 활동 • 건강이탈 결과에 적응하는 활동

③ 간호체계 **17**
　　㉠ 전체적 보상체계: 개인이 자가간호활동을 거의 수행하지 못할 때 간호사가 전적으로 환자를 위하여 모든 것을 해주거나 활동을 도와주는 경우에 해당된다.
　　㉡ 부분적 보상체계: 개인 자신이 일반적인 자가간호요구는 충족시킬 수 있으나 건강이탈요구를 충족시키기 위해 도움이 필요한 경우에 간호사와 대상자가 함께 건강을 위한 간호를 수행하는 것이다.
　　㉢ 교육적 보상체계: 대상자가 자가간호요구를 충족시키는 자원을 가지고 있으나 의사결정, 행위 조절, 지식이나 기술을 획득하는 데 간호사의 도움이 필요한 경우에 지지, 지도, 발전적 환경 제공 및 교육을 적용하는 것이다. **17**

④ 자가간호이론의 지역사회간호 적용
　　㉠ 오렘(Orem)의 자가간호이론은 간호의 대상을 인간 개인을 중심으로 하여 개발하였기 때문에 구체적으로 가족이나 지역사회에 적용할 수 있는 가능성을 제시하고 있지는 않다. 그러나 자가간호요구나 자가간호역량 등을 가족과 지역사회의 전반적 요구에 맞게 수정한다면 충분히 가족과 지역사회를 단위로 하는 접근에도 적용할 수 있다.
　　㉡ 간호사는 대상자에게 접근할 때 대상자 스스로가 자신의 삶, 건강, 안녕을 위해 자가간호를 유지하도록 하는 데 간호의 목표를 두어야 한다. 이를 위해 간호활동은 대상자의 자가간호요구와 자가간호역량, 그리고 이들 간의 관계로 나타나는 자가간호결핍에 초점을 맞추어야 함을 제시하고 있다.

(5) 로이(Roy)의 적응이론 16

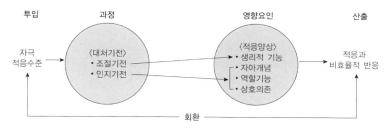

① 자극: 인간의 행동과 발달에 영향을 주는 모든 상황인 주위 여건이나 인간 내부에서 일어나는 상태 변화를 의미한다.
　　㉠ 초점자극: 변화가 요구되는 즉각적이고 직접적인 사건이나 상황이다(국가고시, 임신 등).
　　㉡ 관련자극(연관자극): 초점자극이 주어졌을 때 개인에게 영향을 주는 초점자극 외의 모든 자극을 말한다.
　　㉢ 잔여자극: 인간행동에 간접적인 영향을 줄 수 있는 과거의 경험, 개인의 신념, 태도, 성품 등을 의미한다.

② 대처기전(과정)
　　㉠ 조절기전: 자극이 투입되었을 때 중추신경, 자율신경계 및 호르몬계에서 자율적으로 반응하는 대처기전이다.
　　㉡ 인지기전: 자극이 투입되었을 때 인지적 정보처리과정, 학습, 판단, 정서과정을 통한 대처기전이다.
　　㉢ 적응양상: 대처기전의 활동으로 나타나는 반응을 말한다.
　　㉣ 반응: 자극에 대한 대처기전의 활동 결과를 말한다. 이때 자극에 대해 긍정적으로 반응하기 위해서 인간 스스로가 환경 변화에 효과적으로 대응해야 한다고 보았다.

③ 적응이론의 지역사회간호 적용
　　㉠ 적응이론은 개인을 주요 대상으로 하여 적응기전을 중심으로 개발된 이론이다.
　　㉡ 가족이나 지역사회 단위의 접근보다는 지역사회나 가족 내의 환자를 중심으로 하는 개인 접근에 쉽게 적용될 수 있다.

ⓒ 간호의 목표는 인간이 포함된 총체적 상태인 적응의 상태를 유지하는 것이다.
ⓓ 간호활동은 자극 자체를 감소시키거나 내적 과정인 적응양상에 영향을 주어 자극에 대해 적응반응을 나타낼 수 있도록 돕는 것이다.

2. 자원활용

1) 가정방문활동 🎅 🎅 🎅 🎅 🎅 🎅 🎅 🎅

(1) 가정방문 목적
① 가족과 원만한 인간관계를 형성함으로써 가족의 포괄적인 건강관리를 도모한다.
② 가족이 거주하고 있는 실제 환경을 직접 경험하여 가족간호 및 지역사회간호와 관련된 자료를 얻기 때문에 신뢰도가 높고 정확한 진단이 가능하다.
③ 가족이 잠재적으로 가진 강점과 문제점을 확인할 수 있는 기회를 갖는다.
④ 가족 스스로 문제를 해결할 수 있는 능력을 증진시킨다.

(2) 방문의 원리
① 방문은 정확한 업무계획 하에 시행되어야 한다.
② 방문 시 반드시 자신의 신분을 알리고 대상자의 비밀을 지켜야 한다.
③ 방문대상자의 식사시간이나 만성질환자의 휴식시간을 피해 방문하는 것이 좋다.
④ 지역사회 자원을 적절히 이용하며 다른 업무활동과 연결성이 있어야 한다.
⑤ 지역사회간호사의 간호기술은 전문적인 방법이어야 하며, 대상자와 함께 계획하고 평가한다.

(3) 가정방문활동의 장·단점
① 가정 방문을 통해 대상자의 전체적인 상황 파악이 가능하며, 상황에 맞는 간호를 제공할 수 있다.
② 거동이 불편한 대상자에게 서비스 제공의 기회와 접근성을 높일 수 있고 가정의 전반적인 정보를 포괄적으로 수집할 수 있다.
③ 건강관리실에 비해 긴장감이 덜하고, 가정이라는 편안한 분위기에서 서비스를 받을 수 있다.
④ 가족의 자원을 활용하여 시범을 보일 수 있어서 효과적이다.
⑤ 집집마다 방문해야 하기 때문에 시간과 비용이 많이 든다.

(4) 가정방문활동의 우선순위 🎅 🎅
① 개인보다는 집단을, 건강한 인구집단보다는 취약한 인구집단을 우선으로 한다.
② 일반적으로 감염성 질환을 우선으로 해야 하나, 하루에 여러 곳을 방문해야 할 경우에는 비감염성 질환자 또는 면역력이 낮은 집단 대상자부터 우선 방문한다.
③ 급성질환과 만성질환일 때는 급성질환을 우선으로 한다. 그러나, 하루에 여러 곳의 가정을 방문해야 하는 경우에는 급성질환이더라도 그것이 감염성 질환인 경우에는 감염의 우려가 있기 때문에 나중에 방문해야 한다.
④ 문제가 있는 대상자와 의심이 가는 대상자 중 의심이 가는 대상자를 우선으로 한다.
⑤ 대상자의 생활수준과 교육수준이 낮을수록 취약하므로 우선순위가 높다.

(5) 가정방문활동 과정 🎅
① 방문 전 활동
　ⓐ 대상자와 가족을 원활히 이해하도록 기록부나 상담일지를 확인하고, 가족에 관한 정보를 알고 있는 기관이나 다른 보건요원들과의 토의를 통해 자료를 수집하며 구체적인 간호계획을 세운다.
　ⓑ 방문자에게 연락하여 위치를 확인하고 방문 가능한 날짜와 시간을 조정한다.
　ⓒ 기록지, 기구 및 약품, 검사 및 측정기구, 각종 용품 등 방문가방을 준비한다.
　ⓓ 방문에 필요한 교통수단을 알아보고 방문 행선지와 목적, 출발시간 및 돌아올 시간을 다른

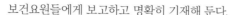

보건요원들에게 보고하고 명확히 기재해 둔다.

② 방문 중 활동

    ㉠ 시도단계: 자신의 이름과 소속을 밝히고 방문목적을 충분히 설명하여서 대상자에게 관심을 표명하고 신뢰관계를 형성한다. 방문 목적을 토의하여 대상자의 요구파악을 위해서 주의 깊은 관찰과 적절한 질의 응답을 하고 신체적 문제뿐만 아니라 환경적·사회적·경제적·교육적 측면의 문제를 포괄적으로 확인한다.

    ㉡ 중재단계: 가족 및 지역사회 자원을 최대한 활용하여 적절한 간호계획을 대상자와 함께 세운다.

    ㉢ 종결단계: 방문목적을 요약하여 대상자와 가족이 이해하기 쉽도록 충분히 설명하여 정확하고 효과적인 방법으로 간호서비스를 제공한다.

③ 방문 후 활동

    ㉠ 방문활동에서 확인된 대상자의 특징, 건강문제 및 앞으로의 계획 등을 기록으로 남기고 방문가방의 약물과 물품을 정리한다.

    ㉡ 의뢰가 필요한 대상자의 경우에는 의뢰해야 할 기관에 연락을 취하고 추후관리가 필요하면 추후관리 대상자 카드를 작성한다.

    ㉢ 방문활동의 진행과정, 간호수행의 적합성, 목표달성 정도 등을 평가하고 반영한다.

        예 보건소 방문간호사가 고혈압이 있는 독거노인의 가정을 방문하여, 복용하지 않아서 그대로 남아있는 고혈압 약을 발견하였다. 혈압이 140/100 mmHg로 측정되었다면 약물복용 여부를 자주 확인하고 교육한다.

    ㉣ 다른 보건요원이나 상급자에게 가정방문 결과를 구두 또는 서면으로 보고한다.

2) 건강관리실 운영

(1) 건강관리실의 형태

① 고정 건강관리실: 보건소의 모자보건실, 영유아실, 가족계획실, 결핵실, 진료실, 예방접종실과 학교의 보건실, 산업장의 건강관리실 등이 해당된다.

② 이동 건강관리실: 배 또는 버스 등을 이용하여 간호서비스를 제공하는 것이다.

(2) 건강관리실 활동의 장·단점 🔡

① 장점

    ㉠ 방문활동에 비해 지역사회간호사의 시간과 비용을 절약할 수 있다.

    ㉡ 건강관리실에 비치된 다양한 물품과 기구의 사용이 가능하다.

    ㉢ 한정된 공간에서 건강관리가 이루어지므로 외부환경의 영향을 덜 받는다.

    ㉣ 같은 문제를 가진 대상자들끼리 서로 경험을 나누며 스스로 해결방법을 찾을 수 있다.

    ㉤ 특별한 상담 및 의뢰활동을 즉각적으로 실시할 수 있다.

② 단점

    ㉠ 대상자가 건강관리실 운영 시간 내에 방문하지 못할 가능성이 있다.

    ㉡ 건강관리실을 방문하는 것이 불가능한 대상자들은 혜택을 받지 못한다.

    ㉢ 대상자가 심리적으로 긴장할 경우 자신의 문제를 솔직히 드러내지 않는다.

    ㉣ 대상자와 가족의 실제 현황을 파악하는 것이 어렵고 상황에 맞는 교육과 상담, 시범을 제공하는 데 한계가 있다.

3) 상담활동 🅱

(1) 상담의 목적

상담을 통해 내담자가 자신의 문제를 인식할 수 있는 힘을 얻도록 하며, 문제해결 방안을 스스로 찾고 완전한 기능을 발휘할 수 있는 사람이 되도록 돕는 기능을 한다.

(2) 상담의 원리

① 상담자의 모든 행동에는 분명한 이유와 목적이 있으며 개인이나 가족 자신들의 건강문제를 정의하고 문제를 해결하여 습득한 지식과 기술을 통해 태도를 변화시키고, 건강한 행위를 할 수 있도록 용기를 주는 의사소통 전체를 말한다.

② 상담원이 즉각적으로 관찰할 수 있는 것뿐만 아니라 주의를 집중하지 않으면 놓치기 쉬운 반응이 있음을 알고 이해하는 것이 바람직하다.

③ 상담의 중간목표와 최종목표를 정하고 상담자와 같이 그 목표를 달성하도록 노력해야 한다.

4) 자원의 활용 및 의뢰활동 🔢 🔢

(1) 지역사회 자원의뢰 활동을 위한 준비(자원활용 적용 원리)

① 이용가능한 보건자원을 파악하여 우선적으로 이용한다.

② 각 보건기관의 사업목적 및 임무와 제한점 등을 알아둔다.

③ 편리하고 간편한 의뢰방법을 정하고 자원에 대한 참고 서류철을 만든다.

(2) 의뢰를 할 때 주의사항 🔢 🔢 🔢 🔢

① 의뢰하기 전에 개인, 가족, 지역사회와 먼저 의논하여 그들이 의뢰한다는 사실을 납득하도록 한다.

② 의뢰 여부 결정은 반드시 대상자 본인이 하게 한다.

③ 가능하면 먼저 연락하거나 개인적으로 방문한 후 적절한 의뢰서에 필요한 정보를 기재하여 개인, 가족에게 전달하고 직접 그 기관으로 가게 한다.

④ 개인이나 가족에게 의뢰하는 기관에 관해 설명하고 필요한 정보를 제공한다.

⑤ 위치를 정확하게 알려주고 담당자를 만날 시간과 장소를 알려준다.

⑥ 의뢰는 가능한 한 개개인을 대상으로 하며 의뢰 직전에 대상자의 상태를 한 번 더 확인한다.

⑦ 의뢰하는 기관과 그 담당자를 사전에 접촉한다. 의뢰하기 전에 관련된 모든 사실을 알아둔다.

(3) 가족과 지역사회 자원 🔢 🔢 🔢 🔢 🔢

① 인적 자원: 가족과 지역사회 안에서 활용 가능한 인적 자원을 찾거나, 간호할 수 있는 가족구성원을 찾아서 교육시킨다. 🔢

② 물리적 자원: 주민의 건강관리를 위하여 적절한 건물, 시설, 도구, 기구, 자료 및 물리적 환경 자원을 의미한다.

③ 사회적 자원: 가족 및 지역사회의 건강에 대한 지식과 기술수준 및 지역사회 및 가족의 조직과 건강에 대한 가치관 등이 자원으로 활용된다.

> 예 치매환자 가족이 그들의 지식과 기술을 변화시키고자 자조모임에 참석하는 것

④ 경제적 자원: 지역사회간호사업에 필요한 가족 및 지역사회의 경제적 자원은 건강문제의 종류, 지역사회 내 기존 시설 이용 가능 여부, 총수입, 재정적 책임 등에 따라 다르다. 🔢

(4) 지역사회간호사의 자원

① 건강평가기술: 관찰과 정보수집 등을 관계요원과 협조하여 분석·평가한 후 가족 및 지역사회의 건강문제와 간호요구를 파악한다.

② 간호기술: 분만 및 신생아 간호기술, 응급처치기술, 예방접종기술 등

③ 보건교육기술: 상담기술, 면접기술, 집회를 통한 시범 및 지도 등

5) 매체활용 🔢 🔢

지역사회간호사는 다양한 매체의 기능을 파악하고 적절하게 활용하여서 효과를 극대화해야 한다.

(1) 편지

① 편지는 방문 약속날짜를 어겼을 경우 다음 날짜를 알려주기 위해 주로 사용되며 효과가 극히 제한되어 있다.

② 경비가 절약되고 문제해결을 위한 행동에 대하여 책임지게 할 수 있다.

③ 가정 상황의 관찰과 파악이 불가능하고 새로운 문제를 발견할 기회가 없다.

④ 수신인에게 전달되지 않을 경우에는 확인이 불가하다.

(2) 전화

① 시간과 비용 면에서 경제적이고 대상자의 방문에 대한 부담감이 없다.

② 시간의 제한을 덜 받고, 접촉의 기회가 많으며 편지보다는 사무적 느낌이 덜하다.

③ 가정방문이 필요한 대상자를 선별하는 방법이 된다.

④ 가정 상황에 대한 전체적인 파악이 어려우며 휴대전화가 없는 경우 접촉이 불가능하다.

⑤ 전화는 가장 빈번하고 광범위하게 사용되며 최근 휴대전화의 사용으로 활용도가 더욱 높아졌다.

(3) 유인물

① 지역사회간호사가 지역사회 주민에게 제공하는 보건교육 내용을 지속적으로 기억하도록 해준다.

② 보관이 용이하고 계획적으로 필요한 정보를 담고 있어서 다른 매체보다 신뢰성이 높다.

③ 글을 알지 못하거나 읽지 않으면 효과가 없고 제작기술이 필요하며 제작비가 많이 든다.

(4) 방송

① 많은 대상자에게 가장 빠르게 정보를 전달할 수 있다.

② 스피커로 나가는 소리가 행사에 참여하는 기분이 들도록 친근감을 줄 수 있다.

③ 권위 있게 인식됨으로써 대상자의 주의를 집중시킬 수 있다.

④ 시간이 지나면서 기억이 상실되므로 쉽게 잊혀 질 수 있으며 방송망의 활용이 번거롭다.

⑤ 지역사회 주민의 건강관리에 대한 교육이나 전달사항이 있을 때 방송을 활용할 수 있다.

6) 지역사회 조직화와 주민참여 22 19

(1) 주민참여의 개념

① 지역사회 집단 스스로 지역사회의 문제를 파악하고, 문제해결을 위한 목표를 설정한다.

② 지역자원의 동원, 중재전략 수립 등 지역사회의 변화를 초래하기 위한 일련의 집합적 활동을 의미한다. 예 다른 지역사회와 선의의 경쟁을 하도록 유도하는 것

(2) 주민참여형태 21 17

① 동원단계: 주민의 자발적 참여도가 아주 낮은 상태로 형식적이고 강요된 참여 형태이다.

② 협조단계: 주민의 참여를 유도하나 보건사업의 계획과 조정과정이 제공자 측에 의해 독점되는 상태이다.

③ 협력단계: 협조단계보다는 강제성이 약화된 주민참여 형태로 설득방식에 의한 주민참여가 강조되는 단계로 보건사업의 계획과 조정과정에서 주민들의 의사가 반영되도록 하는 상태이다.

④ 개입단계: 주민측에서 개발사업 과정이 공개되기를 주장하고 의사결정에 개입하려 하는 형태이다.

⑤ 주도단계: 주민의 주도적 접근이 최고조에 해당하는 형태로 주민 스스로 자주적인 관리를 강조하는 것이다.

01

뉴만의 건강관리체계이론을 10대 임신의 건강문제에 적용했을 때 일차 예방에 해당하는 내용은 무엇인가?

① 산전간호를 위한 재정적 도움을 얻도록 지지
② 10대를 위한 피임서비스를 이용토록 계획
③ 새 가족을 맞아들이는 데 적응하도록 지지
④ 합병증 징후를 위한 의뢰
⑤ 분만과 부모역할 준비

02

방문간호사가 가족간호 사정 시 지켜야 할 기본원칙은?

① 가족의 문제점뿐만 아니라 강점도 사정한다.
② 가족 전체보다는 가족 구성원 개개인에 초점을 맞춘다.
③ 간호사가 독자적으로 간호진단과 중재방법을 결정한다.
④ 여러 번 자료수집을 하기보다는 한 번에 많은 자료를 수집한다.
⑤ 자료는 가족의 구심점 역할을 하는 구성원 1인에게서 수집한다.

정답 / 01 ② 02 ①

CHAPTER 03 인구집단별 건강증진 및 유지

1. 건강증진사업 운영

1) 건강증진

(1) 건강증진의 역사적 배경 🔟 🔟 🔟

① 라론드 보고서(Lalonde Report)
  ㉠ 1974년 캐나다의 라론드(Lalonde)가 보건의료의 중점을 치료중심의 의학적 모형에서 예방중심의 총체적 모형으로 전환시킨 라론드 보고서를 통해 건강증진의 중요성에 대해 제시하였다.
  ㉡ 라론드 보고서는 건강 결정요인을 개인의 생활양식(50%), 유전적 요인(20%), 물리적 환경 요인(20%), 보건의료서비스(10%)로 구분하면서 가장 중요한 요인은 생활양식임을 강조하였다.
  ㉢ 개인의 생활습관은 건강결정요인 중 질병발생에 가장 큰 영향을 미치며 개인의 의지에 따라 통제가 가능한 요인이다. 🔟
② 건강증진 보건사업의 궁극적 목표 🔟
  ㉠ 보건사업의 궁극적인 목표는 대상자들의 건강수준을 향상시키는 것이며 건강결정위험요인(Health determinants)과 기여요인(Health contribution)으로 구분된다.
  ㉡ 건강결정요인은 어떤 특정한 인구집단이나 개인의 건강에 직접적으로 영향을 미치는 요인이다.
  ㉢ 건강기여요인은 건강결정요인에 직·간접적으로 영향을 미치는 요인으로 심장병의 건강결정요인이 가족력, 고지질 식사, 비만, 고혈압 등이라고 한다면, 건강기여요인은 이러한 결정요인에 영향을 주는 것이다.

(2) 건강증진을 위한 국제회의 🔒

제1차 건강증진을 위한 국제회의 오타와 (1986) 🔒	• 건강증진의 3대 원칙 　① 옹호(advocacy) 　② 역량강화(empowerment) 　③ 연합(alliance)	• 건강증진 원칙의 5대 활동요소 　① 건강한 공공정책의 수립 　② 지지적 환경의 조성 　③ 지역사회 활동의 강화 　④ 개인기술의 개발 　⑤ 보건의료서비스의 방향 재설정
	• 건강한 공공정책의 수립의 예 　**예** 운동시설 이용료에 대해 소비세를 경감하도록 관련 법을 개정하였다. 　**예** 경찰청은 어린이, 노인, 장애인 보호구역에서 속도위반 과태료를 대폭 인상하였다.	
제 10차 건강증진을 위한 국제회의 제네바 (스위스, 2021)	"Well-being societies" ① 인간 개발에 기여하는 평등한 경제설계 ② 공익을 위한 공공 정책 수립 ③ 보편적 건강 보장 달성 ④ 피해 및 권한 박탈에 대응하고 이익을 강화하기 위한 디지털 혁신 ⑤ 지구를 소중히 여기고 보존해야할 의무	

(3) 건강증진 및 건강행위이론

① PRECEDE-PROCEED 모형 🔒 🔒 🔒

　㉠ PRECEDE 과정은 보건교육사업의 우선순위결정 및 목적설정을 보여주는 진단단계이며, PROCEDE 과정은 정책수립 및 보건교육 사업 수행과 사업평가에서의 대상 및 기준을 제시하는 건강증진 계획의 개발단계이다.

　㉡ 사회적 진단(1단계): 지역사회 주민의 삶의 질에 영향을 미치는 사회적 요인을 규명하는 단계이다.

　㉢ 역학적 진단, 행위 및 환경적 진단(2단계): 사회적 진단 단계에서 규명된 삶의 질에 영향을 미치는 구체적인 건강문제를 재조명하고, 건강문제들에 순위를 결정하여 부족한 자원과 사용할 가치가 있는 건강문제를 확인하여, 건강문제와 원인적으로 연결되어 있는 건강관련 행위와 환경요인을 규명하는 단계이다.

　㉣ 교육 및 조직적 또는 생태학적 진단(3단계) 🔒

　　ⓐ 성향요인(Predisposing factors): 건강행위의 근거나 동기를 제공하는 인지적·정서적 요인으로 지식, 태도, 신념가치, 자기효능 등이 있고 중재전략을 세우거나 보건교육 계획에 매우 유용하다. 🔒

　　ⓑ 촉진요인(Enabling factors): 개인이나 조직의 건강행위 수행을 가능하게 도와주는 요인으로 보건의료 및 지역사회 자원의 이용 가능성, 접근성, 시간적 여유 제공성과 개인의 기술, 개인의 자원 및 지역사회 자원 등이다.

　　ⓒ 강화요인(Reinforcing factors): 보상, 칭찬, 처벌 등과 같이 행위가 지속되거나 없어지게 하는 요인으로 사회적 유익성, 신체적 유익성, 대리보상, 사회적 지지, 친구의 영향, 충고, 보건의료제공자에 의한 긍정적·부정적 반응 등이 있다. 🔒

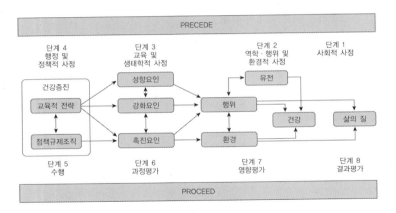

② 건강신념모형(HBM: Health Belief Model)
  ㉠ 사람들이 질병예방 프로그램에 참가하지 않는 이유를 설명하기 위하여 개발되었다.
  ㉡ 건강신념모형은 예방적 행위를 하지 않은 사람들이 질병예방 행위를 실천할 수 있도록 중재를 제공하는 데 유용하다.
  ㉢ 건강신념모형에서 제시된 건강행위 가능성 **21**
    ⓐ 사람들이 자신에게 어떤 건강문제가 발생할 가능성이 높다고 여길 때
    ⓑ 그 건강문제가 자신에게 심각한 결과를 가져올 수 있다고 믿을 때
    ⓒ 자신이 하려는 행위가 그 건강문제의 발생 가능성이나 심각성을 감소시킬 것으로 믿을 때
    ⓓ 예측되는 이익이 장애보다 크다고 믿을 때
    ⓔ 행동을 자극하는 내적 또는 외적인 경험을 하고 자신이 그 건강행위를 할 수 있다고 믿을 때
    ⓕ 건강상태를 조절하기 위해 필요하다고 느낄 때

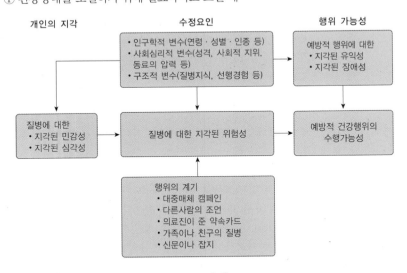

③ 건강증진모형(HPM: Health Promotion Model)
  ㉠ 펜더(Pender)의 건강증진모형은 건강행위에 영향을 미치는 요인을 설명하는 것으로, 건강신념모형과 사회학습이론을 기초로 하여 개발되었다.
  ㉡ 개인적 특성과 경험: 개인적 특성과 경험은 사람들마다 각자 고유한 면이 있으며, 이것은 개인의 활동에 영향을 미친다. 여기에 속하는 변수로 이전의 관련 행위와 개인적 요인이 있다.
    ⓐ 이전의 관련 행위: 현재와 비슷한 행위를 과거에 얼마나 자주 했는지를 의미하는 것으

로, 이전의 행위는 자신도 모르게 자동적으로 행위를 하게 만들며 이것은 지각된 자기 효능, 유익성, 장애성, 활동 관련 정서를 통해 건강증진행위에 간접적인 영향을 준다.

  ⓑ 개인적 요인: 건강증진행위뿐만 아니라 행위에 따른 인지와 정서에 직접적인 영향을 미치는 요소로서 행위를 변화시키기 위한 중재로 구체화하기에는 어려움이 있다.
- 생물학적 요인: 연령, 성, 비만도, 사춘기상태, 폐경상태, 힘, 균형성 등
- 심리적 요인: 자존감, 자기동기화, 개인능력, 지각된 건강상태, 건강의 정의 등
- 사회문화적 요인: 종족, 보건교육, 사회·경제적 수준 등

  ⓒ 행위별 인지와 정서: 행위별 인지와 정서는 변화가 가능한 요인으로 간호중재의 대상이 된다.
    ⓐ 활동에 대한 지각된 유익성: 특정행위에 대해 개인의 기대하는 긍정적 결과
    ⓑ 활동에 대한 지각된 장애성: 활동을 할 때 부정적인 측면을 인지하는 것
    ⓒ 지각된 자기효능감: 확실하게 수행할 수 있을 거라는 성취에 대한 개인 능력을 판단하는 것
    ⓓ 활동과 관련된 정서: 행위에 대하여 주관적으로 느끼는 것으로 시작 전, 후, 과정 중에 행위의 특성에 따라 다르게 나타남 **16**
    ⓔ 대인관계 영향: 다른 사람의 태도와 신념, 행위 등에 영향을 받는 것을 의미
    ⓕ 상황적 영향: 상황에 대한 개인이 지각하고 인지하는 것으로 행위를 촉진시키거나 방해

  ⓓ 행위결과: 행위결과는 활동계획에 몰입하고 건강행위가 이루어지는 단계이다.
    ⓐ 활동계획에의 몰입: 개인의 인지과정을 포함
    ⓑ 즉각적인 갈등적 요구(낮은 조절력)와 선호성(높은 조절력): 계획된 건강증진행위를 하는 데 방해되는 다른 행위 → 운동보다 쇼핑을 더 좋아하기 때문에 운동하는 곳을 늘 지나쳐서 마트로 가게 되는 경우 등
    ⓒ 건강증진행위: 건강증진모형의 최종목적으로 건강증진행위를 통해 대상자는 건강상태에 도달할 수 있게 된다.

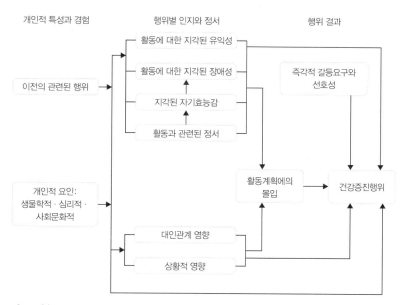

④ 범이론적 모형(Transtheoretical Model) **23 22 20 17 15 14**
  ㉠ 범이론적 모형은 행위변화과정과 행위변화단계를 핵심으로 개인·집단이 문제행위를 어떻게 수정하고 긍정적 행위를 선택하는가에 대한 행위변화를 설명하는 이론이다.
  ㉡ 행위변화는 단번에 이루어지는 것이 아니라 일정한 기간을 거치면서 일어나게 된다.

ⓐ 무관심단계(계획 전 단계): 6개월 이내에 행동변화의 의지가 없는 단계이다. **23** **22**

> **예** 금연계획이 없는 대상자에게 금연의 필요성 교육

ⓑ 관심단계(계획단계): 문제를 인식하고 6개월 이내에 문제를 해결하고자 하는 의도는 있고 구체적인 계획은 없다.

ⓒ 준비단계: 행위변화 의도와 행동을 결합시킨 단계로 1개월 내에 건강행동을 하겠다는 의도가 있다. **20**

ⓓ 실행단계: 행동시작 후 6개월 이내로 행동변화가 실행되는 단계이다.

ⓔ 유지단계: 실행단계에서 시작한 행위변화를 최소한 6개월 이상 지속하여 생활의 일부분으로 정착하는 단계이다.

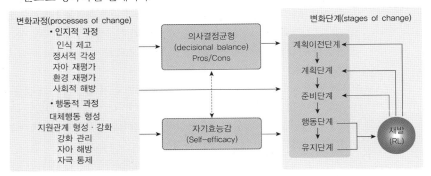

2) 국민건강증진사업

(1) 제5차 국민건강증진종합계획(Health Plan 2030) **21** **20** **18**

① 비전: 모든 사람이 평생건강을 누리는 사회

㉠ 모든 사람: 성, 계층. 지역 간 건강형평성을 확보, 적용 대상을 모든 사람으로 확대

㉡ 평생 건강을 누리는 사회: 출생부터 노년까지 전 생애주기에 걸친 건강권 보장, 정부를 포함한 사회 전체를 포괄

② 목표: 건강수명 연장과 건강형평성 제고

㉠ 건강수명: '30년까지 건강수명 73.3세 달성('18. 70.4세 → '30. 73.3세)

㉡ 건강형평성: 건강수명의 소득 간, 지역 간 형평성 확보

- 소득: 소득수준 상위 20%의 건강수명과 소득수준 하위 20%의 건강수명 격차를 7.6세 이하로 낮춘다

- 지역: 건강수명 상위 20% 해당 지자체의 건강수명과 하위 20% 해당 지자체의 건 강수명의 격차를 2.9세 이하로 낮춘다

③ 국민건강증진종합계획 수립-추진-평가 전 과정에 걸쳐 다음과 같은 원칙을 따른다.

㉠ 국가와 지역사회의 모든 정책 수립에 건강을 우선적으로 반영한다.

㉡ 보편적인 건강수준의 향상과 건강형평성 제고를 함께 추진한다.

㉢ 모든 생애과정과 생활터에 적용하고 건강친화적인 환경을 구축한다.

㉣ 누구나 참여하여 함께 만들고 누릴 수 있도록 하고 관련된 모든 부문을 연계하고 협력한다.

3) 보건교육

(1) 보건교육 관련 이론

① 행동주의 학습이론

　　　⊙ 인간의 학습현상을 행동과 그 행동의 발생 원인이 되는 외부환경에 초점을 두고 설명하는
　　　　 이론으로, 목표한 행동의 변화가 일어나면 학습이 이루어졌다고 본다. 18 14
　　　ⓛ 행동은 보상, 칭찬, 처벌 등과 같은 강화에 의해 증가된다.
　　　ⓒ 반복적인 행동으로 강화가 이루어지며 강화를 통해 학습을 증진시킨다. 18
　　　ⓔ 즉각적이고 일관성 있는 강화가 효과적이며 불규칙적인 강화는 행동을 오래 지속하게 한다.
　　　ⓜ 각성은 주의집중에 영향을 주고, 정확하고 즉각적인 회환은 학습을 향상시킨다.
　　　ⓗ 처벌은 행동을 억제한다. 처벌이 제거되면 행동은 증가하는 경향이 있다.
　② 인지주의 학습이론
　　　⊙ 인지주의에서는 인간을 문제해결을 위해 정보를 적극적으로 탐색하고 이미 알고 있는 것을
　　　　 재배열하며 재구성함으로써 새로운 학습을 성취하는 능동적이고 적극적인 존재로 보았다.
　　　ⓛ 학습은 본질적으로 내적인 사고과정의 변화이기에 개인이 환경으로부터 받은 자극이나 정
　　　　 보를 어떻게 지각하고 해석하고 저장하는가에 관심을 두었다.
　　　ⓒ 주의집중은 및 정보자료를 조직화할 때 학습을 증가시킨다.
　　　ⓔ 새로이 학습한 내용을 다양한 배경에서 적용하는 것은 그 학습의 일반화를 도와준다.
　　　ⓜ 모방은 하나의 학습방법이다.
　　　ⓗ 신기함이나 새로움, 우선적인 것은 정보의 저장에 영향을 준다.
　③ 인본주의 학습이론 24
　　　⊙ 인본주의는 심리학에 근본을 두고 있으며 학습은 개인이 주위 환경과의 능동적인 상호작
　　　　 용을 통하여 자아성장과 자아실현을 이루는 과정이다.
　　　ⓛ 학습자들에게 자유 선택의 기회를 부여하면 그들은 최선의 것을 선택한다.
　　　ⓒ 학습은 학습자의 조화로운 발달을 도모하며 학습자 중심으로 이루어져야 효과적이다.
　　　ⓔ 학습은 학습자로 하여금 그들의 신념과 태도 및 가치를 분명히 의식하여 행동하도록 돕
　　　　 는 것이다.
　　　ⓜ 학습은 자기실현을 할 수 있도록 개인의 잠재력을 발달시키는 것이다.
　④ 구성주의 학습이론 20
　　　⊙ 구성주의 학습은 자신의 개인적인 경험에 근거해서 독특하고 개인적인 해석을 내리는 능동
　　　　 적이며 개인적인 과정을 의미하는 학습이론이다.
　　　ⓛ 구성주의는 인간이 처한 상황의 맥락 안에서 사전경험에 의해 개개인의 마음에 재구성하는
　　　　 것으로 문제중심학습(PBL: Problem Based Learning)의 철학적 배경이 된다.
　　　ⓒ 학습자들이 환경의 맥락에서 자신이 구성한 의미를 사용함으로써 실생활에서 마주하는 실
　　　　 질적인 문제에 지식을 적용할 수 있는 능력을 기르는 것이다.
　　　ⓔ 구성주의에서 교사는 학습자가 경험하는 세계에 대하여 보조자, 촉진자, 코치의 역할을 담
　　　　 당하며 주어진 상황을 스스로 해석하는 방법을 함께 개발하는 역할을 수행한다.

(2) 보건교육과정

　① 보건교육 요구의 4가지 유형(Bradshaw) 22 18 15 13 12
　　　⊙ 규범적 요구: 보건의료전문가에 의해 정의되는 요구 22
　　　ⓛ 내면적 요구: 언행으로 드러나지는 않으나 학습자가 바라는 대로 정의되는 요구
　　　ⓒ 외향적 요구: 자신의 건강문제를 다른 사람에게 호소하거나 행동으로 나타내는 요구
　　　ⓔ 상대적 요구: 다른 대상자와의 비교를 통해 나타나는 요구
　② 학습목표 영역의 분류 10
　　　⊙ 지식영역[인지적 영역(cognitive domain)]: 인지적 영역은 지식의 증가와 이를 활용하는
　　　　 능력을 나타내며, 행동의 복합성에 따라 가장 낮은 수준의 지식 습득부터 가장 높은 수준
　　　　 의 평가로 분류된다.

수준	대상자의 행동
지식	인슐린을 맞으면 당뇨병이 조절된다고 말한다.
이해	인슐린 주사방법과 목적을 설명한다.
적용	적절한 혈당수준을 유지할 수 있도록 매일 인슐린 용량을 조정한다.
분석	인슐린, 식사, 활동 그리고 당뇨병의 관계를 논의한다.
종합	자신의 당뇨병을 관리하기 위하여 학습내용을 통합하고, 계획을 세운다.
평가	목표에 비추어 당뇨병의 조절상태를 비교한다.

ⓒ 태도영역[정의적 영역(affective domain)]: 정의적 영역은 느낌이나 정서의 내면화가 깊어
짐에 따라 대상자의 성격과 가치체계에 통합되어 가는 과정을 나타낸다. 22

수준	대상자의 행동
감수(수용)	학습자는 단순히 어떤 것에 의식적이거나, 선호하는 자극에 주의를 기울인다.
반응	학습자가 말로 표현하여 외부에서 알 수 있도록 반응을 보인다.
가치화	학습자가 스스로 몰입하며 가치를 갖고 있음을 타인이 확인할 수 있다.
내적 일관성 (조직화)	복합적인 가치를 적절히 분류하고 순서를 매겨 체계화하고 가치들의 관계가 조화롭고 내 적으로 일관성을 이루도록 한다.
채택(성격화)	새로운 가치를 생활 속으로 통합하여 효과적으로 행동하도록 한다.

ⓒ 기술영역[심리운동적 영역(psychomotor domain)]: 심리운동 영역의 학습은 관찰이 가
능하기 때문에 학습목표의 확인과 측정이 쉬우며, 복합성의 수준이 증가함에 따라 심리운
동 영역의 수준도 증가한다. 심리운동 영역의 수준이 높아질수록 신체적 기술을 효과적으
로 수행할 수 있다.

수준	대상자의 행동
지각	감각기관을 통해 대상, 질 또는 관계를 알아가게 되는 과정이다.
태세	특정 활동이나 경험을 위한 준비를 말한다.
지시에 따른 반응	교육자의 안내 하에 학습자가 외형적인 행위를 하는 것으로, 활동에 앞서 반응할 준비성과 적 절한 반응을 선택해야 한다.
기계화	학습된 반응이 습관화되어 학습자는 행동수행에 자신감이 있으며 상황에 따라 습관적으로 행 동한다.
복합 외적 반응	복합적이라고 여겨지는 운동활동의 수행을 뜻하며, 고도의 기술이 습득되고 최소한의 시간과 에너지 활동을 수행할 수 있다.
적응	신체적 반응이 새로운 문제 상황에 대처하기 위해 운동활동을 변경하는 것을 말한다.
창조	심리 영역에서 발달한 이해, 능력, 기술로 새로운 운동활동이나 자료를 다루는 방법을 창안한다.

(3) 보건교육방법 21 17 15 14 13 11 10 09 08

① 강의(강연회, lecture): 교육자가 학습자에게 학습내용을 직접 언어로 전달하는 가장 전통적
이고 보편적인 교육방법으로 지식을 주입하는 데 적절하다. 주로 대상자가 교육주제에 대한 기
본 지식이 없을 때 많이 이용되는 교수 주도의 교육방법이며 짧은 시간에 많은 양의 지식을 전달
할 수 있고 긴장감이 다른 교육방법보다 적다. 21

② 토의(discussion): 공동학습의 한 형태로 대상자들이 서로 의견을 교환하고 함께 생각하여
문제를 해결할 수 있도록 도와주는 방법으로 정의적 영역인 태도학습에 효과적인 방법이다.

㉠ 배심토의(패널 토의, panel discussion) 23 21
  ⓐ 집단의 구성원이 많아서 모두 토론에 참가하기 곤란한 경우 사전에 충분한 지식을 가진 사람 중 선정된 각기 상반되는 의견을 가진 전문가 4~7명이 사회자의 안내에 따라 청중 앞에서 토의를 진행하는 방법이다. <u>타인의 의견을 듣고 비판하는 능력이 배양된다.</u>
  ⓑ 정해진 시간 동안 전문가들이 발표한 후 청중과 질의응답으로 전체 토의가 진행된다.
㉡ 심포지엄(symposium)
  ⓐ 동일한 주제에 대해 전문적인 지식을 가진 전문가 2~5명을 초청하여 각자 10~15분씩 의견을 발표하게 한 후 발표 내용을 중심으로 사회자가 청중을 공개 토론 형식으로 참여시키는 방법이다.
  ⓑ 사회자는 이 분야의 최고 전문가이어야 하고 사회자는 연사 전원의 강연이 끝나면 내용을 짧게 요약해서 질문, 답변 또는 토론이 적당히 진행되게 한다.
㉢ 분단토의(buzz session, 와글와글 학습법, 6.6 토의)
  ⓐ 전체를 몇 개 분단으로 나누어서 토의를 하게 하고 다시 전체 회의에서 종합하는 방법을 말한다.
  ⓑ 각 분단은 6~8명이 알맞으며 상호 의견을 교환한 후에는 전체 의견을 종합하여 전체적으로 보고하도록 한다.
㉣ 집단토론(group discussion)
  ⓐ 참가자들이 특정 주제에 대하여 자유롭게 상호의견을 교환하고 결론을 내리는 방법을 말한다.
  ⓑ 효과적인 토론을 위해서는 참가자 모두 토론의 목적을 이해하고 참여하여야 하므로 참가자 수가 많을수록 토론의 참여 기회가 적어지므로 참가자는 10명 내외가 적당하다.
㉤ 브레인스토밍(brainstorming) 18
  ⓐ '묘안 착상법' 또는 '팝콘회의'라고도 하며 번개처럼 떠오르는 기발한 생각이라는 뜻을 내포하고 있다.
  ⓑ 구성원이 가능한 많은 아이디에 기록하여 목록화하고 가장 최상의 아이디어를 선택하는 방법이다.
  ⓒ 모든 구성원이 자유로운 분위기에서 우수하고 다양한 의견이 나올 수 있도록 유도할 수 있는 사회자를 정하는 것이 중요하며, 비판을 금지하도록 한다.
㉥ 포럼(forum): 포럼은 토론자의 의견 발표 후 질문이 이어진다는 점에서 심포지엄과 비슷하다고 할 수 있으나 토론자 간 혹은 청중과 토론자 간에 적극적이고 활발한 토론이 이루어져 합의가 형성된다는 점에서 다소 차이가 있다.
㉦ 세미나(seminar): 세미나는 토론 구성원이 해당 주제에 관한 전문가나 연구자로 이루어졌을 때 주제 발표자가 먼저 발표를 하고, 토론 참가자들이 이에 대해 토론하는 방법이다.

㉧ 프로젝트(project) 19
  ⓐ 실제 상황 속에서 목적을 달성하기 위하여 수행하는 활동을 의미한다. 목표달성을 위해 대상자 스스로 계획하고 자료를 수집하고 수행하게 하여 지식, 태도, 기술을 포괄적으로 습득하게 한다.
  ⓑ 대상자 자신이 계획하고 실시하므로 학습에 대한 동기유발이 용이하고 자주성과 책임감이 개발된다.
  ⓒ 의존적이고 수동적인 학습에 익숙한 사람은 시간과 노력만 낭비하는 결과를 초래하고 목표를 제대로 달성하는 것이 쉽지 않다.

ⓧ 시범(demonstration) 23 20
    ⓐ 이론과 함께 시각적으로 볼 수 있는 모든 실물을 사용하거나 실제 장면을 만들어내어 교육자가 직접 수행하면서 지도하는 교육방법으로, 심리운동 영역인 기술교육에 적합한 방법이다.
    ⓑ 교육자가 전 과정을 천천히 실시해 보임으로써 대상자들이 기술을 습득할 수 있도록 한다. 보건사업에서 가장 많이 쓰이는 방법으로, 교육의 가장 오래된 형태이며 현실적으로 실천 가능한 효과적인 방법이다.
ⓧ 시뮬레이션(Simulation) 22
    ⓐ 복잡한 문제를 해석하기 위하여 모델에 의한 실험 또는 사회현상 등을 해결하기 위하여 실제와 비슷한 상태를 수식 등으로 만들어 모의적인 연산을 되풀이하여 그 특성을 파악하는 일로 실제 또는 가상의 동적 시스템모형을 컴퓨터를 사용하여 연구하는 것을 말하며 모의실험 또는 모사라고도 한다.
    ⓑ 보건교사가 초등학생을 대상으로 지진, 홍수, 해일 등 다양한 자연 재난상황에서의 대처법을 훈련하고자 할 때 사용하는 방법이다.

(4) 보건교육 매체 16

구분	장점	단점
실물 13	• 실생활에 즉시 활용할 수 있음 • 흥미 유발	• 구입이 어려움 • 소수에 적합하고 보관 어려움
모형 18	• 반복학습으로 학습효과 높음 • 크기를 조절하여 실제상황에서 볼 수 없던 부분까지 전달 가능	• 모형 비용이 비쌈 • 학습자의 수가 제한될 수 있음
영화	• 대상자의 높은 집중력 • 긍정적인 태도 형성	• 고비용, 보관의 불편 • 기술적 능력이 필요
대중매체 12	• 다수의 사람에게 많은 정보를 동시에 신속하게 전달 • 주의 집중이 용이하고 동기부여가 강하게 유발 • 반복적인 축적으로 행동변화가 용이 • 사회적 여론을 조성하는 힘이 강함	• 일방적인 정보의 전달로 학습자의 의견이 무시 될 수 있음 • 선택적인 정보의 시청으로 중요한 정보가 누락될 수 있음

(5) 보건교육 학습내용의 구성 단계 16 10 08 06
① 도입단계
    ㉠ 학습의욕을 환기시켜 학습을 효과적으로 이끌어가도록 학습자의 학습동기와 흥미를 유발하는 준비단계이다.
    ㉡ 주의집중을 시키는 것이 중요하며 보건교육의 주제 내용, 목적, 보건교육의 중요성 등을 제시한다.
    ㉢ 학습목표를 제시하고 모르는 것을 받아들일 수 있게 심리적 안정감을 준다.
    ㉣ 사전경험이나 학습과 관련짓기, 이전에 배운 것과 앞으로 배울 내용의 관계를 지적해준다.
② 전개단계
    ㉠ 전개단계는 계획에 따라 학습을 전개시켜 나가는 학습의 중심 부분으로 학습활동의 대부분은 이 단계에서 이루어진다.
    ㉡ 핵심적인 학습내용의 제시와 다양한 학습방법 및 매체 사용으로 학습자들의 참여를 유도한다.

③ 종결단계
  ㉠ 마지막 요약 또는 결론 부분으로 전개단계에서 수행한 활동을 종합하여 설정된 목표를 성취해 나아가는 단계이다.
  ㉡ 학습한 전체 내용을 종합적으로 요약하거나 중요한 부분을 학습자에게 질문하고 토의함으로써 정리하고 결론을 내린다.

(6) 대상자별 수행전략

① 영유아기 및 학령기는 아기의 발달수준과 건강상태를 파악해야 하고, 아동의 기질적인 차이와 발달과정, 안전, 좋은 식습관의 형성, 예방접종 등에 관한 교육을 수행한다.
② 청소년기에는 기존의 가치에 대한 의문이 생길 수 있으므로, 다양한 생활양식에 관한 정보와 그 결과를 알려주고, 현재 하고 있는 건강행위를 강화시켜 주며, 자가간호행위에 관한 의사결정에 적극적으로 참여시킨다. 교육 시 또래집단에서 사용하는 은어를 유머스럽게 사용한다. 21
③ 성인기는 학습한 것을 현실적으로 즉각 적용하기 원하며 교과 중심의 학습보다는 문제해결 중심의 학습으로 이행된다.
④ 노년기의 노인 학습자는 노화로 인한 신체적 변화와 인지, 감각운동 수준이 저하되기 때문에 이 시기에는 게임, 역할극, 시범, 재시범 등의 교육방법이 효과적이다. 건강생활 실천방법을 개별화하여 구체적으로 안내하여 보건교육 효과를 높일 수 있다. 22

(7) 보건교육 평가의 유형

① 평가시점에 따른 분류 20 19 14 08

진단평가 20	• 사전평가라고도 하며 대상자들의 교육에 대한 이해 정도를 파악하고, 교육계획을 수립할 때 무엇을 교육할지를 알아보기 위해 실시한다. • 진단평가를 통해 대상자의 지식수준, 태도, 흥미, 동기, 준비도 등을 파악할 수 있고, 어떤 내용의 교육이 필요한지를 알 수 있다.
형성평가 24 19	• 교육이 진행되는 동안 주기적으로 학습의 진행 정도를 파악하여 교육방법이나 내용을 향상시키기 위해 실시한다. • 형성평가의 목적이 중간목표 도달 여부를 점검함으로써 학습에 영향을 주는 요인을 발견하여 교육목표에 도달하도록 하는 것이므로, 이를 위한 목표설정은 최저의 성취수준으로 해야 한다.
총괄평가	• 일정한 교육이 끝난 후에 목표도달 여부를 알아보는 평가이다. • 평가에서 대상자의 참여는 매우 중요하며 자신의 능력과 교육방법과 교육과정을 대상자가 평가함으로써 교사와 대상자 간에 동등한 관계로 존중받았다는 느낌을 갖게 되며 스스로 평가할 수 있는 자신감을 갖게 된다.

② 평가성과에 초점을 둔 분류 17

과정평가	• 보건교육 프로그램이 어떻게 시행되었는가를 평가하는 것으로 지도자의 훈련수준과 관련된 프로그램의 외적 특징 등 과정의 적절성, 난이성, 과정의 수, 각 과정의 진행 시간, 참석자의 수, 대상자의 참여율 등이 포함될 수 있다. • 시행된 프로그램이 다른 환경에서도 적용할 수 있는 실현가능성(feasibility)과 일반화, 프로그램의 확산에 관한 판단의 실마리를 제공한다.
영향평가	• 프로그램을 투입한 결과로 단기적으로 나타난 바람직한 변화를 평가한다.
성과평가	• 보건교육을 통해 나타난 바람직한 변화가 시간의 흐름에 따라 긍정적으로 나타난 효과를 평가한다. • 성과평가는 평가된 프로그램의 필요성을 설명하는 중요한 수단이 되기 때문에, 연구자들은 프로그램의 성과평가를 수행하도록 노력하여야 한다.

2. 일차보건의료 제공

1) 일차보건의료

(1) 일차보건의료의 의의 14 13 12 11

① 일차보건의료의 개념: 일차보건의료(PHC: Primary Health Care)는 단순한 일차진료(primary medical care)만을 의미하는 것이 아니라 개인, 가족, 지역사회를 위한 건강증진, 예방, 치료 및 재활 등의 서비스가 통합된 기능이며 제도적으로 지역사회 주민들이 보건의료체계에 처음 접하는 단계이자 예방과 치료가 통합된 포괄적 보건의료를 의미한다.

② 1978년 WHO 알마아타 회의
  ㉠ "2000년까지 세계 모든 인류가 건강을"을 목표로 설정하고 국민의 기본 건강수준을 확보하기 위한 책임은 국가가 갖는다.
  ㉡ 국민 의료비 증가로 인한 경제적 부담과 치료적 의료에 대한 회의를 바탕으로 일차보건의료의 중요성을 제안했다.

③ 1978년 WHO의 알마아타 선언 - 일차보건의료 내용
  ㉠ 만연한 보건의료 문제에 대한 교육과 그 문제의 예방과 관리
  ㉡ 식량공급과 영양증진
  ㉢ 안전한 식수 제공과 기본환경위생 관리
  ㉣ 가족계획을 포함한 모자보건
  ㉤ 주요 감염병에 대한 면역수준 증강(예방접종)
  ㉥ 그 지역 지방병 예방과 관리
  ㉦ 흔한 질병과 상해에 대한 적절한 치료(통상질환에 대한 기초적 진료)
  ㉧ 필수의약품의 공급
  ㉨ 정신보건의 증진

(2) 일차보건의료의 핵심적 특성(WHO가 제시한 것) 24 20 17

① 접근성(Accessible): 지역적·지리적·경제적·사회적으로 지역주민이 이용하는 데 차별이 있어서는 안 되며 개인이나 가족 단위의 모든 주민이 시간적으로나 장소적으로 보건의료서비스를 쉽게 이용할 수 있어야 한다. 22

② 수용가능성(Acceptable): 주민이 수용할 수 있는 건강문제 해결을 위한 접근으로 지역사회가 쉽게 받아들일 수 있는 방법으로 사업을 제공하여야 한다.

③ 주민참여(Available): 일차보건의료는 지역사회개발정책의 일환으로, 이를 위해서는 지역 내의 보건의료 발전을 위한 지역주민의 참여가 무엇보다도 중요하다. 23 19

④ 지불부담능력(Affordable): 보건의료사업은 국가나 지역사회가 재정적으로 부담할 수 있는 방법으로 지역사회의 지불능력에 맞는 보건의료수가로 제공되어야 한다.

(3) 지역보건의료계획의 수립 등(「지역보건법」 제7조)

① 시·도지사 또는 시장·군수·구청장은 지역주민의 건강 증진을 위하여 다음의 사항이 포함된 지역보건의료계획을 <u>4년마다</u> 수립하여야 한다.

> 1. 보건의료 수요의 측정
> 2. 지역보건의료서비스에 관한 장기·단기 공급대책
> 3. 인력·조직·재정 등 보건의료자원의 조달 및 관리
> 4. 지역보건의료서비스의 제공을 위한 전달체계 구성 방안
> 5. 지역보건의료에 관련된 통계의 수집 및 정리

② 시·도지사 또는 시장·군수·구청장은 매년 지역보건의료계획에 따른 연차별 시행계획을 수

립하여야 한다.

③ 시장·군수·구청장은 해당 시·군·구 위원회의 심의를 거쳐 지역보건의료계획을 수립한 후 해당 시·군·구의회에 보고하고 시·도지사에게 제출하여야 한다.

④ 특별자치시장·특별자치도지사 및 관할 시·군·구의 지역보건의료계획을 받은 시·도지사는 해당 위원회의 심의를 거쳐 시·도의 지역보건의료계획을 수립한 후 해당 시·도의회에 보고하고 보건복지부장관에게 제출하여야 한다.

⑤ 지역보건의료계획은 「사회보장기본법」 제16조에 따른 사회보장 기본계획, 「사회보장급여의 이용·제공 및 수급권자 발굴에 관한 법률」에 따른 지역사회보장계획 및 「국민건강증진법」 제4조에 따른 국민건강증진종합계획과 연계되도록 하여야 한다.

(4) 지역보건의료계획의 목표 16

① 주민들을 지역보건의료계획에 참여시켜 지방자치제 목표에 맞는 보건행정을 펼쳐야 한다.

② 기초자치단체 주민의 요구에 근거한 질병예방과 치료에서 더 나아가 건강증진과 복지와의 통합이 목표이다.

③ 평가과정을 통해 계획의 활용성과 효과성을 극대화해야 한다.

(5) 지역보건의료계획의 특징

① 하의 상달방식을 채택하여 보건소의 사업방향을 계획한다.

② 각계각층이 계획수립에 참여함으로써 보건의료에 대한 인식을 제고할 수 있다.

③ 각 지역의 보건소 실정에 맞는 보건의료계획의 수립이 가능하다.

2) 보건소와 보건진료소

(1) 보건소의 기능 및 업무(「지역보건법」 제11조) 16 13 12 09 08

1. 건강 친화적인 지역사회 여건의 조성
2. 지역보건의료정책의 기획, 조사·연구 및 평가
3. 보건의료인 및 보건의료기관 등에 대한 지도·관리·육성과 국민보건 향상을 위한 지도·관리
4. 보건의료 관련기관·단체, 학교, 직장 등과의 협력체계 구축
5. 지역주민의 건강증진 및 질병예방·관리를 위한 다음의 지역보건의료서비스의 제공

　가. 국민건강증진·구강건강·영양관리사업 및 보건교육

　나. 감염병의 예방 및 관리

　다. 모성과 영유아의 건강유지·증진

　라. 여성·노인·장애인 등 보건의료 취약계층의 건강유지·증진

　마. 정신건강증진 및 생명존중에 관한 사항

　바. 지역주민에 대한 진료, 건강검진 및 만성질환 등의 질병관리에 관한 사항

　사. 가정 및 사회복지시설 등을 방문하여 행하는 보건의료 및 건강관리사업

　아. 난임의 예방 및 관리

참고 **보건소의 업무의 위탁 및 대행(「지역보건법 시행령」 제23조 1항)**

1. 지역사회 건강실태조사에 관한 업무 21
2. 지역보건의료계획의 시행에 관한 업무
3. 감염병의 예방 및 관리에 관한 업무
4. 지역주민에 대한 진료, 건강검진 및 만성질환 등 질병관리에 관한 사항 중 전문지식 및 기술이 필요한 진료, 실험 또는 검사 업무
5. 가정 및 사회복지시설 등을 방문하여 행하는 보건의료사업에 관한 업무

---

(2) 보건진료소의 설치·운영 🔢19 🔢14 🔢12 🔢10

① 보건진료소의 역사적 배경: 1978년 구소련 알마아타에서 개최된 국제회의에서 "Health for all by the year 2000(2000년까지 모든 주민에게 건강을)"이라는 인류건강 실현목표를 선언하면서 일차보건의료를 제안하였고, 우리나라에도 1980년 12월 31일 「농어촌 등 보건의료를 위한 특별조치법」을 제정하고 1981년부터 전국 농어촌 의료취약지역에 보건진료소를 설치하여 보건진료원을 배치하였다.

　ⓧ 설치·운영주최자: 시장 또는 군수는 보건의료 취약지역의 주민에게 보건의료를 제공하기 위하여 보건진료소를 설치·운영한다.

　ⓧ 보건진료소 설치

　　ⓐ 보건진료소는 의료 취약지역을 인구 500명 이상(도서지역은 300명 이상) 5천명 미만을 기준으로 구분한 하나 또는 여러 개의 리·동을 관할 구역으로 하여 주민이 편리하게 이용할 수 있는 장소에 설치한다.

　　ⓑ 인구 500명 미만(도서지역은 300명 미만)인 의료취약지역 중 보건진료소가 필요하다고 인정되는 지역이 있는 경우에는 보건복지부장관의 승인을 받아 그 지역에 보건진료소를 설치할 수 있다.

　ⓧ 보건진료소에 보건진료소장 1명과 필요한 직원을 두되, 보건진료소장은 보건진료 전담공무원으로 보한다.

　ⓧ 보건진료소의 설치기준은 보건복지부령으로 정한다(의료이용이 용이하도록 관할인구의 2/3 이상이 교통시간 30분 이내에 접근 가능한 곳에 설치).

② 보건진료 전담공무원의 자격(「농어촌 등 보건의료를 위한 특별조치법」 제16조 제1항) 🔢22

보건진료 전담공무원은 간호사·조산사 면허를 가진 사람으로서 보건복지부장관이 실시하는 24주 이상의 직무교육을 받은 사람이어야 한다.

③ 보건진료 전담공무원의 업무(「농특법 시행령」 제14조) 🔢24 🔢10 🔢06 🔢01

보건진료 전담공무원은 근무지역으로 지정받은 의료 취약지역에서 대통령령으로 정하는 경미한 의료행위를 할 수 있다. 🔢24

　ⓧ 보건진료 전담공무원의 의료행위의 범위는 다음과 같다.

　　1. 질병·부상상태를 판별하기 위한 진찰·검사

　　2. 환자의 이송

　　3. 외상 등 흔히 볼 수 있는 환자의 치료 및 응급 조치가 필요한 환자에 대한 응급처치

　　4. 질병·부상의 악화 방지를 위한 처치

　　5. 만성병 환자의 요양지도 및 관리

　　6. 정상분만 시의 분만 도움

　　7. 예방접종

　　8. 1부터 7까지의 의료행위에 따르는 의약품의 투여

　ⓧ 보건진료 전담공무원은 의료행위 외에 다음의 업무를 수행한다.

　　1. 환경위생 및 영양개선에 관한 업무

　　2. 질병예방에 관한 업무

　　3. 모자보건에 관한 업무

　　4. 주민의 건강에 관한 업무를 담당하는 사람에 대한 교육 및 지도에 관한 업무

　　5. 그 밖에 주민의 건강증진에 관한 업무

　ⓧ 보건진료 전담공무원은 의료행위를 할 때에는 보건복지부장관이 정하는 환자 진료지침에 따라야 한다.

> **중요 건강생활지원센터(「지역보건법」 제14조) 20**
>
> ① 지방자치단체는 보건소의 업무 중에서 특별히 지역주민의 만성질환 예방 및 건강한 생활습관 형성을 지원하는 건강생활지원센터를 대통령령으로 정하는 기준에 따라 해당 지방자치단체의 조례로 설치할 수 있다.
> ② 건강생활지원센터는 읍·면·동(보건소가 설치된 읍·면·동은 제외한다)마다 1개씩 설치할 수 있다.

3) 모자보건

(1) 모자보건의 사망률 분류

① 영아 사망률(IMR: Infant Mortality Rate) 17
  ㉠ 국가·지역사회의 대표적인 보건수준 지표로 영아 사망률이 높으면 보건의료수준이 낮음을 나타낸다.
  ㉡ 영아사망은 상대적으로 경제·사회·환경적 특성에 민감하게 반응한다.
  ㉢ 생후 12개월 미만의 한정된 집단을 대상으로 하기 때문에 국가 간 변동범위가 크고 정확성과 편의성이 높다.
  ㉣ 영아 사망률은 어떤 연도 중 정상출생수 1,000명에 대한 1년 미만의 영아 사망수이다.

$$\text{영아 사망률} = \frac{\text{출생 후 1년 미만의 영아 사망수}}{\text{1년간 출생수}} \times 1,000$$

② 주산기 사망률(PMR: Perinatal Mortality Rate) - 모자보건의 주요한 지표
  ㉠ 주산기 사망은 임신 만 28주 이후(임신 후기)의 사산과 생후 1주 미만의 신생아(출생 직후) 사망을 합한 것이다.
  ㉡ 태아의 건강상태가 불량하여 사산이 된 경우에는 분만으로 고려되지 않기 때문에 출산력과 태아의 건강상태 평가에 부족함이 나타날 수 있으며 이를 보완하기 위해 사용되는 지표가 주산기 사망률이다.
  ㉢ 출산 직후의 신생아는 모체의 임신과 분만 시의 영향을 강하게 받으므로 조기신생아 사망과 임신후기의 사산은 그 원인이 동일하다고 볼 수 있다.

$$\text{주산기 사망률} = \frac{\text{같은 해 임신 28주 이후 사산수 + 생후 1주 이내의 신생아 사망수}}{\text{1년간 출생수}} \times 1,000$$

③ α-Index 19
  ㉠ 영아 사망과 신생아 사망의 관련지표로서 α-Index가 1에 근접할수록 영아기간 중의 사망이 신생아 고유질환에 의한 사망뿐이라는 의미를 갖기 때문에 그 지역의 건강수준이 높은 것을 의미한다.
  ㉡ α-Index 값이 클수록 신생아기 이후의 사망률이 높기 때문에 영아사망에 대한 예방대책이 필요하다.
  ㉢ α-Index 값은 영아의 건강수준과 국민건강과 생활수준 및 문화수준을 파악할 수 있는 척도이다.

$$\alpha\text{-Index} = \frac{\text{같은 연도의 영아 사망수}}{\text{어떤 연도의 신생아 사망수}}$$

(2) 영유아 예방접종

① 필수예방접종(「감염병의 예방 및 관리에 관한 법률」 제24조): 특별자치도지사 또는 시장·군수·구청장은 다음의 질병에 대하여 관할 보건소를 통하여 필수예방접종을 실시하여야 한다.

② 예방접종 금기대상 **15**
  ㉠ 열이 나거나 예방접종 후 과민반응이 있었던 경우
  ㉡ 최근 질환을 앓았던 일이 있거나 현재 앓고 있는 경우
  ㉢ 현재 설사를 하고 있는 경우
  ㉣ 습진 등 피부병이 있는 경우
  ㉤ 약 또는 달걀을 먹고 피부에 두드러기가 생기거나 설사한 적이 있는 경우
③ 보건소 영유아실 관리 **08**
  ㉠ 최초 방문 시 등록 및 건강기록부 작성
  ㉡ 건강진단 시 모자보건수첩 지참
  ㉢ 미숙아와 선천성 이상아 등록관리 및 선천성 대사이상 검사
④ 장애아 관리 **16**
  ㉠ 지역사회 내 장애아에 대한 실태를 파악하고, 의료 및 사회시설에 대한 사용지도를 시행하고 장애아의 주변 환경 및 생활을 개선하도록 돕는다.
  ㉡ 장애정도가 진행 또는 악화되지 않도록 하여 원만하게 성장하도록 돕는다.
  ㉢ 장애아의 잠재능력을 최대한 개발하여 건강한 생활인이 되도록 한다.
  ㉣ 장애아가 있는 가족은 가족 간에 많은 접촉기회를 갖도록 여건을 조성하고 지지한다.
  ㉤ 장애아의 출산빈도를 최대한 줄일 수 있는 예방사업에 적극 참여하도록 한다.

4) 노인보건

(1) 노인인구 구성비율에 따른 분류
① 고령화사회: 총인구 대비 65세 이상 인구 비율이 7% 이상
② 고령사회: 총인구 대비 65세 이상 인구 비율이 14% 이상
③ 초고령사회: 총인구 대비 65세 이상 인구 비율이 20% 이상

(2) 노인복지시설 **16 14 10**

구분	종류	기능
노인주거 복지시설	양로시설	노인을 입소시켜 급식과 그 밖에 일상생활에 필요한 편의를 제공
	노인공동생활가정	노인들에게 가정과 같은 주거여건과 급식, 그 밖에 일상생활에 필요한 편의를 제공
	노인복지주택	노인에게 주거시설을 분양 또는 임대하여 주거의 편의·생활지도·상담 및 안전관리 등 일상생활에 필요한 편의를 제공
노인의료 복지시설	노인요양시설	치매·중풍 등 노인성 질환으로 심신에 상당한 장애가 발생하여 도움을 필요로 하는 노인을 입소시켜 급식·요양과 그 밖에 일상생활에 필요한 편의를 제공
	노인요양 공동생활가정	치매·중풍 등 노인성 질환 등으로 심신에 상당한 장애가 발생하여 도움을 필요로 하는 노인에게 가정과 같은 주거여건과 급식·요양, 그 밖에 일상생활에 필요한 편의를 제공

	노인복지관	노인의 교양·취미생활 및 사회참여활동 등에 대한 각종 정보와 서비스를 제공하고, 건강증진 및 질병예방과 소득보장·재가복지, 그 밖에 노인의 복지증진에 필요한 서비스를 제공
노인여가 복지시설	경로당	지역노인들이 자율적으로 친목도모·취미활동·공동작업장 운영 및 각종 정보교환과 기타 여가활동을 할 수 있도록 하는 장소를 제공
	노인교실	노인들에 대하여 사회활동 참여욕구를 충족시키기 위하여 건전한 취미생활·노인건강 유지, 소득보장 기타 일상생활과 관련한 학습프로그램을 제공
재가노인 복지시설	방문요양서비스 **19**	가정에서 일상생활을 영위하고 있는 노인으로서 신체적·정신적 장애로 어려움을 겪고 있는 노인에게 필요한 각종 편의를 제공하여 지역사회 안에서 건전하고 안정된 노후를 영위하도록 하는 서비스 ※ 방문간호가 아닌 "방문요양"임을 기억할 것!!
	주·야간 보호서비스	부득이한 사유로 가족의 보호를 받을 수 없는 심신이 허약한 노인과 장애 노인을 주간 또는 야간 동안 보호시설에 입소시켜 필요한 각종 편의를 제공하여 이들의 생활안정과 심신기능의 유지·향상을 도모하고, 그 가족의 신체적·정신적 부담을 덜어주기 위한 서비스
	단기보호서비스	부득이한 사유로 가족의 보호를 받을 수 없어 일시적으로 보호가 필요한 심신이 허약한 노인과 장애노인을 보호시설에 단기간 입소시켜 보호함으로써 노인 및 노인가정의 복지증진을 도모하기 위한 서비스
	방문 목욕서비스	목욕장비를 갖추고 재가노인을 방문하여 목욕을 제공하는 서비스
노인보호 전문기관	중앙 및 지방 노인보호전문기관	학대받는 노인의 발견, 보호, 치료 등을 신속히 처리하고 노인학대를 예방
노인 일자리 지원기관	노인일자리 지원	인구고령화로 인해 활동이 가능한 노인들을 대상으로 일자리를 창출하여 공급

(3) 노인장기요양보험 **16 15 12**

① 노인장기요양보험의 이해: 노인장기요양보험은 고령이나 노인성 질병 등의 사유로 일상생활을 혼자서 수행하기 어려운 노인 등에게 신체활동 또는 가사활동 지원 등의 장기요양급여를 사회적 연대 원리에 따라 제공하는 사회보험을 말한다.

→ 2007년 「노인장기요양보험법」 제정, 2008년 노인장기요양보험제도가 시행

② 노인장기요양보험의 목적(「노인장기요양보험법」 제1조)

「노인장기요양보험법」은 장기요양급여에 관한 사항을 규정하여, 노후의 건강증진 및 생활안정을 도모하고 그 가족의 부담을 덜어줌으로써 국민의 삶의 질을 향상하도록 함을 목적으로 한다.

③ 노인장기요양보험과 국민건강보험의 비교

구분	노인장기요양보험	국민건강보험
수급자	65세 이상 노인 또는 65세 미만 노인성 질환자	전 국민
목적	고령이나 노인성 질병 등으로 인하여 일상생활을 혼자서 수행하기 어려운 노인 등에게 신체활동 또는 가사지원 등의 요양서비스 제공	질병·부상에 따른 예방·진단·치료·재활 및 출산·사망 및 건강증진 서비스 제공
이용절차	국민건강보험공단에 요양인정신청서 제출 → 요양등급판정을 받아야 함(5등급 분류)	건강보험증 지참하여 의료기관 방문

수가	• 시설급여는 20%, 재가급여는 15% 본인이 부담	
	• 기타의료급여수급권자 등은 각각 1/2로 경감(시설: 10%, 재가: 7.5%)	본인일부부담금 20%
	• 국민기초생활수급권자는 무료	
관리·운영	국민건강보험공단	

(4) 장기요양급여의 종류

① 재가급여(「노인장기요양보험법」 제23조 제1항 제1호)

   ㉠ 방문요양: 장기요양원인 요양보호사 등이 수급자의 가정 등을 방문하여 신체활동 및 가사활동 등을 지원하는 장기요양급여

   ㉡ 방문목욕: 장기요양요원이 목욕설비를 갖춘 장비를 이용하여 수급자의 가정 등을 방문하여 목욕을 제공하는 장기요양급여

   ㉢ 방문간호: 장기요양요원인 방문간호사 등이 의사, 한의사 또는 치과의사의 방문간호지시서에 따라 수급자의 가정 등을 방문하여 간호, 진료의 보조, 요양에 관한 상담 또는 구강위생 등을 제공하는 장기요양급여

   ㉣ 주·야간보호: 수급자를 하루 중 일정한 시간 동안 장기요양기관에 보호하여 신체활동 지원 및 심신기능의 유지·향상을 위한 교육·훈련 등을 제공하는 장기요양급여

   ㉤ 단기보호: 수급자를 보건복지부령으로 정하는 범위 안에서 일정 기간 동안 장기요양기관에 보호하여 신체활동 지원 및 심신기능의 유지·향상을 위한 교육·훈련 등을 제공하는 장기요양급여

   ㉥ 기타 재가급여: 수급자의 일상생활·신체활동 지원 및 인지기능의 유지·향상에 필요한 용구를 제공하거나 가정을 방문하여 재활에 관한 지원 등을 제공하는 장기요양급여로서 대통령령으로 정하는 것

② 시설급여(「노인장기요양보험법」 제23조 제1항 제2호): 장기요양기관에 장기간 입소한 수급자에게 신체활동 지원 및 심신기능의 유지·향상을 위한 교육·훈련 등을 제공하는 장기요양급여로, 시설 입소 시 반드시 필요한 것은 장기요양인정서이다.

③ 특별현금급여

   ㉠ 가족요양비(「노인장기요양보험법」 제24조): 도서·벽지 등 장기요양기관이 현저히 부족한 지역, 천재지변, 수급자의 신체·정신 또는 성격상의 사유로 인하여 가족으로부터 방문요양에 상당한 장기요양급여를 받은 때 지급되는 현금급여를 말한다.

   ㉡ 특례요양비(「노인장기요양보험법」 제25조): 수급자가 장기요양기관이 아닌 노인요양시설 등의 기관 또는 시설에서 재가급여 또는 시설급여에 상당한 장기요양급여를 받은 경우 수급자에게 지급되는 현금급여를 말한다.

   ㉢ 요양병원간병비(「노인장기요양보험법」 제26조): 수급자가 요양병원에 입원한 때 지급되는 현금급여를 말한다.

5) 가족간호

(1) 가족의 기능

가족기능이란 가족이 수행하는 역할, 행위로서의 가족행동을 의미하며, 그 행동의 결과가 사회의 유지·존속이나 가족구성원의 욕구 충족에 어떤 영향을 주는지의 문제와 관련된다.

① 가족구조의 변화 **17**

  ㉠ 소가족화, 가족규모의 축소, 가족세대의 단순화 및 핵가족의 증대를 보이고 있다.

  ㉡ 비혈연가족, 다문화 가족 등 비정형 가족형태의 출현이 나타나고 있다.

② 가족의 기능 **20**

구분	가족의 대내적 기능	가족의 대외적 기능
성·애정 기능	성적 욕구의 충족	성적 욕구의 통제
생식 기능	자녀의 출산	종족 보존(사회구성원을 제공)
경제적 기능	• 생산과 소비 • 경제적 협동과 자립	노동력의 제공 및 경제질서의 유지
사회화 기능 **20**	자녀의 사회화를 위해 가족의 생활방식과 부모의 자녀 양육을 통해 생활에 필요한 규칙, 권리, 의무 및 책임감을 교육	문화의 전달 및 사회적 역할과 지위 창출
보호·휴식 기능	신체적·정신적 보호, 지지 및 건강관리	사회의 안정화

③ 가족기능의 변화 **18**

  ㉠ 가정과 일터의 분리 및 가족 재생산 기능의 약화

  ㉡ 가족 유대감의 약화로 정서적 기능의 약화

  ㉢ 자녀의 양육과 사회화 기능의 취약 및 부양 기능의 약화

(2) 가족생활주기별 건강 관련 발달과업: 듀발(E. Duvall) **21 19 18 17 14 13 03**

단계	기간	발달과업
신혼기	결혼에서 첫 자녀 출생 전까지	• 결혼에 적응 • 친척에 대한 이해와 관계 수립 • 자녀 출생에 대비 • 생활수준 향상 • 밀접한 부부관계의 수립, 가족계획, 성적 양립성, 독립성과 의존성의 조화
양육기 (출산기) **14**	첫 자녀의 출생~30개월	• 부모의 역할과 기능 • 각 가족구성원의 갈등이 되는 역할의 조정 • 산아 제한, 임신, 자녀양육 문제에 대한 배우자 간의 동의
학령전기 가족	첫 자녀가 30개월~6세	• 자녀들의 사회화 교육 및 영양관리 • 안정된 결혼(부부) 관계의 유지 • 자녀들의 경쟁 및 불균형된 자녀와의 관계 대처
학령기 가족	첫 자녀가 6~13세	• 자녀들의 사회화 • 가정의 전통과 관습의 전승 • 학업성취의 증진 • 만족스러운 부부관계의 유지 • 가족 내 규칙과 규범의 확립
청소년기 가족 **18**	첫 자녀가 13~19세	• 안정된 결혼관계 유지 • 10대의 자유와 책임의 균형을 맞춤 • 자녀들의 성문제 대처 • 직업(수입)의 안정화 • 세대 간의 충돌 대처 • 자녀의 출가에 대처 • 자녀들의 독립성 증가에 따른 자유와 책임의 조화
진수기가족 **12 08**	자녀들이 집을 떠나는 단계	• (부부)관계의 재조정 • 자녀들의 출가에 따른 부모의 역할 적응 • 늙어가는 부모들의 지지 • 새로운 흥미의 개발과 참여
중년기 가족	자녀들이 출가 후 은퇴할 때 까지	• 경제적 풍요 • 부부관계의 재확립 • 출가한 자녀가족과의 유대관계 유지

노년기 가족 22 19 10	은퇴 후~사망	• 만족스러운 생활유지 • 건강문제에 대한 대처 • 사회적 지위 및 경제적 소득 감소의 대처 • 배우자 상실, 권위의 이양, 의존과 독립의 전환

(3) 가족이론

① 체계이론(System Theory) 17

㉠ 가족은 그 부분의 합보다 크며 가족체계에는 많은 위계가 있다.

㉡ 가족은 국가와 지역사회의 하위체계이며, 가족의 하위체계는 배우자 하위체계, 부모-자식 하위체계, 형제-자매 하위체계, 기타 하위체계 등으로 구분된다.

㉢ 가족체계는 지역사회와 구별되며 서로 다른 가족체계에도 구조적인 동질성이 있다.

㉣ 가족체계는 시간이 경과함에 따라 더 높은 적응력과 분화에 의한 성장, 변화에 대한 포용력을 높이기 위해 복잡성이 증가된다.

㉤ 가족체계는 안정된 양상을 유지하기 위해 항상성을 유지하고자 노력한다.

㉥ 가족체계에서는 한 부분이 변화하면 전체 체계에 영향을 미치게 된다.

㉦ 체계이론은 확장기의 가족, 축소기의 가족, 위기에 처한 가족, 특별한 문제가 있는 가족 등을 연구하는 데 이용되며 특히 스트레스에 반응하는 가족의 변화, 개인의 변화는 가족 전체에 영향을 미친다고 본다.

② 구조-기능이론(structure-functional theory)

㉠ 가족은 기능적 요구를 가진 사회체계이며 상호작용의 과정보다 구조 자체와 상호작용의 결과에 중점을 둔다.

㉡ 가족은 사회체계와 상호작용하는 체계로 보며 사회, 사회환경과 관련된 개인보다는 구조나 집단으로 가족을 분석하며 사회화와 학습과정을 강조한다.

㉢ 개인이 취해야 할 규범이나 가치는 가족 내에서 사회화를 통하여 일차적으로 습득해야 한다.

㉣ 가족건강은 가족의 기능인 애정, 생식, 경제적, 사회화, 보호기능을 제대로 수행하도록 조직되었는지에 연관되어 있다.

㉤ 구조-기능이론은 전체 가족구조뿐 아니라 가족의 하부구조로서 역할구조, 권력구조, 가치구조, 의사소통구조 등에 중점을 두며 이러한 하부구조들의 연관성이 가족 전체 기능에 어떻게 영향을 주는지를 평가한다.

③ 상징적 상호작용이론(Symbolic interaction theory)

㉠ 인간은 인간이 사물에 대해 가지고 있는 의미에 근거하여 행동하며 이러한 의미는 인간이 동료들과 관계를 형성하고 있는 사회적 상호작용으로부터 나온다.

㉡ 상호작용의 결과보다는 과정에 중점을 두며 청소년 약물중독, 알콜중독, 가족 근친상간과 같은 현상의 본질을 이해하며, 가족을 건강하게 하는 인간행위 탐구에 유용한 이론이다.

㉢ 가족구성원들 간의 상호작용에 대한 개인의 중요성을 강조하면서 가족 내의 내적인 과정인 가족의 역할, 갈등, 위치, 의사소통, 스트레스에 대한 반응, 의사결정, 사회화에 초점을 둔다.

㉣ 엄마가 재혼한 가족의 경우 새아버지와 친밀해지는 방안을 기술한 연구, 새 부모의 역할 이해, 분만 후 일년 동안 모성의 역할 획득 과정, 부모기의 변화와 영아의 행위에 관한 연구 등이 있다.

(4) 가족건강사정도구 18 15 00

① 가계도(family genogram)

㉠ 가계도란 가족구조도로 도식화하여 3세대 이상에 걸친 가족구성원에 관한 정보와 그들 간의 관계를 도표로 기록하는 방법이다.

ⓛ 가계도 작성 순서

ⓐ 가족구조의 도식화

- 한 세대에서 다음 세대까지 생물학적·법적으로 어떤 관련이 있는지 묘사한다.
- 가장 먼저 부부를 그리고 아이들을 표시한 후 부부의 양가 부모와 형제자매를 그린다.

ⓑ 가족에 관한 정보를 기록한다.

- 가족의 이력, 가족의 역할, 가족생활의 중요한 가족사건 등에 관한 정보를 덧붙인다.
- 일반적으로 이혼·결혼·죽음·질병력과 같은 중요한 사건과 나이 등을 삽입한다.

ⓒ 가계도의 장점

ⓐ 도식화된 그림을 통해 가족 전체의 구성과 구조를 한눈에 파악할 수 있다.

ⓑ 가족구성원이 스스로에 대해 새로운 관점으로 볼 수 있게 해주어서 가족이 치료에 합류할 수 있다.

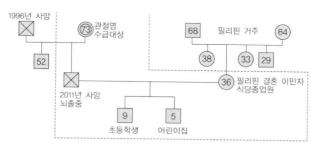

② 가족밀착도(family attachmentgram) 24

ⓐ 가족을 이해함에 있어 가족의 구조뿐만 아니라 구조를 구성하고 있는 관계의 본질을 파악한다.

ⓒ 가족구성원 간의 밀착 관계와 상호 관계를 그림으로 도식화한 것이다.

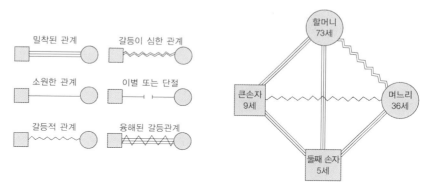

③ 외부체계도(eco-map) 22 17

ⓐ 가족과 외부와의 다양한 상호작용을 한눈에 파악할 수 있도록 한 것이다.

ⓒ 가족체계를 둘러싼 외부체계와 가족구성원과의 상호작용을 통해 가족에게 유용한 체계나 스트레스, 갈등이 발생하는 외부체계를 파악할 수 있다.

④ 사회지지도(sociosupportgram) 21 18

ⓐ 가족 중 가장 취약한 구성원을 중심으로 부모형제관계, 친척관계, 친구와 직장동료 등 이웃 관계, 그 외 지역사회와의 관계를 그려봄으로써 취약가족구성원의 가족 하위체계뿐 아니라 가족 외부체계와의 상호작용을 파악할 수 있다.

ⓒ 사회지지도 작성방법

ⓐ 가족면담을 통해 취약한 가족구성원을 선정한다.

ⓑ 5개의 원을 안에서 밖으로 겹쳐 그려 나간다.

ⓒ 가장 안쪽 원에 선정된 가족구성원을 그리고, 두 번째 원에는 동거가족, 세 번째 원에는 따로 거주하는 직계가족과 친척들을 기록한다.

ⓓ 네 번째 원에는 이웃, 친구 또는 직장동료, 가장 바깥 원에는 선정된 가족구성원과 관련된 지역사회 자원(보건의료기관, 종교기관, 교육기관, 사회기관 등)을 기록한다.

ⓔ 안쪽 구성원을 중심으로 선을 이용하여 지지 정도를 표시하며 소원한 경우는 선을 그리지 않고, 보통은 1개, 관계가 친밀한 경우에는 2개의 선으로 지지선을 그려 넣는다.

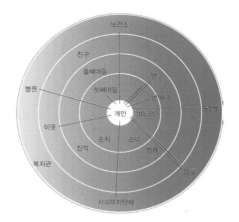

⑤ 가족연대기(family-life chronology) 🔢 🔢

㉠ 가족의 역사 중에서 중요한 사건을 순서대로 열거하여 그러한 사건들이 가족구성원에게 어떤 영향을 미쳤는가를 파악하는 것이다.

㉡ 특히 건강문제가 발생했을 때 사건과의 관련성 파악에 매우 유용하다.

⑥ 가족기능 평가도구(family APGAR)

㉠ 가족이 문제에 대처하여 해결하는 데에서 가족의 자가관리능력과 함께 가족기능수준을 사정하는 것으로 항목당 최고 2점을 배정하여 총 7~10점을 받는 경우 가족기능이 좋은 것으로 보았다.

㉡ 가족기능 영역 5가지 평가항목(G.Smilkstein)

ⓐ 가족의 적응능력(Adaptation): 가족위기 때 문제해결을 위한 내·외적 가족자원 활용능력의 정도

ⓑ 가족 간의 동료의식 정도(Partnership): 가족구성원끼리 동반자관계에서 의사결정을 하고 서로 지지하는 정도

ⓒ 가족 간의 성숙도(Growth): 가족구성원 간의 상호지지와 지도를 통한 신체적·정서적 충만감을 달성하는 정도

ⓓ 가족 간의 애정 정도(Affection): 가족구성원 간의 돌봄과 애정적 관계

ⓔ 문제해결(Resolve): 가족구성원들이 다른 구성원의 신체적·정서적 지지를 위해 서로 시간을 내어주는 정도

6) 학교보건

(1) 보건교사의 직무(「학교보건법 시행령」 제23조 제4항 제3호) 🔢 🔢 🔢 🔢 🔢 🔢 🔢 🔢 🔢

가. 학교보건계획의 수립

나. 학교 환경위생의 유지·관리 및 개선에 관한 사항

다. 학생과 교직원에 대한 건강진단의 준비와 실시에 관한 협조

라. 각종 질병의 예방처치 및 보건지도

마. 학생과 교직원의 건강관찰과 학교의사의 건강상담, 건강평가 등의 실시에 관한 협조

바. 신체가 허약한 학생에 대한 보건지도

사. 보건지도를 위한 학생가정 방문

아. 교사의 보건교육 협조와 필요시의 보건교육

자. 보건실의 시설·설비 및 약품 등의 관리

차. 보건교육자료의 수집·관리

카. 학생건강기록부의 관리

타. 다음의 의료행위(간호사 면허를 가진 사람만 해당한다)

　　1) 외상 등 흔히 볼 수 있는 환자의 치료

　　2) 응급을 요하는 자에 대한 응급처치

　　3) 부상과 질병의 악화를 방지하기 위한 처치

　　4) 건강진단결과 발견된 질병자의 요양지도 및 관리

　　5) 1)부터 4)까지의 의료행위에 따르는 의약품 투여

파. 그 밖에 학교의 보건관리

(2) 학교에 두는 의료인·약사 및 보건교사(「학교보건법」 제15조, 「학교보건법 시행령」 제23조)

① 학교에는 대통령령으로 정하는 바에 따라 학생과 교직원의 건강관리를 지원하는 의료인과 약사를 둘 수 있다.

② 학교에 보건교육과 학생들의 건강관리를 담당하는 보건교사를 두어야 한다. 다만, 대통령령으로 정하는 일정 규모 이하의 학교에는 순회 보건교사를 둘 수 있다.

③ 보건교사를 두는 경우 대통령령으로 정하는 일정 규모 이상의 학교에는 2명 이상의 보건교사를 두어야 한다. 일정 규모 이상의 학교란 36학급 이상의 학교를 말한다.

(3) 교육환경보호구역의 설정 🔟 🔟

「교육환경 보호에 관한 법률」 제8조

① 교육감은 학교경계 또는 학교설립예정지 경계로부터 직선거리 200미터의 범위 안의 지역을 다음에 따라 교육환경보호구역으로 설정·고시하여야 한다.

　1. 절대보호구역: 학교출입문으로부터 직선거리로 50미터까지인 지역(학교설립예정지의 경우 학교경계로부터 직선거리 50미터까지인 지역)

　2. 상대보호구역: 학교경계등으로부터 직선거리로 200미터까지인 지역 중 절대보호구역을 제외한 지역

② 학교설립예정지를 결정·고시한 자나 학교설립을 인가한 자는 학교설립예정지가 확정되면 지체 없이 관할 교육감에게 그 사실을 통보하여야 한다.

③ 교육감은 학교설립예정지가 통보된 날부터 30일 이내에 제1항에 따른 교육환경보호구역을 설정·고시하여야 한다.

④ 교육환경보호구역이 다음에 해당하게 된 때에는 그 효력을 상실한다.

　1. 학교가 폐교되거나 이전(移轉)하게 된 때(대통령령으로 정하는 바에 따른 학교설립계획 등이 있는 경우는 제외)

　2. 학교설립예정지에 대한 도시·군관리계획결정의 효력이 상실된 때

　3. 유치원이나 특수학교 또는 대안학교의 설립계획이 취소되었거나 설립인가가 취소된 때

⑤ 제1항에 따른 교육감의 권한은 대통령령으로 정하는 바에 따라 교육장에게 위임할 수 있다.

※ 학교환경위생 정화구역의 명칭이 개정 이후 교육환경보호구역을 바뀌었다. 내용은 달라진 것이 없고 명칭만 변경되었으므로 주의하여 숙지할 것!

(4) 학생 건강검사 실시대상 및 기관 [20] [19]

건강검사란 신체의 발달상황 및 능력, 정신건강 상태, 생활습관, 질병의 유무 등에 대하여 조사하거나 검사하는 것을 말한다.

검사종류	대상학년	실시기관	실시방법
신체의 발달상황	초1, 4/중1/고1	검진기관	키, 몸무게 측정 후 비만도 산출
	초2, 3, 5, 6/중2, 3/고2, 3	당해학교(교직원)	
건강조사	초1, 4/중1/고1	검진기관	건강조사 문진·설문 조사표로 실시
	초2, 3, 5, 6/중2, 3/고2, 3	당해학교(교직원)	
건강검진	초1, 4/중1/고1(종합건강검진)	검진기관	병원방문검진
	초2, 3, 5, 6(구강검진)	치과병·의원, 보건소 등	병원방문 및 출장검진 가능
신체의 능력	초5, 6/중1, 2, 3/고1, 2, 3	당해학교(교직원)	달리기, 윗몸 앞으로 굽히기 등 실시

(5) 건강검진 목적 및 실시대상

① 학생들의 정기적인 건강검진을 통해 질병을 예방하기 위함이다.

② 질병 또는 신체적 이상이 발견된 학생에 대해서 적절한 조치와 지도 및 건강상담 등의 대책을 강구하기 위함이다(취학 후 3년마다 실시).

③ 초등학교 1, 4학년, 중학교 1학년, 고등학교 1학년 대상으로 검진기관에서 시행하며 건강검진 비용은 학교예산으로 지원된다. [19]

7) 산업보건

(1) 근로자 건강진단의 목적과 구분 [14] [13] [10]

① 근로자 건강진단의 목적: 일반 질환 및 직업성 질환자 및 건강장애에 대한 조기발견 그리고 건강장애를 일으킬 수 있는 소인을 가진 근로자를 조기에 발견하기 위해 건강진단을 실시한다.

② 건강진단의 구분

㉠ 배치 전 건강진단: 특수건강진단을 받아야 하는 업무의 대상이거나 법정 유해인자에 노출될 수 있는 부서로 신규 근로자를 배치 또는 배치전환할 때 사업주가 비용을 부담하여 실시하는 건강진단이다. [19]

㉡ 일반건강진단

ⓐ 일정한 주기로 모든 근로자에게 실시하는 건강진단으로 근로자의 질병을 조기에 찾아내어 적절한 치료와 사후관리를 받도록 한다.

ⓑ 근로자의 건강을 유지·보호하기 위해 사업주가 건강진단 비용을 부담하여 실시한다.

ⓒ 40세 미만 사무직에 종사하는 근로자에 대하여는 2년에 1회 이상, 기타 근로자에 대하여는 1년에 1회 이상 정기적으로 일반건강진단을 실시한다.

ⓓ 건강진단 항목

• 과거병력, 작업경력 및 자각·타각증상(시진·촉진·청진 및 문진)

• 혈압, 혈당, 요당, 요단백 및 빈혈 검사

• 체중, 시력, 청력/흉부방사선 간접촬영

• 혈청 SGOT, SGPT, γGPT, 총콜레스테롤

㉢ 특수건강진단

ⓐ 특수건강진단 유해인자에 노출되는 업무에 종사하는 근로자를 대상으로 실시하는 건강진단이다.

ⓑ 사업주가 비용을 부담하고 주기적으로 시행하여 근로자의 직업성 질환을 조기에 찾아낸다.

ⓒ 사후관리 또는 치료를 받도록 하여 근로자의 건강을 유지·보호하기 위한 목적으로 실시한다.

ⓔ 수시건강진단

ⓐ 사업주가 특수건강진단 대상업무로 발생할 수 있는 유해인자에 의한 직업성 천식, 직업성 피부염, 기타 건강장해를 의심할 수 있는 증상을 보이거나 의학적 소견이 있는 근로자에 실시한다.

ⓑ 사업주가 비용을 부담하고 특수건강진단의 실시 여부와 관계없이 필요할 때마다 실시하는 건강진단이다.

ⓜ 임시건강진단 **18**

ⓐ 유해인자에 의한 중독, 질병의 이환 여부 또는 질병의 발생원인 등을 확인하기 위하여 지방고용노동관서장의 명령으로 사업주의 비용부담으로 실시하는 건강진단이다.

ⓑ 직업성 질환의 발생으로부터 당해근로자 본인 또는 동료근로자들의 건강보호 조치를 긴급히 강구하기 위한 목적으로 실시한다.

• 동일부서에 근무하는 근로자 또는 동일한 유해인자에 노출되는 근로자에게 유사한 질병의 자각 및 타각증상이 발생하는 경우 및 직업병 유소견자가 발생하거나 여러 명이 발생할 우려가 있는 경우

• 기타 지방고용노동관서의 장이 필요하다고 판단하는 경우

(2) 건강진단 결과관리

① 건강관리 구분: 건강관리의 구분은 건강진단 실시결과에 대해 근로자 본인의 건강을 유지하고 보호하기 위한 사후관리 조치 결정에 참고하기 위함이며 이것으로 일반적인 건강의 등급을 구분하는 것은 아니다. **19 14 10**

구분		내용
A		건강관리상 사후관리가 필요 없는 자(건강자)
C	C1	직업성 질병으로 진전될 우려가 있어 추적검사 등 관찰이 필요한 자(직업병 요관찰자)
	C2	일반 질병으로 진전될 우려가 있어 추적검사 등 관찰이 필요한 자(일반질병 요관찰자)
D	D1	직업성 질병의 소견을 보여 사후관리가 필요한 자(직업병 유소견자)
	D2	일반 질병의 소견을 보여 사후관리가 필요한 자(일반질병 유소견자)
R		일반건강진단에서의 질환의심자(제2차 건강진단 대상자)

※ 특수건강진단 선택검사항목 추가검사 대상임을 통보하였으나 당해 근로자의 퇴직 등으로 당해검사가 이루어지지 않아 건강관리구분을 판정할 수 없는 근로자는 'U'로 분류한다.

② 업무수행 적합 여부: 일반질병 또는 직업병 유소견자에 대하여는 반드시 업무적합성 여부를 판정한다.

구분	업무수행 적합여부 내용
가	건강관리상 현재의 조건 하에서 작업이 가능한 경우
나	일정한 조건(환경개선, 보호구 착용, 건강진단주기의 단축 등) 하에서 현재의 작업이 가능한 경우
다	건강장애가 우려되어 한시적으로 현재의 작업을 할 수 없는 경우 (건강상 또는 근로조건상의 문제가 해결된 후 작업복귀 가능)
라	건강장애의 악화 또는 영구적인 장해의 발생이 우려되어 현재의 작업을 해서는 안 되는 경우

(3) 작업환경 관리의 일반적인 기본원리

　① 대치: 작업환경 대책의 근본적인 방법으로 독성이 약한 유해물질로 대체하거나 공정 또는 시설을 바꾸는 방법 **18**

　　㉠ 시설변경: 화재예방을 위해 가연성 물질을 철재 통에 저장하는 것처럼 공정 변경이 도움이 되지 않는 경우 사용하던 시설이나 기구를 바꾸는 것

　　㉡ 공정변경: 페인트 성분의 비산 방지를 위해서 분무방법 대신 페인트에 담그거나 전기흡착식 방법으로 변경하는 것

　　㉢ 물질변경: 가장 흔한 대치방법으로 분진문제가 발생되는 경우 분진이 덜 발생하는 물질로 대치하거나 성냥 제조 시 황인을 적인으로 대치하는 것

　② 격리: 물체, 거리, 시간과 같은 장벽(barrier)을 통해 작업자와 유해인자를 분리하는 것 **22 20**

　　㉠ 격리저장: 지상의 큰 탱크에 인화성 물질을 저장하는 경우 화재예방을 위해 가연성 물질 보관을 플라스틱통에서 철제통으로 변경하는 것

　　㉡ 위험시설의 격리: 기계작동을 원격조정이나 자동화로 바꾸어 주기

　　㉢ 공정과정의 격리: 산업장에서 방사선이 조사되는 공정을 자동화하는 것은 격리(공정과정의 격리)에 해당, 콘크리트 벽으로 방호벽 설치

　　㉣ 개인보호구 착용: 작업자를 현장의 유해환경에서 격리시키기 위한 가장 흔한 방법으로 사업장 근로자의 보호구 착용률을 높이기 위해서는 보호구를 착용하지 않는 이유를 가장 먼저 파악해야 함

　③ 환기 **22**

　　㉠ 전체환기: 희석환기라고도 하며 작업장의 유해물질 희석을 위해 사용된다. 주로 고온과 다습을 조절하는 데 이용되며, 분진, 냄새, 유해증기를 희석하는 데에도 이용되나 근본적인 대책으로는 부적절하다.

　　㉡ 국소환기

　　　ⓐ 유해물질을 빨아들여서 밖으로 배출시키는 장치를 유해물질의 발생원 가까이에 설치하여 근로자가 유해물질을 흡입하지 않도록 방지하여 주는 것이다.

　　　ⓑ 분진이 많이 많이 발생하는 작업장에서는 습식방법 또는 진공청소기로 청결을 유지하도록 한다.

　④ 교육

　　㉠ 관리자에게는 작업환경관리가 왜 필요한지를 교육해야 한다.

　　㉡ 기술자에게는 안전보건문제를 어떻게 계획하고 처리할지를 교육하여야 한다.

　　㉢ 감독자에게는 작업자뿐만 아니라 공정이나 환경 등 모든 곳을 감독하도록 해야 한다.

　　㉣ 작업자에게는 작업자 자신이 다루는 시설이나 기구, 물질에 대해 미리 교육을 실시하도록 한다.

(4) 직업병 23 21 16 13 10 09 06

　① 납(Pb) 중독 **22 21**

　　㉠ 제련소, 페인트, 인쇄소, 납 용접작업 등을 통해 호흡기로 흡수되는 것이 대부분이며 기도의 점막, 위장관계, 피부로도 침입한다.

　　㉡ 일반적 증상

　　　ⓐ 위장장애: 초기 식욕부진, 변비, 복부팽만감, 진행되면 급성복부산통

　　　ⓑ 신경 및 근육계통의 장애: 사지의 신근쇠약이나 마비, 관절통, 근육통

　　　ⓒ 중추신경장애: 급성 뇌증, 심한 흥분, 정신착란

　　　ⓓ 만성중독: 동맥경화증, 고혈압, 신장장애, 생식기장애, 조혈장애

　　㉢ 예방: 허용기준 준수 및 개인보호구 착용 및 관리, 식사를 위한 청결한 장소 제공 및 손 씻기

　② 수은(Hg) 중독

　　㉠ 대부분 수은증기에 노출되어 기도로 흡입되면서 발생하며, 직업적인 노출이 가장 높은 직

종은 수은 광산과 수은 추출작업이다.

    ⓛ 수은중독의 증상

        ⓐ 구내염(잇몸 붓고 압통), 근육진전(근육경련), 정신증상(불면증, 근심, 걱정, 흥분)

        ⓑ 만성중독 시 뇌조직 침범(시야협착, 청력, 언어장애, 보행장애)

    ⓒ 중독 사례: 미나마타병(Minamata disease, 1953년 일본 미나마타에서 발생)

        ⓐ 미나마타 만에서 잡힌 어패류에 축적되어 있는 메틸수은이 원인물질

        ⓑ 팔다리 마비, 보행장애, 언어장애, 시야협착, 난청 등의 증상

    ⓔ 예방

        ⓐ 수은은 밀폐장치 안에서 취급, 작업장 청결유지 및 국소마스크 사용

        ⓑ 외출복과 작업복을 구분하여 입고 작업 후에는 목욕을 한다.

        ⓒ 급성중독 시 우유와 달걀흰자를 먹여 수은과 단백질을 결합시켜 침전시킨다.

③ 크롬(Cr) 중독

    ㉠ 주로 크롬 도금작업이나 크롬산염을 촉매로 취급하는 작업 등에 노출되어 발생한다.

    ㉡ 급성증상: 심한 신장장애를 일으켜 과뇨증이 발생하고, 심하면 무뇨증으로 발전하여 요독
증으로 1~2일 또는 10일 안에 사망한다.

    ㉢ 만성증상

        ⓐ 코, 폐 및 위장의 점막에 병변, 장기간 노출 시 기침, 두통, 호흡곤란이 일어난다.

        ⓑ 특히 비중격의 연골부에 둥근 구멍이 뚫리는 비중격 천공이 나타난다.

    ㉣ 예방

        ⓐ 크롬을 먹은 경우에는 응급조치로 우유와 환원제로 비타민 C를 준다.

        ⓑ 호흡기 흡입에 의한 급성중독의 경우에는 병원에 입원시킨다.

        ⓒ 작업장 공기를 허용 농도 이하로 유지하고 피부에 물질이 닿지 않도록 작업복을 착용한다.

        ⓓ 피부보호용 크림을 노출된 피부에 바르고 비중격 점막에 바셀린을 바르도록 한다.

④ 카드뮴(Cd) 중독

    ㉠ 카드뮴은 가열하면 공기 중에 쉽게 증기로 변화되어 밝은 불꽃을 내며 타면서 산소와 결합
하여 황갈색의 산화카드뮴 흄을 생성한다.

    ㉡ 증상

        ⓐ 급성: 구토, 설사, 급성위장염, 복통, 착색뇨가 나타나며 간 및 신장기능에 장애가 나타난다.

        ⓑ 만성: 폐기종, 신장기능 장애, 단백뇨, 뼈의 통증, 골연화증, 골다공증 등 골격계 장애가
대표적인 증상이다.

    ㉢ 중독 사례: 이타이이타이병(Itai-Itai disease)
금속 정련 공장의 폐수가 흘러나가 그 지방의 음료수와 농작물에 축적된 것을 장기간 섭취
하여 중독증상을 일으켰다.

    ㉣ 예방

        ⓐ 적절한 보호구를 사용, 철저한 개인위생, 작업장 내에서는 음식섭취와 흡연을 절대 금지

        ⓑ 작업복을 자주 갈아입고 매일 작업 후 목욕을 한다.

⑤ 벤젠중독 🈁

    ㉠ 급성 증상: 두통, 이명, 현기증, 오심, 구토, 근육마비

    ㉡ 만성 증상: 조혈장해(백혈병), 피부알레르기 반응(홍반, 괴사, 각질 증상)

⑥ 고온에 의한 영향

    ㉠ 열경련 : 고온환경에서 심한 육체적 노동 시 지나친 발한으로 인한 체내 수분 및 염분의 손실

    ㉡ 열사병 : 고온다습한 환경에 폭로되어 중추성 체온조절의 기능장애로 인한 체온 조절의
부조화 🈁

    ㉢ 열피로 : 오랫동안 고온환경에 폭로되어 말초혈관 운동신경의 조절장애와 심박 출량의 부

족으로 인한 순환부전

ⓔ 열쇠약 : 고온작업 시 비타민 B1의 결핍으로 발생하는 만성적인 열 소모

(5) 산업재해지표 14 06

국제노동기구(ILO)가 권장하는 재해지표는 도수율, 건수율, 강도율이다.

① 도수율 18

  ⓐ 발생상황을 파악하기 위한 표준적인 지표로 연 100만 작업시간당 재해발생건수

  ⓑ 도수율 = 재해건수/연 근로시간수 × 1,000,000

② 건수율(재해율 = 천인율 = 발생률)

  ⓐ 산업재해의 발생상황을 총괄적으로 파악하는 데 적합하나 작업시간이 고려되지 않음

  ⓑ 조사기간 중의 산업체 종업원 1,000명당 재해발생건수를 표시하는 것

  ⓒ 건수율 = 재해건수/평균실근로자수 × 1,000

③ 강도율(severity rate)

  ⓐ 연 1,000 작업시간당 작업손실일수이며 재해에 의한 손상의 정도를 의미

  ⓑ 강도율 = 손실 작업일수/연 근로시간수 × 1,000

④ 평균손실일수

  ⓐ 재해건수당 평균작업손실 규모가 어느 정도인지를 나타내는 지표

  ⓑ 평균손실일수 = 손실 작업일수/재해건수 × 1,000

3. 감염성질환과 만성질환 관리

1) 가정간호사업

(1) 가정간호의 이해

① 가정간호의 특징

  ⓐ 입원대체서비스라는 사업의 특성을 가지며 「의료법」, 「국민건강증진법」, 「보험법」에 법적 근거를 둔다. 가정간호에 관한 기록을 5년 간 보존하여야 한다.

  ⓑ 환자가 거주하는 곳이 법적 근거를 두고 가정간호사업이 이루어지는 장소이다.

  ⓒ 가정간호사가 직접 방문하여 제공되는 가정간호서비스는 치료, 예방, 지지영역으로 구분하되 치료 영역은 의사나 한의사의 진단 및 처방이 있어야 한다.

  ⓓ 가정전문간호사를 2명 이상 둔 의료기관은 종류에 상관없이 가정간호를 실시할 수 있다. 따라서 한의원과 한방병원도 가정간호사업을 실시할 수 있다.

  ⓔ 가정간호를 실시하는 간호사는 가정전문간호사이어야 하며 가정간호 환자는 의약분업 예외대상자로서 원내처방이 가능하다. 가정전문간호사는 가정간호 중 검체의 채취 및 운반, 투약, 주사 또는 치료적 의료행위인 간호를 하는 경우에는 <u>의사나 한의사의 진단과 처방에 따라야 한다. 이 경우 의사 및 한의사 처방의 유효기간은 처방일로부터 90일까지로 한다.</u>

  ⓕ 가정간호는 의사나 한의사가 의료기관 외의 장소에서 계속적인 치료와 관리가 필요하다라고 판단하여 가정전문간호사에게 치료나 관리를 의뢰한 자에 대해서만 실시하여야 한다.

② 가정간호의 범위(「의료법 시행규칙」 제24조 제1항) 21

(1) 간호	(2) 검체의 채취 및 운반	(3) 투약
(4) 주사	(5) 응급처치 등에 대한 교육 및 훈련	(6) 상담
(7) 다른 보건의료기관 등에 대한 건강관리에 관한 의뢰		

(2) 가정간호수가

① 가정간호수가는 기본방문료 및 진료행위별 수가가 상대가치점수에 의한 비용으로 구성된다.

② 가정간호수가 지불방법

　㉠ 가정간호는 입원대체서비스로 「국민건강보험법」에 따라 입원진료비를 적용하는 급여기준과 동일하다.

　㉡ 건강보험 급여항목으로 기본방문료와 개별행위료에 대해서는 본인이 20%를 부담하고, 80%는 건강보험 재정에서 부담한다.

　㉢ 가정간호 비용: 가정간호 기본방문료 + 진료행위별 수가(치료/재료비)

③ 가정간호 기본방문료에 개정사항: 기존 환자가 전액 부담하던 교통비가 가정간호 기본방문료에 포함됨에 따라 관련 조항이 삭제되었다.

2) 방문건강관리사업 20 15 12 11

(1) 방문건강관리사업의 개념

방문건강관리사업은 가족과 지역주민의 자가건강관리능력을 개선하여 건강수준을 향상시켜 주는 포괄적인 사업으로, 보건의료 전문인력이 지역주민의 가정 또는 시설을 방문하여 건강문제가 있는 가구 및 가구원을 발견하고 질병예방 및 관리를 위해 적합한 보건의료서비스를 제공하거나 의뢰·연계하는 것을 말한다.

(2) 방문간호와 가정간호의 차이

간호의 실무현장을 가정으로 하는 방문간호와 가정간호는 간호의 다른 실무현장에 비하여 간호사의 독자적 판단과 전문성이 더욱 요구되므로 간호의 영역 확장의 의미를 갖는다.

① 방문간호

　㉠ 맞춤형 방문건강관리와 「노인장기요양보험법」에 의하여 시행된다.

　㉡ 간호사, 의사, 사회복지사, 간호조무사, 치과위생사 등 다직종이 참여하는 사업이다.

② 가정간호: 가정전문간호사에 의하여 의료기관 이외의 가정에서 의료행위를 할 수 있는 법적 배경을 갖고 2001년부터 전면 확대 실시되었다.

구분	방문건강관리	가정간호	노인장기요양보험 방문간호
법적 근거	[지역보건법]	[의료법]	[노인장기요양보험법]
운영주체	• 보건기관	• 의료기관	• 장기요양기관의 방문간호센터
대상자	• 독거노인, 노인부부, 장애인 등 의료취약계층	• 조기 퇴원한 환자 • 입원이 요구되는 외래환자	• 65세 이상 또는 65세 미만 노인성 질환자 • 장기요양 1~5등급 판정받은 자
이용절차	• 관할보건소에서 대상자 등록 후 관리	• 진료담당 의사가 환자와 협의 후 가정간호 의뢰	• 방문간호기관과 서비스 계약을 맺은 대상자에게 의사가 방문지시서 발급
제공인력	• 간호사, 의사, 사회복지사 등 다직종 참여	• 가정전문간호사	• 2년 이상의 임상경력을 가진 간호사 • 3년 이상의 경력과 700시간 교육을 이수 한 간호조무사
서비스 내용	• 자가건강관리능력 개선 • 질병예방 및 관리 • 보건의료서비스제공	• 가정전문간호사의 독자적 판단 및 수행 • 의사의 처방 필요	• 건강상태확인및관리, 증상상담, 건강체크 • 간호 및 처치, 영양관리, 배뇨관리, 호흡관리, 상처관리, 욕창치료 등 • 교육 및 요양과 관련된 상담
비용부담	• 무료	• 본인부담 20% • 의료급여 1종 무료 • 교통비 전액본인부담	• 본인부담 15% • 기타의료급여 수급권자 1/2 경감 • 국민기초생활 수급권자 무료

3) 감염성질환 관리사업

(1) 감염병 신고 절차(「감염병의 예방 및 관리에 관한 법률」 제11조)

① 의사, 치과의사 또는 한의사는 다음에 해당하는 사실(표본감시 대상이 되는 제4급감염병으로 인한 경우는 제외)이 있으면 소속 의료기관의 장에게 보고하여야 하고, 해당 환자와 그 동거인에게 질병관리청장이 정하는 감염 방지 방법 등을 지도하여야 한다. 다만, 의료기관에 소속되지 아니한 의사, 치과의사 또는 한의사는 그 사실을 관할 보건소장에게 신고하여야 한다.

    ⓐ 감염병환자등을 진단하거나 그 사체를 검안(檢案)한 경우

    ⓑ 예방접종 후 이상반응자를 진단하거나 그 사체를 검안한 경우

    ⓒ 감염병환자등이 제1급감염병부터 제3급감염병까지에 해당하는 감염병으로 사망한 경우

    ⓓ 감염병환자로 의심되는 사람이 감염병병원체 검사를 거부하는 경우

② 감염병병원체 확인기관의 소속 직원은 실험실 검사 등을 통하여 보건복지부령으로 정하는 감염병환자등을 발견한 경우 그 사실을 그 기관의 장에게 보고하여야 한다.

③ 보고를 받은 의료기관의 장 및 감염병병원체 확인기관의 장은 제1급감염병의 경우에는 즉시, 제2급감염병 및 제3급감염병의 경우에는 24시간 이내에, 제4급감염병의 경우에는 7일 이내에 질병관리청장 또는 관할 보건소장에게 신고하여야 한다.

④ 육군, 해군, 공군 또는 국방부 직할 부대에 소속된 군의관은 제1항에 해당하는 사실이 있으면 소속 부대장에게 보고하여야 하고, 보고를 받은 소속 부대장은 제1급감염병의 경우에는 즉시, 제2급감염병 및 제3급감염병의 경우에는 24시간 이내에 관할 보건소장에게 신고하여야 한다.

⑤ 감염병 표본감시기관은 표본감시 대상이 되는 제4급감염병에 해당하는 사실이 있으면 보건복지부령으로 정하는 바에 따라 질병관리청장 또는 관할 보건소장에게 신고하여야 한다.

⑥ 감염병환자등의 진단 기준, 신고의 방법 및 절차 등에 관하여 필요한 사항은 보건복지부령으로 정한다

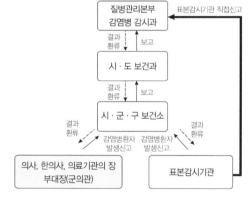

(2) 법정 감염병 21 19

구분	특성	종류
제1급 감염병 (17종)	유행 즉시 신고, 음압격리	에볼라바이러스병, 마버그열, 라싸열, 크리미안콩고출혈열, 남아메리카출혈열, 리프트밸리열, 두창, 페스트, 탄저, 보툴리눔독소증, 야토병, 신종감염병증후군, 중증급성호흡기증후군(SARS), 중동호흡기증후군(MERS), 신종인플루엔자, 동물인플루엔자 인체감염증, 디프테리아
제2급 감염병 (21종)	전파가능성을 고려하여 발생 또는 유행 시 24시간 이내에 신고, 격리	결핵, 수두, 홍역, 콜레라, 장티푸스, 파라티푸스, 세균성이질, 백일해, 장출혈성대장균감염증, A형간염, 유행성이하선염, 풍진, 폴리오, 수막구균, E형간염,

		b형헤모필루스인플루엔자, 폐렴구균, 한센병, 성홍열, 반코마이신내성황색포도알균(VRSA), 카바페넴내성장내세균속균종(CRE)
제3급 감염병 (27종)	발생을 계속 감시할 필요가 있어 발생 또는 유행 시 24시간 이내에 신고	파상풍, B형간염, 일본뇌염, C형간염, 말라리아, 레지오넬라증, 비브리오패혈증, 발진티푸스,발진열, 쯔쯔가무시증, 렙토스피라증, 브루셀라증, 공수병, 신증후군출혈열, 후천성면역결핍증(AIDS), 크로이츠펠트-야콥병(CJD) 및 변종크로이츠펠트-야콥병(vCJD), 황열, 뎅기열, 큐열, 웨스트나일열, 라임병, 진드기매개뇌염, 유비저, 치쿤구니야열, 중증열성혈소판감소증후군(SFTS), 지카바이러스, 매독
제4급 감염병 (22종)	제1급부터 제3급 감염병 외에 표본감시 활동이 필요한 감염병 7일 이내 신고	인플루엔자, 회충증, 편충증, 요충증, 간흡충증, 폐흡충증, 장흡충증 수족구병, 임질, 클라미디아감염증, 연성하감,성기단순포진,첨규콘딜롬, 반코마이신내성장알균(VRE), 메티실린내성황색포도알균(MRSA), 다제내성녹농균(MRPA),다제내성아시네토박터바우마니균(MRAB), 장관감염증, 급성호흡기감염증, 해외유입기생충, 엔테로바이러스, 사람유두종바이러스

4) 만성질환 관리사업

(1) 만성퇴행성 질환 ㉑ ⑲ ⑱ ⑰ ⑯

① 만성퇴행성 질환의 사망 및 이행수준 경향

㉠ 만성퇴행성 질환은 질병발생 과정의 시간 경과 특성에 따라 구분된다.

㉡ 급성 질환에 상반된 개념이며, 뇌혈관계 질환, 악성 신생물, 각종 순환기계 질환 등 만성퇴행성 질환이 주요 사망원인으로 등장했다.

㉢ 연령이 증가하면서 유병률이 증가하며 대부분 원인 및 발병일이 명확하지 않다. 집단 발생의 형태가 아니며 개인적·산발적으로 발병하고 유병률이 발병률보다 크다는 특징을 갖는다.

② 만성퇴행성 질환의 특징 ⑲

㉠ 연령 증가에 따라 유병률이 증가하고 일단 발생하면 3개월 이상 경과한다.

㉡ 증상의 회복과 악화가 반복되면서 불가역적인 병리 변화를 동반한다.

㉢ 질병의 성격이 영구적이며, 후유증이 있으며 집단 발생 형태가 아니라, 개인적·산발적으로 발생한다.

㉣ 만성퇴행성 질환은 대부분 원인이 명확하지 않고 장기간에 걸친 치료 및 감시와 재활이 필요하다. ⑲

③ 만성퇴행성 질환의 관리 ㉑ ⑱

㉠ 일차예방 ㉑ ⑰

ⓐ 만성퇴행성 질환의 경우 일차예방에 필요한 직접 원인이 밝혀지지 않아 일차예방이 어렵다.

ⓑ 일차예방 사업은 위험인자에 대한 교육과 홍보가 주된 내용이며 위험인자에 대한 교육은 고위험군을 대상으로 한 교육과 일반인을 위한 교육으로 구분된다.

ⓒ 고위험군을 대상으로 한 교육: 흡연자나 음주자와 같은 고위험군을 대상으로 한 교육은 방문간호사업과 연계하여 가정에서 자가간호 프로그램으로 확대하면 효과가 있다.

ⓓ 일반인을 위한 교육: 건강증진의 내용이 주가 되는데, 대중매체를 이용하거나 학교의 보건교육 시간의 확보 및 지방자치단체의 건강대학 등의 운영을 통해 보건교육을 확대 실시한다.

㉡ 이차예방 ㉑ ⑱

ⓐ 만성퇴행성 질병 관리의 대부분은 이차예방을 중심으로 이루어지며 조기진단 및 치료를 통해 조기사망을 예방하는 것이다.

ⓑ 노인건강진단 사업 대상자, 의료급여와 지역의료보험 대상자를 성인병 검진 대상자로 일원화하여 조기발견을 위한 사업체계를 구성하여야 한다.

        © 삼차예방: 질병으로 인한 불능과 조기사망을 감소시키기 위해 지속적인 치료와 관리가 유지되도록 대상자를 등록 관리하고, 재활을 돕는 사업을 중심으로 진행된다. **11**

(2) 정신보건사업 **11 07**

① 정신보건사업의 정의: 지역사회 정신보건이란 지역주민 전체를 대상으로 하여 치료보다는 예방과 포괄적인 정신건강증진을 위한 일련의 활동을 모두 포함한다.

② 정신건강전문요원의 자격 등(「정신건강증진 및 정신질환자 복지서비스 지원에 관한 법률」 제17조)

    ㉠ 보건복지부장관은 정신건강 분야에 관한 전문지식과 기술을 갖추고 보건복지부령으로 정하는 수련기관에서 수련을 받은 사람에게 정신건강전문요원의 자격을 줄 수 있다.

    ㉡ 정신건강전문요원은 그 전문분야에 따라 정신건강임상심리사, 정신건강간호사, 정신건강사회복지사 및 정신건강작업치료사로 구분한다.

(3) 위기이론(crisis approach)

① 위기의 종류

    ㉠ 성숙위기: 성장발달 과정 중인 사람들이 경험하는 예견할 수 있는 위기

    ㉡ 상황위기: 우발적으로 발생한 예견할 수 없는 위기

② 위기의 단계(Steven Fink)

    ㉠ 충격 단계: 1~2시간에서 1~2일까지 지속

    ㉡ 현실화 단계: 불합리한 행위로 보이며 불안을 상승시키는 시기로서 외부의 도움 필요

    ㉢ 방어적 후퇴 단계: 부정, 환상, 합리화, 투사 등의 많은 대처기전을 사용

    ㉣ 승인 단계: 객관적으로 현실을 인식하고 서서히 재확인하는 시기로서 문제해결을 시도하며 해결이 어려운 경우 불안상승, 자아개념 붕괴 또는 포기, 자살 가능성이 있으므로 주의하여 지켜보아야 하는 단계

    ㉤ 적응 단계: 재조직과 안정의 시기로 문제해결을 성공적으로 이루어가며 최고의 성숙과 적응수준에 도달할 수 있는 단계

5) 재활간호사업

(1) 재활의 정의

① 재활이란 사회복귀 또는 <u>사회통합</u>으로 이해된다.

② 장애를 지닌 이들의 신체적·정신적·사회적·직업적·경제적 가용능력을 최대한 회복시키는 것으로 계획된 목표지향적이고 개별화된 일련의 연속적 과정으로서 체계적 서비스를 말한다.

③ 사람답게 살 권리와 자격 및 존엄이 어떤 원인에 의해서 손상된 사람이 그것을 다시 회복하는 것을 의미한다.

(2) 재활간호의 목적

① 궁극적 목적은 장애인의 기능적 회복과 최대의 독립성으로 장애인의 사회통합이다.

② 잠재적 기능의 극대화와 장애 내에서 최고의 심신상태를 유지하도록 돕는다.

③ 변화된 삶에 적응하고 수용하여 최적의 안녕상태를 유지할 수 있게 돕는다.

④ 수용할만한 삶의 질을 성취하게 한다.

⑤ 자신의 삶의 질을 인정하고 가정과 지역사회에 복귀할 수 있게 한다.

⑥ 교육과 상담을 통해 환자와 가족에게 상황에 대해 이해하도록 돕는다.

(3) 지역사회중심 재활간호사업(CBR)

우리나라는 지역사회의 인적·물적 자원을 최대한 활용하여 장애인에게 지속적이고 효율적인 재활서비스를 제공함으로써 재가 장애인의 삶의 질을 높이고 주민과 장애인의 사회통합을 형성하기 위해 지역사회중심 재활사업(CBR: Community Based Rehabilitation)을 추진하고 있다.

핵심문제

01

바닥에 놓인 물건을 다른 곳으로 옮기는 작업자의 직업성 요통을 예방하기 위한 작업자세로 옳은 것은?

① 두 발을 최대한 붙인 후 물건을 들어 올린다.
② 물건을 최대한 몸 가까이 밀착하여 들어 올린다.
③ 물건을 내려놓을 때 무릎은 펴고 허리를 구부린다.
④ 물건을 완전히 들 때까지 허리를 돌리면서 들어 올린다.
⑤ 무릎을 편 상태에서 물건을 들어 올린다.

02

한 나라의 '영아사망률이 감소한다.'는 의미의 해석으로 옳은 것은?

① 국가의 가치와 문화의 향상을 의미한다.
② 국가의 모자보건, 영양섭취, 보건환경의 향상을 의미한다.
③ 생후 28일 이내의 사망자수의 감소를 의미한다.
④ 조사망률의 감소를 의미한다.
⑤ 일반사망률에 비해 통계적 유의성이 낮다.

정답 / 01 ② 02 ②

4

⊕ CHAPTER 04 안전과 환경관리

1. 환경보건관리

1) 국제환경협약 정리 🔢

주제	협약명	개최년도	내용
인간환경 보호 지속가능 발전	유엔인간환경회의 (스톡홀름회의)	1972년	스톡홀롬에서 113개국 정상이 모여 "인간환경선언" 선포, '하나뿐인 지구(The only one earth)'라는 인간환경선언문을 채택
	유엔환경개발회의	1992년	리우데자네이루에서 개최, 리우선언, 의제21, 이산화탄소·탄산가스·메탄가스·프레온가스 등 온실가스의 방출을 제한하여 지구온난화를 방지할 목적으로 온실가스 규제문제, 재정지원 및 기술이전 문제, 특수 상황에 처한 국가에 대한 고려 등이 주요 골자였으며 후에 교토의정서로 발전
	지속가능발전 세계정상회의	2002년	요하네스버그에서 개최, 리우 +10
해양오염	런던협약	1972년	방사성폐기물 등 해양투기로 인한 해양오염 방지
오존층파괴	빈협약 (비엔나협약)	1985년	오존층 파괴 방지, 냉매규제
	몬트리올 의정서	1987년	오존층 파괴 방지, 냉매규제, 무역-수출입규제
지구온난화 기후변화	리우회의	1992년	지구온난화의 국제적 공동대응을 위한 기후변화협약 채택
	교토의정서	1997년	38개 회원국이 지구온난화 방지, 온실가스 배출량 감축목표설정 감축 대상 온실가스: 이산화탄소(CO_2), 메탄(CH_4), 아산화질소(N_2O), 불화탄소(PFC=CFC), 수소화불화탄소(HFC), 불화유황(SF_6)

	코펜하겐협정	2009년	제15차 유엔기후변화협약 당사국 총회에서 지구평균기온 상승폭을 산업화 이전 대비 2°C로 제한
	파리협정	2015년	지구평균기온 상승폭을 산업화 이전 대비 2°C보다 훨씬 작게 제한하고 1.5°C까지 제한하는 데 노력하기로 함
유해폐기물	바젤협약	1989년	지구환경보호의 일환으로 유해 폐기물의 국가 간 교역을 규제하는 내용의 국제협약
생물 멸종위기	워싱턴협약(CITES)	1973년	워싱턴에서 개최, 멸종위기 야생동식물 거래규제
	생물다양성 협약	1992년	유엔환경개발회의(리우회의)에서 채택, 생물다양성의 보전, 생물자원의 지속가능한 이용 등의 합의
	나고야의정서	2010년	생물학적 유전자원의 접근 및 이익공유에 대한 국제적인 강제이행 사항을 규정하고 있는 의정서
습지보호	람사르협약	1971년	물새 서식지인 습지의 보호 및 지속가능한 이용에 관한 국제조약
사막화방지	사막화방지협약	1994년	파리에서 채택, 사막화 방지를 통한 지구환경 보호

2) 환경영향평가의 개념 21 08

(1) 환경영향평가의 정의
환경영향평가란 사업에 대한 계획을 수립·시행할 때에 해당 사업이 환경·교통·재해 및 인구에 미칠 영향이 크다면 이것을 미리 평가·검토하도록 하는 것이다.

(2) 환경영향평가의 목적
사업계획을 수립하는 과정에서 사업자가 환경에 미치는 영향을 종합적으로 검토하여 최소화하는 방법을 강구함으로써 환경 피해를 사전에 예방할 수 있도록 하기 위해서이다.

3) 대기와 건강

(1) 공기의 조성 15
① 산소
  ㉠ 산소(O_2)는 호흡 작용에 필수적이며 흡입된 산소는 Hb(헤모글로빈)과 HbO_2(oxyhemo-globin)로 결합하여 세포조직에 운반된다.
  ㉡ 성인은 안정된 상태에서 하루에 2,500~3,000L의 산소를 필요로 하고 대기 중 산소의 변동 범위는 15~27%이고 일반적으로 21%이다.
② 질소
  ㉠ 질소(N_2)는 공기 중에 약 78% 차지하며, 생리적 비활성화 가스이다.
  ㉡ 정상기압에서는 인체에 영향을 미치지 않지만 고기압 상태에서 정상기압으로 복귀할 때 체액 및 지방조직에 발생되는 질소 가스가 주원인이 되어 기포를 형성하여 모세혈관에 혈전 현상을 일으켜 잠함병 또는 감압병을 유발할 수 있다.
③ 이산화탄소(CO_2) 24
  ㉠ 이산화탄소는 무색, 무취, 무미의 비독성 가스로 지구온난화를 일으키는 대표적인 온실가스다.
  ㉡ 실내공기 오염의 지표로 사용되며 위생학적 허용기준(서한도)은 0.1%(= 1,000ppm)이다.
  ㉢ 인체에 미치는 영향: 대기 중의 CO_2 농도가 8% 이상이면 호흡 곤란, 10% 이상이면 질식한다.
④ 일산화탄소

ⓒ 일산화탄소(CO)는 불충분한 산소 공급 하에서 불완전 연소를 할 때 생성되며 무색, 무취, 무미의 기체로서 피부에 극성이 없다.

ⓛ 일산화탄소가 호흡기를 통해 인체에 흡입되면 폐에서 혈중 헤모글로빈과 결합하여 CO-Hb (Carboxy Hemoglobin)를 형성하게 되고 헤모글로빈의 산소 운반 능력이 감소되어 일산화탄소 중독을 일으킨다.

(2) 온열지수 ᴬ

① 쾌감대

ⓒ 보통 옷을 입은 안정상태에서 가장 쾌적하게 느끼는 기후 범위를 표시한 것으로 기온, 기습, 기류에 따라 달라진다.

ⓛ 보통 착의 시 쾌감온도는 17~18℃이며 쾌감습도는 60~65%이다.

② 감각온도

ⓒ 습도 100%인 포화습도, 정지공기 상태에서 동일한 온감을 주는 기온(℉)을 의미한다.

ⓛ 실효온도, 유효온도라고도 하며 기온, 기습, 기류의 3요소가 실제 인체에 주는 온감을 말한다.

③ 불쾌지수(DI: Discomfort Index): 기후상태로 인해 인간이 느끼는 불쾌감을 나타내는 지수로 기온과 기습의 영향을 받는다.

④ 카타 냉각력(kata cooling power)

ⓒ 카타 냉각력은 기온, 기습, 기류의 3인자가 종합하여 인체의 열을 빼앗는 힘을 의미한다.

ⓛ 카타 온도계는 공기의 냉각력을 측정하여 공기의 쾌적도를 측정하는 데 사용된다.

⑤ 지적온도

ⓒ 생활하는 데 가장 적절한 온도인 지적온도는 습도 및 기류와 밀접한 관계가 있다.

ⓛ 지적온도는 노동의 강도, 착의상태, 성별, 연령, 건강상태 등에 따라 다르게 나타난다.

ⓒ 주관적 지적온도(쾌적): 감각적으로 가장 쾌적한 온도

ⓒ 생산적 지적온도(노동): 작업생산능률을 최고로 올릴 수 있는 온도

ⓒ 지적온도는 노동의 강도, 착의상태, 성별, 연령, 건강상태 등에 따라 다르게 나타난다.

(3) 대기오염물질의 분류 ᴬ ᴬ ᴬ

① 1차 대기오염물질: 공장의 굴뚝, 자동차의 배기관 등 오염원에서 직접 배출되는 물질을 말한다.

예 황산화물, 질소산화물, 분진 등

② 2차 대기오염물질: 1차 오염물질이 대기 중에서 물리·화학적인 변화에 의해 생성되는 것을 말한다.

예 오존, 산성비, PAN, 광화학 스모그 등

③ 오존(O_3) ᴬ

ⓒ 오존은 무색, 무미의 기체로서 냄새를 유발하며 3개의 산소원자로 구성되어 있고 지표면에 생성되는 오존은 인체에 해로운 대기오염물질이 된다.

ⓛ 자동차 등에서 배출된 1차 오염물질 중 질소산화물과 탄화수소가 공기의 흐름이 거의 없는 상태에서 강한 태양광선과 광화학 반응을 일으켜 생성된다.

ⓒ 오존의 농도가 높아지면 눈과 목이 따갑고 기도가 수축되어 호흡하기 힘들고 두통, 기침 등의 증상이 나타날 수 있다.

ⓒ 오존 경보단계별 조치 사항

구분	발령 기준	해제 기준	주민행동요령
주의보	기상조건 등을 검토하여 해당 지역의 대기자동측정소 오존 농도가 0.12ppm 이상일 때	주의보가 발령된 지역의 기상조건 등을 검토하여 대기 자동측정소의 오존농도가 0.12ppm 미만일 때	주민의 실외활동 및 자동차 사용의 자제 요청 등

경보	기상조건 등을 검토하여 해당 지역의 대기자동측정소 오존 농도가 0.3ppm 이상일 때	경보가 발령된 지역의 기상 조건 등을 검토하여 대기자 동측정소의 오존 농도가 0.12ppm 이상 0.3ppm 미만일 때에는 주의보로 전환	주민의 실외활동 제한 요청, 자 동차 사용의 제한명령 및 사업 장의 연료사용량 감축 권고 등
중대경보	기상조건 등을 검토하여 해당 지역의 대기자동측정소 오존 농도가 0.5ppm 이상일 때	중대경보가 발령된 지역의 기상조건 등을 검토하여 대 기자동측정소의 오존농도 0.3ppm 이상 0.5ppm 미 만일 때에는 경보로 전환	주민의 실외활동 금지요청, 자동차의 통행금지 및 사업 장의조업시간 단축명령 등

(4) 대기오염과 기상변화 🔟 06

① 기온역전: 상부의 기온이 하부 기온보다 높아지면서 공기의 수직 확산이 일어나지 않아 공기층 이 반대로 형성되는 것으로 복사성 역전과 침강성 역전 2가지가 있다.

  ㉠ 복사성 역전

    ⓐ 낮 동안에 태양복사열로 인해 지표면의 온도가 높아지나 밤이 되면서 복사열이 적어지 게 되어 지표의 온도가 낮아지므로 상승할 따뜻한 공기가 없어 발생하게 된다.

    ⓑ 지표로부터 120~250m 정도의 낮은 상공에서 발생하기 때문에 접지역전, 지표성 역전 또는 방사성 역전이라고도 한다.

    ⓒ 아침에 다시 따뜻한 햇빛이 비치면 쉽게 파괴되는 야행성이며 계곡 지대나 밤이 긴 겨 울에 많이 발생한다.

    ⓓ 지형성 역전은 해안지역에서 낮 동안에 찬 해풍이 불어와 육지의 더운 공기가 상승함으 로써 발생하는 것이다.

  ㉡ 침강성 역전

    ⓐ 고기압 중심부에서 맑은 날에는 공기가 침강하여 압축을 받아 따뜻한 공기층을 형성 하게 되는데 보통 1,000m 내외의 고도에서 발생하고 역전층의 두께는 200~300m에 이른다.

    ⓑ 한랭전선이나 온난전선에 의하여 발생하는 전선성역전과 해풍역전, 난류역전 등은 침 강성역전과 유사하다.

② 열섬현상(heat island) 🔟

  ㉠ 여름에 동일한 조건이라 하더라도 인구밀도가 높고, 고층 건물이 밀집되어 있는 도심지역에 는 주변지역보다 평균기온이 약 1~2℃ 정도 더 높아진다. 이처럼 주변지역보다 도심지역의 기온이 높게 나타나는 현상을 열섬현상이라 한다.

  ㉡ 열섬현상의 주요 원인은 지표면을 덮고 있는 대기의 성질과 도시 매연, 도시 가옥과 건물, 차량 등에서 방출되는 인공열이며 기온차가 심한 봄이나 가을, 겨울에 많이 나타나고 낮보 다 밤에 심하게 나타나게 된다.

③ 대기오염과 미세먼지

  ㉠ 우리나라에서는 대기오염에 대한 국민적 우려의 증가로 미세먼지 예보제를 2014년 2월부터 전 면 시행하고 있으며 등급별 행동요령과 주의해야 할 행동수칙을 환경부령으로 제시하고 있다.

  ㉡ 미세먼지(PM-10)는 입자 크기가 10㎛ 이하인 먼지이고 초미세먼지(PM-2.5)는 2.5㎛ 이하 인 먼지로 둘 다 호흡기질환을 일으킨다.

  ㉢ 초미세먼지는 기도에서 걸러지지 않고 사람의 폐포 깊숙이 침투하여 위험하며, 미세먼지의 크기도 머리카락 직경의 20~30분의 1보다 작아 폐를 통해 혈액 속으로 들어와 온몸 전체 를 순환하여 조직 곳곳에 노화, 염증을 일으키게 된다. 따라서 호흡기 계통은 물론 당뇨나

동맥경화 같은 만성질환 발생의 위험이 있다.

　　ⓡ 환경부의 미세먼지 기준은 하루 평균 $100\mu g/m^3$ 이하이고 초미세먼지는 $35\mu g/m^3$ 이하이다.

4) 물과 건강 [20]

(1) 상수의 정수과정 [13] [11]

① 상수도의 정의 및 정수과정

　　㉠ 중앙 급수를 통해 일정한 인구집단에게 보건상 양질의 물을 공급하기 위한 설비를 말한다.

　　㉡ 수돗물은 침전, 폭기, 여과, 소독의 4가지 정수 과정을 거친다.

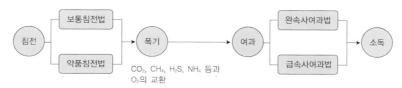

② 여과

　　㉠ 완속여과법: 완속여과법은 보통 침전법으로 침전시킨 후 여과지로 보내는 방법이다.

　　㉡ 급속여과법: 급속여과법은 미국에서 처음 사용되어 미국식 여과라고도 하고 약품을 사용하여 침전시킨 후 여과지로 보내게 된다.

　　㉢ 소독: 물을 소독하는 방법으로는 가열법, 자외선법, 오존소독법, 화학적 소독법 등이 있다.

　　㉣ 화학적 소독법

　　　ⓐ 화학적 소독법의 대표적인 예가 염소소독이며 염소는 독성과 냄새의 단점이 있지만 값이 싸고 조작이 간편하면서 소독력이 강하므로 보편적으로 사용되고 있다.

　　　ⓑ 염소는 강한 산화력이 있어 유기물질이나 환원성물질과 접촉하면 살균력이 약화되므로 잔류염소가 필요하다.

　　　ⓒ 물에 주입된 염소는 유리잔류염소($HOCl$, OCl)와 결합잔류염소(NH_2Cl, $NHCL_2$)로 존재한다.

　　　ⓓ 물에 염소를 주입하면 주입량에 비례하여 잔류염소량도 직선으로 증가하게 되지만 암모니아와 같은 물질을 함유한 물은 곡선과 같이 일단 증가한 잔류염소가 어느 시점에서 하강하면서 거의 0에 가까워졌다가 다시 증가하기 시작하는데 이 곡선을 불연속점이라고 한다.

　　　ⓔ 염소의 주입량에 비례하여 유리잔류염소가 증가하므로 불연속점 이상에서 처리하면 경제적이고 소독 효과도 크고 물의 냄새와 맛도 제거할 수 있다.

　　　ⓕ 부활현상(after growth): 염소소독 후에 일정 시간이 지나면 세균이 증가 추세를 보이는데 이것을 부활현상이라 하며 실제 소독액을 주입할 때 부활현상을 우려하여 불연속점 이상으로 염소처리한다.

(2) 수질오염의 측정지표 [23] [09]

① 용존산소(DO: Dissolved Oxygen) [19]

　　㉠ 물속에 용해되어 있는 산소량을 말하며 공기 중의 산소가 물속으로 녹아 들어가는 비율은 수온이 낮을수록, 공기와의 접촉 표면이 넓을수록, 그리고 유속이 빠를수록 높아진다.

　　㉡ 오염된 물에는 미생물 등으로 인하여 산소소비량이 많아지므로 용존산소가 낮다. 용존산소 값이 클수록 수질오염도는 낮다. [19]

　　㉢ 용존산소는 생물의 생존에 절대적이며 물을 정화하는 중요한 역할을 하므로 수질평가의 중요한 지표이다.

② 생화학적 산소요구량(BOD: Biochemical Oxygen Demand) [23]

　　㉠ 물속의 유기물질이 호기성 미생물에 의해 20℃에서 5일간 생화학적으로 분해되어 안정화되는 데 필요한 산소의 양이며 ppm으로 표시한다.

ⓛ BOD가 높다는 것은 분해가능한 유기물질이 수중에 많이 포함되어 있다는 것으로 오염도가 높음을 의미한다.

③ 화학적 산소요구량(COD: Chemical Oxygen Demand)
　　㉠ 물속의 유기물질과 황화물 등 산화성 무기물질을 산화제(과망간산칼륨)에 의하여 화학적으로 산화시킬 때 소비되는 산소요구량으로 ppm으로 표시한다.
　　㉡ 화학적 산소요구량은 생물적·화학적으로 분해가 되지 않는 공장폐수나, 염도가 높은 해수, 그리고 이끼가 많이 있는 경우에 물의 오염도를 측정하기 유용한 지표이다.
　　㉢ COD 값이 클수록 오염물질이 많이 들어 있어 수질이 나쁨을 의미한다.

④ 부유물질(SS: Suspended Solid)
　　㉠ 부유물질은 유기물과 무기물 두 가지로 2mm 이하의 고형입자 물질이다.
　　㉡ 유기성 부유물은 기온, 밀폐 등에 의해 부패하여 메탄가스와 황화수소 등의 가스를 발생시킨다.
　　㉢ 부유물질은 물의 탁도를 증가시키고 수질검사의 지표로 널리 사용되고 있다.

⑤ 수소이온농도(pH): pH가 5.8~8.5가 가장 적합한 농도이며 수소이온농도는 외부에서 산성이나 알칼리 물질이 유입되면 쉽게 변화하므로 오염 여부를 판단하는 지표가 된다.

⑥ 세균과 대장균군
　　㉠ 수질오염의 지표로서 일반 세균수는 생물학적으로 분해가능한 유기물질의 농도를 알 수 있다.
　　㉡ 수질오염의 지표로서 대장균군은 분변성 오염의 지표로 사용되며 대장균군의 검출은 병원성은 낮지만 장내세균 오염으로 수인성 전염병의 간접적인 지표가 된다.

5) 식품과 건강

(1) 세균성 식중독의 분류 18 15 05

세균으로 인한 감염형 식중독과 감염된 세균이 분비하는 독소에 의한 독소형 식중독으로 분류한다.

구분	감염형	독소형
정의	• 세균이 체내에서 대량으로 증식 • 대량의 균이 소화기에 작용해서 일어나는 식중독	• 세균이 증가할 때 발생하는 체외독소가 소화기에 작용하여 일어나는 식중독
독소	• 균체내독소	• 균체외독소
잠복기	• 길다	• 짧다
균의 생사와 발병과의 관계	• 균이 사멸하면 식중독이 발생하지 않음	• 생균이 전혀 없어도 발생할 가능성이 있음
가열에 의한 예방효과	• 효과 있음	• 효과가 없는 경우가 많음

① 세균성 식중독 15 12
　　㉠ 감염형 식중독: 식품에서 미리 대량 증식한 균이 식품과 함께 섭취되어 소장에서 더욱 증식한 후, 중독증상을 일으키는 것이다. 60℃ 이상 끓는 물에서 20분 이상 가열하여 균을 사멸하도록 한다.

구분	증상	원인식품
살모넬라 식중독	위장염증세: 복통, 설사, 구토, 급격한 발열	각종 육류, 우유(milk)
호염균 식중독 (장염비브리오 식중독)	설사, 복통, 구토, 발열, 콜레라와 유사한 증상	해산물, 오징어, 바다고기 등의 회나 소금절임
병원성대장균 식중독	심한설사(장액성, 농), 발열, 두통, 복통	보균자나 동물의 대변에 의해 1차적, 2차적으로 오염된 식품(우유)

ⓒ 독소형 식중독: 식품 중에서 증식한 균이 장관에 정착하여 독소를 산출하며, 그 독소에 의하여 증상을 일으키는 것이다.

구분	증상	원인식품
포도상구균 식중독 (Staphylococcal intoxication)	구역질, 복통, 구토, 설사, 높지 않은 열 또는 열 증상 없음	가공식품(아이스크림, 케이크 등), 유제품
보툴리누스 식중독 (botulinus intoxication)	신경성 증상(연하곤란, 언어장애, 시력저하, 복시, 안검하수, 동공 확대), 근육통을 겸한 경련, 호흡곤란	소시지, 육류, 통조림식품, 밀봉식품

② 자연독에 의한 식중독: 동식물의 일부 기관 내에 사람에게 유해한 독성물질이 있는데 이것을 오용하였을 때 자연독 식중독이 발생한다. 동물에 의한 것과 식물에 의한 식중독으로 분류된다. 🔟

ⓒ 동물성 식중독

종류	원인독소	증상(잠복기)	특징	예방
복어중독	• 복어의생식기(난소, 고환), 간, 피부, 장, 관절부 등에 있는 tetraodotoxin (C6H12NO16) • 100℃, 4시간이 안전하나 알칼리에 의해 중화	말초 및 중추신경 자극. 촉각, 통각, 온각, 혈관운동신경, 호흡중추신경 등의 마비, 호흡기계통 장애로 사망(잠복기간 0.5~5시간)	• 발생시기는 겨울에서 봄, 특히 5~6월의 산란기에 빈발, 발병률 60% • 치료는 구토, 위세척, 하제, 호흡장애 시 인공호흡, 흥분제나 강심제 사용	테트로도톡신은 열에 강하므로 210℃ 이상으로 30분간 가열. 복어독의 해독제는 없고 조리 유자격자만 조리하도록 함
홍합중독	• mytilotoxin (Saxitoxin) • 홍합의 간	말초신경, 호흡중추마비(개인의 감수성 정도에 따라 차이)	조개를 먹은 후 30분경 발병하며 입술, 혀 안면마비 등에 이어 목, 팔, 전신마비로 진전 후 심하면 호흡마비로 사망	수온이 6~8℃가 되는 매년 2월~6월경 주로 남해안 지역에서 발생하며, 수온이 18℃ 이상으로 상승되는 6월 중순경 소멸
조개, 굴중독	• venerupin • 100℃, 3시간에안전	• 불쾌, 권태, 오심, 구토, 두통, 피하에 출혈성반점증증: 의식혼탁, 출혈, 토혈, 호흡 마비 발병 후 10~7일 후 사망 • 사망률 44~50%(잠복기간 12~48시간)	• 출혈반점(피멍) • 간장비대, 황달 • 토혈, 뇌증상, 의식장해 • 사망(치사율44-50%)	마비성 패독이 주로 발생하는 2월에서 6월 사이에 패독 발생 경보가 있을 경우에는 먹지 않는 것이 좋음

ⓒ 식물에 의한 식중독

종류	원인독소	증상	특징	예방
버섯중독	• muscarine • muscaridine • amamitatoxin • fungustoxin	• 위장형 중독: 갈증, 구토, 복통, 설사, 위장허탈 • 콜레라형: 위장경련, 헛소리	• 7월에 다발, 발병률 100% • 뇌증형: 발한, 서맥, 충동(muscarine) • 산동, 근육경직 (amanitatoxin)	가을철에 주로 발생함으로 버섯채취 시 유의할 것

감자중독 Solanine P.	Solanine (C45H73NO15) 감자눈에 0.05~0.1% 함유	복통, 허탈, 현기, 의 식장애, 심하면 호 흡중추 마비	중추신경독으로 용 혈성이 있으며 많이 섭취할 경우 수 시간 만에 복통, 두통, 현 기증, 마비 등을 일 으킴	감자의 발아부위 제거, 가열로 파괴

2. 재난관리

1) 재난의 개념

재난이란 지역사회가 정상적으로 기능할 수 있는 능력을 능가한 인간 생태계의 붕괴를 의미하며 위험요인들의 누적으로 인한 결과, 불확실성, 재난의 상호작용성으로 인한 복잡성 등의 특징을 가진다.

2) 재난의 분류 [16]

(1) 우리나라 「재난 및 안전관리기본법」에서는 재난의 종류를 자연재난과 사회재난(인적재난, 사회적 재난)으로 구분한다.

자연재난		태풍, 홍수, 호우, 강풍, 풍랑, 해일, 대설, 한파, 낙뢰, 가뭄, 폭염, 지진, 황사, 조류(藻類) 대발생, 조수(潮水), 화산활동, 소행성·유성체 등 자연우주물체의 추락·충돌, 그 밖에 이에 준하는 자연현상으로 인하여 발생하는 재해
사회재난 17	인적재난	화재, 붕괴, 폭발, 교통사고, 화생방사고, 환경오염사고, 등으로 인하여 발생하는 대통령령으로 정하는 규모 이상의 피해
	사회적 재난	국가핵심기반의 마비, 감염병 또는 가축전염병 확산, 미세먼지 등으로 인한 피해

(2) 대규모 재난 발생 시 재난사태 선포(「재난 및 안전관리 기본법」 제36조)

행정안전부장관은 대통령령으로 정하는 재난이 발생하거나 발생할 우려가 있는 경우 사람의 생명·신체 및 재산에 미치는 중대한 영향이나 피해를 줄이기 위하여 긴급한 조치가 필요하다고 인정하면 중앙위원회의 심의를 거쳐 재난사태를 선포할 수 있다. 다만, 행정안전부장관은 재난상황이 긴급하여 중앙위원회의 심의를 거칠 시간적 여유가 없다고 인정하는 경우에는 중앙위원회의 심의를 거치지 아니하고 재난사태를 선포할 수 있다.

3) 재난단계별 간호

(1) 재난관리 과정 4단계(Petak의 분류) [23] [19]

구분	구분	재난관리활동
1단계 재해의 예방·완화 [21]	재난 발생 전	• 위험성 분석 및 위험 지도 작성 • 건축법 정비 제정, 재해 보험, 토지 이용관리 • 안전 관련법 제정, 조세 유도
2단계 재해의 대비·계획 [23]	재난 발생 전	• 재난대응 계획, 비상경보체계 구축 • 통합대응체계 구축, 비상통신망 구축 • 대응자원 준비, 교육훈련 및 연습

3단계 재해의 대응 **19**	재난 발생 후	• 재난대응 적용, 재해진압, 구조·구난 • 응급의료체계 운영, 대책본부 가동 • 환자 수용, 간호, 보호 및 후송 • 환자 중증도 분류 **19**
4단계 재해 복구 및 회복 **20 18**		• 잔해물 제거, 감염 예방, 이재민 지원 • 임시 거주지 마련, 시설 복구 • 심리상담 및 전문치료 의뢰

(2) 재난 긴급 상황 구분 **24**

적색(red) 가장 긴급한 상태 우선순위 1등급 **22**	• 생명을 위협하는 부상을 가지고 있으며, 저산소증에 놓인 자 • 쇼크, 흉부 상처, 내출혈, 의식 손실이 진행되고 있는 두부 외상, 피부 표면의 20~50%에 달하는 화상 등
노란색(yellow) 긴급한 상태 우선순위 2등급	• 신체 구조적 영향과 합병증을 동반한 부상을 가졌으나 아직 저산소증이나 쇼크 상태에는 빠지지 않은 자 • 즉각적인 위험 없이 최대 2시간까지 견딜 수 있는 상태 • 다발성 골절, 개방성 골절, 척수 손상, 큰 부위 열상, 피부 표면의 10~20%에 달하는 화상과 당뇨성 혼수, 인슐린 쇼크, 간질적 발작과 같은 의료적 응급 등 • 철저한 관찰이 필요하며, 쇼크 등의 증상을 보일 시 우선순위 1등급으로 재분류될 수 있음
녹색(green) 우선순위 3등급 **24**	• 구조적 합병증을 동반하지 않는 최소한의 부상을 가진 자 • 치료 없이 위험에 놓이지 않고 2시간 이상을 견딜 수 있는 상태 • 폐쇄성 골절, 약한 화상, 작은 열상, 좌상, 타박상 등
검정색(black) 사망함	• 생존 가능성이 없는 부상을 가졌거나 이미 사망한 자 • 머리나 가슴이 짓눌린 압좌부상(crushing injuries) 같은 심각한 부상을 가진 자로서 최선의 환경을 제공하여도 생존 가능성이 없는 상태 • 간호철학에 반대되기 때문에 이러한 환자들에게 치료를 중단하는 것이 가장 어려우나 재난 중 환자 분류는 개인보다는 희생자의 생존자 수를 높이는 것이 목적임
혼합색 (contaminated)	• 위험한 박테리아나 화학적 물질에 오염된 자 • 치료 전 오염되지 않은 지역으로 빨리 이동시켜야 함

4) 심리적 지지

(1) 재난 이후 정서회복단계

① 1단계: 영웅단계에 해당하며 마비, 충격, 생명을 구해냈다는 것에 대한 의기양양함을 보인다.

② 2단계: 허니문단계로 생존자가 매우 기뻐하며, 지역사회와 함께 재난에 대응하기 위한 일에 참여한다.

③ 3단계: 실질적으로 심리적 위협이 시작되는 환멸단계로 재난 이후의 삶의 변화가 현실로 다가오면서 우울과 무력감이 나타나기 시작한다. 이때 신체적 변화로 두통과 혈압상승, 위궤양 등의 소화기계통 문제가 발생하고 정서적 무감정 상태와 격한 감정 사이에 심한 기복을 보이면서 분노와 좌절을 보이게 된다.

④ 4단계: 재구성단계에 해당하며 격한 감정의 수용과 독립성 및 일상생활 속의 관계와 활동이 정서적인 재투자로 대체되면서 심리반응이 점차적으로 재구성된다.

(2) 외상후 스트레스(PTSD: Post Traumatic stress disorder)

① 외상후 스트레스 증후군의 증상: 신체적으로는 흉통과 현기증, 두통, 소화기 및 면역계 증상이

보이고, 정서적으로는 충격적 사건과 관련된 대화 및 대인기피증, 직업사회성의 결여와 불면, 분노의 폭발, 심한 경계심 등이 나타난다.

② 죽음이나 부상에 대한 실제적인 상황이나, 위협, 목격 등 극심한 외상성 스트레스 요인에 노출된 후 발달하는 특징적인 증상들로 심각한 스트레스 반응을 보이게 된다.

③ 사람마다 차이를 보이기는 하지만 사건 발생 후 대략 3개월 이내에 발생하며, 치료기간도 개인에 따라 다르다.

5) 지역사회 재난 예방

(1) 일차예방

재난이 일어나기 전에 예방하거나 불가한 경우 재난의 피해를 최소화하는 것으로 잠재적 인 재난의 위험 파악, 재난 시 계획 수립, 수립된 계획의 반복적 연습, 자원봉사자와 건강 관리 제공자들의 훈련 및 교육이 이에 해당한다.

(2) 이차예방

재난 발생 시 재난의 피해를 최소화하는 것을 의미하며 탐색 및 구조, 희생자 분류, 파괴된 지역 사정이 이에 해당한다.

(3) 삼차예방

지역의 남아 있는 기능을 최대화하여 재난을 당하기 이전 수준으로 지역을 복원시키는 것으로 시설 및 체계 복구, 피해자의 신체적·정신적 재활이 이에 해당한다.

핵심문제

01

고온다습한 환경 노출로 체온조절중추에 장애가 생겨 고열이 발생하는 온열질환은?

① 열허탈
② 열발진
③ 열경련
④ 열사병
⑤ 열탈진

02

외국의 여러 국가에서 신종감염병이 확산되고 있다. 신종 감염병의 국내 유입 및 확산을 막기 위해 재난대비 단계에서 실행해야 하는 것은?

① 중증환자 분류
② 재난 대응 모의 훈련
③ 확진자 수용시설 운영
④ 재난 예.경보 신속 전파
⑤ 응급의료인력 지원체계 가동

정답 / 01 ④ 02 ②

5 정신간호학

We Are Nurse

위아너스
간호사
국가시험
핵심요약집

⊕ CHAPTER 01   정신건강

1. 정신건강의 정의

자신의 기본적인 욕구를 해결하며 환경에 적응력이 있는 상태로 사고, 감정, 행동 간 밀접한 관계를 지니고 자신의 생활에 만족하는 상태를 의미

→ 장애나 질병이 없다는 것에 초점을 두는 것이 아니라 신체, 정신, 사회적인 인간의 총체적인 안녕 상태를 강조

→ 정신적으로 건강한 사람이란 결핍이 있는 환경 속에서도 자신의 기본적인 욕구를 해결할 수 있는 사람

> **정신건강의 여러 가지 정의**
>
> • WHO는 건강이란 단순히 질병이 없거나 허약하지 않을 뿐만 아니라 신체적, 정신적, 사회적으로 안녕한 상태라고 정의
> • 매슬로우는 정신적으로 건강한 사람이 자아실현을 이루는 것이라고 정의
> • 로저스는 장애나 질병이 있어도 자신의 역할을 충분히 기능하는 것으로 정의

2. 정신질환의 개념 17 14 12

① 정신질환은 평생 유병률이 높은 흔한 병이며 모든 질환자가 위협적인 사고를 일으키지는 않는다.
② 유전적 경향과 신경생물학적 원인이 정신질환의 원인이 되며 간접적인 유발요인으로는 마음의 충격이나 스트레스가 있다. 선천적인 요인과 촉진적인 요인이 더해지면서 발생하는 경우가 많다.
③ 정신질환 초기에 약물복용을 통해 증상을 조절하고 회복하게 되면 사회적 기능을 수행할 수 있다.
④ 정신질환의 직접적인 요인으로 가난을 보기는 어려우며 정신질환과 빈곤 사이에는 상관관계가 없다.
⑤ 정신질환은 치료가 가능하며 조현병의 경우 완전회복 13%, 증상 호전과 정상 생활은 30%에서 가능하다.
⑥ 정신질환자는 정신분열 증상이 24시간 지속되는 것은 아니며 정신기능이 모두 와해 되는 것은 아니다.
⑦ 정신질환자는 유병기간에도 평소 성격을 보이나 타인이 이해하기 어려운 생각이나 감정을 가지고 왜곡하여 해석하고 느끼는 등의 특성을 나타낸다.
⑧ 정신질환자는 자신에게 나타나는 증상으로 인하여 불안감을 느끼며 위축되어 있다.
⑨ 정신질환자는 난폭하고 공격적이기보다 소심하고 수동적인 경향을 보인다.
⑩ 정신질환 치료 약물은 중추신경계에 작용하기 때문에 부작용이 발생할 수 있으나 일시적이며, 인체에 위험하거나 중독되지 않고 금단증상이 없다.

3. 정신건강 평가 기준(마리아 야호다, Marie Jahoda) 6가지 17

① 자신에 대한 긍정적 태도: 자신에게 객관적 관점을 유지하고 인식, 자신을 수용
② 성장, 발달, 자아실현: 자신의 잠재력 개발 및 도전하여 자기 실현
③ 통합력: 자신의 내외적 갈등과 욕구, 정서조절의 균형을 이루는지에 대한 여부

5

④ 자율성: 자율적으로 결정과 행동을 조절하며 자기 행동에 대한 책임을 따르는 것
⑤ 현실지각: 현실을 파악하고 이상에 대한 구별이 가능
⑥ 환경에 대한 지배: 변화되는 환경에서 효율적인 대처 및 인간관계의 원만함 유지

핵심문제

01

Marie Jajoda의 정신평가기준에서 '자신에게 객관적 관점을 유지하고 인식'하는 것은 무엇에 해당하는가?

① 자아실현
② 자신에 대한 긍정적 태도
③ 통합력
④ 자율성
⑤ 환경에 대한 지배

02

다음 중 정신질환의 개념으로 올바른 것은?

① 정신질환은 흔하지 않으며 특별한 대상자에게 발생한다.
② 정신질환은 선천적인 요인으로만 발생한다.
③ 정신질환의 치료는 불가능하며 약물을 통한 증상 조절만 가능하다.
④ 정신분열의 증상은 24시간 지속된다.
⑤ 난폭하고 공격적이기 보다 소심하고 수동적이다.

정답 / 01 ② 02 ⑤

⊕ CHAPTER 02 정신건강 간호

1 치료적 인간관계의 개념

1. 치료적 인간관계와 목적

① 치료적 인간관계란 서로에게 학습경험이 되고 어려움이나 두려움이 해소되어 성장해주도록 지지해 주는 관계를 의미한다. 목적으로는 자기실현, 자기수용 및 자존감 증진과 통합성 증진이다.
② 치료적 인간관계는 대상자와 치료자의 의존적 대인관계를 형성하고 현실적이고 합리적인 목표 성취를 가능하게 한다.

2. 치료적 인간관계의 장애 요인 🔟

① 전이: 대상자가 아동기의 중요한 인물(부모나 형제, 기타 사람이나 사물)에 대해 느낀 애정과 증오 등의 감정이 무의식적으로 치료자에게 향하는 것(대상자 → 치료자)
② 역전이: 치료자의 비이성적인 감정, 과거 갈등 경험, 인지가 무의식적으로 대상자에게 향하게 되는 것(치료자 → 대상자)

치료적 인간관계에서 필요한 간호사의 자질

자기인식, 가치관 확립, 온화함, 이타주의, 윤리감과 책임감, 치료적인 의사소통 기술, 전이와 역전이 이해

치료적 관계에서의 치료자의 태도 14 10	
안정감	대상자를 독립적인 존재로 분리시킬 수 있는 확고하다.
일관성	대상자와 신뢰감 형성의 주요 요인으로 작용한다.
긍정적	대상자의 행동에 관심을 가지고 존중하는 태도를 보인다.
강함	어떤 상황에서든 치료자의 생각과 주관을 유지하는 것이다.
민감성	대상자에게서 나타나는 사소한 변화도 알아차린다.
수용감	대상자를 있는 그대로 인정하면서 판단하지 않는다.
비판단적	치료적 관계에서는 대상자를 평가하지 않는다.
창조성	대상자를 성장 가능성이 있는 창조적인 존재로 보는 것이다.
명확성	의사소통 시 명확하게 상황을 표현하는 것이다.
공감	대상자의 입장으로 바라보면서 생각이나 느낌을 이해한다.

3. 치료적 인간관계 상호작용 형성과정 24 23 22 21 20 19 18 17 14 13 12 11 10

(1) 전 단계 18
① 치료적 인간관계 전에 선행되는 단계로 간호사가 자신을 분석하고 탐구하는 시기이다.
② 대상자에게 의미 있고 유용한 자료를 수집하는 단계이다.

(2) 초기 단계(Orientation 단계) 23 19
① 간호사가 대상자에게 자기소개 및 역할에 대하여 설명하면서 신뢰감을 형성하는 단계이다.
② 대상자에게 수용적이고 개방적인 의사소통을 이용하여 협력관계를 형성하도록 한다.
③ 일관성 있게 대상자를 대하는 태도가 매우 중요하며 간호사와 대상자 모두 불편감을 느끼면서 신경이 예민해지는 것을 경험하게 된다.
④ 간호진단, 목표, 우선순위 등의 간호계획을 수립하면서 한계와 목적에 대한 계약을 설정한다.

(3) 활동단계 24 21 14
① 대상자와 활발한 활동을 통해 초기 단계의 계획이 실행되는 단계로 실제적인 행동 변화가 나타난다.
② 치료자는 대상자의 스트레스 요인을 파악하고 건설적인 방향으로 문제 해결 방안을 제시하여 대상자의 심리를 강화한다.
③ 대상자가 불안을 극복하고 독립심과 책임감을 증대시켜 안정감을 가지고 솔직하게 표현할 수 있도록 돕는다.
④ 대상자의 삶의 경험을 통합하여 발달 된 통찰력이 행동 변화로 이어지도록 돕는다.

(4) 종결단계 22 20 12
① 대상자의 상태를 확인하여 치료적 관계를 종료할 수 있는지 확인한다.
② 종결을 위한 준비를 위해 만남의 횟수를 줄이고 치료적 목적의 달성 여부를 서로 평가 하는 단계이다.
③ 종결에 대한 반응을 인식, 수용, 공감하고 개방적 태도를 유지하면서 대상자가 가질 수 있는 느낌을 표현하도록 한다.

④ 대상자의 현재 문제 해결, 사회화 증진, 건설적인 방어기전 사용 등에 대한 부분을 확인하여 종료를 판단하도록 한다.

4. 치료적 의사소통 기법 24 23 21 20 19 18 17 16 15 14 13 12 11

① 경청: 치료적 의사소통에서 가장 중요하고 꼭 필요한 것
 - 대상자에게 관심을 집중하며 능동적으로 듣고 이해하며 즉각적인 반응을 보이도록 함, 비언어적 표현으로 고개를 끄덕이거나 눈을 맞춤
② 반영: 간호사가 대상자의 느낌, 생각, 경험한 것에 의미를 두고 다른 말로 표현하는 기술 24 23 21 20 18 17 15 13 12
  ㉠ 사실을 명확하게 하여 생각을 반영한다. 예 "말하자면 그것이 옳다고 생각하시는군요."
  ㉡ 경험 반영(내용반영)
   • 대상자: "발표를 하려고 강단에 섰는데 손이 떨리기 시작했어요. 연습할 시간이 부족해서 준비가 덜 되었다는 생각이 가득했어요"
   • 간호사: "충분히 발표할 준비가 되었다고 생각을 하였는데, 사람들 앞에 서니 너무 서둘렀다는 것을 깨닫게 되었군요."
  ㉢ 느낌 반영(감정반영): 대상자가 애매하게 감정을 표현하는 경우 분명하게 이야기할 수 있도록 대상자의 말에서 숨겨진 의미를 찾는다. 예 "정말 화가 많이 나셨군요."
③ 개방적 질문: 자신의 생각 혹은 느낌을 스스로 표현하도록 격려 22
④ 수용: 대상자의 상황을 비평하지 않으며 있는 그대로 대상자의 입장을 받아들인다.
   • 대상자: "부모님도 제가 쓸모없다고 생각해요, 그냥 죽고 싶어요."
   • 간호사: "죽고 싶다는 심정은 이해할 수 있습니다."
⑤ 반복: 대상자가 표현한 내용을 그대로 치료자가 반복하여 말함으로써 대상자의 상황을 확인
   • 대상자: "기분이 우울해서 아무것도 하고 싶지 않았어요."
   • 간호사: "기분이 우울해서 아무것도 하고 싶지 않았다는 말씀이신가요?"
⑥ 명료화: 대상자가 말한 모호한 내용은 명백하게 하여 상호의미를 확인 19 17 16 12
   • 대상자: "내일이나 되어야 볼 수 있을거에요."
   • 간호사: "내일 따님이 병원으로 올 수 있다는 말씀인가요?"
⑦ 정보제공: 질병에 대한 정보, 투약, 병원 내 규칙 등에 대한 정보를 제공
   • 대상자: "혈압약을 먹어도 혈압이 계속 높아져서 불안한데 내성 생긴 것은 아닌가요?"
   • 간호사: "만성질환은 자가관리가 필요하며 혈압약은 인체에 내성이 없는 안전한 약입니다."
⑧ 현실감 제공: 대상자가 현실을 왜곡하는 경우 상황 그대로 사실대로 이야기
   • 대상자: "자꾸만 내 귀에 대고 소리 지르라고 말해요."
   • 간호사: "지금 여기에는 우리 둘만 있으며 아무 소리도 들리지 않습니다."
⑨ 초점 맞추기: 대화의 초점이 산만해지지 않고 한 가지로 집중
   예 "조금 전에 말씀하시던 것을 더 이야기해주시겠어요?
⑩ 접촉: 따뜻하게 손을 잡아주거나 어깨를 다독이며 신체적 접촉으로 위로, 관심, 염려를 표현
⑪ 공감: 대상자의 입장에서 감정이나 느낌을 이해하고 있는 그대로 인정하면서, 말 자체보다는 감정에 초점 24 19
   • 대상자: "제가 한심해 보여서 더는 치료받고 싶지 않아요."
   • 간호사: "치료과정이 어렵게 느껴져 힘들어하시는 마음을 이해할 수 있어요."
⑫ 직면: 적절하게 현실을 지각하도록 돕는 기술로 신뢰감이 형성된 후에 사용하는 기술, 대상자가 인지하지 못하거나 인정하기를 거부하는 생각, 느낌에 대해 주의를 환기시키고 왜곡에서 벗어나도록 돕는다. 13
   • 대상자: "저기 지나가는 사람이 내 아들이잖아."

- 간호사: "저분은 아드님이 아닙니다."

⑬ 유머: 대상자가 불안을 느낄 때 긴장을 감소시킬 수 있으나 의심과 망상이 많은 대상자에게는 공격적인 행동으로 오인 될 수 있으니 주의

⑭ 침묵: 대상자가 충분히 생각할 수 있도록 시간을 주고 통찰력을 갖도록 도움, 미숙하게 사용하는 경우에는 대상자에게 불편감 초래 **16 11**

5. 비치료적 의사소통 **14**

① 경청실패: 상대방에 집중하지 못하고 다른 곳으로 시선을 돌리거나 대상자의 말이 들어줄 가치가 없음을 전달

② 판단: 대상자를 간호사 하위에 두며 경시하는 반응

③ 일시적 안심: 문제의 원인이나 결과가 확실히 보이는데도 무조건 괜찮다는 식으로 일시적으로만 안심시키는 경우 신뢰감이 상실됨

④ 상투적 반응: 진정성이 결여되어 형식적인 느낌 전달

⑤ 문자적 반응: 이면에 숨겨진 본 의미 파악보다는 대상자의 말 그대로 받아들여 반응한다.

⑥ 충고: 대상자에게 해결 방법에 대한 이행을 지시

⑦ 거부: 대상자의 생각, 행동을 고려하지 않고 경멸하거나 받아들이지 않는다.

⑧ 동의: 대상자에게 무조건적으로 찬성하는 경우 스스로의 판단 기회를 박탈시킨다.

⑨ 이견, 부정: 대상자의 생각과 느낌과 다르다는 의견제시 → 불안 조장, 방어적 태도를 갖게 한다.

⑩ 과도한 칭찬: 필요 이상으로 동의하고 찬성하면 과대망상을 더 조장할 수 있다.

⑪ 비난, 평가: 자기방어 초래하게 된다.

⑫ 허위: 대상자가 간호사를 불신하게 된다.

⑬ 주제회피: 말머리를 돌려 전혀 다른 반응을 함, 치료자가 불안을 보호하기 위해 대상자의 발언권 침범

⑭ 표현된 감정을 얕봄: 대상자의 표현된 생각과 느낌에 대해 무시한다.

⑮ 방어: 대상자, 가족이 기관, 직원에 대한 느낌을 말할 때 듣지 않거나 변명한다.

⑯ 도전: 대상자의 행동, 생각이 잘못된 경우 증거자료를 요구하는 것이다.

⑰ 이중구속(이중메세지): 서로 다르고 모순된 언어적 및 비언어적 메시지 전달, 무엇이 진실한 메시지인지 결정하기 어렵고 난감

2 정신건강사정

- 신경전달물질과 정신질환의 관련성 **24 15 10**

정신질환		관련 있는 신경 전달 물질과 그 기능		신경 전달 물질 분비 장애의 영향	
		신경 전달 물질	기능	장애	영향
활성	조증, 조현병	도파민 (dopamine)	사람을 활동적이며 열정적으로 만듦	↑ (과다)	뇌가 너무 많은 메시지를 받아 혼란을 일으킴
비활성	우울				
활성	조증, 조현병(음성)	세로토닌	긴장 완화, 생기회복, 집중력 강화	↓ (부족)	긍정적인 메시지 부족으로 사기가 떨어지고 기운이 빠지게 함
비활성	수면/강박/섭식장애 우울, 공격성, 자살				
활성	조증, 조현병, 불안	노르에피네프린 (morepinephrine)	기운을 돋움	↓ (부족)	
비활성	우울				

양극성장애 (조울증)	많은 종류의 신경 전달 물질	정서에 균형을 줌	↔ (불균형)	과도함 감정 기복

- 생물학적 기능과 정신질환의 관련성 **22**

명칭	담당	관련질환
변연계	정서적 행동, 주의집중, 투쟁(공격) **22**과 도피, 기억	반사회성 성격장애
전두엽	추상적 사고, 학습, 억제력, 추리력	인격장애, 치매
해마	위축은 주요한 우울과 관련	코르사코프 증후군, 작화증

1. 정신역동

① 정신역동이란 인간의 내부에 있는 정신적인 힘이 상호작용한 결과와 현상을 의미하며 어떤 형태로 행동을 하도록 추진하는 감정과 정서이다.

② 정신에너지: 이드에서 유래 된 정신에너지는 정신기능을 위한 힘의 추진력으로 이드(충동)와 초자아(이상)간의 평형을 유지하는 힘이다.(이드 → 자아 → 초자아로 전환) **14**

2. 의식구조 **13**

(1) 의식(conscious)

① 현재를 지각하는 부분 → 주로 깨어있을 때에만 작용

② 스스로 노력이 없어도 현실에서 쉽게 알아차릴 수 있는 정신생활의 부분

③ 논리적, 합리적 행동 조장(자아, 초자아 일부분)

(2) 전의식(preconscious) **13**

① 의식과 무의식 중간에 위치하며 생각, 반응 등이 부분적으로 망각 되는 부분

② 주의를 집중하면 의식될 수 있다.(반 기억 상태)

③ 외부의 기분에 맞추어 불쾌한 것을 피하고, 본능적 욕구의 방출을 지연시킨다.

④ 자주 사용하지 않고 필요로 하지 않은 많은 생각들이 의식에 남아 부담이 되는 것을 막아준다.(초자아와 주로 자아로 구성)

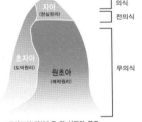

프로이트의 의식수준 및 성격의 구조

(3) 무의식(unconscious)

① 개인의 행동 사고 결정요인, 전 생애 동안 경험한 모든 기억, 감정, 반응이 저장되는 영역

② 의식 밖에 있어 아무리 노력해도 생각나지 않는 영역으로 대부분의 방어기제가 포함된다.(이드와 자아, 초자아)

3. 성격의 구조 **16 14 12 11 10**

(1) 이드(id)

① 대부분 인식되지 않으며, 무의식 영역으로 꿈 분석과 신경증적인 다양한 형태들을 통해 파악하게 된다.

② 인간의 가장 기본적인 생물적 충동으로 즉각적인 욕구 만족만 추구, 쾌락 원칙의 지배

③ 비언어적, 비논리적, 비체계적, 비현실적이다.(현실과 환상을 구분 못 한다.)

④ 합리성, 객관성, 과학성이 없는 1차사고 과정(꿈, 환상 등)을 통하여 기능한다.

⑤ 에너지 원천/자아, 초자아의 발달 원천이다.

(2) 자아(ego - 성격의 집행부) 12 10

① 현실적, 합리적, 논리인 현실원칙의 지배로 생후 4~6개월부터 이드에서 분화한다.

② 이드와 현실 세계의 중재자, 초자아와 과거의 기억과 신체적 욕구와 타협한다.

③ 즉각적인 충동을 연기시킴, 행동을 취하기 전 현실을 고려하게 한다.

④ 체계적 사고. 논리적 학습 등 고차원적 정신작용이다.

⑤ 2차사고 과정을 통해 기능을 수행한다.

⑥ 대부분 의식의 영역, 방어기제 → 무의식적 기전이다.

(3) 초자아(superego - 성격의 사법부) 16 14 11 08

① 선악을 구분하는 개인의 양심으로 생후 1세 전후 자아로부터 분화, 5~6세 발달, 9~11세 완성된다.

② 초자아가 이드의 충동 조절 실패 시 반사회적 성격을 보인다. 14

③ 부모 및 교사가 어린이에게 가르쳐준 사회의 가치, 도덕의 내면화된 표상으로 사회의 가치나 이상을 나타낸다. 16

④ 현실적인 목표 대신 도덕적인 목표를 갖도록 납득 시킴, 완전성 추구한다.

⑤ 보상과 처벌을 통해 아이들의 행동을 부모가 직접 통제하나 시간이 지나면 부모의 표준을 자신의 초자아에 통합시켜 아이 스스로 행동을 통제하는 재판관, 사법관의 역할을 수행한다.

⑥ 대부분 무의식 영역에 존재하며 의식, 전의식, 무의식에 모두 작용한다.

4. 방어기전 23 21 20 19 18 17 16 15 14 13 11 10

1) 정의

① 사회적으로 용납될 수 없는 욕구, 충동 등 이드 속에 포함되어있는 초자아의 압력과 부딪혀 발생하는 불안으로부터 자아를 보호하기 위한 기전을 의미한다.

② 자아를 보호하기 위해 사용되는 태도를 방어기제라고 한다.

2) 방어기전 종류

(1) 성숙한 방어기제

억제 23	불안하게 하는 상황이나 느낌을 의식적 행동으로 통제, 조절하는 것	어두운 밤 길을 혼자 갈 때 무서움을 떨치려고 노래를 부르면서 감
승화	사회적으로 용납되지 않는 충동이나 행위에 대한 욕구가 강하면 무의식적으로 건설적인 활동으로 대체	공격적 에너지를 춤이나 운동으로 발산
유머	심리적 부담이나 갈등을 웃음을 유발하여 긴장감을 줄임	분위기가 안 좋아질 때 농담으로 그 분위기를 부드럽게 하는 경우

(2) 미성숙 방어기제

합일화	• 동일화에 포함되나 자기와 외부의 구별이 없는 시기에 발생하는 미숙하고 원시적 형태로 누군가와 하나가 되고 싶은 것 • 나와 남의 구분이 없음, 외계 대상을 상징적으로 자아의 형태 변화 없이 그대로 받아들임 • 나의 행동과 감정이 상대방의 행동과 감정과 똑같아야 한다고 생각함	엄마가 아이를 보고 웃으면 자기가 웃는 줄 알고 좋아하는 상태

동일시 **16**	• 다른 사람의 바람직한 속성이나 태도, 행동을 자신의 성격 일부로 만드는 것 • 자아와 초자아의 성장에 가장 큰 역할을 하며, 무의식적으로 일생동안 지속되며 성격발달에 매우 중요 • 단순한 흉내, 역할모델, 모방과 같은 의식적인 행위와는 구별됨 • 부모상을 받아들이는 학령전기(3~6세)에 시작되고 자아/초자아 성장과 성격/인격 발달에 중요한 역할을 함 • 성인기에 발현되어 지배적인 경우 자아 발달 이상, 병적인 경향을 나타냄	아이들이 부모 놀이를 통해 닮고 싶은 사람을 닮아가는 것
함입 **24**	• '자기'와 '자기 아닌 것'을 구별하는 시기에 일어나는 원시적인 동일화 • 남에게 향했던 모든 감정을 자신에게로 돌리며 자기 탓을 함	일이 잘못되는 경우에 모두 자기 탓으로 돌리는 것 **24**
투사 **21 19 14**	• 어떤 행동이나 생각의 책임을 자신으로부터 외부 대상이나 다른 사람에게 돌리는 것 • 조현병, 편집증, 자아 능력의 심한 손상 시, 환각/망상의 증상으로 작용	상대방을 내가 미워하면서 상대방이 자신을 미워하기 때문이라고 함
전환	• 심리적 갈등이 신체감각 기관으로 증상화되는 것	병리적으로 문제없으나 고통을 느끼며 주로 사지마비나 시력 손상 또는 수의근계의 증상이 나타남
신체화	• 심리적 갈등 이 감각기관과 수의근계를 제외한 기타 신체 부위 증상으로 표출되는 것	사촌이 땅을 사면 배가 아프다
고착	• 어떤 시기에 심한 좌절 혹은 만족 시 이 시기에 무의식적으로 집착하게 되어 더이상 발달하지 못함 • 퇴행은 회복이 가능하나 고착은 회복되기 어려움	과도한 흡연, 음주, 성인의 스트레스 시 손톱 물어뜯기
퇴행	• 갈등이 없던 안전하고 즐거웠던 인생의 이전단계로 후퇴 • 개인의 불안을 감소시키기 위해 이미 지나간 행동 수준으로 후퇴하고 의존적인 역할을 하게 됨 • 초기발달 시기로 되돌아가는 행동을 보이나 회복 가능	배변 훈련이 된 아이가 동생이 태어나면 옷에 용변을 보는 행위(정상적 퇴행)

(3) 신경증적 방어기제

억압	용납될 수 없는 생각이나 욕구 등을 무의식의 영역에 묻어버림, 모든 방어기제의 기초로 죄의식을 일으키는 기억을 의식에서 제거하는 무의식적인 기전, 보편적이고 1차적인 기전, 아동기 억압은 무의식적 불안의 근원	고통에 대한 자발적 망각으로 어린 시절에 있었던 부정적인 기억을 하지 못함
부정 **14**	중독질환 시 보이는 무의식적인 방어로 의식적으로 용납할 수 없는 생각, 감정, 욕구에 대해서 회피함	검진 결과 암에 걸렸다는 통보를 받을까 무서워서 병원에 가질 않음
반동형성	받아들일 수 없는 감정과 행동에 대해 정반대로 표현하여 의식화를 막음, 욕구와 정반대로 해소하면서 오히려 공포 대상에 더 몰두하는 모습을 보임	미운 아이 떡 하나 더 준다.
취소 **20**	불편한 욕구 기억을 지우거나 중화하는 상징적인 행동을 함, 용납될 수 없는 자신의 생각이나 행동에 대한 책임을 면제받고자 어떤 행위를 하는 것, 무의식적으로 없었던 것처럼 취소하는 행동	데이트 폭력을 가한 후에 선물을 사 주는 것
전치 **17**	무의식적인 어떤 충동, 감정, 관념이 다른 대치물로 향하는 것, 감정이 왜곡되어 원래의 대상으로부터 분리되어 덜 불편한 다른 대상으로 향함	종로에서 뺨 맞고 한강에서 화풀이한다.

상징화	의식 속에 어떤 대상, 사고나 행위가 일반적인 다른 형태를 통하여 표출(공포증, 강박장애 시)	자라 보고 놀란 가슴 솥뚜껑 보고 놀란다.
격리 **13**	과거나 현재의 경험에 있어 실제 사실은 의식에 남아있으면서도 그 사실과 관련된 고통스러운 감정, 기억, 충동을 사실(의식)과 분리시켜 무의식에 둠	사랑하는 사람의 죽음을 나와 상관없는 것처럼 아무 감정 없이 이야기하는 것
해리	마음을 편하지 않게 하는 근원인 성격의 일부가 그 사람의 의식적 지배를 벗어나 마치 하나의 다른 독립된 인격체로 행동하는 것	지킬박사와 하이드
합리화 **18** **15**	이해하기 어려운 행동을 하면서 사회적으로 용납될 수 있는 이유를 붙여 개인적으로 자신의 행동을 정당화 함	• 신포도: 자신이 바라던 것을 얻지 못하자 필요가치를 부정하여 마음의 평안을 얻음 • 단레몬: 인정하고 싶지 않은 일을 억지로 받아들여야 할 때 그것이 마치 바라던 일인 것처럼 생각함
주지화	• 주로 지능이 높거나 교육 정도가 높은 사람에게서 나타나며 상당히 궤변적인 행위 • 받아들이기 힘든 충동과 욕구를 피하기 위해 느낌보다는 사고로 정서적 불편을 제거하려고 함	어머니의 치매를 인정하고 싶지 않았던 아들이 치매 증상으로 배회하다 교통사고가 발생하여 다리에 골절상을 입고 병원에 입원한 어머니를 두고 가만히 누워서 쉬면 된다고, 차라리 잘 됐다고 지인들에게 이야기함

(4) 기타 방어기제

보상 **22**	바람직하지 못한 특성으로 생긴 열등감을 감소하기 위해 바람직한 특성을 강조하는 경우	작은 고추가 맵다.
저항	억압된 것들이 의식으로 나오는 것을 막는 기전, 의식화되면 너무 고통스러워 대개 기억에 없다고 말함	정신치료 도중 환자가 의자가 불편하다고 트집 잡음
상환	배상행위를 통해 무의식에 있는 죄책감으로 인한 부담을 줄이는 것	다이너마이트를 만든 노벨이 노벨 평화상 제정
대리형성	목적하던 것을 가지지 못할 때 무의식적으로 비슷한 것을 취해 만족을 얻는 것	꿩 대신 닭, 어머니 닮은 여자친구

혼동되는 방어기제

- 반동형성 vs 취소
- 퇴행 vs 고착
- 억압 vs 억제
- 주지화 vs 합리화

- 합일화 vs 동일시
- 해리 vs 격리
- 상징화 vs 전치
- 전환 vs 신체화

5. 발달이론가에 따른 발달단계별 특성 **24** **23** **21** **18** **16** **15** **14** **13** **11** **10**

① Freud(정신성발달): 인격 발달은 성적인 것으로 욕구 충족에 초점, 아동기 경험이 성인 인격에 영향을 미친다.

② Erikson(정신사회발달): 단계별 발달과업 수행 유·무를 통해 사회 발달에 초점, 인격은 일평생 발달한다.

③ Piaget(인지발달): 인격발달을 아동의 지적능력 발달단계로 설명하면서 인지발달을 아동 자신의 능동적인 행동을 통해 분화되고 수립해 나가는 능동적 구성과정으로 본다.

④ Sullivan(대인관계발달): 어머니와의 관계 형성을 시작으로 인격 발달을 대인 관계와 사회적 교류 관점에서 살펴본다. **24**

⑤ Mahler(분리개별화 발달): 발달을 어머니와 의존, 독립하는 과정으로 설명한다.(인간이 최초로 사랑한 사람)

발달 단계	Freud 정신성 발달 24 21 16 14 13 12 11 10	Piaget 인지발달 15	Mahler 분리개별화 발달 15 11
영아기 (0~1세)	구강기(0~1세): 빠는 즐거움 / 만족 되지 못하면 과음	감각운동기(0~2세): 대상 영속성 발견, 공간이동개념 형성	정상자폐기(출생~1개월): 자기 아닌 것을 구별 못 함. 생존을 위한 기본 욕구 충족과 안위에 초점. 이 시기에 고착 시 소아자폐장애의 원인
유아기 (1~3세)	항문기(1~3세): 대소변 가리기를 통해 몸의 기능을 다스림	전조작기(2~7세): 상징적 활동, 자아 중심적/물활론적 사고, 꿈을 현실로 생각함, 직관적 사고	공생기(1~5개월): 모자가 공생, 영아는 어머니와 정신이 결합된 형태를 유지하며 어머니를 자신의 필요를 충족시키는 사람으로 인식
학령전기 (3~6세)	남근기(3~6세) 21: 생식기에 집중, 성에 대한 정체감 형성, 반대성 부모에 애착, 동일시		분리개별화기(5개월~36개월): 어머니로부터 신체적, 정신적으로 분리되어 개별화가 이루어짐 • 분화분기(5~10개월): 낯가림 시작
학령기 (6~12세)	잠복기(6~12세): 리비도가 지적 활동에 집중	구체적 조작기(7~12세): 보존 개념 획득, 타인 입장 고려(탈중심화), 가역적 사고, 서열화 능력, 대상 간 공통점, 차이점 이해	• 실제분기(10~16개월): 어머니에서 주위 환경으로 관심이동, 분리불안 경험 • 화해접근분기(16~24개월): 아기 자율성이 엄마와 충돌, 엄마에 대해 사랑과 미움의 감정이 나뉘어지고 그 사이에서 불안을 느낌 • 통합기(24~36개월): 대상항상성 형성, 대인 관계가 안정되고 적절한 인간관계 유지(좋은 엄마와 나쁜 엄마의 이미지가 통합)
청소년기 (12~18세)	성기기(12~18세): 리비도가 이성의 동료에 집중 24	형식적 조작기(12세 이후): 연역적, 가설적, 추상적 사고, 논리적 추리능력, 추상적 개념이해, 이상과 현실에 대한 개념 및 구별 가능	–

발달 단계	Erikson 정신사회 발달 23 18 14		Sullivan 대인관계발달 14
영아기 (0~1세)	영아기(0~1세) 신뢰감 vs 불신감		영아기(0~18개월): 첫 대인관계는 수유를 통한 어머니와의 관계(충분한 수유 – 좋은 엄마 – 좋은 나 / 불충분한 수유 – 나쁜 엄마 – 나쁜 나)
유아기 (1~3세)	초기 아동기(1~3세) 자율성 vs 수치심, 의심		• 아동기(18개월~6세): 개인의 욕구 충족의 지연 및 수용에 대한 학습, 성개념, 성역할 습득
학령전기 (3~6세)	후기 아동기(3~6세) 주도성 vs 죄책감		–
학령기 (6~12세)	학령기(6~12세) 근면성 vs 열등감		• 소년기(6세~9세): 또래아이들과의 만족스러운 관계형성을 배움 • 전청소년기(9세~12세): 동성 친구와 긴밀한 관계를 가짐
청소년기 (12~18세)	청소년기(12~18세) 주체성 vs 역할혼돈		• 초기청소년기(12~17세): 이성에 대한 행동양식이 발달하며, 독립을 추구
성인기 (18~45세)	성인기(18~45세) 친밀감 vs 고립감		• 후기청소년기(17세~23세): 책임감, 성숙한 대인관계가 발달 • 성숙기(24세~): 자아인식, 자아존경가능, 성숙한 인간관계 능력획득
	중년기(45~65세) 생산성 vs 자기침체	노년기(65세~) 통합 vs 절망	

6. 한국의 정신사회 문화적 이해 🔟

문화 차이가 있는 대상자 간호 시 문화 차이 및 다양성 인정, 대상자 문화에 대한 간호사 자신의 생각과 감정 검토가 중요하다.

① 화병(korea disease): 분노를 억제할 때 발생하는 증후군으로 만성적이며 중년 이후 여성에게 우울과 불안의 혼합 된 모습으로 나타난다.
  ㉠ 불평등한 성 역할과 한국인의 관계적 특성 등 문화적 요인과 관련된다.
  ㉡ 증상: 목과 가슴의 응어리와 답답함, 명치 부위 치밀어 오르는 느낌과 우울, 비관, 불안, 하소연, 뛰쳐나가고 싶은 기분
② 무병(신들린 병): 무당이 되기 전에 겪는 정신장애, 가장 많이 보이는 증상은 우울함이다.
  - 불안, 전신 허약, 공포, 식욕부진, 불면, 소화 장애(귀신이 내 몸 안에 들어왔다고 믿음)

7. 이상행동의 이해

1) 사고장애

(1) 사고형태의 장애 🔢 🔢 🔢 🔢 🔢 🔢 🔢 🔢

자폐적 사고	자신만의 세계를 구축하고 외계의 현실에는 전혀 무관심, 무시, 지극히 자기중심적이며 고도로 상징적인 사고 및 현실을 무시한 비논리적 사고를 보임
마술적 사고	아동의 전조작기 사고, 강박장애, 조현병 시에 나타나며 특수한 생각, 말, 연상, 몸짓, 태도 등이 초자연적 방법에 의해 실현될 수 있다고 생각함
구체적 사고	추상적 사고의 결여로 인해 나타나며 조현병, 기질적 뇌질환 환자에게 흔함. 은유를 사용하지 못하고 그 의미를 헤아리지 못하는 사고 **예** 낫 놓고 기역자도 모른다 🔢
신어 조작증	환자에게만 의미가 있는 새로운 말을 만들어내는 것, 두 가지 이상의 말이 하나로 압축된 경우가 많음, 조현병 시 나타남 **예** 한한강 = 한강, 예장 = 예쁜 장면
1차사고	정신병적 사고의 대부분이 1차사고에 속하며 정상인의 꿈에서 보이기도 함. 무의식의 작용으로 질서나 논리성이 결여되어 있고 비조직적, 비논리적, 비현실적, 마술적인 사고

(2) 사고 진행(과정, 흐름)의 장애 🔢 🔢 🔢

언어와 밀접한 관련이 있으며 생각과 생각 사이 연결된 흐름의 장애이다.

연상이완 🔢	심한 경우 지리멸렬한 언어를 보이며 연관성이 없는 다른 주제로 생각이 진행
사고 비약 🔢 🔢	지나치게 빠른 연상 활동으로 생각에서 다음 생각으로 빠르게 끊임없이 진행 – 결국 엉뚱한 결론에 도달함, 조증 시 나타남
사고 지연	우울장애, 조현병 시 나타나며 연상의 속도가 느리고 전체적인 사고 진행이 느려짐, 연상이 거의 이루어지지 않아 어떤 결론도 내리지 못함
우회증 🔢	불필요한 지엽적인 생각으로 탈선하여 빙빙 돌다가 결론에 도달함, 애초에 목적한 사고에 도달할 수는 있음
실어증	뇌 손상으로 이름, 문장 구성력 등에 오는 언어 유출 장애, 운동성, 감각성, 기억상실성 실어증 등이 이에 속함
지리멸렬	조리 없이 말하는 것으로 횡설수설하며 조현병 시 나타남, 연상 이완이 심해져 논리적인 연결 없이 한 생각에서 다른 생각으로 넘어가며 문장의 앞뒤가 맞지 않고 일관성이 없음
사고단절	뚜렷한 이유 없이 사고의 차단 또는 사고의 박탈로 말의 흐름이 갑자기 멈춤, 조현병 시 나타남

부적절한 사고	기질적 뇌손상이나 조현병 시에 나타나며 대화에서 상대방의 질문과 연관성이 없는 엉뚱한 말로 대답 - 동문서답
보속증 **24**	기능적인 뇌 손상, 치매, 섬망, 물질 관련 장애 시 나타나며 한 개 또는 몇 개의 단어나 문장에서 벗어나지 못하고 계속 같은 말을 반복하는 것, 떠올랐던 생각이 계속 떠올라 화제를 바꾸려고 노력해도 사고의 진행이 제자리에서 맴돔
음송증	아무런 의미가 없어 보이는 낱말이나 어구, 짧은 문장을 계속 되풀이하는 것으로 조현병 시 나타남 **예** 숭늉, 숭늉, 숭늉
음연상	음이 비슷한 말에서 새로운 생각이 연상되는 것으로 단어간의 의미는 전혀 없음 **예** 종, 종각, 종달새, 종아리

(3) 사고내용의 장애 **23 22 21 20 19 18 17 16 15 12**

의사소통 시 구체적으로 생각하고 판단하는 내용의 장애가 발생한 것으로 논리나 이성에 의해 시정되지 않는다.

환상	자신이 바라거나 기대해 온 것에 대한 비현실적인 생각
망상 **21 19 18 17 16** **12**	사실과는 전혀 다른 잘못된 생각이나 믿음을 보이는 증상 ① 과대망상: 자신을 실제보다 과대평가하여 믿는 현상으로 조증, 조현병, 치매 시 주로 나타남 **20 17** ② 피해망상: 타인에 대한 공격성 표출 가능성 있으며, 타인이 자신을 해칠 것이라고 믿거나 자신을 해치고자 어떤 행위를 하고 있다고 믿음 **23 18 16** ③ 관계망상: 실제 상황과는 전혀 무관하나 주위에서 일어나는 일을 자신과 밀접한 관계가 있다고 해석하는 것 **22 21 19 16 12 예** 9시 뉴스에서 자신에 대해 이야기하고 있다.
	④ 우울망상: 실제로는 힘든 상황이 아닌데도 현재 자신의 상황이 부정적이어서 매우 우울해하는 증상 **예** 빈곤 망상, 죄책, 질병, 허무 등 ⑤ 색정망상: 배우자를 의심하는 망상과 자신이 모든 이성에게 사랑받고 있고, 모든 이성을 사랑해야 할 의무와 권리가 있다는 생각이 혼합된 것으로 조현병 시 나타남
자살사고	감정, 사랑, 힘 등이 박탈되었다는 강한 잠재의식에 의해 자신을 버렸다고 생각하는 중요한 사람에게 죄책감을 주려는 의도로 자살을 시도하는 경우가 많음. 사회 환경에 대한 통제력이 부족한 경우나 사랑하는 사람과 재결합하고픈 의미가 자살 동기로 작용
건강염려증	질병에 걸렸다는 두려움이 커서 실제로는 어떠한 병변도 발견할 수 없음에도 불구하고 병에 걸렸다고 굳게 믿고 있는 상태
강박사고	반복해서 같은 내용의 생각 때문에 고통을 받는 경우를 의미하며 자신이 생각이 쓸데없음을 알고 그 생각에서 벗어나려고 노력하는데도 벗어나지 못하고 괴로워하는 증상
공포증	불안을 동반한 비현실적, 병적인 두려움으로 어떤 특정한 대상에 대해 특별한 근거도 없이 위험을 느껴서 두려워하는 증상

2) 정동장애 **17**

(1) 정동(affect): 개인의 주관적 느낌(feeling)이 타인에 의해 관찰된 표현방식

① 부적절한 정동: 상황, 사고, 기분 상태와 불일치한 상태의 정동 표현을 보임, 상황에 맞지 않게 실실 웃는 모습을 보인다.(silly smile)

② 정동의 둔마: 감정 표현의 강도가 많이 감소한 무딘 감정 상태로 외부자극에 대해 주관적인 느낌이 없는 것처럼 보인다.

③ 정동상실: 목소리와 얼굴에서 감정이 없으며 둔마보다 증상이 심하다.

④ 불안한 정동: 정동의 폭이 크고 빠르고 쉽게 변하는 상태로 외부자극에 상관없이 나타나는 증상이다.

(2) 기분(mood): 어느 정도 지속적으로 유지되는 정서로 감정의 자가보고(주관적)와 타인의 관찰(객관적) 등이 포함, 주관적으로 경험되는 긍정적·부정적인 방향성을 띄는 전반적·지속적인 감정상태
　① 평상 기분(euthymic mood): 정상 범위의 기분상태
　② 들뜬 기분(elevated mood)
　　㉠ 기고만장(exaltation): 극심한 의기양양, 터무니없는 자만심, 과대적 사고 동반, 과도한 즐거움
　　㉡ 황홀감(ecstasy): 가장 기분이 좋음, 극치감, 무아지경, 과다 행동적, 초월적 신비감, 전지전능
　　㉢ 다행감(euphoria): 쾌락 정서의 첫 번째, 낙관적 태도, 자신감
　　㉣ 의기양양(elation): 고양감, 행동과 의욕이 증가, 잘못된 현실감을 반영, 다변증, 과장됨
　　㉤ 불쾌한 기분(unpleasant mood): 불안정하고 우울한 기분

(3) 감정(emotion): 기쁨, 쾌락, 공포, 질투, 불안 등 자연적, 본능적인 마음의 상태와 외적 표현에 대한 총칭
　① 양가감정(ambivalence): 하나의 상황이나 대상에 대해 상반되는 두 가지 감정이 동시에 나타나는 것, 애증의 관계처럼 사랑과 미움이 묘하게 얽혀 있음 🔟
　② 죄책감: 잘못된 일을 했다는 주관적인 감정
　③ 초조(agitation): 불안 관련 심한 운동성 불안정감
　④ 불안(anxiety): 자기 파괴적 초자아 위협 시 발생하며, 통제할 수 없는 본능적 감정
　⑤ 공황(panic): 매우 심각한 불안 상태로 자아기능 붕괴를 가져온 상태
　⑥ 무감동(apathy): 무표정한 얼굴과 무관심, 감정둔마
　⑦ 긴장(tension): 내적인 정서의 자각으로 신경근육계로 표현됨
　⑧ 두려움(fear): 현실적이고 의식적인 위험에서 나타나는 불안감
　⑨ 수치: 자신이나 타인의 기준과 기대에 부응하지 못했다는 감정상태

3) 행동장애 🔟

행동은 정신활동의 결과물을 의미하며, 관찰할 수 있는 신체운동의 형태로 나타나는 외적 표현의 장애를 행동장애라고 한다.
① 과다 활동: 과대사고, 사고비약, 감정고조 등 정신운동이 증가되어 있는 상태로 끊임없는 내적 요구 때문에 일상적 행동이 지나치며 잠시도 쉬지 않고 활동하는 것이다.(조증환자)
② 과소 활동: 말, 동작, 사고 등 욕구가 저하된 상태인 저하활동으로 모든 것이 느려진 것이다.
③ 반복 행동 🔟

강직증	가장 심한 반복 행동으로 한 가지 부동의 자세를 계속 유지하는 것
납굴증	타인에 의해 취해진 자세를 그대로 유지하는 것으로 인형의 관절처럼 한 자세를 계속 유지하는 심한 강직증을 보임(긴장형 조현병 시)
기행증	환자의 이상한 버릇이 몸동작으로 자주 되풀이되는 것으로 누구에게 문책 받을 때마다 손목시계를 보는 경우, 상동증 보다 덜 지속적이고 단조로움
상동증	객관적으로 아무 의미도 없어 보이는 똑같은 행동을 변함없이 반복하는 것으로 무의식적인 긴장, 갈등을 해결하기 위한 방안. 타인의 행동을 모방한 것일 수도 있으며 꼭 같은 모양의 행동을 되풀이 함
보속증	새로운 동작을 하려고 노력하나 계속 이전과 같은 동작을 반복, 상동증과 유사
자동적 행동	자신의 의지와는 상관없다는 듯 타인의 암시나 요구에 따라 강박 적, 자동적으로 움직임(반향언어, 반향동작)
거부증 🔟	상황이 요구하는 것과 반대되는 행동을 취함, 거식증, 함구증

강박행동	불합리한 행위임을 알면서도 반복적으로 그 행동을 하려는 병적으로 저항할 수 없는 충동
충동적 행동	미리 계획된 것이 아닌 감정의 지배 아래 순간적이고 돌발적인 행동을 일으키는 현상

4) 지각장애 20 19 18 12

① 착각(illution): 어떤 사물이나 현상을 실제와 다르게 인지 하는 감각적 착각으로 뇌에서 통합하고 해석하는 과정에서 잘못 인식되는 현상이다. 20

> 예 길을 걷다가 과일 장수가 과일을 파는 소리가 나를 부르는 소리처럼 들리는 경우

② 환각(hallucination): 외부의 자극과는 관계없이 감각을 잘못 지각하는 현상으로 외부의 대상이나 자극이 없어도 감각을 지각하게 된다. 24 19 18

> **환청: 외부로부터 아무런 자극이 없는데도 불구하고 귀에서 어떤 소리가 들리는 것(환각 중에 가장 흔함) 24 19**
> - 환시: 시각으로 보이는 잘못된 지각(기질성 정신장애에서 흔함)
> - 환취: 냄새에 대한 잘못된 지각, 측두엽 병소(조현병 시)
> - 환촉: 감촉을 잘못 지각하는 것으로 알코올 중독, 진전 섬망, 코카인 중독에서 나타남
> - 환미: 맛에 대한 잘못된 지각으로 대개 환취와 동시에 나타남(조현병 시)

③ 실인증(인지불능증): 기질적인 뇌의 장애로 인하여 사물을 정확히 인지하지 못한다.

④ 이인증: '나'가 없어지는 것을 느끼며 인격 소실로 자신을 현실로 생각하지 못한다.

8. 정신건강간호의 이론적 모형 20 19 17 16 14 13 12

1) 정신분석모형(Freud) 19

> - 이상행동의 본질에 초점을 두며 인간발달에 대한 새로운 조망을 제안
> - 인간행동의 객관적 관찰이 가능함을 입증
> - 이드, 자아, 초자아(성격구조)/의식, 전의식, 무의식(의식구조)/리비도/방어기제
> - 무의식 수준이 존재하고 있음을 받아들임

(1) 이상행동에 대한 관점 - 성인기의 행동장애 원인을 어린 시절에서 찾는다.

특정 단계가 너무 강조되거나, 관련된 갈등 해결에 심한 어려움이 발생하면 정신적 에너지가 불안을 해결하기 위해 고착되어 신경증적 증상이 일어난다고 봄 → 어린 시절의 갈등이 적절히 해소되지 못하고 억압된 것으로부터 이상행동 발생

(2) 중재 및 치료

① 자유연상: 생각나는 대로 말로 표현하는 것

② 꿈 분석: 심리내적 갈등영역을 상징적으로 전달하여 저항의 본질에 대한 통찰력을 제공, 저항(인식하지 않으려 하는 갈등적 영역), 전이현상 분석, 갈등과 의존 욕구 해결이 목표

(3) 환자와 치료자의 역할

① 환자: 적극적 참여자가 되어 모든 생각을 떠오르는 대로 자유롭게 표현하고 모든 꿈을 진술

② 치료자: 투영하는 사람으로 생각이나 감정을 표현하지 않으며 꿈 해석의 객관성을 유지하기 위해 적당한 거리 유지 → '음영자(shadow person)', 개인적인 어떤 것도 드러내지 않으면서 대상자의 연상흐름을 방해하지 않음. '네', '흠', '계속하세요'

2) 대인관계모형(Sullivan, Peplau - 정신치료적 대인관계에서의 간호사 역할에 대한 페플로의 업적은 중요한 이정표가 됨) 17

- 정신분석 모형에서 유래: 인간은 근본적으로 사회적 존재로 인간의 인격은 사회적 상호작용에서 결정
- 생의 초기에 어머니와 함께하는 삶의 경험은 생애 전반에 걸쳐 큰 영향

(1) 이상행동에 대한 관점

행동은 대인관계를 중심으로 발달하기에 사회적, 대인관계 경험을 중시 대인관계의 왜곡, 초기 대인관계에서 형성된 부정적 자기 체계, 거절에 대한 두려움으로 이상행동 유발

(2) 중재 및 치료

올바른 대인관계 형성, 대인관계 안정감, 신뢰관계 형성, 신뢰관계 경험을 통해 대인관계 만족 획득이 목표

(3) 환자와 치료자의 역할

① 환자: 치료자와 관심사를 공유하며 관계에 온전하게 참여, 관계자체가 적응적 대인관계 모형으로 작용
② 치료자: 교정적 대인관계를 경험, 치료자와 건전한 관계를 경험함으로써 환자가 배울 수 있으며, 대상자가 안정감을 갖기 위해 신뢰감이 형성 필요

3) 사회적 모형

개인을 넘어 사회적 환경에 관심을 둔다.

(1) 이상행동에 대한 관점

사회적 환경이 일탈 행동에 중요한 책임이 있음 → 어떤 문화에서는 정상인 것이 어떤 문화에서는 비정상일 수도 있다는 것
캐플란(Caplan)은 정신질환을 유발하는 사회적 상황으로 빈곤, 가족의 불안정성, 부적절한 교육 등을 제시한다.

(2) 중재 및 치료

대상자 선택의 자유 옹호 → 강제입원 반대, 자의입원의 중요성 강조, 긍정적인 사회 변화만으로도 대상자의 호전 기대, 대상자들이 치료방식과 치료자 선택의 권한의 필요성 강조

(3) 환자와 치료자의 역할

① 환자: 치료 활동에 대한 주도적 권한
② 치료자: 대상자가 원할 때 치료적 개입(강제인 요소는 배제), 강제성에 대한 사회적 요구로부터 대상자를 보호

- 치료자는 전문가, 혹은 비전문가도 가능(성직자, 경찰, 미용사 등)
- 치료자는 가정방문, 지역사회 교육 등과 같은 지역사회 내에서 활동

4) 실존 모형 (existential model) – 자기 자신을 있는 그대로 보고 과거보다는 현재에 초점 두는 이론

(1) 이상행동에 대한 관점

개인이 자신 또는 환경으로 부터 멀어졌을 때 일탈 행동이 나타나고, 그것은 자신에게 가하는 압력 때문으로 본다.
- 진실한 것을 피하고 다른 사람들의 요구에 굴복하여 자기로부터 소외된 사람은 절망감, 슬픔, 고립감을 경험, 자기비판 및 자기인식의 결여는 타인과의 진실한 관계에 참여하는 능력을 상실시킨다.

(2) 중재 및 치료

개인이 자신, 환경으로 멀어질 때 이상행동이 유발 → 목표는 대상자가 자신을 진정으로 깨닫도록 하는 것

- 지금 여기(here and now)에서 개인의 경험에 초점 **20**
- 자기 존재에 대한 진정한 인식 되찾기가 목표

(3) 환자와 치료자의 역할

① 환자: 진정한 자아를 찾고 유의미한 경험을 하며 치료자에게 너무 의존하지 않도록 격려

② 치료자: 치료자와 대상자는 공통된 인간이라는 점에서 동등하다는 점을 강조하면서 자신의 가치를 찾도록 도움

5) 인지행동 모형 (사회학습모형) – 학습이론에서 유래, 관찰 가능한 대상자의 외적 행동 강조, 행동이 변하면 인지와 정서적 변화가 수반될 수 있다고 봄

(1) 이상행동에 대한 관점

모든 행동은 학습된 것이고, 이상행동도 잘못 학습된 습관적 반응이고 행동이므로 수정 가능하다고 본다.

- 바람직하지 못한 행동이 강화되었을 때 일탈한 이상행동이 발생한다.
- 학습된 인지왜곡이 부적응적 반응(행동)을 유발한다.

선행사건: 반응을 일으키는 사건 → 신념: 사고방식 → 결과: 행동, 정서반응

(2) 중재 및 치료

① 치료자의 주관성은 배제하고 구체적 행동을 정확히 기술하고 측정하여 치료

② 고전적 조건화(무의식적 행동이 습득되는 과정), 조작적 조건화의 강화 보상, 소거(자발적 행동과 환경 사이의 관계에 초점을 둔 과정)의 학습원리 적용

③ 행동치료: 이완요법, 체계적 둔감법, 홍수법, 혐오치료, 토큰경제

④ 인지행동치료: 합리적 정서행동치료, 사회기술훈련, 역할극, 모델링

(3) 환자와 치료자의 역할

① 환자: 적극적인 참여자

② 치료자: 대상자를 있는 그대로 받아들여야 함, 행동 전문가로서 일탈 된 행동이 건강한 행동으로 대치될 수 있도록 도움

6) 의사소통모형 – 행동장애는 의사소통과정의 장애가 있는 것으로 간주

대표적 이론가: 에릭 번(Eric Berne) → 상호교류 분석(Transactional analysis: TA)

'사람을 만나고, 관계를 이루는 것을 교류' 라고 하며, 사람들 간의 교류방법을 알아보는 것이 교류분석(Transactional Analysis)임

(1) 이상행동에 대한 관점 – 인간의 3가지 자아: 부모(Parent, P), 성인(Adult, A), 아동(Child, C)

- 상호교류: 상호보완적 교류, 교차적 교류, 이면적 교류
- 언어, 비언어적 메시지가 왜곡, 단절된 의미로 사용되어 이상행동도 일종의 의사소통을 위한 시도일 수도 있다.

선행사건: 반응을 일으키는 사건   신념: 사고방식   결과: 행동, 정서반응

구분	내용
P	• 부모가 보여주었던 사고, 행동, 감정을 그대로 나타내는 것 • 투사, 내면화, 동일시 등 다양한 과정을 통해 형성됨 • 통제적 부모(critical parent, CP)와 양육적 부모(nurturing parent, NP)로 나뉨
A	• P, A, C 중 가장 늦게 발달 • 과거의 영향을 받지 않고, '지금-여기'의 상황에 가장 적절하게 사고, 행동, 감정을 나타내는 것 • 현재에 적합한 독립적인 감정이나 태도 및 행동을 의미
C	• P, A, C 중 가장 먼저 발달 • 유아기나 아동기에 경험했던 사고, 감정, 행동 유형뿐만 아니라 과거에서부터 몸에 밴 어린 시절의 영향을 말함 • 자유로운 아동(free child, FC)과 순응적 아동(adapted child, AC)으로 나뉨

(2) 중재 및 치료

의사소통 유형에 대한 사정, 진단, 피드백을 제공, 효과적인 의사소통이 목표

- 의사소통 형태를 사정, 진단하고, 잘못된 의사소통의 형태를 인식하여 대상자의 의사소통 방식의 변화를 유도한다.
- 교류분석을 통해서 세가지 자아가 조화롭게 기능하며, 상황에 따라 자유롭게 자아상태를 사용함으로써 자기 긍정, 타인 긍정의 자세를 이끌어내도록 유도한다.

(3) 환자와 치료자의 역할

① 환자: 의사소통분석에 참여, 의사소통이론 학습, 자신의 의사소통을 명료화
② 치료자: 의사소통과정을 중재하여 의사소통의 변화 유도하고 좋은 의사소통의 원리 교육

7) 간호모형

(1) 이상행동에 대한 관점

정신장애의 표현일 뿐만 아니라 하나의 방어적 수단으로 인식, 내외적인 위협에 자기방어가 목적인 대처행위로 본다.

(2) 중재 및 치료

간호과정을 치료적 문제해결 방법으로 적용
사정, 진단, 계획, 수행, 평가 → 광범위한 지식을 적용하여 총체적으로 접근

(3) 환자와 치료자의 역할

① 환자: 성장 가능한 잠재성이 있는 능동적 참여자, 생물, 정신, 사회, 영적인 존재, 간호계획에 협조
② 치료자: 신뢰성 있는 인간관계 형성(돌봄제공자, 의사소통자, 교육자, 옹호자, 상담자, 변화촉진자)다른 전문가와 함께 교육 및 치료시행

8) 의학적 모형(Medical model)

(1) 이상행동에 대한 관점

정신병리의 원인을 중추신경계 이상으로 인한 생리적 상태에서 비롯, 신경전달물질, 유전학, 스트레스 취약성, 대뇌회로, 분자생물학, 환경 등으로 본다.

(2) 중재 및 치료

정신질환의 진단에 초점, 후속적인 치료시행
전통적인 의사와 환자 관계에 기초한 정신치료 방법, 약물 및 신체적 치료 등 다양한 방법 사용

(3) 환자와 치료자의 역할

① 환자: 정신과적 문제가 있음을 인정하는 과정을 포함
② 치료자: 질병 확인, 질병의 진단, 치료방법 결정 및 치료계획수립

3 정신간호중재기법

1. 스트레스 관리기법 17 16 13

(1) 인지적 전략

비합리적 신념 수정: 스트레스 인식일지, 긍정적 자기진술, 사고 중지 기법

(2) 심리적 전략

상황적 지지: 인적, 환경적 자원 확보 및 심리적 지지

(3) 극복기술

① 이완요법: 심호흡, 점진적 근육 이완, 명상, 심상법, 바이오피드백
② 감정 표현: 나 전달법, 자기주장 훈련
③ 생활양식 관리: 영양, 수면, 운동, 여가활동, 인간관계 유지
④ 대응전략
　　㉠ 문제 중심 대응전략 16 → 문제를 재정의, 대안방안 모색, 결정 실행
　　㉡ 정서 중심 대응전략 → 현재 객관적인 상황에 대한 의미를 바꾸기 위해 소리를 지르거나 울분을 터뜨리는 등의 접근법

2. 환경치료 22 11

부적응행위 감소, 정신건강 증진 등 치료적 환경을 제공하여 환자의 행동을 바람직한 방향으로 이끈다.
① 지지적 환경의 제공하여 대상자의 건강을 증진 시킴
　　㉠ 신뢰성 유지: 따뜻하고 친숙함, 일관성, 융통성 유지
　　㉡ 안전: 신체적 위험, 정서적 손상 예방 22 11
② 스스로 문제를 해결할 수 있는 기회 제공(의사소통능력, 관계 기술 학습, 대처학습)
　　㉠ 새로운 행동을 시험해 볼 수 있는 장소와 기회 제공
　　㉡ 치료적 활동에 능동적인 참여지지 17
③ 개별화된 치료로 한 인간으로서의 존엄과 가치 인정 및 욕구를 충족 시킴, 환자의 경제적 상태 고려
④ 지역사회의 연결을 통해 추후 관리, 사회 복귀에 도움을 주는 체계 확립

3. 활동치료 20 16 15 13 → 진단, 치료, 재활이 목적

치료적 활동을 제공함으로써 대상자의 사회적 퇴행을 예방하고 자신의 환경을 받아들이며 사회적 적응을 할 수 있도록 격려하고 지지하여 보다 나은 인격의 통합을 가져오게 하는 방법
- 자신의 에너지를 건설적인 방향으로 사용하도록 유도하여 치료적 도움을 얻도록 하는 방법

종류	효과
음악치료	신체적, 정서적 긴장 이완
미술치료 13	개인의 무의식 세계가 언어 이전의 사고로 솔직하게 표현, 시간 공간적 제약이 없어 무의식의 세계가 가장 잘 나타남, 예술적인 피드백은 금지
작업치료	환각이나 망상에서 벗어나도록 하며 정신적 퇴행 예방
오락치료	다른 대상자와 대인관계 증진 및 자신감을 높이고 우울 감소, 승/패를 받아들일 수 있도록 계획하고 규칙 및 제한 명확히 할 것 → 자기표현의 기회 및 적절한 경쟁심과 사회성 발달
문학치료	자신의 감정과 생각을 표현하기 용이함
무용치료	정신과 신체의 통합을 유도할 수 있음

4. 인지행동치료 23 21 19 17 16 15 14 10

행동치료에서 개발되어 온 다양한 기법에 인지적 기법을 도입하여 인지적 문제와 행동적 문제를 다루는 치료법으로 대상자의 인지적 문제에 대한 수정을 통해 행동의 변화를 유도

1) 인지치료 23

① 감정. 행동 문제가 자신과 외부세계에 대한 비현실적 믿음과 비논리적 추론으로 상황을 왜곡하는 데서 시작된다고 가정

② 왜곡된 사고를 재평가, 수정하여 환자 스스로 오류를 발견하고 수정하도록 도움 → 문제나 상황에 대한 대처를 학습하고 현실적이고 적응적으로 행동

③ 대상자와의 치료적 관계가 필수이며 '지금-여기'를 강조해 부적응적 행동을 파악하고 해결

2) 행동수정치료 14

① 인간의 행동은 상과 벌의 균형에 따라 학습되거나 소멸된다는 이론에 근거한 행동치료 방법

→ 긍정적 강화, 긍정적인 보상으로 바람직한 행동을 증가시킨다.

→ 소멸, 무관심, 벌, 반응손실, 고립(time out)으로 바람직하지 못한 행동을 감소시킨다.

② 정신역동적 원인에 기인하지 않은 행동자체에 초점 예 학교에 무단결석을 자주 하고 반복적으로 도둑질과 거짓말을 일삼은 아동이 품행장애 진단을 받고 입원하였다.

3) 인지적변수/인지적오류 23

- 인지적변수 : 행동의 형성과 유지 및 변화에 크게 관련하는 것으로 생각되는 인지적 변수

- 인지적 오류

① 과일반화 :하나의 사건에서부터 얻어진 경험을 일반화 시켜버리는 것이다.

② 선택적 추상: 전반적 상황을 보지 못하고 어떤 특정한 부정적 부분에만 집중하여 추상하고 결론 짓는 것이다.

③ 극대화: 작은실패를 큰 재난처럼 받아들이는 것이다.

④ 극소화: 자신의 달성이나, 성취를 긍정적으로 여기지 않는 것이다.

⑤ 임의적 추론 : 다른 해석의 가능성을 생각하지 않고 뚜렷한 증거도 없이 잘못된 해석을 내리는 것이다.

⑥ 흑백논리적 사고: 어떠한 사물, 사람, 상황을 흑백논리로 보는것이다.

⑦ 개인화 : 자신과 관계없는 일을 자신에 대한 반응으로 해석하는 것이다.

5. 인지행동 조정 기법

① 체계적 둔감법

㉠ 공포증을 유발시킨 자극과 유사한 자극에 아주 낮은 강도부터 반복적으로 노출

㉡ 원래의 자극 상황에 직접 직면할 수 있을 때까지 약간씩 노출 강도를 증가 → 공포장애, 강박

② 혐오자극요법: 충동적 행동과 같은 유발자극이 올 때 불쾌한 자극을 제공해 충동을 억제 → 알콜중독

6. 약물치료 20 19 17 15 12 10

1) 항정신병 약물 19 18 17 15

(1) 항정신병 약물의 종류

① 정형적인 항정신병 약물(1세대): 뇌의 감정 작용 부분인 변연계에서 도파민 수용체를 차단하여 도파민(dopamine)감소 → 진정, 신경 이완, 항정신병 효과

• chlorpromazine(thorazine) 15, haloperidol(haldol), fluphenazine(prolixin)

- 지연성 운동장애(TD), 추체외로증상(EPS) 유발

- 일반적 부작용: 근육경련, 근육경직, 체중증가

- 심각한 부작용: 지연운동 이상증(tardive dyskinesia)
- 치명적인 부작용: 신경 이완제 악성 증후군
② 비정형적인 항정신병 약물(2세대): 도파민(dopamine)뿐만 아니라 세로토닌(serotonin)에
도 작용하여 활성을 억제
- clozapine(clozaril) **19**, olanzapine(zyprexa) **17**, risperidone(Rispedal), quetiapine
(seroquel)
- 도파민, 세로토닌 수용체 차단으로 양성/음성증상 모두 효과적
- 지연성 운동장애(TD) 없으며 전형적 약물보다 부작용이 적다.
- 근육경련, 구강 건조, 체중증가, 당뇨병 및 대사 부작용 유발

(2) 항정신병 약물 효과
① 진정 및 신경이완효과: 주변에 대한 흥미의 감소와 감정이나 정서적 표현을 둔화시킨다.
② 항정신병효과: 약물 복용 후 대개 6주 이내에 효과 나타나며, 망상, 사고의 비약, 지리멸렬 등의
사고 장애와 지각장애(환각증상) 호전

(3) 용법
① 일반적으로 항정신병 약물은 경구투여 후 30분~2시간 이내에 흡수되며, 2~4시간 후에 혈중
최고농도에 도달
② 약물의 효과가 1/2로 감소되는데 걸리는 시간은 10~40시간이며 보통 1일 1-2회 복용
③ 급성 시 효과가 크며 남용 및 의존 가능성이 적고, 만성 시에는 (최소 6~8개월 복용) 부작용
관찰하며 서서히 증량할 것

(4) 부작용

부작용	증상	치료
자율신경계 부작용	• 입마름 증상, 눈이 침침, 소변장애, 변비 • 드물게 마비성 장폐쇄증, 녹내장 악화 등이 나타남 • 심하면 착란상태, 환각, 고열 및 혼수 증상 보임	• 약물의 감량, 다른 고역가 약물로의 교체 등 • 요정체 – bethanechol • 변비 – 완화제 • 기립성 저혈압 – α-아드레날린성 혈압상승제
추체외로계 증상(EPS, ExtraPyramidal Syndrome) **20**: dopamine 차단 작용 때문에 나타남. 비정형 항정신병 약물은 추체외로계 증상이 매우 경미		
급성 근육긴장이상증(acute dystonic reactions) **18**	• 약물을 사용한지 5일 이내에 나타나는 부작용 – 갑자기 눈이 위로 치켜 떠지거나(안구운동발작) 목과 어깨 등이 갑자기 뒤틀리는 사경 또는 후굴성 사경, 혀가 굳어 말을 하기가 힘들어지고 연하곤란 등의 증상 • 근육들이 전반적으로 과도하게 긴장되고 굳어짐. • haloperidol, peperazine계 phenothiazines 등 고역가 약물들에서 주로 나타남	• 항콜린제(benztropine, procyclidine)나 근이완제 (benzodiazepine)로 쉽게 해결 **18**
정좌불능증(좌불안석, akathisia)	• 가장 흔한 부작용의 하나로 한 자리에 가만히 앉아 있지를 못하고 안절부절함 → 불안이 환자의 의지로 통제되지 않음	• 환자를 안심시키고, 주치의에게 보고 – 약물 중단 또는 감량하거나 β-차단제(propranolol 등) 또는 Benzodiazepine계 약물 (Diazepam, lorazepam 등)을 사용

지연성 운동장애 (tardive dyskinesia)	• 1년 이상 장기 투여 시 10~20%의 환자에서 나타나는 비가역적 불수의적인 상동성 운동장애 증후군 • 대개 2년 이상 다량의 항정신병 약물을 사용할 때 나타나며 턱을 자꾸 움직이거나, 입맛 다시듯이 입술을 자꾸 빨거나, 혀를 낼름 거리는 등 혀와 안면 근육들이 저절로 움직이는 이른바 협설저작증후군을 보임 • 눈 깜박임, 얼굴을 찡그리거나 손발에 무도성 운동장애나 몸을 흔들거나 뒤트는 증상도 나타남	• 항정신병 약물의 가장 심각한 부작용 • 효과적인 치료가 없어 예방이 중요 • dopamine 감퇴를 일으키는 지연성운동장애가 나타나면 약물 중단 또는 Clozapine으로 바꾸는 것이 가장 좋음
파킨슨 증상	• 느린 운동, 경직, 진전, 근육강직, 침 흘림, 무표정한 얼굴, 구부정한 자세, 질질 끄는 듯한 걸음걸이, 연하곤란, 가면 같은 얼굴 등	• 항파킨슨약 benztropine(cogentin) 투여
항콜린성 부작용	• 시력장애(시야흐림, 갈색시야), 입 마름, 요정체, $\alpha2$ 아드레날린성 수용체 차단 효과 [17] [11] (기립성저혈압, 서맥, 심계항진), 아트로핀 정신증(목적 없는 과잉행동, 초조, 혼돈, 지남력 상실) 등	–
신경 악성 증후군	• NMS: neuroleptic malignant syndrome-응급상황 • 잠재적으로 치명적인 증후군 • 신경이완제 치료동안 언제라도 발생 가능 • 40℃ 이상의 고열, 극심한 근육강직, 의식변화, 과호흡, 백혈구 15,000/㎣ 이상 증가, 발한	• 즉각적 응급조치, 약물 즉시 중단, 조기 발견이 중요, 활력징후 측정, 경련 및 안전 예방조치, 의식 수준 관찰, 해열제 복용, 수액 투여, 전해질 측정
과도한 진정 작용	• 낮 수면 방지하기 위해 활동 요법에 참가시킴	–
무과립혈증	• 드물지만 치명적	• 즉각 약물복용 중단
기타	• 광선 과민증, 피부발진 [15], 경련 발작, 독성 색소성 망막변증(장기복용 시)	–

2) 항우울제 [21] [12]

(1) 작용기전

노에피네프린(norepinephrine)과 세로토닌(serotonin)의 증가로 증상 호전

→ 우울증은 중추의 노에피네프린과 세로토닌의 작용의 활성이 감소되어 일어난다.

(2) 항우울 약물의 효과

① 정신운동 지연 회복시켜주어 기분이 고조되고 사고가 증진되며 기억력 향상 효과

② 식욕 증가와 불면증 해결: 4단계 slow wave를 증가, REM수면 감소

③ 신체활동이 증가

(3) 적응증

① 양극성 기분장애의 우울증, 우울 삽화, 반복성 우울증

② 공포성 불안장애, 기타 불안장애, 강박장애, 심한 스트레스 반응 및 적응장애

③ 신체형 장애, 야뇨증, 편두통, 섭식장애, 주의력 결핍장애

④ 비전형 우울증: MAOI(Monoamine oxidase inhibitor)

→ MAO 억제로 노에피네프린 대사가 덜되어 시냅스에서 노에피네프린 유용성이 증가

(4) 항우울 약물의 종류 및 부작용 [21] [12]

종류	종류	효과	부작용
SSRI [12]	prozac(fluoxetine), zoloft, luvox, paxil	세로토닌 재흡수 방지 효과	• 세로토닌 증후군(수면방해, 불안, 떨림, 성 기능 장애, 긴장성 두통) • 위장관계: 오심, 구토, 복통, 설사 등
Tricyclics (TCA)	tofranil(imipramine), elavil(amitriptyline), anafranil	노에피네프린, 세로토닌 재흡수 차단	• 항콜린성 부작용 → 진정, 구갈, 변비, 소변장애, 시력장애, 기립성 저혈압, 하루 권장량의 10~30배 복용 시 치명적이므로 대상자가 약물을 모으고 있는지 여부 확인이 꼭 필요함, 심전도장애 유발(심장병 환자, 노인은 주의)
MAOIs [21]	marplan, nardil	노에피네프린, 세로토닌, 도파민 분해 및 비활성화 시키는 모노아민산화 단백질을 비활성화하여 뇌 안의 신경전달물질 증가	• 기립성 저혈압, 신경계 자극 효과(흥분, 불면, 걱정 등), 티라민이 함유된 음식을 섭취할 경우 고혈압 위험성 ↑ [21]

3) 기분 안정제 [20] [16] [10]

(1) 항조증 약물

① 작용기전: 일시적으로 증가 된 신경과 근육 세포 속 sodium을 정상화

② 적응증

  ㉠ 양극성 장애 조증과 우울증

  ㉡ 순환성 장애, 월경전기 증후군, 공격적/충동적 행동 조절

③ 종류 [20] [16] [10]

  • lithium: 염분함유, 이온의 비정상적인 변화를 수정하여 많은 신경전달물질의 기능 정상화

    - 0.8~1.4mEq/L의 혈중농도 유지(독성 범위: 1.5mEq/L 이상 시에 정기검사 필수)

    - 수치 상승 원인: 과도한 발한, 탈수, 설사, 이뇨제 등에 의한 수분 및 전해질 손실, 염분섭취감소, 약물과량투여, 신장기능장애

④ 부작용

  ㉠ 초기: 갈증, 다뇨, 체중증가, 피로, 구강 건조

  ㉡ 혈중농도 2.0 이상: 치명적, 거친 손 떨림, 심한 설사, 구토, 졸림, 운동실조, 이명, 현기증, 발작, 혼수, 심부건 과잉반사 → 즉시 중단할 것

⑤ 간호중재 [20]

  ㉠ 초기 치료반응 느림(약물치료 반응은 1~3주 후에 나타나고 완전한 효과는 4주 또는 몇 달 걸림)

  ㉡ 장기치료 시 신장, 심장, 갑상선, 당대사에 영향 미치므로 치료 전 검사필요

  ㉢ lithium 투약 시 이뇨제 금지(혈청 리튬농도 측정: 약물복용 후 약 10~14시간에 측정)

  ㉣ lithium은 서서히 중단하고 갑자기 끊지 않도록, 의사와 상의 없이 약용량 조절 금지, 자살 대상자, 특히 기분이 좋아지고 에너지 수준이 올라갈 때 주의하여 관찰

  ㉤ 심전도 측정 및 신장, 갑상선 기능 검사(치료 시작 전에도 측정하기), 갑상선 기능 저하증 대상자는 면밀한 관찰 필요

  ㉥ 독성의 증상과 증후 교육하고 음식과 함께 투여 하여 위장장애 최소화 위함

  ㉦ 적정한 염분 및 충분한 수분 섭취 권장

  ㉧ 급성기에 보조 약물 필요, 다뇨, 지속되는 구토, 설사, 열 발생 시 의사에게 알리도록 함

(2) 항경련 약물
① 작용기전: GABA의 활동을 자극하고 증진
② 종류: carbamazepine, valproate, topiramate, clonazepam(klonopin)
③ 부작용
- ㉠ 무과립세포증(발열, 감염, 출혈, 창백 나타나면 투여 중지)
- ㉡ valproate: 중증의 간기능 장애와 췌장염, 오심, 구토, 설사, 신경계(운동실조, 구음장애, 진전)
- ㉢ carbamazepine(tegretol): 피부발진, 졸리움, 어지러움, 언어장애, 운동실조, 골수억제(가장 심각)
- ㉣ topiramate: 정신운동지연, 언어문제, 졸림, 어지러움, 피곤, 집중력 저하, 식욕부진, 신장 결석

4) 항불안제 🔟
(1) 작용기전
GABA의 전달을 촉진하여 중추신경억제 기능을 억제하며 비교적 안전
(2) 효과
불안감소, 진정, 수면제, 마취제, 근육 이완, 항경련, PTSD, 알코올과 약물 금단 등 적용 범위가 넓음
(3) 종류
benzodiazepines(억제성 신경전달물질 GABA 강화) → chlordiazepoxide, diazepam, oxazepam, alprazolam(공황장애) 🔟
(4) 부작용
① 진정작용, 현기증, 운동실조, 오심 등 중추신경계 억제 효과
② 중독성과 치명적인 금단증상(경련), 불면증
③ 건망증 등 기억력 문제: triazolam, midazolam

5) 진정수면제
Flurazepam, Halcion, zolpidem

6) 인지기능개선제
acetylcholine을 증가, 콜린성 대뇌 기능 강화, Cognex, Aricept, memantine

자주 출제되는 약물별 주요 부작용
- chlorpromazine(thorazine): EPS, 광선과민증
- clozapine(clozaril): 무과립구증 (과립구 500/㎣ ↓, CBC 검사(18주 이전까지는 매주마다, 18주 이후부터는 매월 시행) → 발열, 인후통, 감염증상 타액 과분비, 빈맥
- olanzapine(zyprexa): 체중증가

7. 전기경련치료(electro convulsive therapy, ECT) 🔟
(1) 작용기전
전기적 자극을 통해 뇌에 인위적인 경련을 유발하여 도파민, 세로토닌, 아드레날린의 신경전달을 향상 → 대상자에게 치료 직전 방광을 비우고 편안하고 느슨하게 옷 입도록 교육, 심정지 예방 및 분비물 감소를 위해 atropine주사, IV 확보, 산소공급
(2) 효과
재발되는 우울증, 약물치료에 효과 없는 경우

(3) 금기

뇌질환, 울혈성 심질환, 노약자, 임산부

(4) 부작용

심혈관계 영향(주 사망원인), 전신증상(두통, 오심, 구토, 허약, 무월경, 골절), 인지적 장애(치료 후 일시적 혼란, 기억장애)

핵심문제

01
23년 기출변형

조현병 환자가 clozapine 약물을 복용 중일 때 시행하는 간호중재로 옳은 것은?

① 주의력결핍이 나타나는지 확인한다.
② 정좌불능증이 나타나는지 확인한다.
③ 약물복용 후 혈청 리튬농도를 측정한다.
④ 지연운동 이상증(TD)가 나타나는지 확인한다.
⑤ 무과립구증이 발생하는지 주기적으로 확인한다.

02

방어기제 중 '행동이나 생각의 책임을 자신으로부터 외부 대상이나 다른 사람에게 돌리는 것'은 무엇에 해당하는가?

① 전환
② 투사
③ 신체화
④ 퇴행
⑤ 유머

정답 / 01 ⑤ 02 ②

⊕ CHAPTER 03 │ 지역사회 정신건강

1 지역사회 정신건강 간호

1. 지역사회 정신보건사업 및 간호내용 23 22 21 20 19 18 16 14 13

(1) 1차 예방: 건강증진 및 질병예방 24 20 18 16 14 13

① 생활유형 발견과 개선과 안녕 상태 강화유지
② 표적 집단 확인: 아동, 청소년, 성인, 노인의 정신건강 문제 정기적 사정
③ 고위험집단: 우울, 불안, 자살 가능성의 문제를 가진 대상자 및 가족을 정기적으로 조사관리
④ 자조집단을 구성하여 스트레스 문제 해결

(2) 2차 예방: 조기 발견 및 치료 22 19

① 질병 유병률, 이상 상태 감소에 초점
② 신속한 발견, 즉각적 치료로 장애의 진행 예방

(3) 3차 예방: 재활 및 재발 방지, 사회 복귀, 지속 관리 23 21 16

① 만성 정신질환자 정신 재활: 스트레스 대처기술, 대인관계 기술, 직업재활
② 환자 본인, 가족, 간호학, 임상심리학, 정신의학 등 전문가들과 협력

2. 지역사회 간호의 특징 24 23 22 21 18

① 병원이 아닌 지역사회를 기반으로 하여 지역사회 전체가 대상이 됨
② 정신장애의 예방과 정신건강 증진을 강조, 지속적이고 포괄적인 서비스
③ 간접서비스 요구됨(자문, 교육 등), 현실적인 프로그램 제공
④ 새로운 인력 참여(비전문인력, 준전문인력)
⑤ 지역사회의 적극적인 참여, 스트레스 요인, 병리적 원인을 지역사회 내에서 발견

3. 지역사회 정신보건 간호사의 역할 14

① 사회복귀시설 운영
② 지역사회 정신과적 응급 간호
③ 교육, 상담: 대상자, 가족
④ 사회 복귀 촉진을 위한 일상생활훈련, 사회기술훈련
⑤ 정신질환 예방활동: 1차, 2차, 3차 예방사업
⑥ 정신질환의 진단 및 보호 신청
⑦ 정신보건에 관한 조사연구
⑧ 대상자의 사회 재적응 및 직업 재활: 증상 관리, 재발 방지
⑨ 위기간호: 당면한 문제 해결 지지, 안정화
⑩ 사례관리: 위험요소 사정, 투약교육, 건강 상태 감시를 통한 포괄적인 관리

4. 정신사회재활 19 16 15 12

(1) 정신사회재활의 개념
① 최적 수준의 생활양식 이행을 도와 정신질환으로 인해 생긴 장애를 극복하도록 돕기
② 가능한 개인의 능력이 최상의 수준으로 회복되도록 돕는 3차 예방적 측면

(2) 정신재활의 목적 19 16
① 정신질환에서 회복 및 재입원 감소
② 개개인에게 적합한 서비스 제공 19
③ 사회기능 및 직업적 기능을 촉진하여 지역사회 재통합
④ 개인적 성장 도모하여 독립과 성숙을 격려
⑤ 치료 결정에 개입하고 지속적인 치료, 가족치료
⑥ 삶의 질 증진 및 힘 북돋아 주기

(3) 정신재활 프로그램 17 15 14 13 12
① 사례관리 12
  ㉠ 대상자가 원하는 서비스 통합 및 지역사회 내의 성공적인 삶을 위한 조정을 위해 사회재활 서비스를 연결
  ㉡ 정신장애 치료, 위기중재 서비스, 신체 건강과 치아 관리, 주거시설 제공, 서비스 전달, 감독, 권익 보호하기, 경제적 관리 등 → 장기입원으로 인한 부정적 영향을 제거
② 대상자 및 가족 교육 15
  ㉠ 혼자 스스로 자신의 방식을 갖도록 교육하고 정서적으로 지나치게 개입하지 않는다.
  ㉡ 환자가 새로운 기술을 사회생활에 적용하면 격려와 칭찬을 해준다.
  ㉢ 훈련을 통해 재활 노력을 지속하고 질병 관리를 위한 장기계획을 수립, 실행하도록 교육한다.
  ㉣ 처방된 약물의 부작용 및 정확한 투여에 관한 교육한다.
③ 사회기술 훈련 13
  ㉠ 대상자가 사회적 상황에 적응할 수 있도록 돕는 방법

ⓛ 스트레스 관리기술, 대인관계 훈련, 자기주장 훈련, 일상생활 기술훈련, 개인위생관리

④ 일상생활 기술훈련: 독립적인 사회생활을 영위할 수 있도록 가정생활이나 사회생활에 필요한 일상적인 기술의 습득을 도움

⑤ 직업재활: 체계적이고 구조적인 직업을 갖게 하여 사회적 역할을 수행하도록 도움

⑥ 주거 서비스 **17 20**: 안전하고 인간적인 생활이 가능한 시설 제공(공동생활가정, 공동거주센터, 중간치료소, 지정 아파트 등)

　ⓐ 공동생활가정: 완전 독립적인 생활은 어려워도 어느 정도 자립 능력을 갖춘 정신질환자들이 공동으로 생활, 독립생활을 위한 자립역량 훈련 시설 (집단가정이 공동생활가정으로 변화)

　ⓑ 중간치료소: 집단가정보다는 덜 구속적, 지역사회에서 필요한 기술을 더 배움, 대상자에게 매일 치료팀의 보호관찰 아래 대인관계기술, 자기통제 기술, 가정유지 기술 등이 강조

❷ 위기간호

1. 위기의 정의 및 특성 **15**

(1) 위기의 정의
① 위기는 사건 그 자체가 아니라 삶의 한 부분이며 개인의 지각
② 큰 변화에 직면하여 일어나는 중요한 갈등이나 문제로 특수한 사건으로 인해 발생
③ 위협으로 인지되며 대응 기전으로는 해결되지 않아 나타나는 불균형 상태

(2) 위기의 특성
① 위기 중재는 정신질환의 1차 예방의 중요한 부분
② '위협'과 '기회' 두 가지 의미로 삶의 전환점이 됨
③ 원래의 평형상태로 되돌아가려는 항상성에 의해 정서적 평형상태를 유지

2. 위기의 유형 **23 21 20 17 16 10**

(1) 성숙위기(발달위기) → 정상 발달과정의 생의 전환기에 주로 발생 **24 21 20 16**
대소변 가리기, 글자 익히기, 입학, 졸업, 입대, 취업, 결혼, 출산, 부모 되기, 양육하기, 노화 과정 겪기, 자녀 결혼시키기, 죽음 준비하기, 정년퇴직 **21** 등

(2) 상황위기 → 예상하지 못한 사건에 의해 부적응적으로 발생 **23 17 10**
실직, 사랑하는 사람의 상실, 원치 않은 임신, 이혼, 신체적·정신적 질병 발생, 학업 실패, 부도 등

(3) 우발위기 → 다양한 상실이나 광범위한 환경변화를 포함하는 예상하지 못한 위기
자연재해(홍수, 지진, 화재), 국가재난(전쟁, 폭동, 포로수용), 폭력범죄(강간, 살인, 아동학대)

3. 위기중재 **16 14 10**

(1) 위기중재 원리: 위기는 보통 4~6주 안에 해결
① 위기 전 단계로 회복하는 것이 목적이며, '지금 그리고 여기'에 초점
② 간호사도 능동적, 직접적으로 위기중재 참여하여 대상자가 현실적인 목적을 세우고 현 상황에 초점을 두고 중재를 계획

(2) 위기중재 사정 및 전략

① 대상자의 위기와 사건 사이의 문제를 인식하고 사회적 관계 재형성을 갖도록 상황적 지지
② 적응적인 대처 방법 사용하거나 감정을 말로 표현하도록 격려

(3) Shield의 위기중재 4단계

① 환경적 조작: 개인적 상황에 직접적으로 변화를 주어 스트레스를 제거
② 일반적 지지: 심리적인 지지로 공감적 경청과 반영적 진술을 사용
③ 일반적 접근: 유사한 형태의 위기를 경험한 사람에게 접근
④ 개인적 접근: 위기 대상자에게 개별적인 접근을 하는 것

(4) 위기중재의 형태

전화상담 및 가정방문, 건강교육 및 가족중재, 위기집단 모임, 팀 접근, 현장 프로그램(재난 중재)

4. 자살간호 23 22 20 19 18 17 16 14 13 12 10

(1) 자살의 원인 – 절망, 죄책감, 공격성, 양가감정

① 생물학적 원인: serotonin 감소 및 수용체 변화, monoamine oxidase 수치 감소
② 심리적 원인: 자존감 저하, 자기 소외감에 대한 해결방법, 갈등의 결과, 자기 파괴
③ 사회적 원인, 환경적 요인

(2) 자살행위 위험대상

① 남자 청년 혹은 남자 노인 및 자살에 대한 가족력
② 독거인(미혼, 별거, 이혼, 미망인 등)
③ 최근 스트레스 생활사건(죽음, 이별 등)
④ 물질남용(알코올, 약물, 가솔린, 흡연) 및 정신병적 장애를 가진 자
⑤ 자살시도 경험자로 현재 자살에 대한 치밀한 계획을 가진 자

(3) 자살의 수준

① 1단계: 자살관념 → 자살계획은 없으나 생각은 하고 있으며 자살 결행을 표현하지 않는 단계
② 2단계: 자살위협 → 자살을 시도하고자 하는 의도를 직접 표현하는 단계(자살 행동은 없음)
③ 3단계: 자살제스처 → 죽으려는 진정한 의도와 기대 없이 보여주기 위한 자해 행위
④ 4단계: 자살시도 → 심각한 자해 행위를 시도하였으나 치명적이지 않은 상태
⑤ 5단계: 자살성공 → 의식적으로 죽으려고 시도하면서 자신의 생명을 끊는 것

(4) 자살의 단서 17 16 14

① 언어적: 더이상 살고 싶지 않아. 살아갈 가치가 없어. 이제는 못 견딜 것 같아. 너는 행복해야 해.
② 행동적: 갑자기 평온해지거나 타인의 도움을 거부하면서 자신이 애정하는 물품을 다른 사람에게
나눠 줌, 장기기증에 대해 알아본다.

(5) 자살환자 간호 23 22 20 19 18 17 14 13 12 10

① 안전한 환경 조성 20
  ㉠ 일관된 태도와 세심한 관찰을 하며 자살을 할 수 있는 도구를 제거
  ㉡ 수용적, 공감적, 진정한 관심과 돌봄 제공
② 심리적 간호 중재
  ㉠ 치료적 관계 형성, 위기의 의미를 이해하도록 격려하고 책임감을 갖게 한다.(안전 계약)
  ㉡ 자존감 증진을 위해 정당한 인정과 칭찬을 제공하고 긍정적인 정서 경험을 가지도록 도와준다.
  ㉢ 자살 의도나 생각에 대해 직접적으로 질문하고, 자살 위험도를 주기적으로 평가한다. 23 19
  ㉣ 자살 충동에 대한 새로운 대처 기전 개발하고 살아야 할 이유와 희망을 찾도록 돕는다.

③ 사회적 중재: 환자 교육, 가족 교육 및 전화 상담 서비스 정보제공(자살위기 상담, 생명의 전화, 보건복지콜센터)

5. 가정폭력간호 → 가족 구성원에 의해 신체적, 정신적 및 재산상의 피해를 입는 것 [22][21][19][18][16][15]

(1) 가정폭력의 종류 [22]
① 신체적 폭력: 학대, 혹사, 폭행, 체포, 상해, 상습유기, 감금
② 정신적 폭력: 위협, 의심, 모욕감
③ 경제적 폭력: 생활비 제공을 하지 않아 경제적 어려움, 재산의 임의 처분
④ 성폭력 및 강간: 폭력을 이용하여 동의 없이 성행위 강요
⑤ 방임 및 통제

(2) 가정폭력의 특성 [19]
① 반복적이고 장기적이며 세대 간 전수: 배우자 폭력-자녀(아동) 폭력-가족 폭력(노인 학대) 등으로 이어지며 가해자는 과거 가정 학대의 피해자인 경우가 많다.
② 가정폭력의 피해자는 만성적 스트레스로 인해 왜곡된 방법으로 문제 해결(자살, 타살 등) 갈수록 유형이 다양화, 심화된다.
③ 폭력에 대한 공포와 무력감으로 폭력적 가정에 안주한다.

(3) 폭력 가해자의 특성 [18][16][15]
① 타인에 대한 불신으로 타인에게 자신의 결점을 투사하며 낮은 자존감이 특징
② 정서적으로 미성숙, 자아도취적, 자기중심적이며 쉽게 좌절하고 공격적 충동의 자제력 부족

(4) 폭력과 학대 피해자의 반응 [21][16]
① 신체적 표시
  ㉠ 머리, 얼굴, 목, 인후, 기관지, 생식기 등에 심각한 상처
  ㉡ 스트레스로 인한 면역체계에 이상 반응 – 두통, 생리 문제, 만성 통증, 소화 장애 등을 경험
② 행동적 반응 [24]
  ㉠ 피해자는 무력감으로 가해자를 떠나는 것보다 머물러 있는 것이 낫다고 생각(학습된 무력감)
  ㉡ 학대받은 사람은 내외적으로 슬픈 감정을 갖고 있음
③ 심리적 반응 [21]
  ㉠ 피해자의 자기 비난: 자긍심 저하와 자기 비난은 장기간의 우울에 영향
  ㉡ 폭력과 관련된 깊은 생각으로 공포반응 [21]
④ 외상 후 스트레스장애 경험, 기억손상과 집중력 저하
⑤ 여성, 아동, 노인 등 문제 해결 능력이 심각하게 손상
⑥ 자신이 처한 상황이 개선될 수 없음을 인정하고 학대나 방임을 야기

(5) 가정폭력 예방 간호 [18]
① 1차 예방
  ㉠ 폭력과 학대에 대한 사회적 인식 변화 필요하며 문제 발생 전 예방이 중요
  ㉡ 스트레스 반응에 대한 가족의 효율적인 대응
② 2차 예방
  ㉠ 피해자의 안전 증진, 신뢰감과 치료적인 관계 형성으로 악순환 방지,
  ㉡ 폭력과 학대에 대한 현행법 검증과 폭력 종결 후 피해자는 도움 필요
  ㉢ 위험요인 사정시간이 필요, 토론과 학대를 위한 전문 훈련 프로그램 교육 필요
③ 폭력대상자(피해자) [18]

㉠ 대상자의 안전 증진: 구체적 대책 수립 및 정보제공 및 사회지지체계를 위한 추후 계획 설정 등
㉡ 학대받는 대상자 관련 준비: 신체검진 및 정서적 욕구 확인

6. 슬픔 및 상실 🔟

관계있는 사람이나 물건을 상실하고 나서 느끼는 슬픔 → 정상 반응, 다양한 유형의 상실감 존재, 정상적인 애도 단계가 진행되지 않는 경우 우울증으로 발병 가능
① 슬픔의 단계: 부정(거부감, 고립감 경험) → 분노(거부할 수 없는 현실에 대한 극단적인 감정) → 타협 → 우울(상실감으로 자존감 저하, 우울감 경험) → 수용(현실을 받아들이고 평안감을 찾음) 🔟
② 비정상적인 슬픔 반응: 슬픔을 전혀 느끼지 못함, 슬픔 반응의 지연, 상식을 벗어나는 격한 감정 표현, 정상의 애도 단계가 진행되지 않으면 장기간 우울증 발병 가능성 높음

7. 성폭행 및 강간 🔟

① 산부인과적 처치: 가능하면 사고 직후에 의학적 검사를 실시하여 성병, 임신 등 예방
② 정신과적 처치: 대상자를 지지하고 감싸주는 태도 유지가 중요, 불안 감소 및 안정감을 제공
③ 법적 조치: 가해자의 정액과 체모 검사, 대상자의 사전 동의 하에 법적인 상담 진행

핵심문제

01

성숙위기에 해당하는 것은?

① 사랑하는 사람의 상실
② 원치 않은 임신
③ 신체적 질병
④ 정년퇴직
⑤ 부도

02

가정폭력 가해자의 특성은?

① 높은 자존감
② 타인을 배려
③ 충동의 자제력 부족
④ 정서적으로 성숙
⑤ 타인에 대한 믿음

정답 / 01 ④ 02 ③

➕ CHAPTER 04 　정신질환 간호

1 조현병스펙트럼장애 간호(schizophrenia spectrum disorder)

1. 조현병스펙트럼의 정의 🔟 🔟

자아경계의 상실 및 환각, 망상, 행동장애 등이 뇌의 기질적 장애로 인해 나타나는 질환
① 정신병적 행동뿐만 아니라 구체적인 사고처리, 관계설명, 문제 해결 등의 어려움을 초래한다.
② 사고, 감정, 지각, 행동 등 인격의 각 측면에서 특이한 와해적 사고를 일으키며 현실검증력 손상을 보인다.

2. 관련요인 🔟

(1) 생물학적 요인

신경전달물질	도파민 과잉분비, 비정상적인 세로토닌 활성, 노에피네프린 활성, GABA 감소 등
신경발달학적 요인	출생 시 외상, 출생 전 산모의 영양불균형, 흡연, 음주, 스트레스, 초기발달 장애
유전적 소인	부모나 형제 중 한 사람이 조현병 환자인 경우 발병률은 5~15%로 높아짐
바이러스 감염	임신 6개월 이전 인플루엔자 감염설

(2) 심리학적 요인
스트레스 요인에 대한 개인의 취약성, 부모의 양육 태도, 이중적 의사소통

(3) 사회문화적인 요인
지나친 비난과 참견, 낮은 사회경제적 지위, 교육, 인종, 복잡한 생활환경

3. 진단과 종류

(1) 진단
활동기 증상 중 2개 이상이 1개월 중 상당 기간 지속되는 경우 → 망상, 환각, 혼란된 언어 중 하나는 반드시 포함되어야 함(활동기 증상: 망상, 환각, 혼란된 언어, 심하게 혼란 또는 긴장증적 행동, 음성증상)
<small>23년 기출변형</small>

(2) 종류 🔟 🔟 🔟 🔟
① 망상형(paranoid type): 사람을 기피, 의심, 적대적, 방어적 혹은 공격적인 태도를 보인다.
- 30대 전후에 발생, 관계망상, 피해망상, 과대망상이 많으며 건강 염려성 망상, 우울망상, 애정망상 등
② 혼란형(disorganized type): 25세 이전에 발병하며 사춘기 전후에 서서히 나타난다
- 사고와 감정의 혼란, 인격의 황폐화와 퇴행, 행동은 원시적, 충동적, 환각, 망상, 지리멸렬한 사고와 의미 없는 웃음, 신어 조작증, 말비빔, 감정의 둔마, 사회적 철회와 자폐적 양상이 특징적이다.
③ 긴장형(catatonic type): 15~25세에 호발하며 정신적 외상 후 급성으로 발병한다.
- 혼미와 흥분상태가 단독 또는 교대로 발생하며 혼미상태가 더 흔하다.
- 거절증, 강직증, 납굴증, 상동증, 반향언어, 반향행동, 흥분상태 시 강한 긴장, 안절부절 못함, 난폭한 행동, 자해, 식사 거부, 탈진
④ 미분화형(undifferentiated type): 여러 전형적인 증상 유형들이 복합되어 하나의 임상유형으로 분류된다.
⑤ 잔류형(residual type): 급성 활동성 증상이 회복된 후 사회적 철회, 감정의 둔마 및 부적절성, 다소 괴이한 행동, 연상 작용의 이완 등이 남아있는 경우이다.

4. 증상 🔟 🔟 🔟 🔟 🔟

(1) 양성증상: 정상적인 정신기능이 현저하게 왜곡, 과도한 상태 🔟 🔟 🔟
① 혼란된 언어: 반향언어, 연상이완, 지리멸렬, 함구증, 우회증, 신어 조작증, 음송증
② 이상행동: 긴장성 혼미, 긴장성 흥분상태, 기행증, 반향행동, 거부증, 상동증, 자동복종, 공격적 초조행동
③ 망상(피해, 관계, 과대), 지각장애(환청과 환시가 대표적, 환청 > 환시 > 환촉, 환후, 환미)

(2) 음성증상: 정상적인 정신기능의 결핍, 단음절로 대답하거나 대답을 하지 않으며 예후가 안 좋음
① 말은 하지만 내용이 빈곤, 추상적, 상동적, 반복적, 감소된 정서표현(무언증, 무쾌감증, 무사회증)
② 무의욕증(대표 증상), 억제된 감정표현(감정의 둔마, 무감동, 무쾌감), 의욕 없음, 주의력 손실

③ 한정된 사고 및 언어, 자발성 결여, 집중 불능, 사회성 결여 등

5. 약물치료 📵 📝 📵 📵 📵

(1) **정형적 약물(dopamine receptor antagonist): 양성증상에 효과, 도파민 수용체 차단**
   ① chlorpromazine(thorazine): 저강도 약물, 과도한 진정, 기립성저혈압, 광선과민증
   ② haloperidol(haldol): 고강도 약물, EPS(추체외로) 부작용이 심하다.

(2) **비정형적 약물(dopamine serotonin antagonist): 양성과 음성증상 모두에 효과, 도파민수용체 차단, 세로토닌-도파민 길항작용, 부작용은 적으나 체중증가 및 당뇨병, 대사 부작용 유발**
   ① clozapine(clozaril): EPS 부작용 거의 없음, 변비, 침 흘림이 심함, 체중증가, 무과립혈증(치명적 위험), 최종 선택 약물
   ② olanzapine(zyprexa): 체중증가, DM 유발, 대사 장애 📝
   ③ Risperidone(rispedal): 체중증가, 음성증상, 정동장애 증상 조절, 성기능 장애 부작용
   ④ Quetiapine(seroquel): 간기능장애, 심혈관 질환 시 위험하며 체중증가를 보인다.

(3) **약물부작용 📵**
   ① 추체외로 증상(EPS) 급성근긴장 이상, 정좌불능증, 파킨슨 증상, 지연성 운동이상증
      → 항파킨슨약 benztropine(cogentin)투여, 호흡/연하 곤란 시 호흡 보조 장치 필요
   ② 무과립혈증(clozapine): 즉각 약물복용 중단, 드물지만 치명적
   ③ 항콜린성 부작용: 기립성저혈압, 서맥, 심계항진, 시력장애, 입 마름, 요정체, 목적 없는 과잉행동, 초조, 혼돈
   ④ 신경 악성 증후군(NMS: neuroleptic malignant syndrome): 치명적인 증후군으로 즉시 응급처치 시행
      ㉠ 증상: 40℃의 고열, 극심한 근육강직, 의식변화, 혈압 변화, 과호흡, WBC 15,000/㎣ 이상 증가
      ㉡ 중재: 부작용 발생 시 즉시 주치의에게 알리고 응급조치, 약물 중단, 활력징후 측정

6. 간호중재

(1) **간호목표 📵 📵**
   ① 급성기: 자신이나 타인을 해치지 않고 현실감이 생긴다.
   ② 유지기: 치료지시의 자발적 수행, 사회적응 능력 향상한다.
   ③ 스트레스 원인이 명확하고 늦게 발병한 경우는 예후가 좋다. - 단기간 유병, 급성, 여성, 정서장애 없을 시, 양성증상 📵
   ④ 스트레스 원인이 불명확하고 조기 발병, 장기간 유병, 만성, 남성, 정서장애 동반 시, 음성증상, 지지체계 나쁜 경우에는 예후가 좋지 않다.

(2) **간호중재 📵 📵 📵 📵 📵 📵 📝 📵 📵 📵 📵 📵 📵**
   ① 감각지각장애: 환각 📵 📵 📵 📵 📵 📵 📵 📵
      ㉠ 신뢰 관계 구축, 현실에 근거한 대화(직접적, 명확하게, 구체적인 의사소통)
         → 만약 대상자가 환각에 대해 물으면 간호사는 환자와 같은 자극을 경험하고 있지 않다고 대답
      ㉡ 불안 유발 환경을 바꾸어 주고 자해 / 타해의 환청 내용 탐색
      ㉢ 환각의 내용에 대해서 부정하지 않으며 감정 수용, 지지, 현실감 제공
      ㉣ 내용보다 근원적 감정에 초점을 두고 환자의 선행요인 파악과 얻을 수 있는 이득이 무엇인지 파악
      ㉤ 치료적 환경 유지, 처방된 의학적, 정신 사회적 치료계획지지, 관찰
         → 환각에서 주의를 돌릴 수 있는 전환 전략 격려
   ② 사고장애: 망상 📵 📵 📵 📵 📵 📵 📝 📵 📵 📵 📵 📵
      ㉠ 자기중심적 사고로 오해를 유발할 수 있으므로 피해망상 환자에게 지나친 친절이나 신체접촉

및 귓속말은 금지
- ⓒ 망상을 증상으로 수용, 강도, 빈도, 기간 및 내용을 사정 **21 19**, 망상으로 충족된 욕구를 다른 방법으로 채워주면 망상이 감소 → 논리적 설득과 비판은 효과 없다.
- ⓒ 망상에 대한 논리적 설명은 피하고 통찰력이 생길 때 망상과 현실감을 구별하도록 격려 **24**
- ⓓ 신뢰 관계 형성, 단순명료한 언어 사용(다른 환자와 대화 시 작은 목소리로 속삭이기 금지)
- ⓔ 최근의 생활이나 느낌 표현하도록 유도하여 망상에서 벗어나 현실에 초점을 두도록 도움
- ③ 언어적 의사소통 장애 **24 14 12 11**
  - ㉠ 재진술, 명료화 기법으로 의사전달을 촉진하고 적극적 경청과 소통의 충분한 시간 제공
  - ㉡ 처방된 의학적 정신 사회적 치료계획지지, 관찰
- ④ 비효율적인 대응 **16**
  - ㉠ 망상, 환각으로 인한 감정을 말로 표현하도록 격려 → 적응적 행동 시 칭찬, 격려
  - ㉡ 망상과 환각으로 인한 불안을 감소시키기 위해 사고중지기법, 이완 기법을 교육
  - ㉢ 혼자 있는 시간을 줄이기 위한 활동 치료 및 집단치료 참여시키고 병원은 안전함을 확신시킨다.
- ⑤ 사회적 고립 **23 19 15 12**
  - ㉠ 환자 스스로 고립 정도를 사정하고 매일 상호작용하기
  - ㉡ 현실에 초점을 둔 활동 요법에 참여시키고 사회적 위축이 있는 동안 정상적인 일상을 격려
  - ㉢ 환자와의 신뢰를 위해 약속은 반드시 지키도록 하고 흥미와 관심거리 토의
  - ㉣ 상호작용 강화를 위한 긍정적 피드백 적용 및 침묵을 피하려고 치료자 본인 이야기를 하지 않음
  - ㉤ 대상자의 비언어적 의사소통에 주의 집중하고 개방적 질문으로 반응할 수 있는 시간 제공
- ⑥ 폭력 잠재성: 자해, 타해의 위험성 **23 22 20 18**
  - ㉠ 자극에 민감하므로 지나친 자극 주는 행위 및 스트레스 금지(우울, 위축, 절망으로 자살 초래 가능)
  - ㉡ 환청, 망상, 판단력 손상, 충동 조절 손상에 대한 반응으로 폭력성이 유발
  - ㉢ 자신과 타인에 대한 위험을 사정, 행동 관찰 → 안전, 보호적, 조용한 환경 조성
  - ㉣ 불안과 분노 감정의 처리 및 해결을 돕는 프로그램을 계획
- ⑦ 자가간호결핍: 적절한 영양, 수면, 개인 위생관리 지시, 외모 치장에 대한 격려와 칭찬, 스스로 할 수 있도록 격려 **18 15 12**

7. 기타정신병적 장애(DSM-5) **18 16 14 10 09 07 05**
- ① 망상장애: 색정형, 과대형, 질투형, 피해형, 신체형, 혼합형 중 1가지 이상의 망상이 최소 1개월 이상 지속 시 진단
- ② 단기정신병적장애: 흔한 증상은 아니며 정신증적 증상이 최소 1일 이상 1개월 이내 갑자기 발생
- ③ 조현양상장애: 조현병 증상이 1~6개월 이내
- ④ 조현정동장애: 조현병 증상과 함께 양극형 또는 우울 삽화를 보인다.
- ⑤ 물질/약물로 유발된 정신병적 장애: 약물 관련 혹은 금단기간 중 환청, 망상 발생
- ⑥ 의학적 상태로 인한 정신병적 장애: 뇌혈관질환, 중추신경계 감염 등의 질병으로 인해 환각과 망상 유발
- ⑦ 정신장애와 관련된 긴장증: 정신운동장애와 행동 이상을 보이는 정신병적 상태

2 양극성관련 및 우울장애간호

1. 양극성관련장애(bipolar & related disorder) 조증 또는 우울증의 양 극단의 기분 변화를 보이는

기간과 정상적인 기분을 보이는 기간이 번갈아 나타나는 질환

참고

DSM-5는 정신질환 진단및통계 메뉴얼(약칭 DSM)의 2013년에 나온 다섯번째 개정판으로 미국정신의학협회(APA)에서 발행한 분류 및 진단 절차이다.

(1) 양극성관련 장애 종류(DSM-5)
  ① 양극성 Ⅰ형(bipolar Ⅰ disorder) **18**
    ㉠ 조증과 우울증이 번갈아 나타나는 경우, 간혹 반복적인 조증 발생
    ㉡ 1주 이상 지속적으로 기분의 변화와 활동, 에너지의 변화가 동시에 보인다.
  ② 양극성 Ⅱ형(bipolar Ⅱ disorder)
    ㉠ 조증은 나타나지 않고 경조증과 우울증이 2~3일간 번갈아 나타나는 경우
    ㉡ 우울증이 주를 이루며 I형 양극성 장애보다 조기 발병
  ③ 순환성 장애: 경조증, 경우울 상태가 최소 2년 이상 연속적으로 발생 **18**

(2) 원인 13
  ① X-linked 우성 유전 가능성(양극성 정동장애)
  ② 조증: catecholamines(노에피네프린) 과다, serotonin 과다, 도파민 과다
  ③ 우울증: catecholamines(노에피네프린) 결핍, serotonin 결핍, 도파민 결핍

(3) 조증 행동 특성 16 15 11
  ① 정서적: 비난을 참지 못함, 기분 동요가 심함, 다행감, 의기양양, 익살, 수치심과 죄의식, 자존감 고조
  ② 신체적: 탈수, 부적당한 영양, 수면 요구 감소, 체중감소
  ③ 인지적: 주의 판단력 저하, 야심적, 주의 산만, 현실감 부족, 사고 비약, 연상의 장애, 과대망상
  ④ 행동적: 과소비, 다변증, 과다행동, 신체활동 증가, 흥분, 논쟁적, 참견, 무책임, 공격적, 성욕 항진, 도발

(4) 약물치료
  ① Lithium(기분안정, 항조증효과): 치료농도 0.8~1.4mEq/L 유지 (1.5mEq/L 이상 시 독성 우려 → 정기검사 필요) **22 20 16 10**
    ㉠ 부작용: 오심, 구토, 구강 건조(초기) → 운동실조, 안구진탕, 경련, 혼수(중독) → 장기복용 시 갑상선 비대 발생
    ㉡ 혈중 농도 2.0 이상 시 치명적 → 염분 섭취 저하, 신기능 저하, 의학적 질병, 이뇨제, 설사, 탈수로 인한 수분 전해질 상실, 과량복용
    ㉢ 부작용 대처: 보고 및 즉각적인 투약 중지, 이뇨제(배성촉진), 수액 공급, EKG, 혈압측정 **24 22**
  ② 기타 약물: sodium valproate, Topamas, Tegrol, carbamazepine

(5) 간호진단 21 16
사고과정 장애, 감각지각 장애, 상해 위험성, 폭력 위험성(자해/타해), 영양장애, 수면 양상의 변화, 비효율적 개인 대처

(6) 간호중재 24 23 21 20 19 18 17 15 14 12 10
  ① 간호사의 침착하고 지지적, 일관성 있는 태도 유지가 중요 **24 23**
  ② 대상자의 질문에 간결하고 진실한 대답 제공하고 스스로 감정을 표현할 수 있는 수단 제공
    → 치료적 환경: 비도전적, 소음을 최소화한 조용하고 편안한 분위기 조성, 병실에 꼭 필요한 시설 외에 제한
  ③ 행동 조정 **21 15**
    ㉠ 바람직한 행동 시: 칭찬과 격려, 행동에 대한 제한 설정

ⓒ 바람직하지 못한 행동 시: 공격적인 에너지 발산 위한 활동 제공, 샌드백 치기 등 제공
④ 신체적 간호: 체중 관리, 영양 공급, 소량씩 자주 섭취, 식사 과정 감독 **23 19 15 14**
　ⓐ 파괴적이고 충동적인 행동 시 신체적 제제 및 격리
　ⓑ 공격환자의 위험성 관찰 → 공격행동은 약한 권력/권위/자존심 상실에 대한 방어반응으로 발생한다.

2. 우울장애(depressive disorder)

(1) 종류와 진단기준(DSM-5)
① 파괴적 기분조절 부전 장애: 감정적, 행동적 심각한 문제가 있는 소아, 청소년(6~18세) - 습관성 분노발작
② 주요우울장애: 약 5~10% 조증, 경조증을 경험, 우울한 기분, 흥미상실, 수면 변화, 체중 변화, 피로, 에너지 감소, 정신운동 변화, 무가치감, 집중력 감소, 자살사고 중 <u>최소 5개 증상이 2주간 지속</u> → 양극성 장애로 진행
③ 지속성 우울장애(기분저하증) **23 20**
　ⓐ 피로감, 자존감 저하, 집중력 감소 또는 식욕부진 또는 과식, 불면, 우유부단, 절망감 또는 과다수면, 기력의 저하 중 <u>2가지 이상</u> 나타나는 경우
　ⓑ 조증 삽화는 없음, 거의 매일, 하루 종일 지속되는 우울감이 적어도 <u>2년 이상 지속 시</u>
④ 월경 전 불쾌감 장애: 월경 시작 며칠 전에 시작되어 월경 시작 후 몇 시간 만에 끝나는 신체적 심리적 증상으로 업무, 사회생활 또는 관계에 지장을 초래(Pre-menstrual syndrome, PMS)
⑤ 물질-약물로 유발된 우울장애: 남용 약물, 독소, 항정신성 치료약물, 기타 치료약물)의 섭취, 주입, 흡입과 연관
⑥ 기타 우울장애
　ⓐ 산후 우울증: 출산 후 2~12주 사이에 발생
　ⓑ 갱년기 우울: 여성 40대 후반, 남성 50대 후반에서 호발

(2) 원인 및 정신 역동 **13 10**
① 공격심의 내재화 이론: 죄의식을 유발하는 분노가 내부로 향하는 합입
② 대상상실 이론: 애착으로부터 분리
③ 부정적인 평가를 하는 인지 문제, 학습된 무력감 이론
④ 긍정적 강화의 부족
⑤ catecholamines(노에피네프린) 결핍, serotonin 결핍, 도파민 결핍, 코티졸 과다 분비

(3) 우울장애의 행동 특성 **15 10**
① 정서적: 피로, 우울, 무가치감, 슬픔, 죄의식, 낙담, 무력감, 절망감, 비관, 고립, 외로움
② 신체적: <u>무월경</u>, 식욕 및 체중 변화, <u>수면장애</u>, 피로, 불면, 허약, 소화불량, 성욕 감퇴 등
③ 인지적: <u>자기비하</u>, 자해·자살사고, 흥미, 동기 상실, 집중력 장애, 사고의 지연, 자기 의심, 신체망상 등
④ 행동적: <u>낮은 자존감</u>, 무기력, 슬픔, <u>개인위생 불량</u>, 위축, 정신운동 지연, 고립, 의존, 공격성, 불안

(4) 약물치료 **21 14 12**
① SSRI(선택적 세로토닌재흡수억제제): prozac, Zoloft, paxil, luvox, celexa → 세로토닌 재흡수 방지
② TCAs(삼환계 항우울제): Elavil, Anafranil, tofranil → 노에피네프린, 세로토닌 재흡수 차단
③ MAO 억제제(모노아민 산화효소 억제제): <u>티라민 함유 식품과 병용 시 고혈압 위험</u>

(5) 간호진단 **24 23 21 15 11**
자존감저하, 사회적 고립, 무기력(무력감), 자해가능성, 기능장애적 비통, 사고과정 장애, 영양장애, 수면장애

(6) 간호중재 21 20 19 18 17 15 14 13 12 10

① 의사소통

ㄱ 간호사는 온화하고 안정된 모습으로 대하며, 과도하게 낙천적이거나 명랑한 태도는 자제

ㄴ 환자의 감정 표현의 촉진: 공감, 질문, 진술 유도, 피드백, 직면, 적극적 경청

→ 환자를 이해하는 태도, 쉽게 반응이 없어도 환자 옆에서 일반적인 대화하기

→ 동정, 위로, 지나친 위로와 관심의 말은 오히려 환자의 죄의식을 증가

ㄷ 자존감 증진 21 20

ⓐ 한 개인으로서 대상자의 중요성을 이야기해준다. → 환자의 사생활 보호

ⓑ 대상자 수용, 자기 가치감 증진 → 억지로 활동참여 강요하지 않기

ⓒ 목표 설정 및 문제 해결 전략에 동참 → 강점과 성취에 초점, 실패는 최소화

ⓓ 간단한 작업을 통해 성취감과 능력을 강화 → 제시간에 참여하도록 돕지만 늦어도 그대로 수용

ⓔ 자기 표현기술 교육 → 빨리 결정하도록 재촉하지 않는다.

ㄹ 인지적 재구성

ⓐ 왜곡된 사고형태 바꾸고 자신과 세계를 보다 현실적으로 보도록 도전시키며 재구성을 촉진

ⓑ 환자의 장점, 강점, 업적, 기회를 평가하여 긍정적 사고를 증진

ⓒ 환자의 부정적 사고를 현실적 사고로 바꾸도록 격려

ㅁ 집단중재

ⓐ 집단치료: 죄의식 감소, 외로움과 소외감 완화로 무력감과 절망감 감소, 집단과의 연계로 사회적 지지 증진, 구성원들의 피드백을 통해 자신의 행동을 인지

ⓑ 사회기술훈련: 사회기술 전략 제공 → 사회적 위축과 상반되는 경험 → 우울증 교정

ㅂ 가족중재 → 가족의 지지

ⓐ 양극성 장애 환자는 기분의 고저가 심하고 가족에게 영향을 주는 행동 변화를 보인다.

ⓑ 우울하지 않은 행동을 하는 경우 긍정적 강화, 역기능적 우울 행위는 무시 하도록 한다.

② 환경요법

ㄱ 안전

ⓐ 자살 예방 21 17 14 13 12

• 1대1 관찰 및 간호, 위험한 소지품 제거(외출 후 환자가 가져오는 소지품 확인)

• 심한 우울증의 갑작스런 호전 → 죽음에 대한 양가감정의 해결로 자살시도 위험이 매우 높다.

→ 죽음에 대한 양가감정: 희망(나를 구해줄 것이다) vs 절망(아무도 안 구해줄 것이다)

ⓑ 간호

• 거짓 안심, 부적절한 낙관적 태도는 절대 금기이며 자존감 증진 및 인지적 재구성 촉진

• 따뜻하고 수용적, 희망적으로 대하기, 인내를 가지고 대하기, 믿음의 관계, 감정 표현 촉진

• 약물복용 관찰, 불규칙적인 병실 순회, 잠들기 전까지 혼자 두지 않음, 수동적 자살 예방

• 자살계획 및 시도에 대해 직접적 대화를 통해 자살위험 및 불안감 감소

ㄴ 환경 자극의 감소: 온화한 조명, 소음 감소, 단순한 장식

③ 자가간호활동 12 10

ㄱ 식사 10

ⓐ 무가치, 허무, 빈곤, 피해망상으로 먹는 것에 대해 흥미가 없거나 무감각

ⓑ 조정된 칼로리의 식사, 간식 제공 및 I&O 측정

→ 영양 불균형이 심할 경우 수동적으로 간호사가 먹여주며 최후에는 위관영양을 고려한다.

ㄴ 개인위생

ⓐ 생각에 몰두해 있어 개인위생에 무관심 → 스스로 목욕을 못 하면 시켜준다.

ⓑ 옷의 선택 돕고 깔끔하게 입도록 격려, 세탁 및 피부 간호

ⓒ 활동 및 수면
ⓐ 신체적 불편 제거, 소음이나 자극적 광선 제거, 흡연 절제
ⓑ 편안한 환경 제공 및 휴식 시간과 또 다른 수면에 대해 계획
ⓒ 가벼운 운동이나 오후 시간에 옥외활동으로 적당한 피로감을 갖게 한다.
ⓔ 배변
ⓐ 식사 전후에 규칙적으로 배변하도록 권한다.
ⓑ 가벼운 운동이나 산책으로 변비 예방, 필요시 하제 사용
④ 신체적 활동 증진: 오락요법, 작업요법 – 현실감을 갖고 사회활동에 흥미 유발

❸ 불안, 강박, 외상과 스트레스, 신체증상, 해리장애 간호

1. 불안장애(anxiety disorder)

1) 불안 **21 19 17 11**

(1) 불안의 정의 **17 11**
① 초자아와 본능 사이의 정서적인 갈등에 대한 자아의 위협
② 불안을 잠시 느끼는 것은 정상이나 불안감의 지속으로 일상생활, 사회적, 직업적 기능이 곤란해지면 불안장애로 발전
③ 주관적 정서, 현실검증 손상 없음, 스트레스에 대한 반응

(2) 불안의 수준 **24 21 19 16 14 12**
① 경증불안(mild /alertness level)
㉠ 일상생활의 긴장 상태로 지각영역이 확대되고 학습 동기부여
㉡ 성장과 창조성 유도하여 집중력증가, 삶에 유용한 감정, 신체 증상은 없다.
② 중등도 불안(moderate anxiety) **21 19 16**
㉠ 지각영역이 다소 좁아져 중요한 것에만 초점 그 외는 무시
㉡ 선택적 부주의로 이름을 부르면 다시 집중하나 이전보다 보고, 듣고, 파악하는 능력 저하
㉢ 약간의 발한, 근육 긴장, 안절부절못함, 불평, 논쟁
③ 중증불안(severe anxiety) **24 12**
㉠ 지각영역 현저하게 축소, 모든 행동은 불안을 감소 시키는데 집중
㉡ 신체적 증상 급격히 증가: 몸 떨기, 초조, 과도한 몸 움직임, 동공확대, 과도한 발한, 설사
㉢ 불안이 심해 근육계통에 영향 → 불안 감소 위해 수많은 방어기제 사용, 위협을 주는 대상에 집중 곤란
④ 공황(panic) **14**
㉠ 행동이 이상하고 기괴하며 난폭해짐 → 극심한 불안장애로 즉각적인 중재 필요
㉡ 논리적 사고와 의사결정 능력이 불가능하며 자신과 타인에 대한 공격성이 증가한다.
→ 성격 분열, 무력감, 순간적인 정신증적 상태

(3) 불안의 원인 **16 14 11 10**
① catecholamines(노에피네프린)과 세로토닌 증가, GABA 감소
② 정신 사회적 이론 **16 11**
㉠ 정신 역동 이론
ⓐ 이드와 초자아 간의 내적 갈등의 결과 → 자아가 위협, 위험 경고 신호

ⓑ 자아가 건강한 상태이면 방어기전으로 충동을 억압하고 불안은 사라진다.
ⓒ 행동이론: 내적인 조건화 반응으로 학습된 행동
ⓒ 인지이론: 잘못되거나 왜곡된 사고형태
ⓒ 대인관계 이론: 불안은 외부 환경에 대한 개인의 반응이며 인생 초기에 양육자와의 관계에서 형성된 낮은 자존감과 부정적 자기 개념으로 발생 → 어머니의 불안이 영아에게 전달

(4) 불안의 행동 특성

① 생리적 반응: 심계항진, 어지러움, 맥박 감소, 숨쉬기 곤란, 식욕부진, 설사, 오심, 빈뇨, 안면홍조, 전신 발한, 안절부절 못 함 등
② 행동적 반응: 과다 호흡, 신체적 긴장, 지나친 조심성, 빠른 말투, 회피, 도주, 놀람 반응 등
③ 인지적 반응: 기억력 저하, 판단력 결핍, 지각영역의 축소, 악몽, 혼동, 상해 및 죽음의 두려움
④ 정서적 반응: 궁지에 몰린 느낌, 불편감, 긴장, 두려움, 공포, 변덕스러움, 죄책감 등

(5) 불안장애의 종류(DSM-5) 23 21 17 15 12

① 공황장애(panic disorder) 15 12
㉠ 반복되는 예측 불허의 반복적인 공황발작으로 최소 1개월 이상 다른 공황발작이 일어날까봐 지속적으로 염려

> 증상: 심계항진, 발한, 무서워서 떪, 숨 막히는 느낌, 흉통, 오심, 어지럽거나 불안정하거나 머리가 텅 빈 느낌, 비현실감이나 이인감, 조절력 상실에 대한 공포감, 사지가 저리고 무감각함, 오한 또는 열감, 죽을 것 같은 느낌, 복부 불편감, 미칠 것 같은 느낌

→ 위의 증상 중 4가지 이상이 최소 1개월 이상 반복
→ 사회적 기능장애 유발
㉡ 가족원 중에 발병 경험이 있거나 유아기때 분리불안 경험자
㉢ 유병률: 1.5~5%, 호발연령 20대, 여자가 남자보다 2~3배 많음
㉣ 치료
ⓐ 약물: SSRI(대표적 약물 – 선택적 세로토닌 재흡수 억제제, 삼환계 항우울제 imipramine), alprazolam
ⓑ 통찰 정신치료, 인지 행동치료

② 광장공포 장애(agoraphobia) 21 19 18 10
㉠ 실제적으로 위험이 없다는 것을 알면서도 광장이나 공공장소에 대해 두려움과 공포를 느낌
㉡ 방어기제: 상징화, 전치
㉢ 이차적 이득: 공포를 피할 수 있다는 결과를 내세워 자신이 원하는 무의식적 욕구를 충족
㉣ 종류: 광장공포(agora phobia, 가장 심하고 흔함), 사회공포(social phobia), 특정 공포
㉤ 호발: 10대 중반~20대 초반(중년도 발병), 여자가 남자보다 많음
㉥ 평생 유병률: 0.6~6%, 공황장애(50~75%)
㉦ 취약성: 어린 시절 분리에 대한 공포를 경험한 자
㉧ 치료: 방치 시 주요우울장애 유발, 물질의존, 인지행동 치료, 약물치료, 정신사회치료(탈감작, 홍수요법)

③ 범불안장애(generalized anxiety disorder) 18 17
㉠ 2~3개 사건이나 상황에 대해 비현실적인 걱정과 불안을 6개월 혹은 그 이상 만성적, 지속적으로 느끼는 장애 → 일상생활에서 지속적으로 불안을 느낌, 수의근 및 자율신경계의 긴장
㉡ 치료: 약물치료(benzodiazepine, SSRIs), 지지적 정신치료, 이완법 적용

④ 특정공포증: 특정한 대상, 상황에 공포를 느낌(비현실적인 두려움 – 배설, 광선 등)

⑤ 사회불안장애(social anxiety disorder)
  ㉠ 사회적인 상황 또는 사회적 관계에서 불안이나 공포를 경험하는 장애→타인의 부정적인 평
    가에 대한 두려움
  ㉡ 방어기제: 회피
⑥ 분리불안장애(separation anxiety disorder)
  ㉠ 애착 대상으로부터 분리되거나 또는 분리될 것으로 예상되면 생기는 불안이 일상생활에
    심각한 장애를 초래→분리가 예상될 때 반복적인 신체 증상(Ex:두통, 복통, 구토 등) 호소
  ㉡ 애착 대상의 상실 또는 해로운 일이 발생할거라는 과도한 걱정
  ㉢ 아동과 청소년의 경우 두려움, 불안, 회피가 최소 4주 이상, 성인의 경우 6개월 이상 지속
    시 진단

(6) 간호중재 ⑳ ⑱ ⑯ ⑮ ⑭ ⑬ ⑪
① 중등도 불안
  ㉠ 환자의 불안 탐색, 인식(환자의 행동 확인, 불안을 감정과 연결)
  ㉡ 불안과 위협을 느낄 시 건설적으로 반응하도록 격려
  ㉢ 문제해결, 스트레스와 연관된 정서적 고통 조절, 행동 수정 및 새로운 스트레스 대처법 교육
② 심한 중증불안과 공황 ㉑ ⑳ ⑱ ⑯ ⑮
  ㉠ 환자를 우선적으로 보호, 환자 곁에 있어 주면서 경청, 지지
  ㉡ 안정 보장, 지지적, 보호적, 신뢰 관계 수립
  ㉢ 활동에 대한 관심과 격려, 환자의 주의를 밖으로 돌리고 감정 이완, 환경적 자극 감소
  ㉣ 항불안제 투여
    ⓐ 벤조다이아제핀제제: Xanax, Librium, Valium, Ativan
    ⓑ 항히스타민제: Atarax, Benadryl
    ⓒ 베타 아드레날린성 제제: Inderal
    ⓓ 항우울제: 삼환계, SSRIs(Prozac), Paxil, Zoloft
③ 공포장애 ㉓ ⑳ ⑱ ⑬
  ㉠ 신뢰 관계: 일관적, 수용적, 무비판적, 공감적 경청
  ㉡ 불안을 일으키는 상황을 통제하여 환자를 보호
  ㉢ 공포에 대한 인식 증진: 감정, 인지, 공포의 표현격려
  ㉣ 공포상황 직면: 공포의 자극에 점진적으로 노출 → 탈감작법, 체계적 둔감법 ㉓

2. 강박충동 관련 장애(obsessive-compulsive and related disorder) ㉔ ⑳ ⑲ ⑱ ⑰ ⑭ ⑬ ⑫ ⑪

(1) 강박충동의 정의 ⑳ ⑱ ⑰
  의지와 무관하게 반복적인 사고와 행동을 되풀이
  → 강박적 사고: 스스로 원하지 않고 불필요하다는 것도 알지만 조절이 안 되고 마음속에 반복하여
    떠오르는 사고 (욕구로 심한 불안, 고통 유발)
  → 강박 행동: 반복적인 행동이나 정신적 활동을 통해 불안이나 고통을 줄이려는 목적으로 행하는
    행동을 반복(저항 시 불안, 긴장 초래)

(2) 강박충동의 종류(DSM-5) ⑭ ⑩
  강박 장애 ㉓ ⑯ ⑭ ⑬ ⑫ ⑪
  ① 무의식적으로 강박적 사고와 행동을 반복하며 초자아가 강하고 완벽주의 성격, 융통성 없음 ㉔
    → 불안을 감소시키기 위해 강한 초자아, 손 씻기, 정돈, 확인하기, 수 세기 등

→ 신체변형장애, 수집광(저장 강박증), 발모광, 피부 뜯기 장애

② 자각인인 강박감, 저항, 병식 있음, 강박에 저항하나 억제할 수 없고 억제 시 불안 상승 **16**

③ 방어기제: 취소, 격리, 반동형성

(4) 간호중재 **24 21 19 16 10**

① 기본 욕구 충족 여부 확인(식사, 휴식, 청결 등)

② 강박행동을 할 수 있는 적당한 시간 허락

③ 강박행동에 대한 환자 욕구 인정과 공감

④ 적극적인 경청, 허용적인 방법으로 강박행동 받아들임

⑤ 신체적 보호: 적절한 음식 섭취, 피로 예방, 피부보호, 감염 예방

⑥ 강박 억제 시 불안을 조절할 수 없어 공황 상태 유발

→ 감정과 강박행동의 관련성을 이해시키고 서서히 제한하여 강박행위를 줄임

→ 긍정적인 비의식적 행위를 강화 및 바람직한 대처 기전 강화

→ 단순한 활동, 게임, 과제 마련

3. 외상과 스트레스관련 장애 **21 20 19 18 17 16 15 13 12 10**

(1) 외상과 스트레스 관련 장애 종류(DSM-5)

① 반응성 애착 장애 **16 10**

㉠ 나이에 맞는 적절한 사회적 관계 시 어려움을 느낀다.

㉡ 빈번한 양육자 교체, 아이의 신체적, 정서적 욕구 무시 및 소홀, 부모의 정신 지체, 사회적 고립 등으로 발생한다.

㉢ 증상: 지나치게 억제적, 경계적, 양가감정 등 정서발달지연, 신체발달지연, 양육자와 상호작용 시 불안정, 두려움, 슬픔을 보인다.

② 외상 후 스트레스장애(post traumatic stress disorder, PTSD) **21 20 19 18 17 13 12**

㉠ 극심한 위협적 사건이나 스트레스로 심리적 충격을 경험한 후, 특수한 정신적 증상이 유발되는 장애

㉡ 외상적 사건에 대한(증상, 자극을 회피하려는 증상, 인지, 기분의 부정적 변화) → 외상 사건에 대한 반복적 회상, 악몽, 재경험(플래시백), 과민상태, 회피상태 **24**

㉢ 주요 우울증(대상자의 1/2 이상), 대상자의 1/2 이상 (공포, 알코올 중독, 기질적 정신장애)

㉣ 감정을 표현하고 지지해줌, 과잉 각성이 나타나는 동안 대상자와 함께 있어 주며 대처 전략을 교육 → 조기 개입과 일상생활 복귀가 목표

③ 급성 스트레스장애

㉠ 외상을 경험한 후 첫 1개월 내 증상 발생, 2일 이상~4주 이내 증상 지속

㉡ 증상이 4주 이상 지속 시 PTSD로 진단 → 정서장애, 멍한 상태, 현실감 소실, 외상적 사건의 중요한 부분에 대한 기억상실 등

(2) 치료

① 약물치료: 항우울제, 항불안제, 항경련제(충동행위조절)

② 위기중재: 단기간의 문제 해결 과정

③ 인지행동치료, 지속적인 노출법

④ EMDR(안구운동 탈감작치료): PTSD와 공포증에 적용하며 좌우 안구 운동을 하며 스트레스 상황을 연상할 때 여러 가지 장면들이 지나가면서 스트레스와 관련된 불안이 사라진다.

(3) 간호중재 **19**

① 환자의 감정과 행동은 심각한 외상에 대한 전형적인 반응임을 인식하도록 돕는다.

② 감정, 특히 분노를 안전하게 언어로 표현하도록 격려하고 신뢰 관계 형성
　　→ 비위협적이고 전문적 태도 유지, 상호작용 시 무비판적, 수용적 태도 유지, 적극적인 경청

4. 신체증상 관련 장애(somatic symptom related disorder) [20] [14]

(1) 신체증상 관련 장애 정의
① 정신적 원인이 신체 증상의 형태로 발병하는 것으로 명백한 병리적 소견 및 뚜렷한 병태 생리가 드러나지 않는 특징을 가진 정신질환 → 자신의 신체 기능 상실에 대한 걱정 없이 무관심하다.
② 신체 증상: 개인의 만족(1차 이득)과 타인의 주의를 끄는(2차 이득) 우선적 방법
　　㉠ 1차 이득: 신체적 증상으로 심리적 불안, 죄책감은 면함
　　㉡ 2차 이득: 신체적 증상으로 얻게 되는 부수적 이득, 학교 결석 인정, 경제적 보상 등

(2) 신체형장애의 행동특성 [14]
① 복합적인 신체 증상 호소 → 의학적 치료에 잘 호전되지 않는다.
② 의도적이지는 않지만 증상 호소가 유동적이고 모호하다.
③ 우울, 불안, 불면 등의 신경증적 증상 동반 → 정신 사회적 스트레스원과 관련된다.
④ 신체 증상이 심인성임을 납득 하지 못하고 기질적 단서를 찾기 어렵다.
⑤ 약국, 병원, 종교집회 등을 장기간 전전한다.(닥터 쇼핑)
⑥ 2차 이득으로 타인의 주의를 끌 수 있다.

(3) 종류(DSM-5)
① 신체증상장애(somatic syndrome disorder) [20] [12]
　　㉠ 정신 사회적 스트레스 갈등이 만성적, 복합적인 신체 증상화
　　　　→ 호흡곤란, 전신 장애, 두통, 피로 호소 (감각기관, 수의근제외)
　　㉡ 과장된 몸짓과 함께 증상을 호소하며 사회·직업적 기능의 영역에서의 장애 초래
　　㉢ 방어기제: 억압, 퇴행, 의존적, 자기중심적, 칭찬과 인정 갈망
② 전환장애(conversion disorder) [22] [19] [18] [16] [15] [14] [11]
　　㉠ 무의식적인 내적 갈등으로 감각기관과 수의근계 기능 상실 증상화
　　㉡ 갈등 해소 목적으로 신체적 원인이 아닌 하나 이상의 신경학적 증상 발생
　　㉢ 마비, 감각 이상, 시력 마비 등의 증상이 갑자기 심해져서 주위 사람에게 큰 전시효과
　　㉣ 심각한 신체 증상에 대해 걱정하지 않는 만족스러운 무관심 [23] [22]
　　㉤ 히스테리성 간질(가성 경련)로 남이 볼 때 다치지 않을 곳에서 쓰러진다.
　　㉥ 방어기제: 억압, 전환 → 내적 긴장을 푸는 1차 이득과 관심, 보호, 체면 유지의 2차 이득
　　㉦ 수동공격형, 의존성, 반사회적, 연극적 성격
　　㉧ 지지적인 정신치료, 항불안제
③ 질병불안장애/건강염려증(illness anxiety disorder) [14]
　　㉠ 신체적 감각과 징후를 비현실적으로 부정확하게 인식 → 병에 대한 집착과 공포
　　㉡ 곤란한 상황과 사회적 책임 회피 → sick role
　　㉢ 방어기제: 억압, 퇴행, 징벌 혹은 속죄의 수단으로 신체적 고통을 느낀다.
④ 허위성(인위성)장애(factitious disorder) [24] [17]
　　㉠ 신체적, 심리적 징후나 증상을 만들어 의도적으로 아픈 사람의 역할을 한다.
　　㉡ 의학용어와 병원의 관례에 대해 광범위한 지식이 있다.
　　㉢ Ganser 증후군: 불성실한 의도적인 대답, 의도적 망각, 요점을 벗어난 대화, 근사치 대답
　　　　→ 교도소의 죄수, 재판중에 있는 사람에게 흔하다.

(4) 간호진단

만성 통증, 비효율적 대처, 신체 손상 위험성, 자가간호 결핍, 신체 및 감각지각 장애 등 [20]

(5) 간호중재 [19][17][16][13][12][11][10]

① 신체 증상의 원인은 심인성임을 인식

② 신체 질환을 시인하지 않되, 무시하지 않는다.

③ 스트레스에 대한 감정을 말로 표현, 수용

④ 대상자의 2차 이득 통제, 자신감, 자긍심 갖도록 돕는다.

⑤ 환기요법, 이완요법 → 불안과 스트레스 대처

⑥ 불필요한 약물복용, 처치, 수술 반복 금지로 신체 질환이 관심의 초점이 되지 않도록 한다.

⑦ 집단 활동을 통해 긴장 완화, 치료와 오락의 균형 유지, 경쟁적 자극 감소

⑧ 신체적 증상 강조하지 않는 활동 제공하고 가능한 독립적으로 활동하도록 격려

5. 해리장애(dissociated disorder)

(1) 정의

정체성이나 의식, 기억, 행동에 갑작스럽고 일시적인 이상이 생긴 상태, 억압된 충동이 무의식적으로 의식에서 분리되면서 나타난다.

(2) 해리장애의 특성 [24][10]

① 기억장애로 해리와 관련된 사건과 경험의 선택적 회상이 불가능

② 지남력장애를 보이며 외상 현장으로부터 격리, 외상 경험 분리

③ 자신의 인식이나 경험, 자아경계에서 이질감 상실(이인감)

④ 자신에 대한 인식과 삶의 목적에 대한 혼란

⑤ 현실감각의 상실로 외부현실에 대한 감각 손실

(3) 종류(DSM-5)

① 해리성 기억상실(dissociated amnesia)

ㄱ 심인성 기억장애, 기질적 뇌손상 없이 특별히 중요한 시기의 내용을 회생시키지 못한다.

ㄴ 치매와 구분해야 하며 혼란스러운 충동 의식을 차단(억압)과 외부현실을 무시(부정)로 구분

ㄷ 새로운 학습 능력의 장애 없으며 기억상실에는 1차적, 2차적 이득이 있다.

② 해리성 둔주(dissociate fugue)

ㄱ 전쟁이나 천재지변 시 자신의 과거나 정체성에 대한 기억을 상실하는 것

→ 고통스러운 경험에서 떠나고 싶은 강력한 동기에 의해 발생

ㄴ 드물게 재발하며 자연히 회복, 회복 후 둔주 기간에 일어난 일을 기억하지 못한다.

③ 해리성 정체성 장애(disociate identity disorder): 다중인격장애

ㄱ 변화된 인격에서 원래 인격으로 되돌아갔을 때 그동안 생긴 일을 망각

ㄴ 다른 장애보다 예후가 좋지 않으며, 중요한 개인적 정보 회상이 안 된다.

ㄷ 한 번에 한 인격이 그 사람의 행동을 지배하며 반복적으로 개인의 행동을 조절하는 둘 이상의 정체감과 인격이 존재 → 광범위하고, 만성으로 진행

④ 이인성 장애(depersonalization)

ㄱ 이인증: 자신이 자신의 실제 모습에서 떨어져 있다고 느끼는 것

→ 자아 지각의 변화로 자기 신체가 자기 것이 아닌 듯 생소함

ㄴ 비현실감: 주변 환경이 자신과 분리된 것 같다고 느끼는 것

→ 외계지각의 변화로 주의가 변하여 로봇같이 움직인다고 느낀다.

ⓒ 이인증, 비현실감 중 1가지 이상을 지속적·반복적 경험

ⓔ 현실검증 능력 정상

(4) 간호중재

① 무비판적, 안전한 환경제공, 지지체계 형성 → 필요시 도움을 받을 수 있도록 명단 확보

② 억압된 감정은 불안을 유발하므로 자신의 감정, 경험, 행동 표현하도록 격려

③ 평상시 대처 기전과 즐기는 활동 파악하여 익숙한 방법을 찾도록 한다.

④ 감정통제 및 표현을 위한 기술 교육 → 이완/활동요법, 적당한 운동, 자신과 대화

⑤ 치료 :항불안제, 항우울제, 스트레스는 문제를 더 가중 시키므로 단순한 활동 계획 수립

4 성격장애간호(personality disorder)

1. 성격장애간호의 개념

① 성격이란 개개인이 유일하게 갖는 생물학적, 정신 사회적 특성의 총체

② 건강한 성격은 초자아와 본능 사이에서 자아의 힘이 잘 조절되어 확고한 자아정체성을 유지하는 것

③ 성격장애란 인간의 내면에 깊이 박힌 융통성이 없고 부적응적인 사고 및 행동 방식이 고통과 갈등을 일으키는 것

④ 특징: 타인과 관계를 맺음에 부적응적, 타인으로부터 부정적 반응 조장, 대인관계 갈등 15 10

2. 원인 14 10 04

① 생물학적: 도파민, 세로토닌 이상, 뇌기능 이상, 독성 화학물질, 변연계의 민감성 저하 등

② 심리적: 성장과정에서 부모와의 관계에 발달하는 초자아의 미숙

③ 사회 환경적: 일관성 없는 훈육과 양육, 관리, 애정결핍, 가정 불안정 등

3. 종류(DSM-5) 21 20 19 18 17 16 15 14 13 12 11 10

1) A집단: 기이함, 비상식적, 괴벽스러움 21 17 16 15 11

(1) 편집성 성격장애 21 19 17 16 15 11

① 특징

ⓐ 타인에 대해 경계적이며 적대적 불신, 의심이 많다.

ⓑ 방어적, 습관적 소송, 투서, 의부증/의처증, 화를 잘 냄, 유머가 없다.

ⓒ 방어기제: 투사, 부정

② 간호중재 21

ⓐ 중립적이며 치료적 태도 유지, 환자의 인격을 일관적으로 존중

ⓑ 진솔하고 포용적인 태도를 유지하면서 신뢰 관계 구축

ⓒ 과도한 친밀감과 관심의 표현은 대상자의 경계심을 높일 수 있으므로 주의

(2) 조현성 성격장애 18 11

① 특징

ⓐ 능동적·사회적 고립을 선택하며 사회적 관계 형성에 제한을 둔다.

ⓑ 혼자 하는 일에 불편 못 느낌, 감정이 빈약하여 공감이나 상처받는 일은 적다.

ⓒ 무감동, 밋밋함, 무기력, 칭찬, 비난, 타인의 시선에 무관심, 단조로운 사고, 대화 시 시선회피

ⓔ 방어기전: 주지화

② 간호중재: 대상자가 나타내는 정서적, 신체적 거리감을 존중하고 드러나는 감정을 잘 알아채기

(3) 조현형 성격장애 24 22 13

① 특징

ㄱ 사고, 지각, 언어, 행동 등에 기이한 증상, 조현병 병전 인격 → 망상이나 환각은 없다.

ㄴ 편집성 사고, 사회적 관계에서 격리, 정서 제한, 부적절, 대인관계 장애(사이비 종교 교주) 24

ㄷ 방어기전: 취소

② 간호중재: 지지, 자아경계 유지하도록 함, 집단치료에서 구조적이고 직접적인 방식 적용

2) B집단: 변덕스러움, 감정적

(1) 반사회적 성격장애 22 20 16 14 12

① 특징

ㄱ 주기적으로 반사회적 행동을 보임, 통찰력이 부족한 행동, 충동적 행동, 반복적인 불법행위

ㄴ 초자아 미숙: 자신의 행동에 대해 잘못했다는 느낌이 전혀 없다.

ㄷ 타인의 권리, 사회규범 무시, 극도로 자기중심적, 범법자, 상습탈세자, 전형적인 사기꾼

ㄹ 방어기제: 합리화

② 간호중재: 사회적 책임감의 부족으로 치료가 어렵다.

(2) 경계성 성격장애 23 19 18 15

① 특징

ㄱ 여러 방면에 일관성 없고 행동이 폭발적으로 예측 불가, 심한 기분 변동

ㄴ 정상적 기분에서 우울, 분노 사이를 반복, 만성적 허무감, 권태, 자제력 결여

ㄷ 잦은 자해 시도, 자살 위협으로 타인의 행동 조정, 자기 파괴적 행동, 이분법적 사고

ㄹ 방어기제: 퇴행

② 간호중재

ㄱ 환자의 무의식보다 현실에서 매일 경험하는 대인관계 상의 문제를 중심으로 해석하는 것이 효과적

ㄴ 치료자에 대해 일관성이 없다. → 치료 시 역전이 주의, 중립적이고 사무적인 태도 유지 23

ㄷ 주요우울증, 우울 신경증으로 발전하기 쉽다.

(3) 히스테리성(연극성) 성격장애 23 20 14 10

① 특징

ㄱ 인간관계에서 불성실하며 피상적이고 의존적, 변덕스러운 성격

ㄴ 과장된 표현으로 다른 사람의 관심을 끌기 위해 행동하나 실제로는 무능

ㄷ 자신에게 관심이 집중되길 원하며 주목받는 행동을 하나 자기 과시적이고 과장된다. 23

ㄹ 지속적으로 깊은 인간관계를 못 맺음, 상대방 의사를 자기 환상대로 해석하며 조종

ㅁ 방어기전: 해리

② 간호중재

ㄱ 대상자의 내적인 감정 상태를 분명히 알게 하는 것이 중요

ㄴ 치료과정 중 환자의 거짓 감정에 반응하지 않기 → 극적인 가성 병식 유의

(4) 자기애적 성격장애

① 특징

ㄱ 타인의 존경과 관심, 성공 욕구에 집중, 자기중심적 공감 능력 부족

ㄴ 수치감, 열등의식, 허무감이 많음, 상대를 지나치게 높게 평가하거나 경멸함

ㄷ 협소하고 착취적인 대인관계, 비현실적 과대평가

ㄹ 방어기제: 합리화

② 간호중재: 환자가 자기애를 포기해야 하므로 치료에 어려움 많음, 자신의 취약성에 직면시키기

3) C집단: 불안, 근심

(1) 회피성 성격장애 🔟 🔢
① 특징
- ㉠ 확고한 보장 없는 인간관계나 사회적 관계 철회 → 사회불안 장애 유발 가능
- ㉡ 타인에게 거부당할 것에 대한 두려움, 낮은 자존감
- ㉢ 타인이 자신을 평가하는 것에 집착하고 예민하다.
- ㉣ 우울증, 불안장애, 타인에 대한 분노가 함께 나타남, 타인과 관계 형성을 원하나 해내지 못한다.
- ㉤ 방어기제: 환상
② 간호 중재: 면담 시 불안을 느끼므로 공감, 지지적 접근, 해석을 비판으로 오인할 수 있다.

(2) 의존성 성격장애
① 특징
- ㉠ 결정을 남에게 맡기고 남이 시키는 대로 하는 역할에 만족
- ㉡ 타인의 도움과 보살핌에 의지하는 욕구 강함 → 관계가 끝나면 신속히 대체물을 찾는다.
- ㉢ 자기 확신 결여, 자기 능력 과소평가, 나약하다고 생각, 남이 하라는 대로 따라한다.
- ㉣ 방어기전: 함입
② 간호중재: 의존적 행동 시 부드러운 태도유지 하나 의존을 허용하지 않음, 치료자의 지시 속에서 자신의 행동 내면에 잠재된 원인 탐색하기

(3) 강박성 성격장애 🔢
① 특징
- ㉠ 인정이 없고 질서, 규칙, 조직, 효율성, 정확성, 완벽함, 세밀함에만 집착
  - → 감정 표현이 빈약하고 경직된 태도, 통합적으로 바라보는 능력이 결여되어 있다.
- ㉡ 실수가 두려워 결단을 못 내리고 망설임, 융통성이 없음, 대인관계의 기쁨과 무관하게 일에만 열중
- ㉢ 지나친 완벽주의자, 지나친 도덕주의
- ㉣ 방어기제: 격리, 전치, 반동형성, 취소
② 간호중재: 현실을 직면시키기, 장기간의 치료가 필요

4) 기타 성격장애
- 수동공격성 성격장애
  ① 비능률성이 특징이며 겉으로 드러나지 않는 방해, 지연, 다루기 힘든 완고성
  ② 개인의 불행에 대해 과장하며 지속적으로 불평함, 결단성이 없는 우유부단함, 양가감정
  ③ 방어기제: 합리화, 부정

4. 성격장애 간호

(1) 간호진단 🔟
본인과 타인 지향 폭력 위험성, 자해 위험성, 불안, 슬픔, 사회적 상호작용 장애, 자아정체성 장애, 방어적 대처, 만성적인 낮은 자긍심, 비효율적 대응

(2) 간호목표
이탈된 행동 자제 및 자기 행동에 책임을 지는 능력을 키우는 것 → 장애가 있는 인격 자체가 교정되지는 않음

(3) 간호중재 🔢 🔢 🔢 🔢 🔢 🔢 🔢 🔢 🔢
① 일반적인 간호중재: 자해로부터 보호
- ㉠ 지속적 관찰로 자해 예방, 계획에 환자 참여 유도

ⓒ 분리 개별화 과정이 강한 의존 욕구가 관련된 것임을 인지

ⓒ 사회에서 용납될 수 없는 행동은 일관성 있고 확고한 제한 설정

② 정신 심리적 간호중재 🔢 🔢 🔢 🔢 🔢

㉠ 내적 갈등의 표현을 격려하고 수용

㉡ 상호 작용 높이기 위해 치료적 관계를 수립

㉢ 스스로를 사랑하고 존중하여 자존감 증진 시킨다.

③ 환경치료 🔢

㉠ 일관되고 신뢰할 수 있는 따뜻하고 안정된 환경 조성

㉡ 한계를 설정하여 대상자들이 자신의 행동에 책임지도록 설명

㉢ 새로운 행동 반응을 시도할 때 격려

㉣ 타인과 관계를 맺을 수 있는 기회 제공

㉤ 가족과 동료의 칭찬으로 긍정적 상호작용 격려

④ 인지행동 전략

㉠ 반사회적 행동 경감 위해 역기능적 신념의 수정

㉡ 바람직한 행동 시 반드시 긍정적 보상 제공

㉢ 바람직하지 않은 행동 시 확고하고 일관성 있는 규칙 적용

⑤ 신체활동

㉠ 운동요법 적용 및 활동계획으로 긴장 완화 및 억압된 감정 표출을 도움

㉡ 자존감 촉진을 위해 집단 활동 시 책임감을 부여하고 성취 완수 촉진

㉢ 다양한 치료적 활동을 통해 건설적 에너지 발산

⑥ 치료

㉠ 항정신병약물: 리스페리돈, 올란자핀 - 충동억제와 진정작용

㉡ 항우울제: SSRI - 대인관계 시 과민성, 우울증 동반 시

㉢ 항불안제: 과도한 불안 시 적용

㉣ 심각한 자해 및 타해, 자살위험 시 입원치료

5 물질 및 중독 관련 장애 간호

1. 물질 및 중독 용어 정리 🔢 🔢 🔢 🔢

① 오용: 처방된 약을 지시대로 사용하지 않거나 의학 목적으로 사용하지 않는 것

② 내성: 반복적인 약물 사용 시 효과를 얻기 위해 점차 용량을 증가시켜야 하는 상태

③ 교차내성: 특정 약물 지속적 사용 시 유사 종류 약물에도 내성이 생기는 것

④ 남용: 쾌락 추구를 목적으로 법규에서 벗어나는 정도의 약물 사용 혹은 과잉 사용

⑤ 의존: 약물의 지속적, 주기적으로 사용으로 약물 중단이나 조절이 어려운 상태로 신체적, 정신적 변화가 온 것

㉠ 신체적 의존: 반복적인 물질 유입이 습관이 된 상태로 사용중단 시 금단증상 발생

㉡ 심리적 의존: 정상적인 기능을 유지를 위해 약물이 필요하다고 느끼는 주관적인 경험

⑥ 갈망: 약물의 양성적 강화로 유발되는 조건화되고 장기간 지속되는 욕구 반응

⑦ 중독: 해로운 결과가 예측됨에도 약물 사용에 대한 강박적 집착을 갖는 것, 심각한 신체적·심리적 의존상태, 사회적·직업적 문제가 야기되는 병적 상태

⑧ 플래시백: 환각제 사용중단 후 환각제 중독 때 경험했던 지각장애 증상을 경험

⑨ 관문약물 : 다른 불법 약물을 사용하게 하는 데 다리 역할을 하는 약물, 주로 담배, 술, 마리화나가 해당
⑩ 과정중독 : 물질 중독은 아니나 개인적, 사회적으로 폐해가 많고 통제력을 잃고 반복하는 행동
　　→ 쇼핑중독, 도박중독, 인터넷 중독, 일 중독, 성 중독, 음식 중독 등
⑪ 금단증상: 약물 사용을 줄이거나 중단하면 나타나는 증상으로 손 떨림, 불안, 초조, 다한, 심계항진, 빈맥, 불면, 오심, 구토, 환각 등이 나타나는 현상

2. 물질 및 중독의 원인 🈁

1) 물질 관련 중독장애

(1) 유전 생물학적 요인
① 마약중독자의 자녀에게서 높은 발생률이 보이며 가족적 성향
② 뇌의 보상중추 및 약물로 인한 생화학적 변화와 신경전달물질의 유전적 경향

(2) 심리적 요인 🈁
① 자신의 의지로는 만족감을 얻을 수 없는 사람에게서 의존적인 모습이 보이며 발생률이 높다.
② 정신분석이론: 구강기 의존 인격, 성적인 역할 혼동
③ 행동주의 학습이론: 과도한 학습, 부적응적 행동의 학습
④ 가족체계이론: 가족 성향으로 다세대 간 물질남용 발생률이 높다.
⑤ 성격이론: 불면, 불안, 우울, 의존적, 수동적, 내성적, 신경증적 장애

(3) 사회 문화적 요인
① 환경: 사회적 환경에 따라 개인의 약물에 대한 태도, 가치, 규범의 차이가 있다.(가족 배경, 개인이 속해 있는 환경 내의 종교, 법 등)
② 사람들을 매혹시키는 매스컴 홍보, 광고 등
③ 사회적 활동 증가에 따른 물질 노출 증가
④ 사회화 학습: 초기 아동기에 모방의 형태로 발생, 동일화 영향

2) 물질 관련 장애 유발요인
① 심리적 갈등 및 과도한 스트레스로 인한 충동
② 어른에 대한 동경과 호기심, 동료들과의 동질감
③ 자신의 사회적 위치에서 권위에 대한 반항

3. 물질 관련 장애의 종류(DSM-5) 🈁🈁🈁🈁🈁🈁🈁🈁

1) 알코올 관련 장애(중추신경 억제제) 🈁🈁🈁🈁🈁🈁
과도한 알코올 섭취로 인해 발생하며 의존성이 생겨 뚜렷한 정신장애가 있거나 혹은 신체적, 정신적, 사회적, 직업적 기능, 대인관계의 장애로 인해 치료가 필요한 상태

(1) 알코올 장애 특성 🈁🈁🈁
① 환자의 술 문제로 인해서 가족 기능의 손상과 가족 구성원에게 영향을 미친다.
② 지속적인 음주는 신체, 심리, 사회적 문제를 야기
③ 합리화, 투사, 부정의 방어기제 사용

(2) 알코올 장애의 종류 🈁🈁🈁🈁🈁
① 알코올 중독: 안구진탕, 어눌한 말투, 운동조절 장애, 불안정한 보행, 집중력과 기억력 손상, 혼미, 혼수 등
② 알코올 금단증상 🈁🈁🈁🈁🈁
　　㉠ 알코올 중독자가 과음을 갑자기 중단하거나 감량 후 발생

     ⓒ 증상: 손, 혀, 눈꺼풀의 거친 경련, 피로감, 허약감, 오심, 구토, 초조, 혈압과 맥박상승, 불안, 불면증, 손 떨림 증가 등

  ③ 알코올 진전(금단) 섬망(delirium tremens) 24 23 21 18 14 12 11
    ㉠ 지속적인 과음자가 갑자기 음주 중단, 감량 시 발생하는 급성 정신증적 상태
    ㉡ 증상: 알코올 중단 후 24~72시간 사이에 발생하며 48~72시간 사이 가장 심함, 1주간 지속
     → 환시, 상징적 동물, 벌레같이 작은 생물체가 보임, 섬망, 환각, 진전, 혼동, 불면, 동공확
     대, 고혈압, 발열, 심계항진, 발한, 지남력 상실, 뇌전증(간질) 발작 등

  ④ 알코올성 환각
    ㉠ 원인: 지속적인 환청, 환시 동반, 술을 끊거나 감량 후 48시간 이내
    ㉡ 증상: 기억력 장애, 계획하거나 관리하는 일에 장애 발생, 섬망과 같은 의식장애와 신체적,
     정신적 장애는 없음 → 감각기능 정상적이어도 시공간 능력 장애 발생

  ⑤ 알코올성 기질장애 증후군 19 13
    ㉠ 베르니케 증후군 19 03
     ⓐ 원인: Thiamine(비타민 B1) 및 영양 결핍
     ⓑ 증상: 시신경마비, 기억상실, 섬망 및 의식장애, 보행실조, 운동실조, 의식혼탁 → 혼수상태
    ㉡ 코르사코프 증후군
     ⓐ 원인: 베르니케 징후의 잔재로 오는 만성적 장애
     ⓑ 증상: 혼란, 기억손상(최근 기억), 작화증, 만성 중독 시 티아민과 니아신 결핍으로 대뇌와
     말초신경의 퇴행성 변화 → 사지의 다발성 신경염(발, 사지의 통증이 심해 발뒤꿈치로 걸음)

  ⑥ 알코올성 치매
    ㉠ 장기간 음주로 인한 인격 와해, 감정 불안, 치매로 발전
    ㉡ 비타민 결핍으로 인한 2차적 기질장애

2) 아편(중추신경억제제) 18
 ① 종류: 생아편(opium), morphine, heroin, codein, mepedrine(demerol), methadone
 ② 진통 효과: 진통효과는 heroin이 가장 크며, morphine, codein(진해제) 순서로 효과가 크다.
 ③ 약물 효과: 진통, 진정, 기분 변화, 기침 억제
 ④ 형태: 경구, 흡입, 정맥주사, 피하주사
 ⑤ 특징: 창백, 수척, 무반응, 동공 축소, 서맥, 저온, 청색증, 기운 없음, 주사 자국 등
 ⑥ 중독 여부 검사: 24시간 내 소변검사에 검출
 ⑦ 마약 금단증상
  ㉠ Naloxone(마약 길항제) 투여 후 금단현상이 발생할 수 있으므로 주의
  ㉡ 약물 중단 후 12~16시간 발생, 48~72시간에 최고조, 7~10일이 지나면 증상 완화
  ㉢ 하품, 재채기, 눈물, 심계항진, 고혈압, 흥분, 동공확대, 경련 발작
  ㉣ Methadone 치료: 아편 중독자의 금단증상 억제 위함

3) 진정 수면제(중추신경 억제제) 11
 ① pentobarbital, amobarbital, secobarbital, phenobarbital 등
 ② 약물 효과: 불안, 불면 해결목적으로 사용하다 내성 생기면서 중독
 ③ 중독 증상: 중추신경계 영향, 치명적인 대발작으로 사망에 이를 수 있음 → 절대 안정과 고열량식이 필요
 ④ 신체적/심리적/정신적 의존 심함 → 내성이 가장 심한 물질

4) 암페타민류(중추신경 흥분제) 24 19
 ① 종류: dextroamphetamine(dexdrine), methamphetamine(히로뽕), methylphenidate

(Ritalin), 엑스터시

② 형태: 경구, 흡인, 주사, 흡연

③ 약물 효과: 다행감, 식욕감퇴, 진통, 피로감 해소 등

④ 의학적 효과(FDA승인): 수면발작, 주의력 결핍 장애, 비만 치료

⑤ 강한 정신적, 신체적 의존으로 과다 사용 시 피해망상, 망상형 정신분열증 초래

5) 코카인 (중추신경 흥분제) 17

① 형태: 정맥 주사, 주로 비강흡입 → 비중격 궤양 위험

② 약물 효과: 쾌감, 다행감, 자신감 향상, 사교적

③ 강한 정신적 의존, 신체적 의존 사망위험 → 코카인 중독 시 불안정, 관계망상, 이명, 피해망상, 환촉(cocaine bug), 살인 충동

6) 환각제

① LSD(중추신경 흥분 또는 억제) - lysergic acid diethylamide

  ㉠ 무색무취, 소화되는 약물로 음료수나 음식에 첨가하여 사용

  ㉡ 플래쉬백 효과: 신체적 의존 및 금단현상 없음, LSD를 사용하지 않아도 환각을 반복 경험

  ㉢ 화려한 색깔, 냄새와 맛 강화, 공감각 상태 등 과장된 감각을 경험, 유쾌한 감정 유발, 감각 교차 현상 → 지각 왜곡(음악이 보이거나 색깔이 들린다고 호소)

  ㉣ 정신적 의존 및 내성 있음, 신체적 의존 및 금단현상은 없다.

② 마리화나(중추신경 흥분 또는 억제) 16 10

  ㉠ 내성과 신체적 의존 없으나 심리적 의존이 마약성 약물 의존의 디딤돌 역할

  ㉡ 다량 장기간 사용 시 무동기 증후군 → 무감동, 무기력, 의욕 상실, 무관심, 집중력 감소

  ㉢ 가장 흔한 대마의 꽃, 잎, 씨, 줄기에서 추출한 천연 제제

  ㉣ 주로 담배로 흡입, 구강 복용

  ㉤ 색깔과 소리에 과장되게 반응하고 다행감과 동공 이상, 공간지각 착오, 음식 갈망, 시간 왜곡 등

7) 기타물질

① 흡입제(중추신경 억제) 15

  ㉠ 본드, 부탄가스, 스프레이, 시너, 페인트, 니스 등

  ㉡ 쉽게 구입 가능하고 값이 저렴하여 청소년의 접근성 용이

  ㉢ 흡입 후 5분 후 효과 발생 → 즉각적, 빠른 쾌감 효과로 정신적 의존에 쉽게 빠짐

  ㉣ 중독 증상: 다행감, 황홀감, 환각, 착각

  ㉤ 연수 중추 마비, 급성신부전, 질식 → 사망

② 니코틴(중추신경 흥분)

  ㉠ 정신적 의존, 내성 유발, 대부분 흡연에 의함

  ㉡ 도파민 유리 자극, 효소 대사와 MAO 억제하여 도파민 작용 연장, 산화질소 발생 증가

  ㉢ 금단증상: 근심, 흥분, 니코틴 의존, 초조, 식욕 증가, 체중증가 등

③ 카페인(중추신경 흥분)

  ㉠ 각성상태 증가, 혈압상승, 신경과민

  ㉡ 다량 사용 시 신체적 의존, 금단증상 발생

8) 도박중독

(1) 특징

① 병적 도박은 지속적이고 반복적이며, 조기 도박장애는 충동성과 물질남용과 관련된다.

② 병적으로 진행되어 개인, 가족, 직업적 활동에 차질을 초래

③ 도박은 보통 청소년기에 시작하여 성인기에 충동적인 행동을 보이며 노인기에도 나타난다.

④ 평생 유병율 1~3%이며, 치료를 받는 환자 중 20%가 자살을 시도한다.

(2) 방어기제: 부정

근거 없는 자신감으로 자신이 잃은 돈을 충분히 찾을 수 있다는 생각을 하며 자신을 속이고 현 상황을 부정

(3) 치료

정신치료, 인지행동치료, 자조 모임, 약물치료(항우울제-SSRI)

4. 물질관련 장애의 간호

1) 간호진단

부정 반응, 신체 손상, 자존감 저하, 비효율적 대처, 영양불균형, 지식 부족 등

2) 간호목표 22 20 17 16 13 12 10 09 08 07 06

(1) 간호중재 및 치료

① 약물이 자존감을 높이고 좌절에 내성을 갖게 해줌을 인지시키기

② 적절한 영양 공급, 고혈압과 심계항진 관찰

③ 우울, 자살 경향 관찰, 지각, 감각장애를 경험할 때 비위협적인 현실을 인지시킴

④ 지지적인 환경 조성 → 지지집단 참여 권유, 가족 지지 촉진, 지역사회 연계

⑤ 자해 및 타해 예방, 안전 유지가 목적인 경우에는 입원 조치

⑥ 금단 시 나타나는 증상을 완화 시키는 약물 투여

(2) 심리적 중재

① 개인의 문제를 신뢰관계, 역할 모델, 심리적지지 및 사회적 지지를 통해 해결하도록 격려 → 분노, 부정, 자아개념, 자존감, 의존과 관련된 문제

② 개인 정신치료: 환자 중심적으로 동기를 조성하여 해결중심치료 적용

③ 가족치료: 치료를 수용하거나 지속적인 치료를 결정하도록 돕고, 치료 중단의 위험을 감소시킴

④ 집단치료: AA(alcoholic Anonymous) → 알코올중독자 자조 모임

(3) 인지행동치료

① 인지치료: 역기능적 사고패턴을 변경, 부정적 감정과 비순응적 반응 제거

② 행동치료: 새로운 대처 방법을 배워 주변 환경을 다스리는 기술습득

(4) 정신건강 교육

물질남용의 위험성에 대한 예방교육

(5) 약물치료

① acamprosate: 신경흥분전달제제(glutamine)에 대한 수용기 활동저하로 알콜 중독 재발 방지

② Disulfiram: 알코올에 대한 급성 민감성을 생성하여 만성 알코올 중독 치료를 지원하는 데 사용되는 약물 → 혐오요법에 적용

(6) 금단증상 및 진전 섬망 간호 22 16 14 12 11 08 06

① 금단증상이 심하면 대체 약물 처방(아편-methadone 22, barbiturate-benzodiazepine)

② 약물 금단으로 인한 경련, 발작에 대비

③ 지지적, 조용한 환경 조성

④ 적절한 영양 공급으로 탈수 예방 - 수액 공급

⑤ 비타민 투여

6 신경인지장애 간호

일시적 또는 영구적 뇌 손상으로 인해 인간의 고위 대뇌피질 기능인 의식, 기억, 언어, 판단, 지남력, 지각, 주의력 등을 포함하여 심각한 결손이 나타나는 장애

1. 섬망(Delirium)

(1) 섬망의 정의 18
① 신체질병으로 인해 뇌 기능에 손상을 받아 일시적으로 기질적 정신기능의 장애 발생
② 어린아이, 노인에서 발생빈도간 높으며 착란(confusion), 혼미, 혼수(coma)까지 증상이 다양
③ 주로 밤에 증상이 나타나고 심해지며 몇 시간에서 며칠 사이에 발생

(2) 섬망환자 간호 24 23 15 14 13 12 11 10
① 간호 중재 24 23
ㄱ 병전 상태로 최적의 신체 기능 수준을 회복하는 것이 간호목표
ㄴ 쾌적한 환경 유지 및 익숙한 가구와 도구 등의 환경제공
ㄷ 의식의 혼탁, 환각 등으로 발생할 수 있는 외상으로부터 보호
ㄹ 자주 깨우고 말을 시켜 섬망으로 진행되지 않도록 하고 현실에 적응하며 혼돈 방지, 적절한 영양 상태 및 활동과 휴식 유지 → 세심한 관찰이 필요하며 밤에도 완전 소등하지 말 것
ㅁ 지남력이 상실된 환자는 혼자 두거나 물리적 억제를 삼가함 → 방문객과 치료자의 수를 제한하고 알아보기 쉬운 시계, 달력 걸기

② 치료적 환경조성
ㄱ 의사소통
ⓐ 직접적이고 명확하게 시간, 장소, 사람에 대해 의사소통 할 것
ⓑ 시선 접촉하면서 단순하고 큰 목소리로 대화
ⓒ 구체적이고 명확하게 직접적인 용어를 사용하도록 하며 같은 말 반복 사용 23
ㄴ 신체적 요구
ⓐ 삶을 유지 시키는 신체적 간호 중재가 최우선 순위 → 고열 환자 섬망 시 정상체온 유지가 우선
ⓑ 섭취량 및 배설량 측정, 수분 전해질 균형 유지 확인, 충분한 수분 섭취, 고열량, 고비타민 식이 소량씩 자주 섭취
ⓒ 수면장애 환자는 안심하고 잠이 들 수 있도록 가족이 함께 있는 것을 허용
ⓓ 이완을 위한 마사지, 온수, 우유 등을 제공

2. 주요 및 경도 신경인지 장애(major & mild neurocognitive disorders)

(1) 주요 및 경도 신경인지 장애(DSM-5, 치매)의 원인 11
① 생물학적 원인
ㄱ 유전적 결함: 염색체 19의 apolipoprotein E4 결함, 염색체 14, 21의 손상
ㄴ 신경전달물질 이상: 아세틸콜린(acetylcholine)의 생성에 필요한 아세틸콜린 전달 효소(choline acetyltransferase)의 활성 감소
ㄷ 비정상적 단백질 산물: β-아밀로이드 단백질이 세포 내·외의 혈관에 침착
ㄹ 신경섬유 network의 미세한 상실
② 뇌의 기질적인 병변이 원인
ㄱ 중추신경계 감염, 뇌 조직의 퇴행, 변성, 노화, 영구적, 비가역적

ⓒ 악성 빈혈, 엽산 결핍, 갑상선 기능 저하 → 독성 대사 장애

ⓒ 경막하출혈, 만성 지주막하 혈종 → 뇌 손상 장애

ⓔ 헌팅톤 무도병, 다발성 경화증, 파킨슨 → 신경계 장애

ⓜ 호르몬 장애, 약물중독 등

(2) 주요 및 경도 신경인지 장애 종류(DSM-5) 18

① 알츠하이머 치매

ⓐ 단순 치매 혹은 일차성 치매로 성인 치매의 50~60%

ⓑ 후기 단계까지 뚜렷한 전신적 증상 없이 진행하는 전형적 신경퇴행성 질병, 신경세포가 있는 뇌의 피질 파괴

② 혈관성 치매(multi-infarction dementia):

ⓐ 뇌혈관 장애로 뇌세포에 변성을 일으키는 것으로 성인 치매의 20~25%

ⓑ 다발성 뇌경색증, 고혈압, 뇌동맥경화증, 당뇨병 등

③ 전두엽, 측두엽 퇴행(frontotemporal lobar degeneration)

ⓐ 기억장애나 방향감각 소실보다는 성격 변화와 행동 변화가 먼저 나타난다.

ⓑ 전두엽, 측두엽의 퇴행성 변화가 두드러진다.

④ 기타 주요 및 경도 신경인지장애(치매)

(3) 주요 및 경도 신경인지 장애행동 특성 15 14 12 10 08 06 05

① 기억력 장애

ⓐ 치매 증상 중 가장 공통적인 증상

ⓑ 언어의 장애(실언증, 실어증) 및 단기 기억장애(새로운 정보 저장 능력이 감소)

ⓒ 과거에 집착하는 작화증으로 최근 화제에서 소외되며 결국 고립

→ 최근 기억장애, 전진성 기억상실

② 인격의 장애: 자기중심적, 수동적 경향 증가, 외부관심 감소, 은둔 생활

③ 판단력의 장애: 계획을 세우고 결정하는 것 곤란, 돈 관리를 못한다.

④ 지남력 장애: 시공간 및 사람에 대한 감각장애 → 시간 개념 없고 가족 못 알아보며 화장실 못 찾는다.

⑤ 추상적 사고장애: 일반화, 합성화, 논리적 사고력 및 추리력, 개념 형성, 구별능력 감퇴

⑥ 실행 능력의 장애: 어떤 행동을 정확한 순서에 따라 하지 못함 예 옷 입을 때 단추 끼우기 등

⑦ 기타: 의심, 망상, 환각, 수면장애, 발작적·충동적 행동, 반복적 행동 등

(4) 주요 및 경도 신경인지 장애 간호 22 21 20 19 17 15 14 13 12 11 10

① 간호중재 22

ⓐ 최적의 신체 건강 유지 → 최적 수준의 기능 촉진, 최대한 독립적으로 기능

ⓑ 개인위생을 효과적으로 수행하도록 하고 외상으로부터 안전하게 보호

ⓒ 적절한 영양 섭취와 배설이 이루어지도록 조치

ⓓ 통증을 세밀히 관찰하고 불면이 있는 경우 낮잠을 줄이고 낮 동안의 활동을 격려

> 참고
> 한 번에 한 가지씩 천천히 지시한다.

② 치료적 환경 조성 20

ⓐ 긍정적, 지지적, 자극이 적고 안정된 환경이 필요 → 주변 환경과 상호작용을 통해 소속감

ⓑ 대상자의 감각적 자극 조절을 위해 주위 환경을 관리

ⓐ 게시판, 시계와 달력은 알아보기 쉽도록 숫자가 큰 것으로 걸어두는 것이 좋다.

ⓑ 면회객 제한, 동일한 치료자 → 주위로부터 지지받으며 존엄성을 유지

ⓒ 밤에 소등 금지하고 조명을 조절하여 환각, 착각으로부터 보호

　　→ 취침 시 따뜻한 음료 또는 소량의 안정제/수면제 투여

ⓒ 독립적 기능 증진

　ⓐ 일관성 있고 구조화된 일과: 기억력과 지남력을 증진 **15**

　ⓑ 주어진 과업은 충분한 시간을 주어 성취 격려

ⓔ 의사소통 **21 17 14 13 12 11 10**

　ⓐ 분명하고 낮은 목소리, 소음 없는 상태에서 대화

　ⓑ 반복하여 묻는 경우 같은 단어 사용

　ⓒ 폐쇄적 질문: 이해하지 못할 때 몇 분 후에 반복, 간단한 문장 사용 **21**

　ⓓ 논쟁을 하거나 직면하지 않음

　ⓔ 꾸며낸 이야기(작화증)에 대한 반응 시 환자 표현의 느낌에 반응할 것

ⓜ 사회화 촉진

　ⓐ 현실안내요법: 현실을 상기시킴

　ⓑ 그림요법: 색채 → 시각 자극, 방향감각 증진, 최근 기억력 회복

　ⓒ 회상요법: 과거 경험, 오래된 기억을 활용하여 즐거움과 슬픔이나 분노를 표현 **17**

　ⓓ 애완동물 요법: 진정 효과, 위안과 사랑, 애정을 증진, 감각 촉진, 기억력 증진

　ⓔ 음악요법, 신체적 접촉(춤), 음식(요리요법): 대상자의 자부심과 재사회화 촉진

　ⓕ 작업요법: 단순한 활동 - 수건이나 베갯잇을 개는 일로 자존감 증진 시킨다.

　ⓖ 집단치료(소집단 활동): 안전하고 긍정적인 분위기, 참여할 동기를 부여

ⓗ 가족 중재

　ⓐ 가족 지지: 심리적 지지, 부정, 과잉 반응, 분노, 죄책감 등에 대해 지지

　ⓑ 가족 단위 유지: 가족이 돌봐야 하는 책임감에서 벗어나도록 가족 구성원, 친척, 간병인, 주간보호센터, 치매 건강센터 등 이용하도록 한다.

　ⓒ 가족 교육: 기억력 및 인지기능을 촉진 시킬 수 있는 효과적인 방법 교육

섬망과 치매의 간호진단

감각지각 장애, 사고과정 장애, 타인·본인 폭력 위험성, 외상위험성, 자가간호 결핍, 자긍심 저하, 돌봄 제공자 역할 부담감

섬망과 치매의 차이점 **13**

섬망	치매
급성 뇌 기질 장애 인지변화 동반하는 의식장애	만성 뇌 기질 장애, 뇌의 기질적 손상, 파괴로 인한 인지기능 손상
증상이 일시적이며 가역적	증상이 영구적이며 비가역적
의식의 변화 있음	의식의 변화 없음
주의력 손상 및 착각, 환각 있음	주의력 손상 및 착각, 환각 없음

7 섭식장애간호

1. 섭식장애(feeding & eating disorders)

(1) 종류(DSM-5) 19 16 12

① 신경성 식욕부진증(anorexia nervosa, A/N) 19 16 12

ㄱ 잘못된 자아상, 극도로 날씬해지려는 욕구로 인해 체중과 음식에 강박적으로 집착하는 것

ㄴ 저체중임에도 체중증가에 대한 강한 공포로 체중감소를 위한 행동과 영양 파괴적 음식 섭취

ㄷ 신경성 식욕부진 환자의 10~20%가 기아, 전해질 불균형 등으로 자살 또는 사망

ㄹ 정상 체중의 15% 이상 감소 시 진단 → 극심한 체중감소, 무월경, 저칼륨혈증, 신기능 저하, 말초부종, 근육약화, 골밀도 감소, 변비, 탈수, 저혈압, 서맥, 빈혈, T3/T4 저하

ㅁ 강박적, 완벽, 이기적, 지적 성격의 젊은 독신 여성과 12~20세 청소년이 90% 이상

ㅂ 음식에 대한 강박적 집착, 칼로리 소비를 위한 격렬한 운동, 빈번한 관장, 식후 습관적 구토

② 신경성 폭식증(Bulimia nervosa, B/N) 24 22 21 18 17

ㄱ 식사 조절량의 상실로 단시간 내에 멈추지 못하고 폭식

ㄴ 먹는 중에는 섭취 중단이나 양의 조절이 불가능 → 식사 중 통제력 상실

ㄷ 체중증가를 피하기 위한 반복되는 부적합한 행위 반복

　→ 식후 손가락을 넣어 스스로 토하기, 하제, 관장, 이뇨제 등 약물 오용

　→ 행동 후 자기 혐오감, 죄책감, 우울 증상 보인다.

ㄹ 남:여 = 1:6~10, 15~18세, 여성 호발 (전체 B/N 중 0.4~20%가 남자)

ㅁ 치아 부식, 전해질 불균형, 위확장 및 파열, 정상에서 약간 낮은 체중, 이하선 종창, 못 박힌 피부, 손등의 흉터, 말초부종, 근육약화, 심근장애, EKG 변화

ㅂ 장기간 폭식 후 단식

　ⓐ 배출형: 정기적인 자기유도 구토, 하제, 이뇨제, 관장 오용

　ⓑ 비배출형: 폭식 삽화 동안 굶는 등의 부적절한 보상행동, 과도한 운동 → 배출형의 행동은 나타나지 않는다.

③ 폭식 장애(섭식장애, binge eating disorder)

ㄱ 정상보다 훨씬 많은 양의 칼로리를 소비하는 강박적 과식의 변형, 부정적인 정서가 폭식 유발함

ㄴ 비만 환자의 20~30%

ㄷ 폭식 에피소드: 빨리, 혼자, 많이, 배고프지 않아도, 불편을 느낄 때까지 먹음, 많이 먹는 것이 부끄러워 혼자 먹는다.

ㄹ 체중증가를 예방하기 위한 지나친 보상행동(구토, 운동, 하제)이 없다.

ㅁ 반복되는 폭식 행동에 대한 두드러진 심리적 고통 수반 → 폭식 후 우울한 기분과 자기 비판적 사고, 신체상 장애는 없으나 신체 크기에 대한 불만족 → 4~5kg 이상의 빈번한 체중 변동

ㅂ 폭식 장애가 최소 2일/주~6개월 이상 시 진단

④ 이식증(pica): 지적장애가 동반된 아동에 빈번하며, 유아기가 지난 아동이 음식이 아닌 물질을 지속적으로 섭취

⑤ 반추장애(rumination disorder): 부모 무관심, 정서적 자극의 결핍이 원인이 되어 소화기관은 정상이나 반복적으로 음식을 토하거나 역류, 다시 씹고 삼킨다.

⑥ 회피성/제한성 음식 섭취 장애: 영아나 초기 아동기에 적절하게 먹지 못해 심각한 체중 저하를 보이는 증상

(2) 섭식장애의 원인 16

① 생물학적 요인

ㄱ 시상하부 기능장애: 식욕 조절 중추의 문제로 식욕이 억제

ⓛ 코르티졸의 과잉분비: 시상하부 자극으로 식욕 저하

ⓒ 세로토닌 감소: 포만감 감소로 인한 음식 섭취 증가

ⓔ 가족력

② 심리적 요인

ⓐ 성취감 및 완벽주의에 대한 높은 욕구, 낮은 자존감, 개인의 자아정체성과 자율성의 상실

ⓛ 환경적 압력과 생활 스트레스에 민감하고 취약한 성격, 자신의 감정과 자아개념에 부정적

ⓒ 지배적인 어머니의 과잉보호, 감정을 참을 수 없거나 지나친 통제, 충동 조절의 어려움, 생물학
적, 정신적 성숙에 대한 공포, 곤경에서 도피, 사회 공포증, 심각한 청소년기의 혼란 등

③ 환경적 요인

ⓐ 내/외과 질병, 분리, 가족의 죽음

ⓛ 폭식증 여성: 성적 학대는 폭식증 환자의 20~50%

ⓒ 약물 남용, 자살 시도, 무단결석 등의 행동 장애 경험

ⓔ 날씬함을 강조하고 비만한 사람을 비난하는 부모의 태도

ⓜ 사회문화적 요인: 연예인 등을 기준으로 지나치게 마른 것이 높이 평가되는 사회적 분위기

(3) 행동 특성

① 과식

ⓐ 많은 양의 음식을 빠르게 섭취하면서 본인의 행동에 대해 부끄럽게 생각함

ⓛ 폭식증은 체중이 평균이거나 약간 증가된 것

② 단식 혹은 식사 제한

ⓐ 강박적인 식습관, 음식 선택: 하루 200~600 칼로리, 소량의 음식 섭취

ⓛ 불균형적인 채식 위주의 음식을 섭취, 육류, 생선 등 섭취하지 않음

ⓒ 매일 같은 시간에 같은 음식만을 먹거나 정해진 순서대로 음식 섭취

③ 보상행동: 이뇨제, 하제, 스테로이드제, 다이어트제 등을 사용

(4) 간호중재 23 22 20 19 18 15 14 13 12 11 10

① 안정된 영양

ⓐ 급식 및 섭식장애의 가장 우선적인 중재이며 이후 인지행동치료 진행

ⓛ 식사 시간, 일정한 섭취량 유지, 식사 중·후 관찰, 체중 측정 → 구조화된 환경 조성

ⓒ 적절한 섭식 행동에 대한 보상계획 → 유동식으로 체중증가 안되면 TPN, 비위관영양 제공

ⓔ 영양과부족이 신체에 미치는 영향 및 바람직한 목표체중과 체중증가 관련 교육

ⓜ 매일 섭취량과 배설량을 확인

> **참고**
>
> 식사 후 1~2시간 이내 화장실 가는 것을 제한한다.

② 인지 행동 중재 14

ⓐ 대상자의 우울, 불안, 강박사고 개선, 신체상, 체중, 음식에 대한 왜곡된 인지 수정

예 튼튼해 보인다 → 뚱뚱해 보인다

ⓛ 체중감소에 대해서는 벌하거나 괴롭히지 않는다.

ⓒ 행동 수정 프로그램은 대상자가 음식 선택에서 통제력을 기르는 섭식 환경제공

ⓔ 집단상담, 과식자 동우회(OA: overeaters anonymous)

③ 운동 요법

ⓐ 운동의 목표는 칼로리 소모가 아니라 체중증가에 있음을 인지

ⓛ 적절하고 점진적인 운동프로그램 시작

④ 심리적 중재 **18**
ㄱ 대상자의 감정을 표현하도록 지지, 자기 주장훈련, 나 전달법
ㄴ 자신의 장점, 자신에 대한 긍정적 사고 및 현실적 사고 격려
ㄷ 혼돈된 가족 경계와 과잉 보호로 부터 벗어나 개인적 정체감 확립
ㄹ 가족 내 갈등을 직면, 직접적, 건설적으로 문제 해결
ㅁ 집단치료를 통해 사회적 동맹을 강화, 감정지지 및 격려
⑤ 약물요법
ㄱ 폭식증: 항우울제는 과식 빈도와 구토로 체중을 조절하는 반응을 낮춰줌
ㄴ TCA(삼환계 항우울제), SSRI(세로토닌재흡수 억제제), MAO 억제제 등

8 수면각성장애 간호

1. 수면각성장애 (sleep-wake disorder)

(1) 수면주기 **10**
① N-REM 수면 (non-rapid eye movement)
ㄱ 골격근의 이완으로 신체에너지 보존, 뇌조직과 상피세포 재생 → 성장 호르몬이 가장 많이 분비
ㄴ 맥박, 혈압, 호흡수, 뇌 온도 및 뇌 혈류량은 감소하고 폐동맥압은 약간 상승
ⓐ 1단계 수면: 가벼운 정도의 수면, 소음으로 깰 수 있음(전환단계), 안검 무겁고 이완
ⓑ 2단계 수면: 가벼운 수면, 깨기 쉬움, 이완된 상태, 전체 수면의 50%
ⓒ 3단계 수면: 깊은 수면, 깨기 어려움, 혈압과 맥박 감소, 동공 수축, 근육 완전 이완
ⓓ 4단계 수면: 가장 깊은 수면, 성장 호르몬 분비 증가, 신체회복에 많은 도움, 근육이 완전히 이완되고 깨기가 매우 어려움, 몽유병, 야뇨증 발현
② REM(rapid eye movement) 수면: 빠른 안구 운동, 쉽게 깬다.
ㄱ 생리 현상(혈압, 맥박, 호흡)증가 및 뇌파 활동 활발
ㄴ 전체 수면의 20~25%, 80%는 꿈으로 구성되어 꿈수면이라고도 함
ㄷ 나이가 어릴수록 꿈수면 기간이 길고 노인이 될수록 감소
ㄹ 피부전기 저항, 근 긴장도, 체온조절기능 감소
ㅁ 질 분비물, 뇌혈류 증가 및 음경발기, 농축된 소변 생성

(2) 수면장애 종류(DSM-5) **14 13 11 10**
① 불면장애(insomnia) **14 13 11 10**
ㄱ 원발성 불면증으로 신체적, 정신과적 원인 없이 최소 1개월 동안 입면 및 수면 유지가 어렵다.
ㄴ 잠을 자도 회복되지 않는 경우, 수면의 질이나 양과 관련된 장애 발생
ㄷ 검사상 특별한 문제없으나 스트레스와 관련하여 두통, 소화 장애, 근육경직 등 발생
ㄹ 유병률: 일반인구의 17% 정도, 불면이 3일/주, 3개월 이상 지속
② 과다수면장애
ㄱ 수면의 양이 과다하며 주간 졸음이 나타난다.
→ 7시간 이상의 수면을 취해도 과도하게 졸리는 경우가 3일/주 이상, 3개월 이상 지속 시 진단
ㄴ 기상 후 완전한 각성이 안 되고, 수면 후 상쾌하지 않음, 직업적 기능 및 사회생활 장애 유발
③ 수면발작(기면증, narcolepsy) **24 21 18 14 10**
ㄱ 10~20분간 비정상적인 잠에 빠지는 수면발작
ㄴ 낮에 지나치게 졸린 증상이 함께 나타남 → 갑작스러운 운동 근육의 상실(탈력 발작)

→ 저항할 수 없는 졸음, 낮잠이 하루에 반복적으로 주 3회, 3개월 이상 지속된다.

→ 잠들거나 깨어날 때 환각 여부를 사정한다.

④ 호흡 관련 수면장애(breathing related sleep disorder): 수면 중 10초 이상 무호흡이 30회 이상 발생하는 증상

⑤ 사건 수면(parasomnia)

㉠ 악몽장애(nightmare): 수면(REM)중 생존과 안전에 위협을 주는 꿈 때문에 반복적으로 깨는 것

㉡ NREM 수면 - 각성장애

ⓐ 몽유병: 수면 중 보행 유형으로 NREM 수면 중 반복적으로 돌아다니는 행위, 뇌간은 깨어있으나 대뇌피질은 자고있는 상태, 남아에서 흔하고 사고 위험성 있음 → 적개심, 공격심을 억압 당한 경우 발생빈도 증가

ⓑ 야경증: 수면 중 경악 유형으로 NREM 3,4단계 동안 공황상태의 비명과 함께 소리를 지르거나 울면서 깨어남, 4~12세 발생, 청소년기에 자연히 사라지는 경향 보임, 정확히 기억하지 못함

㉢ REM수면 행동 장애: REM수면 중 말을 하거나 꿈 내용을 행동화 함, 난폭하고 복합적인 행동

㉣ 하지불안증후군: 잠들 때나 수면 중에 다리의 이상 감각으로 수면 방해

㉤ 주기성 사지 운동장애: 수면 중 근육 경축이 반복

(3) 간호중재 🔲🔲🔲🔲🔲🔲🔲🔲🔲🔲

① 수면장애를 일으키는 원인을 알고 해결: 강박적 성격 성향, 정신-신체적 질환, 신체 구조적 결함, 스트레스, 생활주기 변화, 약물 또는 기타물질 사용

② 수면 문제와 관련된 감정을 표현하도록 격려, 표현된 감정은 수용

③ 수면 위생을 지키고 건전한 수면 습관을 가진다. 🔲

④ 수면을 증진 시키기 위한 새로운 방법을 시도: 인지 행동 요법, 복식 호흡법, 점진적 근육 이완법, 명상, 음악요법, 수면 체위 조절 등 🔲🔲🔲🔲🔲

수면위생법 시행

• 매일 같은 시간에 잠자리에 든다. 잠잘 때만 침상에 있도록 한다.
• 불규칙한 낮잠은 피하고 아무 때나 눕지 않는다.
• 침실의 소음, 불빛, 냉난방은 적당히 한다.
• 규칙적으로 운동을 한다.
• 저녁 시간에 자극적인 것은 피한다.(취침 전 격렬한 운동, 과식 피하기)
• 자기 전 따뜻한 목욕, 독서 등 자신에게 맞는 긴장 이완법을 개발한다.
• 식사시간, 약 먹는 시간, 일하는 시간 등 규칙적인 하루 일정을 보낸다.
• 카페인 음료 섭취나 담배 피우기, 술 먹는 일은 삼간다.
• 자기 전에 물을 많이 마시지 않는다.
• 잠이 안 올 때는 과감히 잠자는 것을 포기한다.
• 적게 자도 기상 시간은 일정하게 유지한다.
• 낮에 복잡한 감정, 나쁜 감정이 있더라도 잘 정리하고, 단순하고 편안한 마음으로 침상에 들도록 노력한다.

---

⑤ 약물치료 및 기타 치료에 대해 교육, 활용 🔲

㉠ 불면 치료: 수면제 benzodiazepine(졸피뎀) 약물

㉡ 과수면 치료: 중추 신경자극제 amphetamine, 항우울제 fluoxetine

㉢ 기면증 치료: CNS자극제 methylphenidate, amphetamine

㉣ 호흡 관련 수면장애: 정신자극제 acetazolamide, clomipramine

㉤ 일교차성 수면장애

ⓐ chronotherapy(시간요법): 수면각성주기와 일치시킴, 취침시간을 점차 늦추거나 전진 조

절하여 수면 질 높인다.

ⓑ light therapy: 강한 인공광선에 노출하여 수면 위상을 변화시킴, 밤-수면시작 지연, 새벽-기상시간 당긴다.

수면위생법 22 19 17 16 15 10

자꾸 시계를 보면 치운다.

9 성관련장애간호(sexual related disorder)

1. 성에 대한 개념 14

① 성(sexuality): 감정적, 지각적, 인지적, 생물학적 및 사회적 유일성을 통합하는 자기표현의 형태
② 유전학적 주체성(sexual identity): 생리해부학적으로 정의되는 여성과 남성의 상태, 개인의 염색체상의 성에 대한 인식
③ 성적 주체성(gender identity): 개인이 자신을 남성, 여성으로서 지각하고 인식하는 것으로 3세 전후에 결정되며 사회화를 통해 강화됨
④ 성적 역할(gender role): 성적 주체성에 어울리는 태도, 행동, 감정 등 자신의 성적 주체성을 표현하는 것으로 사회문화적 특성에 따라 기대되는 역할의 특성
⑤ 성적 지향(sexual orientation): 여성성, 남성성에 관련한 성적 선호도나 감정, 매력 등 개인이 낭만적으로 매력을 느끼는 성으로 이성애, 동성애, 양성애

2. 성 관련 장애 종류(DSM-5) 23 22 20 19 18 17 16 14 13 12

(1) 성별 불쾌감(gender dysphoria) 23 12

① 정상 신체해부학적 성에 대해서 지속적으로 부적합, 불편감 느끼고 반대의 성을 갈망 → 2년 이상 지속 시
② 어린 시절에서 부터 여성이나 남성의 역할을 거부하는 것을 인지
③ 동성의 부모의 부재로 동일시 경험을 못한 경우에 성인이 되어 발생 위험 16
④ 성전환수술을 한 사람(trans-gender)

(2) 성도착 장애(sexual deviation, paraphilic disorders)

① 소아성애(아동성애) 장애(pedophilic disorder)
　ㄱ 보통 13세 이하의 사춘기 이전의 아동을 대상으로 성적 공상 또는 성행위를 6개월 이상 반복하여 나타내는 경우
　ㄴ 성행위를 실패할 것 같은 열등의식과 두려움
② 성애물장애, 물품음란 장애 24 22 19
　ㄱ 무생물인 물건에 성적으로 흥분을 느끼며 집착하는 경우
　ㄴ 주로 여성의 브래지어와 내의, 부츠와 같은 신발, 스타킹 등 기타 착용물
　ㄷ 물품을 문지르거나 만지고 냄새를 맡으며 자위행위를 하고, 성교 시 상대방에게 착용 요구
③ 의상전환장애(복장도착장애)
　ㄱ 이성의 옷을 바꿔 입음으로 성적으로 흥분을 하는 경우
　ㄴ 이성애적인 남자에게서 주로 보고되며, 여성의 옷을 수집하고 바꿔 입으며 자신을 성적 공상 속 남자 주인공과 상대 여성이라 상상하고 자위행위를 하는 경향

④ 노출증(exhibitionism) [18]
  ㉠ 예기치 않은 낯선 사람 혹은 이성 앞에서 자신의 성기를 내보이며 성적 만족 지향
  ㉡ 대부분 정상적 성행위에 자신감 없는 경우
⑤ 관음증(voyeurism)
  ㉠ 타인의 성기나 성행위를 보면서 성적 만족 지향
  ㉡ 포르노 영화, 여관, 목욕탕, 공원 등을 이용
⑥ 가학증과 피학증
  ㉠ 샤디즘(sadism): 성적인 흥분을 위하여 잔혹한 행동을 먼저 하는 것으로 상대방의 신체적, 심리적인 고통을 통해 흥분을 느낌. 가학성은 시간이 지날수록 심해진다.
  ㉡ 매저키즘(masochism): 학대를 당함으로 성적 만족 지향, 만성적, 진행적
⑦ 마찰도착증(ferotteurism) [20]
  ㉠ 동의 없이 일방적으로 다른 사람을 만지고 문지르는 행위를 통해 성적 만족 지향
  ㉡ 복잡한 대중 장소, 교통수단을 이용
⑧ 기타 성 변태: 음란전화, 동물성애, 시체애, 성적 흥분을 위해 소변과 대변을 만지는 것, 기구 이용, 강간

(3) 성기능장애(sexual dysfunction) [17] [16]
① 성적 욕구장애: 성적 욕구 저하, 남자 < 여자
② 성적 혐오장애: 성관계 중 파트너와의 성기접촉에 대한 혐오, 적극적 회피
③ 성적 흥분장애
  ㉠ 성행위 시 흥분이 지속적으로 억제되는 경우
  ㉡ 남성은 발기 장애, 여성은 흥분 장애
④ 성적 절정감 장애
  ㉠ 흥분기에 이어서 반복적 혹은 지속적으로 절정감(orgasm)이 억제되는 경우
  ㉡ 조루증(premature ejaculation), 여성 절정감 장애, 남성 절정감 장애
⑤ 성교 통증 장애
  ㉠ 기능성 불쾌감: 성교 전후 반복적이고 지속적인 통증
  ㉡ 기능성 질경련: 질의 불수의적 근육경련으로 반복적. 성행위를 방해

3. 성 관련 장애 간호 [21] [18] [16] [15] [11] [10]

(1) 간호목표
최대한의 적응적인 성반응을 갖는 것

(2) 간호중재
대상자에 대해 비판단적 태도, 비지시적 태도, 대상자가 나타내는 정보와 관련해 과소 및 과잉반응을 보이는 것 보다는 객관적이고 사무적으로 내용 경청
① 성에 대한 간호사 자신의 이해: 자신의 성에 대한 가치관을 인식, 다른 사람이 자신과 다를 수 있음을 인식
② 성교육
  ㉠ 성행위 정보 전달: 성장애 환자, 아동, 부모
  ㉡ 성행위에 대한 신념, 태도, 가치관을 발전시킬 기회 제공
  ㉢ 성관계에 대한 책임 의식 강화, 성 역할 수행에 대한 내용 포함
③ 인지행동치료: 비합리적 행동 및 위험 행동을 감소, 적응적 성반응을 촉진
④ 자기표현 기술과 의사소통 기술 [16]
⑤ 약물치료: 심리치료와 병행 시 효과가 커진다.

⑥ 부정적인 성 반응에 대한 중재
  ㉠ 성적인 관심사에 대한 경청
  ㉡ 환자가 치료에 대해 동의와 관심이 있어야 된다. → 자신의 성과 관련한 가치관과 신념, 의문점을 탐색하도록 도움
  ㉢ 성에 대한 잘못된 정보와 믿음을 사정
  ㉣ 성적 태도의 긍정적인 강화
  ㉤ 분명한 목표는 환자와 함께 설정
  ㉥ 체위변경, 이완요법 관심사 전화 및 적절한 성적 표현방식 격려

🔟 신경발달장애간호(neurodevelopmental disorders)

1. 종류(DSM-5) 21 20 19 17 16 15 14 11

(1) **지적장애(intellectual disability): 지능지수(IQ) 70 미만, 인지기능 저하 + 적응 장애 동반**
① 경계선: IQ 68~85
② 경증: 전체 중 85%, IQ 52~67, 초등학업 수행이 가능하며 도와주면 사회생활에서도 업무 수행이 가능한 직업훈련 및 교육 가능
③ 중등도: 전체 중 10%, IQ 36~51, 초등 2학년의 학업 능력, 약간 도와주면 자신의 일상생활과 자기관리가 가능, 정상인의 보호 아래 경제성 업무 및 훈련 가능 등급
④ 중증: 전체 중 2~4%, IQ 20~35, 완전 보호급
⑤ 극심한: 전체 정신발달지체자 중 1~2%, IQ 20 이하, 계속적인 보호와 간호가 필요한 등급

(2) **자폐스펙트럼장애(autistic spectrum disorder)** 24 22 21 20 19 17 16 15 14 12 11
주로 30개월 이전의 광범위 발달장애로 영아와 아동기에 발생하며 사회적 상호작용에 대한 장애를 가지고 반복적이고 제한적인 행동을 보이는 특징을 지닌 행동증후군
① 사회적 상호작용 장애: 눈 맞춤, 신체접촉 피하고 혼자 지내려 함, 유아기에 미소가 거의 없으며 사람이 아닌 대상이나 물품에 관심(세탁기, 장난감 등) 24 22
② 언어적, 비언어적 의사소통 장애: 옹알이 없는 언어발달의 지연, 의사 표현은 있으나 소통은 곤란, 이해할 수 없는 언어, 괴상한 소리, 울음
③ 상동 행동 장애: 발가락 끝으로 걷거나 몸을 주기적으로 흔들기 등 괴상한 행동을 반복, 새로운 환경에 대해 수용하지 못하고 똑같은 것을 고집 20
④ 지능장애: IQ 50 이하(40%), IQ 50~70(30%)
⑤ 지각장애: 감각에 대한 과대 또는 과소 반응

(3) **주의력결핍과잉행동장애(Attention deficit hyperactivity disorder, ADHA)** 21 16 15 13 12 11
12세 이전 발생, 주의력 결핍, 과잉행동, 산만성과 충동성이 필수적 특징으로 나타남, 학교와 가정 및 사회 등 여러가지 기능 영역에 지장을 초래한다.
① 주의력 결핍: 끝까지 완수하지 못한다. 잦은 실수, 지속적인 정신력을 요하는 활동은 회피 및 거부, 타인의 말을 집중해서 듣지 못하는 등 집중곤란, 외부 자극에 민감하며 일상 활동을 잘 잊는다.
② 과다활동, 충동성: 순서를 기다리지 못하고 산만하고 가만히 못 있는다. 말이 지나치게 많고 다른 사람 업무를 방해하고 간섭 → 비효과적인 역할 수행 21
③ ADHD 간호중재 24 23 19 16 15
  ㉠ 아동의 한계를 받아들이고 운동, 노래 같은 간호 중재를 통해 에너지를 배출할 수 있도록 한다.

ⓛ 주의 산만을 줄이기 위해 사람이 많은 곳을 피한다.
ⓒ 엄격한 훈련을 하며, 가끔 소아로부터 떨어져서 지낸다.
ⓡ 가정 내에서 일상적 활동을 제공한다.
ⓜ 구체적이고 단순한 지시한다. **23** **19**
ⓗ 대상자를 이웃 사람들의 과장된 반응에서 보호한다.
ⓢ 한 번에 한 가지 과제를 하도록 한다. **24**

(4) 특정학습 장애(specific learning disorder)
정상 또는 이상 지능지수를 가짐, 사회·환경적, 정서적 문제없이 학업성취도 떨어짐, 읽기, 쓰기, 산술에 장애가 있는 특징적 문제를 나타낸다.

(5) 파괴적, 충동조절 및 품행 장애 **20** **17** **16** **13**
① 적대적 반항 장애
　ⓐ 8세 이전에 시작하며 권위에 불복종하고 저항하나 타인의 권리 침해는 없음, 논쟁적, 부정적, 비협조적, 적대적
　ⓛ 쉽게 짜증을 내며 자주 분노 조절을 하지 못함, 타인을 짜증나게 하는 일을 일부러 하며 권위적 대상과 논쟁함, 자신의 실수 혹은 나쁜 행실에 대해서 다른 사람을 비난, 권위적 대상의 요구나 규칙을 따르는 것에는 적극적으로 반항하고 거절
② 품행장애(conduct disorder), 행실장애 **23** **18** **17** **13**
　ⓐ 소아나 청소년에 흔하며 다른 사람의 권리를 지속적으로 침해하고 규율을 어긴다.
　ⓛ 최소한 6개월 이상 지속되며 문제 발생은 남의 탓이고 죄책감, 후회감은 없다.
　ⓒ 13세 이전부터 시작한 무단결석과 부모가 금지하는 외박, 동물학대, 욕설, 반항적, 약자 괴롭힘, 잔인한 행동, 신체 공격, 고의로 불 지름, 절도, 잦은 시비, 거짓말, 가출, 타인을 해할 수 있는 무기사용, 타인에게 성행위 강요 등

(6) 틱장애: 목적이 없고 갑작스럽게 나타나며 반복적이고 불규칙적인 음성 혹은 상동 운동이 발생 **20** **12**
① 뚜렛장애 **22**
　ⓐ 한 가지 또는 그 이상의 음성틱과 다양한 운동틱이 나타난다.
　ⓛ 운동 틱 증상: 코 주름살, 얼굴 근육 씰룩이기, 입술 빨기, 눈 깜박거림, 이마 찌푸림, 머리 끄덕이거나 흔들기, 목 비틀기
　ⓒ 음성 틱 증상: 입술을 빠는 소리, 콧바람 불기, 킁킁거림, '악'하는 비명소리, 욕설, 고함지르기, 개 짖는 소리
② 지속적 만성 운동 틱 또는 음성 틱장애
　ⓐ 음성틱은 운동틱에 비해 드물며 운동 혹은 음성 틱 중 어느 한 가지 장애가 존재하지만 함께 나타나지 않는다.
　ⓛ 틱의 강도가 뚜렛장애 보다 양호
③ 잠정적 틱장애: 한 가지 또는 여러 가지의 음성틱이나 운동틱이 4주 동안 매일 발생하며, 하루에도 여러 번씩 나타나나 연속으로 12개월 이상 넘지 않는다.

(7) 배설장애(elimination disorder)
① 유분증: 최소한 3개월 동안 대소변 가리기 후 부적절한 장소에 불수의적으로 대변을 보는 것으로 4세 이상 진단, 자유방임적 혹은 강압적 배변훈련 시
② 유뇨증: 최소한 3개월 동안 대소변 가리기 후 부적절한 장소에 불수의적으로 소변을 보는 것으로 5세 이상 진단, 정서적으로 스트레스를 받은 소아

2. 간호중재 18 16 15 14 12 10

(1) 환경중재
① 규칙적으로 식사, 운동, 개인 및 집단 활동, 학습, 오락, 소풍, 수면시간 등의 일과 제공
② 지속적인 행동관찰과 안전한 환경제공: 자아 기능은 긍정적 관계 유지로 회복
③ 다양한 치료적 프로그램 제공: 다양한 프로그램으로 환아의 발달 욕구충족
④ 치료적 환경의 연속성 유지: 가정-학교-병원-지역사회

(2) 심리적 중재
① 언어로 자신의 불안감, 충동성과 같은 감정을 표현하도록 격려
② 정신 역동적 접근으로 자기 이해 증진

(3) 행동수정요법 24 18 16 14
① 긍정적 자아상, 내적 억제력, 새로운 적응능력 회복
② 바람직한 행동에 대한 보상: token economy 24, 온정적으로 성취보상 16
③ 과도한 떼쓰기, 공격적 행동: 가벼운 벌, 무시, time out 등 16

(4) 집단상담
① 또래 집단을 구성, 문제 행동은 적응 행동으로 수정할 수 있게 도우며 강점은 강화
② 외상, 손상된 자아와 같은 특별한 문제를 지닌 소아에게 적용
③ 소아가 문제의 요인 파악에 용이
④ 자신의 상실감이나 분노, 갈등을 처리하는 것을 도움
⑤ 자기 관심 혹은 걱정을 외부로 표현하는데 효과적

(5) 놀이요법
소아-간호사 간의 신뢰형성, 에너지 배출 촉진 효과, 치료적 관계에서 유용
① 0~12세 미만 아동: 대화를 통한 치료가 곤란 ∴ 놀이 치료를 적용
② 문제 진단, 치료적 접근, 장난감, 놀이기구 활용, 놀이에 나타난 환아의 갈등 사정
③ 놀이에서 감정의 정화, 불안이나 공포감 해결, 의사소통과 관계 회복 및 사회성을 도모
→ 새로운 행동과 역할을 통해 소아가 자기 자신과 주위 환경에 대해 배울 수 있다.

(6) 가족 교육 및 가족치료
① 아동에 대한 이해: 정상 발달과정의 이해를 위한 교육
② 가족 역동의 이해: 가족과 환아의 상호관계적 문제점에 대한 인식 및 변화
③ 부모의 행동변화 교육 → 건강한 발달을 위해 건설적인 환경을 제공하기 위함이다.
④ 부모가 치료자의 충고를 이해하고 수용하여 진실한 마음으로 받아들여야 가능
⑤ 아동을 대할 때 일관성있는 태도를 유지하도록 교육

(7) 약물치료
① 치료 지침
㉠ 소아: 약물에 대한 효과와 부작용에 대한 반응이 다르다.
㉡ 저용량을 사용하여 서서히 시작하고 신중하게 관리
㉢ 정신장애가 소아기에 발생하는 것은 더 심각할 수 있으며 치료반응도 다를 수 있다.
㉣ 소아는 약물과 관련한 대사 작용이 빠르고 배설속도도 빠르다.
㉤ 소아의 약물 요법과 관련한 연구가 많지 않아 임상 관찰이 중요
㉥ 혼합 약물 요법 → 안전하게 소아에게 적용
② 약물요법

⑦ Haloperidol(정형 항정신병약물): 틱장애, 품행장애

ⓛ Risperidone(비정형 항정신병약물): 자폐증

ⓒ Lithium, carbamazepine: 품행장애

ⓔ Methylphenidate(Ritalin): 전반적 발달장애, 주의력 결핍 과잉행동장애

ⓜ SSRIs: 우울장애, 불안장애, 품행장애, 주의력 결핍 과잉행동장애

※정신상태검사(MSE:mental status examination)

- 일반 의학에서 시행하는 신체검진과 비슷, 대상자의 전반적 인지기능을 사정
- 대상자의 객관적 자료 수집 및 평가에 활용

전반적 외모, 태도, 행동	- 대상자의 외양과 전반적인 인상 - 운동 행동의 질적/양적 양상 - 검사자에 대해 협조적, 방어적, 경계 등	보통키, 마른체중으로 불규칙하게 짧은머리에 얼굴은 갸름하고 위생상태 불량.손톱을 자주 물어뜯으며 질문에 퉁명스러운 대답 및검사자에 거부감 표현.
사고	- 사고 내용 : 실제 생각, 믿음, 강박관념 등 면담시 나타낸 내용(망상, 공포증, 내용의 빈곤 등) - 사고과정 또는 형태 : 생각이나 연상을 연결시키는 방법 또는 생각하는 형태(사고비약, 지리멸렬, 신어조작 등)	공허함 "제 친구들은 모두 잘해나가는데 저는 이룬것도 없고, 하고싶은것도 없어 공허해요"
정서	- 기분: 지속적이며 지배적인 감정상태인 기분의 깊이, 강도, 기복, 지속시간 등 확인 - 정서: 표정, 표현행동의 양과 질로 추정되는 사항으로 감정반응의 적절성	- 예민한 기분 '불쾌감이 쉽게 발산' - 불안정한 정서'외부자극 상관없이 급격한 정서 변화'
지각	- illusion(착각) - hallucination(환각)	구분하고 구체적으로 기록-환각만 있는 경우 llusion/hallucination(-/+)죽으라고 이야기하는 남자목소리
의식	- 의식장애 정도 및 의식의 단계, 지남력 T(사람)/P(장소)/P(시간)	- 의식상태 : alert(명료) T(사람) :"성함이 무엇인가요?" P(장소) :"현재 여기는 어디인가요?" P(시간) :"오늘은 며칠인가요?"
기억	- 기억상실, 착오, 과잉 등	- 최근: 아침 식사로 무엇을 드셨나요?
판단	자신의 행동이 초래하는 결과 예측 및 경험에서 얻은 지식을 바탕하여 올바른 결론을 내리는지 사정	"길거리에 떨어진 지갑을 주우면 어떻게 해야 할까요?"
병식	자신의 병에 대한 인식과 정신 역동적 요인에 대한 이해	병식의 6단계 - level 1: 완벽하게 부정 - level 2: 약간의 인식, 도움 부정 - level 3: 병이 있음을 인정하지만 원인은 외적 - level 4: 병식 인정, 자신의 심리 문제 인식 - level 5: 지적인 통찰, 병을 인정하지만 지식의 비행동화 - level 6: 정서적인 통찰, 행동의 변화를 가지는 진정한 단계의 병식

핵심문제

01
23년 기출변형

ADHD 아동의 간호중재를 위한 가족교육으로 옳은 것은?

① "사람 많은 곳을 찾아다니세요."
② "아이의 요구사항은 다 허용해주세요."
③ "아이에게 이야기 할 때는 단순하고 명확하게 하세요."
④ "엄격한 훈련은 안되요."
⑤ "일상활동 시 위험하므로 전적으로 도움을 주세요 ."

02

성격장애 중 타인에 대해 경계적이며 적대적 불신과 의심이 많은 것은?

① 편집성 성격장애
② 반사회적 성격장애
③ 경계성 성격장애
④ 히스테리성 성격장애
⑤ 자기애적 성격장애

정답 / 01 ③ 02 ①

3교시

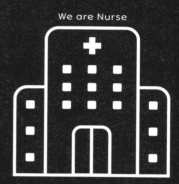

We are Nurse

6. 간호관리학

7. 기본간호학

8. 보건의약관계법규

6 간호관리학

➕ CHAPTER 01 | 기획

1. 관리의 이해

1) 관리(management)의 정의

조직의 목표를 달성하기 위한 지식과 기법 또는 목표를 설정하여 이를 성취하기 위한 과정 또는 행위이다. 관리는 조직의 목적달성을 위해 개인 혹은 조직원의 노력과 모든 인적, 물적자원을 활용하여 기획, 조직, 인사, 지휘, 통제하는 과정이다.

2) 간호관리의 개념

(1) 간호관리의 정의

① 간호관리는 인적 요소가 중요시되는 일련의 과정인 동시에 기능이며, 간호관리의 목표는 양질의 간호제공이며, 이를 위해 자원의 기술적 활용이 요구된다.

② 간호관리는 간호의 조직적 측면에서 접근하는 것으로 간호조직이 추구하는 목적을 보다 효율적이고 효과적으로 달성하기 위한 수단이다.

(2) 간호관리의 필요성

① 환자 및 대상자에게 양질의 간호서비스를 제공하기 위해 간호업무의 합리화를 추구해야 한다.

② 급격히 변화하는 의료 환경에 맞게 적응과 변화를 유도하기 위해 요구된다.

③ 전문직으로서의 간호사 직업에 대한 만족과 자아실현을 도모하기 위함이다.

3) 관리의 과정적 측면과 기능적 측면

(1) 간호관리의 과정적 측면 `16` `14`

① 매리너-토미(Marriner-Tomey): 5단계

- 기획 → 조직 → 인사 → 지휘 → 통제

② 페이욜(H. Fayol): 관리학파의 아버지로 사람보다는 일의 중요성을 강조: 5단계

- 기획 → 조직 → 지휘 → 조정 → 통제

③ 길리스(D. A. Gillis): 5단계

- 자료수집과 기획 → 조직 → 인사 → 지휘 → 통제

④ 귤릭(L. Gulick): 7단계

- 기획 → 조직 → 인사 → 지휘 → 조정 → 보고 → 예산

(2) 간호관리의 기능적 측면 `24` `21` `18` `14`

관리과정은 기획 → 조직 → 인사 → 지휘 → 통제의 단계로 진행된다.

① 기획(planning): 조직의 목표를 달성하기 위하여 해야 할 활동과 구체적인 행동방안 순서를 계획하는 과정이다.

② 조직(organizing): 조직구성원들이 조직의 목표를 성취할 수 있도록 업무, 권한, 자원 등을 배당하고 간호전달체계를 결정하는 과정이다. 24 21

③ 인적자원관리(staffing): 조직목표의 효율적인 달성을 위해 유능한 인력을 조달하고 유지·개발하며 이를 활용하는 과정이다.

④ 지휘(directing): 조직목표 달성을 위해 리더십을 발휘하고 조직구성원들에게 동기를 부여하며 직무를 수행하도록 지도하고 격려하는 과정이다.

⑤ 통제(controlling): 실제 수행된 업무성과가 계획된 목표나 기준에 일치하는지 확인하고 조직목표 달성을 위한 활동이 계획대로 진행되는지 평가한 후 피드백을 통해 목표 성취에 필요한 계획을 수정하는 과정이다.

4) 간호관리체계 모형 23 22 21 15 14 12 11 08

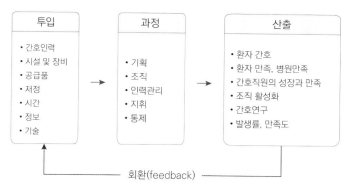

(1) 투입 24

① 간호인력, 물자(시설, 건물, 장비), 자금(재정), 정보, 기술, 시간, 환자 등

② 인력은 소비자 투입과 생산자 투입으로 구분

㉠ 소비자 투입: 환자의 상태와 간호요구도

㉡ 생산자 투입: 간호직원의 기술, 경험, 태도, 교육 및 훈련 등

(2) 변환과정 21

① 관리과정: 기획, 조직, 인사, 지휘 및 통제

② 관리지원 기능: 의사결정, 의사소통, 동기부여 및 갈등관리, 간호전달체계 등

(3) 산출요소 23

① 투입요소가 전환과정을 거쳐 얻은 결과물로 간호생산성을 측정하는 지표이다.

② 간호서비스의 양(간호시간), 간호서비스의 질(우수성의 정도), 환자 만족과 직원 만족, 직원개발(간호직원의 성장 및 만족), 연구(간호연구 성과), 재원일수, 환자의 간호상태(건강회복, 재활, 질병으로부터의 보호, 건강증진, 존엄사 등), 간호교육, 간호생산성, 조직개발 및 조직활성화, 간호직원의 결근율 및 이직률, 간호원가, 비용편익 등

(4) 환류(feedback)

내부환경과 외부환경의 상호 작용으로 재정보고서, 질 평가 보고서, 직원에 대한 동료평가, 인준조사 보고서 등 체계의 산출이 환경을 통해 평가되고 이 평가 결과가 다시 되돌아오는 것이다.

> **참고 체계이론의 용어정리**
>
> (1) 체계의 개방성: 환경과 에너지를 교환하는 정도
> ① 개방체계: 환경과 내부의 구성요소 간에 서로 상호작용이 있는 집합체
> ② 폐쇄체계: 환경과 내부의 구성요소 간에 서로 상호작용이 없는 집합체

5) 조직 성과 🔟 🔢

조직 성과의 산출 기준은 생산성, 만족, 조직의 활성화로 볼 수 있다.

(1) 생산성

생산성이란 개인이나 조직이 수행한 업무의 양과 질을 자원 활용의 정도를 고려하여 측정한 것

생산성 = 산출(output)/투입(input)

① 생산성은 동일한 투입량으로 산출량을 증가시킬 때 향상된다.
② 산출량은 동일하게 유지하면서 투입을 감소시킬 때 생산성은 향상된다.
③ 일반적으로 모든 투입을 계량화하기는 어렵기 때문에 보통 산출된 결과물에 대해 하나 또는 몇 가지 투입으로 계산한다.

(2) 효과성과 효율성 🔟 🔢 🔢

관리자에게는 목표 달성(효과성)이 더 강조되지만, 목표를 달성했다고 해서 언제나 생산성이 높은 것은 아니며 자원을 낭비하지 않고 목표를 달성하는 것이 중요하다.
① 효과성: 목적에 부합했는가를 보는 것으로 목표 달성의 정도를 나타낸다.
② 효율성: 자원을 최소로 활용하여 목표를 달성했는가에 대한 능률성을 나타낸다.
③ 효과성과 효율성의 비교

효과성(effectiveness)	효율성(efficiency)
올바른 일을 함을 의미	일을 올바르게 함을 의미
대외지향적 개념으로 조직과 환경 간의 관계의 질을 측정하는 개념	대내지향적 개념으로 기술의 수행에 관련되는, 업적의 질에 대한 측정치
조직의 목적이 달성되는 정도를 측정하는 개념	최소한의 자원으로 목적을 달성했는지를 보는 개념으로 투입에 대한 산출의 비율
장기적 측정	단기적 측정

6) 간호관리자

(1) 관리자의 계층 ㉔ ⑫ ⑪ ⑨ ⑤ ㉒ ⑩

  ① 최고관리자(Top manager) ㉔ 🔟

㉠ 환경과 관련하여 조직의 전반적인 전략적 기획, 장기기획 등을 결정한다.

㉡ 조직의 사회적 책임을 맡고 있으며 간호부의 모든 활동을 기획·조직·지휘·통제한다.

㉢ 조직 전체에 장기적 또는 전반적으로 영향을 미치는 의사결정을 하는 관리자이다.

㉣ 최고관리자는 궁극적으로 조직의 성공, 실패를 좌우하는 책임을 지닌다.

㉤ 위험하고 불확실한 환경에서 이루어지며 장기적인 목적과 관련된다.

㉥ 조직이 지향하는 미래의 분명한 목표와 방향을 제공한다.

㉦ 간호부원장, 간호이사, 간호본부장, 간호부장 등

② 중간관리자(Middle manager)

㉠ 최고관리자가 설정한 조직의 목표, 전략, 정책을 수용하고 집행을 위한 제반활동을 수행한다.

㉡ 일선관리자가 해야 할 조직의 목표와 계획을 전달하고 일선관리자 지휘에 책임을 진다.

㉢ 중간관리자는 최고관리자와 일선관리자 상호 간의 관계를 조정하는 역할을 한다.

㉣ 전술기획, 중기기획 등 단기 실천계획 수립, 세부 행동절차 결정, 전술적 목표를 결정한다.

㉤ 덜 위험하고 확실성이 낮은 환경에서 이루어지며 장기적인 목적 수행과 관련된다.

㉥ 전략 목적을 수행하기 위해 세워진 수행계획으로 목표와 관련된 프로그램이나 프로젝트 및 계획을 실행하기 위해, 필요한 실무와 인력에 관련된 방침, 절차, 규칙 등을 수립한다.

㉦ 간호차장, 간호과장, 간호감독, 간호팀장 등

③ 일선관리자(First-line manager) **21 18 16**

㉠ 아래로 다른 관리자 없이 현장에서 실제로 업무를 수행하며, 조직구성원을 직접 지휘 및 감독하는 관리층이다.

㉡ 운영기획, 단기기획을 기획하며 구성원의 실무적 역할조정, 작업운영 지휘, 현장감독, 운영적 목표를 결정한다.

㉢ 기술적인 역량을 구성원에게 전달하거나 고객의 기대와 요구를 관련 부서에 전달하는 역할을 한다.

㉣ 확실성의 환경에서 이루어지며 중기적인 목적 수행과 관련된다.

㉤ 전술적 기획에 따라 수립된 목표를 수행하고, 계획수립 과정에 참여할 수도 있다. 하위 조직 단위의 관리책임을 수행(직접적인 환자간호관리를 위한 일 단위, 주 단위 계획안, 간호단위 예산수립 등) 및 직접 환자간호에 관여한다.

㉥ 병동 수간호사, 책임간호사, 간호 파트장 등

(2) 카츠(Katz)의 관리기술 **23 07**

기획, 조직, 인사, 지휘, 통제의 기능을 관리자가 효과적으로 수행하기 위해 관리기술을 실무적 기술, 인간적 기술, 개념적 기술의 3가지 분야로 분류했다.

① 실무적 기술(전문적, 기능적 기술, technical skill)

㉠ 일선관리자가 업무수행에 필요한 지식, 방법, 기구 및 설비를 사용할 수 있는 능력이다.

㉡ 전문화된 분야에서 고유한 도구, 절차, 기법을 사용할 수 있는 능력이다.

㉢ 특정 분야를 감독하는 데 필요한 지식, 방법, 테크닉을 의미하며 이러한 것들은 경험, 교육, 훈련으로부터 습득된다.

② 인간적 기술(human skill)

㉠ 다른 사람들과 성공적으로 상호작용하고 의사소통할 수 있는 능력이다.

㉡ 동기부여에 대한 이해와 리더십을 효과적으로 적용하는 것을 포함한다.

㉢ 조직의 일원으로서 효과적으로 협력하여 다른 사람들과 함께 일할 수 있게 분위기를 구축하는 능력을 의미한다.

㉣ 위협적이지 않으면서 개방적인 환경을 조성하는 능력이다.

③ 개념적 기술(conceptual skill) **23**

      ⊙ 최고관리자가 조직을 전체로 보고 각 부분의 의존관계를 통찰할 수 있는 능력이다.

      ⓒ 조직의 모든 이해관계와 개인의 활동을 조직 전체 상황에 적합하게 진행하는 능력이다.

      ⓒ 조직문제를 규명하고 대안을 모색하여 해결책을 찾아 수행하는 능력이다.

      ⓔ 변화하는 보건의료체계의 현실을 받아들이고 빠르게 대처하는 능력이다.

      ⓜ 조직의 복잡성을 이해하고 부서간의 연관성을 이해한다.

7) 민츠버그의 관리자 역할 **12 11 09 08**

역할		역할 서술	구체적 예
대인 관계 역할	대표자	법적이나 사회적으로 요구되는 상징적이고 일상적인 의무의 수행	의식행사 주관, 공적 내방객(방문자) 접견, 서류서명 등
	지도자 (리더)	부하직원들을 동기유발시키고 직원 채용과 훈련 담당	구성원의 동기부여, 채용, 교육, 훈련, 지침, 지시, 승진 및 보상, 제재 등
	섭외자 (연결자)	정보를 제공하는 사람들과의 네트워크 유지	외부 이해관계자와 정보네트워크 유지
정보적 역할	모니터 (정보수집자)	다양하고 특정한 정보를 조직과 환경에서 찾고 받음	일차적으로 정보가 담긴 모든 메일을 관리하고 관련자들을 관리함
	전달자 (정보보급자)	외부인이나 부하직원에게 받은 정보를 내부의 조직원에게 전파함	정보와 관련된 회의 주관, 통신을 통한 정보전달
	대변인	외부에 조직의 계획, 정책, 활동, 결과 등을 알리며 조직에서 전문가로 활동함	조직 외부에 조직의 공식 입장 전달, 발표
의사 결정자 역할	기업가 (변화촉진자)	조직과 환경에서 기회를 찾고 변화를 위한 사업을 추진	개선을 위한 전략을 실행함
	고충처리자 (문제해결자)	조직이 예상하지 못한 어려움에 당면했을 때 올바른 행동을 수행	화재나 사고 등의 문제발생 때 해결방안 수립 및 실행
	자원분배자 (자원할당자)	중요한 결정을 내리기 위해 조직의 모든 자원을 할당	스케줄링, 예산책정, 부하직원의 일에 관한 프로그램
	협상자 (중재자)	중요한 협상에서 조직을 대표함	구성원들과의 단체교섭, 노사협정

8) 간호관리학 이론

(1) 고전적 관리이론(시대에 의한 분류)

    ① 과학적 관리론: 테일러(F. Taylor)에 의해 발전되었으며 과학적 관리론의 <u>궁극적인 목적은 생산성과 효율성의 향상</u>이다. **21 20 19 18 12 10 07**

      ⊙ 과학적 관리론의 특징 **13 12 10 09**

        ⓐ 근로자의 효율성과 생산성을 향상시키는 방법에 과학적 원칙을 적용했다.

        ⓑ <u>직무의 표준화를 주장</u>했으며, 생산율에 따라 보수를 지급하는 제도를 채택했다.

        ⓒ 조직 전체의 합리화가 아닌 공장 내부의 합리화를 시도하였다.

        ⓓ 공식적 조직(계층제나 분업체계)을 중시하였다.

        ⓔ 종업원의 인간성을 경시하면서 경제적·합리적 인간관을 강조하였다.

ⓕ 과업의 표준화를 위해 지나치게 유일 최선의 방법만을 강조하였다.

ⓖ 과학적 관리는 관리자의 명령과 통제에 의한 일방적 경영관리이다.

ⓗ 과학적 관리는 작업의 과학, 노동의 과학이지 경영의 과학이 아니다.

ⓘ 간호사들이 수행하는 간호업무를 표준화하기 위해 각 간호 행위별로 시간-동작 분석을 한 후 핵심간호기술 가이드라인을 개발하는 데 적용된 이론이다.

ⓙ 신규간호사의 비율이 높아짐에 따라 환자안전과 간호생산성이 저하되고 있을 때 과학적 관리론에 근거하여 이를 해결하고자 한다면 업무표준화를 적용해야 한다. **20**

ⓛ 과학적 관리론의 장점

ⓐ 관습, 감정, 직관을 배제하고 과학적 원칙을 적용하여 생산성 증대를 가능하게 하였다.

ⓑ 간호업무기준, 작업표준, 지침서 등 실무나 연구 분야에 과학적 체계론적 기틀을 마련하였다.

ⓒ 시간과 동작연구에 의한 업무의 표준화와 일일 과업량을 설정하였다.

ⓓ 노동조건의 표준화와 임금의 표준화를 이루는 기초가 되었다.

ⓒ 과학적 관리론의 단점

ⓐ 관리자의 일방적인 명령과 통제에 의해 생산성만을 강조하여 인간성이 경시된 편향적 관리였다.

ⓑ 근로자의 업무수행에 중점을 둔 노동방법의 표준화로 인해 개인차가 고려되지 못했다.

ⓒ 성공에 대한 높은 임금 지급이 있었으나 미달 시에는 임금 삭감되었고, 과업 달성의 기준이 일류 직공만이 달성 가능한 정도로 높았다.

② 행정관리론

㉠ 행정관리론의 특징

ⓐ 페이욜(H. Fayol)은 관리자의 기능을 기획, 조직, 지휘, 조정 및 통제로 구분하였고 관리에는 14개의 일정한 원칙이 있다고 제시하였다.

ⓑ 건전한 경영원칙을 적용하는 것을 강조하여 경영의 문제를 조직의 상위계층에서 찾으려 했다.

㉡ 행정관리론의 장점: 효율적인 행정원리를 발견하고 조직관리 전략에 관한 연구에 영향을 주었으며 권한과 책임을 합리적으로 배열하고 이행하도록 통제장치를 마련하였다.

㉢ 행정관리론의 단점: 관리를 정태적이고 비인간적 과정으로 파악하고 조직을 환경과 무관한 폐쇄체계로 간주했으며 원칙들 간의 충돌과 타당성 검증이 제한적이다.

③ 관료제 이론 **18 13 12 10**

㉠ 관료제 이론의 특징: 막스 베버는 권한의 형태에 따라 전통적 권한, 합리적 권한, 카리스마적 권한으로 분류하였다.

ⓐ 전통적 권한(traditional authority): 전통적으로 권한이 부여된 지배자가 시민을 지배하는 것으로 관례·관습·전통 등이 관료적 지배의 정당성에 근거를 두는 경우이다.

ⓑ 카리스마적 권한(charismatic authority): 특정 인물의 초인적이고 비범한 개인적 자질이 갖는 힘에 의해 지배되는 형태로 히틀러의 정치가 대표적인 예이다.

ⓒ 합리적 권한(rational-legal authority): 법적 적합성에 근거하여 지배하는 형태로 법치국가의 지배방식이 이에 속한다.

㉡ 관료제 이론의 장점: 자원의 효율적 배분이 가능하며 공정한 대우로 행정의 객관성을 확보하였다.

㉢ 관료제 이론의 단점: 인간적인 요인과 비공식적 요인의 중요성을 간과하고 규칙과 절차만 따르도록 강조하여 조직이 쉽게 경직되며, 의사결정에 시간이 많이 걸리며, 빠르게 변하는 환경에 대처하지 못했다.

(2) 신고전적 관리이론

① 인간관계론 **22 12 10 07**

㉠ 인간의 사회적·심리적 욕구 충족이 생산성 향상에 기여한다는 이론으로 개인의 존엄성을

중시하였다.

ⓒ 메이요의 조명과 관련된 생산성 실험을 통해 환경과 생산성 간의 상관관계를 밝혔다.

ⓒ 호손연구에 의해 비공식조직, 집단역할의 중요성과 조직 내 인적 요인의 중요성을 인식했다.

ⓔ 사회인의 지나친 강조로 인적 요소만 중요시하여 조직 없는 인간이라는 비판을 받았다.

② 행태과학론(행동과학론)

ㄱ 리더십이론, 동기이론을 중심으로 발전되어 조직구성원의 능률향상과 관련된 모든 조직의 내적·외적 요소를 환경적 관점에서 분석하였다.

ㄴ 행태과학은 인간관계론의 빈약한 인간관리기술을 극복하고 조직에서 인간행동의 심리학적·인류학적 측면을 연구하기 위해서 과학적인 방법을 사용할 것을 강조하였다.

③ 과학적 관리론과 인간관계론 비교

유사점
• 조직구성원에게 리더십 스타일을 적용할 때 외부환경을 무시하였다. • 생산성 향상이 궁극적인 목적이며, 목적 달성을 위해 관리기능적으로 접근하였다. • 작업 계층의 조직구성원만 연구의 대상으로 하고 관리자는 제외하였다. • 욕구의 단일성을 중시하면서, 인간은 목표 달성의 수단이며 관리자에 의한 동기부여를 강조하고 스스로 동기부여를 하는 자아실현인이 아니라고 보았다.

차이점	
과학적 관리론	인간관계론
• 공식 조직을 강조, 직무 중심 • 정태적 인간관, 인간을 기계의 부품화 • 기계적 능률성 • 합리적·경제적 인간(X이론) • 시간-동작연구 • 과학적 원리 강조 • 물질적 자극으로 경제적 동기 강조	• 비공식 조직을 강조, 인간 중심 • 동태적 인간관, 인간을 감정적 존재로 인식 • 사회적 능률성 • 사회적 인간(Y이론) • 호손실험 • 보편적 원리에 치중하지 않음 • 비경제적·인간적 동기 강조

2. 기획과 의사결정

1) 기획의 개념 🔟🔟🔟🔟🔟🔟🔟

(1) 기획의 정의

① 기획은 관리과정의 첫 단계이며, 미리 무엇을 해야 할지, 어떻게 해야 할지, 누가 행할지를 결정하는 것이다.

② 조직이 달성해야 할 목표를 설정하고, 이를 효율적으로 달성하기 위하여 구체적인 행동방안을 모색하고 결정하는 행위나 과정이다.

③ 기획에는 미래에 수행해야 할 여러 행동 대안 가운데 최선의 대안을 선택함으로써 목표에 대한 합리적이고 효과적인 접근방법이 제시되어야 한다.

(2) 기획의 특성 🔟🔟

① 기획은 미래지향적이다. 기획은 미래에 일어날 일들을 미리 예측하고 상황을 분석하여 바람직한 상태로 미래를 전개시키기 위한 활동이다.

② 기획은 최선의 대안을 선택하는 합리적 의사결정 과정이며, 행동지향적 과정이다.

③ 기획은 목표지향적이다. 기획은 설정된 목표를 달성하기 위해 구체적인 방법을 제시하는 활동이다.

(3) 기획의 필요성 **14 06**

① 목적과 목표를 성공적으로 이끌 수 있도록 방향제시를 해준다.

② 자본과 인적자원을 효과적으로 사용하도록 유도한다.

③ 변화에 대처할 수 있는 기준을 제공하며 효과적인 통제를 위한 수단이다.

④ 위기상황을 대처하도록 도와주고 의사결정의 융통성을 제공한다.

⑤ 제한된 자원을 효율적으로 활용하게 하기 때문에 비용 효과적이다.

(4) 기획의 원칙 **24 19 13 11 10 09**

① 목적부합(목적성)의 원칙: 효율성과 효과성을 높이기 위해 명확하고 구체적인 목적이 제시되어야 한다.

② 단순성(간결성), 표준화의 원칙: 난해하거나 전문적인 용어나 술어는 가능한 피하고 기획의 대상을 표준화하여야 한다.

③ 신축성(탄력성)의 원칙: 유동적인 환경에 대하여 융통성을 가지고 필요에 따라 수정될 수 있어야 한다.

④ 안정성의 원칙: 기획은 빈번한 수정으로 기획 자체가 방향을 잃어서는 안 된다.

⑤ 능률성의 원리(경제성의 원칙, 효율성의 원칙) **19**

  ㉠ 기획에는 인적·물적·시간적 요소가 많이 소요되므로 가능한 한 기존 자원을 최대로 활용하여 주어진 비용으로 최대의 효과를 나타내는 것이어야 한다.

  ㉡ 현재 사용 가능한 자원을 최대한 활용하고 새로운 자원은 최소화한다(최소투입, 최대효과).

⑥ 장래예측성의 원칙: 불확실성을 예측하고 이에 따른 대처를 해야 한다.

⑦ 포괄성의 원칙: 계획안의 수행 단계에서 인원, 물자, 설비, 예산의 부족 등으로 차질이 생기지 않게 포괄적인 준비가 이루어져야 한다.

⑧ 균형성의 원칙: 다른 기획 및 업무 사이에 적절한 균형과 조화를 이루어야 한다.

⑨ 필요성의 원칙: 기획은 정당한 이유에 근거한 필요성이 있어야 한다.

⑩ 계층화의 원칙(계속성의 원칙): 기획은 가장 큰 것부터 시작하여 구체화 과정을 통해 연차적으로 기획을 파생시킨다. **24**

⑪ 일반성의 원칙: 기획은 어느 특수한 관리계층만의 독특한 기능이 아니기 때문에 일반적이어야 한다.

2) 기획의 유형 **11 08**

(1) 전략적 기획 **17**

① 포괄적인 조직 전체의 활동계획이며 위험하고 불확실한 환경에서의 기획이다.

② 최고관리층이 주관하며 장기적인 기획으로 기업의 장기적 목적과 관련이 있다.

(2) 전술적 기획

① 전략적 기획을 바탕으로 하위 부서의 기획기준을 제공한다.

② 덜 위험하고 확실성이 낮은 환경에서의 기획이다.

③ 중간관리층이 주관하며 중기기획 및 장기적인 목적의 수행과 관련이 있다.

(3) 운영적 기획 **22 21 10**

① 하위 조직단위의 활동에 대한 기획으로 확실성이 높은 환경에서의 기획이다.

② 일선관리자층 또는 일반구성원이 주관하는 단기기획으로 중기적인 목적의 수행과 관련이 있다.

3) 기획의 계층화 개념 **24 23 20 18 14 12 11 10 09 06**

(1) 비전

조직의 사업 영역과 성장 목표가 명시된 조직의 바람직한 미래상으로 구체적인 미래를 설명한다.

예 최상의 진료로 가장 신뢰받는 병원, 21C 세계 의료의 리더를 양성하는 병원

(2) 목적(Purpose) 및 사명(Mission)

조직의 사회적 존재 이유 혹은 존재가치로서 조직의 사명을 명시한 것으로 기획계층의 상부에 위치하며 철학, 목표의 지표가 된다.

예 신뢰받는 환자중심의 간호실현 / 최고수준의 의료기술과 진료를 통해 인류가 건강하고 행복한삶을 영위하도록 한다.

(3) 철학

조직의 목적 달성을 위해 조직구성원을 움직이게 하는 가치 또는 신념을 진술한 것이다.

(4) 목표 20 18

① 목적을 구체적 수치로 표현한 것으로 조직구성원에게 제시하는 구체적 행동지침이며 업무를 수행하는 최종 지점이다.

② 조직의 비전을 실현하고 목적과 사명 및 철학을 실천하기 위한 구체적인 행동지침이다.

예 손씻기 모니터링을 4회/년 실시하여 작년대비 평균 수행률을 5% 향상시킨다.

(5) 정책

조직의 목표를 성취하기 위한 방법을 제시하고, 목표를 행동화하기 위한 과정 및 활동(행동)범위를 알려주는 포괄적인 지침으로 암시적인 경우도 있고, 문서화되는 등 직접적으로 표현되는 경우도 있다.

(6) 절차 20

① 이론적 근거에 따라 단계적·순서적으로 활동을 기술하여 특정 업무를 수행하도록 제시하는 것으로 정책보다 자세한 업무행위의 지침이다.

② 신규간호사의 업무수행을 위하여 표준화한 간호업무 방법과 기술에 대한 지침은 절차에 해당한다.

(7) 규칙

절차에 관련되어 행동을 지시하고 특별한 상황에서 행해야 할 것과 금지해야 할 것을 알려주는 명확한 지침이다.

(8) 계획안

기획보다 하위의 구체적 개념으로 기획의 결과물이며 목표 달성을 위한 수단을 구체화한 청사진이다.

4) 의사결정(decision making) 23 13 06

(1) 의사결정의 과정

① 문제의 인식 ; 문제를 감지하고 문제의 원인을 분석하여 정의하는 단계이다.

② 대안의 개발 및 선택단계 : 문제와 관련된 정보를 수집하여 대안을 탐색하고 가장 적합한 대안을 선택하는 단계이다

③ 선택안의 실행단계 : 대안선택단계에서 선택된 대안을 실행하는 단계이다.

④ 결과의 평가단계 : 선택안의 기대효과와 실제 성과를 비교하여 평가하고, 다음 의사결정 과정에 피드백 하는 단계이다.

(2) 의사결정의 특성 11

① 의사결정은 여러 개의 대안 중 최선의 대안을 선택하는 과정이다.

② 의사결정은 모든 계층에 필요한 관리의 일반적 과정이며, 변화를 위한 핵심적 과정이다.

③ 의사결정은 미래 행동에 영향을 미치는 동적인 과정이다.

④ 의사결정은 목표 달성을 위한 수단이 되며 지속적인 과정이다.

⑤ 의사결정은 기획의 전 과정에서 일어나며 동적이고 행동지향적인 과정이다.

⑥ 의사결정의 질은 관리자의 업적과 효과를 나타내는 척도이다.

(3) 의사결정 유형에 따른 분류

의사결정의 유형은 문제의 적용수준, 문제의 구조화 정도, 문제의 분석대상, 문제의 결과예측 가능성에 따라 분류된다.

① 문제의 적용수준에 따른 유형 **19 17 15 13**
- ㉠ 전략적 의사결정
  - ⓐ 최고관리층이 내리는 의사결정(간호부에서 내리는 의사결정) / 장기적인 기획의 의사결정
  - ⓑ 조직의 목표를 세우는 것 / 조직과 환경과의 동태적인 균형을 확립하려는 의사결정
    - **예** 양질의 간호 제공을 위한 보호자 없는 병동 운영, 최상의 간호를 실현하는 고객 중심 간호부
- ㉡ 전술적 의사결정(관리적 의사결정)
  - ⓐ 중간관리층이 내리는 의사결정 / 전략적 의사결정을 구체화하여 최상의 성과를 내기 위한 의사결정
  - ⓑ 자원의 조달 및 개발, 조직구조 관리 등 자원을 조직화하는 의사결정 / 중·단기 기획의 의사결정 **예** 보호자 없는 병동을 위한 증원 여부 결정 → 간호사 업무량, 환자만족도 분석
- ㉢ 운영적 의사결정(업무적 의사결정)
  - ⓐ 일선관리자가 내리는 의사결정 / 정형적 의사결정과 관련
  - ⓑ 전술적 의사결정을 구체화하고 일상적으로 수행되는 업무에 관한 의사결정
  - ⓒ 인적·물적 자원을 조달하고 이를 결합하거나 기존 결합방식을 변경하여 효율적인 최적화 상태에 목적을 두는 의사결정 **예** 세부운영계획 → 간호전달체계, 업무분담 등

② 문제의 구조화 정도에 따른 유형 **17 15 13**
- ㉠ 정형적 의사결정: 구조적 의사결정으로 반복적이고 주기적으로 이루어지는 일정한 형태의 의사결정이다. 미리 설정된 대안의 기준이 있고 인과관계가 매우 확실한 경우의 결정상황에서 이용된다. **예** 규정과 표준운영절차에 따르는 일상 업무 등
- ㉡ 비정형적 의사결정: 비구조적 의사결정으로 불규칙적이고 일정하지 않은 업무상황에서 내리는 의사결정이다. 과거의 경험이나 기준에 근거하지 않고 불확실한 상황에서 결정을 내려야 할 때 이용되며 집단토의 등의 절차를 거친다. **예** 창의적 발상, 불확실성에 대한 예견 등

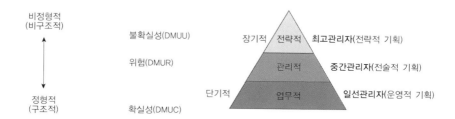

(4) 개인적·집단적 접근방법 **21 18 15 14 10 07 06**

구분	장점	단점	선택기준
개인 의사결정	• 독창성 • 신속성 • 창의성	• 합리성이 낮음 • 정보의 한계 • 집단적 의사결정보다 질서정연하지 못함	• 의사결정의 신속성 • 의사결정의 창의성 • 시간과 비용절감
집단 의사결정 **21**	• 풍부한 정보와 지식의 활용 • 분업과 협업 가능 • 충실한 대안 평가 가능	• 시간 낭비 • 지나친 순응입력 • 책임소재의 모호성	• 의사결정의 질 • 의사결정의 수용성 • 의사결정의 정확성

집단 의사결정 21	• 풍부한 정보와 지식의 활용 • 분업과 협업 가능 • 충실한 대안 평가 가능	• 시간 낭비 • 지나친 순응입력 • 책임소재의 모호성

(5) 창의적인 의사결정 기법 16 12

① 브레인스토밍(Brainstorming) 22

    ⊙ 적절한 수(5~10명)의 참여자가 개방적 분위기에서 자유롭게 아이디어를 창출할 수 있어야 하고, 그 아이디어를 결합 또는 교체하여 실행 가능한 방안을 도출하는 방법이다.

    ⓛ 비판 금지, 최대한 많은 아이디어를 제시(대량발상), 자유분방한 분위기를 조성해야 하는 특징을 갖는다.

② 명목집단기법 19

    ⊙ 명목집단기법은 구성원들이 서로 대화나 토론 없이 종이에 아이디어를 적어서 제출한 후 제출된 내용을 모아 토론 후 다수결로 의사결정을 하는 기법이다.

    ⓛ 구성원 간의 대화가 없이 각자 독립적으로 자신의 의견을 제시할 수 있기 때문에 의사결정을 방해하는 타인의 영향력을 줄일 수 있다.

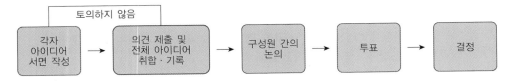

[명목집단기법의 진행 순서]

(6) 델파이기법 18

① 전문가 집단의 신뢰성 높은 의사결정을 얻어내기 위한 기법으로 다수 전문가의 독립적인 아이디어를 우편으로 수집하고, 아이디어를 분석·요약한 후 응답자들에게 다시 제공하는 방법의 반복을 통해 의사결정하는 기법이다.

② 델파이기법은 불확실한 미래에 관한 의사결정에 좋은 방법으로 전문가 집단에서 신뢰성 높은 합의를 얻어내는 것이 목표이다.

③ 전문가들의 합의가 이루어질 때까지 논평을 계속 이어가며 전문가들을 한 장소에 모이게 할 필요가 없다.

④ 타인들의 영향력을 배제한 전문가 개개인의 의사결정이 가능하나 우편발송 및 회송에 대한 시간이 많이 소요되고 응답자의 탈락으로 인해 신뢰도가 낮은 결과를 얻을 수 있다.

5) 기획의 방법

(1) 기획예산제도(PPBS: Planning Programming Budgeting System)

기획예산제도는 계획수립과 예산편성을 유기적으로 연관시킴으로써 자원배분에 대한 의사결정을 합리적으로 일관성 있게 하려는 제도이다.

(2) 간트차트(Gantt chart, bar chart)

① 일직선 위에 각 활동의 착수시간과 완료시간을 나타내면서 계획과 실제 업무진행 결과를 비교하여 현재 활동의 진행상황을 표시할 수 있는 기법이다.

② 관리자가 진행 중인 업무나 프로젝트를 쉽게 파악하고 일정을 확인하고 평가하는데 유용하다.

③ 간트차트는 작성이 쉽고 작업의 진척도를 그래프로 알기 쉽게 보여줄 수는 있지만 서로 다른 작업 간의 관계나 상호의존성을 표시할 수는 없다.

(3) CPM(Critical Path Method, 주경로기법)

① 활동 상호 간의 연관성을 고려하면서 프로젝트를 기획하고, 관리하며 통제할 수 있는 효율적인 프로젝트 관리기법이다.

② 확정적인 값을 이용하여 활동의 소요시간과 비용이 소요되는 사항을 추정한다.

(4) PERT(작업망 체계모형, 프로그램평가 검토방법)

① 불확실한 상황에 대하여 확률적인 방법에 의해 활동의 소요시간과 비용을 계산하여 각 하위 과업이 달성되는 데 소요되는 시간을 3가지로 추정한다.

② 3가지 소요시간은 낙관적 소요시간, 가능성이 많은 소요시간, 비관적 소요시간이며 복잡한 프로젝트의 일정계획을 세우기 위하여 사용되는 흐름 도표이다.

③ 관리자는 PERT를 사용하여 프로젝트 전체의 흐름을 파악하고, 각 과업들의 달성순서와 예상 소요시간을 확인할 수 있다.

(5) 의사결정나무(decision tree) 21

① 의사결정자가 선택할 수 있는 대안과 그에 따른 결과를 나뭇가지 모양으로 나타낸 도표이며, 관리자는 의사결정나무를 사용하여 특정한 문제에 대하여 가능한 대안, 결과, 위험, 정보요구도 등을 확인할 수 있다.

② 의사결정나무는 최소 2개 이상의 대안들로 시작하며, 각 대안별로 발생할 수 있는 사건과 예상되는 결과를 제시한다.

6) 목표에 의한 관리(MBO: Management By Objectives) 24 14 13 12 10 09 07

(1) MBO의 개념

① MBO는 결과지향적이고 단기적인 목표를 추구하며 구성원의 참여, 목표 설정, 피드백 과정이 구성요소로 포함되어야 한다.

② 명확한 목표를 제시하여 효과적인 통제의 수단으로 사용되며 개인의 능력을 마음껏 발휘할 수 있고 이에 따른 권한과 책임소재를 명확히 하여 스스로를 통제하는 과정이다.

(2) MBO의 구성요소: 목표설정, 구성원의 참여, 피드백 24 21

① 목표설정 23 22 21 17

㉠ 목표관리에서 가장 중요한 것은 명확한 목표의 설정이며 기대되는 결과를 확인할 수 있어야 한다.

㉡ MBO의 목표는 조직 전체의 목표와 조화를 이루고, 조직의 모든 수준에서 목표관리 접근에 부합되어야 한다. 조직구성원 개인 차원에서의 목표를 먼저 설정하는 것은 옳지 못하다.

㉢ MBO의 목표는 기획의 기술적인 측면과 인간적인 측면을 동시에 고려해야 한다.

㉣ MBO의 목표는 목표수행에 참여하는 자들에 의해 공식화되어야 한다.

㉤ 설정된 목표가 유용하지 않을 경우 변화나 삭제가 가능할 만큼 목표관리의 목표는 유연성이 있어야 한다.

㉥ MBO의 목표는 측정 가능하여 관찰 가능하고 행동용어로 기술되어야 하며 결과가 실제적으로 측정 가능해야 한다.

② 구성원의 참여: 구성원들이 자신의 수행할 목표를 상사와 협력하여 설정하기 때문에 구성원들의 직무 만족도가 높아지고 생산성이 증가하게 된다. 24 21

③ 피드백: 목표를 수량화하여 구체적으로 명시함으로써 관리자가 구성원들의 업무진행 상황과 평가에 관한 정보를 제공할 수 있다.

3. 예산과 의료비지불제도

1) 재무관리

일정 기간 동안의 기업 경영활동을 화폐가치로 기록·계산하고, 기업의 노력과 경영성적, 기업이 소유한 자산·부채 및 기업자본의 재정상태 등을 명확하게 하기 위한 보고서이다.

(1) 대차대조표(재무상태표, balance sheet)

특정 시점(대차대조표일)에서의 기업의 재무상태를 나타낸다.

유동자산	유동부채
	고정부채
고정자산	자기자본
차변:자산 =	부채 + 자본:대변

[대차대조표의 구성]

(2) 손익계산서(포괄손익계산서, income statement) 09 08

대차대조표와 함께 가장 중요한 재무제표로 병원의 진료활동 결과로 특정기간 동안의 기업의 성과를 나타내고 비용과 수익을 대응시키는 재무제표이다.

일정 기간의 수익(revenue) − 일정 기간의 비용(expense) = 일정 기간의 순이익(net profit)

(3) 현금흐름표(cash flow table)

일정 기간 동안 현금의 유입과 유출 내역을 보여주는 보고서로, 현금의 변동 내용을 명확하게 보고하기 위해 현금의 유입과 유출 내용을 요약한 표이다.

2) 예산

(1) 예산의 개념 12 02 01

예산은 조직활동의 기대되는 결과를 화폐가치로 표현해 놓은 업무계획서로 미리 계획된 것과 실제의 결과를 비교하여 조직의 운영을 계획하고 통제하는 과정이다.

(2) 간호부 예산의 유형 18 10

① 운영예산(관리예산)

  ㉠ 모든 관리자들이 참여해야 하는 비용 중 두 번째로 큰 영역으로 운영세입과 비용에 대해 매일 세우는 계획이다.
  ㉡ 운영예산에는 부서의 활동을 위해 1년 이내에 소비하거나 사용할 서비스나 재화가 포함되며 물품, 소형장비 및 기타항목(부서 유지비, 레크레이션비, 친목도모비 등)이 해당된다.
  ㉢ 간호단위 관리자가 가장 많이 관여하는 예산이며 환자간호에 직·간접적으로 사용되는 비용이다.

② 자본예산(자본지출예산, capital budget)

  ㉠ 자본지출예산이란 투자로 인한 수익이 앞으로 1년 이상에 걸쳐 장기적으로 실현될 가능성이 있는 투자 결정에 대한 전체적인 계획과정의 수립을 의미한다.
  ㉡ 자본지출예산은 장기계획과 관련된 투자예산과 주요 설비비품의 구입을 위한 지출설비예산으로 이루어진다(중요비품이나 거액을 요하는 시설의 구매 및 건축 리모델링, 주요 물품 구입, 프로젝트 비용 등 일정 기간에 반복적으로 재사용되는 장비 항목).

③ 인력예산(personal budget)

ㄱ 조직의 운영에 필요한 구성원이 제공하는 노동력에 대한 비용이다.

ㄴ 의료기관은 노동집약적인 특성으로 인해 인력예산의 비중이 가장 크다.

ㄷ 간호단위의 경우도 마찬가지로 간호부 전체예산에서 인력예산이 가장 큰 비중을 차지한다.

④ 현금예산

ㄱ 자본예산을 제외한 사실상의 운영예산으로 현금 수령과 지출을 위한 운영 계획

ㄴ 수행업무에 대한 급여지급, 예상치 않았던 요구사항, 월급여, 공급품과 서비스에 대한 지불

(3) 예산 수립 방법 23

① 품목별 예산제도(LIBS: Line Item Budgeting System): 지출의 대상이 되는 물품 또는 품목을 한 줄로 나열한 통제를 위한 예산이다.

② 영기준 예산제도(ZBB:Zero-Base Budgeting) - 감축기능 19

ㄱ 영기준 예산제도는 기준예산이라고도 하며 전년도 예산을 기준으로 하지 않고 "영(0)"을 기준으로 새롭게 예산을 편성하는 감축 중심의 예산제도이다.

ㄴ 영기준 예산제도의 장점은 실무자들의 아이디어를 받아 기획하고 구성원들의 예산관리 참여가 가능하여 혁신적인 분위기를 촉진한다.

ㄷ 영기준 예산제도의 단점은 새로운 예산 수립 방법이므로 관련 지식과 기술을 배우는 데 시간과 비용을 투자해야 하고, 과거 지출의 적절성을 다양한 시각에서 분석해야 하고, 과정이 복잡하여 시간이 많이 소요된다.

③ 점진적 예산제도(IB: Incremental Budgeting): 목표지향 예산으로 전년도의 경비에 근거하여 차기년도의 예산을 세우는 화폐중심적 방법으로 간단하고 신속하며 전문적 지식이 필요하지 않다.

④ 기획예산제도(PPBS: Planning Programming Budgeting System): 장기적 기획과 단기적 예산을 하나로 결합하여 기획과 동시에 통제가 가능한 예산이다.

⑤ 성과주의 예산(PBS: Performance Budgeting System): 예산을 투입하여 무엇을 성취하는가에 초점을 두는 것으로 부서의 기능, 활동 및 사업계획을 중심으로 편성하는 예산이다.

3) 진료비 지불제도

(1) 행위별수가체제(fee-for-service)

① 진료행위, 진료재료, 의약품별로 미리 정해진 각각의 항목당 가격을 공급자에게 지불하는 방법이다.

② 장점: 현실적으로 시행하기 쉽고 합리적이며, 의료서비스의 질이 높고 양이 많다.

③ 단점: 과잉진료 조장, 건강교육과 간호행위에 대한 수가 제외 및 진료비 계산과 보험청구에 많은 시간과 인력이 낭비되고 국민 의료비가 증가된다.

(2) 포괄수가제 22

① 제공한 서비스 항목과 수량에 직접 관계없이 사례에 기초하여 진료비를 지불하는 방식으로 DRG(Diagnosis related group)가 대표적인 방법(미국-Medicare, Medicaid)이다.

② 장점: 의료비 절감 및 증가 억제, 조기퇴원 및 재원일수 단축, 자원이용 감축 등이 있다.

③ 단점: 투입비용을 줄이려는 동기가 강화되어 서비스의 질이 저하된다.

(3) 일당수가제 21

① 환자의 입원 1일 또는 외래방문 1일당 정해진 일정액의 수가를 산정하는 방식으로 환자별·질병별로 투입된 자원이나 서비스 강도의 차이를 반영하지 않고 일정액의 수가를 산정하는 것이다.

② 투입자원이나 서비스 강도의 차이를 반영하지 않아 포괄수가제의 일종으로 보기도 한다.

③ 우리나라 적용 사례

ㄱ 의료급여자의 정신과 입원진료비에 적용되며, 입원료, 검사, 약품, 정신요법료 등이 모두 포함된다.

ㄴ 간호·간병통합서비스 수가 산정 시 적용된다.

ⓒ 보건기관(보건소, 보건지소, 보건진료소) 이용 시에 적용된다.

  ⓐ 대상자가 보건기관을 방문하여 진료를 받거나 의료인이 환자의 가정을 방문하여 진료를
  행한 경우로 성별, 연령, 질병의 종류, 합병증 유무, 진료소요시간에 관계없음

  ⓑ 진찰, 처방, 각종 검사, 처치 및 수술 등의 비용을 포함하며, 하루에 2회 방문에도 수가
  는 1회만 산정

ⓓ 입원료에는 입원환자 의학관리료(40%), 간호관리료(25%), 병원관리료(35%)가 포함되어
있으며 요양기관 종별에 따라 산정한다.

(4) 인두제

① 의료공급자에게 일정한 수의 가입자를 등록시키고 등록기간 동안 의료공급자는 정해진 범위
안에서 모든 보건의료서비스를 가입자에게 제공하는 방식이다.

② 장점: 불필요한 의료서비스 제공 가능성이 거의 없으며, 건강증진과 질병예방을 위한 노력으
로 행정관리비용이 절감된다.

③ 단점: 특수한 상황을 고려하지 않으므로 의료의 질이 낮아지고, 환자의 선택권이 제한된다.

4) 간호수가(간호료 지불제도) 24 11 07 06 04

(1) 간호수가의 개념 21 20 11 07 06

① 간호사가 대상자에게 제공한 간호행위의 대가로 진료비를 산정하는 방식이다.

② 우리나라 간호수가는 행위별수가제(40여 항목)와 일당수가제가 적용된다.

③ 간호수가 적용 예시: 종합병원에서 정상분만한 산모에게 좌욕간호를 제공하였을 때 간호수가는
71.0원 × 20.78점이다.

환산지수		상대가치점수 24	
의료기관 유형	환산지수(원)	간호행위	점수
병원	71.0	장루처치(1일당)	93.47
종합병원	71.0	좌욕(1일당)	20.78
상급종합병원	71.0	회음부간호(1일당)	60.50

※ 상대가치 점수를 산정하기 위해서는 간호행위를 하기 위한 간호사의 업무량과 소요되는 자원
비용 및 의료사고 위험도 등을 고려한다.

(2) 우리나라 적용사례 15 13 12

① 우리나라는 간호 개별행위 각각에 수가를 산정하여 환자가 간호서비스를 많이 이용할수록 간
호수가가 많이 부가되게 하는 행위별수가(fee-for-service) 방법을 채택하여 적용하고 있다.

② 입원환자 간호관리료(건강보험료 소정수가의 25%)에는 간호사의 투약, 주사, 간호, 상담 등의
비용뿐만 아니라 간호기록지 작성, 환자 진료보조 행위 등의 비용이 포함되어 있다.

③ 입원환자 간호관리료 차등제 적용과정

 ㉠ 1999년 11월: 간호관리료 차등제가 도입

 ㉡ 2007년: 기존 6등급 관리료에서 7등급을 신설하여 수가를 감산하는 제도로 보완

 ㉢ 2008년: 의료취약지역 의료기관에 대해서는 감산하지 않고 서울과 광역시는 현행대로(5%
 감산) 유지하며, 그 외 지역의 감산율은 5%에서 2%로 조정

4. 간호서비스마케팅 13 12 11 04

1) 마케팅

(1) **마케팅의 정의** 🔟

마케팅은 시장(maket)이란 단어에 진행형인 ing를 합성한 단어로 움직이는 시장이란 뜻이다.

(2) **간호서비스 마케팅의 정의** 🔟

① 서비스 동기가 이윤 동기보다 더 큰 의미를 갖고 수요자가 적정 간호서비스를 받을 수 있도록 하기 위한 활동이다.

② 간호제공자는 효과적인 간호서비스를 이용하도록 간호의 가치관과 전문성을 발휘하여 서로 간의 만족을 도모하는 계획적인 활동을 의미한다.

③ 서비스 제공자와 소비자와의 목표충족이 가능한 교환을 창출하기 위한 과정이다.

④ 의료 및 간호서비스 마케팅은 소비자 중심적인 특징을 갖는다.

2) 서비스 마케팅의 특징 🔟

(1) **무형성**: 서비스는 뚜렷한 실체가 있지 않아 보거나 만질 수 없고, 서비스를 제공받기 전에는 어떤 것인지 실체를 파악하기 어렵고 진열하기 곤란하며 커뮤니케이션도 어렵다. 또한 서비스를 경험하기 전까지는 실체를 알 수 없어 가격 설정이 모호하다. 🔟

(2) **비분리성**: 비분리성은 동시성이라고도 하며 생산과 소비가 동시에 일어나는 것을 의미한다.

(3) **이질성**: 이질성은 변화가능성을 의미하며 동일한 서비스라 하더라도 누가, 언제, 어디서, 어떠한 방법으로 제공하느냐에 따라 매번 달라지기 때문이다. 이로 인해 서비스 표준화와 품질관리가 쉽지 않다.

(4) **소멸성**: 소멸성은 비분리성에 기본을 두는 개념으로 서비스는 결코 저장될 수 없다는 의미이다.

3) 마케팅 전략 수립과정

(1) **마케팅 기회의 분석**

마케팅 조사라고도 하며 조직의 외부 및 내부 환경, 고객 행동을 분석하고 예측하는 것이다.

(2) **시장세분화(Segmentation)**

소비자의 욕구나 인구학적 특성 등 일정한 기준에 따라 서비스시장을 동질적인 집단으로 나눈 것을 말한다.

(3) **표적시장 선정**

시장성이 있다고 판단되는 세분시장을 선정하여 제품이나 서비스를 구매할 것으로 예측되는 고객 집단을 결정하는 것이다.

(4) **포지셔닝 전략**

마케팅을 목표로 하는 시장에서 해당 제품이나 서비스가 타 제품이나 서비스와 비교되면서 소비자의 마음속에 그려지는 모습이나 이미지를 의미한다.

(5) **마케팅 믹스(4P) 개발 : 제품 전략, 가격 전략, 유통 전략, 촉진 전략**

4) 간호서비스 마케팅 4P 믹스 전략

(1) **제품(Product) 전략: 간호서비스 자체** 🔟🔟🔟🔟🔟🔟

간호서비스에서의 제품 전략은 간호서비스 자체를 의미하며 질과 양으로 구성되며, 의료서비스의 개선과 특수 클리닉 개설에 따른 간호서비스 개발 등이 포함된다.

① 최근 질병 추세와 관련된 간호서비스의 정형화: 만성 퇴행성 질환, 노인질환 간호, 호스피스 간호, 치매노인을 위한 안전간호, 노인요양보호시설의 간호표준화 등

② 의료기관 내의 일반환자를 위한 서비스: 안전간호, 감염간호, 응급환자 간호 등

③ 일반인의 건강유지·증진을 위한 서비스: 종합건강검진센터, 운동처방 및 재활센터 등

④ 특수 클리닉 개설에 따른 간호서비스 개발: 심장병센터, 암센터, 재활센터, 호스피스센터 등

⑤ 전문화된 간호서비스 개발: 가정전문간호, 호스피스전문간호 등 전문간호사

⑥ 기타 서비스: 재난간호, 퇴원 후 가정간호연계 프로그램, 자살예방 간호모델 등

(2) 가격(Price) 전략: 간호수가 13 12

① 보험수가 책정(경제적, 합리적 적정가격)

② 기존 수가에 대한 조정 전략(가치비용분석)

③ 새로운 간호수가체계를 개발하는 것 09

(3) 유통경로(Place) 전략: 접근성 20 13 12 10 09

① 물리적 접근성: 원격진료시스템, 가정간호서비스, 통원수술, 인터넷을 통한 환자 상담

② 시간적 접근성: 병원예약, 대기시간, 진료시간의 연장, 야간진료

③ 정보적 접근성: 전화상담·설명·조언 등

④ 온라인 간호상담을 24시간 확대하여 제공하는 것처럼 의료전달체계 개선을 통한 간호서비스 제공의 편리함을 제공하는 것

(4) 촉진(Promotion) 전략: 광고, PR, 인적 촉진 24 21 13 12 10

① 병원홍보: 의료신문, 안내서, 게시판, 강연회, 사회활동, 방송출연, 건강교실, 병원보

② 병원광고: 개원광고, 이전광고, 신의료기술광고, 신의료설비광고

③ 병원판촉: 캘린더·기념품 증정, 생일축하카드, 판촉캠페인

④ 병원인적판매: 노약자·중환자를 위한 왕진

> 예 A병원 간호부에서는 만성질환자를 위한 건강관리프로그램에 관한 안내서와 소책자를 발간하고 갱년기 상담, 유방암 예방을 위한 핑크리본 캠페인을 펼치고 있다.

5) 간호서비스의 표적시장 22

① 내부시장: 간호사, 의사, 타 부서 및 타 직종 직원, 병원행정가

> 예 응급의료센터에 고객의 민원이 증가하면서 간호사들은 근무에 대한 부담감과 심각한 스트레스를 호소하고 있다. 병원에서는 응급의료센터 전용 간호사 휴게실을 설치하고 상담지원프로그램을 제공하였다면 내부마케팅에 해당된다.

② 영향자 시장: 국회, 정부기관, 정치집단, 소비자 단체, 의료보험공단 등

③ 공급업자 시장: 의료용품 제조 및 공급업자, 의료관련 용역업자 예 세탁, 청소, 경비, 간병인 등의 용역

④ 간호의뢰 시장: 의료관련 전문단체 예 간호협회, 의사협회, 병원협회, 간호학회

⑤ 간호리쿠르트 시장: 간호학생, 잠재 간호사 지망생, 간호교육기관 등

⑥ 간호고객 시장: 환자 및 그 가족, 건강한 개인, 지역사회, 일반대중 등

핵심문제

01

관리체계모형에서 투입요소에 속하지 않는 것은?

① 간호인력
② 자금
③ 병원건물
④ 간호연구성과
⑤ 간호정보

02

간호사의 교대 근무시간은 각각 8시간을 엄수해야 한다. 이와 같은 것은 어떤 기획 유형에 해당되는가?

① 목표
② 정책
③ 절차
④ 규칙
⑤ 철학

➕CHAPTER 02 | 조직

1. 조직화와 조직구조

1) 조직화

(1) 조직의 정의 **13**

① 조직은 사회 속에서 자기 이외의 인간이나 집단과 관계를 맺으면서 이루어가는 하나의 사회를 의미한다.

② 조직은 하나의 실체로서 조직화(organizing)라는 과정에 의해 형성되어지는 결과의 구조(structure)이다.

(2) 조직화의 기본원리 **15 14 13 09 07 06**

① 계층제의 원리 **18 11**

㉠ 계층제는 역할의 수직적 분담체계를 의미하며 권한, 책임, 의무 정도에 따라 공식 조직을 형성하는 구성원 간 상하의 등급, 즉 계층을 설정한다.

㉡ 각 계층 간에 권한과 책임을 배분하고 명령계통과 지휘·감독 체계를 확립하는 것이다.

계층제의 기능	계층제의 한계점
• 명령, 의사소통의 통로 • 권한과 책임 위임의 통로 • 조직 내부 분쟁의 조정과 해결의 수단 • 조직의 내부 통제의 경로	• 조직의 경직성을 초래 • 융통성 있는 인간관계의 형성 저해 • 환경 변화에 신축성 있게 대응이 어려움

② 명령통일의 원리: 조직의 각 구성원이 한 사람의 직속상관으로부터만 명령과 지시를 받고 보고하는 책임을 지는 것으로 명령통일의 원리가 지켜지지 않으면 전체적 안정감이 위협받고 권위가 실추된다. **19 11 09**

③ 통솔범위의 원리: 인간의 지식과 시간, 능력의 한계 때문에 한 사람의 관리자가 직접적이고 효율적으로 지도, 감독할 수 있는 부하 직원 수는 일정한 범위를 벗어나서는 안 된다는 원리이다.

④ 분업-전문화의 원리: 조직구성원들에게 한정된 활동에 대해서만 책임을 지고 수행하도록 업무를 분담하는 것으로 조직의 규모가 확대되고 업무의 전문성이 증가할수록 필요성이 더욱 요구된다. **11**

⑤ 조정의 원리: 목표통일의 원리라고도 불리는 것으로 조직의 공동목표를 수행하게 조직구성원들의 행동 통일을 기하도록 집단의 노력을 통합하여 조직의 안정성과 효율성을 도모하는 것이다. **19 13 12 09**

(3) 권력

① 권력(power)의 개념: 권력은 다른 사람을 움직일 수 있게 하는 권리나 특권 또는 복종, 지배, 통제할 수 있는 힘이나 능력 등을 의미한다.

② 권력의 유형(J. French & B. Raven) **21**

㉠ 보상적 권력: 타인이 원하는 것을 보상해줄 수 있는 권력의 근원

㉡ 합법적 권력: 권한이라 하며 권력행사자가 보유하는 직위에 바탕을 둔 권력

㉢ 강압적 권력: 부하직원을 해고하거나 징계할 때 또는 급여를 제한할 때 등의 권력

㉣ 준거적 권력: 개인이 갖는 특별한 자질에 기반을 둔 권력

㉤ 전문적 권력: 전문성, 기술, 지식 등에 기반을 둔 권력 **21**

㉥ 정보적 권력: 유용한 정보에 쉽게 접근하거나 중요성이 있는 정보를 소유하는 권력

㉦ 연결적 권력: 중요한 인물이나 조직 내의 영향력 있는 사람과 연줄을 갖고 있는 권력

③ 권한위임 **10 07 06**

　　㉠ 권한위임은 상급자가 하급자에게 책임에 상응하는 권한을 넘겨주는 것을 말한다.

　　㉡ 권한위임은 관리자들의 효과적인 시간관리를 돕는다.

　　㉢ 권한위임을 통하여 부하 직원들의 경험과 잠재력을 개발할 수 있다.

　　㉣ 사안이 중요할수록 권한위임의 정도가 낮아진다.

　　㉤ 조직구조의 분산으로 조직 전체의 비용이 증가한다.

2) 조직구조

(1) 조직구조의 구성요인: 복잡성, 공식화, 집권화 **12 11 10**

① 복잡성(분화의 정도, 과업의 분화, 조직이 흩어져 있는 정도)

　　㉠ 수평적 분화: 단위부서 간의 횡적 분리의 정도를 나타내는 말로 조직원의 지향성, 과업의 성질 및 조직원의 교육과 훈련 등의 특성을 기준으로 나눈 정도를 일컫는다.

　　㉡ 수직적 분화: 조직구조의 깊이를 가리키는 말로 권한계층의 최상층에서부터 시작하여 최하층에 이르기까지 존재하는 계층의 수를 의미한다.

　　㉢ 지역적 분산: 조직은 동일한 정도의 수직적·수평적 분화의 구조를 가지고 동일한 경영활동을 여러 지역에 걸쳐 수행할 수도 있다. 이와 같이 지역적 분산은 그 조직의 사무실, 공장, 인력이 지역적·지리적으로 분산되어 있는 정도라고 정의할 수 있다.

② 공식화(직무의 표준화 정도) **18 12**

　　㉠ 조직구성원의 행동을 유도하기 위해서 조직이 규칙과 절차에 의존하는 정도이다.

　　㉡ 조직의 규정과 규칙이 더 많이 존재할수록 공식화 정도는 높다.

　　㉢ 단순하고 반복적인 직무일수록 공식화의 정도가 높고 고도로 전문화된 업무일수록 공식화의 정도가 낮다.

　　㉣ 조직구성원이 언제, 무엇을, 어떻게 해야 하는지에 대한 행동수칙을 미리 정하기 위해 절차와 규칙의 명시화된 정도이다.

공식화의 필요성	공식화의 문제점
• 공식화 정도가 높을수록 결과의 예측 가능성 높아짐 • 업무의 구체적 구분으로 혼란을 예방할 수 있음 • 문서화된 절차에 따른 업무 진행으로 자유재량 비용의 감소 및 조직구성원 통제 용이	• 자율성의 축소 • 관료제 현상의 심화 • 조직구성원의 기계화

③ 집권화(권한의 배분 정도) **11**

　　㉠ 의사결정 권한 정도, 즉 의사결정권이나 공식적 권한이 한 개인이나 단위 부서 및 권한 계층에게 집중되고 부하직원에게는 최소한의 투입이 허용된 정도를 뜻한다.

　　㉡ 조직의 상층부에서 결정되는 문제가 많을수록 집권화 정도가 높다.

(2) 공식조직과 비공식조직 **10**

구분	공식 조직	비공식 조직
바탕이론	• 과학적 관리론 • 합리적 경제인관(X이론)	• 인간관계론 • 사회적 인간관(Y이론)
조직의 생성	• 인위적·계획적 조직	• 자연발생적 조직
특징	• 조직의 목표 달성: 통합, 조정 • 제도적, 외면적, 정태적 • 높은 분화, 능률성(기계적 능률)	• 조직구성원의 욕구충족: 다양성과 개성 • 비제도적, 내면적, 동태적 • 낮은 분화, 감정의 논리(사회적 논리)

범위	• 전체적 질서	• 부분적 질서
대인관계	• 구성원 간의 관계를 사전에 규정	• 상호관계가 주로 욕구나 필요에 의존
권한부여	• 리더가 임명	• 리더가 자연 부상되거나 또는 선출
행동의 통제	• 상벌로 구성원의 행동을 통제	• 상벌이 아닌 욕구충족을 통해 구성원을 통제

(3) 조직구조의 유형

① 라인 조직(계선조직, line organization) **23 16**
- ㉠ 공식 조직의 가장 오래된 조직구조로서 단순한 조직구조이며 계층적 구조를 이루는 조직이다.
- ㉡ 책임과 권한의 한계가 명확하여 업무수행이 용이하다.
- ㉢ 관리자는 부하에게 강력한 통솔력을 발휘할 수 있고 의사결정이 신속하다.

② 라인-스태프 조직(계선-막료 조직, line and staff organization)
- ㉠ 조직이 대형화되면 라인 조직만으로는 조직의 운영이 어려워 라인 관리자의 업무에 조언과 지원을 해주는 스태프(staff)의 기능이 추가된다. 스태프 조직은 라인 조직이 조직체의 전체적인 존립 목적을 원활히 수행하게 지원하고 조정을 촉진하며 자문·권고 등을 수행하는 조직이다.
- ㉡ 전문화 스태프의 도움으로 효과적 관리활동이 가능하며, 라인 조직이 유지되고 있어 라인 조직의 장점을 지닌다.
- ㉢ 스태프로부터 조언과 권고를 받으며, 추진업무에 전념할 수 있어서 최고관리자의 통솔범위를 확대시킨다.
- ㉣ 전문적 기술과 지식의 활용으로 조직활동의 조정이 비교적 용이하여 조직의 신축성을 기할 수 있다.

③ 직능 조직(functional organization)
- ㉠ 직무를 비슷한 유형별로 통합하여 기능적으로 조직을 구조화한 것이다.
- ㉡ 업무활동에 대하여 위임받은 직능적 권한을 가지고 라인에 있는 직원들에게 직접 명령을 내릴 수 있다.

④ 매트릭스 조직(matrix organization) **24 17 13 11 09**
- ㉠ 매트릭스 조직은 행렬조직 또는 그리드 조직이라고도 한다.
- ㉡ 프로젝트팀이 라인 조직에 완전히 첨가된 형태의 조직구조를 갖추고 있다.
- ㉢ 기능적 구조와 생산적 구조의 장점만을 받아들이도록 설계된 조직을 말한다.
- ㉣ 생산과 기능 모두 전문화가 필요할 때 구성되는 조직이다.

⑤ 프로젝트 조직(project organization) **22 20 14**
- ㉠ 조직에 기동성을 부여한 일종의 대체 조직이며, 특정한 과제 또는 목적을 달성하기 위해서 만들어진 임시적·동태적 조직이다.
- ㉡ 예를 들어 간호·간병통합서비스 병동을 증축하고자 할 때 병원의 다양한 분야에서 근무하던 팀원들이 병동증축추진팀으로 조직되어 병동 증축팀에서 근무하고 증축이 완료되면 자신의 부서로 돌아가는 형태의 조직이다. **20**

⑥ 위원회 조직 **21**
- ㉠ 각 부서 간 또는 명령계통 간 의견의 불일치나 갈등을 조정하려는 조직으로 단독적인 결정과 행위에서 오는 폐단을 방지하고자 여러 사람으로 구성된 조직이다.
- ㉡ 여럿이 함께 합리적인 의사결정을 함으로써 계층제의 경직성을 완화하고 조직의 운영과 의사결정에 합의성과 민주성이 확보된다.

(4)미래사회의 창조적 조직구조

① 학습 조직(learning organization)

- ㉠ 학습 조직은 학습지향적 성격을 지니며 정보화 사회의 가속화로 조직도 배워야 한다는 것을 기본 이념으로 갖는 조직이다.
- ㉡ 구성원의 학습활동을 촉진시켜서 조직 전체에 대한 변화를 지속적으로 촉진한다.
- ㉢ 정보를 가치 있는 지식으로 변환시켜서 생산성 향상을 도모하고 인간존중을 기본으로 구성원의 창의력과 적응력을 의도한다.
- ㉣ 학습 조직은 장기적인 측면으로 구성원 전체의 학습능력을 높여 조직의 경쟁력 확보에 주력한다.

② 프로세스 조직(process organization)
- ㉠ 프로세스 조직은 미래를 생각하며 앞으로 무엇이 가능하고 또 무엇을 해야 하는지를 고민하는 조직으로 고객가치를 가장 이상적으로 반영할 수 있도록 직무를 리엔지니어링하는 조직이다.
- ㉡ 조직 시스템 전체에서 기존과는 다른 새로운 형태의 제도와 관리기법으로 고객지향성을 특징으로 하며 목적을 달성하기 위한 프로세스(과정)중심의 미래 조직이다.

③ 네트워크 조직(network organization)
- ㉠ 네트워크 조직은 공생지향성의 특징을 가지며, 경직된 구조가 아니라 유연한 구조와 기술로 환경변화에 신축적으로 적용하는 조직이다.
- ㉡ 비공식적이고 수평적인 지원체제를 확립함으로써 변화에 민감하게 적용한다.
- ㉢ 지식과 정보를 축적하기보다는 지식과 정보를 교류하고 새로운 정보의 창조를 중시한다.

④ 팀 조직(team organization) **21 18**
- ㉠ 팀 조직은 개인지향성의 공동목표를 가진 두 사람 이상이 모여 시너지를 내기 위하여 만들어진 조직이다.
- ㉡ 인적 자원의 유용한 활용, 의사결정의 신속화, 개인중심에서 팀 중심으로의 업무 추진, 명령계통의 단축 등 수평적 조직원리를 바탕에 두고 운영되는 것이 특징이다.
- ㉢ <u>팀원별 역할과 책임을 명확하게 정하고, 각 개인의 장점을 최대한 살려서 팀의 강점으로 만든다.</u>

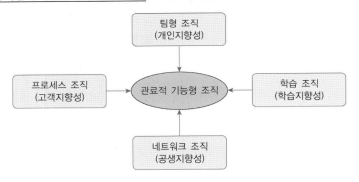

[미래사회의 창조적 조직구조]

2. 직무관리

1) 직무설계 **18 15**

(1) 직무단순화는 한 사람이 담당할 과업 수를 줄이는 것이다.

장점	단점
• 직무에서 복잡성을 제거함으로써 작업자는 동일한 일상적인 업무를 능률적으로 수행할 수 있다.	• 직무의 단조로움으로 지루함을 유발할 수 있다.

• 기술수준이 낮은 직원도 단순화된 직무를 수행할 수 있으며 조직 전체적으로는 능률이 크게 향상된다.

- 기술수준이 낮은 직원도 단순화된 직무를 수행할 수 있으며 조직 전체적으로는 능률이 크게 향상된다.
- 약간의 훈련만으로도 기술을 습득할 수 있고 약간의 판단력만 있으면 충분히 과업을 수행할 수 있기 때문에 직원 간에 호환성이 높다.

- 업무를 덜게 된 만큼 다른 일을 더 많이 맡게 될 수도 있으므로 직무 만족도 면에서 크게 의미가 없다.
- 사람들은 누구나 일상적이고 반복적인 업무를 싫어하기 때문에 태업, 결근, 노동조합 등과 같은 부작용이 발생한다.

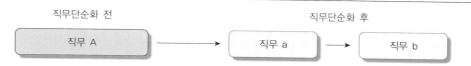

(2) 직무순환은 한 직무에서 다른 직무로 순환하는 것이다.

장점	단점
• 업무능률을 향상시키면서 직원들에게 다양한 경험과 자극을 줄 수 있다. • 직무에 대한 지루함과 단조로움을 줄이고 새로운 지식과 기술을 배울 수 있으며 직무를 조직 전체의 관점에서 생각할 수 있다.	• 직원들이 새로운 직무에서 처음에는 흥미를 느끼나 그 업무에 익숙해지면 곧 싫증을 느끼게 된다. • 직무의 계속성을 보장할 수 없고 업무에 대한 잦은 불연속성으로 인해 근무자가 무력감이나 좌절감을 느낄 수 있다. • 새로운 직무에 익숙해질 때까지 작업진행의 방해요인이 될 수 있어 조직 전체의 비용이 증가할 수 있다.

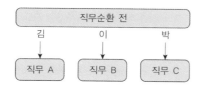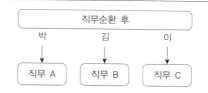

(3) 직무확대는 여러 과업을 묶어 직무의 영역을 넓히는 것이다.

장점	단점
• 지나친 직무의 단순화로 인한 조직구성원들의 실증을 해소하는 데 효과적이다. • 직무의 다양화를 통해 조직구성원의 도전감을 증대시킬 수 있다. • 직무의 단순성과 지루함을 줄일 수 있어 직무 만족도가 높아져 결근율, 이직률이 감소할 수 있다.	• 자존심, 자아실현욕구가 높은 사람에게는 적합하나 그 반대의 사람에게는 불만이 늘어날 수 있으며 할 일만 더 추가되었다고 불평할 수 있다. • 직무의 범위를 늘리려면 더욱 긴 오리엔테이션 기간이나 적응기간이 필요하다.

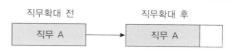

(4) 직무충실화는 자주성, 성취감 등을 높일 수 있게 직무를 수직적으로 확대하는 것이다.

장점	단점
• 직무수행의 결과 성취감이나 인정감을 느끼고 개인적인 성장을 경험한다.	• 직무에 대한 높은 수준의 지식과 기술이 요구되기 때문에 능력이 안 되는 경우 구성원으로 하여금 불안과 갈등 및 착취당한다는 느낌을 갖게 할 수 있다.

• 새로운 지식획득 기회제공, 근무시간 조정, 결과에 따른 피드백을 제공함으로써 직무에 따른 경제적인 보상보다는 심리적 만족을 유도할 수 있도록 동기유발을 하거나 개인이 자아실현을 할 수 있는 기회를 제공한다.	• 관련된 직무를 전체적으로 검토해야 하기 때문에 비용이 많이 들어가므로 비용보다 이점이 많을 때 실시해야 한다.

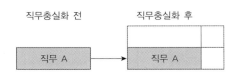

(5) 직무특성화는 개인 간의 차이에 의한 다양성을 고려하여 어떤 직무가 어떤 사람에게 적합한지를 알아보는 것이다. 17

① 직무충실화 개념에 기본을 두고 있으나 개인 간 차이에 따른 다양성을 고려하여 현재의 직무를 진단하고 기존 직무설계를 수정하는 데 초점을 둔다.

② 어떤 직무가 어떤 사람에게 적합하며 어떻게 최상의 동기부여를 하고 이러한 결과를 어떠한 방법으로 측정하고 평가할지를 살펴봄으로써 동기부여를 고려하여 직무를 설계한다.

③ 직무의 핵심적 특성

기능의 다양성	한 직무 수행에 필요한 기술이나 재능을 활용할 수 있도록 다양한 활동을 요구하는 정도를 말한다.
과업의 독자성	한 직원이 하나의 과업을 처음부터 끝까지 독자적으로 수행할 수 있는 정도, 즉 직무가 조직 전체의 목적 달성에 기여하는 정도를 말한다.
과업의 중요성	과업이 기업이나 소비자에게 중요하게 인식되는 정도를 말한다.
과업의 자율성	한 직원이 직무계획, 방법, 일정 등 직무수행을 위해 필요한 조건을 선택할 수 있는 자유재량권을 행사할 수 있는 정도를 말한다.
피드백	직원이 수행한 결과에 대해서 직접적이고 정확하게 정보를 얻을 수 있는 정도를 말한다.

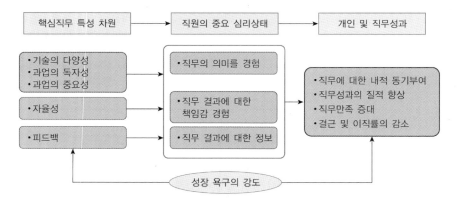

2) 직무분석 19 16 04 00

(1) 직무분석의 방법

① 질문지법(설문지법): 현장의 직무수행자에게 설문지를 배부하고 직무의 내용에 대해 기술하도록 하여 직무에 대한 정보를 획득하는 방법이다.

장점	단점
• 가장 간단한 방법으로 시간 소모가 적고 직무활동에 관한 제대로 된 정보를 얻을 때 효과적이다. • 조사대상의 범위가 매우 넓기 때문에 많은 사람에게서 직무에 관한 정보를 빠르게 획득할 수 있고 인터뷰(면접)하는 방법보다 비용을 줄일 수 있다. • 관찰법으로는 얻기 어려운 사무관리 분야에서의 작업의 내용과 중요점, 그 직무에서 요구되는 고도의 기술이나 지식, 오랜 경험을 쌓아야만 할 수 있는 일의 책임 소재나 그 정도 등에 관한 자료를 얻을 수 있다.	• 질문지 개발과 테스트에 비용과 시간이 많이 소요되고 신뢰도 및 커뮤니케이션 문제가 발생할 수 있다. • 시간적으로 압박을 받을 경우이거나 응답자가 자신에 대한 작업평가를 두려워하는 경우에는 정확한 정보를 얻을 수 없다.

② 면접법: 직무를 담당하는 수행자와 직접 면담하는 방법으로 직무분석을 위한 자료수집을 위해 가장 널리 이용되는 방법이다. 면담 시 면접자는 정보를 얻고자 하는 직무에 대해 잘 알고 있어야 한다.

장점	단점
비교적 정확하고 객관적인 정보를 수집할 수 있다.	피면접자의 행위가 관찰자에 의해서 달라질 수 있고 시간과 노력이 많이 든다.

③ 중요사건방법(critical incident method): 성공적인 직무수행에 결정적인 역할을 한 사건이나 사례를 중심으로 직무를 분석하는 방법이다.
④ 작업표본방법: 분석자가 일정 기간 동안 작업 중인 직원의 활동을 관찰하고 기록한 후 전체 근무시간과 비교하여 각 과업에 소요되는 시간을 비율로 계산하는 방법이다. **21**
⑤ 작업기록법: 작업일지법이라고도 하며 매일 작성하게 되는 직무수행자의 작업일지나 메모사항을 토대로 해당 직무에 대한 정보를 수집하는 방법이다.

(2) 직무분석 결과
① 직무기술서(직무해설서)
ㄱ 직무에 대한 설명서로 직무 수행에 요구되는 다양한 사항들을 계량화하여 구체적으로 서면화한 것이다.
ㄴ 직무명, 근무위치, 직무의 개요, 직무의 내용, 기구와 장비, 물품과 서식, 감독, 근무조건, 위험 등이 있다.
② 직무명세서 **19**
ㄱ 직무명세서는 각 직무를 수행하는 데 필요한 자격요건을 직무기술서에서 찾아내 더욱 상세히 기술한 것이다.
ㄴ 직무를 적절히 효과적으로 수행하는 데 필요한 특별한 인적 특성이나 요건(교육, 경험 등)과 능력에 대한 기록이다.

3) 직무평가

(1) 직무평가의 개념 **15**
① 조직의 다른 직무와 비교해서 특정 직무가 지닌 상대적 가치를 측정한다.
② 직무의 중요성, 위험도, 난이도, 학력, 능력, 경험, 노력, 업무시간 등을 객관적으로 비교·평가하여 직무의 상대적 가치를 정하는 체계적인 방법이다.

(2) 직무평가의 방법
① 서열법: 가장 오래되고 전통적인 방법으로 조직의 직무를 최상위 직무에서 최하위 직무로 비교·평가하여 순위별로 계층화하는 것이다.

② 직무분류법: 서열법에서 발전한 것으로 유사한 성질을 가진 직무를 묶어서 직무를 분류하고 등급으로 구분하여 평가하는 방법이다.

③ 요소비교법 **24 20**

㉠ 조직이 개인에게 제공할 수 있는 보상요인별로 각 직무를 비교하는 양적 방법으로 한 번에 한 요인을 비교하는것이다.

㉡ 각 요인들은 정신. 신체. 기술적 요소나 책임. 근무조건의 기준으로 분류할 수 있다.

㉢ 요인등급과 요인별 금액배분의 조화가 어렵고 시간 소모가 많다는 단점이 있으나 직무에 지급되는 급여를 합리적으로 평가해 볼 수 있다

④ 점수법

㉠ 각 직무를 보상될 수 있는 요인으로 세분화하여 그 상대적 중요성에 따라 점수를 산출하는 방법이다.

㉡ 점수가 높으면 상대적 가치가 높아지는 것을 의미하며 전형적인 평가요소로는 학력, 기술, 노력, 책임, 근무조건 등이 사용된다.

3. 간호전달체계

1) 간호인력 산정을 위한 접근방법 **24 20 13 12 08**

(1) 서술적 방법(descriptive method)

① 관리자의 경험을 근거로 하여 주관적으로 간호인력의 수와 종류를 결정하는 방법이다.

② 간호제공자 입장에서 환자의 유형을 확인하여 간호표준을 설정하고, 간호업무를 수행하기 위해 필요한 간호사 대 환자의 비율을 결정하는 방법이다.

③ 우리나라 「의료법」에는 환자 대 간호사의 비율을 입원환자 5명에 간호사 2명, 외래 환자 30명에 간호사 1명의 비율로 책정한 인력산정 방법이 여기에 속한다.

(2) 산업공학적 방법 **24**

① 모든 간호활동을 분석하고 각각의 활동에 소요된 간호시간을 측정하여 간호업무의 흐름을 분석하고 각 업무에 필요한 간호인력을 산정하는 방법이다.

② 간호업무를 통해 인력의 수를 결정하는 방법으로, 생산성 향상을 위한 시간·동작 분석과 기술을 이용한다.

③ (환자당 간호시간 × 환자수 = 총 간호시간)을 구한 후 근무시간을 나누어주면, 필요한 간호사 수를 구할 수 있다.

산업공학적 방법에 의한 적정 간호사의 수(명) 24

$$= \frac{(\text{평균환자수} \times \text{환자 1인당 필요한 간호시간} \times 7일 \times 52주) \times \text{간호사 부담률}}{\text{간호사 1인 주당 근무시간} \times \text{간호사 1명당 연간 근무 주수}} \times 100$$

- 간호사 1인 주당 근무시간 = 40시간
- 간호사 1인당 연간 근무 주수 = 1년 52주(간호사의 연가, 월차, 비번 등을 제외)
- 환자 1인당 필요한 간호시간 = 입원환자 1인에게 필요한 간호시간
- 간호사 부담률 = 전체 간호량 중에서 간호사가 실시해야 하는 분량을 %로 나타냄

(3) 관리공학적 방법 **23 20**

① 간호부서의 행동목표를 기술하고, 간호해야 할 환자의 유형에 따라 간호표준을 기술하고 그 표준에 따라 정해진 업무수행 빈도와 난이도를 기초로 해서 간호사 대 환자의 비율을 결정한다.

② 계속적인 평가와 질 통제 방식에 따라 필요한 인원을 모집 및 선발한다.

③ 간호의 질, 돌보아야 할 환자 유형, 병상수용 능력 등을 분석하여 인력을 결정한다.

관리공학적 방법에 의한 적정 간호사의 수(명)

$$= \frac{\text{간호단위 총 업무량(간호단위 총 직접간호시간 + 간호단위 총 간접간호시간)}}{8\text{(일평균 근무시간)}} \times 1.3$$

- 1일 총 간호업무량 = 1일 총 직접간호활동시간 + 1일 총 간접간호활동시간 + 1일 총 개인시간
- 직접간호활동시간 구하는 방법 **22**

  1일 총 직접간호활동시간 = Σ {(각 군별 환자수) × (각 군별 1일 직접간호시간)}

  예 환자분류군별 1일 총 환자수: 1군 8명, 2군 8명, 3군 4명인 경우 직접간호활동시간은?

  환자분류군별 환자 1인당 요구되는 직접간호시간: 1군 2시간/일, 2군 3시간/일, 3군 4시간/일

  = (8×2) + (8×3) + (4×4) = 16 + 24 + 16 = 56

2) 간호전달체계의 유형 `18` `10` `09` `08` `07` `06` `05` `04` `03` `02` `01` `00`

(1) 사례방법(전인간호, 개별간호)

① 환자는 일정 근무시간 동안 한 명의 간호사로부터 일관성 있는 간호를 제공받을 수 있다.

② 간호사들에게 책임과 의무가 부여되므로 책임과 의무의 소재가 분명하다.

③ 일정기간 동안 가족이 간호사를 채용하므로 환자의 비용부담이 크다.

④ 초기 환자 한 명을 24시간 돌보던 전인간호 방식에서 3교대로 8시간씩 환자를 돌보는 방식으로 전환되었다.

⑤ 중환자, 격리된 환자, 간호학생 교육에 활용이 가능하다.

(2) 기능적 분담방법(functional method) `22` `20` `14` `13` `11` `09`

① 간호업무를 기능별로 나누어서 각 간호인력이 전체 간호업무들 중 한 두 가지씩 기능을 분담하게 하는 방법이다.

② 자신의 역할에 대한 동기유발 정도가 낮아 업무에 대한 만족도가 낮고 자신의 업무가 아닌 경우에는 환자의 요구를 간과하게 된다.

③ 책임의 소재가 불분명해질 수 있으며 간호사들 간의 의사소통이 제대로 이루어지지 않는 경우에는 간호서비스 전달이 지연되고, 기계적인 간호활동으로 환자를 간호하는 것이 비인간화, 단편화될 수 있다.

④ 전체적인 환자의 요구를 잘 알고 환자간호의 다른 측면을 조정할 수 있는 조정자가 많이 필요하기 때문에 비용 면에서 효과적이지 않다.

⑤ 간호사들은 자신의 업무 결과에만 관심을 두기 때문에 전반적인 환자간호의 결과에는 별 관심이 없다.

⑥ 대량 응급환자 발생 시 간호사에게 특정 업무를 반복 수행하게 함으로써 업무의 효율성을 높이고자 할 때 적용할 수 있다.

(3) 팀간호방법(team nursing method) `16` `12` `11` `10` `09`

① 간호사가 팀을 이루면서 목표를 성취하려고 하는 것으로, 전문직 간호사가 팀 리더가 되어 간호를 계획하고 조정하며 다양한 간호인력이 팀을 구성하여 몇 명의 간호요원이 몇 명의 환자를 공동으로 간호하는 방법이다.

② 팀간호방법의 간호인력 팀 구성은 팀 리더, 간호사와 보조인력으로 이루어지며, 이 때 보조인력은 팀리더 간호사의 지휘 아래 간호팀의 일원으로 활동한다.

③ 팀 리더는 팀에 주어진 모든 환자의 상태와 요구를 알아야 하며, 개별적 간호를 계획할 책임이 있다.

④ 팀 리더의 업무는 환자의 요구와 업무량에 따라 다르다. 또한 팀 구성원의 업무를 돕고 직접 환자간호를 제공하고 교육하며 의사소통을 위한 정기적인 간호집담회를 주도하고 조정하는 역할을 한다.

⑤ 팀 구성원들은 팀 리더에게 보고하고 팀 리더는 수간호사에 보고하는 형식을 취하며, 분권화 형태로서 수간호사의 병동관리를 자유롭게 해준다.

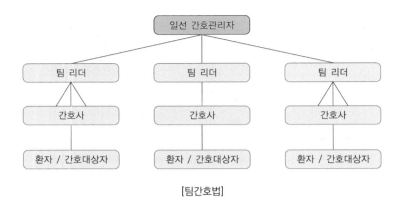

[팀간호법]

(4) 일차간호 19 15 11 09 08

① 일차간호에서의 모든 간호는 간호사에 의해 제공되고 한 명의 일차간호사가 1~5명 정도의 환자를 입원 또는 치료의 시작부터 퇴원과 치료의 종결까지 24시간 간호를 계획하고 수행하는 책임을 갖는다.

② 환자를 담당하는 간호사가 정해지면 환자가 재입원하는 경우에도 그 환자의 간호를 지속적으로 책임지는 것으로 전인간호가 이루어질 수 있는 가장 확실한 방법이다.

③ 일차간호사가 주체적·주도적 역할을 수행하고, 수간호사는 조정자 역할을 수행하며 저녁과 밤번 근무 간호사들은 일차간호사가 세워놓은 간호계획에 따라서 간호(이차간호사)를 수행한다.

④ 일차간호사는 환자, 의사, 이차간호사 및 다른 팀 요원들과 명확한 의사소통체계를 책임진다.

(5) 모듈방법: 팀간호방법 + 일차간호방법 24 23 18 12 11

① 모듈방법은 환자간호의 전달체계에 있어서 전문직원과 비전문직원이 함께 일한다는 점은 팀간호와 유사하고 환자가 입원해서 퇴원할 때까지의 간호를 담당하는 것은 일차간호와 유사하다.

② 일차간호방법에서 일차간호사가 24시간 환자의 간호를 책임지는 것과 달리 모듈방법에서는 2~3명의 간호사가 책임을 공유하며 병동을 구역별로 구분하여 환자를 배정한다.

③ 팀간호방법에서는 팀 리더인 간호사가 환자의 간호를 이끌어 나가지만 모듈방법에서는 각각의 간호사가 일정 수의 환자들에게 직접 간호를 전달하고 비전문인들로부터 도움을 받는다.

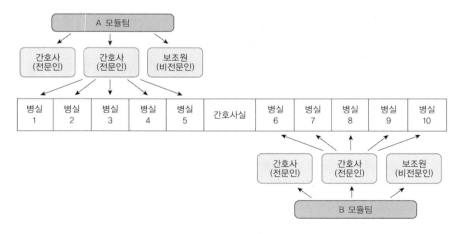

[모듈간호법]

(6) 사례관리 21 20 13 11 09 08

① 사례관리란 포괄수가제(DGR) 개념이 도입되면서 적용된 방법으로 표준진료지침서를 사용하

여 특정기간 내 수행될 건강관리팀의 의무와 이를 통해 기대되는 환자의 결과를 미리 예상하여 건강 서비스를 제공하는 방법이다.
② 표준진료지침(CP: Critical Pathway)은 특정 진단명에 대한 의료서비스의 제공순서와 시점 등을 미리 정해둔 표준화된 주요 진료과정으로 의료팀이 어떠한 의료행위를 절차에 맞게 제공할지를 도식화한 것이다.
③ 건강관리 서비스에 대한 질적 관리의 효율성 측면에서는 중재에 따른 환자의 결과를 예상할 수 있으며 계획된 환자의 결과를 보고·평가함으로써 문제 해결이 즉시 이루어질 수 있다.
④ 간호실무의 초점이 단순 업무에서 사례에 대한 책임으로 바뀌게 되어 간호사의 책임감과 자율성 향상 및 전문간호사 제도의 활성화를 기대할 수 있다.
⑤ 환자간호에 대한 표준설정의 기틀을 마련할 수 있으며, 간호표준의 실천 및 평가와 직접간호시간의 증가를 통해서 환자중심의 간호를 적극 실현할 수 있다.
⑥ 신체적, 정신적, 경제적 문제로 힘들어하는 대상자에게 다학제 지원을 하고자 한다면 가장 먼저 팀을 구성해야 한다. **20**

4. 조직문화와 변화

1) 조직문화 **16 10**

(1) 조직문화의 정의 **23 19 16 10**
① 조직문화는 집단에서 자연발생적으로 생기는 규범이다.
② 조직문화는 지배적 가치로 사람들이 상호작용할 때 관찰 가능한 행동의 규칙성이다.
③ 조직문화는 사용하는 언어나 존경 또는 복종의 표현방식 등을 의미한다.
④ 조직구성원 모두가 공유하는 가치와 신념, 규범과 전통, 관리 관행, 행동 양식, 지식과 이념, 습관과 기술, 상징과 이미지 등을 포함하는 거시적이고 복합적인 개념으로 조직구성원의 가치판단과 행동패턴에 영향을 주는 것을 말한다.

(2) 조직문화의 특성 **15**
① 조직문화는 인간의 사고와 행동을 결정하는 결정요인으로 조직문화는 학습되고 공유된다.
② 조직문화는 역사의 산물로서 현대를 과거·미래와 연결시킨다.
③ 조직문화는 비교적 안정적이고 계속적이며 변화저항적인 특성을 지닌다. 그러나 시간이 흐르면 많든 적든 간에 변하지 않는 조직이란 없으며 조직문화 또한 서서히 변한다.
④ 조직문화에는 조직구성원 개개인의 특성이 반영되지 않는다.
⑤ 조직문화는 각기 독특한 특성을 지니고 있지만 상위문화인 사회문화와 공유하는 것도 많다.

2) 조직변화

(1) 자연적 조직변화와 계획적 조직변화 **24 21 17**
① 자연적 변화: 조직이 단순히 변화가 일어나는 것을 사후적으로 받아들이기만 하는 것으로 사전에 변화를 고안하거나 변화방향에 영향을 줄 수 있는 노력을 수행하지 않음에도 불구하고 자생적으로 일어나는 변화이다.
② 계획적 변화: 조직의 변화를 초래하기 위해 개인·조직의 변화 담당자가 의식적이거나 계획적으로 변화를 기획·설계·이행하는 것이다. **17**
　㉠ 경험적-합리적 전략(empirical-rational strategy): 사람은 합리적으로 생각하며 자신에게 유리한 쪽으로 행동한다는 가정을 바탕에 두며 변화로 인해서 생기는 개인과 조직의 이득을 구체적으로 보여주어야 한다.
　　예 간호부서에서 고객만족도 향상을 위하여 고객응대 프로토콜을 개발하고 이를 실행할 경우 간호사에게 혜택을 주는 것 **21**

ⓛ 규범적-재교육적 전략(normative-reeducative strategy): 인간관계를 중요한 수단으로 하며, 정보를 제공하고 구성원들의 가치관과 태도변화에 주안점을 두는 전략으로 사람은 교육에 의해서 가치관과 태도가 변화될 수 있다고 가정한다. **24**

ⓒ 권력-강제적 전략(power-coercive strategy): 사람은 권력, 강제력이 많은 권력자의 지시와 계획에 따른다는 것을 가정한다.

ⓔ 동지적 전략(fellowship strategy): 높은 사회적 욕구와 자존심을 필요로 하는 사람들을 변화시키는 데 효과적인 전략으로 모든 구성원을 동등하게 대하고 서로 알게 하여 집단의 결속력을 증진시킨다.

ⓜ 정책적 전략(political strategy): 공식적·비공식적 권력구조를 확인하여 변화를 위한 정책을 결정하고 이를 실행하는 데 영향력이 있는 사람을 이용하여 변화를 유도하는 방법이다.

ⓗ 경제적 전략(economic strategy): 물품이나 자원, 자본, 금전적 보수 등과 같은 경제적 요소를 활용하여 변화를 시도하는 것이다.

ⓢ 학문적 전략(academic strategy): 연구결과나 학문의 이론을 활용하여 변화를 유도하는 전략이다.

ⓞ 공학기술적 전략(engineering strategy): 개인을 변화시키기 위해서 환경을 변화시켜야 한다는 전략이다. **예** 병실구조를 바꾸어 직접간호시간을 늘리고 질적으로 우수한 간호를 제공하는 것이 그 예이다.

(2) 레빈(K. Lewin)의 조직변화 3단계 **20 11 08**

① 해빙단계: 개인들이 <u>변화 욕구를 의식하는 과정</u>으로 무관심한 사람들에게 변화 욕구를 불러 일으켜 변화에 저항하지 않고 오히려 협조하게 하는 것이다.

② 변화단계: 기존 상태에서 새로운 상태로 바뀌는 단계로서 새 기계, 새 제도의 도입과정이 바로 변화단계로 새로운 것에 대한 수용을 유도하고 이를 <u>내면화</u>하는 단계이다.

③ 재동결단계: 재동결은 추진력과 저항력 사이에 새로운 균형을 이루면서 변화가 바람직한 상태로 정착되는 것으로 인간은 변화했다가도 <u>원위치로 돌아가려는 속성</u>이 있기 때문에 계속적인 지원과 강화 활동이 필요하다. **20**

> **예** 간호부가 환자경험 향상의 필요성을 인식하고 바람직한 환자-간호사 의사소통 지침을 개발해서 실천하고 있다면 이러한 간호사들의 변화된 행동을 정착시키기 위해 Lewin의 조직변화 과정을 근거로 간호관리자가 지지와 통제를 시행하는 것

핵심문제

01

조직화의 원리 중 권한과 책임 정도에 따라 직무를 등급화 하여 상위조직단위 사이를 지휘, 감독하게 하는 것을 의미하는 것은?

① 통솔범위의 원리
② 계층제의 원리
③ 명령일원화의 원리
④ 분업-전문화의 원리
⑤ 권력과 권한의 원리

02

A노인요양병원 간호부에서 경력간호사를 선발하기 위해 '병원경력 5년, 석사 이상, 노인전문간호사 자격증 취득자우대'의 조건으로 간호사 외부모집공고를 시행하였다. 이러한 공고 내용은 다음 중 무엇으로부터 얻을 수 있는가?

① 직무설계   ② 직무평가
③ 직무기술서   ④ 직무명세서
⑤ 직무결과서

CHAPTER 03 인적자원관리

1. 인적자원관리

1) 인적자원관리의 개념 12 08 07

(1) 조직이 필요로 하는 인적자원(인력)을 조달하고 유지·개발하며 이를 활용하는 관리활동의 체계

(2) 인적자원관리의 발전과정 22

구분	인사관리(PM)	인적자원관리(HRM)	전략적 인적자원관리 (SHRM) 22
시기	한국: 1980년대	한국: 1990년대	한국: 21세기
특징	안정적 경제성장과 노동법 정비	국내외 경쟁 심화 및 노동시장의 다양화	급격한 환경변화로 인한 세계화 및 무한경쟁
개념	인적자원을 통제하고 감시하는 데 들어가는 비용의 관점에서 접근	인적자원을 개발하고 적극적으로 활용하여 조직의 경쟁력 강화를 유도할 자원의 관점에서 접근	효율적인 사람관리를 통한 핵심 역량의 강화가 조직체의 경쟁력 확보에 가장 중요한 요소로 간주되고 있음을 의미, 인사를 인적자본 개념으로 접근
역할	• 개별적 인사기능 강화 및 체계화 • 인사부서의 전문화 • 노사관계의 비중 강화	• 인사부서의 역할강화 및 독립적 기능 수행 • 인적자원의 개발·활용 강조	• 인적자원은 경쟁력과 인적자본의 개념 • 조직전략과 인사전략의 상호 적합성 • 인사부서는 사업의 전략적 파트너의 역할

(3) 간호인력 요구산정 16

간호인력을 파악하기 위해 필요한 간호업무량은 직접간호시간 + 간접간호시간 + 개인여유시간을 모두 포함하여 합산한다.

① 직접간호활동: 간호요원이 환자 곁에 머무르면서 신체적·정신적 요구와 관련된 간호를 말한다. 21

　　예 신체사정, 식사 제공, 활력증후 측정 등을 직접 제공하는 것

② 간접간호활동: 환자를 위해서 제공되기는 하지만 환자가 없는 상황에서도 이루어질 수 있으며 환경적·사회적·경제적 안녕과 관련하여 제공하는 간호행위를 말한다.

　　예 간호계획서 작성하는 일, 동료에게 환자 상태를 보고하는 일, 집담회를 개최하는 것 등

③ 개인시간: 근무시간 내에 수행되는 직접간호활동과 간접간호활동을 제외한 시간

　　예 휴식시간, 식사시간, 대기시간 등

2) 인적자원관리 과정 12 11

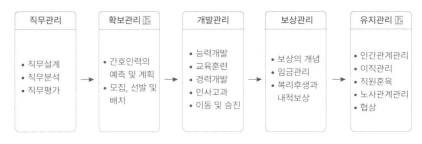

2. 확보관리 🄬 🄰 🄯

1) 확보관리 개념

확보관리는 조직의 목표를 달성하는 데 필요하고 적합한 자질과 능력을 갖춘 인적자원(인재)을 획득하는 과정을 말한다.

2) 환자분류체계 🄭 🄰 🄫 🄬 🄯

(1) 환자분류체계의 개념(PCS:Patient Classification System) 🄰

① 환자의 간호요구에 따라 간호의 시간, 양, 복잡성에 따라 분류하는 방법이다.

② 환자의 간호요구도에 따라 효율적인 간호인력을 투입하여 질적인 간호를 제공하기 위해 이용되는 도구이다.

(2) 환자분류체계의 목적 🄭

① 환자들의 다양한 간호요구를 합리적으로 결정하여 간호인력 산정 및 배치, 병원표준화 실현에 활용할 수 있다.

② 생산성 감지기능, 간호수가 산정, 간호비용분석, 예산수립, 간호의 질 평가의 정보 원천으로 이용이 가능하다.

③ 각 환자의 간호요구를 만족시키는 가장 효과적인 간호서비스 할당 및 효율적인 간호사의 근무시간 배치를 위함이다.

(3) 환자분류체계의 접근방법과 분류기준

① 원형평가체계

ㄱ 주관적인 것으로서 전형적인 환자의 특성을 문장형식으로 기술하여 기준을 삼아 분류하는 것이다.

ㄴ 환자 특성에 따른 간호행위의 유사성에 따라 환자를 순위척도로 분류하는 방법으로 비슷한 특징을 나타내는 환자를 3~4군의 같은 범주로 나누어 분류한다. 분류기준이 주관적이고 신뢰성에 한계가 있다.

② 요인평가체계

ㄱ 객관적인 것으로 환자를 간호할 때 나타나는 특정한 요소나 질병의 위급 정도를 나타내는 요소들을 이용하여 환자를 분류하는 것이다.

ㄴ 직접 간호요구의 대표적 지표를 설정하여 평가하는 방식이다.

ㄷ 간호의 위급성 요인을 설명하고, 환자의 간호의존도 요인들을 찾아내어 각 요인별로 간호의존도 점수를 내고, 그 총점으로 환자를 분류한다.

3) 모집 🄰

(1) 모집의 개념

① 모집은 조직의 목적 활동에 적합한 인력을 확보하고자 우수한 후보자들로 하여금 지원하게 하는 절차를 의미한다.

② 조직이 요구하는 적절한 시기에 우수한 인력자원을 선발할 수 있도록 충분한 지원자를 확보하는 것이 목적이다.

(2) 모집방법

① 내부모집(원내모집)과 외부모집(원외모집)으로 구분되며, 모집에 대한 상대적 비용, 직무의 특성 및 요건 등을 고려해서 최선의 방법을 결정하도록 한다.

② 일반적으로 신규간호사를 채용할 때는 원외모집을 쓰고, 경력직원이 필요할 경우는 간호조직에 유능한 직원이 있으면 원내모집을 쓰고 그렇지 않으면 원외모집이 좋다.

4) 선발 **05**

(1) 선발의 개념
선발은 여러 지원자들 중에서 조직에 필요한 직무의 자격요건을 갖춘 적격자를 가려 충원하는 과정이다.

(2) 선발의 절차
선발의 모든 절차에서 가장 중요한 것은 필기시험과 면접이며, 선발 절차는 7단계로 나뉜다.
① 1단계: 지원서 접수
② 2단계: 예비면접 - 제출된 지원서의 내용을 검토(병원의 소정양식, 졸업증명서, 성적증명서 등)
③ 3단계: 선발시험 - 병원에 들어와 성공적으로 직무를 수행할지 가리는 시험(필기/실기, 적성검사)
④ 4단계: 배경조사 및 경력조회 - 지원서에 대한 신뢰도를 조사
⑤ 5단계: 최종면접 - 대인관계의 원만성을 검증하는 방법으로, 면접내용으로는 학업성적의 재평가와 개인성향, 사상, 시간의식, 경력, 개인관계의 원만성, 업무지향 정도 등
⑥ 6단계: 신체검사 - 직무수행과 조직체 생활에 적절한 건강상태를 확인
⑦ 7단계: 선발결정 - 최종적인 선발결정이 난 후 직무를 제공

(3) 선발시험 **11**
① 필기시험: 직무수행에 필요한 전문지식 및 응용능력을 측정하는 것으로 시험 방법 중 가장 많이 사용된다.
② 실기시험: 응시자가 향후 담당하게 될 직무에 대해 실제로 수행해 보게 하여 능력을 평가하는 것으로 타당도를 확보하기 쉬운 방법이다. 필기시험의 한계점을 보완하기 위해 적용되나 비용이 많이 발생한다.
③ 면접시험: 응시자에 대한 모든 정보의 심사가 가능한 유일무이한 방법으로 필기시험으로 측정하기 곤란한 개인의 성격과 특성의 측정이 가능하다.
④ 직무적성검사: 현재 가지고 있는 기술, 지식을 측정하는 것이 아니고 잠재능력을 측정하기 위한 것으로 주로 직무경험이 없는 지원자들을 대상으로 유용하게 사용되고 있다.
⑤ 성격검사 또는 인성검사: 개인의 동기, 욕망, 정서적 성격, 안정성, 성숙도, 적응력, 결단성, 자신감, 낙천성, 활동성, 인내력 등 사회행동과 관련된 개인의 성향을 파악하기 위한 시험이다.
⑥ 신체검사: 직무수행에 필요한 건강상태 검사이며, 의료인 채용 시 특히 중요하다.

(4) 간호인력 배치·이동의 4가지 원칙 **12 09**
① 적재적소주의: 개인이 소유한 능력과 성격 등의 면에서 최적의 직위에 배치하여 최고의 능력을 발휘하게 하는 것을 의미한다.
② 실력주의: 실력, 즉 능력을 발휘할 영역을 제공하며 그 일에 대해서 올바르게 평가하고 평가된 실력과 업적에 대해 만족할 대우를 하는 원칙을 의미한다.
③ 인재육성주의: 사람을 사용하는 방법에는 사람을 소모시키면서 사용하는 방법과 사람을 성장시키면서 사용하는 방법이 있다. 후자는 상사에 의한 육성뿐 아니라 본인 자신의 의사와 의욕, 욕망을 중심으로 한 자기 육성의 의욕을 개발하는 것을 의미한다.
④ 균형주의: 전체와 개인의 조화를 고려하는 것을 의미한다. 직장은 사람과 사람의 관계로 이루어진 하나의 사회이기 때문에 배치·이동에 대하여 단순히 본인만의 적재적소를 고려할 것이 아니라, 상하좌우의 모든 사람에 대해서 평등한 적재적소와 직장 전체의 적재적소를 고려할 필요가 있다.

5) 인력배치를 위한 근무일정표 **11**

(1) 인력배치(staffing scheduling)
근무자의 근무시간의 주별 또는 월별 간격으로 업무를 분담하는 것이다.

(2) 근무일정표 작성의 원칙 **17**

① 종합적인 근무일정표를 작성할 때에는 업무수행을 위한 직원규모의 변화를 최소한으로 줄여야 한다.

② 가장 좋은 근무일정표는 관리자의 적절한 인사관리에 대한 요구와 직원의 직업적, 개인적 만족을 위한 요구가 알맞게 균형을 이루어야 한다.

③ 근무일정표가 집권적이건 분권적이건 간에 직원들은 짜여진 시간표에 대해서 긍정적으로 받아들여야 한다.

④ 직원의 유급휴가, 공휴일, 평균결근율을 고려했을 때, 1년 365일 동안의 간호직을 충원하려면 정규직원의 1.4~1.6배가량의 인력예산을 세워야 한다.

⑤ 간호요구에 대한 계획을 수립할 때에 환자수요와 환자상태의 변화를 고려하여야 한다.

⑥ 주기적 근무계획으로써 충분한 효과를 거두려면 모든 직원을 평등하게 대하여야 하고, 직원을 임의로 이동하여서는 안 된다.

⑦ 직원의 정신건강 측면을 고려하여 그들이 사회생활 및 여가활동계획을 세울 수 있게 충분한 여유를 두고 근무일정표를 미리 제시하여야 한다.

⑧ 질병이나 재난 등 만일의 비상사태에 대비하여 근무일정표를 신속히 조정할 수 있게 한다.

3. 개발관리

1) 인력개발

(1) 인력개발의 개념 **16 11 08**

인적자원의 능력을 최대한으로 향상시키기 위하여 제공하는 모든 훈련과 교육을 의미한다.

(2) 인력개발의 필요성

① 의료환경과 간호실무의 변화에 주도적으로 대응하는 간호사가 요구된다.

② 간호사들의 전문적 간호실무능력의 향상이 요구된다.

③ 간호사들의 성취동기를 향상시켜 근무의욕을 고취시킬 수 있다.

④ 간호조직의 경쟁력 확보를 위해서는 인력개발이 필수적으로 요청된다.

2) 인력개발의 교육프로그램 유형 **11 10 07 06**

(1) 대상자에 의한 교육

① 예비교육

㉠ 유도훈련: 병원의 역사, 목적, 철학, 조직의 역사, 규정, 정책, 절차에 관한 사항 소개 **19**

㉡ 직무 오리엔테이션: 유도훈련이 끝난 후 신규 직원이 해야 할 특정업무 교육 및 훈련

② 실무교육: 근무 중인 직원의 직무수행을 강화하기 위해 기관에서 제공하는 모든 현장 교육으로서 지식과 기술을 유지시키기 위하여 기획된다.

③ 보수교육(계속교육)

㉠ 졸업 후에 임상실무를 강화하기 위한 목적으로 지식·기술 및 태도를 향상시키기 위해 제공하는 계획된 학습활동을 말한다.

㉡ 의료법 규정에 의한 의료기관에 종사하는 의료인 보수교육 횟수 및 시간은 매년 1회 이상 실시하며, 교육시간은 연간 8시간 이상 되어야 한다.

㉢ 의료기관에서 진행하는 오리엔테이션은 보수교육에 포함되지 않는다.

④ 관리자훈련: 지휘 기능을 높이기 위한 교육으로 지도성 훈련이라고도 하며, 현 직위에서의 전반적인 효과를 증진 시키고 관리자가 되어 큰 책임을 맡을 수 있도록 준비하는 과정이다.

(2) 장소에 따른 분류

① 직장 내 교육훈련(OJT: On-the Job Training): 훈련방법 가운데 가장 보편적으로 사용되는

방법으로 직속상관이 부하직원에게 직접적으로 개별지도를 하고 교육훈련을 시키는 방식이다.

② 직장 외 교육훈련(Off-JT: Off the Job Training): 직원을 직무현장으로부터 일단 분리시켜 일정 기간 교육에만 전념하는 것으로 교육훈련을 담당하는 전문 스태프의 책임 아래 이루어진다.

3) 경력개발 개념

경력이란 조직체의 구성원이 장기적으로 여러 종류의 직무활동을 경험하는 것으로 특정 개인의 생애에 계속성, 질서, 의미를 부여하는 것이다.

(1) 간호조직 내에 경력개발이 필요한 이유

① 병원 간 경쟁력의 심화로 우수한 간호능력을 보유한 간호사 확보를 위해서 필요하다.

② 간호사의 핵심역량을 키울 체계적인 방안으로서 경력개발제도가 대안이 된다.

③ 지식사회로의 변화에 주도적으로 대응할 간호사로서 육성·개발하려면 간호사의 경력개발 접근이 필요하다.

④ 간호사의 간호역량 차이에 따른 조직기여도를 공정하게 관리하기 위해서도 필요하다.

(2) 경력 사다리 **21**

① 간호사의 실무능력과 관련하여 그 수준을 구별하는 등급 구조로 환자간호를 하는 일선 간호사들의 능력을 인정해 주기 위해서 개발된 수직적 승진계단을 의미한다.

② 특징: 자동적으로 승진하지 않고, 해당등급의 실무수준(전문간호능력, 교육, 연구, 자기개발)을 달성해야 승진이 되며 분명하게 정의된 능력 수준에 따라 임금의 범위가 존재한다.

③ 기능: 간호사들의 개인적 성취를 인정하고 보상함으로써 간호능력을 개발하고 지원하며, 실무능력 평가시스템으로서의 기능을 한다.

4) 직무수행평가

(1) 직무수행평가의 개념 **20 18 07**

① 직원들이 얼마나 만족하며 성공적으로 직무를 수행하고 있는가를 판단하는 활동이다.

② 일정기간에 직원들이 그들의 업무를 얼마나 잘 수행했는지에 대한 정기적이고 공식적인 평가를 말한다.

(2) 방법을 기준으로 한 직무수행평가

① 도표식 평가척도법: 세계적으로 가장 많이 사용하는 방법으로 한 편에 근무실적, 능력, 태도 등을 나타내는 평가요소를 나열하고 다른 편에는 우열을 나타내는 등급을 어구나 숫자로 표시한다.

② 강제배분법 **23 20**
　ᄀ 절대평가의 단점인 집중화, 관대화 경향을 막기 위하여 사용되며, 피평가자들을 우열의 등급에 따라 구분한 뒤 몇 개의 집단으로 분포비율에 따라 배치하도록 강제하는 방법이다.
　ᄂ 업무수행 평가 시 간호관리자의 관대화 경향 오류를 줄이기 위한 방안이다.

③ 중요사건기록법: 근무성적에 영향을 주는 중요사건을 객관적으로 기록하여 평가하는 방법이다.

④ 서열법: 평가자가 자기 감독하에 있는 직원을 그 업적에 따라 순위를 매겨 평가하는 방법이다.

⑤ 행동기준척도법(BARS, 도표식평가척도법 + 중요사건기록법): 평가의 임의성과 주관성을 배제하기 위하여 도표식평가척도법에 중요사건기록법을 더한 방법이다.

(3) 직무수행평가의 오류 **24 18**

① 후광 효과(헤일로 효과, 연쇄 효과): 피평가자의 긍정적 인상에 근거하여 모든 수행 측정에 높은 점수를 주는 경향을 말한다.

② 혼 효과: 후광 효과의 반대로 평가자가 지나치게 비평적인 성향일 때 피평가자는 실제 능력보다 더 낮게 평가된다.

③ 관대화 경향: 평가자가 평가에서 지나치게 관대하여 피평가자는 그의 실적과 상관없이 높은 점수를 받게 되는 것이다.

④ 중심화 경향(집중화 경향): 아주 높은 평점이나 아주 낮은 평점을 피해 모든 직원들에게 중간 범위의 점수를 주는 경향을 의미한다.

⑤ 근접착오: 시간적 오류로 볼 수 있으며 평가자가 평가를 할 때 최근의 실적이나 능력 중심으로 평가하는 데서 발생하는 오류로, 최근의 일들이 평가에 영향을 미치는 경우이다.

⑥ 규칙적 착오(총체적 착오): 평가자의 평가기준이 일정하지 않아서 관대화, 엄격화 경향이 불규칙하게 나타나는 현상으로 언제나 후한 점수 또는 나쁜 점수를 주는 경향을 말한다. **24 22 18**

⑦ 선입견에 의한 착오(상동적 착오): 사람에 대한 경직된 편견이나 선입견 또는 고정관념에 의한 오차를 뜻하며 성별, 종교, 연령, 출신학교, 출신지 등에 따라 판단하는 경우이다.

⑧ 논리적 착오: 2가지 평가요소 간에 논리적인 상관관계가 있는 경우, 어느 한 요소가 우수하면 다른 요소도 우수하다고 쉽게 판단하는 경향을 말한다.

4. 보상관리 23 22 17 16 13 09

1) 보상의 개념
보상(compensation)이란 조직구성원과 조직에 대한 공헌도에 상응하는 대가로 제공되는 혜택을 의미한다.

2) 보상의 종류 24 17 16 09

(1) 내적 보상 24 23
탄력적 근무시간 제도(주 5일제 근무 등), 근무표 조정, 자율성 및 기능의 다양성 제고, 조직에서의 인정감 부여, 보다 흥미있는 업무, 보다 많은 책임감 부여, 보다 많은 개인적 성장기회와 의사결정에의 참여 등 비금전적 형태로 지급되는 보상이다.

(2) 외적 보상 22
임금, 의료지원, 연금보조, 체육시설 제공 등 금전적 형태로 지급되는 보상이다.

(3) 내적 보상이 외적 보상보다 더 중요한 이유
① 내적 보상은 외적 보상에 비해 보상으로서의 영향력이 크며 동기 유발에 더욱 효과적이다.

② 외적 보상이란 한정되어 있으며, 구성원들이 일의 만족스러운 성과보다는 임금을 올리는 것과 같은 외적인 요인에만 관심을 가질 우려가 있다.

3) 보상체계의 구성요소 21 18

(1) 기본급
직원의 기본 근무시간에 대해 지급되는 일정 금액이다.

① 연공급: 간호사의 근속일수, 학력, 면허증, 연령 등을 고려하여 결정되는 보수이며, 일반적으로 근무연수가 많아짐에 따라 임금이 상승한다.
  ㉠ 장점: 직원의 사기 유지 및 질서확립, 애사의식 고취에 영향을 미친다.
  ㉡ 단점: 능력 있는 젊은 층의 사기 저하, 소극적이고 종속적인 근무태도를 야기할 수 있다.

② 직무급: 직무가 지닌 책임성과 난이도 등에 따라 상대적 가치를 분석·평가하여 임금을 결정하는 방법이다. 동일한 직무에는 동일한 임금을 지급한다. 21
  ㉠ 장점: 인건비 효율 증대, 작업능률 향상, 임금 불만 해소 및 노동생산성 향상에 영향을 미친다.
  ㉡ 단점: 직무가치에 대한 객관적 평가가 어렵고 연공 중심의 풍토에서 오는 저항이 심하다.

③ 직능급: 연공급과 연령, 자격, 근무연한, 능력, 직무가치 등 직무급의 여러 요소를 종합적으로 고려해서 임금을 결정하는 방법이다.

④ 성과급: 구성원이 달성한 성과의 크기를 기준으로 임금액을 결정하는 임금체계이다.

　　　　ⓐ 업적급 또는 능률급이라고도 하며 개인의 성과에 따라 임금액이 달라지는 변동급이다.
　　　　ⓑ 경쟁이 과도할 경우 집단성과가 저조해지는 단점이 있다.
　　⑤ 종합결정급: 간호사의 생계비, 연령, 자격, 근무연한, 능력, 직무 등의 여러 가지 요소를 종합적으로 고려하여 결정되는 기본급 체계를 말한다.

(2) 수당(부가급)
기본급의 미비함을 보완하려는 것으로서 직무내용, 근무환경, 생활조건 등의 특수성을 고려해서 지급되는 것이다.
　　① 정상근무 수당: 특수한 자격요건이 요구되는 보수이다.
　　　　㉠ 직책 수당: 직무와 관계되는 직무수행상의 난이도와 책임감 등을 고려하여 지급하는 수당으로, 책임 수당, 직무 수당, 관리직 수당과 같은 형태로 지급되는 수당이 모두 직책 수당에 해당한다.
　　　　㉡ 특수작업 수당: 표준적인 작업환경보다도 열악한 작업환경에서 근무하는 구성원을 위하여 설정된 수당이다.
　　　　㉢ 특수근무 수당: 주로 야간에 업무를 담당하는 구성원에게 지급되는 것으로, 업무의 내용상 초과근무 수당이나 교대근무 수당으로 반영하기 곤란한 경우에 설정된다.
　　　　㉣ 기능 수당: 조직의 구성원들이 가진 특별한 자격이나 면허에 지급하는 수당을 말한다.
　　② 특별근무 수당: 특별근무 수당은 정상적인 근무시간 외에 업무를 수행할 때 지급되는 법적 수당으로, 기준 외 임금으로 분류되며 상여금이나 퇴직금의 산정기준에는 포함되지 않는다.
　　　　㉠ 초과근무 수당: 잔업 수당, 시간 외 수당, 휴일근무 수당, 심야 수당 등으로도 불리며, 정상적인 근무시간 외에 업무를 수행하는 경우에 지급된다.
　　　　㉡ 교대근무 수당: 병원에 근무하는 간호사들과 같이 업무의 특성상 통상적인 근무체제와 달리 교대로 근무하는 경우에 지급되는 수당이다. 이 수당은 주간 근무자보다 야간 근무자가 심신의 피로감이나 가정생활의 불편이 더 크다는 점을 감안하여 제공한다.
　　③ 상여수당(보너스): 공로 보상적 성격을 띤 보너스 개념의 보수이다.
　　　　㉠ 업무의 초과달성 시나 근로의욕을 고무할 때 자극제의 일환으로 조직의 성과 향상에 기여한 구성원들에게 성과의 일부를 분배하는 데 목적이 있다.
　　　　㉡ 명절이나 결산기 등에 조직의 업적이나 구성원의 근무성적, 생활사정 등에 따라 상여, 보너스, 하계 수당, 생활 보조금 등의 명칭으로 지급되는 임금을 총칭한다.

(3) 복리후생
　　① 종업원의 생활 안정과 삶의 질 향상을 위해 지급되는 임금 외의 각종 혜택을 말한다.
　　② 건강보험 감면, 연금보험 혜택, 기숙사 및 직원 주택 제공, 주택 구입 및 임차금 지원, 자녀 및 본인 학자금 지원, 출퇴근 버스 제공, 휴가비 및 콘도미니엄 이용 등이 있다.

5. 유지관리

1) 직원훈육

(1) 직원훈육의 정의 07
직원훈육이란 직원에게 벌을 주는 것이 아니라 직원 자신이 스스로 행위를 적절히 조절함으로써 직원의 행위가 교정되도록 동기부여를 하는 것을 말한다.

(2) 직원 훈육의 원칙 22 18 16 14
　　① 최선을 다할 것을 예상하는 긍정적인 자세를 갖게 하는 과정이다.
　　② 구성원들과 규칙과 규정에 대해 의사소통하여 충분히 이해하도록 한 뒤 적용해야 한다.
　　③ 신속하고 주의 깊게 비공개적으로 사실을 조사하여 자료를 수집한다.

④ 훈육행위에 앞서 훈육의 규칙과 규정을 명확히 설정하고 일관성 있게 적용한다.

⑤ 직원의 상황을 고려하여 공개적보다는 프라이버시를 지켜주며 훈육해야 한다.

⑥ 사람이 아닌 문제가 된 행위에 초점을 맞추고 상황이나 능력에 따라 유연성 있게 대처해야 한다.

⑦ 훈육 후 행동변화의 여부를 반드시 확인하도록 한다.

(3) 직원 훈육의 과정 🔢

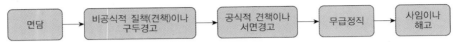

면담 → 비공식적 질책(견책)이나 구두경고 → 공식적 견책이나 서면경고 → 무급정직 → 사임이나 해고

2) 이직의 개념

(1) 자발적 이직

좌절감, 결혼, 임신, 출산, 질병으로 직원 스스로 자의에 의해서 직장을 떠나는 사직이다.

(2) 비자발적 이직

고용기간 만료, 정년 퇴직, 기관 사정으로 인한 퇴직, 과오에 의한 징계로서의 해직, 또는 인력의 과다로 구성원을 전부 활용하지 못할 때 기관의 재정부담을 줄이기 위하여 일시 해고하는 경우와 사망, 불구, 군대복무 등이 해당된다.

(3) 이직이 조직에 미치는 영향 🔢 🔢

① 병원조직의 비용부담이 증가하고 훈련된 인력의 감소로 인한 간호의 질 저하

② 동료직원의 이직으로 남아 있는 직원의 사기 저하

③ 구성원 간의 지지적인 분위기 저하로 인한 팀의 기능 저하

④ 간호관리자의 관리능력 저하

3) 협상 🔢 🔢 🔢 🔢 🔢 🔢

(1) 협상의 개념

① 갈등과정에 있는 둘 이상의 당사자 간에 상호작용을 통하여 자신이 원하는 무엇인가를 얻어내는 과정이다.

② 한쪽에서 제안하고 다른 한쪽에서 다른 제안을 하여 상호양보를 통한 합의점에 도달하는 방법이다.

(2) 협상의 원칙 🔢 🔢 🔢 🔢 🔢 🔢 🔢

① 개인이나 개인의 행동보다는 문제에 초점을 둔다.

② 신뢰 및 관계를 형성하고 커뮤니케이션을 유지한다.

③ 관심사를 탐색하고 정보를 수집한다.

④ 창의적인 대안을 탐색하기 위해 열린 마음을 유지한다.

⑤ 자신의 입장을 확고히 하기보다는 이슈에 초점을 맞춘다.

⑥ 사실과 객관적인 표준을 사용하여 해결책을 구체화한다.

⑦ 자신의 가치와 동기를 인식하고 상대방의 관점을 이해하기 위해 노력한다.

⑧ 비용 측면에서 대안에 대한 상호이익을 강조한다.

4) 협상의 유형 🔢

(1) 분배적 협상(distributive negotiation)

① 분배적 협상이란 협상의 결과가 어느 한 당사자에게 이익이 될 경우 다른 당사자에게는 그만큼 손해가 된다는 제로섬(zero-sum)의 가정에 기초를 두고 있다

② 고정된 자원의 분배에 대한 협상으로 가장 보편적인 협상 유형이며, 일반적으로 협상 당사자들의 관계가 단기적일 때 이 협상전략을 선택한다.

③ 분배적 협상은 협상주제가 하나이고, 어느 한 집단의 이익이 다른 한 집단의 손해로 이어지는

협상 상황일 경우에 선택하는 것이 효과적이다.

(2) 통합적 협상(integrative negotiation)

① 통합적 협상이란 협상 당사자 간에 나누어 가질 자원의 크기가 변동 가능하다고 가정하고 당사자들의 이해를 조화시킴으로써 더 큰 공동이익을 도출하려는 협상 전략이다.

② 상호이익이 되는 협상을 추구하며 어느 한 협상 당사자의 이득이 반드시 다른 협상 당사자의 손해가 되는 것은 아니며 이득이 될 수 있을 때 효과적이다.

③ 통합적 협상 전략은 장기적인 관계를 이어가야 하거나 갈등 당사자 집단 간의 협상 이슈가 여러 개이고 양 당사자가 갖는 우선순위가 서로 다른 경우에 효과적이다.

④ 'I win-you win' 또는 상호이익 협상을 추구한다.

⑤ 특정 이슈에 대해 협상 당사자들은 공동 또는 보완적인 이해관계가 있을 때 이것을 양 당사자 간에 어떻게 가장 잘 해결할지를 결정하는 데 도움을 준다.

⑥ 통합적 협상전략은 갈등 당사자 집단 간의 협상 이슈가 여러 개일 때, 또한 이 이슈들에 대해서 양 당사자가 갖는 우선순위가 서로 다른 경우에 효과적이다.

⑦ 통합적 협상전략은 협상 당사자 양측의 이해관계를 충족하는 방향에서 합의를 도출하므로 협상 당사자와의 관계가 장기적일 때 유용하다.

핵심문제

01

신규간호사의 이직의도를 낮추기 위한 조직 차원의 방안 중 내적 보상은?

① 임금 인상
② 기숙사 지원
③ 상여금 지급
④ 근무표 조정
⑤ 교육비 지원

02

간호관리자가 여러 차례 지각하는 간호사를 면담하여 출근 시간을 준수하라고 하였다. 이후에도 지각을 계속한다면, 다음 단계로 고려할 수 있는 관리방안은?

① 해임
② 구두경고
③ 무급정직
④ 부서이동
⑤ 징계위원회 회부

정답 / 01 ④ 02 ②

⊕ CHAPTER 04 | 지휘

1. 리더십과 동기부여

1) 리더십

(1) 지휘의 이해 20 15 07

① 지휘는 "일정한 목적을 더욱 효과적으로 실현하기 위하여 집단행동의 전체를 통솔하는 것"을 말한다.

② 간호관리의 과정에서 간호관리자가 수행하는 기능 중 지휘는 간호부서의 목표 달성을 위한 활동을 수행하도록 간호직원들에게 동기부여하고 지도하는 관리기능이다.

(2) 리더십의 정의 09 06

① 리더십(leadership)은 지도성을 의미하며, 공식적 직위에서 나오는 권력과는 다르다.
② 구성원(추종자)에게 획일적인 행동을 강요하는 것이 아니라 상호작용 과정에서 발휘되기 때문에 비공식적으로도 나타날 수 있다.
③ 조직의 목표를 달성하기 위하여 조직 내 개인 및 집단의 의욕을 고무하고 능동적으로 활동을 촉진하여 조정하는 기술과 영향력이다.
④ 조직의 구성원들이 공동목표를 달성하려는 방향으로 기꺼이 따라오게 영향력을 행사하는 기술과 과정을 말한다.
⑤ 리더십은 리더와 구성원 및 환경적 변수 간의 관계에서 알맞게 발휘되어야 하며 조직의 목적과 밀접한 관계가 있다.

(3) 관리자와 리더의 특성 비교 13 11 10 08

관리자	리더
• 공식적 조직 내의 직위 • 지위에 수반되는 권한에 기초한 합법적 권력 • 특정 기능, 의무, 책임을 수반 • 조직의 목적을 달성하기 위한 인간, 환경, 돈, 시간 등 • 지도자보다 합리성과 통제를 위한 더 큰 공적 책임을 지님 • 자발적 추종자뿐 아니라 비자발적 추종자도 지휘 • 통제위주, 단기적, 수직적 • 일을 옳게 함	• 리더는 혁신과 창조를 주도 • 위임된 권한은 없지만 영향력(power)과 같은 다른 의미의 권력을 지님 • 관리자보다 더 폭넓고 다양한 역할 • 공식 조직의 부분이 아닐 수도 있음 • 그룹과정, 정보수집, 피드백, 힘 부여하기 등에 초점 • 대인 간에 초점을 두고 인간관계를 강조 • 자발적 추종자만을 지휘 • 추구하는 목적에 조직의 목적이 반영될 수도 있고 반영되지 않을 수도 있음 • 미래의 전망을 내다보고 변화와 쇄신을 추구 • 신뢰에 기초를 두며 장기적 안목, 수평적 • 옳은 일을 함

(4) 리더십 이론

① 행동이론: 지도자의 권한과 구성원의 참여 기준 18 13

구분	전제형 19	민주형	자유방임형

특성	• 집단에 대해 강한 통제
	• 강제로 구성원의 동기부여
	• 명령조로 지시
	• 상의하달식 의사소통
	• 독단적 의사결정
	• 직위의 차이 강조
	• 처벌을 목적으로 비판
		• 집단에 대한 통제를 최소화
		• 경제적 보상, 자아보상
		  → 동기부여
		• 제안과 안내로 지시
		• 상의하달식과 하의상달식 의사소통
		• 의사결정 시 구성원이 참여
		• '우리' 강조
		• 건설적 비평
			• 허용적이고 통제가 전혀 없음
			• 구성원의 요청이 있을 때 지지
			  → 동기부여
			• 지시를 거의 하지 않음
			• 의사소통 통로 다양
			• 의사결정에 구성원 참여
			• 집단을 강조
			• 비평하지 않음

장점	• 예측 가능한 인정된 집단활동 • 혼돈 완화, 생산성 높음 • 위기의 상황에서 효과적	• 구성원들 간 협동과 조정이 필요시 효과적	• 모든 구성원에게 동기부여되고 자기 지시적 • 가장 많은 창의성, 생산성 산출
단점	• 창의성, 자기동기화, 자율성 낮음	• 시간소요가 많음 • 신속한 결정 시 혼돈 야기	• 비지시적업무진행으로혼돈초래 • 무감동, 무관심 야기

② 상황이론 **20** **18** **16** **05**

   ○ 상황적합성 이론(피들러, F. Fiedler) **16**

      ⓐ 기존의 리더십 유형이론을 반박하고 효과적인 유형은 상황에 따라 달라진다는 상황과 유효한 리더십의 관계를 주장하였다.

      ⓑ 최초로 상황변수를 도입하여 리더와 상황과의 적합관계가 리더십 유효성에 가장 중요함을 밝혔다.

      ⓒ 상황의 분류: 원인변수, 상황적 매개변수, 결과변수 이상 3가지 상황 변수의 조합이 리더에 대한 '상황의 호의성'을 결정하게 된다.

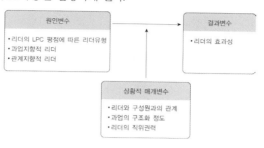

[피들러의 상황 모형에서의 변수관계]

      ⓓ 리더의 유형 **20**

        • 피들러의 리더십 상황모델에서는 리더의 유형을 분류하기 위해 LPC(Least Preferred Co-worker) 점수를 사용한다.

        • LPC 점수란 리더가 가장 싫어하는 동료를 어떻게 평가하느냐에 대한 점수이다.

        • 리더의 LPC 점수가 낮을수록 과업지향적 리더(task-oriented leader)에 해당한다.

        • 리더의 LPC 점수가 높을수록 관계지향적 리더(relation-oriented leader)에 속한다.

      ⓔ 리더가 처한 상황의 호의성을 높일 수 있을 때 리더십도 촉진된다.

      ⓕ 집단의 성과가 지도성 유형과 리더에 대한 상황의 호의 정도에 따라 나타난다는 것을 보여준다.

      ⓖ 효과적 리더십(상황과 리더와의 관계)

        • LPC 점수가 낮은 리더: 상황이 유리하거나 불리할 때는 과업지향적 리더십이 효과적

        • LPC 점수가 높은 리더: 상황이 중간 정도일 때에는 관계지향적 리더십이 효과적

   ○ 상황대응 리더십이론 **23** **16** **11** **09**

      ⓐ 허시와 블랜차드가 오하이오 대학의 리더십 연구를 바탕으로 리더의 행위를 과업행위와 관계행위의 2차원(구조와 배려의 측면)에 구성원의 성숙도를 추가하여 리더십에 관한 3차원 모형을 제시하였다.

      ⓑ 상황대응 리더십이론의 초점은 리더십 효과가 구성원의 성숙도 수준에 달려 있으며 하급자의 성숙도를 높이는 것이 리더의 임무라고 하였다.

      ⓒ 가장 이상적이고 최선의 리더십 유형은 없으며, 리더십 유형은 그때그때의 상황에 따라 달라져야 한다고 주장하였다.

참고 블레이크와 무톤의 관리격자 이론 **24**

• 과업과 관계에 대한 리더의 두 가지 관심축의 결합으로 나타낸 리더십유형으로 이 중 팀형은 조직의 공동 목표와 상호 의존 관계를 강조하고 상호신뢰 관계에서 조직원의 몰입을 통해 과업을 달성하게 하는 가장 좋은 리더십 유형이다.

ⓓ 상황대응 리더십이론의 리더 유형

참여적 리더십 22	설득적 리더십
• 관계지향적 행동은 높고 과업지향적 행동은 낮다.	• 관계지향적 행동과 과업지향적 행동이 모두 높다.
• 의사결정 과정에서 부하와 의견을 교환하면서 조정하는 리더십 유형으로 부하들과의 인간관계를 중시하며 민주형에 가까운 행위를 보이는 유형이다.	• 의사소통의 초점을 목표 달성과 정서적 지원 양측에 맞추고, 결정내용을 부하에게 설명하여 부하가 이를 이해할 수 있도록 돕지만 최종결정은 지도자가 내리는 유형이다.

위임적 리더십	지시적 리더십 23
• 관계지향적 행동과 과업지향적 행동이 모두 낮다.	• 관계지향적 행동은 낮고 과업지향적 행동은 높다.
• 의사결정과 업무수행 책임을 부하에게 위임하며 성숙도가 높은 부하에게 적용하기 바람직한 유형이다.	• 일방적인 의사소통과 리더 중심의 의사결정을 하는 전제형의 지도자 유형으로 부하직원의 성숙도가 낮은 사람에게 효과적이다.

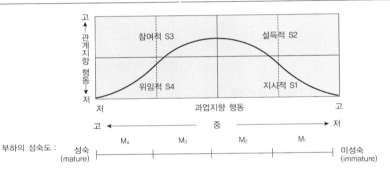

(5) 경로-목표이론 🔳 🔢

① 하우스(House)는 동기부여의 기대이론에 기초를 두고 리더의 행동에 영향을 미치는 상황적 변수에 대해 실제적인 연구를 토대로 경로-목표이론을 개발하였다.

② 구성원들의 기대(목표경로)와 유의성(목표에 대한 매력)에 영향을 미치는 정도에 따라서 리더의 유형과 행위에 대한 동기가 나타난다는 것이다.

(6) 변혁적 리더십 🔢 🔳 🔢 🔢 🔢

① 가치, 비전, 권한의 부여 등을 통해 구성원을 지도하고 동기를 부여하여 기대 이상의 성과를 도출하게 하는 리더십이다.

② 변혁적 리더십은 구성원의 가치, 신념, 욕구체계를 변화시켜 조직의 성과를 제고한다.

③ 변혁적 리더십의 특성(변혁적 리더십의 4가지 차원) 🔳

 ㉠ 카리스마: 리더는 추종자에게 비전과 사명감, 긍지를 심어줌으로써 추종자에게 존경과 신뢰를 받는다.

 ㉡ 고무적 동기부여: 리더는 추종자들에게 높은 기대치를 심어주고, 추종자의 노력을 집중시키기 위해 상징기법을 사용하며, 중요한 목표를 간단·명료하게 표현한다.

 ㉢ 지적 자극: 리더는 추종자들의 지식, 합리성, 신중한 문제해결을 장려한다.

 ㉣ 개별적 배려(개별적 관심): 리더는 추종자 개인에게 관심을 가지고 주목하고, 개별 추종자를 개인적으로 상대하며, 조언과 지도를 아끼지 않는다.

(7) 거래적 리더십

① 안정을 지향하는 교환적 리더십으로 리더는 실용주의적 가치관에 바탕을 둔 거래적인 교환 역할을 하고 있다.
② 거래적 리더는 부하들이 작업의 결과로 얻으려는 것이 무엇인지를 인식하고, 부하들이 노력에 대하여 보상 또는 보상에 대한 약속을 교환한다.

2) 동기부여

(1) 내용이론

내용이론은 "무엇이 사람들을 동기부여하는가"를 다루는 것으로, 인간의 행동을 유발하게 하는 인간의 욕구나 만족에 초점을 둔다.

① 욕구단계이론: 매슬로우(A.H. Maslow)는 인간의 욕구는 타고난 것으로 보았으며 욕구의 강도와 중요성에 따라 다섯 단계로 분류하였다. 🔟🔟
  ㉠ 욕구단계이론의 특징
    ⓐ 인간의 욕구체계는 매우 복잡하며 계층을 형성한다.
    ⓑ 만족된 욕구는 더 이상 동기부여의 요인이 될 수 없다.
    ⓒ 하위 욕구가 충족되어야 상위 욕구에 대한 욕망이 커져서 동기부여가 발생한다.
    ⓓ 두 가지 욕구가 동시에 작용할 수 없음을 가정하고 있기 때문에 인간에게 동기부여 할 수 있는 욕구는 단계적으로 나타난다고 보고 있다.
    ⓔ 욕구단계이론은 계층적 구조로 만족진행법에 의해 하위 욕구단계가 만족되어야 윗 단계의 욕구가 동기부여된다.
  ㉡ 5가지 기본욕구
    ⓐ 생리적 욕구
      • 삶 자체를 유지하기 위한 인간의 가장 기초적인 욕구로서 의식주에 대한 욕구와 같은 것이다.
      • 조직에서는 적정한 보수체계, 휴식, 휴가제도 등으로 표현된다.
    ⓑ 안전·안정에 대한 욕구
      • 신체적 및 감정적인 위협으로부터 보호되고 안전해지기를 바라는 욕구이다.
      • 조직에서는 고용·신분의 안전성, 인플레이션에 따른 임금 인상, 연금제도, 작업환경의 안전성(직무안정)에 대한 욕구를 말한다.
    ⓒ 소속감과 애정에 대한 욕구
      • 사회적 존재인 인간은 어디에 소속되거나 친교를 나누고 싶은 욕구를 지닌다.
      • 조직에서 이들 욕구는 다른 사람들과의 상호관계에 관한 욕구로 표현된다.
    ⓓ 자존 욕구(존경의 욕구)
      • 내적으로 자존과 자율을 성취하려는 욕구 및 외적으로 타인으로부터 주의를 받고 인정을 받으며 집단에서 어떤 지위를 확보하려는 욕구이다.
      • 조직에서는 직위, 성취의욕, 성과급의 증가, 명예, 지위, 의사결정의 참여, 교육훈련과 평가, 승진의 기회를 포함한다.
    ⓔ 자아실현의 욕구
      • 자신이 이룰 수 있고 될 수 있는 것을 성취하려는 욕구로서 계속적인 자기발전을 통해 성장하고 자신의 잠재력을 극대화하여 자아를 완성하려는 욕구이다.
      • 조직에서는 개인의 기술향상, 자기발전, 소명의식, 성공과 승진, 조직에 대한 사회적 평가의 제고, 직무충실, 확대, 사명감 고취 등을 포함한다.
  ㉢ 욕구단계이론의 한계점
    ⓐ 욕구가 5가지로 분류되기에는 무리가 있고 결핍의 원리는 저차원 욕구에서만 나타난다

고 비판을 받았다.

ⓑ 매슬로우의 이론은 실증적 검증이 어렵고 자아실현 욕구의 개념이 모호하며, 욕구 간의 경계가 불분명하다.

ⓒ 매슬로우가 말하는 5가지 욕구 말고도 다른 욕구가 있을 수 있다는 비판을 받는다.

ⓐ 욕구단계이론의 시사점: 하위 욕구를 충족시켜 준 후 동기부여를 지속시키기 위하여 상위 욕구를 충족시킬 수 있는 조직 분위기의 중요성을 일깨워주고 인간의 욕구에 대한 인식을 최초로 갖게 하였다.

② ERG 이론(ERG Theory, Modified Need Hierarchy) **17 14 12**

㉠ 앨더퍼(Clayton R. Alderfer's)는 매슬로우의 욕구단계이론을 3단계로 줄여서 개인의 욕구를 존재(existence), 관계(relatedness), 성장(growth)으로 보았다.

㉡ 욕구충족의 과정은 존재욕구의 하위 단계에서 성장욕구의 상위 단계로 진행되며 하위 욕구가 충족될수록 상위 욕구에 대한 바람은 더욱 커진다.

㉢ 매슬로우의 욕구단계이론과 다르게 두 가지 이상의 욕구가 동시에 작용한다고 보았다.

㉣ 욕구 충족이 좌절되었을 때 그보다 하위 욕구에 대한 바람이 증대된다는 좌절-퇴행요소가 추가되어 매슬로우의 욕구단계보다 신축적이다.

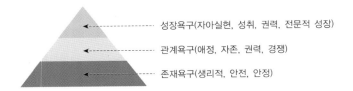

성장욕구(자아실현, 성취, 권력, 전문적 성장)

관계욕구(애정, 자존, 권력, 경쟁)

존재욕구(생리적, 안전, 안정)

[앨더퍼의 ERG 모형]

③ 동기-위생이론(Two Factors Theory) **24 21 15 13 11 08**

허즈버그(Frederick Herzberg)는 매슬로우의 이론을 확대하여 2요인론인 동기-위생이론을 제안하였으며 인간에게는 이질적인 2가지 욕구가 동시에 존재한다고 주장했다.

위생요인(직무환경)의 연속선 22		동기요인(직무내용)의 연속선 24	
양호한 임금, 안정성 등 작업조건을 제공하지 못하는 직무	양호한 임금, 안정성 등 작업조건을 제공하는 직무	성취감, 안정감, 도전감, 책임감, 성장과 발전을 제공하지 못하는 직무	성취감, 안정감, 도전감, 책임감, 성장과 발전을 제공하는 직무
↓	↓	↓	↓
−	+	−	+
불만 ←————→	불만 없음	만족 없음 ←————→	만족

④ 맥그리거의 X이론과 Y이론 **12**

㉠ 맥그리거(Douglas McGregor)는 인간관을 X와 Y이론적 인간관으로 구분하고 그 유형에 따라 적절한 동기부여와 관리전략을 수집하여야 한다고 하였다.

㉡ 전통적 관리이론에서의 인간관을 X이론이라 하였고, 전통적 인간관과 대비되는 현대적 인간관을 Y이론이라고 하여 이론을 전개하였다.

⑤ 성취동기이론(Basic Needs Theory): 성취욕구란 무엇을 이루어내고 싶은 욕구로서, 이 욕구는 선천적이라기보다는 사회생활을 하면서 학습을 통해 습득된 것이다. 조직의 성공에서 중요한 요소

는 성취욕구가 높은 사람들로 조직을 구성하고 그들이 성취동기를 높게 유지하게 하는 것이다. **20**
- ㉠ 성취욕구
  - ⓐ 가장 중요한 욕구로 동기부여를 유발하고 표준을 달성하고 나아가 표준을 능가하려는 욕구
  - ⓑ 높은 성취욕구를 가진 사람은 도전받기를 원함
  - ⓒ 강한 책임감, 성공에 대한 욕구, 행동에 대해 평가받고자 함
  - ⓓ 오랜 시간 동안 즐겨 일하며 실패했을 때 지나치게 걱정하지 않음
- ㉡ 권력욕구 **23**
  - ⓐ 권력에 의해 동기부여가 되며 영향력과 통제를 행사하는 것을 원함
  - ⓑ 효율적 업무수행보다 개인의 위신과 권력에 관심이 많아 지도자의 일을 찾음
- ㉢ 친교욕구
  - ⓐ 생산성보다 윤리성에 중점을 둠
  - ⓑ 인간적 환경에서 일하고 싶어 하고 우정을 중시함
  - ⓒ 조직이나 집단에 소속되어 존경받기 원함
  - ⓓ 집단의 규범에 반대되는 결정이나 행동을 피함

(2) 과정이론(process theory of motivation)

과정이론은 인간의 행동이 어떤 과정을 통해서 유발되는가, 즉 동기부여가 일어나는 과정을 다루는 이론이다.

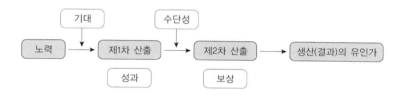

[브룸의 기대이론 모형]

① 기대이론(Victor H. Vroom): 행동의 결정에서 여러 가지 가능한 행동대안을 평가하여 자기 자신이 가장 중요하고 가치 있는 결과를 가져오리라고 믿는 것을 선택한다고 가정하는 이론이다. **13 08**
- ㉠ 인간의 행위에 대한 동기부여의 정도는 행위와 결과로 얻을 수 있는 기대에 따라 결정된다.
- ㉡ 기대이론의 주요 변수(행동을 선택하는 중요한 동기요인)
  - ⓐ 기대감: 그 행동이 자기 개인에게 가져올 결과에 대한 기대감
  - ⓑ 유의성(유인가): 개인이 어떤 특정 행동 대안의 결과에 대해 갖는 매력의 강도로서 지각된 가치 **08**
  - ⓒ 행동의 결과: 행동의 결과 또는 보상으로 성과와 같은 1차적 결과와 그 성과에 따른 보상과 승진 등 2차적 결과로 구분
  - ⓓ 수단성: 성과 결과에 대한 기대감으로서 개인이 지각하는 1차적 결과와 2차적 결과의 상관관계를 나타내는 것
② 공정성이론(J. Stacy Adams) **10**
- ㉠ 공정성이론은 노력과 직무만족은 업무상황의 지각된 공정성에 따라 결정된다고 보는 이론이다.
- ㉡ 공정성이론에서 불공정성 감소 방안
  - ⓐ 투입의 변경: 사람들이 업무과다와 급여부족을 느낀다면 그들은 생산성을 감소시킬 것이며 보상을 잘 받는다고 느낀다면 그들의 업무수행을 증진하기 위해 노력할 것이다.
  - ⓑ 결과의 변경: 노조의 압력 등으로 임금인상이나 작업조건을 개선하는 경우, 특히 이것이

다른 산업이나 조직과의 불공정성을 없애기 위한 것일 때 해당된다.

ⓒ 자기 자신의 투입이나 결과의 왜곡: 인지적으로 자신의 기여와 보상에 대해 파악되는 중요성이나 가치를 왜곡해서 동일한 결과를 얻을 수 있다고 여긴다. 예컨대 '내가 하는 일이 더 중요하니까 다른 사람들보다 보상을 더 많이 받아도 된다'라며 위안한다.

ⓓ 타인의 투입이나 결과의 왜곡: 비교대상인 타인이 실제보다도 열심히 일하므로 보상을 많이 받는 것은 당연하다고 믿는다.

ⓔ 직장이동: 사람들은 극한 불공정성이 없는 한 조직을 쉽게 떠나지는 않는다. 그러나 한계에 도달했을 때는 직장을 떠나 다른 곳을 찾게 된다.

ⓕ 준거인물의 변경(비교대상의 변경): 비교대상을 변경함으로써 불공정성을 줄일 수 있다.

③ 목표설정이론(Goal-Setting Theory) **19**

㉠ 조직에서 가장 효과적이고 널리 적용되는 동기부여이론으로 로크(Edwin A. Lock)에 의해 발전되었다.

㉡ MBO의 토대가 되는 이론으로 불명확한 목표와 명확한 목표가 성과에 미치는 영향에 관해 연구한 이론이다.

㉢ 목표가 어떻게 설정되고 목표 달성이 어떻게 추구되느냐에 따라 구성원의 동기 행동이 달라지며 동기 행동에 따라 과업의 성과가 달라진다.

㉣ 목표가 달성된 경우에는 만족과 보다 높은 동기를 가져오지만, 목표가 달성되지 않았을 경우에는 좌절과 보다 낮은 동기를 가져온다.

㉤ 목표 달성의 몰입도는 자기효능감 및 개인의 가치관과 기대치에 의해 결정된다.

㉥ 스티어스(R.M. Steers)가 제시한 6가지 과업목표의 속성 **19**

ⓐ 목표의 구체성: 구체적인 목표가 일반적인 목표보다 높은 성과를 가져온다.

ⓑ 목표의 곤란성: 쉬운 목표보다는 다소 어려운 목표가 높은 성과를 가져온다.

ⓒ 목표 설정에 참여: 구성원들이 목표 설정 과정에 참여할 때 직무만족도가 높아지고 성과가 올라간다. **19**

ⓓ 노력에 대한 피드백: 목표 달성에 대한 피드백 제공과 보상이 동기부여에 중요하다.

ⓔ 동료 간의 경쟁: 목표 달성에 대한 동료 간의 경쟁이 성과를 촉진한다.

ⓕ 목표의 수용성: 목표에 대한 구성원의 수용성이 높을수록 높은 성과를 가져온다.

2. 의사소통과 주장행동

1) 의사소통

(1) 의사소통의 정의

① 의사소통(communication)은 "둘 또는 그 이상의 사람들 간에 공통성을 만들어내는 과정"이다.

② 두 사람 이상의 사이에서 상호교류과정(two-way process)이 특징이다.

③ 일방적인 의사전달만으로 완성되는 것은 아니다.

(2) 간호관리에서 의사소통의 중요성 **20**

① 필요한 지도나 지시를 하고 보고하고 정보를 주고 받는 방법이며 간호관리자 역할의 대부분은 의사소통에 관한 것이다.

② 간호관리자에게 업무보고를 할 때는 내용을 잘 간추려 핵심만 보고하도록 해야한다. **23 20**

③ 의사소통은 궁극적으로 영향력과 권력을 행사하게 하고 좋은 의사소통은 직원들에게 동기부여가 된다.

(3) 의사전달망의 특징 **22 12 10 08**

유형＼특성	사슬형 (연쇄형)	Y형	수레바퀴형 (윤형)	원형 22	완전연결형 (개방형)
권한의 집중	높음	중간	매우 높음	낮음	매우 낮음
구성원 만족도	낮음	중간	낮음	높음	높음
조직구조 형태					

2) 주장행동 24 19 18 16 07

(1) 주장행동의 개념

① 상대방의 권리를 침해하거나 상대방을 불쾌하게 하지 않으면서 자신이 원하는 바를 솔직하게 직접 나타낼 수 있는 행동을 의미한다.

② 자기주장적 행동의 전략과 기술은 인간의 본성에 관한 다음의 기본적 가정에 근거한다.

　㉠ 기분과 태도는 행위와 밀접하게 관련된다.

　㉡ 행위는 학습되며, 변화될 수 있다.

언어적 요소	비언어적 요소
• 자신에 대해 긍정적으로 생각하고 이야기함 • '나' 진술 및 자기 노출 • 상대방의 감정 예견 • 건설적인 비평의 제공과 비평의 수용 • 칭찬을 주고받음	• 자연스러운 음성과 손의 움직임 • 말할 때 상대방과 적절한 거리와 시선의 접촉 유지 • 말하고 있는 주제와 일치하는 내용 • 말하고 있는 내용과 일치하는 얼굴 표정과 몸짓 • 똑바른 자세와 신체 선열 유지

(2) 주장행동의 필요성 11 07

① 간호업무능력의 향상: 인간관계 개선으로 인해 간호업무의 향상을 가져올 수 있다.

② 인간관계의 개선: 상대방과의 생산적인 인간관계를 지속시킨다.

③ 자기능력의 신장: 자신의 능력을 최대한 발휘할 수 있게 하는 자기 성장의 발판이 된다.

④ 정신건강의 증진: 감정의 억제를 사전에 예방하거나 해소시켜 정신건강을 증진시킨다.

⑤ 의사소통의 증진: 효과적인 의사소통으로 간호업무를 위한 인간관계를 개선시킬 수 있다.

3. 전문직 간 팀워크 23 16

1) 팀의 정의

상호 관련되어 있고 의존적인 인간의 상호작용을 총체적으로 이해하게 하는 시스템 또는 일반적인 목표를 성취하기 위해 함께 작업하는 상호 연관된 사람들을 말한다.

2) 팀 구축의 개념

팀 구축이란 팀이 형성되고 발전되는 과정을 자연적인 프로세스에 맡기지 않고 인위적인 개입을 통해 팀의 형성과 발전과정을 도와주고 촉진하는 활동을 말한다.

3) 팀워크의 촉진 23

(1) 피드백을 통한 팀 성과의 확인과 동기를 유지하고, 참여적인 의사결정을 기반으로 갈등해결과 팀워크를 유지한다.

(2) 결정사항에 대한 팀원의 만족도 등을 평가하고 공동목표의 달성 정도, 팀원의 의사소통 수준 및 성과를 공유한다. 팀 활동을 촉진하기 위해 팀 리더의 역할을 명확히 해야한다. **23**

(3) 팀워크를 위한 창의력을 조성하기 위해 노력하고 팀원은 스스로 역량을 개발하기 위해 노력한다. **22**

4. 갈등과 직무스트레스 관리 **12 09 08**

1) 갈등

(1) 갈등의 개념 **12 09 08**

① 상반되는 2개 이상의 욕구 또는 동기가 동시에 존재하여 한쪽을 만족하려고 하면 다른 한쪽이 만족하지 않은 상태를 의미한다.

② 개인 또는 집단 사이의 생각, 태도, 느낌, 행위에 차이가 있을 때 일어나는 과정이다.

(2) 갈등의 순기능

① 건설적 갈등은 조직의 발전과 쇄신을 가져온다.

② 생동감 있는 조직이 되어 잠재적 능력과 재능을 계발하는 계기를 마련해준다.

③ 조직의 생산성과 안정성을 증가시켜 조직운영을 원활하게 해준다.

④ 관리자의 부하에 대한 엄격한 감독을 완화시킬 수 있다.

(3) 갈등과 조직성과

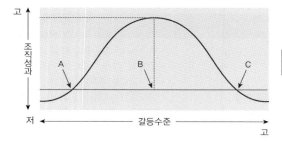

A, C : 갈등으로 인한 조직성과 저하
B : 적절한 갈등수준으로 조직성과 향상

2) 직무스트레스 관리

(1) 직무스트레스 요인

① 개인차원: 역할과중, 역할갈등, 역할모호성, 역할 발휘미비, 책임감

② 집단차원: 집단응집력 결여, 집단 내·집단 간의 갈등, 지휘·신분상의 문제

③ 조직차원: 조직분위기, 조직구조 및 설계, 경영관리스타일, 인사정책 및 보상제도, 설비 및 기술수준, 물리적 환경

(2) 직무 스트레스가 직무와 조직에 미치는 영향

① 직무만족과 직무몰입 감소 및 판단오류, 의사결정의 과오 유발 및 성과와 생산성 저하를 가져온다.

② 책임감 감소, 일탈행위 증가, 근무태만 및 결근율과 사고 발생율이 상승한다.

③ 의사소통 단절과 대인관계 악화, 비능률적인 업무관계가 이어진다.

(3) 간호사의 직무 스트레스 관리방안 **24 20**

① 간호사 개인의 스트레스를 적정 수준으로 제고하고 직무분석과 직무설계 및 물리적인 업무환경을 개선한다.

② 적정 수준의 간호인력 확보와 업무량 감소 및 보상체계의 개선을 통한 공정한 보상을 부여한다.

③ 체계적인 훈련과 경력개발 및 분권화와 참여적 관리로 간호단위의 응집력을 증진시킨다.

④ 간호관리자의 리더십과 관리능력을 개발하고, 간호사를 위한 지지집단을 활용한다.

⑤ 공정한 인사관리와 적재적소의 배치 실현 및 개방적인 의사소통과 스트레스 수용능력을 개발한다.

(4) 간호현장에서의 의사소통 활용 🔟 07 03 00

① 간호보고, 직무기술서, 인수인계, 건의함, 핸드북, 회의, 게시판, 위원회, 구내방송, 기관소식지 등을 통해 의사소통을 한다.

② 오류, 선입견, 왜곡 등의 커뮤니케이션 장애가 발생되는 경우에 의사소통을 활용한다.

핵심문제

01

거래적 리더십에 대한 설명으로 옳은 것은?

① 개별적 관심을 가진다.
② 성과를 내면 합당한 보상을 한다.
③ 지적 자극을 준다.
④ 구성원을 동기부여한다.
⑤ 매우 높은 이상적 목표를 추구한다.

02

심장마비와 같은 위급한 상황에 처했거나 시간에 쫓기는 업무를 기한에 완수해야 할 경우 유용한 리더십 유형은?

① 자유방임형 리더십
② 관계지향형 리더십
③ 권위형 리더십
④ 민주적 리더십
⑤ 참여적 리더십

정답 / 01 ② 02 ③

⊕ CHAPTER 05 │ 통제

1. 통제의 개념 07 06 04 03 02 01

1) 통제의 정의 19 14 06

(1) 통제의 기능

① 통제기능은 지휘기능의 연속이며 조직구성원들이 조직목표를 달성하기 위해 계획한 대로 행동하고 있는지를 확인하고, 차이가 있으면 수정하는 관리활동이다.

② 간호관리과정에 있어 계획한 업무를 이행하고 있는지를 확인하고, 표준과 성과 간에 차이가 있을 경우 이를 개선하는 관리기능이다.

(2) 통제의 필요성 14

① 급변하는 의료환경에 따른 조직환경의 불확실성과 조직규모의 증대로 인한 조직구성원의 다양한 역할과 활동을 관리할 때 필요하다.

② 인간능력의 한계로 조직구성원들은 실수나 오류를 범할 수 있기 때문이다.

③ 권한위임과 분권화의 증대로 인해 최종책임자의 통제장치가 필요하고 비용효과적인 관리의 필요성이 증대될수록 조직적인 통제를 해야한다.
④ 개인목표와 조직목표의 불일치를 줄이고 외부평가 및 객관적인 평가의 강화를 위해 필요하다.

2) 통제의 과정 15 08

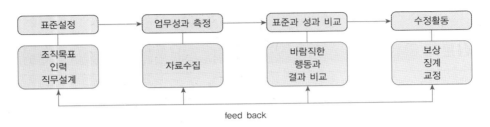

[통제기능의 과정 및 요소]

(1) 표준설정
① 표준은 목적이 있고 측정할 수 있고 성취할 수 있어야 한다.
② 표준은 간호조직에서 반드시 성취해야 할 실무내용과 성취 가능한 목표를 확인하여 간호사의 행위, 방향을 제시하는 것이며 업무수행의 질을 측정하는 기준이다.

(2) 업무성과의 측정
① 실제 결과 측정을 위해 관리자가 많이 이용하는 방법은 환자나 직원 차트기록에 대한 직접 관찰, 통계보고, 구두보고 및 서면보고 등이 있다.
② 통제를 효과적으로 하려면 조직의 목표달성을 정확하게 반영할 수 있는 측정대상을 선정하는 것이 매우 중요하다.

(3) 표준과 성과 비교
표준과 객관적으로 수집된 업무수행 결과 자료를 비교하여 평가하는 단계이다.

(4) 수정활동
목표를 달성하지 못하였을 때는 표준을 교정하거나 행동수정을 위한 활동이 일어나야 한다.

3) 통제의 원칙
① 통제는 미래지향적이며 조직문화에 적합해야 한다.
② 활동의 특성을 반영할 수 있도록 특수한 상황에 대한 설계이어야 한다.
③ 융통성 있는 대안으로 유연한 통제가 되어야 한다.
④ 통제는 목적적이고 객관적이어야 한다.
⑤ 모니터링이 초기와 중요시점에서 확인되어야 한다.
⑥ 통제는 경제적으로 적절성을 갖추어야 한다.
⑦ 업무의 책임소재를 확인하여 교정행동이 가능하여야 한다.

4) 의료의 질관리
(1) 질(quality)의 개념 06
① 어떤 사물의 유용성, 내용의 좋고 나쁨, 가치, 등급, 속성 따위를 의미한다.
② 설정된 표준이나 기준 또는 규격에 얼마나 적합한지 측정한 것이다.
③ 간호의 질은 일반적으로 인정된 양질의 간호실무에 대한 표준과 기대되는 결과의 일치 정도를 의미한다.

(2) 의료의 질 구성요소 🔟 🔟

① 효과성(effectiveness): 건강 수준의 향상에 기여한다고 인정된 의료서비스의 수행 정도
② 효율성(efficacy): 의료서비스의 제공 시 자원이 불필요하게 소모되지 않고 효율적으로 활용되었는지에 대한 정도
③ 기술 수준(technical quality): 의료서비스의 기술적인 수준으로 과거 서비스의 질은 이 부분만을 강조함
④ 접근성(accessibility): 시간, 거리 등에 의해 의료서비스의 이용에 제한을 받는 정도
⑤ 가용성(availability): 필요한 서비스를 제공할 수 있는 여건의 구비 정도
⑥ 적정성(optimality): 건강 개선과 그 건강 개선을 얻는 비용 간의 균형
⑦ 합법성(legitimacy): 윤리적 원칙, 가치, 규범, 풍속, 법과 규제에 대한 순응
⑧ 지속성(continuity): 의료서비스의 시간적, 지리적 연결 정도와 상관성
⑨ 적합성(adequacy): 대상 인구 집단의 요구에 부합하는 정도
⑩ 형평성(equity): 보건의료의 분배와 주민 혜택에서 공정성을 결정하는 원칙에 대한 순응
⑪ 이용자 만족도(consumer satisfaction): 의료서비스에 대한 이용자의 판단
⑫ 쾌적한 환경(comfortable environment): 편안하고 안락한 의료환경을 제공하는 정도

(3) 전통적인 질 보장(QA)과 총체적 질 관리(TQM) 🔟 🔟 🔟 🔟

특징	전통적인 질 보장(QA)	총체적 질 관리(TQM) 17
목표	• 환자진료의 질 향상	• 환자와 고객을 위한 모든 서비스와 진료에 대한 질 향상
범위	• 임상의료의 과정 및 결과 • 환자에게 취해진 활동	• 모든 체계와 과정, 임상·비임상을 포함한 조직 전반 • 진행과정 향상을 위해 취해진 모든 활동
목적	• 문제해결 • 특정범위를 벗어난 결과를 초래한 개인과 특별한 원인을 규명	• 지속적인 질 향상 • 특별한 것과 일반적인 원인 모두를 강조하나 대부분 일상적인 원인에 주의를 더 기울임
중점	• 임상진료과별로 수직적인 검토: 각 임상과 자체 QA프로그램 • 표준에 미달하는 직원을 교육 • 결과중심적	• 결과에 영향을 주는 모든 진행과정과 사람들을 향상시키도록 수평적인 검토 • 모든 사람의 업무수행을 개선 • 과정을 향상시키기 위한 예방과 계획 • 과정과 결과를 모두 중시
참여자	• QA프로그램, 임명된 위원회 • 제한된 참여	• 과정에 관여하는 모든 사람 • 전체 직원 참여

5) 질 향상 활동방법

(1) PDCA cycle(deming cycle)

① 지속적인 품질 개선을 위한 변화를 수행하는 과정모델로 P(plan) - D(do) - C(check) - A(act)의 단계로 반복된다.
② 지속적인 개선을 시도하고자 할 때, 프로세스나 서비스, 산출물의 설계 개선이나 개발 시, 반복적인 업무 프로세스를 분명히 하고자 할 때 활용된다.
③ 문제의 우선순위나 근본원인을 확인하기 위한 자료수집 및 분석을 계획할 때 활용된다.
④ PDCA cycle 단계
㉠ 1단계 - Plan: 문제를 발견하고, 이를 해결하고 개선하기 위해 변화계획을 세우는 단계이다.
ⓐ 과정을 연구하고, 어떤 변화가 질을 향상시킬 수 있을지를 결정하는 단계이다.

ⓑ 적절한 팀을 조직하고 어떤 자료가 필요한지 결정하며, 변화를 일으키는 것이 필요한지 결정한 후에 반드시 계획을 세우고 진행하여야 한다.
 ⓛ 2단계 - Do: 변화를 검증하는 단계로 소규모 시범적용 단계이다.
  - 실험을 하거나 변화를 일으키는 단계로서 변화는 소규모로 시작하는 것이 좋다.
 ⓒ 3단계 - Check: 선별된 변화업무 프로세스를 검토하고, 변화수행을 관찰하는 단계이다.
  - 결과를 관찰하고 시간경과에 따라 제시된 해결책이 가져온 효과를 모니터한다.
 ⓔ 4단계 - Act: 변화로부터 최대의 이익을 얻고자 수행하는 단계이다.
  ⓐ 소규모 시범적용 단계에서 획득한 결과를 기초로 수행과정을 결정하고 일상 업무활동이 되도록 적용한다.
  ⓑ 어떤 교훈을 얻었는지 알아보고, 필요하면 환경을 변화시켜 실험을 반복한다.
  ⓒ 부작용을 관찰하고 실행과 확인 단계에서 효과가 입증된 변화를 공식화한다.

(2) 오류유형 영향분석(FMEA: failure mode and effects analysis) 21
 ① 최근 들어 전향적 위험요인 분석방법인 오류유형 영향분석이 이용되고 있다.
 ② 오류유형 영향분석은 1960년대 항공사에서 처음 소개되었고, 이후 고위험 제조업체에서 수년간 적용하면서 안전사고감소에 효과적임이 증명되었으며, 의료계에서는 1990년대부터 적용하기 시작하였다.
 ③ 오류유형 영향분석은 전체적인 시스템을 단계적으로 분석하여 각 단계별로 자주 발생하거나 빈번하게 발생하지 않은 위험요인을 제거하여 환자안전과 의료의 질을 향상시키는 것이다.

6) 질 관리 분석 도구
(1) 원인-결과도(인과관계도, 특성요인도, 물고기 등뼈 그림, fishbone diagram) 11 10 09 08

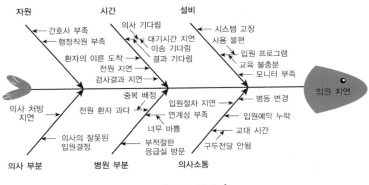

[원인 – 결과도]

 ① 일의 결과와 그것에 관련된 요인이 어떤 관계로 영향을 미치는지 연결하여 원인을 알 수 있다.
 ② 결과는 등뼈의 오른쪽에 기술하고, 일차적 원인 범주는 등뼈에서 첫째로 가지치기 하고 각 원인범주별로 하위 원인들을 다시 가지치면서 기술한다.
 ③ 원인에 대한 적극적인 탐색을 가능하게 하며 어떤 종류의 문제에 대해서도 활용할 수 있다.

(2) 파레토차트(Pareto chart) 24 20 11 09

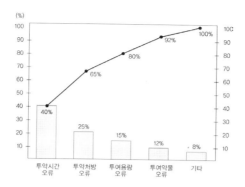

① 막대그래프의 특별한 형태로, 왼쪽부터 가장 큰 요인의 순서로 막대그래프를 그린 후 막대그래프 위에 각 요인의 누적 양을 연결하여 꺾은선그래프로 표시한다.

② 가장 많은 누적빈도를 차지하는 원인을 제거하여 문제를 해결하는 데 유용하다.

③ 20%의 소수 원인이 80% 문제를 유발한다는 원칙에 근거한다.

　　㉠ 문제의 발생원인을 파악하여 분류한다.

　　㉡ 원인별 발생빈도를 수집하여 빈도가 큰 순서대로 왼쪽부터 나열한다.

　　㉢ 원인의 상대적 비중을 누적백분율로 표시하여 질 관리 활동의 우선순위를 정한다.

(3) 히스토그램(histogram)

자료의 분포 양상을 명확하게 제시하기 위해 어떤 사건이나 측정의 빈도와 수를 막대그래프로 나타낸 것이다.

(4) 관리도(control chart) 23 21

① 런차트의 기본자료 위에 통계적인 방법으로 도출된 상한선과 하한선을 표시하여 변이의 의미를 파악한다.

② 변이와 원인을 조사함으로써 업무수행 과정에서 발생되는 문제를 지속적으로 관찰하고 조절하여 이를 향상시킬 목적으로 사용한다.

③ 관리도는 통계적으로 관리한계선을 결정하기 위한 단순한 방향도표이다.

④ 각각의 측정치들이 관리 상한선을 넘을 경우 원인을 파악하고 관리할 필요가 있다.

(5) 흐름도(flow chart) 22 19

① 특정 업무과정에 필요한 모든 단계를 도표로 표시하거나, 미리 정의된 기호와 그것들을 연결하는 선을 사용하여 그린 것이다.

② 순서도 또는 플로우차트(flow chart)라 하고, 질 관리과정을 분석하고 개선하려 할 때 유용한 도구이다.

③ 프로그램의 흐름이나 어떤 목적을 달성하기 위한 처리 과정을 표현하는 데 사용할 수 있다.

④ 투약오류와 관련된 문제를 규명하기 위해 의사의 처방 행위부터 간호사의 투약행위까지의 전 과정을 도식화하여 확인할 때 사용한다. 22

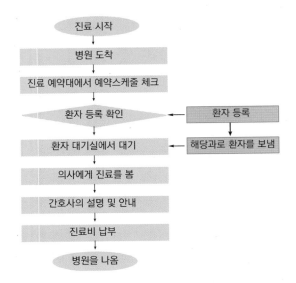

(6) 런차트

① 시간의 흐름에 따라 하나 이상의 업무과정에 대한 경향 및 변화, 주기를 파악하는 시각적 도구이다.

② 성과를 측정한 관찰치를 통하여 업무흐름이나 경향을 조사할 목적으로 사용한다.

2. 간호의 질관리

1) 간호업무표준 및 용어의 정의 🔢 🔟 08

(1) 간호표준의 개념

① 간호의 수행 결과를 측정하는 기준이 되는 척도이다.

② 현실성 있는 통제를 위해 간호관리의 원칙과 실무에 기초를 두어야 한다.

③ 의료기관에 따라 안전하고 효과적인 업무를 이끌 수 있는 개별적인 표준을 설정해야 한다.

④ 표준 자체가 평가도구는 아니며 질을 측정하기 위한 표준 척도를 제공하는 것이다.

2) 간호의 질 관리 접근 방법(도나베디안, Avedis Donabedian) 🔢 🔢 🔢 🔢 🔢

(1) 구조적 평가(구조적 접근) 🔢

① 어떤 상황에서 간호를 제공하는지를 평가하는 것으로서 조직의 철학, 목표, 기관의 면허, 재정적 자원, 물리적 설비, 직원배치 유형, 직원의 자질, 감독방법 등을 파악해서 평가한다.

② 구조적 평가는 간호가 수행되는 환경이나 사회적 수단을 평가하는 것으로 바람직한 간호행위 수행에 필요로 하는 모든 인력, 시설, 소비품, 그 기관의 간호철학, 목표, 행동, 간호지침이 이에 속한다.

(2) 과정적 평가(과정적 접근) 🔢 🔢 🔢

간호과정의 운영상황을 측정하는 기준을 설정하고 그에 따른 평가결과를 반영하는 것으로 과정적 평가는 간호의 실제 수행, 즉 <u>간호사가 환자와 상호작용을 하는 간호활동을 평가한다.</u>

(3) 결과적 평가(결과적 접근)

간호의 결과로 나타난 환자의 건강상태 변화와 의료 이용 만족도 등을 평가하는 것으로 결과적 평가는 간호수행 후 나타나는 건강상태 변화와 환자가 간호서비스를 이용한 결과에 만족하는 정도를 평가한다.

3) 평가시기에 따른 간호의 질 평가방법 🔟 🔟 🔟

간호평가는 평가하는 시기에 따라 실제 간호행위가 끝난 이후에 하는 경우(소급평가)와 간호행위를 하는 중에 하는 경우(동시평가)가 있으나 2가지 모두 종합적인 평가에 반영되어야 한다.

구분	소급평가(retrospective review)	동시평가(concurrent review) 🔟
평가시기	간호행위가 끝난 이후, 퇴원 후에 이루어짐	간호행위 중, 입원 중에 이루어짐
평가방법	환자 면담, 퇴원환자 기록감사, 간호직원 집담회	환자면담 및 관찰, 입원환자 기록감사, 직원면담 및 관찰, 집담회
특징	수행된 간호에서 결점을 발견하여 다음 간호계획이나 교육 시 시정함으로써 간호의 질 향상	해당 환자의 간호에 평가결과가 반영되어 환자만족도와 간호의 질을 높임
단점	해당 환자에게 수정의 여지가 없음	평가를 위한 인력이 요구됨

4) 의료기관 평가 인증제

(1) 의료기관 인증 평가 목적
① 2010년 6월 의료서비스 질 향상 및 환자 안전 수준 제고를 위해 도입되었다.
② 의료기관의 환자만족도 제고 및 경쟁력 확보 기능을 갖는다.
③ 각종 보건의료정책 집행의 실효성을 평가하는 도구로 활용된다.
④ 의료서비스의 특성을 고려한 자율 인증과 의무 인증을 포함한다.

(2) 의료기관 인증 4개 영역 🔟
① 기본가치체계: 안전보장활동, 지속적인 질 향상

> **참고** 안전보장활동 예시
> • 안녕하세요. 간호사 ○○○입니다. 환자분의 성함과 생년월일을 말씀해 주세요.
> • 혈당을 체크하기 전에 팔찌와 바코드를 다시 한 번 확인해 보겠습니다.

② 환자진료체계: 진료전달체계와 평가, 환자진료, 수술 및 마취진정관리, 의약품관리, 환자권리 존중 및 보호
③ 행정관리체계: 경영 및 조직운영, 인적자원관리, 감염관리, 안전한 시설 및 환경관리, 의료정보/의무기록관리
④ 성과관리체계: 성과관리

(3) 의료기관 인증기준 포함사항(의료법 제58조의3) 🔟
① 환자의 권리와 안전: 낙상예방 활동 등
② 의료기관의 의료서비스 질 향상 활동
③ 의료서비스의 제공과정 및 성과
④ 의료기관의 조직·인력관리 및 운영
⑤ 환자 만족도

3. 환자안전 🔟

1) 환자안전의 개념
환자안전은 의료제공 과정에서 오류의 예방 및 오류로 인하여 환자에게 발생하는 손상의 제거 및 완화, 또는 의료와 관련된 불필요한 위해의 위험을 최소한으로 낮추는 것이다.

2) 환자안전 관련 용어 16

(1) 의료오류(medical error)
① 현재의 의학적 지식수준에서 예방 가능한 위해사건 혹은 근접오류를 말한다(WHO).
② 오류란 바람직하지 못한 결과를 가져오거나 그럴 가능성이 높은 것으로 잘못된 것을 행하거나 해야할 것을 하지 않는 것을 포함한다.

(2) 근접오류(near miss)
의료오류가 발생하여 환자에 대한 위해(harm)의 가능성이 있을 수 있었지만, 회복 조치에 의해서 원하지 않는 결과가 예방된 경우를 말한다.

(3) 위해사건(adverse event) 22
의료행위 수행으로 인해 의료 대상자에게 부작용 등의 위해를 가져온 사건을 말한다.

(4) 적신호사건(sentinel event) 18
① 의료 대상자에게 장기적이고 심각한 위해를 가져온 위해사건을 말한다.
② 강제적 보고의 대상이 되는 환자안전 사건들이 적신호사건에 포함된다.
③ 잘못된 부위나 잘못된 환자 수술/시술 후 의도하지 않은 이물질 잔존, 잘못된 약물투여 및 수혈 시 혈액형 확인 오류로 인한 환자 사망이나 심각한 장애, 입원환자의 자살이나 영아 유괴 등이 이에 해당한다.

3) 스위스 치즈모델 18

(1) 스위스 치즈모델의 개념
① 사건은 하나의 결함으로 발생하는 것이 아니고 여러 결함이 한꺼번에 모여서 발생함
② 수술 부위 오류 등의 위험한 시스템 문제를 개선하기
③ 스위스 치즈의 층은 사고의 예방을 위한 방어벽에 해당하며 구멍들이 일렬로 배열되는 경우에 사고가 발생할 가능성이 매우 커짐을 의미하는 모델이다.

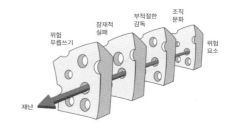

(2) 스위스 치즈모델의 오류 유형
① 가시적 오류: 수술 환자가 바뀌는 등의 사고가 발생된 지점에서 생긴 오류
② 잠재적 오류: 환자표준지침의 부재, 과다한 업무로 인한 오류, 환자 확인오류의 반복 등 조직의 시스템에 사고에 대한 근본적인 원인이 있는 경우에 생기는 오류

4) 환자안전 향상 활동 21 20

(1) 정확한 환자확인 절차
환자의 오식별이 의료오류에 기여하는 주요한 근본 원인으로 인식되고 있으며 환자안전 목표 중 첫번째 목표를 환자 확인의 정확성 향상으로 정하고 있다.
예 혈액 확인 및 수혈을 단독으로 준비하는 것은 위험요소에 해당한다.

(2) 환자안전 운영체계
환자안전위원회를 구성하여 안전에 관한 조직의 의사결정을 촉진하게 된다.

(3) 근본원인분석(Root Cause Analysis) 23 22
① 근본원인이란 프로세스의 실패/고장이나 비효율성을 가져온 근본적인 원인으로, 사고의 원인

을 밝혀내고자 사고의 발생과 전개를 조사하는 구조화된 접근법이다.

② 근본원인분석은 위해사건이나 근접오류와 연관하여, 수행상의 변이에 기여하는 혹은 기초적인 원인 요소를 규명하는 과정을 말한다.

③ 근본원인을 분석하는 궁극적인 목적은 빈번하게 위해사건을 일으키는 잠재적 오류를 제거하여 미래의 위해를 예방하는 것이다.

5) 환자안전 보고체계 24 19

(1) 환자안전 보고체계의 개념

① 환자안전 보고체계의 목적은 보고된 자료의 체계적 분석을 통해 근본원인을 찾아 시스템을 개선하고 반영하여 오류의 재발을 방지하는데 있다.

② 현장실무에서의 환자안전보고체계

㉠ 강제적 보고체계: 의료제공자가 책임을 지도록 하는데 일차적인 목적이 있으며 중대한 손상 혹은 사망과 관련된 오류에 초점을 둔다.

㉡ 자발적 보고체계: 안전의 향상에 초점을 두고 통상적으로 위해를 일으키지 않은 오류 또는 환자에게 극히 가볍고 경미한 위해를 일으킨 오류의 보고에 초점을 둔다.

※ 환자 안전사고를 발생시킨 사람이 자율보고를 한 경우 [환자안전법]에 의해 행정처분을 감경하거나 면제할 수 있다.

(2) 환자안전문화의 구축 23

① 환자안전문화의 개념

㉠ 팀워크, 명확한 커뮤니케이션, 오류와 관련된 개방적인 태도 등이 작동하는 환경을 의미한다.

㉡ 긍정적인 안전문화를 가진 병원은 상호신뢰에 기반한 의사소통, 안전의 중요성에 대한 인식 공유, 예방조치의 효과에 대한 신뢰형성 등의 특징을 갖는다.

② 환자안전시스템의 구축: 환자안전을 위한 시스템에 포함되는 요소는 단순화, 표준화, 반복확인, 팀워크와 커뮤니케이션의 향상, 과거 실수로부터의 학습, 오류의 경험 공유 등이다.

(3) 환자안전문화

정부, 의료기관 인증조직, 전문가 단체들의 환자안전에 대한 기대가 높아지면서, 시스템 접근에 기초한 안전문화 속에서 리더와 구성원들이 행동하는 문화를 개발하도록 하는 요구가 높다.

핵심문제

01

다양한 분야에서 적용되고 있는 CQI 활동 시 여러 가지의 질 관리 분석도구를 사용하는데 개선가능성이 높은 문제를 찾아 중점적인 노력을 기울일 수 있도록 도와주는 도구는?

① 런 챠트
② 히스토그램
③ 파레토 챠트
④ 인과관계도
⑤ 레이더 챠트

02

간호의 질평가에서 과정적 접근에 해당하는 것은?

① 간호인력의 수는 적절한가?
② 욕창을 예방하기 위해 전문적 지식과 기술을 정확히 적용하는가?
③ 환자의 응급실 체류시간이 6시간 이내인가?
④ 욕창발생 위험을 사정하기 위한 표준화된 도구가 있는가?
⑤ 정확한 환자확인을 위한 규정이 있는가?

정답 / 01 ③ 02 ②

🧳 CHAPTER 06 　간호단위관리

1. 간호단위 환자관리

1) 간호단위의 개념 🔢 🔢
① 한 사람의 간호관리자와 여러 사람의 간호사와 기타 직원의 참여와 활동으로 움직여 나아갈 수 있는 적당한 환자 수와 이에 따른 적절한 시설의 범위를 의미한다.
② 최적의 간호를 수행하기 위한 간호목표를 달성하는 간호관리의 기본단위로서 일정 수의 간호대상자와 직원, 시설의 범위를 포함한다.
③ 간호단위 관리자의 책임에 따라 조직구조와 관리체계를 갖추어 수간호사, 책임간호사, 일반간호사 등 수직적 구조로 구성된다.

2) 간호단위 관리의 중요성
① 환자 측면: 각 단위에서 발생되는 치료적 대인 관계는 간호사의 간호행위에 따라 효율성도 달라질 수 있어 환자에게 중요하다.
② 간호조직 측면: 각 간호사의 효율적인 간호행위가 환자의 건강회복, 건강유지, 건강증진에 그 맡겨진 책임과 역할을 다하였다는 경험을 하게 될 때 간호사들은 직업적 만족감과 성취감을 경험하고 나아가서는 전문적 업무에 대한 자아실현을 성취할 수 있게 된다. 간호에 대한 이미지가 상승될 수 있으므로, 간호조직 전체를 위해서도 바람직한 현상을 초래할 수 있으므로 간호단위 관리는 중요하다.
③ 병원 측면: 병원은 특수한 목적을 달성하기 위해서 구성된 일종의 공식적 사회구조이다. 병원의 일차적인 목적은 양질의 의료 체공이며 이차적 목적은 조직의 생산성 향상과 경제적 가치의 추구이다. 이러한 목적을 달성하기 위해 간호단위 별 관리가 중요하다.

3) 간호단위 환자관리 🔢 🔢

(1) 입원관리
간호사는 환자가 의료기관에 온 직후부터 가능한 한 빨리 자료수집을 하고, 동시에 간호사의 전문적 지식이나 경험을 통해서 각기 다른 상황에 따라 발생 가능한 간호문제나 간호요구가 무엇인지를 알아야 한다.

(2) 퇴원관리
① 퇴원관리(퇴원계획)는 환자에게 차후 적절한 수준의 간호나 환자의 정상적인 생활로 조속히 돌아갈 수 있도록 체계적으로 고안된 관리 프로그램을 말한다.
② 퇴원계획 수립 시 고려해야 할 5가지 변수
　ⓐ 질병/건강의 연속선상에서의 정도
　ⓑ 간호의 기대되는 결과
　ⓒ 요구되는 간호의 기간
　ⓓ 필요로 하는 서비스의 종류
　ⓔ 활용 가능한 자원

(3) 전실(전동)관리 🔢 🔢
① 전실은 같은 병동 내에서 다른 병실로 이동하는 것이다.
② 전동은 한 병원 내에서 다른 병동으로 이동하는 것이다.
　📋 담당 간호사는 먼저 전동 예정 병실을 확인하고, 환자가 전동할 병동에 연락하여 이동시간을 확인하여야 한다.

4) 환자 안전관리활동 🔢 🔢 🔢 🔢 🔢 🔢

(1) 안전관리 12 05

① 안전관리 개념: 사고발생 원인을 제거하여 사고로 인한 손실을 미연에 방지하기 위한 간호계획을 수립하고 실시하여 대상자에게 안전한 간호를 제공한다.

② 낙상예방의 일반적 지침 17 14 12 10 05

　㉠ 창문을 낮게 하면 그만큼 낙상 가능성이 높아지므로 창문을 높게 하여야 한다.

　㉡ 병원 바닥에 미끄러운 용액이나 물이 떨어져 있는지 자주 관찰한다.

　㉢ 노인환자를 위해 변기나 욕조 주위에 손잡이를 설치한다.

　㉣ 의식 없는 환자나 아동, 노인 및 운반차로 이동 시 반드시 침대난간에 올려 고정시킨다.

　㉤ 움직임이나 보행이 불편한 환자를 부축한다.

　㉥ 고위험 약물 복용 시에는 약물 부작용의 발생에 대해 모니터한다.

　㉦ 보호자에게 낙상의 가능성과 위험에 대하여 교육하고, 주의를 기울이게 한다.

　㉧ 보행 시에는 단계적으로 서서히 움직이며, 바닥이 미끄럽지 않은 신발이나 슬리퍼를 신도록 한다.

③ 안전관리에 관심을 기울여야 하는 대상자 13 11 08

　㉠ 시력, 청력 장애

　㉡ 연령, 질병, 약물복용으로 인한 무기력 상태

　㉢ 정신적, 감정적 변화로 인한 판단력 결핍

　㉣ 졸도, 경련, 뇌출혈, 심장마비 등의 위급한 증상

　㉤ 환자의 부주의, 무관심, 건망증, 협조 거부

(2) 위험관리 20

① 화재발생 시 환자관리

　㉠ 화재발생 시 연기와 불을 차단하기 위한 자동 방화문이 닫히도록 설치되어 있어야 한다.

　㉡ 초동진화조가 도착하기 전까지는 우선 소화기로 진화를 시도한다.

　㉢ 화재위험을 가장 먼저 발견한 간호사는 즉시 "불이야" 외쳐서 주변에 알린다.

　㉣ 화재발생 시 피난대상 우선순위

　　ⓐ 화재발생 병실 환자와 화재발생 옆 병실 환자가 1차 피난대상이다.

　　ⓑ 화재발생 병실에서 가까운 병실의 환자 순서대로 2차로 대피시킨다.

② 환자 유형별 대피방법

　㉠ 경환자부터 중환자 순으로 대피 시키도록 한다.

　㉡ 걸을 수 있는 사람부터 걸을 수 없는 사람 순으로 대피시킨다.

　㉢ 자력으로 대피 가능한 거동환자 및 보호자, 방문객은 스스로 대피한다.

　㉣ 경환자는 대피요원과 보호자의 도움으로 대피하고, 중환자는 의료진이 동행하여 대피한다.

③ 전문직 간호실무와 관련된 위험관리

　㉠ 환자에게 간호실무를 적용하는 중에 임상적 오류를 범할 위험

　㉡ 임상오류가 없이 고소당할 위험을 줄이기 위해 불평을 효과적으로 다루는 방법

　　ⓐ 잘 듣고 환자가 자신을 충분히 표현하게 놓아둔다(사건의 인정).

　　ⓑ 방어하지 않고(다 말할 때까지 기다림) 감정적으로 반응하지 않는다.

　　ⓒ 환자의 기대를 묻고 할 수 있는 것과 할 수 없는 것을 설명하고 협상한다.

　　ⓓ 취해질 행동과 기한에 대해 동의하고 계속 관리한다.

　㉢ 환자와의 관계에서 부주의, 지각, 건망증, 외모, 품행, 이해력이 좋지 않을 때, 즉 신뢰할 수 없거나 결정을 잘못함 등과 같은 행동을 함으로써 질 낮은 간호제공자라는 인식을 줄 위험

　㉣ 환자는 비밀을 유지하지 못해 환자의 신뢰를 저버릴 위험

　㉤ 사전 동의에 관한 환자의 권리 위반 위험

ⓗ 환자가 필요로 하는 정보의 알림에 실패할 위험

ⓢ 낮은 질 평가의 위험 및 훈육(징계)의 위험

ⓞ 환자 간호행위에 대한 과다청구는 의료사기로서 자격상실, 정지, 벌금, 직업상실을 가져올 수 있는 위험

ⓩ 경영실패의 위험 및 고위험 환자관리 위험

④ 습관적 태만으로부터의 위험은 통제되어야 하며, 자연재해나 화재·감전 등에 대한 계획이 있어야 하고, 설비유지 프로그램 등 위험관리 프로그램이 준비되어야 한다.

2. 환경과 감염관리

1) 환경관리 21 18 12 10 05 01

환경관리란 간호단위를 둘러싸고 있으면서 간호단위관리에 영향을 미치는 일체의 상황을 관리하는 것이다.

(1) 심미적 환경

색채의 조화는 중요하며 심리적, 생리적으로 영향을 미친다(낮은 채도, 높은 명도 권장).

(2) 온도와 습도 18

온도와 습도는 업무환경의 쾌적함과 환경오염에 영향을 준다. 병원 환경에서 추천되는 온도는 18~23℃이고, 습도는 35~75%이다.

(3) 소음

① 소음은 신경계통을 자극함으로써 환자를 불쾌하게 만들고 안정을 방해하며 피로를 과중시킬 뿐만 아니라 간호사들의 업무능률도 저하시키므로 소음 조절은 병동의 안정된 환경조성에 필요한 요소이다.

② 보통 대화는 40~60dB이며, 50~60dB의 소음이 있는 경우 생리적 반응이 나타난다.

③ 처치실, 준비실, 간호사실은 40dB 이하, 환자방은 30dB 정도 유지하는 것이 바람직하다.

(4) 환기관리

① 환기는 환자를 편안하게 해주고 건강을 증진시키는 역할을 한다.

② 병실의 온도와 습도를 조절하고 신선한 공기를 유지하기 위해서는 지속적인 중앙조절식 환기를 이용해야 한다.

③ 병실 내 정화된 공기유입은 시간당 4회 기준이며, 특히 중환자실은 깨끗한 공기유입을 위해 시간당 25회 기준으로 공기가 순환되도록 하고, 출입문을 항상 닫아준다.

④ 정화된 공기가 유입되도록 병실로 통하는 문은 닫아둔다.

⑤ 선풍기는 먼지를 일으켜 감염의 요인이 되므로 이용하지 않는다.

⑥ 정기적으로 먼지 흡입 및 공기필터를 교환해야 하므로 확인한다.

⑦ 격리실은 환자상태에 따라 양압과 음압으로 조절되는지 확인한다.

⑧ 공기오염을 예방하기 위해 환자의 환의를 교환하거나 목욕을 시킨다.

(5) 조도 21

① 일반병실은 100Lux, 병실처치등을 켰을 때는 200Lux를 유지한다.

② 일반병동의 처치실과 중환자실은 400Lux를 유지한다.

③ 일반적으로 처치가 끝나면 안정을 위해 조도를 낮추도록 한다.

④ 환자 침대 머리 쪽에 간접조명을 설치한다.

(6) 환경관리의 중요성

① 환자의 기본적인 욕구를 충족시키고 직원의 업무능률을 향상시킨다.

② 환자의 간호에 대한 만족도를 높여 효율적인 병원 운영을 가능하게 한다.

2) 감염관리 ㉓ ⑲ ⑫ ⑥

(1) 감염관리 개념

노령인구의 증가, 장기간의 항생제 사용으로 인한 항생제 내성균 증가, 각종 인체 내 삽입기구 시술의 확대 등으로 병원감염이 증가하는 실정이다.

(2) 병원감염의 예방방법 ㉒ ⑬ ⑩

① 병원감염을 예방하기 위해 특별히 주의를 기울여야 하는 부분은 손 씻기, 환경의 청결관리, 각 단위에서 보관하고 사용하는 기구소독 등이다.

② 의료인의 환자 접촉 전과 후에 손 씻기는 아직도 가장 쉬우면서 효과적인 감염 예방방법으로 강조되고 있다.

③ 격리

㉠ 격리란 일반적으로 결핵과 같은 공기매개질환의 경우 다른 사람들을 보호하기 위하여 환자를 격리시키는 것을 의미한다.

㉡ 환자의 면역성이 매우 약하여 일반인들로부터 보호받기 위한 역격리를 시행하기도 한다.

㉢ 소화기계, 호흡기계, 피부 또는 창상의 감염이나 다제내성균(MRSA, VRSA, CRE 등) 감염환자로 판명된 경우 접촉격리지침을 따라 독방이나 같은 종류의 균에 감염된 환자가 모여 있는 방으로의 격리(cohort isolation)를 하며 필요한 경우 감염관리 전문가에게 의뢰한다.

㉣ 환자가 사용하는 격리실 내부는 음압으로 유지시키고 1시간당 환기를 6~12회 시킨다.

㉤ 환자의 침상카드와 차트에 접촉 주의표시를 부착하여 등록을 시행하며, 강화된 접촉격리가 필요한 경우 손 씻기 등의 표시를 격리실 문에 부착하며 코호트 격리(동일한 집단으로 격리하는 것: cohort isolation)인 경우 환자의 침상카드에 부착한다.

㉥ 격리실 출입 시 혈액, 체액, 기타 오염된 물품, 손상된 피부, 점막접촉이 예상되는 경우는 장갑이나 가운, 비닐 앞치마 등을 착용한다.

㉦ 환자 처치 전후에 손 씻기를 시행하며 오염된 장갑으로 다른 환자나 기구를 만지지 않는다.

㉧ 환자이동을 가능한 한 제한하며, 이동 시에는 주위 환경을 오염시키지 않도록 주의한다.

> **참고 MRSA, VRE 감염관리 지침**
> • 간호행위 전후의 손 씻기를 철저히 하고 침상 옆에 감염스티커를 부착한다.
> • 접촉 격리에 집중하고 혈압계, 청진기, 산소포화도 센터 등은 단독으로 사용한다.
> • 기구 및 사용 물품을 소독하는 경우에 다른 환자의 물품과 별도로 분리수거한다.
> • 퇴원 시 병실 소독을 반드시 시행한 후에 다른 환자가 사용할 수 있도록 한다.

(3) 병원감염 발생빈도

① 미생물의 오염가능성이 높은 중환자실과 화상환자병동, 투석실 등에서 높게 발생한다.

② 원인병원체로는 그람음성간균이 50~70%로, 포도상구균이 10~20%를 차지한다.

③ 감염 발생 부위는 요로감염이 30~40%, 수술 후 창상감염 20~25%, 호흡기계 감염 10~20% 순서로 높다.

3. 물품과 약품관리

1) 물품관리 ⑲ ⑮ ⑫ ⑩

물품관리란 조직이 목적 달성을 위해 업무를 수행할 때 소요되는 물자의 효율적인 활용을 위한 제반관리를 말하며 환자의 치료를 돕고 병동의 기능을 원활히 하기 위한 필수적인 원칙이며 합리적인 관리수단이면서 경제적인 관리기술이다.

(1) 기준량 설정 16

① 비품은 침상 수에 따라, 소모품은 환자 수에 따라 설정한다.

② 환자 수와 환자의 연령, 성별, 질병상태, 간호요구도를 고려한다.

③ 불필요한 물품을 반환할 수 있는 기회를 제공한다.

④ 분실한 물품 및 물품의 가격, 견고성, 물품 청구기간의 간격 등을 고려한다.

(2) 물품의 청구 18

① 여유분을 포함하여 소요될 수량, 물품청구의 접수 처리와 운반비, 물품의 보관장소, 물품의 부패성, 청구양식 이용(목록, 청구수량), 가격과 견고성, 간호단위의 특성, 교환방법 등을 고려한다.

② 물품청구 기준량은 예산 소모량과 정확하게 일치시키는 것이 아니라 여유분을 포함한다.

> **참고 물품 분류**
>
> 1) 재고자산: 약품, 의료소모품, 진료재료
> 2) 고정자산: 비품, 기계설비
>
> 3) 소모성 자산: 사무용품
> ※ 일반적으로 간호단위에서는 비품과 소모품으로 구분이 된다.

(3) 물품공급방법 18

① 정수교환: 사용빈도가 높고, 소모량이 일정하며, 부피가 작은 물품을 대상으로 공급부서에서 정기적으로 정수량만큼 공급하는 방법이다.

② 정수보충: 사용빈도가 높은 물품 중 부피가 커서 자리를 많이 차지하는 물품에 대하여 공급부서에서 정기적으로 재고량을 파악 후 사용량만큼 채워주는 방법이다.

③ 정규청구, 응급청구: 사용빈도가 일정치 않거나 사용빈도가 낮은 품목은 정규청구를, 응급상황 및 정수물품에 없는 물품은 응급청구 방법을 선택한다. 필요시마다 청구가 가능하며 응급청구 시 즉시 불출하고 정규청구 시 정수보충물품과 같이 불출할 수 있다.

(4) 물품의 보관 10 08

① 품명과 규격에 따라 분류하고 간호단위 관리자의 책임하에 창고나 물품장에 보관한다.

② 고액물품, 변질되기 쉬운 것, 고무제품 등은 통풍에 더욱 주의하여 보관하도록 한다.

③ 비품은 유용성, 청결, 안정성을 고려하여 배치하고 소독품은 소독 날짜가 최근 것일수록 뒤에 둔다.

④ 새로운 물품은 사용법과 사용 후 처리에 대한 지침서를 제시하고 모든 간호사가 쉽게 찾을 수 있도록 항상 같은 자리에 두어야 한다.

(5) 간호단위관리자의 물품관리 17

① 비품과 소모품의 기준량 설정

② 적절한 청구와 교환

③ 물품의 보관관리

④ 재고목록 정기점검

⑤ 물품사용의 지도훈련

(6) 물품관리의 중요성 15

① 병원 예산 중 인건비 다음으로 많은 부분을 차지한다.

② 물품관리 소홀은 대상자에게 위험을 초래할 수 있다.

③ 시간과 에너지 절약에 효율적이며 질적 간호 제공에 도움을 준다.
④ 간호사가 병원물품을 주로 이용하고 관리한다.
⑤ 물품관리는 양적인 면과 질적인 면을 동시에 고려해야 한다.

2) 약품관리 20 18 14 10

(1) 약품관리의 개념
① 병원 전체에서 투약과 관련된 모든 약품의 구입, 분배, 통제 및 투약까지를 의미한다.
② 약품관리의 책임부분: 의사는 처방내용, 약사는 처방된 약의 조제에 관한 것, 간호사는 환자에게 약이 제공되는 과정에 대해 주로 책임을 진다.
③ 약품관리의 중요성: 약물관리는 약물치료의 질에 큰 영향을 미친다.

(2) 약품의 청구와 공급
① 정규약: 의사가 전날 처방을 내면 다음날 공급하는 약
② 응급약: 환자상태의 변화에 따라 긴급히 필요한 약품으로 처방 즉시 수령하는 약
③ 추가약: 정규약 이외의 처방변경이나 입원 시 발행한 약 처방에 따라 약국에서 일정한 시간에 간호단위로 공급하는 약
④ PRN약: 환자의 상태변화에 따라 수행이 예측되는 처방으로, 실시조건에 따라 간호사가 상황에 따라 실시할 수 있는 처방에 의한 약
⑤ 퇴원약: 오전에 정해진 시간에 처방접수하면 퇴원 당일 오전 중에 간호단위로 퇴원약 수령 가능한 약

(3) 구두처방 24
① 응급한 상황에서 의사가 환자 옆에 갈 수 없는 경우에만 사용된다.
② 심폐소생술(DNR) 금지는 구두처방이 불가능하다.
③ 우선 구두처방(V/O) 표시하고 처방 한 의사명과 처방받은 간호사명, 의사에게 그 처방을 확인한 간호사명을 기록하고 수행한다.
④ 구두처방 후에는 24시간 이내에 서면처방을 받고, 주치의의 구두처방을 쓰고, 읽고, 재확인한다.

(4) 약품의 보관
① 냉장보관이 필요한 약은 인슐린, 백신, 좌약, 혼합약 등이다.
② 항생제와 일반주사제, 수액은 실온에서 투약카트나 약품장에 보관한다.
③ 차광이 필요한 약품은 차광용 비닐을 씌워 빛을 피한다.
④ 빛과 열, 습기, 가스 등에 노출 시 화학적 변화를 일으키므로 주의해야 한다.
⑤ 유효기간을 엄수하고 정기적 점검 및 확인을 한다.
⑥ 간호사는 약품설명서 중 보관에 대한 사항을 숙지하고 약품사용 용도별로 비치 보관한다.

(5) 마약관리 24 23 22 21 18 15
① 마약은 반드시 이중 잠금장치가 되어 있는 철제 마약장에 보관해야 하고 마약대장을 기록한다.
② 마약장의 열쇠는 각 근무시간대의 담당간호사가 직접 일일 재고관리 및 인수인계해야 한다.
③ 마약 파손 시에는 즉시 현장에서 사진을 찍고 조각을 보존해야 하며 파손된 마약을 수거한 후에 관리자가 서명하고 "마약파손 보고서"와 함께 약국으로 보내야 한다.
④ 향정신성의약품의 경우 잠금장치가 있는 곳에 보관하고 냉장보관 약의 경우는 냉장고 내의 잠금장치가 부착된 보관함에 보관하도록 한다.
⑤ 사용하지 않은 마약과 사용 후 남은 마약은 반납처방을 써서 곧바로 반납 처리하도록 한다.

4. 간호정보와 기록관리

1) 간호기록 05

(1) 간호기록의 개념 22

① 기록이란 사실에 관한 정보를 정확하고 간결하게 남겨서 하나의 객관적인 사실로 보관하고 활용하는 것으로서 간호사는 환자의 의료기록에 적절한 정보를 정확히 기록해야 할 책임이 있으며, 의료기록을 임의로 수정하였을 경우는 면허정지나 취소에 해당될 수 있다.

② 간호기록이란 환자의 입원 시 사정에서부터 퇴원 시의 평가에 이르기까지 계속되는 간호과정의 타당성과 그 결과를 입증할 수 있는 정확하고 완전한 내용을 조직적이고 체계적으로 기록한 문서를 말한다.

(2) 간호기록의 목적 14 13

① 의사소통: 기록은 의료팀 간에 환자정보를 정확하게 교환할 의사소통의 수단이 된다.

② 간호계획: 대상자의 간호를 계획할 때 대상자의 기록에서 필요한 정보를 얻는다.

③ 법적 증거: 법적으로 기록은 관찰·중재·평가를 기록한 특별한 유형의 의사소통 형태이다. 기록은 법정에서 증거로 채택되므로 환자가 입원한 기간의 사건을 반영한다.

④ 교육: 질병의 특성과 그에 대한 반응을 배우는 효과적인 방법은 의무기록을 읽는 것이다.

⑤ 질 향상: 대상자의 기록을 정기적으로 검토하는 것은 병원에서 제공하는 의료 질 평가의 기본이 된다.

⑥ 통계 및 연구: 임상질환, 합병증, 특별한 의학적·간호학적 치료의 적용, 사망, 질병으로부터의 회복 등의 빈도와 관련된 통계학적 자료를 대상자의 기록에서 수집할 수 있다.

⑦ 감사: 대상자의 기록은 대상자에게 제공된 치료나 간호의 질을 점검하고 평가하는 데 이용된다.

⑧ 진료비 산정: 양질의 의료서비스가 제공되었는지는 보험자, 피보험자, 정부의 중요한 관심사이며 이를 증명할 정보로 활용된다.

2) 보고관리

(1) 보고(reporting)의 개념

보고는 다른 사람에게 정보를 주기 위한 목적으로 대상자의 자료를 구두나 서면 또는 컴퓨터 등으로 의사소통을 하는 것으로 본 것, 행한 것에 대한 정보를 주는 것을 말한다.

> **중요** SBAR(situation, background, assessment, recommendation) 21
>
> SBAR는 매우 중요한 문제와 관련된 상황(S, situation), 배경(B, Background), 평가(A, Assessment), 권고(R, Recommendation)를 포함한 구조화된 의사소통의 도구를 의미한다. SBAR는 명확하고 간결한 형식으로 구성정보에 대한 체계를 제공하며 특히 환자 이동이나 응급상황 등과 같은 상황에서 간호사 혹은 의료진 간의 의사소통을 명확하고 효과적으로 할 수 있어 환자안전에 많은 도움을 줄 수 있다.

(2) 보고의 종류

① 간호부의 보고

ㄱ 월말보고: 간호시간 수, 직원의 휴가, 병가 등의 행정상 필요한 통계보고

ㄴ 연말보고: 1년간의 업적보고

ㄷ 대외보고: 행정기관이나 간호단체에서 요청하는 보고서나 질문지 회답 등

② 간호단위의 보고: 단위 관리자가 다루는 보고서는 매일의 업무보고, 중환자 보고, 특수 사건 보고(사고, 도난, 약물오용), 입·퇴원 및 전과 보고, 직원에 대한 보고, 물품보고, 실무교육에 대한 보고 등이 있다. 07

ㄱ 서면보고

ⓐ 24시간보고서

- 각 근무교대 시간 30분 전 정도에서 기록하는 보고서이다.
- 내용: 환자의 일일상태, 입퇴원환자, 전과, 중환자, 수술 및 특수 검사환자, 근무시간에 입원하고 있는 중환자 수, 간호진단 계획 등을 기록한다.
- 간호단위의 사항을 한눈에 알 수 있는 장점이 있다.
  ⓑ 사건보고서
    - 환자의 치료과정 중 발생하는 비정상적이거나 예기치 않았던 사건을 보고하는 것이다.
    - 사건보고는 정확한 사건의 경위를 밝히기 위한 것으로 6하원칙(누가, 언제, 어디서, 무엇을, 어떻게, 왜)에 준하여 기술한다.
    - 사건보고서에는 사건발생 경위, 사건발생 장소 및 시간(일시), 사건발생의 내용(피해나 상해정도), 사건발생의 원인, 환자(피해자)의 간단한 인적사항, 사건발생에 따른 조치사항 등이 들어가야 한다.
  ㉃ 교대 시 보고: 각 근무의 인수인계 시 단위 내 환자상태, 단위의 일반적 상태, 환자 수, 환자 성명과 진단, 입·퇴원 환자, 수술환자, 중환자 등 중요사항을 서면으로 인수인계한다.
③ 사건보고 시 유의사항 **24 15**
  ㉠ 6하원칙에 준하여 정확하게 기술한다.
  ㉡ 가능한 사실을 객관적으로 정확하게 요점을 강조하며 간결하게 말한다.
  ㉢ 누구에게 무엇을 보고할 것인지 확실히 정하고 어떻게 보고할 것인지 보고의 방법을 선택한다.
  ㉣ 필요에 따라 실물, 도표, 인쇄물을 준비하고 구두보고나 서면보고 중 효과적인 방법을 선택한다.
  ㉤ 간호사는 아무리 작은 사고라도 모두 보고해야 할 책임이 있음을 인식한다.
  ㉥ 사건보고서는 환자의 차트에 보관하지 않고 따로 보관한다.
  ㉦ 적신호사건인 경우 48시간 이내에 보고서를 제출하고 그 외에는 7일 이내에 보고서 검토를 완료한다.

3) 간호정보시스템의 개념 **20 18 12 10 07**

(1) 간호실무에 간호정보체계 도입의 궁극적 목적: 환자간호의 질 향상
① 간호정보시스템의 활용영역을 간호실무(Care), 행정(Administration), 연구(Research), 교육(Education)의 4영역으로 규정하였다.
② 간호의 효율성과 전문성 확립 및 간호의 질적 수준을 향상하기 위해 간호정보시스템 중 우선적으로 간호과정이 개발되어야 한다.

(2) 간호정보체계의 필요성 **12 10 07 01**
① 합리적인 인력관리와 업무능률 증대 및 비용절감 효과를 가져온다.
② 직접 간호시간을 늘림으로써 간호의 질을 향상시키고 필요한 인력의 수를 줄임으로써 경영의 효율성을 이룰 수 있다.
③ 향후 간호비용의 효율성, 적정 간호 인력산정 등 간호행정의 기초자료를 분석하는 기준 개념으로 적용한다.

(3) 간호정보체계의 기능 **05 04**
① 간호의 질 관리
② 표준화된 환자정보 관리
③ 신속하고 정확한 의사소통
④ 의사결정 지원
⑤ 간호진단과 간호중재가 포함된 간호과정의 관리
⑥ 자원과 교육적 운용
⑦ 환자에 대한 제반 기록 업무
⑧ 각종 통계 업무

(4) 간호정보시스템의 활용 🗓 🗓 🗓 🗓

CARE	예시
간호실무(Care)	전자간호기록, 처방전달시스템, 간호계획시스템, 간호 진단 및 중재, 결과시스템 등
간호행정 (Administration)	간호인력산정시스템, 환자분류시스템, 물품관리시스템, 질관리시스템, 간호수가시스템, 각종 보고서 등
간호연구(Research)	문헌검색시스템, 통계시스템, 데이터마이닝, 데이터웨어하우징 등
간호교육(Education)	컴퓨터지원교육시스템(Computer Assisted Learning System)

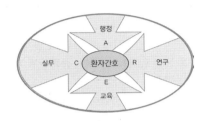

[간호정보시스템의 활용 4영역인 CARE 측면과 예]

4) 병원정보시스템 🗓

(1) 병원정보시스템의 종류

병원정보시스템(HIS: Hospital Information System)은 처방전달시스템(OCS: Order Communication System), 사무자동화(OA: Office Automation) 및 영상정보로 나눌 수 있다.

① 처방전달시스템(OCS): 병원정보시스템 중 가장 기본이 되는 시스템으로서 환자에게 발생되는 처방을 중심으로 진료부서, 진료지원 부서, 원무 부서 간에 전달되는 과정을 전산화한 시스템이다.

② 사무자동화: OCS에서 나오는 정보를 기초로 하여 인사급여, 경리와 물품관리 및 원가분석, 경영분석에 이르기까지 병원 경영에 필요한 시스템을 정보화한 것이다.

③ 영상정보: 병원에서 발생하는 영상정보(예 X-Ray, CT, 초음파 등)의 그래픽을 전산화하여 저장하고 검색할 수 있는 시스템을 말하며 크게 PACS(Picture Archiving Communication System), 원격진료(telemedicine) 및 손으로 쓴 의무기록 차트를 스캐닝하여 디지털화한 의무기록 광파일로 나눈다.

(2) 병원정보시스템 도입으로 얻을 기대효과

① 진료서비스 개선

② 행정업무 개선

③ 자원관리 효율성

④ 의사결정을 잘 할 수 있는 지원시스템

⑤ 수익성 개선

⑥ 의료진에게 편리함을 제공

핵심문제

01

직원의 감염 예방을 위한 간호관리자의 행동으로 적절한 것은?

① 오염된 주사침은 뚜껑을 다시 씌워서 폐기하도록 한다.
② 정기적으로 건강검진과 예방접종을 하도록 직원을 독려한다.
③ 사용한 바늘은 바깥으로 구부려 몸쪽으로 향하지 않도록 한다.
④ 활동성 결핵 환자를 가놓할 때 수술용 마스크를 착용하도록 한다.
⑤ 오염된 혈액제제에 직원이 노출되었을지라도 증상이 없으면 그대로 둔다.

02

음압격리병실에 입원한 활동성 폐결핵 환자가 B형간염을 진단받았다. 간호사가 해야 할 활동은?

① 외과용 마스크를 착용한다.
② 병실 문을 열어 환기를 한다.
③ 환자를 B형간염 코호트 격리 병실로 보낸다.
④ 환자에게 사용한 수액세트는 일반의료폐기물로 분리한다.
⑤ 공기주의를 적용하면서 채혈과 정맥주사 시 주사침 손상에 주의한다.

정답 / 01 ② 02 ⑤

📋 CHAPTER 07 간호전문직의 이해

1. 간호역사

1) 세계 간호역사

(1) 원시시대 간호 🔟 08 03

① 여성들의 자기간호 및 가족간호 위주로 보호본능과 경험적인 치료 및 간호가 이루어졌다.
② 원시시대의 간호는 본능적 간호에서 경험적 간호 그리고 미신적 간호로 변화하였다.
③ 물활론(Animism)이 바탕이 되어 모든 물체가 살아 있어서 인간의 건강과 질병을 좌우한다고 믿는 정령신앙이 중심이 되었다.

(2) 고대 간호

① 이집트(Egypt) 08
  ㉠ 파피루스(Papyrus)는 의료에 관한 가장 오래된 기록으로 질병의 원인, 증상, 처방이 기재되어 있어서 그 당시 실제로 의료를 제공하였음을 알 수 있다.
  ㉡ 임호텝(Imhotep)은 역사상 최초의 신부의사(Priest physician)로 활동했다.
  ㉢ 약리학, 산파술, 공중위생, 위생법을 다루었고, 배수시설, 음식, 운동, 신체적 청결을 강조하면서 성생활을 단속하였다.
  ㉣ 사후세계에 대한 신념에 따라 시체를 썩지 않게 보존하는 의학기술이 발달했다(영혼불멸설).
  ㉤ 점성술을 바탕으로 의학이 발달하여 질병을 운명적인 것으로 받아들였다.
  ㉥ 여성의 지위는 다른 고대국가보다 높은 편이었으며, 가사일, 유아양육과 병든 사람을 간호하였다.
② 중국(China) 14 10 07 06
  ㉠ 중국의학의 특징
    ⓐ 예방과 혈액순환에 중점을 두며, 진맥이론과 기술이 발달하였고 유교, 불교, 도교가 건

강관리에 영향을 미쳤다.
ⓑ 음양오행의 조화가 이루어질 때 건강하다고 보았으며, 사람의 체질에 따른 치료법이 발달하였다.
ⓒ 약초, 침과 뜸을 이용해 몸 전체를 치료하고, 오염된 식수를 끓여 마시면서 자연스럽게 차 문화가 발달하였으며, 병의 원인을 자연에서 찾고, 자연에 의한 치료방법을 추구하였다.
ⓓ 내과치료 수준이 가장 높았고, 외과치료는 궁중 내에서 시행하는 거세와 상처치료에 국한되었다.
ⓛ 중국의 명의와 간호: 명의 편작은 보고, 듣고, 묻고, 느끼는 진찰방법을 사용하여 환자를 돌보고 진맥에 정통하였다. 명의 화타는 침구, 마취, 외과수술 등을 시행하였다. 유교의 남성 우월사상으로 인해 아들을 낳는 출산의 용도로 여자를 대우했으며 간호는 가족구성원을 돌보고 관리하는 기능으로만 생각하였다.

(3) 초기 기독교 시대 간호 **15 13 12 09 07**
① 초기 기독교 신앙의 영향
ⓐ 박애주의, 이타주의, 실천봉사, 계급타파 정신 등이 간호발달에 지대한 영향을 미쳤다.
ⓛ 사회봉사로서의 간호가 시작되면서 자기 가족 이외의 사람을 간호하기 시작했다.
ⓒ 여집사의 활동은 간호사업이 여성 사업으로 발전하는 기초가 되었다.
   ※ 페뵈(Phoebe): 최초의 여집사, 최초의 방문간호사
② 초기 기독교 시대에 여집사단이 간호에 미친 영향
ⓐ 과부 집사단, 처녀 집사단 등 여집사단을 중심으로 한 조직화된 간호가 시작되었다.
ⓛ 순수한 이타주의에서 우러난 봉사였다는 점과 여성들이 간호 사업에 종사할 수 있는 중요한 요인이 되었다.
ⓒ 로마 상류층 여성들이 사회적 지위향상과 신 앞에서는 만인이 평등하다는 기독교의 가르침에 영향을 받으면서 간호사업에 종사하는 로만메트론 등이 많이 나타났다.
ⓡ 여집사단
   ⓐ 과부 집사단은 다시는 결혼하지 않겠다는 서약과 함께 병원 발달에 중요 역할을 하였다.
   ⓑ 처녀 집사단은 순결한 생활 서약을 바탕으로 간호사업에 종사하였다.
③ 로만메트론(로마의 귀부인 간호사업가들)
ⓐ 높은 사회적 지위와 부를 가진 로마의 귀부인들이 기독교 영향으로 간호업무와 자선사업의 기초가 되었다.
ⓛ 대표적인 로만메트론
   ⓐ 마르셀라는 수도원의 창시자, 수녀들의 어머니로 가난하고 병든 자들을 돌보았다.
   ⓑ 화비올라는 최초 기독교 병원 설립(나조니쿠니움), 상처와 욕창 치료를 위주로 돌보았다.
   ⓒ 파울라는 최초로 체계적인 간호사 훈련을 시켰으며 순례자를 위한 호스피스를 마련하고 병자를 위한 병원을 설립하였다.

(4) 중세 전반기의 간호
사회가 교회에 의해 지배를 당한 시기로 비종교적 의학이 지고 과학적·기술적 의료가 쇠퇴하였다.
① 간호의 암흑기
ⓐ 사회제도의 무질서와 상업의 발달 및 도시인구의 증가로 공중위생 문제가 대두되었다.
ⓛ 전염병이 만연했으나 유행병은 신의 섭리라고 생각하여 질병예방에는 관심이 없었다.
② 간호활동에 왕족, 귀족이 종사
③ 수도원 간호 특징
ⓐ 수녀로서의 존엄성을 가지며 남녀 환자를 모두 간호하였다.

ⓒ 소수 특정 계층에게만 이루어지던 간호에서 대규모 간호서비스를 여자들이 할 수 있게 되었다.

④ 봉건제도 하의 간호 🔟

　ⓐ 수도원 제도

　　ⓐ 이방인들의 침략으로 교육, 산업, 의료제도와 시설들이 모두 파괴되어 위험이 증가하고, 보호집단이 필요해지면서 교회가 안식처를 제공하게 되었다.

　　ⓑ 상류계층에서 현실에 대한 불안감으로 금욕적인 수도원 생활을 하는 신자가 생기기 시작했다.

　　ⓒ 병들고 가난한 사람들을 돌보는 일을 수도원 공동체의 주된 임무로 하여 중세 전반기에 많은 성자간호사 배출

　ⓒ 질병에 대한 개념

　　ⓐ 전염병은 신의 섭리라 생각하여 병의 원인 제거나 예방에는 관심이 없었다.

　　ⓑ 수도원제도, 봉건제도, 이슬람교 등이 혼동에 대한 해결책으로 제시되었다.

(5) 중세 후반기 간호 🔟🔟🔟🔟

① 오랜 전쟁으로 병원과 의학이 발달하고, 교황권 실추로 봉건사회가 붕괴되면서 어둠의 시대가 끝이 났다.

② 도시와 상공업 발달로 도시가 성장하고 인구의 재배치가 이루어졌다.

③ 높은 간호학적 지식과 사회적 배경이 바탕이 되어 간호를 공공기관 밖으로 이동시켰다.

④ 기사간호단(Millitary Nursing Orders): 십자군 대원정의 산물

　ⓐ 십자군 원정기간 동안 부상당한 십자군을 치료하기 위해 군인남자로 구성된 간호단이다.

　ⓒ 전쟁과 간호를 동시에 하면서 오늘날의 앰뷸런스 서비스를 제공하였다.

　ⓒ 군대 규율과 간호단의 이상이 간호에 스며들면서 남자 간호사를 배출하였다.

⑤ 탁발수도단(걸인간호단) 🔟🔟

　ⓐ 질병의 급속한 만연과 페스트의 공포로 간호를 위한 사회집단이 형성되었다.

　ⓒ 걸인간호단은 자신의 지위와 소유를 포기하고 빈곤과 싸우고 맨발에 누더기를 걸치고 다니면서 전도와 간호를 하였다.

(6) 근대간호

① 근대간호의 의의 - 전문직으로의 변환기

　ⓐ 근대간호에 영향을 끼친 역사적 배경으로 르네상스와 종교개혁을 들 수 있다.

　ⓒ 종교개혁은 간호의 암흑기를 초래한 직접적인 원인이 되었다. 🔟

　　ⓐ 카톨릭교의 세력이 약해지고 교회가 운영하던 병원의료와 구호사업이 중단

　　ⓑ 기관의 폐쇄로 질적으로 우수한 수녀 간호요원들이 병원을 떠나면서 병원은 공포의 장소가 되었다.

　　ⓒ 병원이 설립되어도 준비된 간호요원의 부족으로 간호수준이 격하되고, 병원운영이나 간호 사업에 대한 계획과 관심이 부족하였다.

　　ⓓ 신교도들의 여성에 대한 인식부족과 소극성이 여성의 사회활동과 지위를 국한시키고 간호가 돈벌이의 수단이 되었다.

　　ⓔ 교육받지 않고 사명감 없는 여성이 간호에 종사하는 계기가 되었다.

　ⓒ 근대간호의 시대적 상황을 통해 직업적 간호가 정착되는 전환기를 맞이하였다.

　ⓔ 간호의 암흑기

　　ⓐ 종교개혁으로 인한 병원간호의 어려움으로 환자간호와 관련된 부분이 가장 큰 영향을 받았다.

　　ⓑ 상류층 여성들은 중세와 달리 간호 사업에 관심을 갖지 않았고 여성에 의한 간호통제가 불가능해졌다.

ⓒ 이교도의 미신적 관습과 주술이 부활하면서 고대 간호업무 위치로 퇴보하였고 <u>간호사의</u>
  <u>질이 가장 최저로 떨어지게 되었다.</u>

② 나이팅게일과 간호 **15 14 13 10 09 07**

　㉠ 나이팅게일의 업적: 근대간호의 창시자인 나이팅게일은 "제1의 간호혁명"을 일으켰다.

　　ⓐ 근대 간호학과 근대 간호교육을 확립하였다.

　　ⓑ 간호, 군 관리 제도의 혁신, 군대위생의 혁신에 공헌하였고 환경의 중요성을 강조하였다.

　㉡ 크리미아 전쟁 당시 나이팅게일의 활동

　　ⓐ 은닉된 군대물자의 활용과 친지들을 통한 물적 자원을 조달하였다.

　　ⓑ 간호사 선출과 군대 간호사의 재훈련을 통해 간호활동에 엄격한 규칙을 적용하여 복종
　　　하지 않거나 음주하거나 비도적적인 간호사는 되돌려 보냈다.

　　ⓒ 군대 내 의학실험과 군의학교 설립에 기여하고, 급식제도 및 군인의 복지문제 개선(휴게
　　　소 설치, 군인가족 돕기, 우편제도 확립)하였다.

　㉢ 크리미아 전쟁 이후의 나이팅게일 업적

　　ⓐ 질병과 사망의 합리적 분류를 시도하고 통계방법을 적용한 간호의 과학화를 이루었다. **21**

　　ⓑ 영국 군대의 의무 행정을 위한 개선안을 작성하여 미국의 남북 전쟁 시 군인들의 구호사
　　　업을 위한 참고자료로 제시하였다.

　　ⓒ 성 토마스 병원 내에 나이팅게일 간호학교를 설립하였다(1860년).

　　ⓓ 군대위생
　　　• 군 병원의 식사 및 위생조건이 부상당한 군인의 치사율과 관계 있음을 확신
　　　• '영국군에 관한 일들'에 대한 책을 출간하여 예방의학이 중시되는 기반을 만듦

　　ⓔ 병원과 간호의 혁명에 대한 책을 출간하였다.
　　　• 병원에 관한 일들: 병원 환경 위생, 통계, 병동 가정관리, 간호에 대한 변화된 생각
　　　• 간호에 관한 일들: 환경 위생과 개인 위생, 정신건강의 중요성, 증상관찰의 중요성, 간
　　　　호원장의 감독상의 책임과 윤리적인 지도 등을 강조, 조산사의 간호사 훈련

　　ⓕ 인도에 있는 영국군인들의 건강을 위해 위생개선안을 실시하고 위생법규 등을 기재하였다.

　　ⓖ 적십자 창건의 큰 힘이 되어 1907년 런던의 적십자 대회에서 표창을 받고, 현재까지 국
　　　제적십자사(ICRC)에서 나이팅게일 기장을 수여하고 있다. **20**

　㉣ 나이팅게일의 간호이념

　　ⓐ 간호는 직업이 아니고 사명이다.

　　ⓑ 간호는 조금도 양보할 수 없는 주의(uncompromising doctrine)이다.

　　ⓒ 간호란 질병을 간호하는 것이 아니라 병든 사람을 간호하는 것이다.

　　ⓓ 간호 사업은 비종교적이어야 하고, 간호사의 신앙은 존중되어야 한다.

　　ⓔ 간호사는 어디까지나 간호사이고 의사는 아니다.

　　ⓕ 간호의 일체는 간호사를 위해 관리되어야 한다.

　　ⓖ 환자에 대한 차별 없는 간호가 반드시 이루어져야 한다.

　　ⓗ 형식적인 제도가 간호사의 사명감과 헌신적인 태도를 약화시킨다고 보고 간호사 면허
　　　등록 제도를 반대하였다.

　　ⓘ 간호는 더 좋은 것을 원하는 상태임을 강조하면서 예방간호와 정신간호의 중요성을 주
　　　장하였다.

　　ⓙ 간호사는 자신을 희생하는 것이 아니라, 자신의 긍지와 가치관에 따라 간호활동을 하
　　　는 것이다.

(7) 현대간호

① 영국간호 `06` `05` `04`

ⓐ 현대간호의 모체

ⓐ 미국 간호가 발전하는 데 정신적 지주가 되었으며, 다른 나라보다 빨리 직업적 간호로 발전하였다.

ⓑ 나이팅게일 간호사 양성소가 설립되고 세계 각지로 뻗어나가면서 나이팅게일 간호활동과 철학을 전달하여 오늘날 전문직업인으로서의 간호로 전환하는 계기를 마련하였다.

ⓒ 엘리자베스 1세 때 구민법(Poor law)이 제정되면서 오늘날 사회보장제도의 기초가 되어 가장 먼저 간호 사업이 발전하게 된 계기가 되었다.

ⓒ 영국 초기 병원간호의 특징

ⓐ 입원환자의 임상간호에 총력을 다하며 병원 안에서의 실무교육을 중시하였다.

ⓑ 종합병원에서 간호원장이나 수간호사 직위는 매우 위엄 있는 자리였다.

ⓒ 간호사들 사이에 직업적 규율은 엄격하고 단결력이 있었으며, 환자간호에 헌신하였다.

ⓔ 펜위크 여사와 간호 `23` `19` `14` `11` `09` `07`

ⓐ 펜위크 여사에 의해 "제2의 간호혁명"이 주도되었다.

ⓑ 무자격 간호사를 유능한 간호사로 교체하고 간호사의 질적 향상을 위해 면접시험 제도를 조정한 것이 국가고시 제도가 시작된 계기가 되었다.

ⓒ 간호를 전문적으로 성장시키기 위해 간호사를 위한 조직적 활동을 펼쳤다.

- 1887년 영국 간호학과 조직
- 1899년 국제 간호협의회(ICN) 창설 `23` `19`
- 영국의 간호잡지 'Nursing Times' 창간
- 미국간호협회 조직 후원

ⓓ 나이팅게일의 면허제도 반대와 영국 정부가 간호를 독자적인 직업으로 인정하는 것을 반대하여 면허시험 제도가 늦어졌다.

ⓔ 30년간 투쟁 끝에 나이팅게일 사후 9년 후인 1919년 면허시험제도가 실시되었다.

② 미국간호 `15` `13` `09`

ⓐ 미국이 현대 간호 사업을 주도하게 된 요인 `06`

ⓐ 미국의 창의력, 신용주의, 개척정신이 전문직업에 적용되어 간호사업의 발전에 도움이 되었다.

ⓑ 간호 지도자들이 적극적으로 교육 정책에 참여하여 여성의 위치를 공고히 하였다.

ⓒ 간호교육의 충실화를 위한 간호지도자들의 헌신적인 노력이 있었다.

ⓓ 미국 간호의 발전방향을 제시하는 '미래의 간호'라는 브라운 보고서를 발표하였다.

> **참고** 브라운 보고서의 주요 내용
> - 전문직 간호교육을 위해서는 간호교육제도가 고등교육에서 이루어져야 한다.
> - 간호지도자 교육을 대학수준의 교육으로 승격시키기 위해 노력해야 한다.

ⓒ 미국의 간호교육 발전과정 `15` `13` `09`

ⓐ 세 개의 나이팅게일식 학교(1873년)

- 벨뷰 간호학교: 표준 유니폼을 결정하여 간호학생들에게 일률적으로 착용, 간호메뉴얼 출간
- 커네티컷 간호학교: 록펠러 재단 후원으로 창립 50주년에 예일간호대학이 됨
- 보스턴 간호학교: 독일의 카이세르스베르트 간호양성소와 같은 형식으로 학교를 조직하여 운영

ⓑ 콜롬비아 대학

- 간호교육이 처음으로 대학수준에서 이루어짐(1899년)
- 간호사 넛팅을 처음으로 대학교수로 임용
ⓒ 미네소타 대학교에 4년제 간호학과 설치(1907년)
ⓓ 뉴욕의 콜롬비아 대학교 사범대학 간호교육과: 석사학위(1918년)
ⓔ 볼튼법규: 간호교육을 위한 특별 기금지원(1943년)
③ 간호관련 국제 조직 **09**
  ㉠ 국제간호협의회(ICN: International Council of Nurse) **09 02**
    ⓐ 독립적인 비정부기구로 국제적으로 가장 오랜 역사를 지닌 직업 여성 단체이며 4년마다 대회를 개최하고 있다.
    ⓑ 스위스 제네바에 본부가 있으며, 1899년 영국 펜위크 여사가 주축이 되어 국제간호협회 발기 준비위원회가 구성되었다.
    ⓒ 간호교육 기준, 간호업무의 수준, 직업 윤리의 상황을 자격기준으로 하였다.
    ⓓ 한 주권국에서 한 단체만을 회원으로 인정하고 있으며, 정치, 사상, 종교를 초월한 순수 전문단체이다.
    ⓔ 우리나라는 1949년 정식회원국으로 가입하였고 1989년 제19차 총회가 서울에서 개최되었다(김모임 회장 역임).
  ㉡ WHO와 ICN의 협력 관계 **12**
    ⓐ 세계보건기구(WHO: World Health Organization)는 세계 온 인류의 건강을 가능한 한 최고수준에 도달하게 하기 위해 설립되었다. **22**
    ⓑ WHO 제네바 본부 내 간호사업과를 통해 회원국의 간호교육, 간호업무, 특히 기술고문 등을 파견하고 있다.
    ⓒ 우리나라에 말라리아, 결핵, 한센병 등의 예방과 박멸사업에 중요 기술 원조 및 보건 관리자 훈련을 지원하였다.
  ㉢ 국제적십자사 **18**
    ⓐ 전시나 사변 시에 상병자, 어린이, 허약자, 임산부에 대한 보호와 관련 활동 및 병원 의료요원, 수송 포로 등에 대한 중립적인 대우와 의료, 간호 및 구호활동을 시행하기 위해 설립되었다.
    ⓑ 평상시에는 재해방지, 안전, 구호, 예방을 하는 국제적 협력 조직체로 인간 고통이 있는 곳이면 어디든지 개입하여 생명 보호에 앞장서고 있다.
    ⓒ 1859년 앙리뒤낭(J. Henri Dunant)에 의해 창설되었으며 나이팅게일의 도움으로 1863년 국제 적십자 운동이 시작되었다.
    ⓓ 간호사업이나 적십자 사업에 공적이 있는 자에게 국제 적십자 위원회에서 2년마다 선정하여 나이팅게일 기장을 수여하고 있다.
    ⓔ 간호 본연의 자세는 인간 생명과 존엄성과 권리를 존중하는 것이며 간호윤리의 정신에 의한 간호사업은 적십자 정신과 일맥상통한다.

2) 한국 간호역사

(1) 조선시대 간호 **09**

① 조선시대 간호상황
  ㉠ 간호행위 일차 담당자는 여성이었고 보양, 수발, 시중, 돌봄 등의 개념으로 정착되었다.
  ㉡ 아동교육, 태교, 적절한 식습관 등을 통해 건강을 돌보고자 하는 예방적 건강행위가 이루어졌다.
  ㉢ 유교의 장유유서 정신으로 어린이, 유아의 관심과 돌봄 제공이 안 돼서 유아사망률이 높았다.
② 의녀제도 **12 07 05**

㉠ 조선시대 유교사상의 지배로 여자들은 병이 있어도 남자의사의 진찰을 못 받고 사망하는 경우가 많아 이를 해결하기 위해 동녀를 선발하여 교육하였다.

㉡ 여성전문 직업인 양성을 위한 첫 시도로 여성의료인의 필요성과 역할을 명확히 인식한 계기가 되었고 국가가 정규교육과정을 통해 여성전문인 양성 및 체계적 교육을 통해 기초 과학 발달에 공헌하였다.

㉢ 조산, 진맥, 침구술, 명약(투약) 전문직업인으로서의 간호행위를 규명하였고, 주로 종사한 분야는 산부인과적 치료 및 간호 분야였다.

(2) 근대간호(1867~1910): 현대간호의 도입기 **11 07 02**

① 선교간호사가 초기 한국간호에 미친 영향 **21 09 05 02**

㉠ 한국간호사업의 현대적 간호교육의 기초를 마련하고, 헌신적인 봉사로 간호사업의 내용과 체계가 확립되었다.

㉡ 공식적인 간호교육이 시작되어 전문직으로서의 간호직이 등장하는 계기가 되었다.

㉢ 간호사업 육성과 더불어 초기 여성의 사회참여를 촉구하였다.

㉣ 조직적 간호사업의 시작으로 간호교육기관이 설립되었고, 최초의 간호사회 조직 등으로 건강관리 및 교육사업의 개척자 역할을 하였다.

② 초기 선교간호사 **24 18 14**

㉠ 히트코트(Emily Heathcote)는 1891년 영국에서 온 최초의 선교간호사로 서울 정동에 부녀자를 위한 진료소를 개설하였다.

㉡ 쉴즈(Esther Shields)는 한국의 나이팅게일이라 불렸으며, 1897년 미국에서 파견되어 1906년에 세브란스 간호사 양성소를 설립하고 1908년 최초의 간호사협회인 재조선 서양인 졸업간호사회를 조직하였다. **24**

㉢ 에드먼드(Margaret's Edmunds)는 1903년 미국에서 보구여관의 간호원으로 파견되어 1903년 보구여관에 최초의 서양식 간호교육기관을 설립하였다. **18**

③ 간호사 양성소

㉠ 보구여관 양성소

ⓐ 1903년 에드먼드에 의해 우리나라 최초의 간호사 훈련과정이 설치되었다.

ⓑ 동대문 병원은 이후 이화여자대학교 간호대학의 전신이 되었다.

㉡ 세브란스 양성소

ⓐ 1906년 쉴즈에 의해 두 번째 간호사 양성소가 세브란스 병원에 설립되었다.

ⓑ 세브란스 양성소는 이후 연세대학교 간호대학의 전신이 되었다.

㉢ 대한의원의 조산사, 간호사 양성소: 정부에서 공식적으로 실시한 간호교육기관으로 서울대학교 간호대학의 전신이 되었다.

④ 선교간호의 특징

㉠ 기독교인인 사랑을 간호이념으로 하여 3년제 교육기관과 임상간호에 치중하여 의사와 더불어 양질의 간호활동을 하였다.

㉡ 한국 간호교육의 체계적 정규과정의 필요성을 인식하여 한국 간호교육 역사의 기반을 이뤘다.

(3) 일본 제국주의 지배기의 간호(1910~1945) **08 06 01**

① 일제 강점기 때의 보건의료 정책의 특징: 간호사업의 수난기

㉠ 한국에 거주하는 일본인의 건강보호를 최우선으로 하며 의사 위주의 병원조직구조로 이루어졌다.

㉡ 의사 이외의 보건의료인은 평가절하되고 억압 당하였다.

㉢ 우리나라에서 간호에 대한 법률이 1944년 최초로 제정되었다.

ⓔ 간호부와 산파의 자격을 정하고 이들의 교육과 실무를 규정하는 법률이 만들어졌다.

ⓜ 간호교육기관의 확충으로 간호 인력이 늘어나면서 간호사가 여성 의료직의 하나로 자리 잡는 계기가 되었다.

ⓑ 수직적·권위적인 의료계와 병원제도 등으로 자율적인 간호전문직 발전에 어려움을 가져왔다.

② 선교계에 의한 민간보건간호

㉠ 간호사와 조산사 면허제도가 1914년에 규정되었다.

㉡ 선교병원이나 선교단체를 중심으로 보건간호활동이 행해졌고, 홀(Hall)과 로젠버거(Rogenberger)에 의해 1923년 기독교 공중보건회관인 태화여자관이 조직되면서 시작되었다.

㉢ 모자보건사업이 공중보건사업으로 확장되면서 육아건강 관리, 산전간호 및 우유보급소가 설치되었다.

③ 일본식 간호제도

㉠ 환자 간호보다 의사 보조역할에 치중했으며 간호교육은 1년 반~3년으로 짧았고 입학수준이 낮았다.

㉡ 개별적 간호법 중심의 수기와 치료에 중점을 두고 양성되었다.

㉢ 간호의 현대화 과정에서 서양 간호의 영향보다는 독일 계통의 방법을 받아들였다.

④ 1922년 개정된 간호부 규칙

㉠ 간호사 교육기관의 입학 자격이 소학교 졸업 후 2년 이상의 중등교육 이수한 자로 상향 조정되었다.

㉡ 응급상황에서 주치의 지시 없이도 치료기계 및 의약품 제공이 가능하였고 업무범위의 융통성이 부여되었다.

㉢ 무면허자의 취업, 유사 영업을 불허하고 간호사의 개업 및 폐업 등록에 대해 엄격히 규정하였다.

㉣ 자격시험 과목의 세분화와 간호사 면허 자격강화, 간호업무에 관한 규정이 추가되었다.

⑤ 1942년 개정된 간호부 규칙

㉠ 전쟁에 대비하기 위해 간호사와 조산사 수요가 증가하면서 간호인력을 공급하기 위해 제도적으로 법이 개정되었다.

㉡ 간호사가 될 수 있는 최저연령이 18세에서 1942년 17세, 1944년 16세로 하향 조정되었다.

㉢ 조산사의 자격 연령도 20세에서 19세로 변경되었다.

(4) 현대간호

① 현대간호 I: 대한민국 건국기(1945~1961) **12** **10**

㉠ 해방 직후의 간호(1945~1948)는 미군정에 의한 간호사업의 성장기였다. **19** **12**

㉡ 간호 행정 조직변화를 통해 간호교육, 행정 등 간호사업의 중요성을 인식시키는 계기가 되었다.

ⓐ 1945년: 일제 강점기의 경무청 위생과를 보건후생국으로 승격

ⓑ 1946년: 보건후생부 내 간호사업국 설치, 간호교육제도 개편 **19**

㉢ 간호교육제도 개편을 통해 전국 간호교육의 교과과정을 재정하였다.

ⓐ 간호입학 자격을 최종 중졸 이상으로 하고 교육연한을 3년으로 지정하였다.

ⓑ 간호사 양성소를 폐지하고 고등간호학교로 명칭을 개칭하였다.

ⓒ 조산교육과정을 간호교육과정에 포함하여 교육함으로써 졸업 후 간호사와 조산사의 자격을 동시에 취득할 수 있도록 했다.

ⓓ 면허소지자에 대한 재교육 실시로 현대 간호강습과정을 교육하였다.

ⓔ 간호사 자격 검정고시제 폐지운동

• 1948년까지 3년 이상 경험자에게 기회 → 1949년 폐지 → 6·25 이후 다시 복구 → 1962년 완전 폐지

② 대한민국 정부수립기 이후의 간호(1948~1960) **13**

⊙ 간호사업 행정조직의 변화가 있던 시기로 1948년 간호사업국이 의정국 내 간호사업과로 축소, 개편되어 인력도 대폭 감소되고 그동안의 간호사업에 많은 지장을 초래하였다.

ⓒ 지방 간호사의 부실한 처우로 시·도 간호사업계는 유지되지 못했고 서울시에서만 간신히 명맥을 유지하였다.

ⓒ 정부수립 이후 군 간호인력 충당을 위해 민간간호교육기관에 위탁하여 교육하였다.
  - 여수/순천 반란 사건 때 처음으로 부상병 간호에 참여, 월남전에서 많은 활약을 함

ⓔ 간호사 면허제도의 변경으로 조산교육과정을 간호교육과정에 포함시키고 졸업 후 간호사와 조산사 자격을 동시에 부여하였다.
  - 전국 간호사, 조산사 면허의 중앙화 및 검정고시제 폐지(1949년)

ⓜ 한국전쟁이 간호사업에 미친 영향
  ⓐ 피난지에서의 간호사업과 활동 및 약 300명으로 추산되는 간호 인력의 손실
  ⓑ 우방 여러 나라 간호사들이 활약하며 전쟁을 통해 간호사업의 필요성 재인식

③ 현대간호 II: 대한민국 발전기(1962~): 간호사업의 발전기 **23 12 10 08 04**

  ⊙ 1952년 국민의료법 개정: 의사, 치과의사, 한의사, 조산사 및 간호사의 자격 및 역할에 대한 종합법이 공포되었다.

  ⓒ 1962년 의료법 개정으로 간호학교 졸업자는 간호사의 국가고시 응시자격을 받게 되었다.
    ⓐ 조산사의 교육과정 분리로 간호사 면허를 소지한 경우 보건복지부장관이 인정한 조산수습과정을 1년간 이수하도록 하였다.
    ⓑ 간호사 자격 검정고시제도가 완전히 폐지되었다. **20 16**
    ⓒ 정규교육과정이 끝난 졸업자들의 면허를 위한 국가고시제도가 시행되었다.
    ⓓ 의료업자의 연차신고제 도입으로 매년 5월 중에 취업동태를 보건사회부에 보고하도록 하였다.

  ⓒ 1967년 간호사의 수급 대책의 명분으로 의료 보조원법 시행령이 개정되면서 간호조무사가 배출되기 시작했다.

  ⓔ 1973년 의료법 개정 **23 22**
    ⓐ 간호고등기술학교 폐지 및 보건, 정신, 마취 간호사의 자격인정
    ⓑ 1960년 이화여대, 1963년 연세대 대학원 석사 과정 개설, 1978년 연세대학교에 최초로 박사과정 개설
    ⓒ 개업의원과 입원환자 50인 미만인 병원에 간호조무사 채용 허락
    ⓓ 간호사의 보수교육 명문화
    ⓔ 병원의 법인제도, 조산사의 조산소 개설제도

④ 우리나라 간호교육의 역사 **15 11 10**

  ⊙ 에드문드에 의해 보구여관에서 우리나라 최초의 간호교육이 시작

  ⓒ 쉴즈에 의해 세브란스 병원에서 두 번째 간호사 양성소가 개설

  ⓒ 1946년: 고등간호학교 개설 이후 1952년 간호고등기술학교로 변경되고 1973년 완전 폐지

  ⓔ 1954년: 대한간호협회 교육위원회 제정과 보건부 간호사업과의 주관으로 중앙간호 연구원이 개원

  ⓜ 1955년: 이화여자대학교 의과대학에 기존 간호교육과정을 기반으로 간호학과 설치

  ⓗ 1962년: 전국 23개 간호고등기술학교 중 19개교는 초급 대학령에 준한 간호학교로 승격되어 3년제 교육제도 실시, 입학자격을 고등학교 3년 졸업 이상으로 제한

  ⓢ 1971년: 간호학교가 간호전문학교로 승격

⑤ 대한간호협회 활동 **13 06**

  ⊙ 1923년: 조선간호부회 창립

  ⓒ 1948년: 대한간호협회 개칭

ⓒ 1949년: 국제간호협의회 정회원국 가입(보건의료단체 중 최초)

ⓓ 1970년: 대한간호학회가 대한간호협회 산하단체로 정식발족, 분야별 7개 학회(간호행정, 기본, 성인, 아동, 모성, 정신, 지역사회), 의료인 단체 중 최초로 회관 준공

ⓜ 1974년: 대한간호학회의 독립

⑥ 전문간호사 제도의 발전

　ⓐ 1973년: 첫 분야별 간호사 – 보건, 마취, 정신

　ⓑ 1990년: 가정간호사가 분야별 간호사에 도입됨

　ⓒ 보건·마취·정신·가정·감염관리·산업·응급·노인·중환자·호스피스·종양·임상·아동분야 전문간호사 도입(총 13개 분야가 됨)

⑦ 세계 속의 한국간호사의 활동: 독일 등에 한국간호사 파견으로 한국간호를 세계에 널리 알리는 계기가 됨 **11** **10**

　ⓐ 1950년: 스위스, 호주, 일본 등의 국가로 진출

　ⓑ 1960년: 서독에 한국간호사 파견

　　ⓐ 1960년대 초 민간차원에서 발단이 되어 카톨릭과 개신교에서 시작

　　ⓑ 1969년 한국해외개발공사와 독일병원협회 간의 '한독 간호요원협정'이 체결, 민간차원에서 정부차원으로 전환되면서 한국의 간호수준을 서독에 인지시킴

　　ⓒ 간호사의 대량 해외취업으로 병원간호인력이 부족하게 되어 간호조무사 또는 병원보조원 채용이 초래되고 간호조무사 제도를 법적으로 확립하는 계기

　　ⓓ 경력 간호사 부족으로 간호의 질적 저하 초래

　　ⓔ 귀국 간호사들은 철저한 환자중심의 기본간호에 충실(독일식 간호)

　　ⓕ 외화획득으로 인한 국가 경제성장에 공헌 및 실업문제 해결로 고용안정

　　ⓖ 선진국의 지식과 기술을 습득하여 자국의 선진국화에 기여하고 국민의식을 세계화하여 해외이주기반 조성

　　ⓗ 서독에서 간호사 직업에 대한 사회적 인식도를 향상

　　ⓘ 국내 간호인력 수요공급의 균형을 위해 간호교육의 양적 증대 초래

2. 간호전문직관

1) 전문직의 이해 **24** **15** **14** **10** **07** **05**

(1) 일반적 특성

① 장기적이고 전문적으로 세분화된 훈련을 통한 이론적 지식체계를 갖추고 있다.

② 사회에 대한 봉사 지향성, 이타주의, 고도의 직업윤리를 갖는다.

(2) 파발코의 직업·전문직 연속 모델(Eliza K. Pavalko)

① 이론적 기술과 지적 기술이 있어야 한다.

② 사회가치와 기본적인 관련성이 있어야 한다.

③ 고도의 전문직 활동일수록 교육기간이 장기간이다.

④ 전문직을 선택할 때의 동기가 이타적이어야 한다.

⑤ 고도의 전문직 윤리강령이 있어야 한다. **20**

⑥ 직업적으로 자율성을 가지고 있어야 한다.

⑦ 전문직 구성원 간의 공동체 의식이 있어야 한다.

⑧ 평생직으로서의 전문직 구성원 간의 약속이행이 되어야 한다.

2) 간호전문직

(1) 전문직 간호실무의 특성 21
① 간호는 과학인 동시에 예술이며 법적·도덕적 책임을 이행하며 직업에 헌신하고 능숙성을 보인다.
② 단체를 조직하여 활발한 활동으로 간호조직만의 고유문화를 형성한다.
③ 독립적으로 행동하는 권한과 자율성을 가지며 업무결과에 대해 책임을 진다.

> **예** 가정을 방문하여 환자의 간호문제에 대하여 사정하고 중재하는 활동은 <u>간호사의 자율성</u>에 해당

④ 간호사의 법적 권위 및 업무범위와 책임을 규정하고 간호전문직의 역할과 기능을 설정하여 자율성을 확보한다.

(2) 간호전문직 발전의 장애요인 16
① 대중의 간호사에 대한 부정적 이미지
② 간호단독법의 부재 및 자율성과 파워의 부족 등으로 간호사 부족현상
③ 표준화된 교육체계의 결핍과 올바른 직업관의 부재 등
④ 건강 관련 분야의 부적절한 리더십
⑤ 업무과중으로 인한 높은 이직률 등의 사회적 요인
⑥ 임금차별과 기혼간호사의 재취업제도의 부재

(3) 간호전문직의 직업적 성장개선을 위한 전략 및 과제 13 11
① 표준화된 간호교육체제 확립
② 간호서비스에 대한 이미지 개선
③ 간호리더십과 관리기술의 개발
④ 올바른 직업관 확립 및 타 전문인과 협력
⑤ 역할확대를 통한 자율성 증진 및 연구를 통한 이론의 개발

(4) 간호전문직 사회화가 일어나는 시기 22
① 첫 번째 사회화는 간호학생이 대학에서 정규교육을 받으면서 생겨난다.
② 두 번째 사회화는 신규간호사로서 일하게 되는 때에 일어난다.
 - 병원에 입사한 뒤 간호사로서 역할을 수행하기 위해 구체적인 지식, 기술, 태도, 가치, 규범, 문화, 윤리적 표준 등을 습득하고 내면화하여 발달시켜가고 있다.
③ 직장 또는 부서를 옮기는 경우에도 전문직 사회화 과정이 일어나게 되므로 전문직 사회화 과정을 평생의 과정이라 볼 수 있다.

3) 간호사의 전문직 사회화 과정 16 12

(1) Dalton의 모델
① 1단계: 도움과 지시를 받아서 주로 일상적인 업무를 수행한다.
② 2단계: 독립적으로 활동하는 단계이다. 의존적 관계에서 동료관계로 성공적으로 이행하기 위해서는 업무를 독립적으로 수행하여 의미 있는 결과를 산출할 수 있어야 한다.
③ 3단계: 다른 사람을 안내하고 지도하며 영향력을 행사하기 시작한다.
④ 4단계: 조직의 방향이나 중요한 사항을 결정하는 데 영향력을 행사한다.

(2) Benner
① 1단계(초보자 단계): 맥락으로부터 분리된 규칙을 숙지하고 이러한 규칙을 구체적인 상황에 적용하는 방식으로 행위한다. 따라서 상황에 대처하는 것이 한정적일 수 밖에 없으며 유연하지 못하다.
② 2단계(신참자 단계): 구체적인 상황에 대한 다수의 경험을 통해 반복되는 유의미한 상황적 요소를 파악하면서 다소 유연하게 행위한다.

③ 3단계(적임자 단계): 2~3년의 경험을 가지며 어떤 상황이 주어졌을 때 장기적인 관점에서 그 상황과 관련해 핵심 요소들과 그렇지 못한 요소들을 구별할 줄 아는 능력을 습득하게 된다.

④ 4단계(숙련가 단계): 3~5년의 경험을 가지며 어떤 상황에 처할 경우 장기적인 관점에서 그 상황이 지닌 의미를 총체적으로 파악할 수 있는 능력이 있기 때문에 주어진 상황을 전체로서 파악하며 행위한다.

⑤ 5단계(전문가 단계): 어떤 상황이 주어지면 그에 대한 엄청난 양의 배경지식을 가지고 있기 때문에 어떤 분석적 원리에 따라 행위하지 않고 상황 자체를 단숨에 파악하면서 행위한다.

3. 간호윤리

1) 의무론과 목적론(공리주의)의 비교 24 23 12 07 06 00

구분	의무론(비결과주의, 형식주의) 21 17 12	목적론(공리주의, 결과주의) 22 14 12
특징	• 책임(duty)에서 유래 • 통상적인 도덕규칙에 의거하여 문제를 다룸 • 지켜야 할 절대 가치 전제 • 결과보다 취해진 행동의 형태나 본질 중시 • 인간을 대할 때 목적으로 대함	• 다수의 행복을 위해서 소수가 희생되어도 좋다는 논리로 '최대 다수의 최대 행복'을 주장 • 결과적으로 나타난 선의 유무가 윤리 행동의 척도 • 최선의 결과를 가져올 것인가에 대한 관심이 많음 • 신축성 있는 도덕규칙 적용 • 효용의 원리 + 결과주의 원리
단점	• 도덕규칙 간의 상충이 있을 때 문제해결이 어려움	• 다수의 행복을 위해 소수의 고통 받는 사람이 희생되어도 좋다 → 개인의 인권이 무시될 수 있음 • 도덕적 의무보다 효용의 원리가 더 중시됨 • 도덕적 가치가 무시될 수 있음
분류	'판단의 기본인 원리의 수효'에 따라 • 일원론적 의무론: 옳고 그름에 관한 모든 판단을 위한 하나의 유일한 원리가 있다고 주장 • 다원론적 의무론: 하나 이상의 기본규칙이나 원리 주장	'무엇을 효용성으로 보느냐'에 따라 • 쾌락적 공리주의: 쾌락을 최대화, 고통을 최소화 • 다원적 공리주의: 행복, 쾌락, 우정, 지식 등 다양한 내재적 가치를 수용 • 선호 공리주의: 주어진 상황에서 다수의 사람들이 선호하는 것을 최대로 만족시키는 것 선택
	'규칙을 어떻게 적용하느냐'에 따라 • 행위 의무론: 직관에 의해 개별 행위 판단 • 규칙 의무론: 도덕적으로 선택, 판단, 추론하는 데 있어서 적어도 하나 이상의 규칙이나 원칙에 의거함	'효용의 원리를 어떻게 적용하느냐'에 따라 • 행위 공리주의: 공리원리를 개별행위에 직접 적용 • 규칙 공리주의: 주어진 상황에서 최대한의 효용을 가져오는 규칙을 따를 것

2) 간호윤리에서의 4가지 도덕원칙 24 22 12 10 08 07

(1) 자율성 존중의 원칙 24 22 19 14 13 07 06

① 인간은 누구나 개인이 스스로 선택한 계획에 따라 행동과정을 결정하는 자율권을 지니며, 그것이 타인에게 피해를 주지 않는 한 어느 누구도 그 권리를 침해받아서는 안 된다는 원칙이다.

② 의사는 환자에게 치료과정과 방법, 필요한 약품의 효능과 부작용 등을 거짓 없이 상세히 설명하고, 환자는 자신의 치료에 대해 충분한 설명에 근거하여 스스로 치료를 선택하고 치료에 동의해야 한다. 19

③ 자신의 생각을 가지고 선택을 할 수 있도록 해야 하며 개인적 가치와 신념을 가지고 행동할 권리로 의료인은 대상자에게 정보를 제공하여 자율적으로 의사결정을 하도록 해야 한다. 여기서 간호사의 역할은 옹호자이다.

(2) 악행금지의 원칙(무해성의 원칙) 21 10

① 타인에게 의도적으로 해를 입히거나 타인에게 해를 입히는 위험을 초래하는 것을 금지한다

는 원칙이다.

② 나이팅게일 선서에 제시된 "간호사는 해로운 약인 줄 알고는 자기나 남에게 쓰지 않겠다"는 서약은 악행금지의 원칙에 해당된다.

(3) 선행의 원칙 23 22 20 16 15 14 13 12

① 선행의 원칙은 발생할 수 있는 악결과를 미리 예측하여 예방할 의무와 당장의 해악을 제거할 의무를 포함한다.

② 환자에게 예방과 더불어 이득을 제공하는 것을 적극적 선행의 원칙이라 한다.

③ 환자를 위하여 좋은 일을 하도록 하는 것으로서 이는 해악이 되는 행위를 피하는 것을 넘어서 적극적인 행동을 취해 타인을 도와야 하는 것이다.

④ 선의의 간섭주의(온정적 간섭주의) 24 23

　㉠ 환자의 자율성 존중의 원칙과 의료인의 선행의 원칙이 갈등을 일으키는 경우 환자가 받는 피해보다 이익이 큰 경우에 환자의 자율성이나 자유를 희생시키는 것이다.

　㉡ 대상자를 위해 개인의 선택이나 의도된 행동을 무시하여 이득을 주기 위한 것이다.

　㉢ 선의의 간섭주의가 정당화 될 수 있는 조건에는 다음의 3가지가 포함되어야 한다.

　　ⓐ 자율성이 지켜질 수 없는 상황

　　ⓑ 즉시 행하지 않으면 대상자에게 해가 있을 것이라는 해의 원리

　　ⓒ 대상자에게 자율성이 확보되는 상황이라면 승낙할 것이라는 승인의 원리

> **중요 선행의 원칙 예시** 20
> 교통사고로 과다 출혈이 의심되는 환자가 의식불명 상태로 보호자 없이 응급실로 이송되었고 의료진은 환자를 살리기 위해 설명 및 동의의무 없이 응급수술을 결정하였다면 이것은 선행의 원칙에 해당한다.

(4) 정의의 원칙 18 14 13

① 정의의 원칙은 한 판의 파이를 어떻게 공평하게 나누어 먹느냐의 의미로 해악과 이득이 공존하는 상황에서 이득을 분배하는 것을 뜻한다.

② 분배의 기준은 균등한 분배(선착순 지급), 획일적 분배(동일한 몫의 분배), 필요에 의한 분배(의료보험 혜택), 투여된 노력에 의한 분배, 성과에 따른 분배, 공적에 따른 분배 등이 있다.

　예 수간호사가 1인실에 입원한 환자에게 특별대우를 한다면 이는 정의의 원칙에 어긋난다.

③ 간호실무에서 응급환자분류체계(triage)를 적용한 것도 정의의 원칙에 해당한다. 20

3) 도덕원칙들 간의 충돌 12 02

(1) 자율성 존중의 원칙과 선행의 원칙

① 합리적인 사고를 할 수 없는 대상자가 의료인이 보기에 해로운 선택을 할 경우, 자율성 존중의 원칙과 선행의 원칙이 충돌할 수 있다.

② 그 개인이 어느 정도까지는 판단력이 있다고 하더라도 그 개인의 행동에 간섭하는 것이 윤리적으로 정당화될 수 있으며 이것을 선의의 간섭주의로 본다.

(2) 선행의 원칙과 악행금지의 원칙

악행금지의 원칙과 선행의 원칙이 충돌하는 경우, 일반적으로 악행금지의 원칙이 선행의 원칙에 비해 우선되어지지만 상황에 따라 다를 수도 있다.

(3) 선행의 원칙과 정의의 원칙

사체 장기(cadaver organs) 기증과 같은 상황에서는 선행의 원칙과 정의의 원칙이 충돌할 수 있다.

4) 윤리규칙 [22] [18]
윤리규칙은 윤리원칙의 하위개념으로 이해할 수 있으며 정직의 규칙, 신의의 규칙, 성실의 규칙으로 구분된다.

(1) 정직의 규칙
정직의 규칙은 인간존중의 원리와 성실의 규칙과 함께 행해져야 하며 다른 사람을 존중하고 선을 위해서 진실을 말해야 하는 의무(truth telling)이다.

(2) 신의의 규칙(비밀보장의 규칙) [16] [15] [14]
간호사는 직업상 알게 된 개인의 비밀을 전문적인 판단 없이는 누설하지 않아야 한다는 내용으로 의료인은 대상자의 사생활을 유지시킬 의무와 대상자의 비밀을 지킬 의무가 있다.

(3) 성실의 규칙
성실(fidelity)의 규칙은 약속을 이행해야 한다는 규칙으로 이것은 기본적인 도덕규칙으로 간주된다. 약속이 제대로 지켜지지 않는다면 계약은 아무런 의미도 없기 때문이다.

5) 윤리적 의사결정 [20]
① 윤리적 의사결정에는 윤리적 의사결정을 위한 내용, 의사결정 시 고려사항, 윤리적 사고단계, 분석적 모델, 윤리원칙, 윤리이론, 공리주의, 의무론, 윤리적 의사결정 수정모형, 윤리적 의사결정 사례 등이 포함되어 있다.
② 윤리적 사고의 체계는 보다 구체적이며 특정한 것에서 보편적인 것으로 움직이게 된다.
③ 보참(Beauchamp)과 칠드레스(Childress)의 윤리적 사고과정은 4단계로 이루어진다.

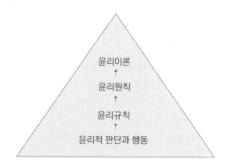

6) 생명윤리
(1) 생명윤리의 개념
① 급변하는 현대사회에서 도덕적 가치관의 변화는 생명윤리를 출현시켰다.
② 수많은 연구들이 진행되는 가운데 연구대상자들에 대한 권리를 보상하려는 사회적 관심이 증가되고 인간의 정체성에 대한 우려가 높아지면서 미국의 종양학자인 포터가 처음으로 생명윤리(Bioethics)를 제창하였다.
③ 간호라는 학문은 사람을 대상으로 하는 분야이기에 생명윤리를 윤리적 원칙과 규칙이 시시각각 발생하는 특수한 상황에 어떻게 적용시킬 것인가를 검토하는 응용학문으로 보고 있다.

(2) 뉘른베르크 강령
① 1947년 허용 가능한 의학 실험"의 기준을 최초로 제시한 것으로 헬싱키 선언으로 발전하였다.
② 인체실험 대상의 자발적 동의는 절대적으로 필수적이라는 원칙을 주장했다.
③ 연구는 사회의 선을 위하여 다른 방법이나 수단으로는 얻을 수 없는 가치 있는 결과를 낼만한 것이어야 하며, 무작위로 행해지거나 불필요한 연구이어서는 안된다.

(3) 헬싱키 선언 🆙

① 1964년 핀란드의 수도 헬싱키에서 열린 세계의사협회 제18회 총회에서 채택된 선언이다.
② 의학 연구자가 스스로를 구제하기 위해 채택된 인체실험에 대한 윤리 규범이다.
③ 정식명칭은 '사람을 대상으로 한 의학 연구에 대한 윤리적 원칙'이다.

7) 간호윤리

(1) 한국간호사 윤리강령 🔢 🆙 🔢

[제정 1972. 5. 12]
[개정 1차 1983. 7. 21]
[2차 1995. 5. 25]
[3차 2006. 2. 23]
[4차 2013. 7. 23]

[5차2023. 2. 28]간호의 근본 이념은 <u>인간 생명을 존중하고 인권을 지키는</u> 것 이다.
간호사의 책무는 인간 생명의 시작부터 삶과 죽음의 전 과정에서 간호 대상자의 건강을 증진하고 질병을 예방하며, 건강을 회복하고 고통이 경감되도록 돌보는 것이다.
간호사는 간호대상자의 <u>자기결정권</u>을 존중하고, 간호대상자 <u>스스로 건강을 증진</u>하는 데 필요한 <u>지식</u>과 <u>정보</u>를 획득하여 최선의 결정을 할 수 있도록 돕는다.
이에 대한간호협회는 <u>국민의 건강과 안녕</u>에 이바지하는 <u>전문직 종사자로써 간호사의 위상과 긍지를 높이고, 윤리 의식의 제고와 사회적 책무</u>를 다하기 위하여 이 윤리강령을 제정한다.

Ⅰ. 간호사와 대상자 🆙
  1. 평등한 간호 제공: 간호사는 간호대상자의 국적, 인종, 종교, 사상, 연령, 성별, 정치적·사회적·경제적 지위, 성적 지향, 질병과 장애, 문화 등의 차이에 관계없이 평등하게 간호한다.
  2. 개별적 요구 존중: 간호사는 간호 대상자의 관습. 신념 및 가치관에 근거한 개인적 요구를 존중하여 간호하는데 최선을 다한다.
  3. 사생활 보호 및 비밀유지: 간호사는 간호 대상자의 개인 건강정보를 포함한 사생활을 보호하고, 비밀을 유지하며, 간호에 필요한 최소한의 정보 공유를 원칙으로 한다.
  4. 알 권리 및 자기결정권 존중: 간호사는 간호의 전 과정에 간호 대상자를 참여시키며, 충분한 정보 제공과 설명으로 간호 대상자가 스스로 의사 결정을 하도록 돕는다.
  5. 취약한 대상자 보호: 간호사는 취약한 환경에 처해 있는 간호 대상자를 보호하고 돌본다.
  6. 건강 환경 구현: 간호사는 건강을 위협하는 사회적 유해 환경, 재해, 생태계의 오염으로부터 간호 대상자를 보호하고, 건강한 환경을 보전 유지하는데 적극적으로 참여한다.
  7. 인간의 존엄성 보호: 간호사는 첨단 의과학 기술을 포함한 생명 과학 기술의 적용을 받는 간호 대상자를 돌볼 때 인간 생명의 존엄과 가치를 인식하고 간호 대상자를 보호한다. [신설]

Ⅱ. 전문가로서의 간호사 의무
  8. 간호표준 준수: 간호사는 모든 업무를 대한간호협회 간호 표준에 따라 수행하고 간호에 대한 자신의 판단과 행위에 책임을 진다.
  9. 교육과 연구: 간호사는 간호 수준의 향상과 근거 기반 실무를 위한 교육과 훈련에 참여하고, 간호 표준 개발 및 연구에 기여한다.
  10. <u>정책 참여</u>: 간호사는 간호 전문직의 발전과 국민 건강 증진을 위해 간호 정책 및 관련 제도의 개선 활동에 적극적으로 참여한다.
  11. 정의와 신뢰의 증진: 간호사는 의료자원의 분배와 간호 활동에 형평성과 공정성을 유지함으로써 사회의 공동선과 신뢰를 증진하는데에 기여한다.
  12. 안전한 간호 제공: 간호사는 간호의 전 과정에서 간호 대상자의 안전을 우선시하며, 위험을 최소화하기 위한 조치를 취해야 한다.

13. 건강 및 품위 유지: 간호사는 자신의 건강을 보호하고 전문인으로서의 긍지와 품위를 유지한다.

Ⅲ. 간호사와 협력자 **23**
14. 관계윤리 준수: 간호사는 동료 의료인이나 간호 관련 종사자와 협력하는 경우 상대를 존중과 신의로서 대하며, 간호 대상자 및 사회에 대한 윤리적 책임을 다한다.
15. 대상자 보호: 간호사는 동료 의료인이나 간호 관련 종사자에 의해 간호 대상자의 건강과 안전이 위협받는 경우, 간호 대상자를 보호하기 위한 적절한 조치를 취한다.
16. 첨단 생명 과학 기술 협력과 경계: 간호사는 첨단 생명 과학 기술을 적용한 보건 의료 연구에 협력함과 동시에, 관련 윤리적 문제에 대해 경계하고 대처한다.

(2) 윤리강령의 한계점 **21**
① 도덕적 문제해결에 대한 최소한의 지침을 제공하는 것이지 해답을 주는 것이 아니다.
② 규약은 상반되는 지침을 피할 수 없고, 그에 따라 광범위한 수용이 불가피하다.
③ 규약이 많은 부피를 가지게 되면 간결성과 단순성의 유용을 잃게 된다.
④ 규약이 모든 가능한 상황에 분명한 지침이 될 수 있을 만큼 완전하지 않다.

4. 간호사의 법적 의무와 책임

1) 법적 의무 **08**

(1) 간호사의 법적 의무
① 간호사는 간호실무와 관련된 법과 법체계 등을 잘 알고 법적 기준을 실무에 통합하는 능력을 갖추어야 한다.
② 법은 간호사에게 적법하게 간호업무를 할 수 있도록 하는 법적 권한을 부여한다.
③ 법은 간호사 면허를 유지하고 적법하게 간호행위를 하는 데 필요한 법적 기준을 제시한다.
④ 법·윤리적 갈등 상황이 발생한 경우 법적 기준을 고려하여 의사결정을 하여야 한다.
⑤ 간호사의 역할과 책임범위가 계속 확장되고 있으므로 간호실무에 관련된 최신 법과 판례를 숙지하여 법적 책임으로부터 스스로를 보호하여야 한다.

(2) 설명 및 동의 의무 **19 10 07 05**
① 설명의무란 수술 등 침습을 하는 과정과 그 후에 나쁜 결과가 발생할 개연성이 있는 의료행위를 하는 경우 또는 사망 등의 중대한 결과발생이 예측되는 의료행위 등과 같이 환자의 자기결정이 요구되는 경우, 환자에게 의료행위를 받을지를 결정하는 데 필요한 정보를 제공하고 동의를 구하여야 할 의무를 말한다.
② 의료인은 환자에게 위험이 수반되는 의료행위를 시행할 때 대상자에게 의료행위의 목적과 방법, 기대되는 결과나 이에 수반되는 위험성, 다른 치료방법 등을 사전에 알려야 한다.

> **참고** **설명의무의 면제(전단적 의료가 가능한 경우)**
> ① 위험이 중대하거나 시간적으로 급한 경우
> ② 환자가 설명 청취를 포기한 경우
> ③ 환자에게 악영향을 미칠 가능성이 있는 경우
> ④ 설명하였더라도 환자가 승낙할 것임을(가정적 승낙) 입증할 경우
> ⑤ 환자에게 발생한 위험이 매우 비전형적이고 발생 개연성이 작을 경우
> ⑥ 환자가 이미 위험을 알고 있었을 경우
> ⑦ 설명이 환자에게 심적 부담을 주어 투병의지를 저해하는 등 위험도가 커질 수 있는 경우

- 전단적 의료는 의료인이 어떤 위험성이 있는 의료행위를 실시하기 전에 환자의 동의를 얻지 않고 의료행위를 시행하는 것을 말한다.
- 동의가 있어도 의료행위를 할 수 없는 경우는 인공임신중절, 안락사, 실험적 의료 등으로 각 행위의 법적 여건이 구비되어야만 한다.

(3) 주의의무 24 18 11 10 09 07

① 주의의무는 나쁜 결과가 발생하지 않도록 의식을 집중할 의무이다.
② 의료인의 주의의무 위반으로 인해 의료 과실이 발생하는 경우 민사상의 책임과 별도로 형사상의 책임을 진다.
③ 결과 예견의무와 결과 회피의무의 이중적 구조로 구성된다.

결과 예견의무	결과 회피의무
• 간호사의 예견의무가 인정될 때만 적용되는 의무 • 일반간호사에게 알려지지 않은 단계라 할지라도 해당 간호사가 이를 알 수 있는 위치에 있는 경우 • 해야 할 행위를 하지 않는 것	• 예견 가능한 위험이 발생하는 경우에 이를 회피할 수 있는 수단을 강구하여야 할 의무

④ 과실의 유무 판단은 일반인(통상인)의 주의 정도를 의미하는 것이 아니라 전문직 간호사의 주의 정도를 말한다.
⑤ 주의의무를 태만히 하여 타인의 생명과 건강에 위해를 초래할 경우 민·형사상 책임추궁의 핵심이 된다.
⑥ 주의의무는 구체적인 내용이 사전에 명확히 설정된 것이 아니고 사고가 발생한 후에 이를 위반하였는지가 검토된다.
⑦ 임상 분야에서 실천되고 있는 통상의 간호행위의 수준으로 하되, 임상환경 및 조건, 간호행위의 특수성 등을 고려하여 규범적인 수준을 법적기준으로 한다.

(4) 확인의무 23 22 13 08 06 05

① 간호사가 간호의 내용 및 그 행위가 정확하게 이루어지는지를 확인해야 하는 의무를 말한다.
② 의료보조원에게 의료행위가 위임되었을지라도 간호사는 이들을 지도·감독하고 그 행위를 확인하여야 하는 의무가 있다 → 과실에 대한 확인을 태만한 책임을 추궁받는다.
③ 의약품 및 의료용 재료사용 시 확인의무
  ㉠ 피투여자(환자)의 확인
  ㉡ 투여 또는 사용의 필요성과 시기의 확인
  ㉢ 의약품의 용량, 부위, 방법의 확인
  ㉣ 의약품, 재료의 변질 여부 확인
  ㉤ 수혈 시 수혈용 보존혈의 오염 여부 확인
④ 의료기구 및 장비의 사용 전 확인의무 23
  예 뇌혈관조영술을 위해 검사실로 이동하던 중, 정맥주입 펌프의 충전 미비로 작동이 멈추어 혈압상승제 주입이 중단되었고 환자의 혈압이 떨어지면서 의식이 저하되었다면 이는 확인의무 위반에 해당된다.

(5) 비밀유지의무 24 21 08 02 01

① 업무상 비밀유지의무: 비밀은 특정인 또는 일정한 범위의 사람에게만 알려진 사실로서 타인에게는 알려지지 않았는데 본인에게 이익이 있는 사실을 말하며, 누설은 비밀에 속하는 사실을 이를 모르는 사람에게 알게 하는 것으로 방법에는 제한이 없다.
② 비밀누설금지의무의 면제 21

   ㉠ 비밀유지의무는 절대적인 것이 아니라 환자 개인의 이익보다 공공의 이익이 우선이다.
   ㉡ 진료를 목적으로 필요한 최소한의 개인정보를 수집한다.
   ㉢ 면제 사유
    ⓐ 환자의 동의가 있는 경우
    ⓑ 법령에 의해 요구되는 경우: 감염병환자의 신고
    ⓒ 정당한 업무행위: 집단 검진 시 감염병환자의 고지
    ⓓ 의료인은 업무상 알게 된 사실로 타인의 비밀에 관한 것은 증언을 거부할 수 있으나 중대한 공익상의 필요가 있어 법원에서 증언을 하는 경우

2) 간호기록부의 작성 및 보존

(1) 간호기록부

환자간호의 편의를 위해서 중요할 뿐만 아니라 간호사고로 소송이 제기되면 자신의 주장을 뒷받침할 중요한 자료가 된다.

(2) 간호기록부 기록내용

① 간호를 받는 사람의 성명
② 체온·맥박·호흡·혈압에 관한 사항
③ 투약에 관한 사항
④ 섭취 및 배설물에 관한 사항
⑤ 처치와 간호에 관한 사항
⑥ 간호 일시(日時)

(3) 진료에 관한 기록의 보존

① 기록의 보존기간(「의료법 시행규칙」 제15조)

2년	3년	5년	10년
• 처방전	• 진단서 • 사망진단서 • 신체검안서 • 진단서 등 부본(사본)	• 환자명부 • 검사소견기록 • 간호기록부 • 조산기록부 • 방사선사진 및 그 소견서	• 진료기록부 • 수술기록

5. 간호사고

1) 간호과실(Nursing negligence) 12 11

간호과오가 있었다는 것이 객관적으로 입증되거나 인정되어 법적 판단을 받은 경우

2) 간호사고에 대한 법적 책임

(1) 민사책임과 형사책임 21 09

민사책임은 발생된 손해를 가해자에게 배상하게 함으로써 피해자를 구제하는 것을 목적으로 하는 데 반해, 형사책임은 국가가 범죄자를 처벌함으로써 범죄를 억제하고 가해자를 제재하기 위함이다.

(2) 업무상 과실치사상죄

업무상 과실치사상죄를 인정하려면 간호사고의 경우 간호행위는 비업무자보다 고도의 주의의무가 부과되어 있기 때문에 업무자(간호사)라는 신분관계로 인하여 행위와 결과 사이에 인과관계가 성립되면 업무상 과실치사상죄가 적용된다.

(3) 채무불이행책임 🔟

의료계약을 위임계약으로 보며, 의료계약에 따라 의사는 환자에게 2가지 주된 의무를 지게 된다. 첫째, 치료행위당시 일반적으로 인정되고 안전이 보장된 의학수준에 따라 치료행위를 하여야 하며, 둘째, 환자에 대하여 치료의 위험에 대해 설명하고 그러한 치료에 대한 환자의 동의를 확보하는 것이다. 전자가 주의의무, 후자가 설명의무이다. 이와 같은 의무를 다하지 않은 경우 의사는 채무불이행책임(「민법」 제390조)을 진다.

(4) 사용자배상책임(사용자 책임) 20 🔟

타인을 고용하여 업무에 종사하게 하는 자는 고용된 자의 과실로 인하여 제3자가 입은 손해에 대하여 직접 배상해야 할 책임이 있다. 간호사의 과실로 환자에게 손실이 발생하였다면 병원장은 이러한 상황에 대해 사용자 책임을 물어야 한다.

3) 간호사고와 과실 및 과오 비교 정의

(1) 간호사고(Nursing accident) 🄸 🄸

간호행위가 개시되어 종료되기까지의 과정이나 종료 후 해당 간호행위로 인하여 발생한 예상하지 못하고 원치 않았던 불상사의 총칭으로 인적, 물리적, 과정적 등의 요인과 투약사고, 낙상사고, 화상사고, 수혈사고 등의 유형이 있다.

(2) 간호과오(Nursing malpractice)

간호사가 간호행위를 함에 있어 평균적인 간호사에게 요구되는 업무상의 주의의무를 게을리하여 환자에게 손해를 입힌 경우를 의미한다(인적요인: 법적 의무 위반).

(3) 간호과실(Nursing negligence) 🄸 🄸

간호과오가 있었다는 것이 객관적으로 입증되거나 인정되어 법적 판단을 받은 경우에 해당한다(간호과오에서 인과관계가 입증되는 경우).

(4) 불법행위

① 불법행위에 대한 책임은 신체적 침해와 정신적 침해를 포함하며, 고의 또는 과실로 인한 위법행위로 타인에게 손해를 입힌 자에게 책임을 묻는 것이다.
② 불법행위 책임은 위법행위를 한 자 외에 이익의 귀속자인 사용자책임도 물을 수 있다.
③ 인과관계란 행위자의 고의, 과실 행위와 침해결과 사이의 인과관계를 말하며, 손해에 대한 배상의 형태는 금전 배상을 원칙으로 한다.

(5) 주의의무태만

주의의무란 타인에게 유해한 결과가 발생되지 않게 정신을 집중할 의무를 말한다. 업무상 주의의무태만은 업무능력이 있는 사람이 주의해야 할 의무를 다하지 않음으로써 남에게 손해를 입히게 하는 것을 말한다. 간호사의 업무상 과실은 대부분 주의의무태만으로 발생한다.

(6) 부정행위

① 고도화된 전문직업인의 주의의무태만을 말하며 직업인으로서의 의무를 시행하지 않아 결과적으로 대상자가 손해를 입게 되는 것을 말한다.
② 주의의무태만 중에서도 고도화된 전문인의 주의의무태만을 부정행위(과오)라고 한다.
③ 간호사가 저지를 수 있는 부정행위는 낙상, 무균술의 실패, 더운 물주머니로 인한 화상, 투약사고, 수술 시 거즈나 물품 수 확인상의 실수 등을 들 수 있다.

4) 간호사고의 예방 및 대응방안 🄷

(1) 간호사고의 예방방안

① 개인적 예방방안

　㉠ 대상자와의 좋은 인간관계, 신뢰관계를 형성한다.

　㉡ 간호실무표준을 기초로 최선의 간호를 수행한다.

　㉢ 사소한 내용이라도 환자나 보호자의 호소를 가볍게 넘기지 않고 근거에 의하여 충분한 설명을 제공한다.

　㉣ 자신이 속한 기관의 정책과 관련규정, 지침을 적어도 일 년에 한 번은 자세하게 읽는다.

② 조직적 예방방안

　㉠ 간호실무표준과 지침을 마련한다. 간호실무표준은 간호사의 주의의무를 판단하는 기준이 되고, 전문간호사의 주의의무 최소화의 법적인 기준이 된다. 또한 간호실무지침은 간호업무의 구체적 기준이 된다.

　㉡ 간호과오의 근본적 원인 해결을 위하여 필요하다면 병원의 구조적 변화를 요청한다.

　㉢ 효과적인 사건보고 및 의사소통체계를 마련한다. 이는 문제를 신속하고 정확히 발견 및 해결하는 데 필수적이며, 사건보고와 인사고과를 분리시켜 처벌에 대한 두려움 때문에 간호사고를 숨기지 않도록 하여야 한다.

　㉣ 조직적 위험관리(risk management)를 제도화한다. 능력을 갖춘 위험관리 전담자를 양성하여 과학적이고 체계적인 위험 분석 및 예방 전략을 구축하도록 한다.

핵심문제

01

다음 중 나이팅게일의 간호이념으로 옳은 것은?

① 간호사의 신앙은 사명을 흐리게 하므로 갖지 않는 것이 좋다.
② 간호사는 질병을 간호하는 것이다.
③ 간호사업은 비종교적이어야 한다.
④ 간호사 면허제도를 통해 간호서비스의 질을 규제해야 한다.
⑤ 간호는 사명으로 자신을 희생하는 것이다.

02

간호사가 수술 후 통증으로 움직이기를 거부하는 환자를 교육하고 운동을 하도록 격려하였다면, 이러한 상황과 관련된 윤리원칙은?

① 자율성과 정의의 원칙
② 자율성과 선행의 원칙
③ 무해성과 선행의 원칙
④ 무해성과 정의의 원칙
⑤ 자율성과 악행금지의 원칙

정답 / 01 ③ 02 ②

7 기본간호학

⊕ CHAPTER 01 | 산소화 요구

1. 산소화의 사정

1) 신체 사정 기 11 02 01

① 지남력: 의식수준, 행동의 갑작스런 변화
② 호흡유형과 호흡형태 관찰, 호흡 시 흉곽 운동의 대칭성 검사
③ 폐음 청진 및 기침, 객담, 흉통 여부 사정
④ 활력징후 사정: 맥박, 호흡, 혈압, 체온의 증가 및 감소
⑤ 피부와 점막의 색, 온도, 탄력성, 습도 관찰
⑥ 소변 배설량: 호흡곤란이 있는 경우 소변량 감소
⑦ 활동량: 운동량이 많아지면 산소소비량이 증가

2) 저산소증(hypoxia)의 일반적인 징후

① 조직 내 세포에서 산소화가 부적절한 상태를 의미
② 급성증상: 호흡곤란, 적은 맥압을 갖는 혈압상승, 호흡과 맥박증가(흉골하 및 늑간의 수축이 보임), 청색증, 불안 등
③ 만성증상: 사고과정의 변화, 두통, 흉통, 심장비대, 식욕부진, 변비, 소변량 감소, 성욕 감소, 사지 근육의 허약감, 근육통 등
④ 빠른 맥박과 혈압 상승이 보이며 안절부절못함
⑤ 기좌호흡(Orthopnea), 빠르고 얕은 호흡, 호흡수 증가
⑥ 코 벌렁거림, 졸음, 혼돈, 혼미, 혼수상태
⑦ 흉골 늑간의 퇴축, 호흡 보조근의 사용
⑧ 피부(어두운 피부색의 환자에서는 점막을 말함), 입술, 손톱의 청색증

3) 호흡의 양상

정상 (normal)		• 성인의 정상 호흡수: 분당 12~20회 • 영아의 정상 호흡수: 분당 44회에 이를 수 있음
빠르고 얕은 호흡 (빈호흡: tachypnea)		• 억제성 폐질환, 늑막통, 횡격막이 상승된 경우 나타남

빠르고 깊은 호흡 (과도호흡, 과대환기: hyperventilation)		• 운동, 불안, 대사성 산증 • 무의식 환자는 중뇌, 뇌교의 경색, 저산소증, 저혈당으로 의심할 수 있음 • 쿠스말 호흡(Kussmaul respiration)은 대사성 산증으로 야기되는 깊은 호흡 • 호흡수는 경우마다 다름
느린 호흡(서호흡: bradypnea)		• 약제유발 호흡 억제, 두개강 내압 상승으로 인해 이차적으로 올 수 있음
체인-스톡스 호흡 (Cheyne-Stokes breathing)	 과호흡　무호흡	• 깊은 호흡기와 무호흡기가 번갈아 일어나는 호흡 • 아동, 노인에서 수면 시 정상으로 나타날 수 있음 • 심부전, 요독증, 약제유발, 호흡억압, 뇌손상 시 올 수 있음 • 임종 단계(임종 48시간전)에서 관찰할 수 있는 독특한 호흡양식
운동 실조성 호흡 (ataxic breathing, Biot's beathing)		• 예측할 수 없는 불규칙성이 특징 • 호흡이 얕거나 깊을 수 있고, 짧은 기간 동안 멈출 수도 있음 • 호흡의 억압, 뇌손상, 연수 부위의 손상 시 올 수 있음
지속 흡식성 (Apneustic)		• 긴 흡기 후 호기성 정지 • 헐떡거리고 숨이 참 • 호흡중추 장애

4) 산소화 요구에 영향을 미치는 요인 20 05

(1) 신체·생리적 요인

① 기도 폐쇄

② 중추신경계 질병, 심폐질환 등

③ 산소운반 능력 및 혈색소의 감소(빈혈)

④ 흡입된 산소농도의 감소, 일산화탄소 흡입

⑤ 저혈량증, 심한 탈수

⑥ 신진대사율의 증가: 감염이 된 경우에는 발열과 함께 호흡수가 증가

⑦ 임신, 비만, 근골격 기형 및 외과적 손상 등으로 흉벽에 영향을 주는 상황

(2) 생활 양식

① 영양상태: 비만의 경우 폐확장이 감소되고, 영양불량의 경우 기침능력이 저하되고 폐에 분비물이 축적됨

② 운동습관: 신체의 신진대사 증가로 호흡률이 증가됨

③ 흡연: 니코틴은 말초혈관과 관상동맥혈관의 수축으로 호흡률을 증가시키면서 저산소증을 가져오고 COPD(만성폐쇄성 폐질환)와 폐암의 유발원인이 됨

④ 약물남용: 알코올, 약물중독자는 불충분한 영양섭취로 혈색소의 생성이 감소됨

⑤ 마약성 약물: Demerol과 Morphine은 호흡중추 억제하고, Cocain은 호흡수를 증가시킴

5) 산소화 관련 검사

(1) 동맥혈 가스 분석(ABGA)

① 동맥혈 내 산소포화도 및 산·염기 균형을 평가하는 임상검사

② 동맥혈을 채혈한 후에는 채혈 부위를 최소 5~10분간 압박하여 지혈해야 함

③ 결과가 비정상인 경우: 산소 공급 문제, CO2 제거가 이루어지지 않아 신장 기능의 문제

> **참고** 동맥혈 가스 분석 검사결과
>
> - 대사성 산증: 낮은 pH와 중탄산염의 감소를 보이며, 혈액은 지나치게 산성인 상태를 의미함, 원인으로는 주로 당뇨, 쇼크, 신부전 등이 있음
> - 호흡성 산증: 낮은 pH와 증가된 이산화탄소 분압을 보이며, 이것은 환기저하로 산소유입과 이산화탄소 배출이 적절히 이루어지지 못하는데 근본 원인을 두고 있음
> - 대사성 알칼리증: 높은 pH와 중탄산염의 증가를 보이며, 지속적인 구토, 저칼륨혈증, 중탄산나트륨 과용 등에서 나타남
> - 호흡성 알칼리증: 높은 pH와 감소된 이산화탄소 분압을 보이며, 폐질환의 악화로 저산소증이 생기고 호흡 중추가 과자극되어 과다환기가 발생한다. 종이봉투, 재호흡마스크로 혈중 이산화탄소 증가시킴

(2) 맥박 산소포화도 측정(Pulse Oximetry)

혈액 내 산소포화도를 확인하기 위한 주기적·지속적인 비침습적, 경피적 측정

(3) 기관지경 검사(Bronchoscopy) **07**

① 후두, 기관, 기관지를 직접 눈으로 볼 수 있는 내시경 검사
② 대상자는 검사 전날 밤 자정부터 금식
③ 시술 1시간 전에 진정제 투여 후 분무요법으로 국소마취
④ 검사 후 구개반사(gag reflex) 돌아올 때까지 마시거나 먹는 것을 금함

2. 산소화 간호

1) 심호흡과 기침 **23 16 11 00**

(1) 심호흡

① 최대 환기를 위한 기술로 흡기 후 몇 초간 숨을 참게 한다.
② 공기의 최대량을 들이마심으로써 폐포에 더 많은 산소량이 채워져 가스교환 증가
③ 간호중재: 흉곽과 복부가 팽창될 때까지 많은 공기를 들이마시게 한 후, 잠시 숨을 멈춘 후(3~5초), 천천히 내뱉도록 교육

(2) 입술 오므리기 호흡(pulsed-lip breathing) **21 18 16**

① 입술을 오므리고 하는 호흡
② 호기를 의식적으로 길게 하는 호흡
③ 폐로부터 공기의 흐름에 대한 저항을 만듦으로써 기관지내 압력을 증가시키고 세기관지의 허탈을 막을 수 있고 평상시 이산화탄소의 양보다 더 많은 양을 제거
④ 호기는 흡기보다 2~3배 길어짐과 고탄산혈증을 특징으로 하는 COPD 환자에게 유용
⑤ 흡기 동안 기도압과 기도저항 감소, 호기 동안 기관지 내 압력을 높여 좁아진 기도의 허탈을 최소화

(3) 강화폐활량계(incentive spirometer) **21**

① 흡입량을 보여줌으로써 자발적 심호흡을 격려하는 장치
② 들이마신 공기의 양을 보여주기 위해 가벼운 공이 상승
③ 최대 환기 촉진하여 심호흡 격려하며 무기폐 예방, 수술 후 대상자에게 유용
④ 강화폐활량계 사용 후 심호흡과 기침을 함

(4) 기침 **22 11**

기도의 분비물 배출과 이물질의 흡인을 방지하기 위한 정상적인 방어기전
① 앉은 자세에서 머리와 상체를 앞으로 약간 구부림
② 가능한 한 발을 바닥에 닿게 함

③ 베개를 복부에 대고 무릎을 구부리고 어깨를 편안하게 함

④ 천천히 코로 흡기하면서 몸을 일으킴

⑤ 천천히 pursed lip breathing으로 호기하면서 머리를 앞쪽으로 숙임

⑥ 이와 같은 방법으로 호기와 흡기를 4회 반복하여 객담을 이동시킴

⑦ 횡격막 호흡으로 최대 흡기한 상태에서 몸을 앞으로 숙이고 호기하면서 3~4회 강하게 기침함, 이때 절개된 수술 부위 및 복부를 베개로 지지

⑧ 효율적인 기침방법: 깊게 숨을 들이쉬고 몇 초간 멈춘 후에 기침을 하게 한다. **24**

2) 흉부 물리요법 **15 13 12 10**

폐 분비물을 중력 또는 기계적인 힘을 이용하여 기도 내로 이동시키는 방법

(1) 타진법(percussion) **21 17 12 02**

① 기관지 벽으로부터 끈끈한 분비물을 기계적으로 이동시키기 위함

② 손으로 컵 모양을 하여 흉벽을 두드림

③ 컵 모양의 손안의 공기는 흉벽을 통해 진동을 분비물까지 전달

④ 한 부위에 여러 번 시행하고 30~60초 동안 실시(점도가 높은 분비물은 3~5분)

⑤ 금기: 조직 손상의 위험이 있으므로 유방, 흉골, 척추, 신장 부위는 피함

(2) 진동법(vibration) **19 15 13 12 10**

① 대상자의 흉벽에 손을 펴서 강한 떨림을 만드는 것

② 대상자가 깊게 흡기 후 천천히 호기하는 동안 200회/분의 속도로 진동(흡기하는 동안은 진동을 멈춤)

③ 진동이 끝난 후 대상자에게 기침하여 분비물을 뱉어내도록 함

④ 진동 전 약물 투여, 가습을 통해서 분비물을 액화

⑤ 금기: 유방, 흉골, 척추, 늑골연 부위, 영아나 소아

(3) 체위 배액 **20 18 13**

① 중력에 의해 여러 폐분절에 있는 분비물을 밖으로 배출하는 것

② 주로 폐하엽의 배액에 흔히 이용

③ 체위 배액 이전에 기관지 확장제나 분무치료하여 분비물 묽게 하면 배액에 용이

④ 절차: 체위 → 타진 → 진동 → 기침 혹은 흡인에 의한 분비물 제거

⑤ 적절한 시간: 아침 식전, 점심 식전, 오후 늦게, 잠자기 전 15분간 지속(식후에 하면 피로와 구토 유발)

⑥ 체위 배액 중 빈맥, 심계항진, 호흡곤란, 흉통, 어지러움, 허약감, 객혈, 저혈압, 기관지 경련 등 발생 시 즉시 중단

⑦ 폐첨부위에 분비물이 있는 환자의 경우 침대머리를 30° 상승하고 앙와위를 취함

3. 산소요법을 위한 산소공급 장치 **14 13 00**

1) 비강 캐뉼라(nasal cannula) **19 17 14**

① 단순하고 쉽게 적용할 수 있어 가장 흔하게 사용, 말하거나 먹는 데 방해되지 않음

② 비교적 낮은 산소농도(22~44%)와 속도(2~6L/분)로 공급

③ 분당 6L 이상에서는 건조한 공기가 주입되어 비강과 인두점막 자극

2) 산소마스크 **24 15 14 12**

(1) 단순 마스크

① 분당 산소유량을 5~8L/분 속도로 흡입산소 농도 약 40~60% 공급

② 분당 5L 미만에서는 호기 시 마스크 내 이산화탄소가 축적되어 재호흡하게 됨

(2) 부분 재호흡 마스크 24

① 분당 산소유량을 6~10L/분 속도로 흡입산소 농도 약 60~90% 공급

② 일부 호기 공기가 저장주머니 속으로 유입되어 산소와 혼합

(3) 비재호흡 마스크 23 20 18 14 10

① 분당 산소유량을 5~15L/분 속도로 흡입산소 농도 60~100% 공급

② 호기된 공기가 저장주머니로 유입되지 않음

(4) 벤츄리 마스크 22 15 12

① 대상자의 호흡양상에 관계없이 처방된 산소농도에 따라 산소를 가장 정확한 농도로 투여 가능

② 만성폐쇄성폐질환(COPD)에서 주로 이용

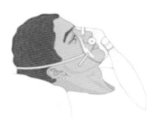 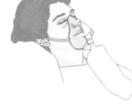 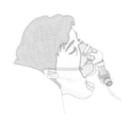

[부분 재호흡 마스크]　　[비재호흡 마스크]　　[벤츄리 마스크]

3) 인공기도 관리 14 03

혀를 고정하고 분비물의 흡인을 통해 폐쇄되거나 폐쇄될 위험이 있는 기도의 개방성 유지

(1) 구강 인두관

① 전신 마취 시, 무의식 환자 인두 흡인 시

② 의식 있는 대상자는 삽관이 최초반사 자극하므로 잘 삽입하지 않음

③ 앙와위에서 목을 과신전시키거나 어깨 밑에 베개를 대고 삽입

(2) 비강 인두관

① 구강 인두관을 사용하지 못할 때

② 비강인두나 비강기관 흡인 시 코나 인두의 점막을 보호하기 위해 사용

(3) 기관 내관(Endotracheal tube)

① 환자의 기도가 효과적으로 유지되지 못하는 경우에 사용

② 전신마취 시, 기계의 흡인이 필요한 응급상황에서 흔히 사용

③ 과도한 점막 건조와 손상 방지를 위해 가습이나 분무치료 제공

④ 인공호흡기로 산소를 공급하고 분비물을 흡인하며, 상부기도 폐쇄 시 공기통로로 사용

4) 기관절개관(Tracheostomy) 20 16 14

(1) 목적

① 위급한 상부기도 폐색 시

② 장기간 기계적 호흡이 요구될 때

③ 기관 내 삽관의 삽입기간이 길어질 때

④ 무의식 환자의 분비물 흡입 방지를 위해

(2) 기관절개관 간호 22 20 19

① 내관 삽입 부위: 2번째에서 4번째 기관 환(tracheal ring)을 거쳐 외과적 절개 후 삽입

② 기관절개관의 커프는 기관절개관과 공기 누출을 막음

③ 기도의 괴사 위험을 줄이기 위해 커프를 2~3시간 간격으로 이완(커프의 압력 15~20mmHg 또는 20~25mmHg 유지)

④ 청색증, 호흡곤란 있는지 자주 관찰 등

⑤ 내관 삽입 전 외관의 분비물을 제거

⑥ 기관절개관 피부는 절개 부위에서 바깥쪽으로 소독

4. 흡인요법(Suction)

1) 흡인의 목적 17 11 04

① 기도를 폐쇄하는 분비물을 제거하여 기도개방 유지

② 호흡기능 증진하여 환기 도모

③ 진단적 목적으로 분비물 채취

④ 분비물 축적으로 인한 감염 방지

2) 흡인의 원칙 24

① 기도를 청결히 유지하여 감염이나 무기폐를 예방

② 8시간마다 suction catheter 및 용액을 교체

③ 적절한 압력으로 흡인해야 함

　㉠ 아동: 60~80mmHg

　㉡ 성인: 80~120mmHg

④ 카테터 삽입 길이를 10~12.5cm 정도로 적절하게 유지

⑤ 흡인의 올바른 절차

　㉠ 카테터 삽입 길이: 구강인두의 위치(대상자의 코에서 귓불까지이며 약 13cm)

　㉡ 카테터 굵기: 흡인경로 지름의 1/2

　㉢ 총 흡인시간: 5분을 초과하지 않도록 함

　㉣ 흡인 빈도: 대상자 사정에 의해 분비물이 확인되면 시행

　㉤ 구강 인두 및 기관은 흡인 시 무균법을 수행하여 미생물의 침입을 차단

　㉥ 흡인 전 카테터에 멸균생리식염수를 통과시킨다. 24

　㉦ 기관지 점막의 손상을 피하기 위해 카테터를 삽입하는 동안에는 흡인하지 않음

　㉧ 흡인하는 동안은 산소가 폐까지 도착할 수 없으므로 카테터의 삽입에서 제거까지 10~15초 이상 걸리면 안 됨(저산소증의 위험)

　㉨ 필요 이상의 잦은 흡인은 오히려 기침반사 를 억제

　㉩ 흡인 전후로 100% 산소를 공급

5. 활력징후

1) 활력징후를 측정해야 하는 경우 04

① 입원 시, 기초 자료 수집할 때

② 의사의 처방이나 기관의 규칙에 의한 정규적인 절차

③ 활력징후에 영향을 주는 약물 투여 전후

④ 하나 이상의 활력징후가 비정상이면 적어도 4시간마다 측정

⑤ 수술과 같이 생리적 변수가 급격하게 변하는 위험이 있거나 상태가 매우 불안정할 경우에는 15분
    마다 측정
⑥ 환자 상태가 급격하게 변하는 경우이면 언제나 측정
⑦ 그 전 측정치와 현저한 변화가 있는 경우에는 두 번 또는 그 이상 측정해야 함
⑧ 대상자가 신체적 변화에 대한 주관적 증상을 호소할 때
⑨ 수혈 시행 전중후 또는 침습적 진단 검사 전후

2) 활력징후의 정상 범위 04

액와 체온	맥박	호흡	혈압
36~37℃	60~100회/분	12~20회/분	• 수축기 120mmHg 이하 • 이완기 80mmHg 이하

3) 체온측정 부위 13 04

부위	섭씨(℃)	화씨(℉)	측정시간	주의사항
구강	37.0	98.6	3~5분	• 금기: 체온계를 깨물 가능성이 있는 사람, 영아나 소아, 의식 손상이나 구강 손상 대상자, 입으로 호흡하는 사람 등
직장	37.5	99.5	2~3분	• 금기: 직장 내 문제나 수술환자, 심장 질환자 등
액와	36.4	97.6	8~10분	• 금기: 광범위 화상환자 등 • 안전한 방법이나 피부와 밀착성이 떨어짐
고막	37.0	98.6	1~2초	• 외이도 상태(귀지 등)에 따라 정확도 떨어짐

4) 맥박 15 13 11 01

(1) 맥박의 생리기전
① 말초동맥에서 혈류의 박동을 촉진하는 것으로 1분 동안 감지되는 횟수가 심장박동수
② 교감신경: 심박수와 심근수축력 증가 → 심박출량 증가
③ 부교감신경: 심박수와 심근수축력 감소 → 심박출량 감소

(2) 맥박수 11 08
① 정상범위: 1~12개월 → 평균 140회, 사춘기~성인 → 평균 80회
② 빈맥: 100회/분 이상의 빠른 맥박
③ 서맥: 60회/분 이하의 느린 맥박

(3) 맥박결손 13
① 심첨맥박과 요골맥박수의 차이가 존재하는 경우
② 두 명의 간호사가 각각 요골맥박과 심첨맥박을 동시에 측정

(4) 맥박의 측정부위와 방법 13
① 요골동맥: 손의 순환정도로 쉽게 촉진 가능하여 가장 많이 사용
② 경동맥: 쇼크나 두뇌로의 혈액순환을 평가할 때 사용하거나 유아 및 심정지 시에 사용
③ 대퇴동맥: 다리의 순환을 확인하기 위해 사용하거나 유아, 어린이, 심정지 대상자에게 사용
④ 심첨맥박: 3세까지의 영·유아에게 사용하거나 특정 약물을 투입할 때 사용

(5) 맥박에 영향을 미치는 요인
① 빈맥(성인 분당 100회 이상): 연령, 통증, 공포, 운동, 열상승, 혈액손실에 의한 혈압하강, epi-

nephrine, atropine과 같은 약물 사용 시

② 서맥(성인 분당 60회 이하): 남성이 여성보다 느림, 연령증가 시 맥박 느려짐, glycosides, digitalis 등의 약물 사용 시

5) 호흡 20 14 07 06

(1) 생리적 기전

① 호흡: 대기와 혈액, 혈액과 세포 간의 가스 교환

② 호흡 과정

  ㉠ 환기: 대기와 폐포 사이의 공기 교환

  ㉡ 확산: 폐포 공기와 폐 모세혈관 혈액 사이의 O_2와 CO_2의 농도 차에 의한 교환

  ㉢ 관류: 폐 모세혈관에서의 적혈구 분포

③ 호흡 조절

  ㉠ 호흡 중추: 연수, 뇌교

  ㉡ 화학감수체: 중추화학감수체(연수), 말초화학감수체(경동맥체, 대동맥체)

④ 정상 호흡수: 12~20회/분

(2) 호흡 측정 시 주의 사항

① 호흡은 관찰을 통한 시진과 흉곽의 움직임을 촉진하여 사정

② 대상자가 의식적으로 변화시킬 수 있기 때문에 사정하는 것을 대상자가 모르게 해야 함(맥박 측정하는 것처럼 하면서 호흡을 먼저 측정한 후 맥박 측정)

③ 호흡 양상이 규칙적이면 30초 동안 측정하여 2를 곱하고, 불규칙적이면 1분간 측정

6) 혈압 14 12

(1) 혈압정의

혈액이 동맥을 흐를 때, 혈관 벽에 미치는 압력

(2) 생리적 기전

① 수축기압: 심장의 수축기 때 좌심실에서 동맥관으로 혈액이 나와 생기는 압력

② 이완기압: 심장의 이완기 때 대동맥에 일시 저장된 혈액이 말초혈관으로 흘러갈 때 압력

③ 맥압: 수축기압 – 이완기압

④ 혈압(BP) = 심박출량(CO) × 전신혈관저항(SVR)

(3) 혈압측정 21

① 커프: 팔이나 대퇴 위의 약 2/3를 덮는 정도의 크기 사용(커프 너비가 팔이나 대퇴 둘레의 40% 정도)

② 청진기: 종형으로 들음, 호흡음과 같은 고음은 판막형 청진기 적용

③ 수축기압 측정: 평상시 수축기압보다 20~30mmHg 정도 올림

④ 반복 측정하는 경우에는 30초 여유를 두어야 정맥울혈을 완화시킬 수 있음

⑤ 좌우 혈압차: 5~10mmHg 이하이어야 함

⑥ 대퇴혈압 측정 시에는 슬와(popliteal)동맥에 청진기 판막을 대고 청진

⑦ 대퇴혈압의 수축기압은 상완동맥의 혈압보다 10~40mmHg 정도 더 높음

(4) 혈압측정 시 생기는 오류 24 23 22 19 18 14 04 01

① 혈압이 높게 측정되는 경우

  ㉠ 팔의 크기에 비해 커프가 너무 좁거나, 느슨히 감을 때

ⓛ 커프를 감은 팔이 심장보다 낮을 때

ⓒ 운동 직후 또는 활동 직후 측정

② 혈압이 낮게 측정되는 경우

ⓐ 팔의 크기에 비해 커프가 너무 넓을 때

ⓛ 커프를 감은 팔이 심장보다 높을 때

ⓒ 충분한 공기를 주입하지 않았을 때

(5) 혈압에 영향을 미치는 요인 03 02

연령	• 정상혈압은 일생을 통해 변하며 연령증가에 따라 점점 더 높아짐
스트레스	• 불안, 두려움, 동통, 정서적 스트레스는 교감신경 자극으로 심박수를 증가시켜 심박출량이 증가하고, 말초혈관 수축으로 혈관 저항이 증가되어 혈압 상승
호르몬	• 사춘기 이후에는 호르몬 변화로 남자의 혈압이 더 높아질 수 있음 • 폐경기 여자는 남자보다 혈압이 더 높아지는 경향이 있음 • 임신 시에는 혈압이 약간 상승
하루 중 변화	• 아침에 혈압이 낮고 낮 동안에 올라가다가 늦은 오후에 가장 높음 • 밤에는 혈압이 다시 낮아지며 수면 중에 낮아짐
흡연	• 혈관수축을 초래하여 혈압을 상승시킴
출혈	• 혈액량이 줄어들어 혈압이 하강
신장질환	• 나트륨과 수분의 정체로 혈액량이 증가되어 혈압 상승
인종	• 흑인이 백인보다 혈압이 높음
운동	• 심박출량 증가를 초래하여 혈압 상승
전신마취	• 마취는 뇌간에 있는 혈관운동중추를 억압하여 혈관운동의 긴장을 줄임으로써 혈압을 하강시킴
기타	• 골격근의 수축, 혈액점도 증가, 순환혈액량 증가, 정맥 환류량 증가 시 혈압 상승

7

핵심문제

01

다음의 산소요법 중 가장 높은 산소 농도를 제공할 수 있는 것은 무엇인가?

① 단순마스크
② 벤츄리마스크
③ 부분재호흡마스크
④ 비재호흡마스크
⑤ 비강캐뉼라

02

다음의 기관절개관에 관한 간호 중 옳은 내용은 무엇인가?

① 기도의 괴사 위험을 줄이기 위해 커프의 공기를 주기적으로 빼줄 필요가 있다.
② 커프의 압력은 45~50mmHg가 적당하다.
③ 기관절개관의 내관 소독은 과산화수소용액을 사용하면 안 된다.
④ 내관 세척 시 멸균장갑을 착용하지 않아도 된다.
⑤ 기관절개후 첫 24시간 동안은 커프를 팽창시켜 놓아야 한다.

정답 / 01 ④ 02 ①

⊕ CHAPTER 02 | 영양요구

1. 영양장애 관리

1) 식욕부진 환자의 간호중재 🄫 🄑
① 대상자가 좋아하는 음식 마련(질환에 따른 제한 식이 고려)
② 식욕부진 환자가 용기를 잃지 않도록 소량씩 자주 제공할 것
③ 기력이 없어 식욕을 잃을 수 있으므로 대상자가 식사 전에 휴식하도록 함
④ 식사 전후에 가능한 치료를 피함
⑤ 식사시간에 앞서 식욕감퇴를 초래하는 증상(통증, 열, 피로)을 완화할 것
⑥ 대상자가 음식을 보면 식욕중추가 자극될 수 있으므로 음식에 대한 접근을 증진시킴
⑦ 대상자가 식사할 때 다른 사람과 같이 먹을 수 있도록 도움
⑧ 시각적으로 식욕을 불러일으킬 수 있도록 음식을 먹음직스럽게 제공하여 식욕중추를 자극
⑨ 불쾌한 냄새가 나지 않는 환경을 제공
⑩ 음식을 적당한 온도로 제공
⑪ 식사 전에 구강 간호를 제공함으로써 타액 분비를 자극하고 먹는 즐거움을 자극
⑫ 영양이 고농도로 함축된 음식을 제공
⑬ 스스로 음식섭취가 어려울 경우
　　㉠ 스스로 먹을 수 있도록 돕는 것이 간호의 목표
　　㉡ 필요하면 특수도구 사용
　　㉢ 식사과정에 대상자를 적극 참여시킴

2) 섭취량, 배설량 측정 🄬 🄫 🄪 🄩 🄨 🄗

(1) 섭취량
① 구강으로 섭취된 모든 액체
② 비위관, 공장루관, 위관영양을 통해 주입 된 수분 및 영양액
③ 비경구적인 수분 섭취 및 피하조직이나 복막주입액 포함

(2) 배설량
① 체외로 배출되는 모든 것을 말함
② 소변, 설사, 구토, 물, 위 흡인액, 흉부 튜브, 상처배액이나 배액관 통한 배출액 모두 포함

3) 신체계측 자료

(1) 체질량지수(BMI: Body-Mass Index)
① 비만 판정 기준: 신장과 체중을 이용하여 계산 BMI = 체중(kg)/[신장(m)×신장(m)]
② 결과 평가
　　㉠ 18.5 미만: 체중미달
　　㉡ 18.5~24.9: 정상
　　㉢ 25.0~29.9: 과체중
　　㉣ 30.0 이상: 비만

(2) 피부 두겹 두께 측정(triceps skin fold, TSF) [21]

① 피부에서 측정할 수 있는 지방의 두께를 측정하여 피하지방의 저장량을 추정
② 주로 삼두박근 혹은 견갑골하 부위의 피부 두께를 측정
③ 측정 방법
    ㉠ 중간 상박 둘레 측정 시 이용하던 팔 사용
    ㉡ 이전에 표시해둔 자리의 피부를 잡아서 당긴 후 캘리퍼스(calipers)로 측정
    ㉢ 적어도 2회 이상 측정하여 그 평균값을 계산하여 사용하며 mm로 기록

4) 병원식이 [19] [16] [15]

일반식/정규식 (regular diet)	• 음식에 특별히 제한 두지 않음 • 모든 입원 대상자에게 제공하는 식이
경식(light)	• 쉽게 소화되고 위를 쉽게 비울 수 있는 음식 • 튀긴 음식, 지방성 음식, 가스 형성 음식, 날음식 등을 제외시킴 • 연식에서 일반식으로 옮기기 전의 전환기 음식
연식(soft) [19]	• 씹히는 질감이 부드러운 음식 • 실내온도에서 액체이거나 액화되는 음식 [19] • 잔류량이 적고, 즉시 소화될 수 있으며, 양념을 위한 향신료 넣지 않음 • 소화능력이 좋지 않은 대상자, 수술 후 회복기에 있는 대상자 • 경식보다 과일, 야채, 육류가 덜 들어감 • 일반식과 같이 충분한 열량 함유
전 유동식 (full liquid)	• 상온이나 체온에서 액체 상태인 모든 음식 • 미음, 과일, 야채주스, 크림 스프, 우유, 얼음, 아이스크림, 커스터드 등 • 위관영양에 가장 적합함
맑은 유동식 (clear liquid) [16]	• 물, 맑은 국물, 맑은 과일주스, 차, 커피, 아이스캔디, 젤라틴 등 • 수분공급이 목적, 열량과 단백질 등 모든 영양소가 부적절한 대상자에게 적용 • 수술 후 가장 먼저 섭취하기 좋은 형태 • 물, 쥬스 등을 조금씩 마시게 한 후 전유동식을 섭취하도록 함

특별 치료식
(special
therapeutic)
	나트륨, 지방, 섬유소 등을 필요량에 따라 준비한 식이
	1) 저지방식이
	  • 지방에서 특히 포화지방산, 콜레스테롤을 제외한 치료식
	  • 건강인 지방 섭취량의 30~40%(9~12g) 정도 제공
	  • 적용: 고지혈증, 담낭질환, 지방흡수 불량증 등
	2) 저단백질식이
	  • 단백질을 1일 40~60g으로 제한
	  • 적용: 간성뇌병변, 신부전 등
	3) 저나트륨식이
	  • 나트륨을 1일 0.5~2.0g 정도로 제한
	  • 적용: 고혈압, 신장병, 부종 등
	4) 저섬유식이 [15]
	  • 분변량을 감소시킬 때 사용하는 식이
	  • 섬유질과 유당을 제한한 식이
	  • 적용: 급성설사, 단장증후군, 장누공, 장출혈, 장수술 전후 등
	5) 비타민공급: 모세혈관조직의 회복을 돕기 위해 사용
	6) 고단백질식이
	  • 단백질이 1일 100~125g 함유된 치료식이
	  • 적용: 만성 소모성 질환, 저알부민혈증 초래하는 질환 등

7

2. 완전 비경구 영양(Total Parenteral Nutrition)

1) TPN(Total Parenteral Nutrition) 제공 대상자의 간호 [24] [23] [11] [09]

(1) 투여 속도
① 고장액이 너무 빨리 투여될 경우 삼투성 이뇨, 탈수가 일어나므로 정맥주입펌프(infusion pump)를 통해 정확한 속도로 주입한다.
② 용량을 서서히 감량하여 합병증 발생 위험 최소화한다. [24]

(2) 감염예방
① 고농도 포도당 용액이어서 미생물 성장에 용이
② 주입용 튜브: 24시간마다(매일) 교환
③ 정맥 천자 부위 드레싱은 48시간마다 교환할 것
④ 활력징후, 당뇨 및 케톤 검사를 시행
⑤ 약물, 혈액을 TPN 관으로 주입하면 세균오염 위험이 증가하므로 금기

2) 비위관(L-tube) 삽입 절차 [18] [15] [12] [10] [02]
① 대상자 확인: 의식, 장음, 복부팽만, 구강과 비강 상태, 삼키는 정도, 오심, 구토 증상
② 삽입 시 체위는 목을 뒤로 젖힌 채 반좌위를 취함(침대를 60° 상승하여 구토가 있을 경우 흡인 예방)
③ 가슴에 1회용 방수포를 깔아줌
④ 콧구멍을 한쪽씩 막으며 교대로 비공의 공기 흐름 확인
⑤ 튜브 덮개를 열고 멸균 지역을 확보하고, 그곳에 소독 거즈 2장과 젤리를 넉넉히 따름
⑥ 소독 장갑을 끼고 튜브를 들어 삽입할 길이(코끝-귓볼-검상돌기)를 확인하고 10~20cm 까지 수용성 윤활제를 바름
⑦ 코로 삽입 시 고개를 위로 약간 들게 하고 약 7.5cm 정도 비인두까지 후하방으로 천천히 넣음
⑧ 인후부에 튜브가 보이면 물을 빨대로 조금씩 삼키거나 침을 심키며 튜브를 밀어 넣음
⑨ 표시된 부위까지 들어가면 주사기로 10~20cm의 공기를 넣어 튜브에 연결하고, 왼쪽 상복부에 청진기를 대고 주사기로 공기를 넣으며 위의 소리를 듣거나 위 내용물을 흡인해 봄
⑩ 튜브를 막아주고 반창고로 콧등에 붙인 후 안전핀으로 튜브를 옷에 고정시킴

3) 비위관을 통한 영양액 주입순서 [24] [19] [18] [15] [12] [10] [02]
① 대상자 확인, 손씻기, 반좌위 또는 좌위 취해줌
② 방수포 깔기
③ levin tube 꺾어 쥐고 뚜껑 열기
④ 잔류량 확인 후 위 내용물이 100cc 이상인 경우에는 주입하지 않고 보고했던 것이 매번 잔류량 확인하지 않고, 불내성 징후가 없으면 주입 가능한 것으로 변경 됨 [24]
　→ 최근에는 기관의 방침에 따라 위 내용물 확인 : 200-250mL 이상이면, 좌위를 취해주고, 1시간 후 잔류량 재확인함. 잔류량이 지속되면 의사와 상의.하도록 함, 기관의 방침에 따라 위 잔류량을 정규적으로 측정하지 않을 수 있음 [19]
⑤ 주사기 내관을 제거하고, 외관을 tube에 연결
⑥ 물을 20~30ml 넣어준 후 튜브를 풀어줌(30cm 이상 높이지 않음)
⑦ 위 내용물이 비워지기 직전 튜브를 조여 공기가 들어가는 것을 방지
⑧ 영양액 주입 후 물 30~60ml 주입(튜브세척목적)
⑨ 주사기에 물이 모두 주입되면 튜브를 막아둠(공기유입방지)
⑩ 주입 후 최소 30~60분간 침대 머리를 높여줌(역류방지)

⑪ 위관영양 시 주사기가 비워지면 공기가 주입되므로 완전히 비워지지 않도록 계속해서 주입
⑫ 30분간 걸쳐서 천천히 주입하며 주사기로 밀어 넣지 않음

> **참고 장관영양의 분류**
>
> • 구위관 삽입: 튜브를 구강을 통해 위장으로 삽입
> • 비위관 삽입: 튜브를 코를 통해 위장으로 삽입
> • 비장관 삽입: 튜브를 코를 통해 소장으로 삽입

4) 튜브 위치 확인 21 16

(1) 튜브를 통한 위액 흡인

흡인된 액체가 맑고, 황갈색 혹은 녹색인 경우 위장으로부터 나온 것이라 추정

(2) 복부 청진

① 5~10cc의 공기를 주사기를 통해 주입하면서 청진기로 상복부를 청진
② "쉬익"하는 소리가 들리면 이는 공기가 위장으로 들어가는 소리로서 튜브가 위장 내에 있는 것
이라 추정 → 트림은 튜브 끝이 여전히 식도에 있음을 의미

(3) 흡인된 액체의 산도 확인

튜브 위치 확인하는 가장 정확한 방법
① pH 1~4: 위액
② pH 5~6: 제산제 투약 또는 십이지장으로부터 흡인된 액체
③ pH 7 이상: 호흡기 내 위치하고 있으므로 즉시 튜브 제거

> **중요 비위관 삽입 시 주의사항 17 15 13 10 02**
>
> ① 튜브 삽입이 용이하도록 입으로 숨을 쉬며 삼키도록 교육
> ② 시행 중 구역질(구토반사)과 목 부위 불편감이 있을 수 있다고 설명
> ③ 삽입 시 체위는 목을 뒤로 젖힌 채 좌위를 취하도록 함(구토 있을 경우, 흡인 예방)
> ④ 인두를 지날 때는 고개를 약간 앞으로 숙이면 기도가 좁아지고 식도가 넓어져 삽입이 용이
> ⑤ 의식 없는 환자는 가능하면 오른쪽으로 측위를 취하고 불가능하면 머리를 옆으로 돌려줌

5) 위관영양과 관련된 간호중재 22 16 14

① 처음 비위관 삽입 시와 간헐적 영양을 시작하기 전에 비위관 튜브 위치 확인
② 영양액과 기구는 24시간마다 감염을 예방하기 위해 교환
③ 영양액의 온도를 체온과 동일하게 유지하고 위관영양 중인 환자가 장경련을 호소하는 경우에는
영양액의 온도를 확인

> **참고 경장영양 20**
>
> • 경장영양이란 입을 통해 특수 영양식품을 먹이거나, 급식관을 통해서 위나 소장으로 영양액을 주입하여 영양분
> 을 공급하는 것을 의미
> • 대부분은 급식관을 이용한 영양 공급을 의미
> • 영양불량이 있거나 영양불량의 위험성이 높은 환자에서 경구 섭취를 할 수 없거나, 경구 섭취로 충분한 영양을
> 공급할 수 없을 때 시행

- 장점막의 위축 및 탈락을 방지하고, 장의 면역체계를 유지시킴으로써 감염성 합병증을 줄일 수 있는 것으로 알려져 있음
- 장을 이용하기 때문에 생리적으로 흡수가 되며, 정맥영양에 비해 비용이 적게 드는 장점이 있음

3. 체액

1) 체액의 분포 및 기능 14 13
① 체액은 체중의 60~70%를 차지함
② 수분과 전해질은 세포내, 세포외 및 세포간질강에 위치 함

2) 체액 불균형

	세포외액량(ECF: Extracellular Fluid Volume)	
	결핍(탈수)	과다(부종)
원인	• 수분, 나트륨 손실 • 불충분한 섭취: 의식장애, 연하곤란, 금식, 혼수, 갈증 감각의 손상 • 배설 증가: 위장관(설사, 구토, 흡인), 신장(요농축 불능, 과다한 요배설, 요붕증), 폐(과다한 환기, 기관절개술), 피부(과다한 발한, 화상, 고열)	• 세포외액량 과다 시 정수압 증가로 수분이 조직으로 이동되어 나타남 • Na$^+$ 증가 • 저장액으로 관장 또는 세척
증상	• 갈증, 피부탄력성 ↓, 안구함몰, 체온상승, 빈맥, 저혈압, 핍뇨, 체중 감소 • 혈청성 삼투압 농도 증가(> 295mOsm/kg) • 혈청내 Na 증가하거나 정상(145mEp/L) • BUN 증가(> 25mg/dL) • Hct 상승(> 55%)	• 호흡곤란, 폐수종, 사지(말초)부종, 혈압상승, 뇌부종, 체중 증가, 의식수준의 변화 • 혈청내 삼투압 농도 감소(<275mOsm/kg) • 혈청내 Na 변화(<135mEp/L, >145mEp/L) • Hct 감소 • 요비중 1.010 이하
간호	• V/S 측정, 체중 측정, 섭취/배설량 측정, 의식상태 사정, 전해질 수치 사정 • 수분보충, 피부 간호, 구강 간호	• 활력징후(강한 맥박, 혈압상승, 약하고 빠른 맥박), 악설음, 천명음, 요흔성 부종, 정맥울혈, 체중, 섭취/배설량, 의식수준(뇌부종) 사정 • 이뇨제 투여, 수분제한, 침상머리 상승, 저염식이

	세포내액량(ICF: Intracellular Fluid Volume)	
	결핍(탈수)	과다(부종)
원인	• 세포 내 수분 소실 • 수분섭취 감소, 고나트륨혈증, 배설/용질 증가	• 저삼투성 용액 정맥 내 과다투여
증상	• 체온 상승, 갈증, 소변량 감소, 중추신경계 변화(의식)	• 두통, 행동변화, 서맥과 혈압 상승
간호	• 등장성 용액 주입(0.9% NaCl)	• 예방적 등장액, 의식저하 사정, 손상 예방, 수분 제한

핵심문제

01

장 수술 후 대장의 자극을 줄이고 대변의 양과 빈도를 감소시키는 식이로 옳은 것은?

① 연 식이
② 유동 식이
③ 일반병원 식이
④ 저잔여물 식이
⑤ 저자극성 식이

02

식도 수술 후 위관영양을 할 때 간호사가 알아야 할 것은?

① 매 급식 후 튜브 교체한다.
② 찬 음식을 공급한다.
③ 중력에 의해 음식물을 빠른 속도로 주입한다.
④ 음식물 공급 전후에 물 30ml 정도를 주입한다.
⑤ 측위를 취하여 분비물이 기도를 막지 않도록 한다.

정답 / 01 ④ 02 ④

CHAPTER 03   배설요구

1. 배뇨

1) 소변검체물 수집 08 01

(1) 자연배뇨 검체물
① 배뇨된 신선한 소변 검체물을 청결수집 용기에 모음
② 아침에 일어나 가장 먼저 배뇨된 소변 수집(밤 동안 축적되었던 소변 내 물질 보유)
③ 바로 검사실로 보내며, 1시간 이내에 검사실로 보낼 수 없으면 냉장 보관

(2) 청결수집 검체물(중간소변) 08
① 요도구 및 주변 조직 소독(원래 소변 내 존재하는 미생물 외에 다른 물질로 오염되는 것 방지)
② 처음에 나오는 소변을 버린 후 중간소변으로 수집
③ 비교적 깨끗한 소변을 채취하기 위함

(3) 단순도뇨관 소변채취 22 18 08
① 무균적인 멸균뇨 수집을 위해 시행
② 배뇨 후에 잔뇨량을 측정하기 위해 시행
③ 잔뇨량 측정 방법: 배뇨 후 즉시 시행, 잔뇨량 50ml 이상이면 필요시 유치도뇨관 삽입

(4) 유치도뇨관 적용대상 20 18 16 15 01
① 소변 배출의 폐쇄가 있을 때: 전립선 비대, 요도 협착증 등
② 방광 종양이나 요도의 외과적 수술 등으로 인한 요도 폐쇄를 방지하기 위해
③ 중환자(무의식 환자)의 계속적인 소변량, 시간당 배뇨량 측정을 위해
④ 실금하는 혼수환자
⑤ 지속적이거나 간헐적 방광세척을 위해

(5) 유치도뇨 대상자 간호 **23 21 19 16**

① 하루에 2회, 배변 후 회음부 간호 → 특히, 요도구 근처는 깨끗이 유지하여 감염예방

② 하루 3,000cc 이상의 충분한 수분섭취를 권장

③ I/O check(8시간마다 기록)

④ 소변의 산성도를 유지하여 미생물의 성장을 억제하도록 함

⑤ 필요할 때 유치도뇨관 교환(대개 5일~2주일, 침전물이 보일 시)

⑥ 연결관이 분리되지 않게 하여 배액체계의 폐쇄성을 유지

⑦ 감염징후 관찰 시 즉시 보고하도록 함

⑧ 배뇨수집 용기는 항상 방광보다 낮게 위치하도록 함 **23**

⑨ 혈괴 등으로 관이 막히지 않도록 배액관의 개방성 유지

⑩ 유치도뇨관 삽입 환자의 소변검사물 채취 시에는 배액관을 30분간 잠근 후 주사바늘을 내액관 포트에 삽입하여 수집

⑪ 지속적 방광세척을 받고 있는 환자가 심한 복통 호소 시 세척액의 주입속도를 확인

(6) 방광세척

① 개방식 방광세척

  ㉠ 세척주사기의 끝을 집어넣기 위해 유치카테터를 배액관으로부터 분리시킴

  ㉡ 감염가능성 높음

② 폐쇄식 방광세척

  ㉠ 카테터를 배액관으로부터 분리시키지 않고 세척

  ㉡ 내관이 3개인 도뇨관 이용

  ㉢ 방광세척은 감염 방지를 위해 폐쇄식을 권장

③ 지속적 방광세척 **24 22 21**

  ㉠ 수일간 카테터 내로 중력을 이용해 세척액을 주입

  ㉡ 전립선 수술이나 기타 비뇨기계 수술 후 적용

  ㉢ 세척액 주입속도 확인

  ㉣ 세척 후 소변 배액주머니 배설량 및 소변 배액관 개존성 확인

(7) 24시간 소변검사물 수집

① 24시간 소변 수집의 목적

  ㉠ 소변을 농축하고 희석하는 신장 기능 사정

  ㉡ 포도당 대사 작용의 기능 장애 결정

  ㉢ 소변 속의 특정 성분(크레아티닌, 유로빌리노겐, 에스트리올 등)의 수준 측정

② 배뇨한 소변은 깨끗한 용기에 받아서 화학보존제가 삽입된 큰 냉장용 병에 즉시 옮겨 담아 냉장보관함

③ 수집 시작 시간의 첫 소변은 버리고, 24시간 동안 마지막 소변까지 배설된 소변의 전부를 모음

2) 요배설과 관련된 비정상 소견 **24 16 13**

분류	증상	정의
소변량	무뇨(anuria)	• 100ml 이하/24시간
	핍뇨(oliguria)	• 100~400ml/24시간 이하, 30ml/hr 이하
	다뇨(polyuria)	• 3,000ml/24시간

소변 성상	혈뇨(hematuria), 마이오글로빈뇨(myoglobinuria)	• 소변에서 비정상적인 적혈구 포함 , 붉은색 소변 • 횡문근 융해증, 소변에서 비정상적인 마이오글로빈 포함, 콜라색 소변
	세균뇨, 농뇨(pyuria)	• 투명도 변화: 혼탁함, 악취
	당뇨	• 소변에서 비정상적으로 당이 포함
	단백뇨	• 소변에서 단백질 함유 • 과다한 거품이 생성되는 소변
배뇨 장애 **24**	배뇨곤란(dysuria)	• 배뇨 시 통증, 작열감, 불편감 • 방광이 치골결합과 배꼽사이에서 촉진 **24**
	빈뇨(frequency)	• 1일 배뇨 횟수 증가(10회 이상) 또는 소량 자주 배뇨
	긴박뇨(urgency)	• 요의를 긴박하게 느낌, 참을 수가 없음
	야뇨(nocturia)	• 밤에 소변을 보기 위해 깨는 것(수면 주기 동안 2번 이상 반복)
	배뇨지연(hesitancy)	• 배뇨 시작이 지연되고 어려움
	요실금	• 소변이 불수의적으로 배출
	유뇨증	• 만 5세이상 어린이, 1주일 2회, 적어도 3개월 이상 지속 되어 소변 실수

3) 배뇨 장애 간호

(1) 배뇨 촉진법(배뇨 반사 자극) **21 14**
① 요의를 느낄 때 즉시 화장실에 가도록 함
② 정상 배뇨 체위 유지, 프라이버시 유지
③ 물소리를 들려주고 따뜻한 변기 사용
④ 회음부에 더운물 부어주기
⑤ 손을 따뜻한 물에 담그기
⑥ 다리 대퇴부를 가볍게 두드려주기
⑦ 방광 위를 부드럽게 눌러주기
⑧ Crede's maneuver
    ㉠ 의사의 처방에 의해 시행되며 치골 바로 위 복부를 마사지하거나 눌러주는 방법
    ㉡ 방광이 이완된 상태일 때 방광 부위를 손으로 압박

(2) 요실금(Urinary incontinence)의 종류 **20 13**
요도괄약근의 기능부전으로 소변이 불수의적으로 흘러나오는 상태로 사회적, 위생적 문제를 유발

종류	병태생리	치료 및 간호중재
복압성, 스트레스성 (stress)	• 요도 괄약근이 허약해져서 복압상승 시 실금 **예** 기침, 웃음, 코풀기, 운동 등 대게 폐경 후나 다산 부 여성에게 나타남	• 골반 저 근육 강화운동 시행인 케겔운동 (kegel exercise) 시행 • 비만인 경우 체중 조절
긴박성(urge)	• 강한 요의와 함께 불수의적 방광수축으로 갑 작스럽게 다량의 실금 • 요의 흐름을 저지시키지 못함 • 운동신경장애: 억제성 배뇨근 조절 장애	• 원인치료 • 골반 저 근육 운동(케겔 운동) • 방광 훈련

역리성 (Overflow, 축뇨성)	• 방광의 정체와 과잉 팽만으로 소변이 넘쳐 불 수의적으로 소량의 요 배설 • 방광출구의 폐쇄	• 원인질환 치료 • 인공 도뇨 • valsalva 수기, Crede's maneuver
반사성 (reflex, 계속적)	• 배뇨행위를 억제하지 못하고 배뇨 • 반사자극을 받으면 즉시 배뇨 • 흉부 10번 위쪽 병소	• 원인질환 치료 • 방광 훈련 • 체외 소변 수집 기구
기능적 (functional)	• 화장실에 가는 데 필요한 시간 동안 괄약근 조절 불가능 • 신체적 제한, 지남력 상실, 환경장애	• 이동보조 기구 • 방광 훈련 • 간이 소변기

4) 인공 배뇨

(1) 단순도뇨(simple catheterization): 간헐적 도뇨 18 16 15 13

① 급성 방광팽만의 즉각적인 완화를 위해 시행
  ㉠ 요도 외상 후 급성 요정체
  ㉡ 진정제나 진통제의 효과로 배뇨를 할 수 없을 때
  ㉢ 요정체
    ⓐ 부동으로 인해 중력에 의한 완전한 소변배출 어려움
    ⓑ 대상자가 완전하게 방광을 비우지 못한 상태로 소변은 정상적으로 생성되지만 방광에
      서 배설되지 않음
② 무균적인 소변 검사물을 얻기 위해
③ 배뇨 후 잔뇨량의 측정을 위해

> **참고 단순도뇨 시행방법**
>
> ① 배횡와위 자세를 취하고 회음부 피부소독을 시작하기 전에 수용성 윤활제를 카테터에 바름(멸균장갑을 낀
>   상태 - 외과적 무균술 적용)
> ② 회음부를 대음순 → 소음순 → 요도의 순서로 소독한 후 여자인 경우 5~8cm, 남자인 경우 16~20cm 도
>   뇨관을 삽입
> ③ 도뇨관이 잘 삽입되지 않을 경우 대상자에게 심호흡하도록 함

(2) 유치도뇨(Foley catheterization): 정체도뇨 24 20 18 16 15 01

① 소변 배출의 폐쇄가 있을 때 - 전립선 비대, 요도 협착증
② 요도와 주위조직의 외과적 수술 대상자를 위해
③ 요도 폐쇄를 방지하기 위해(방광 종양, 요도의 외과적 수술)
④ 중환자의 계속적인 소변량 측정을 위해
⑤ 실금하는 혼수환자
⑥ 계속적이거나 간헐적 방광세척을 위해
⑦ 도뇨관과 소변수집주머니가 분리되는 것은 요로감염발생 위험상승

> **참고 유치도뇨 시행방법**
>
> ① 배횡와위 취함(바로 눕지 못할 경우 Sim's 체위 취함)
> ② 주사기 내 액체를 도뇨관의 풍선에 주입시켜 풍선 손상여부를 검사하고 다시 풍선을 수축시킴

③ 도뇨관 끝에 윤활제 바름
④ 엄지와 검지를 이용해 대음순과 소음순을 분리시켜 요도구 노출시킴(해부학적 지표를 잘 보이게 하고 삽입
동안 도뇨관이 오염되는 것 방지)
⑤ 멸균겸자로 소독솜을 집어 대음순, 소음순, 요도구를 위에서 아래로 향해 닦음(심부조직면을 소독하기 전
에 피부표면 먼저 소독하고 적게 오염된 곳에서 많이 오염된 곳으로 소독)
⑥ 윤활제를 바른 도뇨관의 끝을 5~8cm 또는 소변이 흘러나오기 시작할 때까지 요도구 내로 삽입
⑦ 소변이 흘러나온 후 1.5~2.5cm 정도 더 집어 넣음
⑧ 액체가 든 주사기를 들어 풍선의 개구부에 집어넣고 용액(증류수)을 주입(카테터를 내부에 고정, 생리식염
수는 결정체를 형성할 수 있으므로 장기 유치도뇨관 사용 시에는 금지)
⑨ 도뇨관을 소변 수집주머니에 연결
⑩ 다리에 반창고를 이용해 도뇨관을 고정
⑪ 방광 아래 위치에 소변주머니(urine bag)를 걸고, 남은 배액관은 감아 침대에 고정(중력을 이용해 배액)
⑫ 소변 주머니는 항상 방광보다 아래에 두어 역류를 방지할 것 **11 02**
⑬ 튜브가 꼬이지 않도록 하고 대상자가 충분히 움직일 수 있게 여유를 두되 침상난간 위에 걸치지 않음(튜브가 꼬
이면 방광으로부터 중력 배액을 방해하고 침상난간에 고정하면 난간의 높낮이 정도에 따라 배액관이 달라짐) **07**
⑭ 도뇨관을 향해 옆으로 누울 때는 양쪽 대퇴 사이에서 배액관이 아래로 향하도록 교육 (대상자의 몸무게로
배액관을 누르는 것은 요의 흐름을 정체시킬 수 있음)

(3) 간헐적 자가도뇨 (CIC: clean intermittent catheterization) **13**
척수 손상과 같은 신경성 방광기능 상실이 있는 방광기능 장애 환자들의 장기간 관리를 위해 일
정시간 마다 자가로 시행하는 것

2. 배변

1) 장배설의 종류와 원인 **07**

(1) 변비(Constipation) **23 20 18 15 13**
① 정의: 건조하고 딱딱한 변이 배출되는 것으로 변 횟수의 저하 동반, 주 3회 미만의 배변
② 증상: 배변 시 힘주기, 불완전한 배변감, 항문폐쇄감, 배변시간의 증가
③ 원인: 저섬유질 식이, 수분섭취 감소, 불규칙적인 배변습관, 배변 욕구의 무시, 하제의 남용, 심
리적 스트레스, 투약, 노화와 관련된 변화, 질병, 운동부족 등
④ 심혈관질환, 호흡기질환, 뇌압상승 대상자에서 발살바수기(Valsalva maneuver) 금지
⑤ 간호중재: 정상배변습관 형성, 규칙적인 운동과 수분섭취 및 고섬유식이 권장, 완화제 또는 하
제 투여, 관장을 시행, 배변 시 복부를 마사지

> **참고 Valsalva 수기**
>
> • 심호흡 후 입과 콧구멍을 막고 숨을 내뱉으려고 할 때 배에 힘을 주는 것
> • 배변 중 복부와 흉강 내 압력이 4~5배 증가하여 순간적으로 심박출량이 감소
> • 일단 배변 후 압력이 감소되며 심장으로 평상시보다 많은 혈류량이 유입
> • 금기: 심혈관질환 또는 다른 질병이 있을 때 주의

(2) 분변매복(Fecal impaction)
① 단단한 큰 대변덩어리가 배출되지 않고 직장 내에 쌓여 있는 상태
② 자발적으로 대변을 배출시킬 수 없음
③ 원인: 만성적인 변비, Barium enema, 탈수, 근육 약화 등으로 나타남
④ 사정: 윤활제를 묻힌 장갑 낀 손가락을 직장 내로 삽입

⑤ 중재: 기름정체관장 → 청결관장 혹은 용수관장(finger enema: 손가락으로 대변 제거)

참고 정상 장배설 기전(배변기전) 21 19

1) 대변에 의하여 직장이 팽창하면 직장 근조직의 반사성 수축과 변의가 생김
2) 배변은 정상적으로 두 가지 배변반사에 의해 시작
   ① 내인성 배변반사(intrinsic defecation reflex): 분변이 직장으로 들어갈 때, 직장벽의 장간막 신경총
      (mesenteric plexus)이 하행결장과 S자 결장 그리고 직장에서 연동운동을 시작하도록 신호를 보내기
      시작 → 분변을 항문쪽으로 가게 함 → 연동운동이 항문에 전달됨에 따라 내괄약근이 닫히지 못하게 되
      고, 만약 외괄약근이 이완되어 있다면 배변이 발생하는 것
   ② 부교감신경 배변반사(parasympathetic defecation reflex): 직장에 있는 신경섬유가 자극 받았을 때
      신호가 척수로 전해져 하행결장과 S자 결장 그리고 직장으로 들어가는 것
      → 이런 부교감신경 신호는 연동운동을 강화시키고 내괄약근을 이완시키며 내인성 배변반사를 강화시킴
3) 내괄약근이 이완되어 분변이 항문관(anal canal)으로 들어오게 되어 화장실이나 변기에 앉으면 외괄약근
   이 수의적으로 이완
4) 분변의 배출은 복강 내 압력을 증가시키는 복부근육과 횡격막의 수축, 항문관을 통해 분변을 움직이는 골반
   상(pelvic floor)에 있는 항문거근(levator animuscle)의 수축에 의해 이루어지며 앉는 자세는 대퇴부가 굴
   곡되어 복강과 직장의 압력을 높여주므로 배변과정을 수월하게 해줌
5) 배변반사에 이상이 있거나 배변이 외괄약근의 수축으로 방해를 받는다면, 배변욕구는 정상적으로 몇 시간
   후에나 나타나며 배변욕구가 계속적으로 방해를 받으면 누적된 분변을 조절하는 직장의 확장과 배변욕구
   에 대한 점진적인 감각상실을 가져와서 변비가 올 수 있음

2) 배변 간호 13 12 05

(1) 직장 내 좌약 삽입

① 체온에 의해 녹는 구형 또는 타원 형태의 알약으로 직장에 삽입(좌약, Suppository)
② 목적: 건조한 대변을 부드럽게 하며, 직장과 항문강의 벽을 자극시켜 대변의 배출 증진
③ 방법
   ㉠ 냉장고에 보관한 좌약을 준비(좌약은 차게 두어야 삽입하기 쉬우며 녹지 않음)
   ㉡ 좌측 심스 체위 취하도록 함
   ㉢ 천천히 심호흡을 하게 함(근육이완 증진)
   ㉣ 뾰족한 부분을 앞으로 해서 좌약을 성인 10cm, 소아 5cm 정도 삽입(좌약은 괄약근 지나
      시지의 길이만큼 삽입해야 빠져나오지 않음)
   ㉤ 대변 내로 좌약이 들어가지 않도록 함(좌약을 대변이 아닌 직장벽에 밀착시켜야 효과 나타남)
   ㉥ 직장 내로 약물이 잘 퍼지도록 15~30분 정도 좌약을 보유하고 있다가 배변하도록 교육

(2) 관장(Enema) 13 12 05

직장과 S상 결장 내로 용액을 주입하는 것
① 연동운동을 자극하여 배변 증진
② 수술이나 진단적 검사를 시행하기 전 대장 청결
③ 영양을 공급
④ 가스 제거
⑤ 관장 금기
   ㉠ 장염, 장폐색 등과 같은 장 질환자(관장으로 인해 장파열 등의 합병증 유발)
   ㉡ 관장액 주입 시 장천공, 출혈가능성, 장점막 괴사 및 손상 가능성 있을 시
   ㉢ 순환과잉, 수분중독증
   ㉣ 장수술 및 부인과 수술 직후

ⓜ 절대 안정 시(두개내압 상승, 급성 심근경색증 등)

> **중요 완화제 또는 하제 투여 21**
>
> ① 부피형성 완화제: 가스, 수분 등으로 덩어리를 증가시키고 변을 부드럽게 하여 배변을 유도(psyllium hydrophilic mucilloid)
> ② 대변 연화제: 물과 지방이 분변 속으로 침투하게 하여 변을 크고 부드럽게 함(액체 바세린)
> ③ 윤활제: 장내에서 변을 부드럽게 하여 쉽게 통과하게 함(mineral oil)
> ④ 자극제: 장점막 자극, 연동 운동 촉진, 수분 흡수 억제(bisacodyl dulcolax, 피마자 기름)
> ⑤ 식염성 삼투제: 장에서 잘 흡수되지 않는 수용성 염(phospho-soda)으로 장내 수분의 증가로 배변 유도

(3) 관장의 종류 19 17

① 청결관장(배출관장, Cleansing enema) 14 05 03
  ㉠ 목적: 직장 내 대변 제거
  ㉡ 청결관장용액의 종류

용액	양	작용기전	장점	단점
수돗물 (저장성)	500~1,000ml	• 결장 팽창, 연동운동자극, 대변을 부드럽게 함	• 자극 없이 직장 질환자에게도 사용가능	• 저장성 용액이라 수분중독증 유발 • 심부전, 신부전 시 금기
생리식염수 (등장성)	500~1,000ml	• 결장 팽창, 연동운동자극, 대변을 부드럽게 함	• 등장액으로 노인과 유아에게 사용가능	• 나트륨 정체 가능성
비눗물	500~1,000ml (물:비누 = 200:1)	• 직장팽만, 대변수화 • 국소 조직 자극	• 대상자에게 적용 및 사용이 손쉬움	• 직장 점막에 화학적 자극
고장성 식염수	90~120ml	• 결장으로 수분 이동	• 관장 용액이 적어 피로와 통증 덜 느낌	• 수분·전해질 불균형 초래(저칼슘혈증, 고인산혈증, 탈수가능성 있음)

② 구풍관장(Carminative enema) 24 16
  ㉠ 장내 가스 배출시켜 가스로 인한 팽만 완화시킴
  ㉡ 50% magnesium sulfate 30cc + glycerine 60cc + 물 90cc 혼합(온도 37.7~43.3℃)
③ 정체관장(Retention enema)
  ㉠ 정해진 시간 동안 관장액을 대장 내에 보유하는 관장
  ㉡ 목적: 배변, 투약, 체온하강, 수분과 영양소 공급, 구충 효과 등
④ 역류관장(return - flew enema = Harris flush)
  ㉠ 목적: 연동운동을 자극하고 장내 가스를 제거하기 위해 사용
  ㉡ 준비물품: 카터, 관장용기, 윤활제 용액, 장갑
⑤ 윤활관장(Glycerin Enema) 19
  ㉠ 굳은 변을 부드럽게 하여 윤활 작용으로 변이 잘 배출되도록 하기 위함
  ㉡ 직장 부위의 수술 후 배변 시에 동통을 경감하기 위함
  ㉢ 적응증: 변비, 수술 후 변의 배출이 어려운 경우
  ㉣ 준비물품: 50cc주사 글리세린, 미온수, 10Fr. Nelaton Tube, 젤리, 방수지, 일회용 장갑

⑥ 투약관장: 전해질 불균형 교정을 위해 고칼륨혈증 환자에게 시행 **예** kayexalate **22**

(4) 관장의 순서 23 22 14 12 11

① 필요한 물품을 준비하고 관장용액을 따뜻하게 준비
　　㉠ 관장액 온도
　　　　ⓐ 성인은 40~43℃, 아동은 37.7℃ 정도가 적당함
　　　　ⓑ 뜨거운 용액은 장 점막에 손상을 입히고 통증을 유발
　　　　ⓒ 너무 찬 용액은 괄약근의 경련 유발
　　㉡ 관의 굵기
　　　　ⓐ 성인: 22~30Fr
　　　　ⓑ 학령 전후 아동: 14~18Fr
　　　　ⓒ 영아: 12Fr
② 대상자를 확인하고 절차를 설명
③ 손을 씻은 후 장갑을 착용(내과적 무균술), 대상자의 프라이버시를 보호
④ 오른쪽 무릎을 구부린 좌측위 또는 심스체위를 취하도록 함(소아는 배횡와위)
⑤ 가까운 곳에 변기를 놓아두거나, 화장실이 비어있는지 확인
⑥ 천천히 심호흡을 내쉬도록 함으로써 이완되도록 한 뒤 윤활제를 바른 직장관을 직장 안으로 부드럽게 삽입하여 <u>배꼽방향으로 밀어 넣음</u> **23**
⑦ 대상자가 복통을 호소하거나 용액이 관 사이로 빠져나올 경우 용기를 낮추거나 관을 잠금
⑧ 관장용기를 들어 용액이 들어가게 함(30~45cm), 용액을 지속적으로 천천히 주입, 용기를 너무 높이 들어 올리는 것은 주입속도를 빠르게 만들어 결장의 통증성 팽만을 일으킴, 영아에게 있어서 높은 압력은 장 파열을 초래할 수 있음
⑨ 용액 주입이 끝날 때까지 튜브를 잡아 장 수축으로 직장 튜브가 빠져 나오지 않도록 함
⑩ 용액이 다 주입되었으면 관을 잠그고 항문에 있는 튜브 주위를 휴지로 막은 채 직장튜브를 제거
⑪ 팽만감이 있음을 설명, 가능한 5~10분 보유
⑫ 사용물품을 정리하고 손을 씻음
⑬ 추후 간호
　　㉠ 변과 배출액의 양상을 관찰하기 위해 변기의 물을 내리지 않도록 환자에게 교육
　　㉡ 배출된 변과 용액을 관찰, 기록하고 기대되지 않은 결과에 대해서는 의사에게 보고
　　㉢ 심한 경련, 출혈 혹은 갑작스런 심한 복통 등이 발생하면 관장을 멈춤

3) 장루술 환자 간호 **10**

(1) 장루 간호 목적

① 장루 주위의 피부 청결 유지
② 합병증을 예방하여 피부 통합성 증진
③ 대상자 스스로 자가 간호할 수 있도록 함

(2) 방법

① 누공 주위 피부의 발적, 궤양, 자극 유무를 관찰
② 주머니는 1/3이나 1/2 정도 찼을 때 비우도록 함
③ 누공 주위의 피부를 중성 비누로 이용해 닦고 건조
④ 피부 보호막을 부착하기 전에 장루주위의 털을 면도하면 모낭염을 예방할 수 있음
⑤ 피부 보호제를 바르고 새 주머니를 부착
⑥ 한 번 붙인 피부보호막은 3~5일이 지나면 녹아서 새어나와 피부에 자극을 주므로 교환
⑦ 따뜻한 수돗물과 비누를 사용하여 장루 주머니를 세척

핵심문제

01

다음 중 유치도뇨에 대한 설명으로 옳은 것은?

① 배뇨 후 잔뇨량을 측정하기 위해 필요하다.
② 무균적으로 소변 검사물을 받아야 하는 경우 필요하다.
③ 방광세척을 통하여 비뇨기계 감염을 예방 및 치료할 수 있다.
④ 유치도뇨관 제거 후 대상자에게 소변을 관찰할 필요가 없음을 알려준다.
⑤ 급성 방광팽만의 즉각적인 완화를 위하여 사용한다.

02

다음 중 고칼륨혈증 시 환자에게 시행해야 하는 관장은?

① 글리세린 관장
② 생리식염수 관장
③ 수돗물 관장
④ 인산나트륨 관장
⑤ Kayexalate 관장

정답 / 01 ③ 02 ⑤

⊕ CHAPTER 04 활동과 운동요구

1. 활동과 운동

1) 신체 역학(Body mechanics) 19 14 02

① 균형, 자세 및 신체 선열을 유지하기 위한 근골격계와 신경계의 조정된 노력
② 필요성: 근골격계 긴장 감소, 적절한 근긴장도 유지 및 신체 균형 이룸
③ 근골격계의 효과적 사용
  ㉠ 신체 균형: 무게 중심이 낮을수록, 기저면이 넓을수록, 무게 중심을 지나는 수직선이 기저면을 통과할 때 신체균형이 잘 이루어짐
  ㉡ 다리를 벌리고 서는 것이 붙이는 것보다 편하고, 서 있는 것보다 앉는 것이 편함
  ㉢ 신체역학을 잘 활용하면 신체 손상의 위험 감소와 근육군의 피로를 감소시킬 수 있음

2) 자세에 따른 올바른 신체선열 유지 15 13

(1) 선 자세

① 신체선열의 기본적인 자세 → 양팔은 옆에 붙이고 양발은 약간 벌림
② 중력중심은 골반중심에서 천골위치
③ 중심선은 두개골 중앙에서 발뒤꿈치 1/3 지점
④ 머리는 바르고 척추는 역 "S"자형

(2) 앉은 자세

① 머리, 목, 척추는 곧은 열을 유지하고 둔부와 대퇴의 고른 체중분포
② 고관절, 무릎, 발목은 90° 굴곡(양 대퇴부 수평)
③ 팔은 팔걸이 혹은 책상에 돌려 굴곡 유지

(3) 누운 자세 **20**

① 앙와위: 대퇴외회전과 손목, 발목의 굴곡 주의
② 측위: 머리, 팔다리에 베개를 지지하여 어깨와 둔부의 긴장 감소 → 장기간 측위를 취하는 경우 환자에게 척추 비틀림이 생길 수 있음
③ 복위: 고개는 옆으로 하고 발목에 베개를 받쳐 줌(족저굴곡 방지)
④ 반좌위: 팔꿈치 아래 베개를, 발에는 받침을 대어 첨족을 방지

(4) 체위 유지를 위한 일반적 원리 **19**

① 해부학적 체위를 위한 기본은 좋은 신체선열의 유지임
② 관절은 약간 굴곡시키고 신전이 오래되지 않도록 함
③ 지속적 압력은 욕창을 유발하므로 적어도 2시간마다 체위를 변경시킬 것
④ 금기사항이 없는 한 매일 운동을 할 것
⑤ 체위 변경 시 관절이 움직이도록 하며 관절의 가동력을 이용한 ROM 운동을 함
⑥ 대퇴의 외회전 예방: 대전자 두루마리(trochanter roll), 모래주머니 사용

3) 체위의 종류와 특징 **22 15 14 13**

(1) 앙와위

등을 바닥에 대고 바로 누운 자세
① 모든 체위의 기본, 휴식, 수면 및 척추마취 후 유지
② 안전하고 지지적인 침상을 제공하여 과도한 척추만곡과 둔부 굴곡을 예방
③ 올바른 자세로 머리와 목을 지지하기 위해 상부 어깨와 목, 머리에 베개를 대줌
④ 상박을 몸 옆에 대고 전박을 약간 회내(pronate) 시키도록 전박 아래에 베개를 대줌
⑤ 필요시에 돌돌 만 수건이나 작은 베개를 요추만곡 아래에 대줌
⑥ 손-손목 지지대를 대주어 손가락의 굴곡과 엄지의 외전을 예방
⑦ 족배굴곡을 유지할 수 있도록 발받침을 사용하거나 단단하게 발을 지지하여 수족(footdrop) 예방

(2) 복위

엎드려 눕는 체위

(3) 측위

옆으로 누운 체위(오른쪽, 왼쪽) **13**
① 등마사지, 기관분비물, 배출물의 체위변경 수행 시 적용
② 머리와 목 아래에 베개를 대줌
③ 상박 아래에 베개를 대주고 전박이 굴곡되어야 편안한 자세가 유지
④ 필요시에는 1~2개의 베개를 서혜부에서 발까지 지지하여 대퇴의 내회전과 내전을 방지
⑤ 양 어깨는 둔부와 선열을 유지하여 척추의 비틀림을 방지
⑥ 머리 아래에 작은 베개를 반드시 대주어 구강분비물이 배액되지 못하도록 함

(4) 세미 파울러씨체위(semi Fowler's position)

침상머리가 30° 상승된 자세로 뇌압상승시 대상자의 목에 손상이 없다면 뇌관류압의 유지를 위해 적용

(5) 좌위(고 파울러씨체위 High Fowler's position)

침상머리가 90º 상승, 똑바로 앉아있는 자세

(6) 좌위 파울러씨체위(Fowler's position) **23**

침상머리가 45~60° 상승 **15 14**

① 호흡곤란, 배농관의 배액, 흉곽수술 후, 심장수술 후, 심장질환 시 적용
② 침요에 기대어 머리가 편안해질 수 있도록 하거나 작은 베개로 지지하여 목의 굴곡성과 경축을 예방
③ 등에 견고한 지지대를 사용
④ 침상이 꺾인 부위에 둔부를 대고 상체를 똑바로 세워서 과도한 척추만곡을 예방
⑤ 어깨가 잡아당겨지지 않도록 전박을 올려 주며 베개로 지지하여 어깨의 탈구를 예방
⑥ 팔꿈치와 함께 손을 약간 올려서 지지하여 손의 부종을 예방

(7) 트렌델렌버그 체위
앙와위에서 다리를 45° 높인 체위

(8) 쇄석위
앙와위에서 발걸이에 발을 올려놓고 무릎을 굴곡시킨 체위

(9) 배횡와위
앙와위에서 다리를 벌리고 무릎은 세운 체위

(10) 슬흉위
가슴을 침대에 대고 무릎을 굴곡시킨 체위

4) 근육수축 정도에 따른 분류 🔟

(1) 등척성 운동(Isometric exercise)
① 정적인 운동으로 근육의 길이는 변화 없이 근육 긴장이 증가하는 운동
② 부동대상자의 근력유지 등에 유용
③ 흔히 무산소 운동, weight 운동을 의미함, 물구나무서기, 벽 밀기 등
④ 근경축과 정맥울혈 예방

(2) 등장성 운동(Isotonic exercise)
① 운동속도는 상관없이 일정한 무게의 부하로 움직이는 운동으로 근육의 힘과 강도를 증대시키는 운동
② 근육의 길이가 감소하거나 증가하는 근육의 활동이 있으면서 운동을 하는 동안 장력이 변하지 않는 수축
③ 관절가동범위(ROM) 운동, 유산소 운동, 아령 들기, 팔굽혀 펴기, 수영이나 달리기 등

5) 운동으로 인한 효과 🅱

(1) 심혈관 기능
① 심근 수축력 증가, 심박출량 증가
② 정맥 귀환량 증가, 심박동수와 혈압의 증가(장기간 운동 혈압 하강)

(2) 호흡 기능
① 호흡수와 깊이의 증가
② 폐용적 및 최대 환기량의 증가, 폐 확산능력의 증가

(3) 신진대사 기능
① 혈중 포도당과 축적된 글리코겐, 지방산의 분해와 이용의 증가
② 식욕증가, 장내 긴장도 증가로 소화와 배설이 향상

(4) 근골격 기능
① 근육의 규칙적인 수축과 이완증가, 관절의 가동성 증가
② 뼈 밀도의 증가, 신경 전달 효율성의 증가

(5) 위장 기능
① 식욕증가, 장 기능 항진, 소화 배설 촉진
② 체중 조절

(6) 면역 기능
면역기능의 향상, 항산화 능력의 향상, 피부 통합성의 유지

(7) 사회 심리적 기능
스트레스 대처능력 증가, 자아개념의 향상

6) 부동이 인체에 미치는 영향 24 23 21 18 17 15 13 06

(1) 심혈관 기능
① 기립성 저혈압: 정맥울혈 증가와 정맥 귀환량 감소로 인해 심박출량이 감소하여 저혈압 유발
② 심장 과부담: 하지에 정체되어 있는 혈액을 귀환시키기 위한 심장 노력이 필요함
③ 혈전형성: 정맥혈 정체 및 뼈에서 칼슘이 유리되어 과잉응고능력을 갖게 됨

(2) 호흡 기능
① 환기량 감소: 부동으로 인한 흉곽운동 감소로 폐 확장이 저하되고 호흡근이 약화됨
② 산 염기 불균형: 환기량 저하로 O_2 부족 및 CO_2 정체가 유발되어 호흡성 산독증 유발
③ 침강성 폐렴: 폐 확장이 저하되고 호흡근이 약화되어 호흡분비물이 증가되고 약한 기침을 하게 됨

(3) 근골격 기능
① 근육량 상실: 근육을 사용하지 않으므로 근육 크기가 줄어들고 위축됨
② 관절경축: 근육의 위축, 근섬유의 단축으로 관절이 굴곡되고 고정되어 ROM 감소(Range of Motion, 관절 가동 범위)
③ 골다공증: 뼈의 재흡수를 증가시키고 뼈에서 칼슘을 방출하여 혈액 속으로 빠져나와 뼈의 치밀성이 감소되어 병리적 골절 위험 증가

(4) 피부 기능
피부손상과 욕창 위험성(피부압력은 조직의 순환을 감소시키거나 방해함으로써 세포대사에 영향을 미침)

(5) 배뇨/배변 기능
① 요정체: 부동으로 인해 중력에 의한 완전한 소변배출이 어려움
② 신결석: 칼슘대사변화로 인해 고칼슘혈증 초래
③ 요로 감염 위험: 소변 정체
④ 장 연동운동의 감소: 만성 변비 초래

(6) 사회/심리적 기능
기대역할을 충족시키지 못함으로 인한 자아개념의 손상, 사회적 상호작용의 기회 감소, 우울감, 스트레스로 인한 수면양상의 변화 등

7) 부동환자 간호중재 18 12 08
① 올바른 신체선열을 유지할 것: 허리와 대퇴 사이에 두루마리를 사용하여 지지, 손에 두루마리를 쥐어줄 것, 한 명의 대상자를 세 명의 간호사가 함께 동시에 이동시킬 것
② 심호흡, 기침을 격려하여 환자의 호흡기능 유지를 증진시킬 것
③ 규칙적인 체위변경으로 피부욕창이 생기는 것을 막을 것
④ 하루 3회 이상 ROM운동을 실시하여 관절이 변형되는 것을 막을 것

⑤ 등척성 운동을 실시하여 근육의 힘을 기를 것
⑥ 기타: 장기간 침상 안정을 취했던 대상자에게 허약감이나 어지러움이 나타날 수 있으므로 보행 시 짧은 거리부터 시작함, 거리가 길수록 의자를 이용하여 대상자가 쉴 수 있도록 함

참고 보행보조 방법

① 침상안정 후 처음 몇 번은 대상자의 보행을 간호사가 동행해야 함
② 침대 밖으로 나오기 전에 대상자의 보행능력과 도움 필요성을 사정해야 함
③ 보행하도록 계획된 거리, 이용가능한 도움과 올바른 사용법을 정확히 설명
④ 통로의 장애물을 제거
⑤ 대상자가 실신하거나 쓰러진 경우 🔟
  ㉠ 다리를 넓게 벌리고 대상자를 옆에서 바라보면서 골반을 잡음
  ㉡ 팔을 대상자의 겨드랑이 밑에 넣어 대상자를 감싼 채로 바닥에 내려놓음

---

2. 관절가동범위 운동(Range of Motion: ROM)

1) 관절의 움직임과 관련된 용어 🔢🔢🔟

① 굴곡(Flexion): 두 관절 사이의 각도를 감소시키는 것으로 구부리는 것
② 신전(Extension): 두 관절 사이의 각도를 180°까지 증가시키는 것으로 펴는 것
③ 과신전(Hyperextension): 두 관절 사이의 각도를 180° 이상 증가시키는 것
④ 외전(Abduction): 몸의 중심에서 멀어지는 것
⑤ 내전(Adduction): 몸의 중심으로 가까워지는 것
⑥ 회전(Rotation): 중심축을 따라 옆쪽으로 돌리는 것
⑦ 외회전(External rotation): 몸의 중심축으로부터 멀리 밖으로 돌리는 것
⑧ 내회전(Internal rotation): 몸의 중심축을 향해 안으로 돌리는 것
⑨ 순환(회선, Circumduction): 근위부는 고정되고 원위부가 원을 그리는 운동
⑩ 회내(Pronation): 손바닥을 아래로 향해 돌리는 것
⑪ 회외(Supination): 손바닥을 위를 향해 돌리는 것
⑫ 족저굴곡(Plantar flexion): 발바닥을 향해 발을 구부리는 것
⑬ 족배굴곡(Dorsiflexion): 발등을 향해 발을 구부리는 것
⑭ 내번(Inversion): 중심축을 향해 발바닥을 돌리는 것
⑮ 외번(Eversion): 중심축에서 멀리 발바닥을 돌리는 것

2) 관절가동범위 운동 🔟

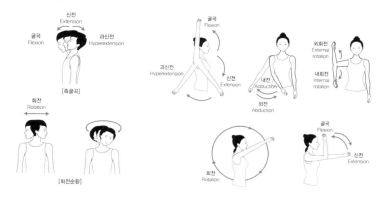

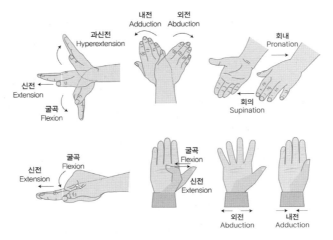

3. 활동과 운동간호

1) 대상자 이동보조기구의 종류 24 23 20 19 14 05

(1) 목발의 길이 측정 16
① 서 있는 자세: 목발 끝이 액와 전면에서 발 옆쪽과 앞쪽의 15cm 되는 지점
② 누워 있는 자세: 액와 전면에서 발뒤꿈치 측면까지의 길이 +2.5cm

(2) 목발 사용방법
① 손목, 손바닥, 팔로 체중을 지탱하도록 하며 상지 강화운동을 교육한다. 23
② 목발에 기대지 않도록 주의해야 함 → 액와에 체중이 부하되면 목발마비(Crutch palsy)가 올 수 있음
③ 액와에 접하는 부위에 솜이나 고무를 대어 줌
④ 굽이 낮고 편한 신발을 착용할 것
⑤ 삼각위치(Tripod position): 목발의 위치가 발에서 앞쪽으로 15cm, 옆으로 15cm 떨어진 곳을 이은 삼각형을 의미하며 기저면을 넓혀주고 대상자의 균형을 좋게 함
⑥ 삼각위치에서 대상자의 신체선열: 머리와 목은 똑바로 하고, 척추는 반듯하며 둔부와 무릎은 신전되어야 함

(3) 목발로 계단 오르기 19
① 건강한 다리를 먼저 위쪽 계단에 올림
② 그 다음 목발과 약한 다리를 위쪽 계단의 건강한 다리 옆에 둠

(4) 목발로 계단 내려오기
① 건강한 다리에 체중을 의지
② 목발과 약한 다리를 먼저 아래 계단으로 옮기고 체중을 목발로 이동
③ 건강한 다리로 아래 계단의 목발까지 내려옴

(5) 목발보행의 종류 19
① 4점 보행(4 Point gait)
　㉠ 항상 3개의 지지점이 있어 가장 안전한 보행법
　㉡ 두 다리 모두에 체중을 지탱할 수 있는 대상자
　㉢ 오른쪽 목발 → 왼쪽 발 → 왼쪽 목발 → 오른쪽 발 순으로 나감
② 3점 보행(3 Point gait) 14
　㉠ 한 다리에 체중을 지탱할 수 있는 대상자

ⓛ 다른 쪽 다리는 지탱할 수 없지만 균형을 잡아줌

ⓒ 2개의 목발과 이환된(약한) 다리를 앞으로 내밈

ⓓ 건강한 다리를 앞으로 옮김

③ 2점 보행(2 Point gait) **24**

ⓐ 2점 보행은 4점 보행보다 빠름

ⓑ 체중을 두 점이 지탱하므로 좀 더 많은 균형이 필요함

ⓒ 왼쪽 목발과 오른쪽 발 → 오른쪽 목발과 왼쪽 발

④ 그네 보행(Swing-to)

ⓐ 다리와 둔부의 마비를 가진 대상자

ⓑ 양쪽 목발 모두를 앞으로 옮김

ⓒ 목발에 체중을 의지하고 양 발을 들어서 목발까지 옮김

ⓓ 빨리 갈 수 있으나, 넘어지기 쉬운 보행법

2) 대상자 이동법

(1) 대상자 이동 시 신체역학의 원리 적용 **22 20 18 16 14**

① 적절한 신체선열로 신체운동 시작

② 가능한 한 대상자 가까이에서 지지

③ 중력선이 기저부위 바깥에 위치할 때는 당기는 것, 뻗는 것, 꼬이는 것을 피함, 중력 중심선이 기저면을 통과할 때 안전

④ 기저면을 넓게 하고 관절을 굴곡시켜 안정성을 증가(30cm 정도 두 다리를 벌린 자세) → 환자를 옮길 때는 신체역학 원리를 적용하여 두 발을 넓게 벌리도록 함

⑤ 침상의 높이를 허리정도로 조절: 중력중심이 낮을수록 안전

⑥ 두 팔과 다리에 무게를 할당하여 등의 피로를 감소시킴

⑦ 들어올릴 때 둔부와 다리의 근육을 사용 → 무릎과 둔부를 구부린 자세

⑧ 움직이는 방향으로 향하도록 하여 척추의 비틀림을 방지

⑨ 밀기보다는 잡아당기도록 함

⑩ 지렛대의 원리를 이용하여 팔을 사용

⑪ 근육의 활동과 휴식을 교대로 실시

(2) 대상자 이동 시 주의사항 **21 20 19**

① 진단명과 환자의 운동능력 및 움직임의 허용정도를 알아야 함

② 간호사를 돕기 위해서 환자가 할 수 있는 범위를 설명

③ 이동 전에 사고의 위험이 없도록 세심하게 계획

④ 통증 시 편안히 이동시키기 위해 처방된 진통제를 투여

⑤ 손상을 막기 위해 신체역학의 원리를 적용

⑥ 이동 중 피부의 마찰을 유발하는 원인을 제거

⑦ 신체를 부드럽고 율동적인 동작으로 움직여줌

⑧ 편마비 환자의 보행보조 시 마비가 있는 쪽에서 지지하도록 함

⑨ 편마비 환자를 침대에서 휠체어로 이동시킬 때 환자의 무릎을 지지하면서 환자를 바닥에 세움

⑩ 지팡이를 사용하는 경우에는 건강한 다리 쪽 손으로 지팡이를 잡게 함

01

다음 중 증상 및 원인에 따른 대상자의 체위가 바르게
연결된 것은 무엇인가?

① 쇄석위-쇼크
② 잭나이프-뇌압상승
③ 슬흉위-비위관 삽입
④ 파울러씨 체위-호흡곤란
⑤ 복위-요추천자

02

다음 중 편마비 환자가 보행기를 이용하여 보행을 하려
고 할 때 관찰해야 하는 항목에 해당하지 않는 것은?

① 일어나기 전에 침상에서 보행력을 관찰한다.
② 걸을 때 심호흡을 해서 폐를 확장시킨다.
③ 보행기 사용법을 교육한다.
④ 간호사는 환자의 뒤에서 지지한다.
⑤ 필요 시 보행벨트를 이용하여 잡아 준다.

정답 / 01 ④ 02 ④

⊕ CHAPTER 05 | 안위요구

1. 수면

1) 수면 주기

- 수면주기는 NREM수면 4단계와 REM수면으로 구성
- 수면주기의 어느 단계에서 깨어나도 다시 잠이 들 때는 NREM 1단계부터 시작

(1) NREM(Non-Rapid Eye Movement sleep): 느린 안구운동 수면 24 20

① EEG(뇌파 활동) 점차적으로 느려짐, 생리적 기능 감소, 맥박 감소
② 1단계~4단계로 진행됨
③ 뇌의 조직세포와 상피세포 재생
④ 신체 에너지 보존(골격근 이완 → 심박동수 감소 → 기초대사 율 저하 → 신체에너지 보존)
⑤ 특히 4단계 수면은 골격성장, 단백질 합성, 조직재생을 위한 성장 호르몬이 분비됨

(2) REM(Rapid Eye Movement sleep): 빠른 안구운동 수면 23 19 18

① 역설적인 수면(Paradoxical sleep): 분명히 잠들었는데도 뇌파의 모양은 깨어있을 때와 유사
한 수면을 역설수면(paradoxical sleep)이라 함
② 학습, 기억, 행동적응 등의 대뇌기능 활발, 생생한 꿈을 꾸는 시기
③ 이 시기 동안은 심장도 빨라지고, 숨도 가쁘게 쉬고, 혈압도 오르고 위액분비가 증가 됨
④ 남자의 경우에는 발기 상태가 지속(깨어있을 때와 유사한 증상이 나타남)
⑤ NREM수면(5%)에 비해 REM수면(60~90%)에서 꿈을 잘 기억하기 때문에 REM수면을 '꿈
수면' 이라고도 부름

2) 각 수면 단계의 특징 🗓

수면 단계		기간	특징
NREM (50~90분) : Non-rapid eye movement 🔢	1단계	1~2분	• 각성과 수면사이의 과도기 단계 – 가벼운 수면 • 안검이 무겁고 이완되어 감, 쉽게 깸
	2단계	10~20분	• 잠이 듦 – 이완이 된 상태, 노력하면 깰 수 있음 • NREM을 주기적으로 반복하므로 전체 수면의 40~50% 차지
	3단계	15~30분	• 깊은 수면의 초기 단계, 델타 수면 • 코를 곪, 깨어나기 어려움 • 근 긴장도 이완되어 신체적 움직임 거의 없음
	4단계	15~30분 (아침이 될 수록 시간이 짧아짐)	• 깊은 수면, 깨어나기 매우 어려움 • 전체 수면 중 전반부에서만 4단계 수면 있음 • 골격성장, 단백질 합성, 조직재생 위한 성장 호르몬 분비 증가 (어린이의 경우, 4단계 수면 더욱 요구됨) • 몽유병, 야뇨증 나타남
REM : Rapid Eye Movement sleep 🗓		평균 20분 (아침이 될수록 시간이 길어짐)	• 안구 운동 및 뇌파 활동 활발 • 생생한 꿈을 꿈 • 전체 수면의 20~25% 차지 • 위액분비 증가 • 뇌의 신경활동은 깨어있으나 몸은 이완상태로 불수가 되어 깨어나기 매우 어려움 • 코골이가 사라짐 • 정신활동 회복에 도움 • 남자의 경우 발기할 수 있음 • 혈압과 호흡은 증가, 근긴장 저하(불규칙한 호흡, 15~20초간 숨을 멈추기도 함)

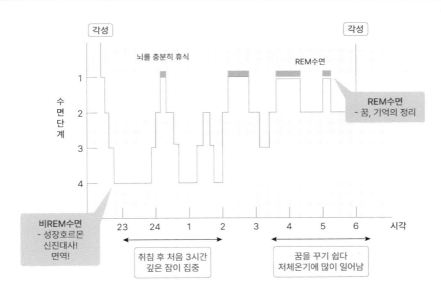

3) 발달단계에 따른 수면의 변화 06

발달단계	수면의 변화
신생아와 영아	• 하루 평균 14~18시간 잠을 자며 수면의 50%는 REM 수면 • 1개월 후부터 깨어있는 시간이 증가하고 밤에 더 많이 잠 • REM 수면 시 몸의 움직임이 더 많아지고 얼굴을 찌푸림
유아	• 하루 수면 시간이 10~14시간이 되며 REM 수면이 25% 정도 됨 • 낮잠이 필요함
학령전기 아동	• 하루 수면 시간이 10~11시간이 되며 REM 수면이 20% 정도 됨 • 주변에 대한 호기심의 증가로 수면을 거부하기도 함 • 상상이나 실제의 공포와 악몽을 구별하지 못함
학령기 아동	• 하루 10시간의 수면시간이 필요하며 수면의 양은 아동의 활동과 건강상태와 관련되고 개인 차이가 있음 • 90분의 성인 수면주기가 이 시기에 시작
청소년	• 수면과 휴식의 요구가 다양하며 신체적, 정신적 활동에 의해 피로해지게 됨 • 늦게 자고 늦게 일어나기를 좋아하며 하루 수면 시간은 8~9시간이 됨
성인	• 수면량은 다양하지만 20~50세까지는 수면시간이 6~9시간이 되며, REM 수면이 20%, NREM 1~2단계의 얕은 수면이 50~60%, 깊은 3~4단계의 수면이 20%로 구성
노인 12 10	• NREM 3, 4단계 수면감소 • 밤에 자주 깨고 잠드는 데 어려움 • 수면의 질 저하, 낮잠 횟수 증가 • 전진수면위상 증후군: 저녁에 일찍 자고 새벽에 깸 • REM 수면은 짧아지며 전체 수면의 약 20~25%를 차지 • 인지장애 노인은 일몰증후군(Sundown Syndrome: 지남력 상실 발생) 보임

2. 휴식과 수면

1) 수면에 영향을 미치는 요인 13

① 신체적 질병: 통증, 호흡곤란, 오심, 불안이나 우울 등의 정서장애는 수면 장애 초래
② 약물
    ㉠ 수면제: 깊은 수면 방해
    ㉡ 이뇨제: 야뇨증 초래
    ㉢ 알코올: REM 수면 방해, 수면 유도 촉진
    ㉣ 카페인: 잠드는 것 방해
    ㉤ 마약류: REM 수면 억제, 낮 졸음 증가
    ㉥ 벤조다이아제핀: 수면시간 증가, 낮 졸음 증가
③ 생활양식: 낮과 밤의 교대 근무자의 경우 생활주기의 잦은 바뀜으로 수면장애 발생
④ 주간수면과다증: 각성 기능 약화, 수면박탈
⑤ 정서적 스트레스: 개인적인 문제나 상황에 대한 걱정은 수면방해
⑥ 환경
    ㉠ 수면 유도: 환기가 잘되고 어둡고 편안한 방
    ㉡ 수면 적합 온도: 18~21℃
⑦ 소음: REM수면이 감소
⑧ 운동과 피로: 취침 2시간 전의 적당한 운동(신체 진정, 이완 증진)

⑨ 식이와 열량 섭취
  ㉠ 취침 전 3~4시간 이내의 많은 음식 섭취 수면방해
  ㉡ 저녁에 카페인과 알코올 섭취는 불면증 유발, 이뇨효과

2) 수면장애와 관련된 간호중재 🈁
① 규칙적인 수면위생 습관 및 수면건강을 위한 생활습관을 위해 낮에 활동하고 밤에 수면을 취하도록 함
② 침실에서 수면 이외의 활동 제한(공부, 간식 먹기, TV 시청 등)
③ 취침 전 온수 목욕, 취침 시 조용한 음악을 들도록 함
④ 수면 2~3시간 전 적절한 운동은 근육이완을 유도하여 수면을 유도할 수 있음, 이완 요법
⑤ 저녁시간에 카페인 음료나 알코올은 피할 것
⑥ 취침 전 3시간 이내 과식 피할 것
⑦ 30분 이내에 잠이 들지 않으면 졸릴 때까지 조용한 활동 권유
⑧ 따뜻한 우유(L-트립토판), 가벼운 간식(탄수화물)을 섭취하는 것은 수면에 도움이 됨

3) 수면 장애의 종류와 증상

(1) 불면증(Insomnia) 🈁
① 수면의 양과 질이 충분하지 못한 상태
② 잠들기 어렵거나 오래 자지 못하고 일찍 깨며 적어도 한 달 동안 매주 3번 이상 잠을 이루지 못하는 것
③ 새로운 수면 습관을 위한 노력이 필요하며 수면제는 근본적인 문제 해결이 아니므로 권장해서는 안 됨

(2) 수면발작(기면증, Narcolepsy) 🈁🈁
① 수면과 각성을 조정하는 중추신경계의 기능부전, 잠든 후 15분 이내 REM 수면
② 대화나 식사 중에 견딜 수 없는 졸음이 몰려와 잠에 빠지는 수면 장애
③ 정상적 REM 수면 나타남
  ㉠ 수면 마비(Sleep paralysis): 잠들기 직전이나 깨기 직전에 수분 동안 신체를 움직일 수 없는 현상
  ㉡ 탈력 발작(Cataplexy): 분노나 공포와 같은 감정 변화에 의해 유발된 갑작스런 마비
  ㉢ 최면 환각: 자거나 졸면서 꿈과 같은 환청이나 환각 상태 경험, 자동차 사고나 기타 작업장 애로 인한 상해 위험 있음

3. 통증

1) 통증의 정의
실제적 또는 잠재적인 조직 손상과 관련된 불쾌한 감각과 감정적 경험

2) 발생 부위에 따른 분류
① 표재성 통증: 주로 피부나 피하조직과 관련되며 예리한 통증을 수반하며 국소화됨
② 심부통증: 표재성 통증보다 오래 지속되며 건, 인대, 혈관, 신경 등에서 시작, 강한 압력이나 조직 손상은 심부통증을 일으킴, 오심, 발한, 혈압 상승
③ 내장통: 복강, 두개강, 흉강과 같은 곳에서 시작되고 국소적인 통증은 없으며 종종 조직의 신전, 허혈, 근육경련에 의해 유발
④ 연관 통증: 통증의 원발 부위에서 떨어진 다른 부위에 통증을 느끼는 것

3) 통증의 완화방법

(1) 자가조절 진통방법(PCA, patient controlled analgesia) 🈁🈁
① 정맥, 피하에 도관을 통해 투여
② 과다 용량 투여를 제한하기 위한 장치

③ 약물용량 환자 스스로 조절, 환자의 독립성, 통제감 유지

④ 주기적인 근육주사보다 좀 더 지속적인 진통 완화 가능(혈청 내 마약수준이 거의 일정하게 유지)

⑤ 수술 후 통증과 같은 급성 통증에 유익

⑥ 인퓨전 펌프(infusion pump)를 사용

⑦ 최대의 효과를 위해 대상자 교육이 필요

(2) 기타 통증 관리 🄳

① 전환요법, 심상요법, 이완요법, 피부자극요법, 치료적 접촉, 바이오피드백, 지압 등

② 생리적 반응물질 분비: 몰핀(morhpine), 엔케팔린(encephalin), 엔돌핀(endorphin), 다이놀핀(dynorphin)

③ 위약(placebo effect): 약리작용이 없는 형태의 약물 투여로 생리적 반응(엔돌핀 방출), 기대감, 태도, 건강신념 등이 긍정적으로 작용

4) 통증사정 척도 🄵

[통증사정 척도: 얼굴표정 척도(Wong/Baker face rating scale)]

0 – "전혀 고통스럽지 않다" / ~10 – "상상할 수 있는 한 최대로 고통스럽다"

4. 개인위생

1) 목욕의 종류 🄾 🄳 🄱

(1) 침상 목욕 🄱

① 대상: 독립적으로 통 목욕이나 샤워를 할 수 없는 와상 환자

② 목적: 피부 청결 및 악취 제거, 혈액순환 증진, 사지의 수동적 운동, 안위감 증진, 감각 자극 기회 제공

③ 목욕물의 온도: 43~46℃

(2) 치료적 목욕 🄱

① 좌욕(Sitz bath)

　㉠ 지속적으로 흐르는 물이 나오는 작은 용기에 엉덩이와 회음부를 담그고 있음

　㉡ 목적: 혈액, 분비물, 대변, 소변의 잔해 제거, 국소 부종감소 및 불편감 완화

　㉢ 물의 온도는 대상자의 상태에 따라 다르나 보통 43℃

　㉣ 냉좌욕은 산부, 회음부 동통을 완화시키는 데 효과적

　㉤ 국소적 직장동통이 있는 회음·항문 부위의 염증과 동통 감소시킴

② 스펀지 목욕(미온수 목욕, Sponge bath): 피부를 보통 물로 닦아내는 것으로 체온 하강의 목적을 가짐

③ 약물 목욕(Medicated bath): 약물(중조, 오트밀, 전분 등)을 혼합한 물을 담그고 있는 것으로 가려움증이나 발진 완화

④ 월풀(Whirlpool bath): 지속적으로 움직이는 따뜻한 물이 들어있는 욕조에서 목욕하는 것으로 순환촉진 및 관절 가동성 촉진, 불편감 완화, 괴사 조직 제거의 목적이 있음

2) 회음부 간호 🔟 🔟

① 배횡와위를 취하도록 함 - 회음부에 쉽게 접근 가능한 체위
② 엉덩이 밑에 방수포 깔기 - 세척하는 동안 물이 흐를 수 있으므로
③ 장갑을 낄 것 - 혈액이나 분비물과의 접촉 방지
④ 음순의 주름 사이사이를 치골부위에서 항문쪽으로 향하여 닦기
⑤ 덜 오염된 부위에서 더 많이 오염된 부위로 세척하며, 전에 한 번 닦았던 부분으로 되돌아가지 않음
⑥ 세척순: 대음순 → 소음순 → 요도구/질구
⑦ 만약 유치 도뇨관을 가지고 있으면 도뇨관의 외부를 닦아내기(특히, 생식기 접히는 부분 주의) → 방광으로 상행성 감염을 일으킬 수 있는 미생물 성장을 줄임

3) 침상목욕 시 주의사항 🔟

(1) 프라이버시 유지

① 목욕하는 방문을 닫거나 커텐을 쳐주고 목욕하는 부위만 노출
② 욕실 문에 사용 중이라는 표시를 함(문은 응급상황을 위해 잠그지 않음)
③ 대상자의 신호로 욕실에 들어갈 때는 들어가기 전 노크를 함

(2) 안전 유지

① 목욕하는 동안 침대 난간을 올려줌(낙상 예방)
② 샤워실 바닥이나 욕조 위에 고무매트를 깜
③ 대상자가 사용하는 위생용품, 세면도구와 린넨 등을 닿기 쉬운 곳에 둠
④ 욕실에서 도움을 청하는 방법을 가르쳐 줌(신호장치의 사용)
⑤ 대상자에게 욕조나 샤워실에서 일어날 때, 나올 때 안전봉을 사용하도록 함

(3) 보온 유지

① 대상자가 부분적으로 노출되어 있으므로 방안의 보온이 유지되어야 함
② 대상자가 나올 때 어깨를 목욕수건으로 감싸줌

(4) 독립성 증진

목욕하는 동안 가능한 대상자의 독립성을 증진시키기 위해, 요구하는 만큼만 도움을 줌

4) 구강간호 🔟 🔟

(1) 목적

구강을 청결하게 하여 건강한 치아보호 및 악취를 제거하고 식욕증진 및 기분전환을 위함

(2) 특별 구강간호

① 대상자: 무의식 환자 - 구강점막의 마른 딱지(sordes)가 많아 구강간호 자주 해야 함(sordes: 구강 내 점액, 미생물, 점막으로부터 떨어져 나온 상피세포가 혼합된 마른 딱지)
② 구강청결, 구강 내 수분유지 및 상기도 감염 예방을 위한 목적으로 시행 🔟
③ 특별 구강간호중재
　　㉠ 의식이 없는 경우: 고개를 옆으로 돌리게 하고 설압자로 입을 벌림
　　㉡ 면봉이나 거즈에 세정제를 묻혀 이와 잇몸, 혀를 골고루 닦음 🔟
　　㉢ 입술에 바셀린을 발라줌
④ 기록: 구강간호 내용을 기록

(3) 의치 환자 구강간호 ₂₂

구강을 헹군 후 삽입

5) 손, 발 간호 12 11 10

(1) 목적

조직손상의 위험을 최소화, 피부의 통합성과 다듬어진 손, 발톱 유지 및 편안함을 증진하기 위해 시행

(2) 손, 발 간호중재

① 손과 발을 따뜻한 물에 적실 것(각질을 부드럽게 하고 조직 파편 제거)
② 손, 발톱이 두껍거나 약하면 10~20분간 담금
③ 손, 발톱은 손톱깎이 대신 줄을 이용하여 다듬을 것
④ 손톱은 둥글게, 발톱은 일자로 정리(날카롭거나 들쑥날쑥하게 깎으면 인접 피부의 손상을 초래)

(3) 당뇨병 대상자 발 간호

① 발톱손질 시 조직손상의 예방을 위해 가위 사용 금지
② 티눈이나 가골은 자르지 말고 반드시 의사의 치료를 받을 것
③ 화상의 위험이 있으므로 가열패드나 뜨거운 물병을 발에 대 주는 것을 피함
④ 발에 부종이 있으면 하루에 여러 번 몇분 동안 둔부 정도 높이로 발을 올림
⑤ 맨발로 다니는 것은 위험하므로 교육을 통해 상처를 예방하도록 함
⑥ 발에 딱 맞는 신발보다는 여유가 충분한 신발과 스타킹을 신으며 발을 건조시키고 따뜻하게 유지하도록 함

6) 마사지법의 종류와 절차 14

종류	설명	방법
경찰법(effleurage)	문지르기	손으로 마사지할 부위를 둥글게 움직이면서 문지름
유날법(petrissage)	주무르기	척추를 사이에 두고 피부, 피하조직, 근육을 주무르거나 빠르게 꼬집는 방법
경타법(tapotement)	두드리기	양손으로 번갈아 빨리치는 방법으로 노인과 쇠약한 사람은 금기
진동(vibration)	진동하기	피부조직이 떨리도록 손바닥을 펴서 피부를 리듬있게 두드림
지압법(friction)	문지르기	양쪽 엄지손가락으로 누르는 연속적인 순환동작

(1) 등 마사지 금기 환자 06

① 염증이 주위 조직으로 파급될 염려가 되는 대상자
② 악성종양 세포가 주위조직으로 전파될 수 있는 대상자
③ 전염 가능성이 있는 피부질환 대상자
④ 심하게 허약한 대상자
⑤ 혈전성정맥염이 있어 색전의 위험이 있는 대상자
⑥ 동맥경화증, 급성 순환장애

5. 체온사정 및 조절 간호

1) 체온조절 기전

(1) 열생산과 열소실 10

① 열생산

ㄱ 기초대사율, 근육 활동

ㄴ 호르몬 분비: 에피네프린과 노에피네프린은 세포 대사율 증가

ㄷ 갑상샘 호르몬 분비: 화학적 열생산

ㄹ 발열로 인한 세포대사율 증가

② 열소실 **17 15**

ㄱ 피부를 통한 열소실(80%): 복사, 전도, 대류, 증발

ㄴ 불감성 소실: 호흡기, 소화기, 비뇨기계의 점막을 통한 열소실

(2) 체온조절 중추

① 체온 조절 중추: 뇌의 시상하부

ㄱ 정온기(thermostat)에서 기준점 유지(36.4~37℃)

ㄴ 시상하부 전엽: 열 소실 중추

체온이 상승될 때 자극: 혈관 확장, 발한

ㄷ 시상하부 후엽: 열 생산 중추

체온이 하강할 때 자극: 혈관 수축, 떨림

2) 고체온의 유형 **15 14 11**

(1) 열피로(Heat exhaustion)

① 고온 환경에 장시간 폭로되어 말초 혈관 운동신경 조절장애로 인한 심박출량의 부족으로 순환 부전에 의한 대뇌 피질의 혈류량 부족

② 열피로 증상

ㄱ 빈맥, 호흡곤란, 저혈압 등의 수분상실로 인한 순환 문제

ㄴ 피부가 차고 축축하며 창백함

ㄷ 수분손실이 순환문제를 야기

③ 열피로 간호: 대상자를 눕힌 다음 염분이 함유된 음료를 마시게 함

(2) 열성경련(Febrile convulsion)

① 고온 환경에서 작업 시 발한에 의한 탈수와 염분 소실

② 열성경련 증상: 근육의 통증성 경련, 전구증상(현기증, 이명, 두통, 구역, 구토)

③ 열성경련 간호: 활동을 멈추고 염분제제나 염분이 많이 함유된 수분을 섭취하도록 함

(3) 열사병(Heat stroke)

① 원인: 고온 다습한 환경에서의 격심한 육체적 작업을 하거나 옥외에서 태양의 복사열을 직접 받은 경우 중추성 체온조절의 기능 장애로 발병

② 열사병 증상: 체온이 급격히 상승(40~42℃), 피부 건조, 두통, 현기증, 혼수상태

③ 열사병 간호: 체온하강, 사지를 격렬하게 마찰, 호흡 곤란 시 산소 공급, 항신진대사제

3) 고체온 대상자의 간호중재 **21 19 17 15 14 11**

① 일일 2,500~3,000cc 정도로 수분섭취를 증가시킴

② 구강간호와 구강위생을 철저히 함

③ 오한이 없는 경우에는 서늘한 환경을 유지하면서 옷은 가볍고 헐렁한 것으로 입힘

④ 균형잡힌 식이를 수분과 함께 섭취하도록 함

⑤ 에너지 요구량이 증가하면 열생산이 증가되므로 활동을 최소로 유지

⑥ 전신적 냉요법(미온수 스펀지 목욕)이나 국소적 냉요법(얼음주머니, 냉습포, 관장법 등)을 적용

⑦ 의사의 처방에 따른 해열제를 투약

4) 저체온의 증상 및 간호중재 **15**

(1) 저체온의 증상
① 체온저하, 호흡수, 맥박수 감소, 혈압 저하
② 초기에는 오한 보임
③ 차고 창백하며 끈적이는 피부
④ 근육 조절력 상실 및 소변량 감소
⑤ 지남력 상실, 기면, 혼수

(2) 저체온증의 간호중재
① 마른 옷으로 갈아 입히고 담요를 덮어주어야 함
② 머리에 모자를 씌워주거나 덮어줌
③ 의식이 있다면 따뜻한 음료를 마시게 함(알코올, 카페인 제외)
④ 주위 환경이 따뜻한 상태를 유지하도록 보온해 줌

5) 발열의 단계 **24** **19**

단계	정의	증상	간호중재 **23**
오한기 (상승기)	시상하부가 높은 수준으로 지정 온도를 올림으로써 열 생산의 기전이 일어나는 시기 (10~40분간 지속)	• 추위와 오한으로 인한 떨림 • 혈관수축 • 차고 창백한 피부 • 기모근 수축(소름) • 심박동 증가	• 보온(담요 덮음) **24** **19** • 수분섭취 권장 • 활동 제한 • 심장이나 호흡기 질환 시 산소 공급
발열기 (고온기)	새로 지정된 온도에 도달하여 상승된 체온이 일정 기간 지속되는 시기	• 상기되고 뜨거운 피부 • 맥박과 호흡이 빠름 • 탈수 증상(갈증 호소, 건조한 구강 점막, 소변량 감소, 요비중 증가) • 근육통 • 혼미함, 불안정	• 떨림을 방지하기 위해 가볍고 따뜻한 의복을 덮음 • 수분 섭취 권장 • 안정 및 휴식 • 고열 시 미온수 목욕 • 구강 및 비강 간호 • 냉각 도모 위해 환기시킴 • 불안정하거나 경련 시 대상자 안정 유지
종식기 (회복기)	시상하부가 정상수준으로 지정온도를 내림으로써 열 손실 기전이 일어나는 때	• 발한, 떨림 감소, 탈수 가능성 • 피부 홍조, 따뜻한 피부 • 골격근 긴장 감소	• 미온수 목욕 • 구강으로 수분 섭취 권장 • 가벼운 의복 착용 • 활동 제한

6) 온·냉 요법 적용과 효과

온요법의 생리적 효과 **22** **20**	냉요법의 생리적 효과 **18** **11**
• 소동맥혈관의 확장(피부의 발적) • 1회 심박출량의 감소 • 호흡수의 증가 • 국소조직의 체온증가	• 소동맥혈관의 수축(창백하고 푸른 빛을 띤 피부) • 1회 심박출량의 증가 • 호흡수의 감소 • 국소조직의 체온감소

- 소동맥혈관의 확장(피부의 발적)
- 1회 심박출량의 감소
- 호흡수의 증가
- 국소조직의 체온증가
- 근육긴장 완화
- 모세혈관 확장
- 혈액점도의 감소
- 조직대사의 증가
- 통증 감소
- 요통 등에 적용
- 백혈구의 증가 및 염증반응 증가

- 소동맥혈관의 수축(창백하고 푸른 빛을 띤 피부)
- 1회 심박출량의 증가
- 호흡수의 감소
- 국소조직의 체온감소
- 모세혈관의 수축
- 부종방지, 혈관확장에 의해 야기되는 통증 경감
- 혈액점도의 증가
- 조직대사의 감소
- 모세혈관의 감소
- 염증 반응의 감소

7) 건열과 습열의 장·단점, 적용방법 🔢

구분	장점	단점	적용방법
건열적용 (52℃까지)	• 피부에 대한 화상 위험 적음 • 피부 침윤 초래하지 않음 • 열을 더 오래 보유	• 발한을 통해 체액손실이 증가 • 조직 속으로 열이 깊게 침투되지 못함 • 피부 건조유발	• 더운 물주머니 • 전기가열패드 • 가열램프, 가열크래들
습열적용 (43~45℃)	• 피부의 건조를 감소시키며 삼출물을 연화시킴 • 조직층에 깊이 침투 • 발한이나 불감성 수분소실 증가 시키지 않음	• 지속적인 노출은 피부의 침윤을 초래 • 습기의 증발로 인해 열이 속히 식을 수 있음 • 수증기가 열을 전도하므로 피부에 대한 화상 위험이 큼	• 온찜질, 온욕, 온침수 • 미온수 스펀지 목욕

8) 냉요법 🔢

(1) 미온수 스폰지목욕
① 목적: 체표면과 혈류의 대류기전, 체표면의 증발기전을 이용한 열 소실
② 스펀지를 이용하여 미온수(27~34℃)로 목욕

(2) 냉찜질(Cold compress)
① 출혈을 예방하거나 감소시키기 위함
② 염증을 감소시키기 위함
③ 부종을 예방하거나 감소시키기 위함
④ 냉찜질 방법
　㉠ 얼음물 대야에 찜질 수건을 넣기
　㉡ 치료할 부위 밑에 고무포와 반 홑이불을 깔 것
　㉢ 찜질 수건을 짜서 부위에 댈 것
　㉣ 2~3분마다 찜질 수건을 갈아주면서 15~20분간 적용
　㉤ 다 끝난 후 부위를 말릴 것

(3) 냉요법의 금기증 🔢
① 개방형 상처는 혈류감소로 조직손상초래
② 조직의 혈액순환을 더욱 감소시켜서 말초순환장애를 일으킴
③ 냉감에 민감한 반응을 나타내는 사람
④ 감각장애가 있는 사람

6. 임종 간호

1) 죽음에 대한 심리적 변화 단계(Elizabeth Kubler-Ross) 15

(1) 1단계: 부정(Denial)
① 현실을 받아들이지 않는 상태, 죽음을 부정
② 의사가 오진하였다고 믿고 진단을 다시 확인하기 바람
③ 환자가 자신의 질병의 심각성을 수용하지 못한 상태

(2) 2단계: 분노(Anger)
① '내가 왜 죽어야 하며, 벌을 받을 만한 일을 했는가'에 대해 생각
② 의료진 및 가족 등에게 적개감을 가지며 주위 사람들에게 폭언을 함
③ 받고 있는 치료나 간호에 대해 혹평을 함
④ 개인적인 감정이 있는 것이 아니라 운명이나 신에게 화를 내는 것으로 환자의 행동을 인내와 관용으로 이해해야 함

(3) 3단계: 협상(Bargaining) 15
① 자신의 죽음을 예전의 나쁜 행동에 대한 대가라고 생각하는 것
② 죽음을 연기하기 위해 신과 협상하려 함
③ 현실을 직시할 수 있도록 도와줌

(4) 4단계: 우울(Depression)
① 더 이상 병을 부인하지 못하며 극도의 상실감과 우울증이 나타남
② 말수가 줄어들고 가장 가까운 사람이나 좋아하는 사람들과 같이 있기만을 원함
③ 간호사는 환자가 같이 있기를 원하지 않는다는 것으로 알고 방문횟수를 줄이면 안되며 진심으로 간호해 주는 사람이 있다는 것을 인식시켜 주어야 함

(5) 5단계: 수용(Acceptance)
① 자신의 운명에 더 이상 분노하거나 우울해하지 않는 단계
② 가족들과 추억을 나누며 신상을 정리

2) 임종환자의 임상적 징후 및 간호중재 14 12 11

(1) 근긴장도 상실
① 증상
 ㉠ 안면근의 이완(턱이 늘어짐)으로 연하곤란과 구토반사의 점차적 상실
 ㉡ 대화가 곤란해지고 신체 움직임이 감소
 ㉢ 위장관 활동저하: 오심, 복부 가스 축적, 복부팽만 및 대변정체
 ㉣ 괄약근 조절 감소로 대·소변 실금
② 근긴장도 상실에 따른 간호중재
 ㉠ 오심을 억제하고 식욕을 자극하기 위해 진토제, 음료 공급, 고칼로리, 고비타민 식이
 ㉡ 반유동식, 유동식, 필요시 정맥 영양 공급
 ㉢ 변비 발생: 곡류와 채소 포함 식이, 필요시 하제 투여
 ㉣ 요실금: 홑이불을 자주 갈아주고 피부 간호, 필요시 도뇨관 삽입, 흡수성 있는 패드를 자주 교체
 ㉤ 주기적인 체위 변경

(2) 활력징후 변화
① 증상

㉠ 맥박이 느려지고 약해지며 혈압이 하강되면서 맥박이 빨라진다.

㉡ 빠르고 얕고 불규칙적이거나 비정상적으로 느린 호흡(cheyne-stokes 호흡), 불규칙한 호흡정지가 반복되는 비오호흡(Biot respiration), 구강 호흡

② 간호중재

㉠ 호흡곤란 완화를 위해 파울러씨 체위 또는 심스 체위, 분비물 제거, 처방에 의한 산소 공급

㉡ 구강건조 완화를 위해 구강 간호

(3) 감각 손상 증상

① 시각이 흐려지고 미각과 후각이 손상됨

② 청력 유지: 청각은 가장 마지막에 상실되는 감각

3) 임종대상자의 간호중재 🔟🔟

(1) 정서적 간호

① 임종환자에게 고독감, 우울을 경감시키도록 환자의 이야기를 경청하도록 함

② 진실만을 이야기하고 현실에 바탕을 둔 정확한 정보 제공

③ 대상자의 안정감, 자아신뢰감, 존엄성, 자아가치를 유지할 수 있도록 지지

④ 가족이나 의미 있는 사람의 방문을 격려하고 밤에 누군가 곁에 있도록 함

⑤ 말없이 함께 있어주는 것도 도움이 됨

(2) 영적 간호

새로운 상황이나 문제에 직면하여 혼란이 오고 건강을 위협받는 인간을 대상으로 내재된 영적 힘을 발휘하여 스스로 문제를 극복하고 회복하도록 돕는 간호

4) 사후의 신체적 변화 🔟🔟🔟🔟

사후 신체변화 순서: 강직 – 체온하강 – 피부변색 – 각막혼탁 – 조직연화 – 연조직 액화

(1) 사후 강직(Rigor mortis) 🔟

① 사망한 지 2~4시간 후에 신체가 경직되기 시작하여 98시간까지 지속

② 신체의 글리코겐의 부족 때문에 ATP 합성되지 않아 ATP의 부족현상으로 인한 것

③ 불수의적 근육(심장, 방광 등)에서 시작되어 머리, 목, 몸통, 사지로 진행

(2) 사후 한랭(Algor mortis) 🔟

① 사망한 후에 체온이 점차적으로 하강하는 것

② 혈액순환이 정지되고 시상하부의 기능 중단

③ 체온이 실내온도와 같게 됨(1시간에 1℃씩 하강)

(3) 사후 시반(Livor mortis) 🔟🔟

① 혈액순환이 정지된 후에 적혈구가 파괴되어 헤모글로빈이 방출되어 피부가 변색되는 것

② 신체의 가장 낮은 부위에 나타나게 됨

(4) 조직은 연해지고 박테리아 작용에 의해 액화됨

5) 사후처치 절차 🔟🔟🔟🔟🔟🔟

① 사용했던 의료기구 모두 제거(의치는 다시 끼운다)

② 각종 튜브를 제거하거나 잠그거나 튜브를 피부에서 2.5cm 이내로 자른 후 그 부위에 테이프를 붙임

③ 젖은 드레싱을 제거하고 깨끗한 거즈 드레싱으로 교환

④ 분비물에 의해 더러워진 신체부위는 따뜻한 물수건으로 닦아줌

⑤ 사체의 머리 밑에 작은 베개를 괴어주거나 10~15° 정도로 머리 부분을 올림(얼굴변색 방지)

⑥ 둔부 밑에 흡수용 패드를 대어주며 머리를 빗어주고, 핀이나 밴드는 제거

⑦ 보석은 제거하여 가족에게 줌

⑧ 가족이 방을 떠나면 홑이불을 완전히 펴고 사체를 누인 후 한쪽 발목에 이름표를 붙임

⑨ 사망 후 30분에서 1시간 안에 사망한 환자의 자세를 바르게 함(∵ 사후강직)

⑩ 수의 위로 어깨, 허리, 다리를 붕대로 묶음

⑪ 홑이불로 사체를 완전히 싸고, 어깨, 허리, 다리를 묶고 두 번째 이름표를 붙임(대상자가 감염이 있다면 특별한 라벨을 붙임)

⑫ 사체에 대한 모든 준비가 끝나면 사체를 운반차로 옮겨 영안실로 내려보냄

⑬ 병실을 정리한 후 환기를 시키고 적어도 10초 동안 손을 씻음

6) 임종 후 기록 🔳

① 간호수행, 사망시각, 사망선언 의사, 기증한 것, 남긴 물건, 병원에 온 방문자, 삽입관의 종류, 위치, 분비물 배액

② 기타: 이름표, 가족의 요구, 퇴실 시간, 목적지 등

핵심문제

01

혈전성 정맥염이 있는 환자에게 마사지를 실시하면 안 되는 이유로 가장 맞는 것은?

① 마사지를 통해 혈전이 떨어져서 다른 곳으로 이동하면서 색전의 위험이 있다.
② 정맥염이 있는 부위를 마사지하면 환자가 통증을 호소하기 때문이다.
③ 혈전성 정맥염은 피부자극에 민감하기 때문이다.
④ 혈전성 정맥염이 다른 부위로 빠르게 확산된다.
⑤ 마사지를 통해서 혈전이 더 생기기 때문이다.

02

다음 중 임종 환자의 신체 증후로 옳지 않은 것은 무엇인가?

① 동공수축
② 안면근육 이완
③ Cheyne-stokes 호흡
④ 빠르고 약한 맥박
⑤ 사지 청색증

정답 / 01 ① 02 ①

⊞CHAPTER 06 안전요구

1. 안전사고

1) 안전에 영향을 미치는 요인 22 20 18 17 16 06

① 연령: 각 단계별로 특수한 안전 위험성 요인이 있음

㉠ 영아 및 유아: 위험에 대한 자각 제한되어 사고가 빈번히 일어나는 시기
예 낙상, 중독, 화상, 감전, 익사 등

㉡ 학령기: 활동적인 시기 예 놀이와 관련된 부상

㉢ 청소년: 도전적인 활동 즐김 예 스포츠 활동과 관련된 부상, 약물중독, 교통사고 등

㉣ 성인: 안전 불감증, 피로에 의한 사고

㉤ 노인: 열과 통증에 대한 역치 증가, 질병이나 감각 변화로 인한 손상 다발 예 낙상 흔함

② 생활양식: 안전하지 못한 환경에 노출되는 경우

③ 운동장애: 마비, 근육허약, 균형이나 조정장애 등으로 인한 움직임 장애는 사고의 위험이 높음

④ 감각 지각의 변화: 시각, 청각, 후각, 미각, 촉각의 어떠한 손상이라도 환경에 대한 민감성을 감소시킬 수 있으며, 이로 인해 사고의 위험성이 증가될 수 있음

⑤ 인지수준: 수면부족, 무의식, 혼돈된 사람, 약물 복용 등으로 인지 손상은 사고 초래

⑥ 의사소통 능력: 실어증 환자, 언어장애 환자, 문맹자 등은 사고 위험 높음

⑦ 정신사회적 상태: 스트레스, 우울, 혼돈, 사회적 고립 등은 집중력 저하, 판단착오, 지각 감소 등 유발

2) 안전사고 예방을 위한 전략

(1) 질식(Asphyxiation, Suffocation) 11

① 이물질을 흡인하여 호흡 할 수 없는 상태

② 기도의 폐쇄, 연기나 일산화탄소와 같은 유독가스 흡입, 익사에 의해 유발

③ 아동을 주의 깊게 살펴보고 풍선, 장난감, 부드러운 베개나 요람 등의 침구에 아이가 눌려 질식할 가능성이 있으므로 이에 대한 보건교육이 필요

④ 이물질 흡인으로 기도 폐쇄 시 큰 기침을 유도하여 이물질 제거, 제거되지 않을 경우 하임리히 수기(Heimlich maneuver) 수행

(2) 낙상(Fall down) 24 20 18

① 노인에게 흔한 사고이며 노화에 따른 시력손상, 보행 장애, 균형과 협응 장애, 유전성 질환, 마비, 자율신경계 기능 감소, 요실금, 지팡이보행 등이 낙상의 위험요인 24

② 예방 24 21

㉠ 입원 시 침상 난간을 항상 올려놓도록 함

㉡ 미끄럼 방지 슬리퍼 신기

㉢ 욕조 안에 미끄럼 방지매트 깔아놓도록, 안전 바(손잡이) 설치

㉣ 밝은 조명 사용할 것, 야간 등을 설치하여 바닥을 밝힐 것

㉤ 전기코드는 벽면에 부착하여 고정

㉥ 침대 옆 탁자를 가능한 대상자 가까이 두도록 가족에게 교육

㉦ 휠체어 바퀴의 잠금장치는 반드시 잠가둠

㉧ 누워있다가 일어나는 경우, 천천히 앉도록 교육한다.

(3) 화재 11

① 응급서비스센터 전화번호를 전화기 옆에 비치할 것

② 비상구의 위치를 알아두고 정확하게 표시할 것

③ 소화기의 위치와 대피과정 및 소방대책을 알아둘 것

④ 화재 발생 시 대처

㉠ 대상자 대피(화재발생 근처 대상자 우선, 움직일 수 있는 대상자 우선)

㉡ 화재 신고

㉢ 산소 및 전기제품 끄기

㉣ 화재 진압(소화기 사용)

2. 사고예방

1) 신체보호대(Restraints) [11]

(1) 신체보호대 사용목적
대상자의 활동 억제 및 보호, 대상자나 타인의 손상 예방, 치료 시 안전하기 위함

(2) 신체보호대의 적응증 [11]
① 무의식 대상자나 섬망 대상자가 상처 드레싱을 떼어낸다거나 몸으로부터 튜브 제거 방지
② 불안정하고 낙상의 위험이 있는 대상자가 침대를 벗어나려고 시도할 때

2) 신체보호대의 종류 [18] [14] [10] [00]

(1) 자켓 신체보호대(조끼 신체보호대) [18]
① 의자 또는 휠체어에 앉아있거나 침대에 누워있는 동안 억제하기 위한 것
② 대상자의 등 쪽에서 잠겨지는 신체보호대
③ 자켓이 심하게 조여서 질식이나 숨이 막히지 않도록 주의

(2) 벨트 신체보호대
① 운반차에 누운 대상자의 안전을 보호하기 위한 것
② 대상자의 가슴이나 복부가 지나치게 조여지지 않도록 주의해야 함

(3) 사지 신체보호대
① 손목 또는 발목 등 사지의 한군데 또는 전부를 움직이지 못하게 하는 것
② 붕대와 패드를 이용하여 만듦 [예] Clove hitch 신체보호대
③ 의식상태가 혼미한 경우 자신과 타인을 보호할 목적

(4) 장갑 신체보호대 [14]
① 대상자의 신체에 삽입되어 있는 기구나 드레싱 보호 목적
② 벙어리장갑 모양으로 피부 질환 시 긁는 행위 예방

(5) 팔꿈치 신체보호대 [23]
① 설압자와 같은 것을 끼울 수 있는 천으로 만듦
② 영아들의 팔꿈치 굴곡을 막기 위해 사용하며 전완부위에 정맥주사를 맞고 있는 영아에게 적용

(6) 전신 신체보호대
영아의 머리나 목의 검사 및 치료 시에 몸통과 사지의 움직임 조절 가능

3) 신체보호대 사용과 관련된 문제점
① 질식의 위험, 순환장애(혈액순환감소로 인한 창백, 차가움, 저림 등)
② 피부 손상 위험성(피부열상, 찰과상, 타박상 등), 실금
③ 감각 결손(둔함, 감각저하 등), 정서적 근심, 통증
④ 근육과 골밀도 감소 초래

4) 신체보호대 사용법 [22] [21] [16]
① 신체보호대 필요성 여부 결정(신체보호대는 최후의 해결책이어야 함)
② 신체보호대 사용 목적을 설명하고 일시적임을 알려줄 것
③ 신체보호대를 적절히 사용
　　㉠ 가능한 움직임의 최대 정도 허용(호흡과 순환 방해하지 않도록 최소한의 제한 둘 것)

ⓛ 뼈 돌출부위에 패드 대어 피부손상 방지

ⓒ 사지신체보호대는 신체보호대와 대상자의 손목, 발목 사이에 손가락 2개 들어가도록 함

ⓔ 신체선열 유지(근육수축과 근골격계 손상 가능성 줄임)

ⓜ 매듭은 잡아당길 때 신체보호대가 조여져서는 안되며 응급 시 쉽게 풀 수 있어야 함

ⓗ 신체보호대는 난간(side rail)이 아닌 침대 틀에 묶도록 함(신체보호대가 침대 난간에 묶여 있으면 침대 난간을 내릴 때 신체보호대가 당겨지게 되어 대상자가 손상 받을 수 있음)

ⓢ 매듭 부위가 대상자 손에 쉽게 닿아서는 안 됨

④ 혈액순환 및 피부의 손상 징후를 관찰

⑤ 신체보호대를 다시 사용하기 전, ROM 시행

⑥ 혈액순환확인 및 피부손상확인을 위해 신체보호대는 매 2~4시간마다 적어도 10분간은 풀어놓도록 함

⑦ 사용한 신체보호대의 종류 및 적용 시간, 적용 부위 상태 기록

3. 감염사정

1) 감염회로 22 12 11

(1) 병원체(병원성 미생물)

① 세균, 바이러스, 곰팡이, 기생충 등

② 독성이 강할수록, 미생물 수가 많을수록, 숙주 내 침투능력이 강할수록, 접촉빈도가 높을수록 감염 위험성 증가

(2) 병원소(저장소)

① 병원성 미생물의 성장과 증식을 위한 서식지

② 사람, 동물, 토양, 음식, 대소변 등

(3) 탈출 12

① 병원성 미생물이 저장소에서 빠져 나가는 출구, 이를 통해 다른 숙주를 감염시킴

② 피부, 혈액, 체액, 분비물, 배설물 등과의 접촉(호흡기계, 비뇨기계, 혈액 등)

③ 탈출구 관리법: 마스크 착용, 장갑 착용, 외과적 상처나 멸균드레싱 부위에 직접 호흡, 기침 방지, 재채기, 기침할 때 입 가리기, 철저한 손씻기

(4) 전파 23 14

① 미생물이 다른 숙주로 이동하는 방법

② 접촉(직접 접촉, 간접 접촉), 공기 매개, 비말, 매개물, 매개체 등에 의해 전파

경로(예방법)		설명	예
접촉전파 (접촉주의)	직접	감염된 한 사람에서 다른 사람으로 실제적 신체전파 (신체 표면에서 신체 표면으로 전파)	감염자와의 성교/키스
	간접	오염된 물건과 민감한 사람과의 접촉	오염된 수술기구의 사용
비말전파 (비말주의)		비말(5μ 이상)이 1m 변경 내에 다른 사람에게 전파	재채기, 기침, 말할 때 비말의 흡입
공기매개 (공기주의)		비말핵(5μ 이하)이 수증기화된 물방울이나 먼지 입자에 붙어 1m 이상 거리로 미생물이 이동하는 경우	포자의 흡입
매개전파 (매개주의)		오염된 음식, 물, 약, 장비 등에 있던 미생물의 전파	미생물에 의해 오염된 물을 마심

곤충전파	감염된 동물로부터 미생물의 전파	모기, 벼룩, 진드기, 쥐에 의해 퍼진 질병

(5) 침입

미생물이 병원소에서 탈출했던 출구와 같은 경로로 침입

(6) 숙주의 저항성 `23` `22`

① 숙주가 병원균에 대해 가지고 있는 저항 정도
② 감수성 있는 숙주: 면역능력이 저하된 민감성이 높은 대상자로 감염성이 높음
③ 면역체계가 미성숙한 소아, 면역체계가 낮아진 노인, 질병상태, 스트레스(코티솔분비 → 면역력감소) 등
④ 바이러스에 대한 숙주의 저항력을 높이기 위해서는 예방접종을 시행

2) 신체기관의 방어기전 `16`

(1) 정상 균총

① 상주하는 미생물로 질병을 일으키지 않고 건강을 유지하는데 도움
② 인체의 여러 표면 조직에 분포하면서 질병을 일으키는 병원균의 서식 및 침입을 방어
③ 감염에 대한 인체의 비특이적 방어체계 중 하나

(2) 정상 신체 방어체계

신체부위	방어기제	작용
피부 `21` `16`	• 손상되지 않은 피부층 • 가장 바깥 피부층 탈락 • 피지	• 미생물에 대한 기계적 방어전 • 피부표면에 붙어 있는 미생물 제거 • 지방산이 포함되어 있어 세균을 죽임
구강	• 손상되지 않은 구강 점막 • 타액	• 미생물에 대한 기계적 방어 • 미생물 억제물질 함유(lysozyme)
호흡기계	• 상부기도의 섬모작용, 점액 분비물 • 대식세포	• 섬모작용으로 제거 • 폐포까지 들어온 미생물 파괴
비뇨기계	• 배뇨 • 손상되지 않은 상피세포층	• 소변의 흐름을 통해 방광이나 요도에 있는 미생물 세척 • 미생물에 대한 기계적 방어벽
위장관계	• 위산 • 소장의 빠른 연동운동	• 강산으로 미생물을 화학적으로 파괴 • 세균의 정체 방해
질	• 정상 상주균에 의한 낮은 산도의 질 분비물	• 산성 분비물은 세균의 성장 억제

(3) 염증 반응

① 염증 반응: 손상이나 감염에 대한 방어적인 혈관 및 세포 반응
② 염증 과정은 국소적인 손상이 전신으로 확산되는 것을 방지

4. 감염관리

1) 화학적 소독 `21` `17`

화학약품이나 가스를 사용하여 미생물을 파괴 또는 성장을 억제시킴, 물품에 있는 세균성 아포를 제외한 거의 모든 병원 미생물을 제거

(1) 70% 알코올(Alcohol)

① 체온계, 청진기 표면, 피부 소독에 이용

② 세균, 진균, 결핵균, 바이러스

③ 작용시간이 빠르고 착색이 되지 않음

④ 단점: 잔류 효과가 없고, 피부를 건조시키며, 고무 제품은 딱딱해짐, 아포에는 살균력이 약함

(2) 포비돈 아이오다인(베타딘, Povidone Iodine)

① 피부소독에 주로 이용

② 세균, 아포생성균, 진균, 바이러스, 결핵균

③ 독성과 자극성이 적고 작용시간이 빠름

④ 단점: 피부를 착색시키고 금속을 부식시킴

(3) 과산화수소(H2O2)

① 악취 제거 및 살균 효과가 있으나 작용이 짧고 미약함

② 상처 표면, 구강점막, 인두의 소독에 사용

③ 구강 소독 시 물이나 생리식염수와 희석하여 사용

2) 멸균: 병원균, 비병원균 및 아포를 포함한 모든 미생물 사멸

(1) 고압증기멸균법(autoclave) 22 21 13

① 높은 압력, 높은 온도로 모든 미생물과 아포를 파괴하는 가장 확실한 방법

② 120~130℃, 15~17Ib/inch3의 압력에서 30~45분간 멸균

③ 관리방법 편리, 독성이 없다, 저렴한 비용

④ 수술용 기계 및 기구 일반 기구 및 물품, 린넨류, 스테인레스 기구

⑤ 고무제품, 내시경 제품은 제외

(2) 산화에틸렌 옥시드 가스(EO gas) 24 18 17

① 세포의 대사과정을 변화시켜 아포와 미생물을 파괴시킴

② 30~60% 습도, 45~55℃에서 1시간 30분~2시간 동안 멸균

③ 마모되기 쉬운 기구, 열에 약한 물품 멸균에 용이

④ 침투력이 강하고 효과적이나 비경제적

⑤ 독성이 있어 멸균 후 상온에서 8시간~16시간 동안 방치(환기)해야 함(장시간 걸림)

⑥ 종이카테터를 포함한 각종 카테터 및 내시경 등 열에 약하고 습기에 예민한 기구

(3) Wydex(Glutaraldehyde)

① EO 가스 멸균을 할 수 없거나 열에 약한 물건을 멸균할 때 이용

② 독성이 있으므로 멸균 증류수로 세척해야 함

3) 내과적 무균법(Medical asepsis) 11 16

(1) 내과적 무균법의 정의

① 미생물의 수를 한정하거나 줄이는 방법

② 병원체의 수와 전파를 줄일 수 있는 방법

(2) 손씻기 16

① 병원 감염을 예방하기 위해 가장 중요하고 기본적인 방법

② 비누나 세제, 물을 사용하여 10~15초 이상 씻거나 손 소독제만을 이용한 손씻기

③ 손이 팔꿈치보다 아래로 있게 하며 흐르는 물에 비누를 묻혀 30초 정도 강하게 비비면서 씻음

（기계적 마찰 이용하여 먼지와 유기물 제거）

4) 외과적 무균법 23 21 19 18 16 14 10 09

- 외과적 무균법(Surgical asepsis): 장비에 아포를 포함한 미생물이 전혀 없도록 하는 방법
- 무균기술(Sterile technique): 무균 물건이 오염되는 것을 방지하는 행위

(1) 외과적 무균법의 정의

① 멸균 유효기간이 지나면 더 이상 멸균된 것으로 간주되지 않음

② 멸균 영역 바깥에서 2.5cm 이내의 가장자리는 오염지대로 간주

③ 멸균포장이 젖으면 미생물이 침투해서 오염된 것으로 간주

④ 허리선 이하에 있는 멸균품은 철저히 감시되지 못하므로 오염된 것으로 간주

⑤ 공기에 오랜 시간 동안 노출되면 오염되므로 공기의 흐름을 일으킬 수 있는 활동은 피해야 함

⑥ 멸균 영역에서 사용되는 모든 물품은 멸균되어야 함

⑦ 피부는 멸균할 수 없으므로 오염으로 간주

(2) 멸균용액 따르기 15

① 용액을 따르는 동안 뚜껑을 들고 있으려면 뚜껑의 안쪽 면이 아래로 향하게 들고 있어야 하고, 테이블에 놓으려면 뚜껑의 안쪽 면이 위를 향하게 놓아야 함

② 멸균용액 사용 전 용기의 입구에 있던 오염물 제거를 위해 용액의 소량을 먼저 따라 버림

③ 용액이 멸균영역에 튀어서 젖은 오염지역을 만들지 않도록 용기의 높이를 너무 높지 않게 함

④ 라벨이 붙어 있는 쪽을 손으로 감싸고 용액을 따르기(라벨에 용액이 묻을 경우 미생물의 서식지가 될 가능성이 있으며 라벨의 표기사항이 지워질 수 있음)

5) 격리와 역격리 13

	격리	역격리 18
정의	환자의 전염병으로부터 타인을 보호하는 것	민감한 환자를 외부균으로부터 보호하는 것
대상	대상자가 전염성 질환일 때	질병이나 상처 혹은 면역억제제의 사용으로 감염에 대해 정상적인 신체 방어력이 낮아진 사람들에게 필요 **예** 신생아, 화상, 백혈병 대상자 등
간호	• 물품과 진단기구는 격리기간이 끝날 때까지 병실 안에 두고 쓰고, 린넨통과 쓰레기통은 문 바로 안에 놓고 쓰기 • 방문은 닫아두고 공기순환이 없어야 함 • 환자 개인 방에 있는 화장실을 사용하고, 가능한 일회용품을 쓰기 • 비 일회용품의 경우는 이중포장을 해야 함	• 문을 닫아둠(외부공기유입으로 감염이 될 수 있음) • 내과적 무균법 실시 • 욕실과 변기가 개인실에 있어야 함 • 마스크·신발덮개·가운 등 모든 물품을 멸균 혹은 소독된 후 사용해야 함 • 장갑은 직접적 접촉에만 착용 • 환자에게 사용될 모든 물품은 사용하기 전에 증기나 공기로 멸균한 상태여야 함, 최소한 감염도 치명적일 수 있음

6) 전파경로별 예방조치 17 14

(1) 공기전파 차단 20

① 공기 감염원의 전파를 줄이는 방법

② 먼지에 붙어있거나 증발된 비말에 존재하는 5 마이크론 이하의 병원균 차단

(2) 비말전파 차단

① 5 마이크론 이상의 병원균 차단하는 방법

② 병원균이 가까운 접촉(보통 1m 이내)으로 감염균 전파되는 것 방지

(3) 접촉전파 주의

직접 또는 간접 접촉으로 병원균이 전파되는 것 차단

격리법	방법	전파질환
장격리	경구 감염을 통해 전파	A형 간염, 장티푸스, 콜레라, 감염성 설사
완전 격리	전염성이 높은 질환, 호흡기 전파 질환	디프테리아, 신종 플루
혈액/체액격리	감염된 혈액·체액의 직접 접촉으로 인한 전파	B형 간염, 매독, AIDS 등

(4) 관리 지침 22 20 19

① 의료인에게 MRSA, VRE 감염 대상자임을 알려 접촉 전파를 예방하도록 함
② 간호행위 전후의 손 씻기 철저히 수행
③ 다제내성균 감염으로 격리 중인 환자 병실에 들어갈 때 장갑을 가장 마지막에 착용
④ 접촉 격리 주의: 환자를 음압 병실에 격리
⑤ 물품관리에 주의: 혈압계, 청진기, 산소포화도 센서 등은 단독 사용
⑥ 기구 및 사용 물품은 소독 시 다른 환자 물품과 별도로 분리수거
⑦ 퇴원 시 병실 소독 후 다른 환자 사용

7) 표준예방조치(Standard precaution) 24 20 17 16 14 13

① 질병종류나 감염상태 여부와 무관하게 병원에 있는 모든 대상자 간호에 적용
② 혈액, 모든 체액, 배설물 및 땀을 제외한 분비물, 손상된 피부, 점막 등에 적용
③ 표준 예방조치 방법
   ⊙ 멸균장갑 착용 전 손위생을 시행 한다.
   ⓒ 오염된 물체와 접촉 시 청결한 장갑을 착용하고 장갑을 벗을 때는 오염되지 않은 물건이나 표면을 접촉하기 전에 장갑 벗기
   ⓒ 오염물질이 튈 수도 있으므로 마스크와 보안경, 안면가리개와 깨끗한 비멸균 가운을 착용
   ⓔ 오염된 물질과 기구들이 타인과 주변 환경을 오염시키지 않도록 관리할 것
   ⓜ 사용한 물품은 내구성이 강한 용기에 보관할 것
   ⓗ 장갑 착용 여부와 관계없이 혈액 등 오염된 물체와 접촉한 후에는 즉시 손을 씻도록 함

5. 투약간호 14 12

1) 약물 작용의 유형

(1) 치료 효과

약물 투여로 기대되는 바람직한 생리적 반응

(2) 약물의 역효과

① 부작용(side effect): 약물 투여 시 예측하지 않은 이차적인 효과를 유발
② 역효과(adverse effect): 원하지도 의도하지도 않은 예측할 수 없는 심각한 약물 반응
③ 독작용(toxic effect): 많은 양의 약물 투여 후 축적되거나 민감성으로 초래
④ 알레르기 반응: 약물에 대해 예측할 수 없는 면역반응 중 하나
⑤ 아나필락틱 반응(anaphylactic reaction): 생명을 위협하는 응급상황, 갑작스런 기관지 근육 수축, 심한 천명음과 호흡곤란 등
⑥ 약물내성: 장기간 약물을 사용한 경우 대사 작용이 저하되어 용량을 증가시키지 않으면 약물

효과가 나타나지 않는 상태

⑦ 축적 작용: 흡수에 비해 배설 또는 해독이 지연되는 경우

(3) 경구투여의 금기 22 16

연하곤란이 있는 자, 입으로 아무것도 먹을 수 없는 자(손상, 수술, 악성종양 등에 의하여), 의식이 불분명한 자, 구토가 있는 자

(4) 경구 투약 간호중재 24 22 21 20 18

① 종이컵이나 플라스틱 컵을 대상자의 침상가에 놓고 준비할 것

② 간호사는 자신이 준비한 약만을 대상자에게 투여하며, 다른 간호사가 준비한 약은 안됨

③ 약물 용량 계산의 오류를 예방하기 위해 동료 간호사와 이중 체크함

④ 침상가에 놓았을 때 대상자가 약을 다 먹는 것을 확인해야 함

⑤ 대상자가 금식인 경우 약물 투여를 금함

⑥ 설하 또는 볼점막 투여 약물은 삼키지 말고 녹여서 약물이 점막으로 흡수되도록 함

⑦ 특별한 경우가 아니면 약의 형태를 변경하지 않음 15

⑧ 특별한 지시가 없으면 두 가지 이상의 약물을 섞어 주지 않음

⑨ 흡인 예방

　　㉠ 가능한 앉거나 상체를 세운 자세에서 투약

　　㉡ 한 번에 한 알 씩 투약

　　㉢ 편마비가 있을 경우에는 건강한 쪽으로 약을 넣어 삼키도록 교육

⑩ 약이 쓰다는 이유로 경구투약을 거부하는 환자에게는 얼음조각을 입에 물고 있도록 함

⑪ 대상자에게 물약을 투약할 때 약컵의 눈금을 기준선에 맞춰 읽음

⑫ 치아 에나멜을 손상시키는 물약은 빨대로 복용하도록 한다. 24

2) 투약의 5가지 기본원칙: (5right + 5right) 13 01

① 정확한 약(right Drug) ┐

② 정확한 용량(right Dose)

③ 정확한 경로(right Route)　　　　　　　5right

④ 정확한 시간(right Time)

⑤ 정확한 대상자(right Client) ┘

⑥ 정확한 기록, 정확한 교육, 거부할 권리, 정확한 간호사정, 정확한 평가 - 5right

3) 투약 처방의 종류 및 관련 약어

(1) 투약처방의 내용과 종류 12

대상자 이름 및 등록번호, 날짜, 시간, 회수, 약명, 용량, 투여경로, 처방한 의사서명

※ 위의 요소 중 하나라도 누락되었다면 누락된 정보가 채워질 때까지 투약을 보류

(2) 투여빈도 24 21

① bid(하루에 두 번), tid(하루에 세 번), qid(하루에 네 번)

② q.h(매 시간마다), q4h(4시간마다), hs(취침전), ac(식전), prn(필요할 때마다)

③ stat(즉시), q.d.(매일), q.o.d(하루 건너)

4) 구두 처방

① 면담이나 전화로 대상자 간호를 위한 처방을 하는 것

② 일단 투약을 먼저 한 다음 처방을 한 의사로부터 서면화된 처방을 즉각 요청해야 함

③ 구두 처방에 의한 투약 내용을 기록함

5) 약 용량 계산 [22] [21] [20] [19] [18]

(1) 약물계산 공식 [19]

$$투여량 = \frac{처방된\ 약물용량}{약의\ 용량} \times 용액의\ 양$$

예 erythromycin 500mg이 처방이 났으며 1vial 5ml에 250mg 들어갔다면 투여할 약물의 양은?

$$투여량 = \frac{500mg}{250mg} \times 5ml = 10ml$$

(2) 수액 계산법 [21] [20] [19]

$$분당\ 방울\ 수 = \frac{1일\ 수액주입량(ml) \times ml당\ 방울\ 수}{24시간 \times 60분}$$

$$1방울\ 점적\ 시\ 걸리는\ 시간 = \frac{24시간 \times 60분 \times 60초}{1일\ 수액주입량(ml) \times ml당\ 방울\ 수}$$

예 2,000ml의 수액을 24시간 동안 주려고 한다. 몇 초에 한 방울씩 주입되도록 조절해야 하는가?

$$\frac{24시간 \times 60분 \times 60초}{2000(ml) \times 20drops/ml}$$

2.16초에 한 방울씩 점적되도록 수액을 조절한다.

6) 약물 투여 기록

① 투약기록은 법적인 의미가 있는 기록이며 약물 투여 후 즉시 기록해야 함
② 약 이름, 용량, 투여경로, 시간, 간호사 서명 등
③ 투약거절 혹은 어떠한 이유로 투약하지 못한 경우 상황과 이유를 자세히 기록해야 함

6. 비경구투약

1) 근육주사(Intramuscular injection) [19] [18] [13] [11]

(1) 근육주사의 목적

① 경구투여, 피하주사보다 흡수율이 높고 빠르게 작용하는 약물 투여
② 피하투여보다 많은 양의 약물 투여가능
③ 피하투여에 비해 조직의 약물 자극이 적음

(2) 주사부위 [20]

① 배둔부위(Dorsogluteal), 측둔근(Ventrogluteal), 외측광근(Vastus lateralis), 대퇴직근 (Rectus femoris) 및 삼각근(Deltoid)
② 고려할 사항: 주사용액의 양, 근육 상태, 환자의 체위 변경 능력
③ 둔부의 배면 부위 주사 시 좌골신경과 주요혈관 및 골조직의 손상을 피하도록 주의, 근육 이완 을 위해 복위를 취한 후 발끝을 내전시킴

④ 둔부의 복면에 근육주사를 놓을 때는 전상장골극이 주사부위의 선정 기준이 됨

⑤ 대퇴직근의 적응증: 다른 부위를 사용할 수 없는 경우(자가 주사, 장기안정 시 사용, 영아, 어린이)

(3) 주사법

① 적절한 주사 부위를 선택

② 피부 소독 후 피부를 팽팽하게 잡음

③ 피부와 90도 각도로 바늘을 찌른 후 내관을 당겨 혈액이 올라오는지 확인

④ 약물을 서서히 주입하고 바늘을 재빨리 제거

⑤ 소독 솜으로 주사부위를 부드럽게 문지름

⑥ 주사부위 불편감 완화

    ㉠ 허용되는 한 가장 작은 게이지의 바늘 사용

    ㉡ 조직을 자극하는 약물의 경우 투여하기 전 주사바늘 교환

    ㉢ 주사 부위 교대

    ㉣ 주사바늘의 삽입과 제거 시에는 머뭇거리지 않도록 함

    ㉤ 주사바늘 제거 후 마사지

    ㉥ 근육을 이완하게 한 다음 주사

    ㉦ 통증이 심한 대상자는 주사 전 피부에 얼음을 적용하여 통증 완화

(4) Z-track 근육주사 기법 🔟🔟

① 목적 🔟: 피하조직에 심한 자극을 주거나 착색시키는 약물 주사 시(철분제, DPT 백신)

② 방법

    ㉠ 큰 근육 부위 선택하여 주사하도록 함

    ㉡ 바늘 삽입 전 피부를 2.5~3cm 잡아당기며 당겨진 상태에서 바늘 주입

    ㉢ 한손으로 내관을 당겨 혈액이 나오는지 확인(피부를 계속 당기고 있음)

    ㉣ 약물 주입 후 약 10초 동안 피부는 계속 당기고 있음

    ㉤ 주사바늘을 재빨리 빼면서 당긴 피부를 놓음(약물이 새어나오지 않도록)

    ㉥ 금기: 주사 후 문지르지 않음

2) 피하주사(Subcutaneous injection)

(1) 목적 🔟🔟🔟

① 경구투여보다 빠른 효과를 보기 위함(인슐린, 헤파린, 백신 등 투여)

② 소화효소에 영향을 받지 않게 하기 위함

③ 근육주사보다는 흡수를 더디게 하여 작용이 늦게 나타나게 하기 위함

(2) 주사부위

① 표피의 아래, 근육 위

② 상완 외측 후면, 복부, 대퇴 전면, 견갑골, 하복부

(3) 주사법

① 적절한 주사 부위를 선택한 후 알코올 솜으로 깨끗이 소독

② 주사 부위의 피부를 엄지와 검지로 집거나 팽팽하게 펴지도록 함

③ 주사부위의 지방량과 주사 바늘 길이를 고려하여 45도 또는 90도 주사

④ 다른 손으로 주사기 내관을 부드럽게 당겨보아 혈액이 흡인되는지 관찰(근거: 주사바늘이 혈관 내에 있지 않은가 확인)

⑤ 혈액이 흡인되지 않으면 내관을 밀어 약물 주입

⑥ 주사바늘 신속히 제거

⑦ 금기가 아니라면 주사부위 마사지(흡수를 증진하고 불편감을 감소)

(4) 인슐린 주사 🔟 🔘9

① 인슐린은 Unit 단위로 공급되고 처방되므로 인슐린 주사기 사용

② 주사기 용량: 0.5~1cc, 표준 투여량은 100U/ml

③ 피하지방의 손상과 위축을 방지하기 위해 주사부위 매일 교체

④ 인슐린은 냉장고 보관

⑤ 인슐린 준비 및 혼합

 ㉠ 사용 직전에 손바닥에 놓고 굴려서 약이 섞이도록 함(흔들지 않음)

 ㉡ 인슐린을 섞을 경우 중간 작용형 혹은 속효성 인슐린에서 지속형 인슐린 순서로 할 것(환자 스스로 할 경우에는 "맑은 것에서 탁한 것으로" 섞도록 설명)

 ㉢ 주사 후 마사지 금기

(5) 헤파린 주사 🔟4

① 항응고제로서 혈액이 응고되는 시간 지연시킴

② 투여량: 0.1 혹은 0.01cc 정도

③ 주사 부위에 국소 출혈 예방

 ㉠ 이전 장소를 피해 돌아가면서 투여함

 ㉡ 주사기를 주사부위에 찌른 후 주사기 내관을 당겨 흡인하지 않아야 함

 ㉢ 주사 후 마사지 금기

④ 장기치료

 ㉠ 25~27G의 주사바늘로 하복부의 지방층까지 도달하도록 깊숙이 피하주사

 ㉡ 헤파린의 근육 내 주사는 국소혈종 형성과 조직의 자극성 때문에 피해야 함

3) 피내주사(Intradermal injection) 🔟9 🔟5 🔟

(1) 목적

① 진단목적: 투베르쿨린 반응검사

② 약물의 피부반응검사: 페니실린 피부반응검사

③ 예방접종: BCG접종

(2) 피내주사 부위

① 부위: 피부층 사이

② 전완의 내측면, 흉곽의 상부, 견갑골 부위

(3) 피내주사의 특징

① 0.01~0.05cc의 적은 양 투여

② 비경구 투약 중 가장 흡수가 느림

③ 약물에 대한 반응을 쉽게 육안으로 확인 가능

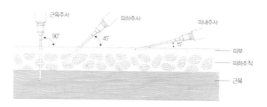

(4) 피내주사 검사방법 및 결과 [24] [21]

① 주사하기 쉽도록 준비한 항생제 1ml 용액에서 0.5ml 정도만 남기고 나머지는 빼내서 버린다.

② 팔의 전박 내측면(팔안쪽)의 주사할 부위를 알콜솜으로 5~8cm 둥글게 닦는다.

③ 주사기 니들을 주입할 때 피부가 밀리지 않도록 왼손으로 피부를 쫙 펴지게 고정시켜 잡는다.

④ 피부를 살짝 떠서 10~15°의 각도로 니들 사면이 위로 가도록 찔러넣고 주사액 0.02~ 0.05ml 정도의 용량을 천천히 주입하여 직경 3~5mm 정도 구진(Wheal)이 형성될 때까지 약물을 주입한다.

⑤ 약물주입 후 주사기를 재빨리 뺀 후, 마른 알콜솜으로 문지르지 말고 표면에 묻은 약물만 닦아낸다(문지르거나 마사지하게 되면 다른 조직으로 약물 흡수를 촉진시킬 수 있음).

⑥ 낭포 둘레에 검정색 볼펜으로 둥글게 표시하고, 주입한 시간을 표시한다.

⑦ 15분 후 결과를 판독한다(오랜 시간 경과하게 되면 약물에 너무 오래 노출되어 정확한 결과를 알 수 없음).

⑧ 붉은 발적이 없고 낭포가 가라앉아있으면 음성(Negative)으로 판정한다.(투베르쿨린 반응 관찰 시에는 48~72시간 후 결과 판독)

⑨ 직경 15~20mm 이상 발적, 직경 9~10mm 팽진이 보이는 경우와 동그란 부분이 바깥으로 붉게 퍼져있거나 두통, 이명, 호흡곤란, 빈맥, 안면홍조, 두드러기, 가려움을 호소하는 경우에는 양성(Positive)으로 판정한다.

⑩ 양성반응이 나타난 경우에는 대조액으로 아무것도 섞지 않은 생리식염수를 반대편 팔의 전박 또는 동일한 팔의 시험부위로부터 3cm 정도 떨어진 부위에 피내주사하고 15분 후 비교해서 생리식염수와 같은 반응이라면 환자의 피부가 예민한 것으로 판단되므로 의사에게 보고 후 항생제 주입 여부에 대해 처방을 받는다.

7. 정맥 주사

1) 정맥주사(Intravenous injection)의 목적 및 방법 [13] [11]

(1) 정맥주사의 목적

① 신체에 수분과 전해질, 영양 및 산·염기의 균형을 유지

② 많은 용량의 약물을 희석해서 서서히 주입하기 위해

③ 약물에 대해 빠른 효과를 얻기 위해

④ 정맥 내 주입으로 약물의 치료적 혈중 농도 일정 유지

⑤ 장기간 약물치료 시

⑥ 많은 용량의 약물 투여 시

⑦ 피하나 근육에 자극이 심한 약물, 위장장애가 심한 약물 투여 시

(2) 정맥주사의 방법 [06] [00]

① Heparin Lock

㉠ 정맥주사 카테터 끝을 막아 놓은 마개로, 생리식염수나 헤파린을 관류한 것을 말함

㉡ SAS: 식염수(Saline, S), 약제 투약(Administration, A), 식염수(S)

㉢ SASH: 식염수(S), 약제 투약(A), 식염수(S), 헤파린(Heparin, H)

㉣ Heparin lock 목적

ⓐ 정맥 혈관 확보

ⓑ 잦은 채혈을 해야 할 때

ⓒ 정맥 내 간헐적 약물 주입

ⓓ 장점: IV 카테터 막히지 않도록 장시간 수액을 불필요하게 주입할 필요 없음

ⓑ 절차

 ⓐ Heparin lock의 주입구를 소독솜으로 닦음

 ⓑ 1~2ml의 생리식염수 주사기를 꽂고 혈액 역류 확인 후 생리 식염수 주입

 ⓒ 약물 주사기를 꽂고 주입

 ⓓ 또 다른 생리식염수 주사기(헤파린 주사기)를 꽂고 생리 식염수 주입

ⓢ 카테터의 개방성 유지를 위해 8시간마다 N/S나 Heparin으로 세척

ⓞ Heparin lock 교체

 ⓐ 적어도 72시간마다 교체

 ⓑ 주사기를 꽂아 당겨보았을 때 피가 역류되지 않음

 ⓒ 세척 용액을 주입 시 저항이 있어 개방성이 확인되지 않을 경우

2) 정맥주입속도의 조절방법 ⑲⑯

(1) 정맥주입속도 조절방법(정맥주입 펌프 등)

① 수액세트의 drip factor는 10, 15, 20, 60으로 표시(주로 20 사용)

② 1분간 주입 방울 수 = 총주입량(mL) × drip factor(20)/주입시간 × 60(분)

 예 포도당 500mL 수액에 아미노필린 250mg 혼합하여 10시간 동안 투여하고자 한다. 1분당 주입속도는 몇 방울로? (drip factor = 20)

(2) 정맥주입속도 조절

① 주입속도를 계산하여 조절기(roller clamp)로 drop 수 조절, 30분마다 주입속도 사정(보통 40~80gtt/min)

② 주입속도를 정확히 하기 위해 경보장치가 있는 주입펌프(infusion pump) 사용

 ㉠ 전자 주입기구(electric infusion device, EID)

 ㉡ 주사기 펌프(syringe pump): 100mL 이하의 적은 양(아동에게 유용)

③ 주입속도에 영향을 미치는 요인: 병의 높이와 정맥 내 바늘과 환자의 자세 변화, 수액세트의 줄이 침상 아래에 있을 때, 용액의 온도 변화, 혈액응고로 바늘이나 카테터 또는 수액병 공기구멍의 막힘, 점적통 필터의 막힘, 수액의 점도

3) 정맥주사 부작용 ⑯⑭⑫

(1) 국소감염

① 주사바늘 삽입부위를 통한 미생물의 침입으로 유발

② 엄격한 멸균술의 유지가 중요함

(2) 조직침윤(Infiltration) ㉓⑳⑭⑫

① 피하조직으로 정맥주사 약물이 유출된 것

② 잘못 위치한 바늘, 정맥벽의 관통으로 수액이 혈관 벽이나 주위조직으로 새는 것

③ 종창, 창백함, 냉감, 주입 부위의 통증, 부종, 수액이 안 들어감

④ 일혈(extravasation)은 발포성 수액이나 약물의 조직 내 축적으로 인해 수포가 발생되며 일혈 부위에 통증, 홍반, 경결, 괴사를 초래

⑤ 간호중재

 ㉠ 환자가 바늘삽입 부위에 부종과 통증을 호소하면 바로 <u>주입을 중단하고 주삿바늘을 제거함</u>

 ㉡ 다른 부위에서 주입을 다시 시작

 ㉢ 정맥주사 시 높은 사지의 움직임을 제한할 것

    ⓔ 해당 부위 상승 및 냉·온찜질 적용

  (3) 정맥염(Phlebitis)

   ① 주사바늘이 접촉한 정맥 내벽에 염증발생으로 혈관 벽에 섬유소 막이 형성되어 혈전이 형성
    됨(혈전성 정맥염)

   ② 정맥혈관을 따라 발적, 통증, 발열 발생

   ③ 즉시, 주입을 정지하고 그 부위 마사지 금기, 다른 부위 정맥에서 다시 주입 시작

  (4) 순환과잉(즉각적 쇼크)

   ① 약물이 순환계에 너무 빠른 속도로 주입되었을 경우

   ② 두통, 불안, 현기증, 오한 등의 증상을 나타냄

   ③ 간호중재: 증상이 나타나면 즉시 주입을 중지하고 활력징후 관찰

  (5) 공기색전 16

   ① 공기가 라인을 통해 정맥으로 들어옴

   ② 호흡기계 곤란, 청색증, 혈압하강, 의식소실

   ③ 좌측으로 눕히고 트렌델렌버그 체위

   ④ 즉시 도움을 요청하고 활력징후 관찰 및 산소 투여

4) 의료폐기물 종류

  (1) 격리의료폐기물

  「감염병의 예방 및 관리에 관한 법률」 제2조제1항에 따른 감염병으로부터 타인을 보호하기 위하
  여 격리된 사람에 대한 의료행위에서 발생한 일체의 폐기물

  (2) 위해의료폐기물 23 19

   ① 조직물류폐기물: 인체 또는 동물의 조직·장기·기관·신체의 일부, 동물의 사체, 혈액·고름 및
    혈액생성물(혈청, 혈장, 혈액제제)

   ② 병리계폐기물: 시험·검사 등에 사용된 배양액, 배양용기, 보관균주, 폐시험관, 슬라이드, 커버
    글라스, 폐배지, 폐장갑

   ③ <u>손상성폐기물: 주사바늘</u>, 봉합바늘, 수술용 칼날, 한방침, 치과용침, 파손된 유리재질의 시험기구

   ④ 생물·화학폐기물: 폐백신, 폐항암제, 폐화학치료제

   ⑤ 혈액오염폐기물: 폐혈액백, 혈액투석 시 사용된 폐기물, 그 밖에 혈액이 유출될 정도로 포함되
    어 있어 특별한 관리가 필요한 폐기물

8. 국소투약

1) 피부 10

  (1) 도고제(Inunction) 투여

   ① 연고, 오일, 로션 또는 크림 등과 같은 약제를 피부에 문지르는 것

   ② 도고제 투여 간호

    ㉠ 손을 씻도록 함(손에 있는 미생물 제거)

    ㉡ 비누와 물로 치료 부위를 세척(약물 흡수 촉진)

    ㉢ 도고제를 손가락 끝이나 면봉 또는 사각 거즈에 묻혀 피부에 문지름

    ㉣ 필요 시 적용 부위에 열을 가함(말초 혈관 확장시켜 흡수 속도 증가)

  (2) 피부 부착제(patch) 10

　　　① 약물이 접착제에 도포되어 있어 피부에 접착하여 사용

　　　　　예 니트로글리세린(Nitroglycerine, 관상 동맥 확장제), 스코폴라민(Scopolamine, 멀미약), 에스트로겐(Estrogen, 폐경기 증상 치료 호르몬), 니코틴 패치(Nicotine patch) 등

　　　② 적용 부위

　　　　　㉠ 혈관 분포가 적절한 모든 부위에 사용 가능

　　　　　㉡ 가슴, 어깨 및 상완과 같은 상체 부위, 귀 뒤 등

2) 눈 **20**

(1) 안약 투약 시 주의 사항

　　① 약물이 안구에 직접 닿지 않도록 함

　　② 안검이나 눈의 다른 부위에 약물 용기가 닿지 않도록 함(감염 예방)

　　③ 안약은 다른 사람과 함께 쓰면 안 됨

　　④ O.S.: 왼쪽 눈, O.D.: 오른쪽 눈, O.U.: 양쪽 눈

(2) 안약 투약 절차 **23 16 13 08**

　　① 미생물 번식 방지를 위해 손을 씻고 대상자를 눕히거나 앉게 한 후 머리를 뒤로 젖힘

　　② 소독된 생리식염수로 내안각에서 외안각 쪽으로 닦음

　　③ 안약 투여

　　　㉠ 안약 투여 시에 천정 쪽을 보도록 지시함

　　　㉡ 안약은 처음 방울은 버리고 처방된 방울만큼 아래쪽 결막낭에 떨어뜨림

　　　㉢ 눈을 감고 솜이나 거즈로 비루관을 눌러 약물이 아래로 흐르는 것을 방지함

　　　㉣ 환측 눈 방향으로 고개를 돌림

　　　　　예 왼쪽 눈 결막염 환자의 경우 머리를 뒤로 젖히고 고개를 왼쪽으로 돌리도록 함

　　④ 안연고 투약

　　　㉠ 안연고는 조금 짜내 버리고 하안검의 피부를 아래쪽으로 잡아당겨 하안근 내측에서 외측으로 1~2cm 정도 바름 **22**

　　　㉡ 눈을 서서히 감은 후 눈동자를 굴려서 약물이 고르게 퍼지도록 함

3) 귀

(1) 귀약 투여 목적

　　① 외이도의 귀지를 부드럽게 하고 청결 유지, 외이도의 통증 감소

　　② 내이의 감염 방지 및 염증 치료

(2) 귀약 점적의 절차 **24 13**

　　① 아픈 귀가 위로 오도록 측위를 취함

　　② 이관을 곧게 하기 위해 성인은 이개를 후상방, 3세 이하 어린이는 이개를 후하방으로 당김

　　③ 체온과 비슷한 온도의 약물을 사용(현훈과 오심을 예방하기 위하여)

　　④ 약물 투여 후 이주를 몇 번 눌러줌

　　⑤ 여분의 약물이 흡수되도록 솜으로 귀를 느슨하게 막음

　　⑥ 반대편 귀에도 약물 투여 시, 적어도 15분 기다린 후 점적

4) 코 **22**

(1) 코약 투여 목적

　　① 비점막의 부종, 울혈 경감

② 비강과 부비강의 염증 제거

(2) 코약 투여 방법

　① 약물흡수 증진을 위해 코약을 점적하기 전 대상자에게 코를 풀도록 함

　② 앉은 자세에서 머리를 뒤로 젖히거나 눕는 자세(어깨 밑은 베개로 지지)

　③ 입으로 숨 쉴 수 있도록 점적기가 비점막에 닿지 않도록 약물 투여

　④ 점적 후 5분 동안 같은 자세 유지

5) 질

(1) 질 좌약 투여 목적

　질강 내 청결 및 약물 주입

(2) 질 좌약 투여방법 24

　① 목적과 절차 설명, 약물 투여 전 방광을 비우도록 함(방광이 팽만되면 치료 시 불편함)

　② 배횡와위, 프라이버시 유지

　③ 음순 소독(위에서 아래)

　④ 음순을 벌리고 질 내로 질 투여기를 보통 5~10cm 정도 밀어 넣기

　⑤ 삽입 후 적어도 10~30분 동안 누워 있도록, 투여 후 원한다면 위생패드를 착용할 것

9. 수혈

1) 수혈 절차 16

　① 혈액형과 혈액의 종류, 혈액번호, 환자이름, 나이, 등록번호의 일치 여부 확인

　　※ 반드시 2명의 간호사가 확인하고 서명

　② 전혈, RBC, FFP는 1~6℃ 냉장고에 보관하고 혈장과 혈소판은 실온에 보관함, 냉장 상태에 내보낸 혈액이 20분 이상 경과되면 혈액에 변화가 생긴 것으로 간주하여 저장하지 않음

　③ 활력징후 측정 시 열이 나는 경우는 수혈 연기

　④ 18G~20G혈관 카테터로 정맥천자를 시행하여 수혈세트의 Y자 관에 생리식염수를 연결하고 혈액 주입 시작(생리식염수는 수혈 부작용 시 대체 가능)

　⑤ 수혈세트의 Chamber는 3/4 정도 채울 것

　⑥ 처음 15분간은 부작용이 가장 많이 나타나므로 15gtt로 주입하면서 주의 깊게 관찰부작용이 없다면 주입량을 증가시켜 4시간 이내에 수혈을 마치도록 함

　⑦ 첫 1시간 동안은 15분마다 활력 징후 측정, 수혈이 끝날 때까지 30분마다 확인

　⑧ 수혈 중 다른 투약을 함께 하지 않도록 함

　⑨ 수혈이 끝나면 수혈세트의 조절기를 잠그고 생리식염수를 연결하여 20~50ml를 주입 시켜 튜브에 남은 혈액을 정맥으로 완전히 흘려 보냄

　⑩ 수혈시작 시간과 끝난 시간, 혈액량, 혈액번호, 담당간호사 이름을 기록하고 수혈전표를 순서대로 붙임

2) 수혈부작용과 간호중재 15 14 08

반응	증상	간호중재
[용혈 반응] ABO 부적합	오한, 열, 빈맥, 저혈압, 두통, 핍뇨, 황달, 호흡곤란, 청색증, 흉통 등 아나필락시스 반응	• 급속히 나타나므로 수혈 후 첫 15분 동안 환자를 자세히 관찰하고 반응이 나타나면 즉시 수혈을 중단할 것 • 식염수로 정맥주입을 유지 • 의사와 혈액은행에 알림 • 검사표본과 소변 채취 • 섭취량과 배설량을 측정하여 신기능을 파악
[발열 반응] 혈액성분에 대한 알레르기 반응	오한, 열, 두통	• 즉시 수혈 중지 • 생리식염수로 정맥 확보 • 의사에게 알림 • 처방된 해열제 투여, 30분 마다 활력징후 측정
[알레르기 반응] 혈액 내 단백질, 수혈자의 항원에 대한 항체반응	두드러기, 천식, 관절통, 전신 가려움, 기관지 경련	• 소양증이 있다면 천천히 수혈 • 심한 반응 시 수혈을 중지하고 의사에게 알림 • 항히스타민제 투여 • 아나필락시스 반응 관찰
[순환과잉] 수용할 수 있을 정도보다 혈액을 빠르게 공급	기침, 호흡곤란, 악설음, 경정맥 팽창, 빈맥, 고혈압	• 수혈 중단 • 생리식염수 주입으로 정맥개방성을 유지 • 의사에게 알림 • 수액, 항생제를 투여 • 검사실에 남은 혈액을 보냄

10. 욕창간호

1) 욕창(Decubitus ulcer, bed sore)

(1) 욕창의 정의 23 18 17
① 특정한 부위에 지속적인 압력이 가해져 순환장애로 인해 조직이 손상된 상태
② 뼈 돌출 부위와 외피 사이의 연조직이 장기간 압박을 받을 때 혈액순환 장애를 일으켜 국소적으로 조직 괴사(necrosis)와 궤양(ulcer) 유발
③ 동맥모세혈관 종단부의 압력(32mmHg)의 두 배, 즉 70mmHg 이상으로 지속적 압력이 가해지면, 주변 세포들이 산소와 영양분 부족으로 조직 손상 유발함
④ 호발 부위: 천골, 대전자, 척추극상돌기, 무릎, 전면경골능, 후두골, 복사뼈 등 18 17

(2) 욕창의 단계 24 20 19 09 07 06
일시적인 순환장애 → 발적 → 심부 조직의 괴사 → 광범위한 궤양, 감염
① 1단계: 발적은 있으나 피부 손상은 없음, 촉진 시 창백해지지 않는 홍반 형성, 피부 온감, 부종
② 2단계: 진피와 표피를 포함한 부분적인 피부상실과 표재성 궤양, 수포, 찰과상 있음
③ 3단계: 피하지방의 손상이나 괴사를 포함한 완전 피부손상과 광범위한 손상, 깊게 패인 상처
④ 4단계: 광범위한 손상과 조직괴사를 포함한 완전 피부상실, 피부의 결손, 침식, 공동 형성

2) 욕창의 발생요인

(1) 외부 요인 22 18 10
① 체위에 따른 압력 지속시간: 압력의 크기보다 압력이 주어진 기간이 욕창발생에 더 중요한 영향을 미침

② 응전력(전단력, Shearing force): 압력과 마찰력이 합쳐진 물리적인 힘으로, 침상머리 20~30° 높게 하면, 가피에 받는 압력은 바로 눕힐 때보다 훨씬 높음

③ 마찰: 표면 사이에서 서로 반대로 움직이는 힘, 마찰은 피부의 찰과상을 유발하여 혈관 손상 유발

④ 피부의 압력: 30mmHg 이상의 압력은 혈류량이 감소되거나 지속되면 욕창 유발

(2) 내재적 요인

① 영양부족 및 빈혈: 저단백혈증, 빈혈 등(영양 및 산소 공급이 불충분한 세포는 손상이 쉽고, 치유가 지연됨)

② 고령: 나이가 들수록 피부의 탄력 및 면역력이 떨어짐

③ 습기: 변실금, 요실금(습한 피부조직은 탄력성이 감소하고 압력과 마찰에 의해 쉽게 상해를 받게 됨)

④ 피부감각 부재: 압력에 대한 불편감 부재

⑤ 부동: 3시간 이상 신체 제한일 때 위험

⑥ 혈압 및 혈관 질환: 쇼크, 저혈압, 당뇨병 등은 모세혈관에 손상을 줌

⑦ 발열: 조직의 대사요구량 증가, 발한 동반

⑧ 신경계 문제, 근골격계 문제, 심한 기동성 장애 환자, 노인 환자에게 위험성이 높음

3) 간호 중재

(1) 욕창의 예방 24 22 21 20 19 18 08

① 2~3시간마다 체위변경, 압박부위 지지

② 올바른 신체선열

 ㉠ 압박 부위의 압력 경감을 위한 베개 사용

 ㉡ 응전력의 발생을 예방하기 위해 침상머리 30° 이상 높이지 않도록 함

③ 마사지, 영양공급, 능동적 혹은 수동적 관절운동 제공

 ㉠ 강한 마사지는 자극이 되므로 금지, 뼈 돌출부위의 마사지는 피함

 ㉡ 적절한 마사지와 운동은 국소적인 순환 증진 효과를 가져와 정맥귀환이 증진됨

 ㉢ 대상자의 영양상태를 주기적으로 평가

④ 물침대 및 Air mattress 사용, 체위변경 시 끌기보다는 들어 올림

⑤ 도넛 모양이나 링 모양의 쿠션사용은 국소 압력을 증가시켜 바람직하지 않음

⑥ 요실금이 있는 무의식 환자의 경우 실금에 노출된 피부에 습기 방지 연고 바름

(2) 욕창의 치료 15 08

※ 원칙: 괴사조직은 촉촉하게 습윤 상태를 유지하고 주변 조직은 건조하게 유지

① 괴사조직 제거(데브리망, debridement)

 ㉠ 생리식염수 거즈(Wet-to-dry dressing)

 ㉡ 효소제제: 괴사조직 제거(Elase, Travase)

 ㉢ 월풀 목욕

 ㉣ 수술: 일차봉합, 피부이식

② 욕창부위에 직접적 압박 피하기

③ 2시간마다 체위변경

④ 욕창부위 매일 세척

 ㉠ 외과적 무균술로 세척 후 드레싱

 ㉡ 상처를 습기 있게 유지하는 드레싱 사용

 ㉢ 궤양 주변 피부는 손상받기 쉬우므로 건조 상태를 유지

 ㉣ 상처 표면은 반습기 있는 드레싱

　　　　ⓜ 삼출물을 흡수하는 드레싱 사용
　　　　ⓗ 삼출물이 있는 경우 박테리아혈증 예방을 위해 항생제 사용

(3) 욕창 단계별 드레싱 ⑮⑬⑫

욕창단계	드레싱법
단계 1	• 드레싱이 없거나, 투명 드레싱·하이드로−콜로이드 사용
단계 2	• 투명 드레싱, 하이드로−콜로이드 사용
단계 3	• 삼출물이 적은 경우: 하이드로−콜로이드 + 하이드로 겔 • 삼출물이 많은 경우: 칼슘 알지네이트 팩킹
단계 4	• 하이드로−콜로이드 + 하이드로 겔 + 칼슘 알지네이트 팩킹

11. 상처간호

1) 상처간호 수행 ㉓⑯⑬⑫⑩

(1) 상처 드레싱의 목적
　　　① 상처가 미생물에 노출되지 않도록 보호
　　　② 지혈 및 상처 치유 촉진
　　　③ 상처 배액 촉진
　　　④ 괴사 조직 제거
　　　⑤ 오염물질을 세척한 후 상처부위의 드레싱을 교체함 ㉓

(2) 드레싱의 종류 ⑯⑬⑫⑩

거즈 드레싱	• 헝겊섬유로 짜여진 것으로 흡수가 잘 됨 • 혈액이나 삼출물이 배액되는 초기상처를 덮는데 좋음 • 단점: 상처를 사정할 수 없고 상처부위에 연고를 바르지 않고 드레싱을 하면 육아조직이 헝겊 섬유에 붙음

	건조 드레싱	습포 드레싱
	• 상처를 깨끗이 하여 병원균의 침입 방지 • 배액 흡수를 위해 • 분비물이 적고 1차 유합으로 치유되는 상처	• 상처를 깨끗이 하여 병원균의 침입 방지 • 배액 흡수를 위해 • 괴사조직 제거

투명 드레싱	• 접착력이 있는 비흡수 드레싱, 표재성 상처 관리 • 장점: 드레싱을 제거하지 않고도 상처를 사정할 수 있음, 거즈보다 얇고 고정을 위해 테이프를 사용하지 않아도 됨 • 단점: 흡수성이 낮아 삼출물이 많은 상처에는 부적합함
하이드로 콜로이드 드레싱 ⑬⑫	• 불투명하고 접착성이 있으며 공기와 물을 통과시키지 않는 드레싱 • 장점: 주변의 분비물이 상처로 유입되는 것을 방지해 줌, 세포의 성장을 빠르게 하며 상처치유를 촉진시킴 • 상처의 환경을 촉촉하게 유지하여 1~3일 유지 가능

7

하이드로 겔 드레싱 (Hydro-gel dressing)	• 괴사조직을 수화하여 육아와 상피세포에 손상 없이 자연분해를 촉진 • 장점: 깊은 상처의 사강을 감소시켜주며 세척이 용이 • 단점: 고정하기 위한 2차 드레싱이 필요
폼 드레싱	• 스폰지와 같이 흡수하는 성질의 드레싱 • 중간 정도 분비물의 두꺼운 상처에 사용 • 단점: 고정하기 위한 2차 드레싱 필요
칼슘 알지네이 트 드레싱 (Calcium alginate dressing) 16 11	• 삼출물을 흡수하여 상처표면에 젤 형성 • 상처의 사강을 줄이기 위한 팩킹용으로 사용 가능 • 지혈성분 함유로 출혈성 상처의 지혈을 촉진 • 장점: 삼출물의 흡수력이 뛰어남 • 단점: 2차 드레싱 필요

2) 상처의 치유과정 21 19 18

(1) 응고 및 염증기(Coagulation and Inflammation)

① 혈소판 응집

ㄱ 조직 손상 받았을 때 혈액 성분 유출되며 발생

ㄴ Fibronectin, Chemotactic factor(염증세포 유인인자)/Growth factor(성장인자) 분비

② 섬유소 응괴 형성

ㄱ 혈소판 응집과 혈액응고로 발생됨

ㄴ 상처를 지지하고 안정시키면서 지혈

ㄷ 상피재생의 구조적 기초 골격 제공

③ 염증기

ㄱ 호중구(Neutrophils): 신체에 침입하여 세균이나 이물질, 괴사조직 등 탐식

ㄴ 대식구(Macrophage): 혈소판의 염증세포 유인인자에 의해 거식구 침윤 발생

(2) 조직 형성기(Tissue formation)

진피가 미성숙하게 재생됨

① 상피 재생: 성장인자의 자극에 의해 상처 가장자리의 세포가 섬유소와 Fibronectin matrix 를 통해 이동하여 일어남

② 혈관형성: 대식구에서 분비된 혈관형성 인자에 의해 발생

③ 섬유아세포의 증식: 교원섬유(Collagen), 탄력섬유, 기질 등이 합성되어 육아조직 형성

(3) 조직 성숙기(Tissue remodeling)

① 상처치유 진행된 지 21일 이후에서 1~2년 지속될 수도 있음

② 성장인자에 의해 섬유아세포가 액틴(Actin)이 풍부한 Myofibro blast로 전환

③ Matrix의 수축이 일어나 둥근 상처가 별모양이나 사각형모양의 상처로 변함

④ 성숙과정 진행됨에 따라 기질 감소하며, 혈관 제거되어 피부상처가 납작해지면서 붉은 빛을 잃고 원래 살색을 회복하게 됨

3) 상처치유에 있어서의 합병증

(1) 출혈(Bleeding)

상처 입은 즉시 나타나는 출혈은 정상이나, 지혈 기간 이후에 지속되는 출혈의 원인은 외과적 봉합이 풀렸거나 감염, 수술 부위의 응고 부전증 등임

① 내출혈
　ⓙ 증상 환부 주위의 팽창이나 부종
　ⓛ 저혈량으로 인한 쇼크징후(혈압강하, 빈맥, 호흡수 증가, 불안정, 과도발한 등)
② 외출혈
　ⓙ 드레싱 시 혈액성 삼출액이 있는지 관찰
　ⓛ 수술 후 24~48시간 내에 출혈의 위험성이 가장 커 수술 상처를 특히 자주 관찰해야 함

(2) 감염(Infection) 증상
체온상승, 통증, 백혈구 수 증가, 발적과 부종, 농성 배액 등

(3) 열개(Dehiscence)
① 피부층과 조직이 분리됨
② 상처 입은 후 3~11일 사이에 많이 발생(교원질 형성 전에 다발)
③ 원인: 비만, 복부 수술환자의 경우에 기침이나 구토, 침상에서 일어날 때, 장액성 및 혈액성의
　상처 배출액이 증가할 때 등

(4) 척출(Evisceration)
① 상처 층이 분리되어 내장 장기들이 열려진 상처 밖으로 돌출되어 나온 것
② 외과적 수술을 요하는 응급 상태
③ 생리 식염수에 적신 멸균 소독 거즈를 돌출된 조직에 덮어주고, 즉시 의사에게 보고함

(5) 누공
① 두 기관 사이에 혹은 신체외부와 기관 사이에 비정상 통로로 교통됨을 의미
② 감염률 높고, 체액손실로 인한 수분·전해질 불균형 초래

4) 상처치유를 위한 지지방법 ⑭

(1) 붕대법의 목적
① 신체 부위에 압박을 가함
② 상처 또는 외과적 절개부위 지지
③ 부목 지지와 견인 유지 및 관절부위 고정

(2) 붕대법의 종류 ⑭
① 환행대: 붕대의 시작과 끝맺음 시 적용하는 것으로 같은 부위를 겹치게 감는 법
② 나선대: 굵기가 고른 신체부에 적용하며 사선으로 겹치게 감음(상박, 대퇴부)
③ 나선 절전대: 굵기가 고르지 못한 신체부위 적용(전박, 하지)
④ 8자대: 관절이나 돌출부위에 적용(슬관절, 주관절, 발목)
⑤ 회귀붕대법: 손끝, 머리, 발끝 같은 말단 부위

(3) 붕대법 적용 원칙

원칙	이론적 근거
• 정상적인 해부학적 선열의 편안한 체위로 붕대를 감음 • 사지에 붕대를 감을 때는 먼저 원위부에서 시작하여 몸체 쪽으로 감음 • 균등한 압력으로 단단히 감고, 과도하게 붕대가 겹치는 것 피함 • 혈액순환 상태를 관찰할 수 있도록 신체부위 말단을 노출 시켜 놓기(냉감, 창백, 부종, 저림 등) • 뼈 돌출 부위는 거즈나 면 패드 적용 • 상처 위나 민감한 부위에는 매듭 고정 피함	• 기형이나 손상의 위험 줄임 • 정맥귀환 촉진시키고 부종 또는 순환부전 위험성 줄임 • 국소적 압력은 순환장애를 유발 • 국소적 압력에 의한 순환장애를 관찰하기 위함 • 피부 손상 방지 • 상처부위의 국소적 압력이나 피부 자극 제한

핵심문제

01

물약 30mL를 경구투약하고자 한다. 약컵의 눈금을 읽을 때 올바른 기준선은?

①
②
③
④
⑤

02

다음 중 외과적 무균술을 적용해야 하는 간호는 무엇인가?

① 단순 도뇨술   ② 비위관
③ 좌약삽입   ④ 결장루 세척
⑤ 구강간호

정답 / 01 ③ 02 ①

🔧 CHAPTER 07 간호과정

1. 간호사정을 위한 자료의 유형

1) 객관적 자료 15 12

① 대상자에게 나타나는 징후나 공개된 자료로 관찰과 측정이 가능한 사실적인 자료
② 활력징후, 신체 지표 및 주관적 자료의 검증이 이에 속함

신체검진: 시진, 촉진, 타진

③ 소변량, Hb 수치, 발적, 부종, 기관지 협착음 등

2) 주관적 자료 15 13 12 02

① 오직 대상자가 느끼고 기술할 수 있는 증상으로 숨은 자료에 해당하는 정보
② 신생아, 무의식환자, 인지장애자 등 표현에 제한이 있는 대상자는 주관적 자료를 제공할 수 없음
③ 소양감, 고통, 걱정, 대상자의 감정, 느낌, 가치관, 믿음, 태도, 오심, 오한, 심계항진, 복부통증 등

2. 간호진단의 정의 15

간호진단은 건강과 관련된 문제를 알아내는 것으로 수집된 자료의 분석과 수집된 자료가 정상 혹은 비정상인지에 대한 결정의 결과물

3. 간호중재의 유형 15 01

① 직접 간호중재: 대상자와의 상호작용을 통해 시행 15
   예 배변훈련, 석고붕대관리, 심장병 예방관리, 함께 하기, 상담 등
② 간접 간호중재: 안전한 환경을 유지하고 대상자의 간호를 조정하고자 하는 행위
   예 안전과 감염관리, 응급처치 카트 점검, 위임, 기록, 다학제간 협력 등
③ 독자적인 간호중재: 간호사 자신의 지식과 기술에 근거하여 주도하도록 허가된 활동(간호사가 주도)
   예 신체간호, 사정, 감정적 지지, 안위추구, 교육, 상담, 환경관리, 전문가에게 의뢰하기 등
④ 의존적인 간호중재: 의사 처방이나 감독하에서 수행되는 활동(의사가 주도)
   예 약물투여, 정맥요법, 진단적 검사 등
⑤ 상호협조적 간호중재: 물리치료사, 영양사, 사회사업가, 의사 등의 다른 전문요원들과의 협력하에서 이루어지는 활동

4. 신체부위별 검진

1) 복부 검사 전 준비 08

① 검진 전 방광을 비우도록 함
② 체위는 앙와위, 무릎을 약간 구부림(복근이 이완되도록)
③ 검진자의 손은 따뜻하고 손톱은 짧아야 하며 청진기도 따뜻하게 함
④ 대상자가 불안해하면 천천히 입으로 숨을 쉬도록 함
⑤ 순서: 시진 → 청진 → 타진 → 촉진(∵ 촉진과 타진이 장음을 변화시킬 수 있음)

2) 직장과 항문

① 무릎을 구부리고 왼쪽으로 누운 후 천미골과 항문주위를 시진
② 대상자에게 긴장을 풀도록 하고 항문 개구부에 윤활제를 바른 장갑을 낀 검지손가락을 삽입하여 대상자의 배꼽 쪽을 향해 서서히 손가락을 넣고 괄약근을 이완시킴
③ 직장 벽을 촉진하여 점막 상태, 결절 유무, 동통 유무를 확인
④ 괄약근의 근력을 사정하기 위해 대상자에게 항문을 오므려보도록 함
⑤ 항문의 근육층을 검진하기 위해 손가락을 돌려 촉진

3) 신경계

뇌신경	기능	검진방법
제5뇌신경 (삼차신경) **05**	• 운동: 측두근, 저작근 • 감각: 안면(안신경, 상악신경, 하악신경)	• 운동신경: 이를 꽉 다물게 하고 측두근과 저작근 촉진 • 감각신경: 대상자의 눈을 감도록 하고 이마, 뺨, 턱의 통각검사를 실시, 대상자에게 눈을 감게 하고 안전핀이나 다른 적합한 날카로운 물건을 사용해서 검사, 가끔 끝이 뭉툭한 것으로 자극을 대체함 • 각막반사: 대상자는 위를 보도록 하고 앞쪽에서 시작하여 각막에 솜청을 대어 눈이 깜빡이고 눈물이 흐르는지 검사
제7뇌신경 (안면신경) **11**	• 운동: 얼굴표정, 안면 움직임 • 감각: 혀의 2/3 미각	• 대화하거나 쉬고 있을 때 얼굴을 자세히 관찰 • 대상자에게 눈썹을 올리거나 찡그리기, 눈을 꼭 감음, 이 보이며 웃기, 미소 짓기, 뺨 부풀리기를 지시 • 혀의 전면 1/2에서 소금이나 설탕, 레몬주스 등으로 미각을 평가

핵심문제

01

28세 남자 환자는 위장질환으로 입원하였으며 3일 동안 지속적인 구토를 하고 있다. 이런 경우 가장 적합한 간호진단은 무엇인가?

① 3일간 지속된 구토와 관련된 영양변화의 잠재성
② 구토에 의한 불충분한 음식섭취와 관련된 영양부족
③ 구토에 의한 불충분한 음식섭취와 관련된 체액부족
④ 3일간 지속된 구토와 관련된 구토 유발가능성
⑤ 구토에 의한 과다한 수분손실과 관련된 체액부족

02

주간 침상안정을 취하던 환자가 보행연습을 처음 시도할 때에 간호사가 '신체 손상 위험성'이라는 진단을 내렸다. 이러한 간호진단을 내린 이유 중 가장 옳은 것은?

① 혈전 형성
② 기립성 저혈압
③ 폐 확장의 제한
④ 폐 분비물의 정체
⑤ 피부압박

정답 / 01 ① 02 ②

8 보건의약관계법규

위아너스
간호사
국가시험
핵심요약집

법률 제20171호 일부개정 2024. 09. 20.

📦 CHAPTER 01 │ 의료법

제1조(목적)

이 법은 모든 국민이 수준 높은 의료 혜택을 받을 수 있도록 국민의료에 필요한 사항을 규정함으로써 국민의 건강을 보호하고 증진하는 데에 목적이 있다.

제2조(의료인) 24 22 19 14 12 10 09 08 05 00

① "의료인"이란 보건복지부장관의 면허를 받은 의사·치과의사·한의사·조산사 및 간호사를 말한다.
② 의료인은 종별에 따라 다음의 임무를 수행하여 국민보건 향상을 이루고 국민의 건강한 생활 확보에 이바지할 사명을 가진다.
    1. 의사는 의료와 보건지도를 임무로 한다.
    2. 치과의사는 치과 의료와 구강 보건지도를 임무로 한다.
    3. 한의사는 한방 의료와 한방 보건지도를 임무로 한다.
    4. 조산사는 조산(助産)과 임산부 및 신생아에 대한 보건과 양호지도를 임무로 한다.
    5. 간호사는 다음 각 목의 업무를 임무로 한다. 24
        가. 환자의 간호요구에 대한 관찰, 자료수집, 간호판단 및 요양을 위한 간호
        나. 의사, 치과의사, 한의사의 지도하에 시행하는 진료의 보조
        다. 간호 요구자에 대한 교육·상담 및 건강증진을 위한 활동의 기획과 수행, 그 밖의 대통령령으로 정하는 보건활동
        라. 제80조에 따른 간호조무사가 수행하는 가목부터 다목까지의 업무보조에 대한 지도

> **시행령** 제2조(간호사의 보건활동)
>
> 「의료법」에서 "대통령령으로 정하는 보건활동"이란 다음을 말한다.
> 1. 「농어촌 등 보건의료를 위한 특별조치법」에 따라 보건진료 전담공무원으로서 하는 보건활동
> 2. 「모자보건법」 제10조제1항에 따른 모자보건전문가가 행하는 모자보건 활동
> 3. 「결핵예방법」 제18조에 따른 보건활동
> 4. 그 밖의 법령에 따라 간호사의 보건활동으로 정한 업무

제3조(의료기관)

① "의료기관"이란 의료인이 공중(公衆) 또는 특정 다수인을 위하여 의료·조산의 업을 하는 곳을 말한다.
② 의료기관의 구분 [개정 2020.3.4] [시행일 2021.3.5]

1. 의원급 의료기관: 의사, 치과의사 또는 한의사가 외래환자를 대상으로 의료행위를 하는 의료기관
   가. 의원
   나. 치과의원
   다. 한의원
2. 조산원: 조산사가 조산과 임산부 및 신생아를 대상으로 보건활동과 교육·상담을 하는 의료기관
3. 병원급 의료기관: 의사, 치과의사 또는 한의사가 주로 입원환자를 대상으로 의료행위를 하는 의료기관
   가. 병원
   나. 치과병원
   다. 한방병원
   라. 요양병원(「장애인복지법」에 따른 의료재활시설로서 제3조의2의 요건을 갖춘 의료기관을 포함)
   마. 정신병원
   바. 종합병원
③ 보건복지부장관은 보건의료정책에 필요하다고 인정하는 경우에는 의료기관의 종류별 표준업무를 정하여 고시할 수 있다.

제3조의2(병원 등)

병원·치과병원·한방병원 및 요양병원은 30개 이상의 병상(병원·한방병원만 해당한다) 또는 요양병상(요양병원만 해당하며, 장기입원이 필요한 환자를 대상으로 의료행위를 하기 위하여 설치한 병상을 말한다)을 갖추어야 한다.

제3조의3(종합병원) 23 21

① 종합병원의 요건
1. 100개 이상의 병상을 갖출 것
2. 100병상 이상 300병상 이하인 경우
   • 내과·외과·소아청소년과·산부인과 중 3개 진료과목
   • 영상의학과, 마취통증의학과
   • 진단검사의학과 또는 병리과 중 1개 진료과목
     → 이상 7개 이상의 진료과목을 갖추고 각 진료과목마다 전속하는 전문의를 둘 것
3. 300병상을 초과하는 경우
   • 내과, 외과, 소아청소년과, 산부인과, 영상의학과, 마취통증의학과
   • 진단검사의학과 또는 병리과 중 1개 진료과목
   • 정신건강의학과 및 치과
     → 이상 9개 이상의 진료과목을 갖추고 각 진료과목마다 전속하는 전문의를 둘 것
② 종합병원은 필수진료과목 외에 필요하면 추가로 진료과목을 설치·운영할 수 있다. 이 경우 필수진료과목 외의 진료과목에 대하여는 해당 의료기관에 전속하지 아니한 전문의를 둘 수 있다.

제3조의4(상급종합병원 지정) 16

① 보건복지부장관은 다음의 요건을 갖춘 종합병원 중에서 중증질환에 대하여 난이도가 높은 의료행위를 전문적으로 하는 종합병원을 상급종합병원으로 지정할 수 있다.
1. 보건복지부령으로 정하는 20개 이상의 진료과목을 갖추고 각 진료과목마다 전속하는 전문의를 둘 것
2. 전문의가 되려는 자를 수련시키는 기관일 것

　　3. 보건복지부령으로 정하는 인력·시설·장비 등을 갖출 것

　　4. 질병군별 환자구성 비율이 보건복지부령으로 정하는 기준에 해당할 것

② 보건복지부장관은 제1항의 사항 및 전문성 등에 대하여 평가를 실시하여야 한다.

③ 보건복지부장관은 상급종합병원으로 지정받은 종합병원에 대하여 3년마다 제2항에 따른 평가를 실시하여 재지정하거나 지정을 취소할 수 있다.

④ 보건복지부장관은 평가업무를 관계 전문기관 또는 단체에 위탁할 수 있다.

⑤ 상급종합병원 지정·재지정의 기준·절차 및 평가업무의 위탁 절차 등에 관하여 필요한 사항은 보건복지부령으로 정한다.

제3조의5(전문병원 지정)

① 보건복지부장관은 병원급 의료기관 중에서 <u>특정 진료과목이나 특정 질환 등에 대하여 난이도가 높은 의료행위</u>를 하는 <u>병원</u>을 전문병원으로 지정할 수 있다.

② 전문병원의 요건

　　1. 특정 질환별·진료과목별 환자의 구성비율 등이 보건복지부령으로 정하는 기준에 해당할 것

　　2. 보건복지부령으로 정하는 수 이상의 진료과목을 갖추고 각 진료과목마다 전속하는 전문의를 둘 것

③ 보건복지부장관은 전문병원으로 지정하는 경우 제2항의 사항 및 진료의 난이도 등에 대하여 평가를 실시하여야 한다.

④ 보건복지부장관은 전문병원으로 지정받은 의료기관에 대하여 3년마다 평가를 실시하여 전문병원으로 재지정할 수 있다.

⑤ 보건복지부장관은 지정 또는 재지정을 취소할 수 있다.

　　다만, 제1호에 해당하는 경우에는 지정 또는 재지정을 반드시 취소하여야 한다.

　　1. 거짓이나 그 밖의 부정한 방법으로 지정 또는 재지정을 받은 경우

　　2. 지정 또는 재지정의 취소를 원하는 경우

　　3. 평가 결과 요건을 갖추지 못한 것으로 확인된 경우

⑥ 보건복지부장관은 평가업무를 관계 전문기관 또는 단체에 위탁할 수 있다.

⑦ 전문병원 지정·재지정의 기준·절차 및 평가업무의 위탁 절차 등에 관하여 필요한 사항은 보건복지부령으로 정한다.

제4조(의료인과 의료기관의 장의 의무)

① 의료인과 의료기관의 장은 의료의 질을 높이고 의료관련감염(의료기관 내에서 환자, 환자의 보호자, 의료인 또는 의료기관 종사자 등에게 발생하는 감염을 말한다.)을 예방하며 의료기술을 발전시키는 등 환자에게 최선의 의료서비스를 제공하기 위하여 노력하여야 한다.

② 의료인은 다른 의료인 또는 의료법인 등의 명의로 의료기관을 개설하거나 운영할 수 없다.

③ 의료기관의 장은 환자의 권리 등 보건복지부령으로 정하는 사항을 환자가 쉽게 볼 수 있도록 의료기관 내에 게시하여야 한다. 이 경우 게시 방법, 게시 장소 등 게시에 필요한 사항은 보건복지부령으로 정한다.

④ 삭제 [2020.3.4] [시행일 2020.6.5]

⑤ 의료기관의 장은 환자와 보호자가 의료행위를 하는 사람의 신분을 알 수 있도록 의료인, 의료행위를 하는 학생, 간호조무사 및 의료기사에게 의료기관 내에서 대통령령으로 정하는 바에 따라 명찰을 달도록 지시·감독하여야 한다.

　　다만, 응급의료상황, 수술실 내인 경우, 의료행위를 하지 아니할 때, 그 밖에 대통령령으로 정하는 경우에는 명찰을 달지 아니하도록 할 수 있다. [신설 2016.5.29]

⑥ 의료인은 일회용 의료기기(한 번 사용할 목적으로 제작되거나 한 번의 의료행위에서 한 환자에게 사용하여야 하는 의료기기로서 보건복지부령으로 정하는 의료기기를 말한다. 이하 같다)를 한 번 사용한 후 다시 사용하여서는 아니 된다. [신설 2016.5.29] [시행일 2020.9.5]

제4조의2(간호·간병통합서비스 제공 등)

① 간호·간병통합서비스란 보건복지부령으로 정하는 입원 환자를 대상으로 보호자 등이 상주하지 아니하고 간호사, 제80조에 따른 간호조무사 및 그 밖에 간병지원인력에 의하여 포괄적으로 제공되는 입원서비스를 말한다.

② 보건복지부령으로 정하는 병원급 의료기관은 간호·간병통합서비스를 제공할 수 있도록 노력하여야 한다.

③ 간호·간병통합서비스를 제공하는 병원급 의료기관은 보건복지부령으로 정하는 인력, 시설, 운영 등의 기준을 준수하여야 한다.

④ 공공보건의료기관 중 보건복지부령으로 정하는 병원급 의료기관은 간호·간병통합서비스를 제공하여야 한다. 이 경우 국가 및 지방자치단체는 필요한 비용의 전부 또는 일부를 지원할 수 있다.

⑤ 간호·간병통합서비스 제공기관은 보호자 등의 입원실 내 상주를 제한하고 환자 병문안에 관한 기준을 마련하는 등 안전관리를 위하여 노력하여야 한다.

⑥ 간호·간병통합서비스 제공기관은 간호·간병통합서비스 제공인력의 근무환경 및 처우 개선을 위하여 필요한 지원을 하여야 한다.

⑦ 국가 및 지방자치단체는 간호·간병통합서비스의 제공·확대, 간호·간병통합서비스 제공인력의 원활한 수급 및 근무환경 개선을 위하여 필요한 시책을 수립하고 그에 따른 지원을 하여야 한다.

보건복지부장관의 면허	보건복지부장관의 자격인정	시·도지사의 자격인정
의사, 치과의사, 한의사, 조산사, 간호사, 임상병리사, 방사선사, 물리치료사, 작업치료사, 치과기공사, 치과위생사, 의무기록사, 안경사, 약사	전문의, 치과의사전문의, 한의사전문의, 전문간호사, 응급구조사, 보건교육사 1, 2, 3급, 간호조무사	안마사

제4조의3(의료인의 면허 대여 금지 등)

① 의료인은 제5조(의사·치과의사 및 한의사를 말한다), 제6조(조산사를 말한다) 및 제7조(간호사를 말한다)에 따라 받은 면허를 다른 사람에게 대여하여서는 아니 된다.

② 누구든지 제5조부터 제7조까지에 따라 받은 면허를 대여받아서는 아니 되며, 면허 대여를 알선하여서도 아니 된다.

제5조(의사·치과의사 및 한의사 면허)

① 의사·치과의사 또는 한의사가 되려는 자는 다음에 해당하는 자격을 가진 자로서 국가시험에 합격한 후 보건복지부장관의 면허를 받아야 한다. [시행일 2020.2.28]

  1. 평가인증기구의 인증을 받은 의학·치의학 또는 한의학을 전공하는 대학을 졸업하고 의학사·치의학사 또는 한의학사 학위를 받은 자

  2. 평가인증기구의 인증을 받은 의학·치의학 또는 한의학을 전공하는 전문대학원을 졸업하고 석사학위 또는 박사학위를 받은 자

  3. 보건복지부장관이 인정하는 외국의 학교를 졸업하고 외국의 의사·치과의사 또는 한의사 면허를 받은 자로서 예비시험에 합격한 자

② 평가인증기구의 인증을 받은 의학·치의학 또는 한의학을 전공하는 대학 또는 전문대학원을 6개월 이내에 졸업하고 해당 학위를 받을 것으로 예정된 자는 자격을 가진 자로 본다.
다만, 그 졸업예정시기에 졸업하고 해당 학위를 받아야 면허를 받을 수 있다.

③ 제1항에도 불구하고 입학 당시 평가인증기구의 인증을 받은 의학·치의학 또는 한의학을 전공하는 대학 또는 전문대학원에 입학한 사람으로서 그 대학 또는 전문대학원을 졸업하고 해당 학위를 받은 사람은 자격을 가진 사람으로 본다.

제6조(조산사 면허) 22

조산사가 되려는 자는 다음에 해당하는 자로서 제9조에 따른 조산사 국가시험에 합격한 후 보건복지부장관의 면허를 받아야 한다. [시행일 2020.2.28]
1. 간호사 면허를 가지고 보건복지부장관이 인정하는 의료기관에서 1년간 조산 수습과정을 마친 자
2. 외국의 조산사 면허(보건복지부장관이 정하여 고시하는 인정기준에 해당하는 면허를 말한다)를 받은 자

제7조(간호사 면허) [시행일 2020.2.28] 24

① 간호사가 되려는 자는 간호사 국가시험에 합격한 후 보건복지부장관의 면허를 받아야 한다.
　　1. 평가인증기구의 인증을 받은 간호학을 전공하는 대학이나 전문대학을 졸업한 자
　　2. 보건복지부장관이 인정하는 외국의 제1호에 해당하는 학교를 졸업하고 외국의 간호사 면허를 받은 자
② 제1항에도 불구하고 입학 당시 평가인증기구의 인증을 받은 간호학을 전공하는 대학 또는 전문대학에 입학한 사람으로서 그 대학 또는 전문대학을 졸업하고 해당 학위를 받은 사람은 같은 항 제1호에 해당하는 사람으로 본다.

제8조(결격사유 등) 24 21 19 18

※ 다음에 해당하는 자는 의료인이 될 수 없다. [개정 2020.4.7] [시행일 2021.4.8]
1. 「정신건강증진 및 정신질환자 복지서비스 지원에 관한 법률」제3조 제1호에 따른 정신질환자
　　다만, 전문의가 의료인으로서 적합하다고 인정하는 사람은 그러하지 아니하다.
2. 마약·대마·향정신성의약품 중독자
3. 피성년후견인·피한정후견인
4. 금고 이상의 실형을 선고받고 그 집행이 끝나거나 그 집행을 받지 아니하기로 확정된 후 5년이 지나지 아니한 자
5. 금고 이상의 형의 집행유예를 선고받고 그 유예기간이 지난 후 2년이 지나지 아니한 자
6. 금고 이상의 형의 선고유예를 받고 그 유예기간 중에 있는 자

제9조(국가시험 등) 05

① 의사·치과의사·한의사·조산사 또는 간호사 국가시험과 의사·치과의사·한의사 예비시험은 매년 보건복지부장관이 시행한다.
② 보건복지부장관은 국가시험등의 관리를 대통령령으로 정하는 바에 따라 한국보건의료인국가시험원에 맡길 수 있다.
③ 보건복지부장관은 국가시험등의 관리를 맡긴 때에는 그 관리에 필요한 예산을 보조할 수 있다.
④ 국가시험등에 필요한 사항은 대통령령으로 정한다.

8

제4조(국가시험등의 시행 및 공고 등)

① 보건복지부장관은 매년 1회 이상 국가시험과 예비시험을 시행하여야 한다.
② 보건복지부장관은 국가시험등의 관리에 관한 업무를 한국보건의료인국가시험원이 시행하도록 한다.
③ 국가시험등 관리기관의 장은 국가시험등을 실시하려면 미리 보건복지부장관의 승인을 받아 시험 일시, 시험 장소, 시험 과목, 응시원서 제출기간, 그 밖에 시험의 실시에 관하여 필요한 사항을 시험 실시 <u>90일 전까지 공고</u>하여야 한다. 다만, 시험장소는 지역별 응시인원이 확정된 후 시험 실시 30일 전까지 공고할 수 있다.
④ 제3항에도 불구하고 국가시험등관리기관의 장은 국민의 건강 보호를 위하여 긴급하게 의료인력을 충원할 필요가 있다고 보건복지부장관이 인정하는 경우에는 제3항에 따른 공고기간을 단축할 수 있다. [신설 2021.1.12]

제10조(응시자격 제한 등) 23 13 02 00

① 제8조 의료인의 결격사유에 해당하는 자는 국가시험등에 응시할 수 없다.
② 부정한 방법으로 국가시험등에 응시한 자나 국가시험등에 관하여 부정행위를 한 자는 그 수험을 정지시키거나 합격을 무효로 한다.
③ 보건복지부장관은 제2항에 따라 수험이 정지되거나 합격이 무효가 된 사람에 대하여 처분의 사유와 위반 정도 등을 고려하여 대통령령으로 정하는 바에 따라 그 다음에 치러지는 이 법에 따른 국가시험등의 응시를 <u>3회의 범위에서 제한</u>할 수 있다.

제12조(의료기술 등에 대한 보호)

① 의료인이 하는 의료·조산·간호 등 의료기술의 시행에 대하여는 이 법이나 다른 법령에 따로 규정된 경우 외에는 누구든지 간섭하지 못한다.
② 누구든지 의료기관의 의료용 시설·기재·약품, 그 밖의 기물 등을 파괴·손상하거나 의료기관을 점거하여 진료를 방해하여서는 아니 되며, 이를 교사하거나 방조하여서는 아니 된다.
③ 누구든지 의료행위가 이루어지는 장소에서 의료행위를 행하는 의료인, 제80조에 따른 간호조무사 및 의료기사 또는 의료행위를 받는 사람을 폭행·협박하여서는 아니 된다.

제12조 제3항 위반 시

사람을 상해에 이르게 한 경우 7년 이하의 징역 또는 1천만원 이상 7천만원 이하의 벌금, 중상해에 이르게 한 경우 3년 이상 10년 이하의 징역, 사망에 이르게 한 경우 무기 또는 5년 이상의 징역에 처한다. [신설 2019.4.23]

제15조(진료거부 금지 등)

① 의료인 또는 의료기관 개설자는 진료나 조산 요청을 받으면 정당한 사유 없이 거부하지 못한다.
② 의료인은 응급환자에게 「응급의료에 관한 법률」에서 정하는 바에 따라 최선의 처치를 하여야 한다.

제16조(세탁물 처리)

① 의료기관에서 나오는 세탁물은 의료인·의료기관 또는 특별자치시장·특별자치도지사·시장·군수·구청장에게 신고한 자가 아니면 처리할 수 없다.
② 제1항에 따라 세탁물을 처리하는 자는 보건복지부령으로 정하는 바에 따라 위생적으로 보관·운반·처리하여야 한다.
③ 의료기관의 개설자와 제1항에 따라 의료기관세탁물처리업 신고를 한 자는 제1항에 따른 세탁물의 처리

업무에 종사하는 사람에게 보건복지부령으로 정하는 바에 따라 감염 예방에 관한 교육을 실시하고 그 결과를 기록하고 유지하여야 한다.

④ 세탁물처리업자가 보건복지부령으로 정하는 신고사항을 변경하거나 그 영업의 휴업·폐업 또는 재개업을 하려는 경우에는 보건복지부령으로 정하는 바에 따라 특별자치시장·특별자치도지사·시장·군수·구청장에게 신고하여야 한다.

⑤ 제1항에 따른 세탁물을 처리하는 자의 시설·장비 기준, 신고 절차 및 지도·감독, 그 밖에 관리에 필요한 사항은 보건복지부령으로 정한다.

제17조(진단서 등) [시행일 2020.2.28] **15 12 08 06 01**

① 의료업에 종사하고 직접 진찰하거나 검안(檢案)한 의사, 치과의사, 한의사가 아니면 진단서·검안서·증명서를 작성하여 환자 또는 검시(檢屍)를 하는 지방검찰청검사에게 교부하거나 발송하지 못한다.

> ※ 환자가 사망하거나 의식이 없는 경우에는 직계존속·비속, 배우자 또는 배우자의 직계존속에게 진단서를 발급하며, 환자가 사망하거나 의식이 없는 경우로서 환자의 직계존속·비속, 배우자 및 배우자의 직계존속이 모두 없는 경우에는 형제자매에게 발급할 수 있다.

다만, 진료 중이던 환자가 최종 진료 시부터 48시간 이내에 사망한 경우에는 다시 진료하지 아니하더라도 진단서나 증명서를 내줄 수 있으며, 환자 또는 사망자를 직접 진찰하거나 검안한 의사·치과의사 또는 한의사가 부득이한 사유로 진단서·검안서 또는 증명서를 내줄 수 없으면 같은 의료기관에 종사하는 다른 의사·치과의사 또는 한의사가 환자의 진료기록부 등에 따라 내줄 수 있다. [시행일 2020.2.28]

② 의료업에 종사하고 직접 조산한 의사·한의사 또는 조산사가 아니면 출생·사망 또는 사산 증명서를 내주지 못한다. 다만, 직접 조산한 의사·한의사 또는 조산사가 부득이한 사유로 증명서를 내줄 수 없으면 같은 의료기관에 종사하는 다른 의사·한의사 또는 조산사가 진료기록부 등에 따라 증명서를 내줄 수 있다.

③ 의사·치과의사 또는 한의사는 자신이 진찰하거나 검안한 자에 대한 진단서·검안서 또는 증명서 교부를 요구받은 때에는 정당한 사유 없이 거부하지 못한다.

④ 의사·한의사 또는 조산사는 자신이 조산(助産)한 것에 대한 출생·사망 또는 사산 증명서 교부를 요구받은 때에는 정당한 사유 없이 거부하지 못한다.

⑤ 진단서, 증명서의 서식·기재사항, 그 밖에 필요한 사항은 보건복지부령으로 정한다.

제18조(처방전 작성과 교부)

① 의사나 치과의사는 환자에게 의약품을 투여할 필요가 있다고 인정하면 「약사법」에 따라 자신이 직접 의약품을 조제할 수 있는 경우가 아니면 보건복지부령으로 정하는 바에 따라 처방전을 작성하여 환자에게 내주거나 발송하여야 한다.

② 제1항에 따른 처방전의 서식, 기재사항, 보존, 그 밖에 필요한 사항은 보건복지부령으로 정한다.

③ 누구든지 정당한 사유 없이 전자처방전에 저장된 개인정보를 탐지하거나 누출·변조 또는 훼손하여서는 아니 된다.

④ 제1항에 따라 처방전을 발행한 의사 또는 치과의사(처방전을 발행한 한의사를 포함)는 처방전에 따라 의약품을 조제하는 약사 또는 한약사가 문의한 때 즉시 이에 응하여야 한다.

다만, 다음에 해당하는 사유로 약사 또는 한약사의 문의에 응할 수 없는 경우 사유가 종료된 때 즉시 이에 응하여야 한다.

1. 「응급의료에 관한 법률」 제2조 제1호에 따른 응급환자를 진료 중인 경우
2. 환자를 수술 또는 처치 중인 경우

3. 그 밖에 약사의 문의에 응할 수 없는 정당한 사유가 있는 경우

⑤ 의사, 치과의사 또는 한의사가 「약사법」에 따라 자신이 직접 의약품을 조제하여 환자에게 그 의약품을 내어 주는 경우에는 그 약제의 용기 또는 포장에 환자의 이름, 용법 및 용량, 그 밖에 보건복지부령으로 정하는 사항을 적어야 한다. 다만, 급박한 응급의료상황 등 환자의 진료 상황이나 의약품의 성질상 그 약제의 용기 또는 포장에 적는 것이 어려운 경우로서 보건복지부령으로 정하는 경우에는 그러하지 아니하다. [신설 2016.5.29]

중요 진단서, 처방전 등 작성권자, 신고의무자

1. 진단서, 검안서, 증명서: 의사, 치과의사, 한의사
2. 처방전: 의사, 치과의사
3. 출생, 사망, 사산증명서: 의사, 한의사, 조산사
4. 취업실태 신고: 의료인(의사, 치과의사, 한의사, 간호사, 조산사)
5. 변사체신고: 의사, 치과의사, 한의사, 조산사

제18조의2(의약품정보의 확인)

① 의사 및 치과의사는 제18조에 따른 처방전을 작성하거나 의약품을 자신이 직접 조제하는 경우에는 다음의 정보를 미리 확인하여야 한다.

중요 의약품정보

1. 환자에게 처방 또는 투여되고 있는 의약품과 동일한 성분의 의약품인지 여부
2. 식품의약품안전처장이 병용금기, 특정연령대 금기 또는 임부금기 등으로 고시한 성분이 포함되는지 여부
3. 그 밖에 보건복지부령으로 정하는 정보

---

② 제1항에도 불구하고 의사 및 치과의사는 급박한 응급의료상황 등 의약품정보를 확인할 수 없는 정당한 사유가 있을 때에는 이를 확인하지 아니할 수 있다.

③ 의약품정보의 확인방법·절차 및 의약품정보를 확인할 수 없는 정당한 사유 등은 보건복지부령으로 정한다.

제19조(정보 누설 금지) 21 05

① 의료인이나 의료기관 종사자는 이 법이나 다른 법령에 특별히 규정된 경우 외에는 의료·조산 또는 간호 업무나 진단서·검안서·증명서 작성·교부 업무, 처방전 작성·교부 업무, 진료기록 열람·사본 교부 업무, 진료기록부등 보존 업무 및 전자의무기록 작성·보관·관리 업무를 하면서 알게 된 다른 사람의 정보를 누설하거나 발표하지 못한다.

② 의료기관 인증에 관한 업무에 종사하는 자 또는 종사하였던 자는 그 업무를 하면서 알게 된 정보를 다른 사람에게 누설하거나 부당한 목적으로 사용하여서는 아니 된다. [신설 2016.5.29]

벌칙 제19조 위반 시 3년 이하의 징역이나 3천만원 이하의 벌금에 처한다.

제20조(태아 성감별 행위 등 금지) 23

① 의료인은 태아 성 감별을 목적으로 임부를 진찰하거나 검사하여서는 아니 되며, 같은 목적을 위한 다른 사람의 행위를 도와서도 아니 된다.

② 의료인은 임신 32주 이전에 태아나 임부를 진찰하거나 검사하면서 알게 된 태아의 성(性)을 임부, 임부의 가족, 그 밖의 다른 사람이 알게 하여서는 아니 된다.

벌칙 제20조 위반 시 2년 이하의 징역 또는 2천만원 이하의 벌금에 처하고, 1년의 범위에서 면허자격을 정지시킬 수 있다.

제21조(기록 열람 등) 22 18 14 12 11 08 04 02

① 환자는 의료인, 의료기관의 장 및 의료기관 종사자에게 본인에 관한 기록(추가기재·수정된 경우 추가기재·수정된 기록 및 추가기재·수정 전의 원본을 모두 포함한다.)의 전부 또는 일부에 대하여 열람 또는 그 사본의 발급 등 내용의 확인을 요청할 수 있다. 이 경우 의료인, 의료기관의 장 및 의료기관 종사자는 정당한 사유가 없으면 이를 거부하여서는 아니 된다.

② 의료인, 의료기관의 장 및 의료기관 종사자는 환자가 아닌 다른 사람에게 환자에 관한 기록을 열람하게 하거나 그 사본을 내주는 등 내용을 확인할 수 있게 하여서는 아니 된다.

③ 제2항에도 불구하고 의료인, 의료기관의 장 및 의료기관 종사자는 다음에 해당하면 그 기록을 열람하게 하거나 그 사본을 교부하는 등 그 내용을 확인할 수 있게 하여야 한다. 다만, 의사·치과의사 또는 한의사가 환자의 진료를 위하여 불가피하다고 인정한 경우에는 그러하지 아니하다. [시행일 2024.05.01]

　1. 환자의 배우자, 직계 존속·비속, 형제·자매(환자의 배우자 및 직계 존속·비속, 배우자의 직계존속이 모두 없는 경우에 한정한다) 또는 배우자의 직계 존속이 환자 본인의 동의서와 친족관계임을 나타내는 증명서 등을 첨부하는 등 보건복지부령으로 정하는 요건을 갖추어 요청한 경우

　2. 환자가 지정하는 대리인이 환자 본인의 동의서와 대리권이 있음을 증명하는 서류를 첨부하는 등 보건복지부령으로 정하는 요건을 갖추어 요청한 경우

　3. 환자가 사망하거나 의식이 없는 등 환자의 동의를 받을 수 없어 환자의 배우자, 직계 존속·비속, 형제·자매(환자의 배우자 및 직계 존속·비속, 배우자의 직계존속이 모두 없는 경우에 한정한다) 또는 배우자의 직계 존속이 친족관계임을 나타내는 증명서 등을 첨부하는 등 보건복지부령으로 정하는 요건을 갖추어 요청한 경우

> **규칙** 제14조(진료기록부 등의 기재 사항) [시행일 2024.7.18]
>
> 1. 진료기록부
>   가. 진료를 받은 사람의 주소·성명·연락처·주민등록번호 등 인적사항
>   나. 주된 증상. 이 경우 의사가 필요하다고 인정하면 주된 증상과 관련한 병력(病歷)·가족력(家族歷)을 추가로 기록할 수 있다.
>   다. 진단결과 또는 진단명
>   라. 진료경과(외래환자는 재진환자로서 증상·상태, 치료내용이 변동되어 의사가 그 변동을 기록할 필요가 있다고 인정하는 환자만 해당한다)
>   마. 치료 내용(주사·투약·처치 등)
>   바. 진료 일시(日時)
>
> 2. 간호기록부 18
>   가. 간호를 받는 사람의 성명
>   나. 체온·맥박·호흡·혈압에 관한 사항
>   다. 투약에 관한 사항
>   라. 섭취 및 배설물에 관한 사항
>   마. 처치와 간호에 관한 사항
>   바. 간호 일시(日時)

8

제22조(진료기록부등)

① 의료인은 각각 진료기록부, 조산기록부, 간호기록부, 그 밖의 진료에 관한 기록을 갖추어 두고 환자의 주된 증상, 진단 및 치료 내용 등 보건복지부령으로 정하는 의료행위에 관한 사항과 의견을 상세히 기록하고 서명하여야 한다.

② 의료인이나 의료기관 개설자는 진료기록부등을 보건복지부령으로 정하는 바에 따라 보존하여야 한다.

③ 의료인은 진료기록부등을 거짓으로 작성하거나 고의로 사실과 다르게 추가기재·수정하여서는 아니 된다.

④ 보건복지부장관은 의료인이 진료기록부등에 기록하는 질병명, 검사명, 약제명 등 의학용어와 진료기록부등의 서식 및 세부내용에 관한 표준을 마련하여 고시하고 의료인 또는 의료기관 개설자에게 그 준수를 권고할 수 있다.

규칙 제15조(진료기록부 등의 보존) 19

① 의료인이나 의료기관 개설자는 법 제22조제2항에 따른 진료기록부등을 다음에 정하는 기간 동안 보존하여야 한다. 다만, 계속적인 진료를 위하여 필요한 경우에는 1회에 한정하여 다음에 정하는 기간의 범위에서 그 기간을 연장하여 보존할 수 있다.
1. 처방전: 2년
2. 진단서 등의 부본(진단서·사망진단서 및 시체검안서 등을 따로 구분하여 보존): 3년
3. 간호기록부: 5년
4. 조산기록부: 5년
5. 검사내용 및 검사소견기록: 5년
6. 환자 명부: 5년
7. 방사선 사진(영상물을 포함한다) 및 그 소견서: 5년
8. 수술기록: 10년
9. 진료기록부: 10년

제24조의2(의료행위에 관한 설명)

① 의사·치과의사 또는 한의사는 사람의 생명 또는 신체에 중대한 위해를 발생하게 할 우려가 있는 수술, 수혈, 전신마취를 하는 경우 환자(환자가 의사결정능력이 없는 경우 환자의 법정대리인)에게 설명하고 서면으로 그 동의를 받아야 한다. 다만, 설명 및 동의 절차로 인하여 수술 등이 지체되면 환자의 생명이 위험하여지거나 심신상의 중대한 장애를 가져오는 경우에는 그러하지 아니하다.

② 환자에게 설명하고 동의를 받아야 하는 사항

1. 환자에게 발생하거나 발생 가능한 증상의 진단명
2. 수술등의 필요성, 방법 및 내용
3. 환자에게 설명을 하는 의사, 치과의사 또는 한의사 및 수술등에 참여하는 주된 의사, 치과의사 또는 한의사의 성명
4. 수술등에 따라 전형적으로 발생이 예상되는 후유증 또는 부작용
5. 수술등 전후 환자가 준수하여야 할 사항

③ 환자는 의사, 치과의사 또는 한의사에게 동의서 사본의 발급을 요청할 수 있다. 이 경우 요청을 받은 의사, 치과의사 또는 한의사는 정당한 사유가 없으면 이를 거부하여서는 아니 된다.

④ 동의를 받은 사항 중 수술 등의 방법 및 내용, 수술등에 참여한 주된 의사, 치과의사 또는 한의사가 변경된 경우에는 변경 사유와 내용을 환자에게 서면으로 알려야 한다.

⑤ 설명, 동의 및 고지의 방법·절차 등 필요한 사항은 대통령령으로 정한다.

제25조(신고) 24

① 의료인은 대통령령으로 정하는 바에 따라 최초로 면허를 받은 후부터 3년마다 그 실태와 취업상황 등을 보건복지부장관에게 신고하여야 한다.
② 보건복지부장관은 보수교육을 이수하지 아니한 의료인에 대하여 제1항에 따른 신고를 반려할 수 있다.
③ 보건복지부장관은 신고 수리 업무를 대통령령으로 정하는 바에 따라 관련 단체 등에 위탁할 수 있다.

> **시행령 제11조(신고)**
>
> ① 의료인은 그 실태와 취업상황 등을 제8조 또는 법 제65조에 따라 면허증을 발급 또는 재발급 받은 날부터 매 3년이 되는 해의 12월 31일까지 보건복지부장관에게 신고하여야 한다.

제26조(변사체 신고)

의사·치과의사·한의사 및 조산사는 사체를 검안하여 변사(變死)한 것으로 의심되는 때에는 사체의 소재지를 관할하는 경찰서장에게 신고하여야 한다.

제27조(무면허 의료행위 등 금지)

① 의료인이 아니면 누구든지 의료행위를 할 수 없으며 의료인도 면허된 것 이외의 의료행위를 할 수 없다. 다만, 다음에 해당하는 자는 보건복지부령으로 정하는 범위에서 의료행위를 할 수 있다.
  1. 외국의 의료인 면허를 가진 자로서 일정 기간 국내에 체류하는 자
  2. 의과대학, 치과대학, 한의과대학, 의학전문대학원, 치의학전문대학원, 한의학전문대학원, 종합병원 또는 외국 의료원조기관의 의료봉사 또는 연구 및 시범사업을 위하여 의료행위를 하는 자
  3. 의학·치과의학·한방의학 또는 간호학을 전공하는 학교의 학생
② 의료인이 아니면 의사·치과의사·한의사·조산사 또는 간호사 명칭이나 이와 비슷한 명칭을 사용하지 못한다.
③ 누구든지 「국민건강보험법」이나 「의료급여법」에 따른 본인부담금을 면제하거나 할인하는 행위, 금품 등을 제공하거나 불특정 다수인에게 교통편의를 제공하는 행위 등 영리를 목적으로 환자를 의료기관이나 의료인에게 소개·알선·유인하는 행위 및 이를 사주하는 행위를 하여서는 아니 된다.
다만, 다음에 해당하는 행위는 할 수 있다.
  1. 환자의 경제적 사정 등을 이유로 개별적으로 관할 시장·군수·구청장의 사전승인을 받아 환자를 유치하는 행위
  2. 가입자나 피부양자가 아닌 외국인환자를 유치하기 위한 행위
④ 보험회사, 상호회사, 보험설계사, 보험대리점 또는 보험중개사는 외국인환자를 유치하기 위한 행위를 하여서는 아니 된다.
⑤ 누구든지 의료인이 아닌 자에게 의료행위를 하게 하거나 의료인에게 면허 사항 외의 의료행위를 하게 하여서는 아니 된다. [신설 2019.4.23] [시행일 2021.3.30]

제30조(협조 의무) 24

① 중앙회는 보건복지부장관으로부터 의료와 국민보건 향상에 관한 협조 요청을 받으면 협조하여야 한다.
② 중앙회는 보건복지부령으로 정하는 바에 따라 회원의 자질 향상을 위하여 필요한 보수(補修)교육을 실시하여야 한다.
③ 의료인은 제2항에 따른 보수교육을 받아야 한다.

규칙 **제20조(보수교육)** 23 22 21 19 18

① 중앙회는 다음의 사항이 포함된 보수교육을 매년 실시하여야 한다.
    1. 직업윤리에 관한 사항
    2. 업무 전문성 향상 및 업무 개선에 관한 사항
    3. 의료 관계 법령의 준수에 관한 사항
    4. 선진 의료기술 등의 동향 및 추세 등에 관한 사항
    5. 그 밖에 보건복지부장관이 의료인의 자질 향상을 위하여 필요하다고 인정하는 사항
② 의료인은 제1항에 따른 보수교육을 연간 8시간 이상 이수하여야 한다.
③ 보건복지부장관은 제1항에 따른 보수교육의 내용을 평가할 수 있다.
④ 각 중앙회장은 제1항에 따른 보수교육을 다음의 기관으로 하여금 실시하게 할 수 있다.
    1. 의학·치의학·한의학·간호학 분야별 전문학회 및 전문단체
    2. 의과대학·치과대학·한의과대학·의학전문대학원·치의학전문대학원·한의학전문대학원·간호대학 및 그 부속병원
    3. 수련병원
    4. 「한국보건복지인력개발원법」에 따른 한국보건복지인력개발원
    5. 다른 법률에 따른 보수교육 실시기관

중요 **보수교육 면제 대상자** 19

1. 전공의
2. 의과대학·치과대학·한의과대학·간호대학의 대학원 재학생
3. 영 제8조에 따라 면허증을 발급받은 신규 면허취득자
4. 보건복지부장관이 보수교육을 받을 필요가 없다고 인정하는 사람

중요 **보수교육 유예 대상자** 23

1. 해당 연도에 6개월 이상 환자진료 업무에 종사하지 아니한 사람
2. 보건복지부장관이 보수교육을 받기가 곤란하다고 인정하는 사람

제33조(개설 등) 23

① 의료인은 의료기관을 개설하지 아니하고는 의료업을 할 수 없다.
    다만 다음의 사항은 의료기관 외에서 의료행위가 가능하다.
    1. 응급환자를 진료하는 경우
    2. 환자나 환자 보호자의 요청에 따라 진료하는 경우
    3. 국가나 지방자치단체의 장이 공익상 필요하다고 인정하여 요청하는 경우
    4. 보건복지부령으로 정하는 바에 따라 가정간호를 하는 경우
    5. 그 밖에 이 법 또는 다른 법령으로 특별히 정한 경우나 환자가 있는 현장에서 진료를 하여야 하는 부득이한 사유가 있는 경우
② 의료기관 개설이 가능한 경우 [개정 2020.3.4] [시행일 2021.3.5.]
    1. 의사, 치과의사, 한의사 또는 조산사
    2. 국가나 지방자치단체
    3. 의료업을 목적으로 설립된 법인(의료법인)
    4. 비영리법인
    5. 준정부기관, 지방의료원, 한국보훈복지의료공단

- 의사는 종합병원·병원·요양병원·정신병원 또는 의원을 개설할 수 있다.
- 치과의사는 치과병원 또는 치과의원을 개설할 수 있다.
- 한의사는 한방병원·요양병원 또는 한의원을 개설할 수 있다.
- 조산사는 조산원을 개설할 수 있다.

중요 의료기관 개설

- 의원·치과의원·한의원, 조산원 개설 → 시장·군수·구청장에게 신고
- 종합병원·병원·치과병원·한방병원·요양병원, 정신병원 개설 → 시·도지사의 허가
  ※ 개설된 의료기관이 개설 장소를 이전하거나 신고 또는 허가사항을 변경하는 경우도 동일

⑨ 의료인은 어떠한 명목으로도 둘 이상의 의료기관을 개설·운영할 수 없다. 다만, 2개 이상의 의료인 면허를 소지한 자가 의원급 의료기관을 개설하려는 경우에는 하나의 장소에 한하여 면허 종별에 따른 의료기관을 함께 개설할 수 있다.

⑩ 의료기관을 개설·운영하는 의료법인등은 다른 자에게 그 법인의 명의를 빌려주어서는 아니 된다.

규칙 제24조(가정간호) 22 19

① 의료기관이 실시하는 가정간호의 범위는 다음과 같다.
 1. 간호 2. 검체의 채취(보건복지부장관이 정하는 현장검사를 포함) 및 운반
 3. 투약 4. 주사 5. 응급처치 등에 대한 교육 및 훈련 6. 상담
 7. 다른 보건의료기관 등에 대한 건강관리에 관한 의뢰

② 가정간호를 실시하는 간호사는 「전문간호사 자격인정 등에 관한 규칙」에 따른 가정전문간호사이어야 한다.

③ 가정간호는 의사나 한의사가 의료기관 외의 장소에서 계속적인 치료와 관리가 필요하다고 판단하여 가정전문간호사에게 치료나 관리를 의뢰한 자에 대하여만 실시하여야 한다.

④ 가정전문간호사는 가정간호 중 검체의 채취 및 운반, 투약, 주사 또는 치료적 의료행위인 간호를 하는 경우에는 의사나 한의사의 진단과 처방에 따라야 한다. 이 경우 의사 및 한의사 처방의 유효기간은 처방일부터 90일까지로 한다. 19

⑤ 가정간호를 실시하는 의료기관의 장은 가정전문간호사를 2명 이상 두어야 한다.

⑥ 가정간호를 실시하는 의료기관의 장은 가정간호에 관한 기록을 5년간 보존하여야 한다.

⑦ 이 규칙에서 정한 것 외에 가정간호의 질 관리 등 가정간호의 실시에 필요한 사항은 보건복지부장관이 따로 정한다.

규칙 제38조(의료인 등의 정원) 24 21 18

구분	종합병원, 병원, 치과병원, 의원
간호사 (치과의료기관의 경우에는 치과위생사 또는 간호사)	연평균 1일 입원환자를 2.5명으로 나눈 수(이 경우 소수점은 올림). 외래환자 12명은 입원환자 1명으로 환산함 • 간호사 : 입원환자 = 1 : 2.5 • 간호사 : 외래환자 = 1 : 30

제36조(요양병원의 운영)

① 법 제36조 제3호에 따른 요양병원의 입원 대상은 다음에 해당하는 자로서 주로 요양이 필요한 자로 한다.

    1. 노인성 질환자

    2. 만성질환자

    3. 외과적 수술 후 또는 상해 후 회복기간에 있는 자

② 제1항에도 불구하고 「감염병의 예방 및 관리에 관한 법률」에 따라 질병관리청장이 고시한 감염병에 걸린 감염병환자, 감염병의사환자 또는 병원체보유자 등은 요양병원의 입원 대상으로 하지 아니한다. [개정 2020.9.11]

③ 제1항에도 불구하고 정신질환자(노인성 치매환자는 제외)는 정신의료기관 외의 요양병원의 입원 대상으로 하지 아니한다.

제40조(폐업·휴업 신고와 진료기록부등의 이관)

① 의료기관 개설자는 의료업을 폐업하거나 1개월 이상 휴업(입원환자가 있는 경우에는 1개월 미만의 휴업도 포함)하려면 보건복지부령으로 정하는 바에 따라 관할 시장·군수·구청장에게 신고하여야 한다.

② 의료기관 개설자는 폐업 또는 휴업 신고를 할 때 기록·보존하고 있는 진료기록부등을 관할 보건소장에게 넘겨야 한다. 다만, 의료기관 개설자가 보건복지부령으로 정하는 바에 따라 진료기록부등의 보관 계획서를 제출하여 관할 보건소장의 허가를 받은 경우에는 직접 보관할 수 있다. 삭제[시행일 2023.3.5]

③ 시장·군수·구청장은 제1항에 따른 신고에도 불구하고 질병관리청장, 시·도지사 또는 시장·군수·구청장이 감염병의 역학조사 및 예방접종에 관한 역학조사를 실시하거나 의료인 또는 의료기관의 장이 질병관리청장 또는 시·도지사에게 역학조사 실시를 요청한 경우로서 그 역학조사를 위하여 필요하다고 판단하는 때에는 의료기관 폐업 신고를 수리하지 아니할 수 있다. [신설 2016.5.29] [시행일 2020.9.12]

④ 의료기관 개설자는 의료업을 폐업 또는 휴업하는 경우 보건복지부령으로 정하는 바에 따라 해당 의료기관에 입원 중인 환자를 다른 의료기관으로 옮길 수 있도록 하는 등 환자의 권익을 보호하기 위한 조치를 하여야 한다.

⑤ 시장·군수·구청장은 제1항에 따른 폐업 또는 휴업 신고를 받은 경우 의료기관 개설자가 제4항에 따른 환자의 권익을 보호하기 위한 조치를 취하였는지 여부를 확인하는 등 대통령령으로 정하는 조치를 하여야 한다.

제47조(의료관련감염 예방)

① 보건복지부령으로 정하는 일정 규모 이상의 병원급 의료기관의 장은 의료관련감염 예방을 위하여 감염관리위원회와 감염관리실을 설치·운영하고 보건복지부령으로 정하는 바에 따라 감염관리 업무를 수행하는 전담 인력을 두는 등 필요한 조치를 하여야 한다.

② 의료기관의 장은 「감염병의 예방 및 관리에 관한 법률」 제2조 제1호에 따른 감염병의 예방을 위하여 해당 의료기관에 소속된 의료인 및 의료기관 종사자 및 보건의료인력을 양성하는 학교 및 기관의 학생으로서 해당 의료기관에서 실습하는 자에게 보건복지부령으로 정하는 바에 따라 정기적으로 교육을 실시하여야 한다.

③ 의료기관의 장은 감염병이 유행하는 경우 환자, 환자의 보호자, 의료인, 의료기관 종사자 및 경비원 등 해당 의료기관 내에서 업무를 수행하는 사람에게 감염병의 확산 방지를 위하여 필요한 정보를 제공하여야 한다.

④ 질병관리청장은 의료관련감염의 발생·원인 등에 대한 의과학적인 감시를 위하여 의료관련감염 감시 시스템을 구축·운영할 수 있다. [신설 2020.3.4] [시행일 2020.9.5]

⑤ 의료기관은 제4항에 따른 시스템을 통하여 매월 의료관련감염 발생 사실을 등록할 수 있다

⑥ 질병관리청장은 제4항에 따른 시스템의 구축·운영 업무를 대통령령으로 정하는 바에 따라 관계 전문기관에 위탁할 수 있다.

제47조의2(입원환자의 전원)

의료기관의 장은 천재지변, 감염병 의심 상황, 집단 사망사고의 발생 등 입원환자를 긴급히 전원(轉院)시키지

않으면 입원환자의 생명·건강에 중대한 위험이 발생할 수 있음에도 환자나 보호자의 동의를 받을 수 없는 등 보건복지부령으로 정하는 불가피한 사유가 있는 경우에는 보건복지부령으로 정하는 바에 따라 시장·군수·구청장의 승인을 받아 입원환자를 다른 의료기관으로 전원시킬 수 있다. [본조신설 2019.1.15]

제58조(의료기관 인증)

① 보건복지부장관은 의료의 질과 환자 안전의 수준을 높이기 위하여 병원급 의료기관 및 대통령령으로 정하는 의료기관에 대한 인증을 할 수 있다.

② 보건복지부장관은 대통령령으로 정하는 바에 따라 의료기관 인증에 관한 업무를 의료기관평가인증원에 위탁할 수 있다.

③ 보건복지부장관은 다른 법률에 따라 의료기관을 대상으로 실시하는 평가를 통합하여 의료기관평가인증원으로 하여금 시행하도록 할 수 있다. [개정 2020.3.4] [시행일 2020.9.5]

제58조의3(의료기관 인증기준 및 방법 등)

① 의료기관 인증기준 포함사항

  1. 환자의 권리와 안전   2. 의료기관의 의료서비스 질 향상 활동

  3. 의료서비스의 제공과정 및 성과   4. 의료기관의 조직·인력관리 및 운영

  5. 환자 만족도

② 인증등급은 인증, 조건부인증 및 불인증으로 구분한다. [개정 2020.3.4] [시행일 2020.9.5]

③ 인증의 유효기간은 4년으로 한다. 다만, 조건부인증의 경우에는 유효기간을 1년으로 한다.

④ 조건부인증을 받은 의료기관의 장은 유효기간 내에 보건복지부령으로 정하는 바에 따라 재인증을 받아야 한다.

⑤ 제1항에 따른 인증기준의 세부 내용은 보건복지부장관이 정한다. [개정 2020.3.4] [시행일 2020.9.5]

제58조의4(의료기관 인증의 신청 및 평가)

① 의료기관 인증을 받고자 하는 의료기관의 장은 보건복지부령으로 정하는 바에 따라 보건복지부장관에게 신청할 수 있다.

② 제1항에도 불구하고 요양병원의 장은 보건복지부령으로 정하는 바에 따라 보건복지부장관에게 인증을 신청하여야 한다. [개정 2020.3.4] [시행일 2020.9.5]

③ 제2항에 따라 인증을 신청하여야 하는 요양병원이 조건부인증 또는 불인증을 받거나 제58조의10제1항제4호 및 제5호에 따라 인증 또는 조건부인증이 취소된 경우 해당 요양병원의 장은 보건복지부령으로 정하는 기간 내에 다시 인증을 신청하여야 한다. [개정 2020.3.4] [시행일 2020.9.5]

④ 보건복지부장관은 인증을 신청한 의료기관에 대하여 제58조의3제1항에 따른 인증기준 적합 여부를 평가하여야 한다. 이 경우 보건복지부장관은 보건복지부령으로 정하는 바에 따라 필요한 조사를 할 수 있고, 인증을 신청한 의료기관은 정당한 사유가 없으면 조사에 협조하여야 한다.

⑤ 보건복지부장관은 평가 결과와 인증등급을 지체 없이 해당 의료기관의 장에게 통보하여야 한다.

제59조(지도와 명령)

① 보건복지부장관 또는 시·도지사는 보건의료정책을 위하여 필요하거나 국민보건에 중대한 위해(危害)가 발생하거나 발생할 우려가 있으면 의료기관이나 의료인에게 필요한 지도와 명령을 할 수 있다.

② 보건복지부장관, 시·도지사 또는 시장·군수·구청장은 의료인이 정당한 사유 없이 진료를 중단하거나 의료기관 개설자가 집단으로 휴업하거나 폐업하여 환자 진료에 막대한 지장을 초래하거나 초래할 우려가 있다고 인정할 만한 상당한 이유가 있으면 그 의료인이나 의료기관 개설자에게 업무개시 명령을 할 수 있다.

③ 의료인과 의료기관 개설자는 정당한 사유 없이 제2항의 명령을 거부할 수 없다.

8

제64조(개설 허가 취소 등)

① 보건복지부장관 또는 시장·군수·구청장은 의료기관이 다음에 해당하면 그 의료업을 1년의 범위에서 정지시키거나 개설 허가의 취소 또는 의료기관 폐쇄를 명할 수 있다. 다만, 제8호에 해당하는 경우에는 의료기관 개설 허가의 취소 또는 의료기관 폐쇄를 명하여야 하며, 의료기관 폐쇄는 제33조제3항과 제35조제1항 본문에 따라 신고한 의료기관에만 명할 수 있다. [시행일 2023.3.5]

> ### 제33조(개설 등)
>
> ③ 제2항에 따라 의원·치과의원·한의원 또는 조산원을 개설하려는 자는 보건복지부령으로 정하는 바에 따라 시장·군수·구청장에게 신고하여야 한다.
>
> ### 제35조(의료기관 개설 특례)
>
> ① 제33조 제1항·제2항 및 제8항에 따른 자 외의 자가 그 소속 직원, 종업원, 그 밖의 구성원(수용자를 포함한다) 이나 그 가족의 건강관리를 위하여 부속 의료기관을 개설하려면 그 개설 장소를 관할하는 시장·군수·구청장에게 신고하여야 한다. 다만, 부속 의료기관으로 병원급 의료기관을 개설하려면 그 개설 장소를 관할하는 시·도지사의 허가를 받아야 한다.

1. 개설 신고나 개설 허가를 한 날부터 3개월 이내에 정당한 사유 없이 업무를 시작하지 아니한 때
1의2. 의료인이 다른 의료인 또는 의료법인 등의 명의로 의료기관을 개설하거나 운영한 때
2. 무자격자에게 의료행위를 하게 하거나 의료인에게 면허 사항 외의 의료행위를 하게 한 때
3. 관계 공무원의 직무 수행을 기피 또는 방해하거나 지도와 명령 또는 시정명령 등을 위반한 때
8. 의료기관 개설자가 거짓으로 진료비를 청구하여 금고 이상의 형을 선고받고 그 형이 확정된 때

② 개설 허가를 취소당하거나 폐쇄 명령을 받은 자는 그 취소된 날이나 폐쇄 명령을 받은 날부터 6개월 이내에, 의료업 정지처분을 받은 자는 그 업무 정지기간 중에 각각 의료기관을 개설·운영하지 못한다. 다만, 제1항제8호에 따라 의료기관 개설 허가를 취소당하거나 폐쇄 명령을 받은 자는 취소당한 날이나 폐쇄 명령을 받은 날부터 3년 안에는 의료기관을 개설·운영하지 못한다.

③ 보건복지부장관 또는 시장·군수·구청장은 의료기관이 제1항에 따라 그 의료업이 정지되거나 개설 허가의 취소 또는 폐쇄 명령을 받은 경우 해당 의료기관에 입원 중인 환자를 다른 의료기관으로 옮기도록 하는 등 환자의 권익을 보호하기 위하여 필요한 조치를 하여야 한다.

제65조(면허 취소와 재교부) 23 21 18

① 보건복지부장관은 의료인이 다음에 해당할 경우에는 그 면허를 취소할 수 있다. 다만, 제1호의 경우에는 면허를 취소하여야 한다. [개정 2020.3.4, 2020.12.29] [시행일 2023.11.20]

　1. 제8조에 해당하게 된 경우

> ### 제8조(결격사유 등)
>
> 다음에 해당하는 자는 의료인이 될 수 없다.
> 1. 「정신건강증진 및 정신질환자 복지서비스 지원에 관한 법률」 제3조 제1호에 따른 정신질환자. 다만, 전문의가 의료인으로서 적합하다고 인정하는 사람은 그러하지 아니하다.
> 2. 마약·대마·향정신성의약품 중독자
> 3. 피성년후견인·피한정후견인
> 4. 금고 이상의 실형을 선고받고 그 집행이 끝나거나 그 집행을 받지 아니하기로 확정된 후 5년이 지나지 아니한 자
> 5. 금고 이상의 형의 집행유예를 선고받고 그 유예기간이 지난 후 2년이 지나지 아니한 자
> 6. 금고 이상의 형의 선고유예를 받고 그 유예기간 중에 있는 자

2. 제66조에 따른 자격 정지 처분 기간 중에 의료행위를 하거나 <u>3회 이상</u> 자격 정지 처분을 받은 경우

3. 제11조 제1항에 따른 면허 조건을 이행하지 아니한 경우

> **제11조(면허 조건과 등록)**
>
> ① 보건복지부장관은 보건의료 시책에 필요하다고 인정하면 제5조에서 제7조까지의 규정에 따른 면허(의사, 치과의사, 한의사, 조산사, 간호사)를 내줄 때 3년 이내의 기간을 정하여 특정 지역이나 특정 업무에 종사할 것을 면허의 조건으로 붙일 수 있다.

4. 제4조의3제1항을 위반하여 면허를 대여한 경우

> **제4조의3(의료인의 면허 대여 금지 등)**
>
> ① 의료인은 제5조(의사·치과의사 및 한의사), 제6조(조산사) 및 제7조(간호사)에 따라 받은 면허를 다른 사람에게 대여하여서는 아니 된다.

5. 삭제 [2016.12.20] → 태아성감별이 면허정지로 변경

6. 제4조제6항을 위반하여 사람의 생명 또는 신체에 중대한 위해를 발생하게 한 경우

> **제4조(의료인과 의료기관의 장의 의무)** 🔟
>
> ⑥ 의료인은 일회용 의료기기(한 번 사용할 목적으로 제작되거나 한 번의 의료행위에서 한 환자에게 사용하여야 하는 의료기기로서 보건복지부령으로 정하는 의료기기를 말한다.)를 한 번 사용한 후 다시 사용하여서는 아니 된다. [신설 2016.5.29] [시행일 2020.9.5]

7. 제27조 제5항을 위반하여 사람의 생명 또는 신체에 중대한 위해를 발생하게 할 우려가 있는 수술, 수혈, 전신마취를 의료인 아닌 자에게 하게 하거나 의료인에게 면허 사항 외로 하게 한 경우

> **제27조(무면허 의료행위 등 금지)**
>
> ⑤ 누구든지 의료인이 아닌 자에게 의료행위를 하게 하거나 의료인에게 면허 사항 외의 의료행위를 하게 하여서는 아니 된다. [신설 2019.4.23] [시행일 2021.3.30]

② 보건복지부장관은 제1항에 따라 면허가 취소된 자라도 취소의 원인이 된 사유가 없어지거나 개전(改悛)의 정이 뚜렷하다고 인정되면 면허를 재교부할 수 있다.

제66조(자격정지 등) [시행일 2023.11.20] 24 22

① 보건복지부장관은 의료인이 다음에 해당하면 1년의 범위에서 면허자격을 정지시킬 수 있다. 이 경우 의료기술과 관련한 판단이 필요한 사항에 관하여는 관계 전문가의 의견을 들어 결정할 수 있다.

1. <u>의료인의 품위를 심하게 손상시키는 행위를 한 때</u>
2. 의료기관 개설자가 될 수 없는 자에게 고용되어 의료행위를 한 때

2의2. 제4조제6항(일회용 의료기기 사용)을 위반한 때

3. 진단서·검안서 또는 증명서를 거짓으로 작성하여 내주거나 제22조제1항에 따른 진료기록부등을 거짓으로 작성하거나 고의로 사실과 다르게 추가기재·수정한 때
4. 태아 성 감별 행위 등 금지를 위반한 경우
5. 삭제 [2020.12.29] [시행일 2021.3.30]
6. 의료기사가 아닌 자에게 의료기사의 업무를 하게 하거나 의료기사에게 그 업무 범위를 벗어나게 한 때
7. 관련 서류를 위조·변조하거나 속임수 등 부정한 방법으로 진료비를 거짓 청구한 때

8. 삭제 [2011.8.4]

9. 경제적 이익등을 제공받은 때

10. 그 밖에 이 법 또는 이 법에 따른 명령을 위반한 때

② 의료인의 품위를 심하게 손상시키는 행위의 범위는 대통령령으로 정한다.

③ 의료기관은 그 의료기관 개설자가 제1항제7호에 따라 자격정지 처분을 받은 경우에는 그 자격정지 기간 중 의료업을 할 수 없다.

④ 보건복지부장관은 의료인이 신고를 하지 아니한 때에는 신고할 때까지 면허의 효력을 정지할 수 있다.

⑤ 의료기관 개설자가 될 수 없는 자에게 고용되어 의료행위를 한 때 위반한 의료인이 자진하여 그 사실을 신고한 경우에는 보건복지부령으로 정하는 바에 따라 그 처분을 감경하거나 면제할 수 있다.

⑥ 제1항에 따른 자격정지처분은 그 사유가 발생한 날부터 5년이 지나면 하지 못한다. 다만, 그 사유에 대하여 「형사소송법」 제246조에 따른 공소가 제기된 경우에는 공소가 제기된 날부터 해당 사건의 재판이 확정된 날까지의 기간은 시효 기간에 산입하지 아니 한다.

시행령 제32조(의료인의 품위 손상 행위의 범위) 🔟

① 법 제66조제2항에 따른 의료인의 품위 손상 행위의 범위는 다음과 같다. [개정 2021.6.15] [시행일 2021.6.30]

1. 학문적으로 인정되지 아니하는 진료행위(조산 업무와 간호 업무 포함)

2. 비도덕적 진료행위

3. 거짓 또는 과대 광고행위

3의2. 방송, 신문·인터넷신문 또는 정기간행물 또는 인터넷 매체[이동통신단말장치에서 사용되는 애플리케이션(Application) 포함]에서 다음의 건강·의학정보(의학, 치의학, 한의학, 조산학 및 간호학의 정보)에 대하여 거짓 또는 과장하여 제공하는 행위

   가. 식품에 대한 건강·의학정보

   나. 건강기능식품에 대한 건강·의학정보

   다. 의약품, 한약, 한약제제 또는 의약외품에 대한 건강·의학정보

   라. 의료기기에 대한 건강·의학정보

   마. 화장품, 기능성화장품 또는 유기농화장품에 대한 건강·의학정보

4. 불필요한 검사·투약(投藥)·수술 등 지나친 진료행위를 하거나 부당하게 많은 진료비를 요구하는 행위

5. 전공의(專攻醫)의 선발 등 직무와 관련하여 부당하게 금품을 수수하는 행위

6. 다른 의료기관을 이용하려는 환자를 영리를 목적으로 자신이 종사하거나 개설한 의료기관으로 유인하거나 유인하게 하는 행위

7. 자신이 처방전을 발급하여 준 환자를 영리를 목적으로 특정 약국에 유치하기 위하여 약국개설자나 약국에 종사하는 자와 담합하는 행위

핵심문제

01

다음 중 「의료법」에 의거하여 간호사의 임무로 옳은 것은?

① 상병자의 진료 및 상담
② 상병자 의료 및 보건지도
③ 한방간호와 한방보건지도
④ 결핵예방법에 따른 보건활동
⑤ 조산과 임산부 및 신생아에 대한 보건과 양호지도

02

「의료법」상 의료인의 실태와 취업상황신고는 누구에게 하는가?

① 대통령
② 의료인단체 중앙회
③ 국립보건원장
④ 보건복지부장관
⑤ 보건소장

정답 / 01 ④ 02 ④

법률 제18744호 일부개정 2024. 09. 20.

🩺 CHAPTER 02 감염병의 예방 및 관리에 관한 법률

제1조(목적)

이 법은 국민 건강에 위해(危害)가 되는 감염병의 발생과 유행을 방지하고, 그 예방 및 관리를 위하여 필요한 사항을 규정함으로써 국민 건강의 증진 및 유지에 이바지함을 목적으로 한다.

제2조(정의) 18 19

이 법에서 사용하는 용어의 뜻은 다음과 같다. [개정 2020.12.15] [시행일 2024.01.01]

1) 감염병 분류

"감염병"이란 제1급감염병, 제2급감염병, 제3급감염병, 제4급감염병, 기생충감염병, 세계보건기구 감시대상 감염병, 생물테러감염병, 성매개감염병, 인수(人獸)공통감염병 및 의료관련감염병을 말한다.

구분	특성	종류		
제1급감염병 (17종)	생물테러감염병 또는 치명률이 높거나 집단 발생의 우려가 커서 발생 또는 유행 즉시 신고하여야 하고, 음압격리와 같은 높은 수준의 격리가 필요한 감염병 다만, 갑작스러운 국내 유입 또는 유행이 예견되어 긴급한 예방·관리가 필요하여 질병관리청장이 보건복지부장관과 협의하여 지정하는 감염병을 포함	• 에볼라바이러스병 • 라싸열 • 남아메리카출혈열 • 탄저 • 신종인플루엔자 • 중증급성호흡기증후군(SARS) • 중동호흡기증후군(MERS) • 동물인플루엔자 인체감염증	• 마버그열 • 크리미안콩고출혈열 • 리프트밸리열 • 야토병 • 신종감염병증후군	• 두창 • 페스트 • 디프테리아 • 보툴리눔독소증

제2급감염병 (21종)	전파가능성을 고려하여 발생 또는 유행 시 24시간 이내에 신고하여야 하고, 격리가 필요한 감염병	• 결핵 • 콜레라 • A형간염 • 유행성이하선염 • 폐렴구균 감염증 • 수막구균 감염증 • 세균성이질 • 반코마이신내성황색포도알균(VRSA) 감염증 • 카바페넴내성장내세균속균종(CRE) 감염증	• 수두 • 장티푸스 • 백일해 • 풍진 • 한센병 • b형헤모필루스인플루엔자 • 장출혈성대장균감염증	• 홍역 • 파라티푸스 • 폴리오 • E형간염 • 성홍열
제3급감염병 (27종)	발생을 계속 감시할 필요가 있어 발생 또는 유행 시 24시간 이내에 신고하여야 하는 감염병	• 파상풍 • C형간염 • 비브리오패혈증 • 쯔쯔가무시증 • 공수병 • 지카바이러스 감염증 • 뎅기열 • 유비저(類鼻疽) • 후천성면역결핍증(AIDS) • 중증열성혈소판감소증후군(SFTS) • 크로이츠펠트-야콥병(CJD) 및 변종크로이츠펠트-야콥병(vCJD)	• B형간염 • 말라리아 • 발진티푸스 • 렙토스피라증 • 신증후군출혈열 • 황열 • 웨스트나일열 • 치쿤구니야열	• 일본뇌염 • 레지오넬라증 • 발진열 • 브루셀라증 • 큐열 • 라임병 • 진드기매개뇌염 • 매독(梅毒)
제4급감염병 (22종)	제1급감염병부터 제3급감염병까지의 감염병 외에 유행 여부를 조사하기 위하여 표본감시 활동이 필요한 감염병으로 7일 이내 신고	• 인플루엔자 • 요충증 • 장흡충증 • 클라미디아감염증 • 첨규콘딜롬 • 급성호흡기감염증 • 엔테로바이러스감염증 • 반코마이신내성장알균(VRE) 감염증 • 메티실린내성황색포도알균(MRSA) 감염증 • 다제내성녹농균(MRPA) 감염증 • 다제내성아시네토박터바우마니균(MRAB) 감염증	• 회충증 • 간흡충증 • 수족구병 • 연성하감 • 장관감염증 • 해외유입기생충감염증 • 사람유두종바이러스 감염증	• 편충증 • 폐흡충증 • 임질 • 성기단순포진
기생충감염병	기생충에 감염되어 발생하는 감염병 중 질병관리청장이 고시하는 감염병			
세계보건기구 감시대상 감염병	세계보건기구가 국제공중보건의 비상사태에 대비하기 위하여 감시대상으로 정한 질환으로서 질병관리청장이 고시하는 감염병			
생물테러 감염병	고의 또는 테러 등을 목적으로 이용된 병원체에 의하여 발생된 감염병 중 질병관리청장이 고시하는 감염병			
성매개 감염병	성 접촉을 통하여 전파되는 감염병 중 질병관리청장이 고시하는 감염병			
인수공통 감염병	동물과 사람 간에 서로 전파되는 병원체에 의하여 발생되는 감염병 중 질병관리청장이 고시하는 감염병			
의료관련 감염병	환자나 임산부 등이 의료행위를 적용받는 과정에서 발생한 감염병으로서 감시활동이 필요하여 질병관리청장이 고시하는 감염병			

2) 감염병 관련 용어 정의
 ① 감염병환자: 감염병의 병원체가 인체에 침입하여 증상을 나타내는 사람으로서 의사, 치과의사 또는 한의사의 진단이나 제16조의2에 따른 감염병병원체 확인기관의 실험실 검사를 통하여 확인된 사람
 ② 감염병의사환자: 감염병병원체가 인체에 침입한 것으로 의심이 되나 감염병환자로 확인되기 전 단계에 있는 사람

③ 병원체보유자: 임상적인 증상은 없으나 감염병병원체를 보유하고 있는 사람

④ 감염병의심자: 다음에 해당하는 사람

　　가. 감염병환자, 감염병의사환자 및 병원체보유자와 접촉하거나 접촉이 의심되는 사람

　　나. 「검역법」 제2조 제7호 및 제8호에 따른 검역관리지역 또는 중점검역관리지역에 체류하거나 그 지역을 경유한 사람으로서 감염이 우려되는 사람

　　다. 감염병병원체 등 위험요인에 노출되어 감염이 우려되는 사람

⑤ 감시: 감염병 발생과 관련된 자료, 감염병병원체·매개체에 대한 자료를 체계적이고 지속적으로 수집, 분석 및 해석하고 그 결과를 제때에 필요한 사람에게 배포하여 감염병 예방 및 관리에 사용하도록 하는 일체의 과정

⑥ 표본감시: 감염병 중 감염병환자의 발생빈도가 높아 전수조사가 어렵고 중증도가 비교적 낮은 감염병의 발생에 대하여 감시기관을 지정하여 정기적이고 지속적인 의과학적 감시를 실시하는 것

⑦ 역학조사: 감염병환자등이 발생한 경우 감염병의 차단과 확산 방지 등을 위하여 감염병환자등의 발생 규모를 파악하고 감염원을 추적하는 등의 활동과 감염병 예방접종 후 이상반응 사례가 발생한 경우나 감염병 여부가 불분명하나 그 발병원인을 조사할 필요가 있는 사례가 발생한 경우 그 원인을 규명하기 위하여 하는 활동

⑧ 예방접종 후 이상반응: 예방접종 후 그 접종으로 인하여 발생할 수 있는 모든 증상 또는 질병으로서 해당 예방접종과 시간적 관련성이 있는 것

⑨ 고위험병원체: 생물테러의 목적으로 이용되거나 사고 등에 의하여 외부에 유출될 경우 국민 건강에 심각한 위험을 초래할 수 있는 감염병병원체로서 보건복지부령으로 정하는 것

⑩ 관리대상 해외 신종감염병: 기존 감염병의 변이 및 변종 또는 기존에 알려지지 아니한 새로운 병원체에 의해 발생하여 국제적으로 보건문제를 야기하고 국내 유입에 대비하여야 하는 감염병으로서 질병관리청장이 보건복지부장관과 협의하여 지정하는 것

⑪ 의료·방역 물품: 의약품·의약외품, 의료기기 등 의료 및 방역에 필요한 물품 및 장비로서 질병관리청장이 지정하는 것

제4조(국가 및 지방자치단체의 책무)

① 국가 및 지방자치단체는 감염병환자등의 인간으로서의 존엄과 가치를 존중하고 그 기본적 권리를 보호하며, 법률에 따르지 아니하고는 취업 제한 등의 불이익을 주어서는 아니 된다.

② 국가 및 지방자치단체는 감염병의 예방 및 관리를 위하여 다음의 사업을 수행하여야 한다.

　1. 감염병의 예방 및 방역대책

　2. 감염병환자등의 진료 및 보호

　3. 감염병 예방을 위한 예방접종계획의 수립 및 시행

　4. 감염병에 관한 교육 및 홍보

　5. 감염병에 관한 정보의 수집·분석 및 제공

　6. 감염병에 관한 조사·연구

　7. 감염병병원체(혈액, 체액 및 조직 등 검체를 포함) 수집·검사·보존·관리 및 약제내성 감시

　8. 감염병 예방 및 관리 등을 위한 전문인력의 양성

　8의2. 감염병 예방 및 관리 등의 업무를 수행한 전문인력의 보호

　9. 감염병 관리정보 교류 등을 위한 국제협력

　10. 감염병의 치료 및 예방을 위한 의료·방역 물품의 비축

　11. 감염병 예방 및 관리사업의 평가

　12. 기후변화, 저출산·고령화 등 인구변동 요인에 따른 감염병 발생조사·연구 및 예방대책 수립

13. 한센병의 예방 및 진료 업무를 수행하는 법인 또는 단체에 대한 지원

14. 감염병 예방 및 관리를 위한 정보시스템의 구축 및 운영

15. 해외 신종감염병의 국내 유입에 대비한 계획 준비, 교육 및 훈련

16. 해외 신종감염병 발생 동향의 지속적 파악, 위험성 평가 및 관리대상 해외 신종감염병의 지정

17. 관리대상 해외 신종감염병에 대한 병원체 등 정보 수집, 특성 분석, 연구를 통한 예방과 대응체계 마련, 보고서 발간 및 지침(매뉴얼을 포함한다) 고시

③ 국가·지방자치단체(교육감을 포함한다)는 감염병의 효율적 치료 및 확산방지를 위하여 질병의 정보, 발생 및 전파 상황을 공유하고 상호 협력하여야 한다.

④ 국가 및 지방자치단체는 「의료법」에 따른 의료기관 및 의료인단체와 감염병의 발생 감시·예방을 위하여 관련 정보를 공유하여야 한다.

제5조(의료인 등의 책무와 권리)

① 「의료법」에 따른 의료인 및 의료기관의 장 등은 감염병 환자의 진료에 관한 정보를 제공받을 권리가 있고, 감염병 환자의 진단 및 치료 등으로 인하여 발생한 피해에 대하여 보상받을 수 있다.

② 「의료법」에 따른 의료인 및 의료기관의 장 등은 감염병 환자의 진단·관리·치료 등에 최선을 다하여야 하며, 보건복지부장관, 질병관리청장 또는 지방자치단체의 장의 행정명령에 적극 협조하여야 한다.

③ 「의료법」에 따른 의료인 및 의료기관의 장 등은 국가와 지방자치단체가 수행하는 감염병의 발생 감시와 예방·관리 및 역학조사 업무에 적극 협조하여야 한다.

제6조(국민의 권리와 의무)

① 국민은 감염병으로 격리 및 치료 등을 받은 경우 이로 인한 피해를 보상받을 수 있다.

② 국민은 감염병 발생 상황, 감염병 예방 및 관리 등에 관한 정보와 대응방법을 알 권리가 있고, 국가와 지방자치단체는 신속하게 정보를 공개하여야 한다.

③ 국민은 의료기관에서 이 법에 따른 감염병에 대한 진단 및 치료를 받을 권리가 있고, 국가와 지방자치단체는 이에 소요되는 비용을 부담하여야 한다.

④ 국민은 치료 및 격리조치 등 국가와 지방자치단체의 감염병 예방 및 관리를 위한 활동에 적극 협조하여야 한다.

제11조(의사 등의 신고) 기기 기

① 의사, 치과의사 또는 한의사는 다음 각 호의 어느 하나에 해당하는 사실(제16조제6항에 따라 표본감시 대상이 되는 제4급감염병으로 인한 경우는 제외한다)이 있으면 소속 의료기관의 장에게 보고하여야 하고, 해당 환자와 그 동거인에게 질병관리청장이 정하는 감염 방지 방법 등을 지도하여야 한다. 다만, 의료기관에 소속되지 아니한 의사, 치과의사 또는 한의사는 그 사실을 관할 보건소장에게 신고하여야 한다.

1. 감염병환자등을 진단하거나 그 사체를 검안(檢案)한 경우

2. 예방접종 후 이상반응자를 진단하거나 그 사체를 검안한 경우

3. 감염병환자등이 제1급감염병부터 제3급감염병까지에 해당하는 감염병으로 사망한 경우

4. 감염병환자로 의심되는 사람이 감염병병원체 검사를 거부하는 경우

② 감염병병원체 확인기관의 소속 직원은 실험실 검사 등을 통하여 보건복지부령으로 정하는 감염병환자등을 발견한 경우 그 사실을 감염병병원체 확인기관의 장에게 보고하여야 한다.

③ 보고를 받은 의료기관의 장 및 감염병병원체 확인기관의 장은 제1급감염병의 경우에는 즉시, 제2급감염병 및 제3급감염병의 경우에는 24시간 이내에, 제4급감염병의 경우에는 7일 이내에 질병관리청장 또는 관할 보건소장에게 신고하여야 한다. [시행일 2020.9.12]

④ 육군, 해군, 공군 또는 국방부 직할 부대에 소속된 군의관은 제1항에 해당하는 사실이 있으면 소속 부대 장에게 보고하여야 하고, 보고를 받은 소속 <u>부대장</u>은 제1급감염병의 경우에는 즉시, 제2급감염병 및 제 3급감염병의 경우에는 24시간 이내에 관할 <u>보건소장</u>에게 신고하여야 한다. [시행일 2020.1.1]

⑤ 감염병 표본감시기관은 표본감시 대상이 되는 제4급감염병으로 인하여 제1항제1호 또는 제3호에 해당하는 사실이 있으면 보건복지부령으로 정하는 바에 따라 질병관리청장 또는 관할 보건소장에게 신고하여야 한다.

⑥ 제1항부터 제5항까지의 규정에 따른 감염병환자등의 진단 기준, 신고의 방법 및 절차 등에 관하여 필요한 사항은 보건복지부령으로 정한다.

제13조(보건소장 등의 보고 등)

① 제11조 및 제12조에 따라 신고를 받은 보건소장은 그 내용을 관할 특별자치시장·특별자치도지사 또는 시장·군수·구청장에게 보고하여야 하며, 보고를 받은 특별자치시장·특별자치도지사는 질병관리청장에 게, 시장·군수·구청장은 질병관리청장 및 시·도지사에게 이를 각각 보고하여야 한다. [개정 2023.6.13]

② 제1항에 따라 보고를 받은 질병관리청장, 시·도지사 또는 시장·군수·구청장은 감염병 환자로 의심되는 사람이 감염병병원체 검사를 거부하는 경우에 대하여 감염병병원체 검사를 하게 할 수 있다.

③ 제1항에 따른 보고의 방법 및 절차 등에 관하여 필요한 사항은 보건복지부령으로 정한다.

제18조의2(역학조사의 요청) 🔢

① 「의료법」에 따른 의료인 또는 의료기관의 장은 감염병 또는 알 수 없는 원인으로 인한 질병이 발생하였거나 발생할 것이 우려되는 경우 <u>질병관리청장</u> 또는 <u>시·도지사</u>에게 제18조에 따른 역학조사를 실시할 것을 요청할 수 있다. [개정 2020.8.11] [시행일 2020.9.12]

② <u>질병관리청장</u> 또는 <u>시·도지사</u>는 역학조사의 실시 여부 및 그 사유 등을 지체 없이 해당 의료인 또는 의료기관 개설자에게 통지하여야 한다.

③ 역학조사 실시 요청 및 제2항에 따른 통지의 방법·절차 등 필요한 사항은 보건복지부령으로 정한다.

제24조(필수예방접종) 22 19 14 12 09 07

① 특별자치시장·특별자치도지사 또는 시장·군수·구청장은 다음의 질병에 대하여 관할 보건소를 통하여 필수예방접종을 실시하여야 한다. [개정 2023.6.13] [시행일 2023.6.29]

1. 디프테리아	2. 폴리오	3. 백일해
4. 홍역	5. 파상풍	6. 결핵
7. B형간염	8. 유행성이하선염	9. 풍진
10. 수두	11. 일본뇌염	12. b형헤모필루스인플루엔자
13. 폐렴구균	14. 인플루엔자	15. <u>A형간염</u>
16. <u>사람유두종바이러스 감염증</u>	17. <u>그룹 A형 로타바이러스 감염증</u>	

18. 그 밖에 질병관리청장이 감염병의 예방을 위하여 필요하다고 인정하여 지정하는 감염병

② 특별자치도지사 또는 시장·군수·구청장은 제1항에 따른 필수예방접종업무를 대통령령으로 정하는 바에 따라 관할구역 안에 있는 「의료법」에 따른 의료기관에 위탁할 수 있다.

③ 특별자치도지사 또는 시장·군수·구청장은 필수예방접종 대상 아동 부모에게 보건복지부령으로 정하는 바에 따라 필수예방접종을 사전에 알려야 한다. 이 경우 「개인정보 보호법」 제24조에 따른 고유식별정보를 처리할 수 있다.

제34조(감염병 위기관리대책의 수립·시행)

① 보건복지부장관 및 질병관리청장은 감염병의 확산 또는 해외 신종감염병의 국내 유입으로 인한 재난상황에 대처하기 위하여 위원회의 심의를 거쳐 감염병 위기관리대책을 수립·시행하여야 한다.

② 감염병 위기관리대책에는 다음의 사항이 포함되어야 한다. [시행일 2024.1.1]

　　1. 재난상황 발생 및 해외 신종감염병 유입에 대한 대응체계 및 기관별 역할

　　2. 재난 및 위기상황의 판단, 위기경보 결정 및 관리체계

　　3. 감염병위기 시 동원하여야 할 의료인 등 전문인력, 시설, 의료기관의 명부 작성

　　4. 의료·방역 물품의 비축방안 및 조달방안

　　5. 재난 및 위기상황별 국민행동요령, 동원 대상 인력, 시설, 기관에 대한 교육 및 도상연습, 제1급감염병 등 긴급한 대처가 필요한 감염병에 대한 위기대응 등 실제 상황대비 훈련

　　5의2. 감염취약계층에 대한 유형별 보호조치 방안 및 사회복지시설의 유형별·전파상황별 대응방안

　　6. 그 밖에 재난상황 및 위기상황 극복을 위하여 필요하다고 보건복지부장관 및 질병관리청장이 인정하는 사항

③ 보건복지부장관 및 질병관리청장은 감염병 위기관리대책에 따른 정기적인 훈련을 실시하여야 한다.

④ 감염병 위기관리대책의 수립 및 시행 등에 필요한 사항은 대통령령으로 정한다.

제41조(감염병환자등의 관리)

① 감염병 중 특히 전파 위험이 높은 감염병으로서 제1급감염병 및 질병관리청장이 고시한 감염병에 걸린 감염병환자등은 감염병관리기관, 감염병전문병원 및 감염병관리시설을 갖춘 의료기관에서 입원치료를 받아야 한다.

② 질병관리청장, 시·도지사 또는 시장·군수·구청장은 다음 각 호의 어느 하나에 해당하는 사람에게 자가(自家)치료, 시설치료 또는 의료기관 입원치료를 하게 할 수 있다. [개정 2020.8.11, 2020.8.12] [시행일 2020.10.13]

　　1. 제1항에도 불구하고 의사가 자가치료 또는 시설치료가 가능하다고 판단하는 사람

　　2. 제1항에 따른 입원치료 대상자가 아닌 사람

　　3. 감염병의심자

③ 보건복지부장관, 질병관리청장, 시·도지사 또는 시장·군수·구청장은 다음 각 호의 어느 하나에 해당하는 경우 제1항 또는 제2항에 따라 치료 중인 사람을 다른 감염병관리기관등이나 감염병관리기관등이 아닌 의료기관으로 전원(轉院)하거나, 자가 또는 시설로 이송하여 치료받게 할 수 있다.

　　1. 중증도의 변경이 있는 경우

　　2. 의사가 입원치료의 필요성이 없다고 판단하는 경우

　　3. 격리병상이 부족한 경우 등 질병관리청장이 전원등의 조치가 필요하다고 인정하는 경우

④ 감염병환자등은 제3항에 따른 조치를 따라야 하며, 정당한 사유 없이 이를 거부할 경우 치료에 드는 비용은 본인이 부담한다. [신설 2020.8.12] [시행일 2020.10.13]

⑤ 제1항 및 제2항에 따른 입원치료, 자가치료, 시설치료의 방법 및 절차, 제3항에 따른 전원등의 방법 및 절차 등에 관하여 필요한 사항은 대통령령으로 정한다. [개정 2020.8.12] [시행일 2020.10.13]

제42조(감염병에 관한 강제처분) 판

① 질병관리청장, 시·도지사 또는 시장·군수·구청장은 해당 공무원으로 하여금 다음에 해당하는 감염병환자등이 있다고 인정되는 주거시설, 선박·항공기·열차 등 운송수단 또는 그 밖의 장소에 들어가 필요한 조사나 진찰을 하게 할 수 있으며, 그 진찰 결과 감염병환자등으로 인정될 때에는 동행하여 치료받게 하거나 입원시킬 수 있다.

　　1. 제1급감염병

　　2. 제2급감염병 중 결핵, 홍역, 콜레라, 장티푸스, 파라티푸스, 세균성이질, 장출혈성대장균감염증, A형간염, 수막구균 감염증, 폴리오, 성홍열 또는 질병관리청장이 정하는 감염병 판

　　3. 삭제 [2018.3.27] [시행일 2020.1.1]

　　4. 제3급감염병 중 질병관리청장이 정하는 감염병

5. 세계보건기구 감시대상 감염병

6. 삭제 [2018.3.27] [시행일 2020.1.1]

② 질병관리청장, 시·도지사 또는 시장·군수·구청장은 제1급감염병이 발생한 경우 해당 공무원으로 하여금 감염병의심자에게 다음에 해당하는 조치를 하게 할 수 있다. 이 경우 해당 공무원은 감염병 증상 유무를 확인하기 위하여 필요한 조사나 진찰을 할 수 있다. [신설 2020.3.4]

1. 자가(自家) 또는 시설에 격리

1의2. 제1호에 따른 격리에 필요한 이동수단의 제한

2. 유선·무선 통신, 정보통신기술을 활용한 기기 등을 이용한 감염병의 증상 유무 확인이나 위치정보의 수집. 이 경우 위치정보의 수집은 제1호에 따라 격리된 사람으로 한정한다.

3. 감염 여부 검사

③ 질병관리청장, 시·도지사 또는 시장·군수·구청장은 제2항에 따른 조사나 진찰 결과 감염병환자등으로 인정된 사람에 대해서는 해당 공무원과 동행하여 치료받게 하거나 입원시킬 수 있다.

④ 질병관리청장, 시·도지사 또는 시장·군수·구청장은 제1항·제2항에 따른 조사·진찰이나 제13조제2항에 따른 검사를 거부하는 사람에 대해서는 해당 공무원으로 하여금 감염병관리기관에 동행하여 필요한 조사나 진찰을 받게 하여야 한다. [개정 2020.3.4, 2020.8.11] [시행일 2020.9.12]

⑤ 제1항부터 제4항까지에 따라 조사·진찰·격리·치료 또는 입원 조치를 하거나 동행하는 공무원은 그 권한을 증명하는 증표를 지니고 이를 관계인에게 보여주어야 한다.

⑥ 질병관리청장, 시·도지사 또는 시장·군수·구청장은 제2항부터 제4항까지 및 제7항에 따른 조사·진찰·격리·치료 또는 입원 조치를 위하여 필요한 경우에는 관할 경찰서장에게 협조를 요청할 수 있다. 이 경우 요청을 받은 관할 경찰서장은 정당한 사유가 없으면 이에 따라야 한다. [시행일 2020.9.12]

⑦ 질병관리청장, 시·도지사 또는 시장·군수·구청장은 조사거부자를 자가 또는 감염병관리시설에 격리할 수 있으며, 조사·진찰 결과 감염병환자등으로 인정될 때에는 감염병관리시설에서 치료받게 하거나 입원시켜야 한다.

⑧ 질병관리청장, 시·도지사 또는 시장·군수·구청장은 감염병의심자 또는 조사거부자가 감염병환자등이 아닌 것으로 인정되면 제2항 또는 제7항에 따른 격리 조치를 즉시 해제하여야 한다. [시행일 2020.9.12]

⑨ 질병관리청장, 시·도지사 또는 시장·군수·구청장은 제7항에 따라 조사거부자를 치료·입원시킨 경우 그 사실을 조사거부자의 보호자에게 통지하여야 한다. 이 경우 통지의 방법·절차 등에 관하여 필요한 사항은 제43조를 준용한다. [시행일 2020.9.12]

제45조(업무 종사의 일시 제한) 24

① 감염병환자 등은 보건복지부령으로 정하는 바에 따라 업무의 성질상 일반인과 접촉하는 일이 많은 직업에 종사할 수 없고, 누구든지 감염병환자등을 그러한 직업에 고용할 수 없다.

② 제19조에 따른 성매개감염병에 관한 건강진단을 받아야 할 자가 건강진단을 받지 아니한 때에는 같은 조에 따른 직업에 종사할 수 없으며 해당 영업을 영위하는 자는 건강진단을 받지 아니한 자를 그 영업에 종사하게 하여서는 아니 된다.

> **규칙** 제33조(업무 종사의 일시 제한) 21
>
> ① 법 제45조제1항에 따라 일시적으로 업무 종사의 제한을 받는 감염병환자등은 다음 각 호의 감염병에 해당하는 감염병환자등으로 하고, 그 제한 기간은 감염력이 소멸되는 날까지로 한다. [시행일 2020.1.1]
>
> | | | |
> |---|---|---|
> | 1. 콜레라 | 2. 장티푸스 | 3. 파라티푸스 |
> | 4. 세균성이질 | 5. 장출혈성대장균감염증 | 6. A형간염 |

01

다음 중 그 발생을 계속 감시할 필요가 있어 발생 또는 유행 시 24시간 이내에 신고하여야 하는 감염병에 해당하는 것은?

① 파상풍　　　　　② 장티푸스
③ 한센병　　　　　④ 성홍열
⑤ 콜레라

02

「감염병의 예방 및 관리에 관한 법률」상 특별자치도지사 또는 시장·군수·구청장이 필수예방접종을 실시하여야 하는 질병은?

① 홍역, A형간염
② 공수병, 인플루엔자
③ 콜레라, 비브리오패혈증
④ B형간염, 중증 급성호흡기 증후군
⑤ 세균성이질, 장출혈성대장균감염증

정답 / 01 ① 02 ①

법률 제18604호 일부개정 2024. 02. 20.

🏥 CHAPTER 03　검역법

제1조(목적) 14 09 11

이 법은 우리나라로 들어오거나 외국으로 나가는 사람, 운송수단 및 화물을 검역(檢疫)하는 절차와 감염병을 예방하기 위한 조치에 관한 사항을 규정하여 국내외로 감염병이 번지는 것을 방지함으로써 국민의 건강을 유지·보호하는 것을 목적으로 한다. [개정 2020.3.4] [시행일 2021.3.5]

제2조(정의) 23 18 21

이 법에서 사용하는 용어의 뜻은 다음과 같다. [개정 2020.3.4, 2020.8.11] [시행일 2021.3.5]

1. "검역감염병"이란 다음에 해당하는 것을 말한다.

　가. 콜레라　　　　　　　　　나. 페스트　　　　　　　　　다. 황열
　라. 중증 급성호흡기 증후군(SARS)　마. 동물인플루엔자 인체감염증　바. 신종인플루엔자
　사. 중동 호흡기 증후군(MERS)　아. 에볼라바이러스병
　자. 가목에서 아목까지 외의 감염병으로서 외국에서 발생하여 국내로 들어올 우려가 있거나 우리나라에서 발생하여 외국으로 번질 우려가 있어 질병관리청장이 긴급 검역조치가 필요하다고 인정하여 고시한 감염병

> **규칙 제14조의3(검역감염병의 최대 잠복기간)** 24 23 22
>
> 1. 콜레라: 5일　　　　　　　　　　　2. 중증 급성호흡기 증후군(SARS): 10일
> 3. 페스트: 6일　　　　　　　　　　　4. 동물인플루엔자 인체감염증: 10일
> 5. 황열: 6일　　　　　　　　　　　　6. 중동 호흡기 증후군(MERS): 14일
> 7. 에볼라바이러스병: 21일
> 8. 법 제2조 제1호바목 및 자목에 해당하는 검역감염병: 검역전문위원회에서 정하는 최대 잠복기간

2. "운송수단"이란 선박, 항공기, 열차 또는 자동차를 말한다. "운송수단의 장"이란 운송수단을 운행·조종하는 사람이나 운행·조종의 책임자 또는 운송수단의 소유자를 말한다.

3. "검역감염병 환자"란 검역감염병 병원체가 인체에 침입하여 증상을 나타내는 사람으로서 의사, 치과의사 또는 한의사의 진단 및 검사를 통하여 확인된 사람을 말한다.

4. "검역감염병 의사환자"란 검역감염병 병원체가 인체에 침입한 것으로 의심되나 검역감염병 환자로 확인되기 전 단계에 있는 사람을 말한다.

5. "검역감염병 접촉자"란 검역감염병 환자, 검역감염병 의사환자 및 병원체 보유자(이하 "검역감염병 환자등"이라 한다)와 접촉하거나 접촉이 의심되는 사람을 말한다.

6. "감염병 매개체"란 공중보건에 위해한 감염성 병원체를 전파할 수 있는 설치류나 해충으로서 보건복지부령으로 정하는 것을 말한다.

7. "검역관리지역"이란 검역감염병이 유행하거나 유행할 우려가 있어 국내로 유입될 가능성이 있는 지역으로서 제5조에 따라 지정된 지역을 말한다.

8. "중점검역관리지역"이란 검역관리지역 중 유행하거나 유행할 우려가 있는 검역감염병이 치명적이고 감염력이 높아 집중적인 검역이 필요한 지역으로서 제5조에 따라 지정된 지역을 말한다.

제5조(검역관리지역등의 지정 및 해제)

① 질병관리청장은 검역전문위원회의 심의를 거쳐 검역관리지역 및 중점검역관리지역을 지정 또는 해제할 수 있다.

② 제1항에 따른 검역관리지역등의 지정·해제 기준 및 절차 등에 관하여 필요한 사항은 보건복지부령으로 정한다.

제6조(검역조사의 대상 등)

① 다음에 해당하는 사람과 운송수단 및 화물(운송수단 내의 컨테이너, 운송수단 내 비치용품, 소모용품 및 개인 소지 물품을 포함)은 검역조사를 받아야 한다.

1. 우리나라로 들어오거나 외국으로 나가는 승객, 승무원 등 모든 사람(출입국자), 운송수단 및 보건복지부령으로 정하는 화물

2. 범죄의 예방, 수사 업무나 피의자 체포 업무 수행 등 대통령령으로 정하는 사유로 제1호에 해당하는 운송수단과 접촉한 사람과 운송수단 및 화물

② 제1항에 따른 검역조사를 받지 아니한 운송수단과 사람 및 화물은 검역 절차가 끝나기 전에는 우리나라로 들어오거나 외국으로 나갈 수 없다.

③ 제1항과 제2항에도 불구하고 검역감염병 환자등과 사망자가 없는 운송수단으로서 다음 각 호의 어느 하나에 해당하는 운송수단은 대통령령으로 정하는 바에 따라 검역조사의 전부 또는 일부를 생략할 수 있다.

1. 외국으로 나가는 운송수단으로서 질병관리청장이 우리나라에서 검역감염병이 발생하여 국외로 번질 우려가 없다고 인정하는 운송수단(출입국자 및 화물을 포함한다)

2. 연료나 자재 및 생활필수품 등을 공급받을 목적으로 우리나라에 일시 머무르는 운송수단 중 보건복지부령으로 정하는 운송수단

3. 군용(軍用) 운송수단으로서 해당 운송수단의 장이 운송수단 안에 검역감염병 환자등과 감염병 매개체가 없다는 사실을 통보한 군용 운송수단

4. 「남북교류협력에 관한 법률」 제23조제2항에 따른 통일부장관이 요청하는 운송수단(이 경우 검역조사 또는 그 절차의 일부를 생략할 수 있다)

5. 관계 중앙행정기관의 장이 검역조사의 생략을 요청하는 운송수단으로서 질병관리청장이 인정하는 운송수단

① 다음의 사유로 우리나라에 일시 머무르는 운송수단은 보건복지부령으로 검역조사를 생략할 수 있다.
    1. 급유 또는 급수를 위한 경우   2. 운행에 필요한 물품을 공급받기 위한 경우
    3. 도착 또는 출발 증명서를 받기 위한 경우   4. 운송수단을 수리하기 위한 경우
    5. 태풍 등 기상악화의 경우

제10조(검역 장소) 14

① 질병관리청장은 관계 중앙행정기관의 장과 협의하여 검역 장소를 정한다.
② 검역을 받으려는 출입국자 및 운송수단은 검역 장소에 도착하여 검역조사를 받아야 한다. 다만, 검역 장소에서 검역조사를 받기 어렵거나 검역조사가 완료되기 어려운 경우 보건복지부령으로 정하는 검역구역에서 검역조사를 받을 수 있다.
③ 다음에 해당하는 경우는 검역소장이 정하는 장소에서 검역조사를 받을 수 있다.
    1. 나포, 귀순, 조난 및 응급환자 발생 등 부득이한 경우
    2. 날씨나 그 밖의 부득이한 사유로 보건복지부령으로 정하는 경우

제11조(검역 시각)

① 삭제 [2020.3.4] [시행일 2021.3.5]
② 검역소장은 제6조에 따른 검역조사의 대상이 검역 장소에 도착하는 즉시 검역조사를 하여야 한다. 다만, 즉시 검역조사를 하지 못하는 보건복지부령으로 정하는 부득이한 사유가 있는 경우에는 검역 장소에 대기하거나 격리할 것을 조건으로 승객, 승무원 및 화물을 내리게 할 수 있다.
③ 외국으로 나가는 운송수단의 장은 검역소장에게 출발 예정 시각을 통보하여야 한다.
④ 검역소장은 통보받은 출발 예정 시각 전에 검역조사를 마쳐야 한다.

제12조(검역조사) 08 00

① 검역소장은 다음에 대하여 검역조사를 한다. 다만, 자동차의 경우에는 제2호 외의 사항을 생략할 수 있다.
    1. 운송수단 및 화물의 보건·위생 상태에 대한 경과(經過)와 현황
    2. 출입국자의 검역감염병 감염·위험요인 여부 및 예방관리에 관한 사항
    3. 운송수단의 식품 보관 상태
    4. 감염병 매개체의 서식 유무와 번식 상태
② 육로를 통하여 들어오는 출입국자는 출입하기 전에 검역구역이나 보건복지부령으로 정하는 장소에서 검역조사를 받아야 한다.
③ 검역소장은 검역조사를 하기 위하여 출입국자와 운송수단의 장에게 필요한 서류를 제출하거나 제시하도록 요구할 수 있으며, 필요한 사항을 질문하거나 검사·조사 할 수 있다.
④ 검역소장은 검역업무를 신속하고 정확하게 수행하기 위하여 정보화기기, 영상정보처리기기, 전자감지기 등 장비를 활용할 수 있다. [신설 2020.3.4] [시행일 2021.3.5]
⑤ 검역조사의 방법과 절차 등에 관하여 필요한 사항은 보건복지부령으로 정한다.

제16조(검역감염병 환자등의 격리) 15

① 질병관리청장은 제15조제1항제1호에 따라 검역감염병 환자등을 다음에 해당하는 시설에 격리한다. 다

만, 사람 간 전파가능성이 낮은 경우 등 질병관리청장이 정하는 경우는 격리 대상에서 제외할 수 있다.
1. 검역소에서 관리하는 격리시설로서 질병관리청장이 지정한 시설
2. 감염병관리기관, 격리소·요양소 또는 진료소
3. 자가(自家)
4. 「감염병의 예방 및 관리에 관한 법률」 제8조의2에 따른 감염병전문병원
5. 국내에 거주지가 없는 경우 질병관리청장이 지정하는 시설 또는 장소
② 질병관리청장은 검역감염병 환자등이 많이 발생하여 제1항에 따른 격리시설이나 감염병관리기관 등이 부족한 경우에는 보건복지부령으로 정하는 바에 따라 임시 격리시설을 설치·운영할 수 있다.
③ 질병관리청장은 제1항에 따른 격리조치(이송을 포함한다)를 할 때에 필요하면 시·도지사 또는 시장·군수·구청장에게 협조를 요청할 수 있다. 이 경우 시·도지사 또는 시장·군수·구청장은 특별한 사유가 없으면 협조하여야 한다.
④ 검역감염병 환자등의 격리 기간은 검역감염병 환자등의 감염력이 없어질 때까지로 하고, 격리기간이 지나면 즉시 해제하여야 한다.
⑤ 제4항에 따른 격리 기간 동안 격리된 사람은 검역소장의 허가를 받지 아니하고는 다른 사람과 접촉할 수 없다.
⑥ 검역소장은 검역감염병 환자등을 격리하였을 때에는 보건복지부령으로 정하는 바에 따라 격리 사실을 격리 대상자 및 격리 대상자의 가족, 보호자 또는 격리 대상자가 지정한 사람에게 알려야 한다.

제17조(검역감염병 접촉자에 대한 감시 등)

① 질병관리청장은 제15조제1항제2호에 따라 검역감염병 접촉자 또는 검역감염병 위험요인에 노출된 사람이 입국 후 거주하거나 체류하는 지역의 특별자치도지사·시장·군수·구청장에게 건강 상태를 감시하거나 「감염병의 예방 및 관리에 관한 법률」 제49조제1항에 따라 격리시킬 것을 요청할 수 있다.
② 특별자치도지사·시장·군수·구청장은 제1항에 따라 감시하는 동안 검역감염병 접촉자 또는 검역감염병 위험요인에 노출된 사람이 검역감염병 환자등으로 확인된 경우에는 지체 없이 격리 등 필요한 조치를 하고 즉시 그 사실을 질병관리청장에게 보고하여야 한다. [개정 2020.3.4, 2020.8.11] [시행일 2021.3.5]
③ 제1항에 따른 감시 또는 격리 기간은 보건복지부령으로 정하는 해당 검역감염병의 최대 잠복기간을 초과할 수 없다.

핵심문제

01

다음 중 검역감염병에 해당하는 것이 아닌 것은?

① 콜레라
② 후천성면역결핍증
③ 페스트
④ 황열
⑤ 신종인플루엔자

02

검역감염병 환자 등의 격리는 언제까지 이루어지는가?

① 병원균이 없어질 때까지
② 항체가 생성될 때까지
③ 감염력이 없어질 때까지
④ 항생체 치료가 끝 날 때까지
⑤ 증상이 없어질 때까지

정답 / 01 ② 02 ③

🏥 CHAPTER 04 후천성면역결핍증 예방법

제5조(의사 또는 의료기관 등의 신고) 🔲🔲🔲🔲🔲🔲

① 감염인을 진단하거나 감염인의 사체를 검안한 의사 또는 의료기관은 보건복지부령으로 정하는 바에 따라 24시간 이내에 진단·검안 사실을 관할 보건소장에게 신고하고, 감염인과 그 배우자(사실혼 관계에 있는 사람을 포함한다.) 및 성 접촉자에게 후천성면역결핍증의 전파 방지에 필요한 사항을 알리고 이를 준수하도록 지도하여야 한다. 이 경우 가능하면 감염인의 의사(意思)를 참고하여야 한다. [시행일 2020.1.1]

② 학술연구 또는 제9조에 따른 혈액 및 혈액제제에 대한 검사에 의하여 감염인을 발견한 사람이나 해당 연구 또는 검사를 한 기관의 장은 보건복지부령으로 정하는 바에 따라 24시간 이내에 질병관리청장에게 신고하여야 한다. [개정 2020.8.11] [시행일 2020.9.12]

③ 감염인이 사망한 경우 이를 처리한 의사 또는 의료기관은 보건복지부령으로 정하는 바에 따라 24시간 이내에 관할 보건소장에게 신고하여야 한다. [시행일 2020.1.1]

④ 제1항 및 제3항에 따라 신고를 받은 보건소장은 특별자치시장·특별자치도지사·시장·군수 또는 구청장에게 이를 보고하여야 하고, 보고를 받은 특별자치시장·특별자치도지사는 질병관리청장에게, 시장·군수·구청장은 특별시장·광역시장 또는 도지사를 거쳐 질병관리청장에게 이를 보고하여야 한다.

> **규칙** 제2조(의사 또는 의료기관 등의 신고)
>
> ① 「후천성면역결핍증 예방법」에 따라 감염인을 진단하거나 감염인의 사체를 검안한 의사 또는 의료기관은 진단 또는 검안한 때부터 24시간 이내에 다음의 사항을 별지 제1호서식에 따라 보건소장에게 신고해야 한다.
> 1. 감염인에 대한 진단방법, 주요 증상 및 주요 감염경로
> 2. 감염인에 대한 진단 및 초진연월일
> 3. 검사물번호
> 4. 감염인의 사망 및 검안연월일과 검안 내용(사체를 검안한 경우로 한정한다)
> 5. 진단한 의사의 성명과 그가 종사하는 의료기관의 주소 및 명칭
> ② 법 제5조제2항에 따라 학술연구 또는 혈액 및 혈액제제에 대한 검사에 의하여 감염인을 발견한 자나 해당 연구 또는 검사를 실시한 기관의 장은 발견한 때부터 24시간 이내에 다음 각 호의 사항을 별지 제1호의2서식에 따라 질병관리청장에게 신고해야 한다. [개정 2020.9.11]
> 1. 연구 또는 검사의 방법 및 연구 또는 검사연월일
> 2. 연구 또는 검사자의 성명과 그가 종사하는 기관의 주소 및 명칭
> ③ 법 제5조제3항에 따라 감염인이 사망한 경우 이를 처리한 의사 또는 의료기관은 처리한 때부터 24시간 이내에 다음 각 호의 사항을 별지 제1호서식에 따라 관할 보건소장에게 신고해야 한다.
> 1. 사망자의 성명·주민등록번호 및 주소
> 2. 사망연월일 및 사망 전의 주요증상
> 3. 사망 전 감염인을 진단한 의료기관의 명칭 및 소재지와 진단한 의사의 성명

제7조(비밀 누설 금지)

다음에 해당하는 사람은 이 법 또는 이 법에 따른 명령이나 다른 법령에서 정하고 있는 경우 또는 본인의 동의가 있는 경우를 제외하고는 재직 중에는 물론 퇴직 후에도 감염인에 대하여 업무상 알게 된 비밀을 누설하여서는 아니 된다.

1. 국가 또는 지방자치단체에서 후천성면역결핍증의 예방·관리와 감염인의 보호·지원에 관한 사무에 종사하는 사람

2. 감염인의 진단·검안·진료 및 간호에 참여한 사람

3. 감염인에 관한 기록을 유지·관리하는 사람

제8조(검진) 23 08 00

① 질병관리청장, 시·도지사, 시장·군수·구청장은 공중(公衆)과 접촉이 많은 업소에 종사하는 사람으로서 제2항에 따른 검진 대상이 되는 사람에 대하여 후천성면역결핍증에 관한 정기검진 또는 수시검진을 하여야 한다. [개정 2020.8.11] [시행일 2020.9.12]

② 질병관리청장, 시·도지사, 시장·군수·구청장은 후천성면역결핍증에 감염되었다고 판단되는 충분한 사유가 있는 사람 또는 후천성면역결핍증에 감염되기 쉬운 환경에 있는 사람으로서 다음에 해당하는 사람에 대하여 후천성면역결핍증에 관한 검진을 할 수 있다. [개정 2020.8.11] [시행일 2020.9.12]

    1. 감염인의 배우자 및 성 접촉자

    2. 그 밖에 후천성면역결핍증의 예방을 위하여 검진이 필요하다고 질병관리청장이 인정하는 사람

③ 해외에서 입국하는 외국인 중 대통령령으로 정하는 장기체류자는 입국 전 1개월 이내에 발급받은 후천성면역결핍증 음성확인서를 질병관리청장에게 보여주어야 한다. 이를 보여주지 못하는 경우에는 입국 후 72시간 이내에 검진을 받아야 한다. [개정 2020.8.11] [시행일 2020.9.12]

④ 후천성면역결핍증에 관한 검진을 하는 자는 검진 전에 검진 대상자에게 이름·주민등록번호·주소 등을 밝히지 아니하거나 가명을 사용하여 검진(익명검진)할 수 있다는 사실을 알려 주어야 하고, 익명검진을 신청하는 경우에도 검진을 하여야 한다.

⑤ 제4항에 따른 검진을 하는 자는 검진 결과 감염인으로 밝혀진 사람이 있는 경우에는 보건복지부령으로 정하는 바에 따라 관할 보건소장에게 신고하여야 한다. 이 경우 감염인의 정보는 익명으로 관리하여야 한다.

제8조의2(검진 결과의 통보) 08

① 후천성면역결핍증에 관한 검진을 한 자는 검진 대상자 본인 외의 사람에게 검진 결과를 통보할 수 없다. 다만, 검진 대상자가 군(軍), 교정시설 등 공동생활자인 경우에는 해당 기관의 장에게 통보하고, 미성년자, 심신미약자, 심신상실자인 경우에는 그 법정대리인에게 통보한다.

② 제1항에 따른 검진 결과 통보의 경우 감염인으로 판정을 받은 사람에게는 면접통보 등 검진 결과의 비밀이 유지될 수 있는 방법으로 하여야 한다.

③ 사업주는 근로자에게 후천성면역결핍증에 관한 검진결과서를 제출하도록 요구할 수 없다.

제9조(혈액·장기·조직 등의 검사) 09

① 「혈액관리법」제2조 제3호의 혈액원과 같은 조 제8호의 혈액제제[혈액과 혈장(血漿)을 포함한다.]를 수입하는 자는 해당 혈액원에서 채혈된 혈액이나 수입 혈액제제에 대하여 보건복지부령으로 정하는 바에 따라 인체면역결핍바이러스의 감염 여부를 검사하여야 한다. 다만, 인체면역결핍바이러스에 감염되어 있지 아니하다는 해당 제품 수출국가의 증명서류가 첨부되어 있는 수입 혈액제제로서 질병관리청장이 그 검사가 필요 없다고 인정하는 경우에는 그러하지 아니하다. [개정 2020.8.11] [시행일 2020.9.12]

② 의사 또는 의료기관은 다음 각 호의 어느 하나에 해당하는 행위를 하기 전에 보건복지부령으로 정하는 바에 따라 인체면역결핍바이러스의 감염 여부를 검사하여야 한다.

    1. 장기(인공장기를 포함한다. 이하 같다)·조직의 이식

    2. 정액의 제공

    3. 그 밖에 인체면역결핍바이러스 감염의 위험이 있는 매개체의 사용

8

③ 제1항과 제2항에 따른 검사를 받지 아니하거나 검사를 한 결과 인체면역결핍바이러스에 감염된 것으로 나타난 혈액·수입 혈액제제·장기·조직·정액·매개체는 이를 유통·판매하거나 사용하여서는 아니 된다.

제10조(역학조사)

질병관리청장, 시·도지사, 시장·군수·구청장은 감염인 및 감염이 의심되는 충분한 사유가 있는 사람에 대하여 후천성면역결핍증에 관한 검진이나 전파 경로의 파악 등을 위한 역학조사를 할 수 있다.

제13조(전문진료기관 등의 설치) 🔢

① 질병관리청장은 후천성면역결핍증의 예방·관리와 그 감염인의 보호·지원 또는 치료를 위하여 필요한 전문진료기관 또는 연구기관을 설치·운영할 수 있다. [개정 2020.8.11] [시행일 2020.9.12]
② 제1항에 따른 전문진료기관 또는 연구기관의 설치 및 운영에 필요한 사항은 대통령령으로 정한다.

제15조(치료 및 보호조치 등) 🔢

① 질병관리청장, 시·도지사 또는 시장·군수·구청장은 제14조에 따른 치료 권고에 따르지 아니하는 감염인 중 감염인의 주의 능력과 주위 환경 등으로 보아 다른 사람에게 감염시킬 우려가 높다고 인정되는 감염인에 대하여는 치료 및 보호조치를 강제할 수 있다. [개정 2020.8.11] [시행일 2020.9.12]
② 제1항에 따라 강제할 경우 이를 집행하는 사람은 그 권한을 나타내는 증표를 지니고 이를 관계인에게 보여주어야 한다.

제16조(요양시설 등의 설치·운영)

① 질병관리청장 또는 시·도지사는 감염인의 요양 및 치료 등을 위한 시설과 감염인에 대한 정보 제공, 상담 및 자활 등을 위한 시설(쉼터)을 설치·운영할 수 있다. [개정 2020.8.11] [시행일 2020.9.12]
② 요양시설 및 쉼터의 설치·운영에 필요한 사항은 보건복지부령으로 정한다.

제18조(취업의 제한) 🔢

① 감염인은 종사자가 정기검진을 받아야 하는 업소에 종사할 수 없다.
② 업소를 경영하는 자는 감염인 또는 검진을 받지 아니한 사람을 그 업소에 종사하게 하여서는 아니 된다.

제19조(전파매개행위의 금지)

감염인은 혈액 또는 체액을 통하여 다른 사람에게 전파매개행위를 하여서는 아니 된다.

핵심문제

01

「후천성면역결핍증 예방법」상 감염인을 진단하거나 감염인의 사체를 검안한 의사 또는 의료기관은 보건복지부령으로 정하는 바에 따라 언제 진단·검안사실을 보건소장에게 신고해야 하는가?

① 즉시
② 24시간 이내
③ 3일 이내
④ 5일 이내
⑤ 7일 이내

02

「후천성면역결핍증 예방법」상 질병관리청장, 시·도지사, 시장·군수·구청장은 검진대상이 되는 사람에 대하여 후천성면역결핍증에 관한 어떠한 검진을 하여야 하는가?

① 정기검진
② 수시검진
③ 특별검진
④ 정기검진 또는 수시검진
⑤ 수시검진 또는 특별검진

법률 제20324호 일부개정 2024. 02. 20.

🏥 CHAPTER 05 │ 국민건강보험법

제5조(적용 대상 등) 19 12 09 08 02

① 국내에 거주하는 국민은 건강보험의 가입자 또는 피부양자가 된다.

> **중요 건강보험 제외 대상자**
>
> 1. 「의료급여법」에 따라 의료급여를 받는 사람(수급권자)
> 2. 의료보호를 받는 사람(유공자등 의료보호대상자)
>   다만, 다음에 해당하는 사람은 가입자 또는 피부양자가 된다.
>   가. 유공자등 의료보호대상자 중 건강보험의 적용을 보험자에게 신청한 사람
>   나. 건강보험을 적용받고 있던 사람이 유공자등 의료보호대상자로 되었으나 건강보험의 적용배제신청을 보험자에게
>   하지 아니한 사람

② 피부양자: 직장가입자에게 주로 생계를 의존하는 사람으로서 소득 및 재산이 보건복지부령으로 정하는 기준 이하에 해당하는 사람

> **중요 피부양자의 종류** 19
>
> 1. 직장가입자의 배우자   2. 직장가입자의 직계존속(배우자의 직계존속을 포함)
> 3. 직장가입자의 직계비속(배우자의 직계비속을 포함)과 그 배우자   4. 직장가입자의 형제·자매
>   ※ 존속: 자기보다 세대가 위에 있는 자, 비속: 자기보다 세대가 아래에 있는 자

③ 피부양자 자격의 인정 기준, 취득·상실시기 및 그 밖에 필요한 사항은 보건복지부령으로 정한다.

제6조(가입자의 종류)

① 가입자는 직장가입자와 지역가입자로 구분한다.
② 모든 사업장의 근로자 및 사용자와 공무원 및 교직원은 직장가입자가 된다.
③ 지역가입자는 직장가입자와 그 피부양자를 제외한 가입자를 말한다.

제8조(자격의 취득 시기 등) 21 12 09 08 02

① 가입자는 국내에 거주하게 된 날에 직장가입자 또는 지역가입자의 자격을 얻는다.

> **중요 자격 취득 시기**
>
> 1. 수급권자이었던 사람은 그 대상자에서 제외된 날
> 2. 직장가입자의 피부양자이었던 사람은 그 자격을 잃은 날
> 3. 유공자등 의료보호대상자이었던 사람은 그 대상자에서 제외된 날
> 4. 보험자에게 건강보험의 적용을 신청한 유공자등 의료보호대상자는 그 신청한 날

② 제1항에 따라 자격을 얻은 경우 그 직장가입자의 사용자 및 지역가입자의 세대주는 그 명세를 보건복지부령으로 정하는 바에 따라 자격을 취득한 날부터 14일 이내에 보험자에게 신고하여야 한다.

제9조(자격의 변동 시기 등) 🄓 🄒

① 가입자는 다음에 해당하게 된 날에 그 자격이 변동된다.
    1. 지역가입자가 적용대상사업장의 사용자로 되거나, 근로자·공무원 또는 교직원으로 사용된 날
    2. 직장가입자가 다른 적용대상사업장의 사용자로 되거나 근로자등으로 사용된 날
    3. 직장가입자인 근로자등이 그 사용관계가 끝난 날의 다음 날
    4. 적용대상사업장에 제7조 제2호에 따른 사유가 발생한 날의 다음 날
    5. 지역가입자가 다른 세대로 전입한 날
② 자격이 변동된 경우 직장가입자의 사용자와 지역가입자의 세대주는 다음의 구분에 따라 그 명세를 보건복지부령으로 정하는 바에 따라 자격이 변동된 날부터 14일 이내에 보험자에게 신고하여야 한다.
    1. 제1항제1호 및 제2호에 따라 자격이 변동된 경우: 직장가입자의 사용자가 신고
    2. 제1항제3호부터 제5호까지의 규정에 따라 자격이 변동된 경우: 지역가입자의 세대주가 신고
③ 법무부장관 및 국방부장관은 직장가입자나 지역가입자가 제54조 제3호 또는 제4호에 해당하면 보건복지부령으로 정하는 바에 따라 그 사유에 해당된 날부터 1개월 이내에 보험자에게 알려야 한다.

제10조(자격의 상실 시기 등) 🄓 🄓 🄞 🄝 🄑

① 가입자는 다음에 해당하게 된 날에 그 자격을 잃는다.
    1. 사망한 날의 다음 날
    2. 국적을 잃은 날의 다음 날
    3. 국내에 거주하지 아니하게 된 날의 다음 날
    4. 직장가입자의 피부양자가 된 날 🄓
    5. 수급권자가 된 날
    6. 건강보험을 적용받고 있던 사람이 유공자등 의료보호대상자가 되어 건강보험의 적용배제신청을 한 날
② 자격을 잃은 경우 직장가입자의 사용자와 지역가입자의 세대주는 그 명세를 보건복지부령으로 정하는 바에 따라 자격을 잃은 날부터 14일 이내에 보험자에게 신고하여야 한다.

제14조(업무 등)

① 국민건강보험공단의 업무
    1. 가입자 및 피부양자의 자격 관리
    2. 보험료와 그 밖에 이 법에 따른 징수금의 부과·징수
    3. 보험급여의 관리
    4. 가입자 및 피부양자의 질병의 조기발견·예방 및 건강관리를 위하여 요양급여 실시 현황과 건강검진 결과 등을 활용하여 실시하는 예방사업으로서 대통령령으로 정하는 사업
    5. 보험급여 비용의 지급
    6. 자산의 관리·운영 및 증식사업
    7. 의료시설의 운영
    8. 건강보험에 관한 교육훈련 및 홍보
    9. 건강보험에 관한 조사연구 및 국제협력
    10. 이 법에서 공단의 업무로 정하고 있는 사항
    11. 징수위탁근거법에 따라 위탁받은 업무
    12. 그 밖에 이 법 또는 다른 법령에 따라 위탁받은 업무
    13. 그 밖에 건강보험과 관련하여 보건복지부장관이 필요하다고 인정한 업무

제41조(요양급여) 🔟

① 가입자와 피부양자의 질병, 부상, 출산 등에 대하여 다음의 요양급여를 실시한다.

1. 진찰·검사
2. 약제(藥劑)·치료재료의 지급
3. 처치·수술 및 그 밖의 치료
4. 예방·재활
5. 입원
6. 간호
7. 이송(移送)

② 제1항에 따른 요양급여의 범위는 다음과 같다. [신설 2016.2.3]

1. 제1항 각 호의 요양급여(제1항 제2호의 약제는 제외): 제4항에 따라 보건복지부장관이 비급여대상으로 정한 것을 제외한 일체의 것
2. 제1항 제2호의 약제: 요양급여대상으로 보건복지부장관이 결정하여 고시한 것

③ 요양급여의 방법·절차·범위·상한 등의 기준은 보건복지부령으로 정한다.

④ 보건복지부장관은 제3항에 따라 요양급여의 기준을 정할 때 업무나 일상생활에 지장이 없는 질환에 대한 치료 등 보건복지부령으로 정하는 사항은 요양급여대상에서 제외되는 사항(이하 "비급여대상"이라 한다)으로 정할 수 있다.

제42조(요양기관)

① 요양급여(간호와 이송은 제외한다)는 다음의 요양기관에서 실시한다. 이 경우 보건복지부장관은 공익이나 국가정책에 비추어 요양기관으로 적합하지 아니한 대통령령으로 정하는 의료기관 등은 요양기관에서 제외할 수 있다. [개정 2018.3.27]

1. 「의료법」에 따라 개설된 의료기관
2. 「약사법」에 따라 등록된 약국
3. 「약사법」 제91조에 따라 설립된 한국희귀·필수의약품센터
4. 「지역보건법」에 따른 보건소·보건의료원 및 보건지소
5. 「농어촌 등 보건의료를 위한 특별조치법」에 따라 설치된 보건진료소

② 보건복지부장관은 효율적인 요양급여를 위하여 필요하면 보건복지부령으로 정하는 바에 따라 시설·장비·인력 및 진료과목 등 보건복지부령으로 정하는 기준에 해당하는 요양기관을 전문요양기관으로 인정할 수 있다. 이 경우 해당 전문요양기관에 인정서를 발급하여야 한다.

③ 보건복지부장관은 제2항에 따라 인정받은 요양기관이 다음에 해당하는 경우에는 그 인정을 취소한다.

1. 제2항 전단에 따른 인정기준에 미달하게 된 경우
2. 제2항 후단에 따라 발급받은 인정서를 반납한 경우

④ 제2항에 따라 전문요양기관으로 인정된 요양기관 또는 「의료법」 제3조의4에 따른 상급종합병원에 대하여는 제41조제3항에 따른 요양급여의 절차 및 제45조에 따른 요양급여비용을 다른 요양기관과 달리 할 수 있다.

⑤ 제1항·제2항 및 제4항에 따른 요양기관은 정당한 이유 없이 요양급여를 거부하지 못한다.

제49조(요양비) 🔟 🔟 🔟

① 공단은 가입자나 피부양자가 보건복지부령으로 정하는 긴급하거나 그 밖의 부득이한 사유로 요양기관과 비슷한 기능을 하는 기관으로서 보건복지부령으로 정하는 기관(업무정지기간 중인 요양기관을 포함)에서 질병·부상·출산 등에 대하여 요양을 받거나 요양기관이 아닌 장소에서 출산한 경우에는 그 요양급여에 상당하는 금액을 보건복지부령으로 정하는 바에 따라 가입자나 피부양자에게 요양비로 지급한다. 🔟

② 준요양기관은 보건복지부장관이 정하는 요양비 명세서나 요양 명세를 적은 영수증을 요양을 받은 사람에게 내주어야 하며, 요양을 받은 사람은 그 명세서나 영수증을 공단에 제출하여야 한다.

③ 제1항 및 제2항에도 불구하고 준요양기관은 요양을 받은 가입자나 피부양자의 위임이 있는 경우 공단에 요양비의 지급을 직접 청구할 수 있다. 이 경우 공단은 지급이 청구된 내용의 적정성을 심사하여 준요양기관에 요양비를 지급할 수 있다.

④ 제3항에 따른 준요양기관의 요양비 지급 청구, 공단의 적정성 심사 등에 필요한 사항은 보건복지부령으로 정한다.

제50조(부가급여) 22 19

공단은 이 법에서 정한 요양급여 외에 대통령령으로 정하는 바에 따라 임신·출산 진료비, 장제비, 상병수당, 그 밖의 급여를 실시할 수 있다.

> **시행령** 제23조(부가급여)
>
> ① 부가급여는 임신·출산(유산 및 사산을 포함) 진료비로 한다.
> ⑦ 이용권으로 결제할 수 있는 금액의 상한은 다음의 구분에 따른다. 다만, 보건복지부장관이 필요하다고 인정하여 고시하는 경우에는 다음의 상한을 초과하여 결제할 수 있다. [개정 2021.6.29] [시행일 2022.1.1]
>   1. 하나의 태아를 임신·출산한 경우: 100만원
>   2. 둘 이상의 태아를 임신·출산한 경우: 140만원

제54조(급여의 정지) 15 13 12 11 10 09 08 06

보험급여를 받을 수 있는 사람이 다음에 해당하면 그 기간에는 보험급여를 하지 아니한다. 다만, 제3호 및 제4호의 경우에는 제60조에 따른 요양급여를 실시한다. [개정 2020.4.7] [시행일 2020.7.8]

1. 삭제 [2020.7.8] [시행일 2020.7.8] → '국외에 여행 중인 경우'가 삭제됨
2. 국외에 체류하는 경우
3. 현역병(지원에 의하지 아니하고 임용된 하사를 포함), 전환복무된 사람 및 군간부후보생에 해당하게 된 경우
4. 교도소, 그 밖에 이에 준하는 시설에 수용되어 있는 경우

제63조(심사평가원의 업무) 24 22 18

1. 요양급여비용의 심사
2. 요양급여의 적정성 평가
3. 심사기준 및 평가기준의 개발
4. 업무와 관련된 조사연구 및 국제협력
5. 다른 법률에 따라 지급되는 급여비용의 심사 또는 의료의 적정성 평가에 관하여 위탁받은 업무
6. 그 밖에 이 법 또는 다른 법령에 따라 위탁받은 업무
7. 건강보험과 관련하여 보건복지부장관이 필요하다고 인정한 업무
8. 그 밖에 보험급여 비용의 심사와 보험급여의 적정성 평가와 관련하여 대통령령으로 정하는 업무

핵심문제

01

「국민건강보험법」상 국민건강보험공단의 업무가 아닌 것은?

① 보험자 및 피부양자의 자격관리
② 보험료와 그 밖에 이 법에 따른 징수금의 부과·징수
③ 보험급여의 관리
④ 의료시설의 운영
⑤ 보험급여 비용의 지급

02

「국민건강보험법」상 국민건강보험공단은 이 법에서 정한 요양급여 외에 대통령령으로 정하는 바에 따라 임신·출산 진료비, 장제비, 상병수당, 그 밖의 급여를 실시하는데 이것을 무엇이라고 하는가?

① 보험료
② 요양급여
③ 부가급여
④ 출산비
⑤ 진료비

정답 / 01 ④ 02 ③

법률 제19903호 일부개정 2024. 09. 20.

⊕ CHAPTER 06 지역보건법

제7조(지역보건의료계획의 수립 등) 22 12 09 06 04 03 02 01

① 시·도지사 및 시장·군수·구청장은 지역주민의 건강 증진을 위하여 다음의 사항이 포함된 지역보건의료계획을 4년마다 제3항 및 제4항에 따라 수립하여야 한다.
  1. 보건의료 수요의 측정
  2. 지역보건의료서비스에 관한 장기·단기 공급대책
  3. 인력·조직·재정 등 보건의료자원의 조달 및 관리
  4. 지역보건의료서비스의 제공을 위한 전달체계 구성 방안
  5. 지역보건의료에 관련된 통계의 수집 및 정리

> **시행령** 제4조(지역보건의료계획의 세부 내용) 18
>
> ① 시장·군수·구청장은 지역보건의료계획에 다음의 내용을 포함시켜야 한다.
>   1. 지역보건의료계획의 달성 목표
>   2. 지역현황과 전망
>   3. 지역보건의료기관과 보건의료 관련기관·단체 간의 기능 분담 및 발전 방향
>   4. 보건소의 기능 및 업무의 추진계획과 추진현황
>   5. 지역보건의료기관의 인력·시설 등 자원 확충 및 정비 계획
>   6. 취약계층의 건강관리 및 지역주민의 건강 상태 격차 해소를 위한 추진계획
>   7. 지역보건의료와 사회복지사업 사이의 연계성 확보 계획

② 시·도지사 및 특별자치시장·특별자치도지사는 지역보건의료계획에 다음의 내용을 포함시켜야 한다.

    1~7 까지의 항목

    8. 의료기관의 병상(病床)의 수요·공급

    9. 정신질환 등의 치료를 위한 전문치료시설의 수요·공급

    10. 특별자치시·특별자치도·시·군·구 지역보건의료기관의 설치·운영 지원

    11. 시·군·구 지역보건의료기관 인력의 교육훈련

    12. 지역보건의료기관과 보건의료 관련기관·단체 간의 협력·연계

    13. 그 밖에 시·도지사 및 특별자치시장·특별자치도지사가 지역보건의료계획을 수립함에 있어서 필요하다고 인정하는 사항

② 시·도지사 또는 시장·군수·구청장은 매년 제1항에 따른 지역보건의료계획에 따라 연차별 시행계획을 수립하여야 한다.

③ 시장·군수·구청장은 해당 시·군·구 위원회의 심의를 거쳐 지역보건의료계획을 수립한 후 해당 시·군·구의회에 보고하고 시·도지사에게 제출하여야 한다.

④ 특별자치시장·특별자치도지사 및 제3항에 따라 관할 시·군·구의 지역보건의료계획을 받은 시·도지사는 해당 위원회의 심의를 거쳐 시·도의 지역보건의료계획을 수립한 후 해당 시·도의회에 보고하고 보건복지부장관에게 제출하여야 한다.

⑤ 지역보건의료계획은 사회보장 기본계획, 지역사회보장계획 및 국민건강증진종합계획과 연계되도록 하여야 한다.

⑥ 특별자치시장·특별자치도지사, 시·도지사 또는 시장·군수·구청장은 제3항 또는 제4항에 따라 지역보건의료계획을 수립하는 데에 필요하다고 인정하는 경우에는 보건의료 관련기관·단체, 학교, 직장 등에 중복·유사 사업의 조정 등에 관한 의견을 듣거나 자료의 제공 및 협력을 요청할 수 있다. 이 경우 요청을 받은 해당 기관은 정당한 사유가 없으면 그 요청에 협조하여야 한다.

⑦ 지역보건의료계획의 내용에 관하여 필요하다고 인정하는 경우 보건복지부장관은 특별자치시장·특별자치도지사 또는 시·도지사에게, 시·도지사는 시장·군수·구청장에게 각각 보건복지부령으로 정하는 바에 따라 그 조정을 권고할 수 있다.

⑧ 지역보건의료계획의 세부 내용, 수립 방법·시기 등에 관하여 필요한 사항은 대통령령으로 정한다.

시행령 **제5조(지역보건의료계획의 수립 방법 등)** [개정 2023.9.26] [시행일 2023.9.29]

① 시·도지사 또는 시장·군수·구청장은 지역보건의료계획을 수립하기 전에 지역 내 보건의료실태와 지역주민의 보건의료의식·행동양상 등에 대하여 조사하고 자료를 수집하여야 한다.

② 시·도지사 또는 시장·군수·구청장은 제1항에 따른 지역 내 보건의료실태 조사 결과에 따라 해당 지역에 필요한 사업계획을 포함하여 지역보건의료계획을 수립하되 국가 또는 시·도의 보건의료시책에 맞춰 수립하여야 한다.

③ 시·도지사 또는 시장·군수·구청장은 지역보건의료계획을 수립하는 경우에 그 주요 내용을 시·도 또는 시·군·구의 홈페이지 등에 2주 이상 공고하여 지역주민의 의견을 수렴하여야 한다.

시행령 **제6조(지역보건의료계획의 제출 시기 등)**

① 시장·군수·구청장은 지역보건의료계획을 계획 시행연도 1월 31일까지 시·도지사에게 제출하여야 한다.

② 시·도지사는 지역보건의료계획을 계획 시행연도 2월 말일까지 보건복지부장관에게 제출하여야 한다.

③ 시장·군수·구청장은 지역 내 인구의 급격한 변화 등 예측하지 못한 보건의료환경 변화에 따라 지역보건의료계획을 변경할 필요가 있는 경우에는 시·군·구 위원회의 심의를 거쳐 변경한 후 시·군·구 의회에 변경 사실 및 변경 내용을 보고하고, 시·도지사에게 지체 없이 변경 사실 및 변경 내용을 제출하여야 한다.

④ 시·도지사는 지역 내 인구의 급격한 변화 등 예측하지 못한 보건의료환경 변화에 따라 지역보건의료계획을 변경할 필요가 있는 경우에는 시·도 위원회의 심의를 거쳐 변경한 후 시·도 의회에 변경 사실 및 변경 내용을 보고하고, 보건복지부장관에게 지체 없이 변경 사실 및 변경 내용을 제출하여야 한다.

제8조(지역보건의료계획의 시행)

① 시·도지사 또는 시장·군수·구청장은 지역보건의료계획을 연차별 시행계획에 따라 시행하여야 한다.
② 시·도지사 또는 시장·군수·구청장은 지역보건의료계획을 시행하는 데에 필요하다고 인정하는 경우에는 보건의료 관련기관·단체 등에 인력·기술 및 재정 지원을 할 수 있다.

제9조(지역보건의료계획 시행 결과의 평가)

① 지역보건의료계획을 시행한 때에는 보건복지부장관은 특별자치시·특별자치도 또는 시·도의 지역보건의료계획의 시행결과를, 시·도지사는 시·군·구의 지역보건의료계획의 시행 결과를 대통령령으로 정하는 바에 따라 각각 평가할 수 있다.
② 보건복지부장관 또는 시·도지사는 필요한 경우 평가 결과에 따라 비용의 보조에 반영할 수 있다.

제10조(보건소의 설치) 23 22 19 16 14 13 12 11 10 09 07 05 04 02 00

① 지역주민의 건강을 증진하고 질병을 예방·관리하기 위하여 시·군·구에 1개소의 보건소(보건의료원을 포함)를 설치한다. 다만, 시·군·구의 인구가 30만 명을 초과하는 등 지역주민의 보건의료를 위하여 특별히 필요하다고 인정되는 경우에는 대통령령으로 정하는 기준에 따라 해당 지방자치단체의 조례로 보건소를 추가로 설치할 수 있다. [개정 2021.8.17] [[시행일 2022.8.18]]
② 동일한 시·군·구에 2개 이상의 보건소가 설치되어 있는 경우 해당 지방자치단체의 조례로 정하는 바에 따라 업무를 총괄하는 보건소를 지정하여 운영할 수 있다.

> **시행령** **제8조(보건소의 추가 설치)** 21
>
> ① 보건소를 추가로 설치할 수 있는 경우는 다음 의 어느 하나에 해당하는 경우로 한다. [개정 2022.8.9] [[시행일 2022.8.18]]
> 1. 해당 시·군·구의 인구가 30만명을 초과하는 경우
> 2. 해당 시·군·구의 「보건의료기본법」에 따른 보건의료기관 현황 등 보건의료 여건과 아동·여성·노인·장애인 등 보건의료 취약계층의 보건의료 수요 등을 고려하여 보건소를 추가로 설치할 필요가 있다고 인정되는 경우
> ② 보건소를 추가로 설치하려는 경우에 지방자치단체의 장은 보건복지부장관과 미리 협의하여야 한다.

제11조(보건소의 기능 및 업무) 10

① 보건소는 해당 지방자치단체의 관할 구역에서 다음의 기능 및 업무를 수행한다. [시행일 2020.6.4]
   1. 건강 친화적인 지역사회 여건의 조성
   2. 지역보건의료정책의 기획, 조사·연구 및 평가
   3. 보건의료인 및 보건의료기관 등에 대한 지도·관리·육성과 국민보건 향상을 위한 지도·관리
   4. 보건의료 관련기관·단체, 학교, 직장 등과의 협력체계 구축
   5. 지역주민의 건강증진 및 질병예방·관리를 위한 다음의 지역보건의료서비스의 제공

> **중요** **보건소의 업무**
>
> 가. 국민건강증진·구강건강·영양관리사업 및 보건교육
> 나. 감염병의 예방 및 관리
> 다. 모성과 영유아의 건강유지·증진
> 라. 여성·노인·장애인 등 보건의료 취약계층의 건강유지·증진
> 마. 정신건강증진 및 생명존중에 관한 사항
> 바. 지역주민에 대한 진료, 건강검진 및 만성질환 등의 질병관리에 관한 사항
> 사. 가정 및 사회복지시설 등을 방문하여 행하는 보건의료 및 건강관리사업
> 아. 난임의 예방 및 관리

8

제12조(보건의료원)

보건소 중 병원의 요건을 갖춘 보건소는 보건의료원이라는 명칭을 사용할 수 있다.

제13조(보건지소의 설치)

지방자치단체는 보건소의 업무수행을 위하여 필요하다고 인정하는 경우에는 대통령령으로 정하는 기준에 따라 해당 지방자치단체의 조례로 보건지소를 설치할 수 있다.

> **시행령 제10조(보건지소의 설치)** 🈁
>
> 보건지소는 읍·면(보건소가 설치된 읍·면은 제외)마다 1개씩 설치할 수 있다. 지역주민의 보건의료를 위하여 특별히 필요하다고 인정되는 경우에는 필요한 지역에 보건지소를 설치·운영하거나 여러 개의 보건지소를 통합하여 설치·운영할 수 있다.

제14조(건강생활지원센터의 설치)

지방자치단체는 보건소의 업무 중에서 특별히 지역주민의 만성질환 예방 및 건강한 생활습관 형성을 지원하는 건강생활지원센터를 대통령령으로 정하는 기준에 따라 해당 지방자치단체의 조례로 설치할 수 있다.

> **시행령 제11조(건강생활지원센터의 설치)**
>
> 건강생활지원센터는 읍·면·동(보건소가 설치된 읍·면·동은 제외)마다 1개씩 설치할 수 있다.

> **시행령 제13조(보건소장)** 🈁 [시행일 2024.07.03]
>
> ① 보건소에 보건소장 1명을 두되, 의사 면허가 있는 사람 중에서 보건소장을 임용한다. 다만, 의사 면허가 있는 사람 중에서 임용하기 어려운 경우에는 치과의사, 한의사, 조산사, 간호사, 약사 또는 보건소에서 실제로 보건 등과 관련된 업무를 하는 공무원을 보건소장으로 임용할 수 있다.
> ② 보건등 직렬의 공무원을 보건소장으로 임용하려는 경우에 보건등 분야에서의 근무 경력이 1년 이상이면서 4급 공무원이거나, 근무 경력이 3년 이상이면서 5급 또는 이에 상응하는 공무원을 임용한다.
> ③ 보건소장은 시장·군수·구청장의 지휘·감독을 받아 보건소의 업무를 관장하고 소속 공무원을 지휘·감독하며, 관할 보건지소, 건강생활지원센터 및 보건진료소의 직원 및 업무에 대하여 지도·감독한다.

제16조의2(방문건강관리 전담공무원)

① 제11조 제1항 제5호 사목의 방문건강관리사업을 담당하게 하기 위하여 지역보건의료기관에 보건복지부령으로 정하는 전문인력을 방문건강관리 전담공무원으로 둘 수 있다.
② 국가는 제1항에 따른 방문건강관리 전담공무원의 배치에 필요한 비용의 전부 또는 일부를 보조할 수 있다.

제23조(건강검진 등의 신고) 🈁 🈁 🈁 🈁

① 지역주민 다수를 대상으로 건강검진 또는 순회 진료 등 주민의 건강에 영향을 미치는 행위를 하려는 경우에는 보건복지부령으로 정하는 바에 따라 건강검진등을 하려는 지역을 관할하는 <u>보건소장에게 신고</u>하여야 한다.
② 의료기관이 의료기관 외의 장소에서 지역주민 다수를 대상으로 건강검진등을 하려는 경우에도 제1항에 따른 신고를 하여야 한다.
③ 보건소장은 제1항 및 제2항에 따른 신고를 받은 경우에는 그 내용을 검토하여 이 법에 적합하면 신고를 수리하여야 한다. [신설 2019.1.15]

핵심문제

01

「지역보건법」상 지역보건의료계획은 몇 년 마다 수립되는가?

① 1년   ② 2년
③ 3년   ④ 4년
⑤ 5년

02

「지역보건법」에 의해 보건소를 1개소씩 설치해야 하는 행정단위는 무엇인가?

① 시, 도
② 읍, 면
③ 도서산간지역
④ 시, 군, 구
⑤ 읍, 면, 시, 군, 구

정답 / 01 ④   02 ④

법률 제18443호 일부개정 2024. 02. 06.

⊕ CHAPTER 07 마약류 관리에 관한 법률

제1조(목적)

이 법은 마약·향정신성의약품(向精神性醫藥品)·대마(大麻) 및 원료물질의 취급·관리를 적정하게 함으로써 그 오용 또는 남용으로 인한 보건상의 위해(危害)를 방지하여 국민보건 향상에 이바지함을 목적으로 한다.

제2조의3(마약퇴치의 날)

① 마약류 등의 오남용에 대한 사회적 경각심을 높이고 마약류에 관한 범죄를 예방하기 위하여 매년 6월 26일을 마약퇴치의 날로 정한다.
② 국가와 지방자치단체는 마약퇴치의 날 취지에 적합한 행사와 교육·홍보사업을 실시할 수 있다.
③ 제2항에 따른 마약퇴치의 날 행사 및 교육·홍보사업에 필요한 사항은 대통령령으로 정한다.

제3조(일반 행위의 금지)

누구든지 다음에 해당하는 행위를 하여서는 아니 된다.
1. 이 법에 따르지 아니한 마약류의 사용
2. 마약의 원료가 되는 식물을 재배하거나 그 성분을 함유하는 원료·종자·종묘(種苗)를 소지, 소유, 관리, 수출입, 수수, 매매 또는 매매의 알선을 하거나 그 성분을 추출하는 행위. 다만, 대통령령으로 정하는 바에 따라 식품의약품안전처장의 승인을 받은 경우는 제외한다.
3. 헤로인, 그 염류(鹽類) 또는 이를 함유하는 것을 소지, 소유, 관리, 수입, 제조, 매매, 매매의 알선, 수수, 운반, 사용, 투약하거나 투약하기 위하여 제공하는 행위. 다만, 대통령령으로 정하는 바에 따라 식품의약품안전처장의 승인을 받은 경우는 제외한다.
4. 마약 또는 향정신성의약품을 제조할 목적으로 원료물질을 제조, 수출입, 매매, 매매의 알선, 수수, 소지, 소유 또는 사용하는 행위. 다만, 대통령령으로 정하는 바에 따라 식품의약품안전처장의 승인을 받은 경

우는 제외한다.

5. 향정신성의약품 또는 이를 함유하는 향정신성의약품을 소지, 소유, 사용, 관리, 수출입, 제조, 매매, 매매의 알선 또는 수수하는 행위. 다만, 대통령령으로 정하는 바에 따라 식품의약품안전처장의 승인을 받은 경우는 제외한다.

6. 향정신성의약품의 원료가 되는 식물 또는 버섯류에서 그 성분을 추출하거나 그 식물 또는 버섯류를 수출입, 매매, 매매의 알선, 수수, 흡연 또는 섭취하거나 흡연 또는 섭취할 목적으로 그 식물 또는 버섯류를 소지·소유하는 행위. 다만, 대통령령으로 정하는 바에 따라 식품의약품안전처장의 승인을 받은 경우는 제외한다.

7. 대마를 수출입·제조·매매하거나 매매를 알선하는 행위. 다만, 공무, 학술연구 또는 의료 목적을 위하여 대통령령으로 정하는 바에 따라 식품의약품안전처장의 승인을 받은 경우는 제외한다.

제4조(마약류취급자가 아닌 자의 마약류 취급 금지) 21 18

① 마약류취급자가 아니면 다음에 해당하는 행위를 하여서는 아니 된다.
   1. 마약 또는 향정신성의약품을 소지, 소유, 사용, 운반, 관리, 수입, 수출, 제조, 조제, 투약, 수수, 매매, 매매의 알선 또는 제공하는 행위
   2. 대마를 재배·소지·소유·수수·운반·보관 또는 사용하는 행위
   3. 마약 또는 향정신성의약품을 기재한 처방전을 발급하는 행위
   4. 한외마약을 제조하는 행위

② 마약류취급자가 아니어도 마약류를 취급할 수 있는 자 18
   1. 이 법에 따라 마약 또는 향정신성의약품을 마약류취급의료업자로부터 투약받아 소지하는 경우
   2. 이 법에 따라 마약 또는 향정신성의약품을 마약류소매업자로부터 구입하거나 양수(讓受)하여 소지하는 경우
   3. 이 법에 따라 마약류취급자를 위하여 마약류를 운반·보관·소지 또는 관리하는 경우
   4. 공무상(公務上) 마약류를 압류·수거 또는 몰수하여 관리하는 경우
   5. 제13조에 따라 마약류 취급 자격 상실자 등이 마약류취급자에게 그 마약류를 인계하기 전까지 소지하는 경우
   6. 의료 목적으로 사용하기 위하여 대마를 운반·보관 또는 소지하는 경우
   7. 그 밖에 총리령으로 정하는 바에 따라 식품의약품안전처장의 승인을 받은 경우

③ 마약류취급자는 이 법에 따르지 아니하고는 마약류를 취급하여서는 아니 된다. 다만, 대통령령으로 정하는 바에 따라 식품의약품안전처장의 승인을 받은 경우에는 그러하지 아니하다.

④ 제2항제3호에 따라 대마를 운반·보관 또는 소지하려는 자는 특별자치시장·시장·군수 또는 구청장에게 신고하여야 한다. 이 경우 특별자치시장·시장·군수 또는 구청장은 그 신고 받은 내용을 검토하여 이 법에 적합하면 신고를 수리하여야 한다.

⑤ 제4항에 따른 신고 절차 및 대마의 운반·보관 또는 소지 방법에 관하여 필요한 사항은 총리령으로 정한다.

제39조(마약 사용의 금지) 22 21

마약류취급의료업자는 마약 중독자에게 그 중독 증상을 완화시키거나 치료하기 위하여 다음에 해당하는 행위를 하여서는 아니 된다. 다만, 제40조에 따른 치료보호기관에서 보건복지부장관 또는 시·도지사의 허가를 받은 경우에는 그러하지 아니하다.
1. 마약을 투약하는 행위
2. 마약을 투약하기 위하여 제공하는 행위
3. 마약을 기재한 처방전을 발급하는 행위

제40조(마약류 중독자의 치료보호) 24 23 19 18 07 00

① 보건복지부장관 또는 시·도지사는 마약류 사용자의 마약류 중독 여부를 판별하거나 마약류 중독자로 판명된 사람을 치료보호하기 위하여 치료보호기관을 설치·운영하거나 지정할 수 있다.

② 보건복지부장관 또는 시·도지사는 마약류 사용자에 대하여 치료보호기관에서 마약류 중독 여부의 판별검사를 받게 하거나 마약류 중독자로 판명된 사람에 대하여 치료보호를 받게 할 수 있다. 이 경우 판별검사 기간은 1개월 이내로 하고, 치료보호 기간은 12개월 이내로 한다.

③ 보건복지부장관 또는 시·도지사는 제2항에 따른 판별검사 또는 치료보호를 하려면 치료보호심사위원회의 심의를 거쳐야 한다. 🅱

④ 판별검사 및 치료보호에 관한 사항을 심의하기 위하여 보건복지부, 특별시, 광역시, 특별자치시, 도 및 특별자치도에 치료보호심사위원회를 둔다.

⑤ 치료보호기관의 설치·운영 및 지정, 판별검사 및 치료보호, 치료보호심사위원회의 구성·운영·직무 등에 관하여 필요한 사항은 대통령령으로 정한다.

> **시행령** 제13조 (마약 중독자에 대한 마약 사용) 🅱🅱
>
> 치료보호기관의 장이 중독자의 증상을 고려하여 특히 필요하다고 인정하는 경우로서 보건복지부령으로 정하는 바에 따라 보건복지부장관 또는 시·도지사의 허가를 받은 경우로 한정한다.

핵심문제

01

마약 중독자에게 마약을 투여할 수 있는 사람은?

① 시·도지사의 허가를 받은 치료기관의 의사
② 의료기관에 종사하는 마약류관리자
③ 보건소 의사
④ 종합병원에 근무하는 마약류취급의료업자
⑤ 정신건강의학과 전문의

02

보건복지부장관 또는 시·도지사는 마약류 사용자에 대하여 치료보호기관에서 마약류 중독자의 치료보호 기간은?

① 1개월　　　　② 2개월
③ 3개월　　　　④ 6개월
⑤ 12개월

정답 / 01 ① 02 ⑤

법률 제18621호 일부개정 2024. 09. 20.

🩺 CHAPTER 08　응급의료에 관한 법률

제1조(목적)

이 법은 국민들이 응급상황에서 신속하고 적절한 응급의료를 받을 수 있도록 응급의료에 관한 국민의 권리와 의무, 국가·지방자치단체의 책임, 응급의료제공자의 책임과 권리를 정하고 응급의료자원의 효율적 관리에 필요한 사항을 규정함으로써 응급환자의 생명과 건강을 보호하고 국민의료를 적정하게 함을 목적으로 한다.

제2조(정의)

이 법에서 사용하는 용어의 뜻은 다음과 같다. [개정 2021.12.21] [시행일 2022.12.22]

1. "응급환자"란 질병, 분만, 각종 사고 및 재해로 인한 부상이나 그 밖의 위급한 상태로 인하여 즉시 필요한 응급처치를 받지 아니하면 생명을 보존할 수 없거나 심신에 중대한 위해(危害)가 발생할 가능성이 있는 환자 또는 이에 준하는 사람으로서 보건복지부령으로 정하는 사람을 말한다.
2. "응급의료"란 응급환자가 발생한 때부터 생명의 위험에서 회복되거나 심신상의 중대한 위해가 제거되기까지의 과정에서 응급환자를 위하여 하는 상담·구조(救助)·이송·응급처치 및 진료 등의 조치를 말한다.
3. "응급처치"란 응급의료행위의 하나로서 응급환자의 기도를 확보하고 심장박동의 회복, 그 밖에 생명의 위험이나 증상의 현저한 악화를 방지하기 위하여 긴급히 필요로 하는 처치를 말한다.
4. "응급의료종사자"란 관계 법령에서 정하는 바에 따라 취득한 면허 또는 자격의 범위에서 응급환자에 대한 응급의료를 제공하는 의료인과 응급구조사를 말한다.
5. "응급의료기관"이란 의료기관 중에서 이 법에 따라 지정된 <u>권역응급의료센터, 전문응급의료센터, 지역응급의료센터 및 지역응급의료기관</u>을 말한다.
6. "구급차등"이란 응급환자의 이송 등 응급의료의 목적에 이용되는 자동차, 선박 및 항공기 등의 이송수단을 말한다.
7. "응급의료기관등"이란 응급의료기관, 구급차등의 운용자 및 응급의료지원센터를 말한다.
8. "응급환자이송업"이란 구급차등을 이용하여 응급환자 등을 이송하는 업(業)을 말한다.

제3조(응급의료를 받을 권리)

모든 국민은 성별, 나이, 민족, 종교, 사회적 신분 또는 경제적 사정 등을 이유로 차별받지 아니하고 응급의료를 받을 권리를 가진다. 국내에 체류하고 있는 외국인도 또한 같다.

제5조의2(선의의 응급의료에 대한 면책)

생명이 위급한 응급환자에게 다음에 해당하는 응급의료 또는 응급처치를 제공하여 발생한 재산상 손해와 사상(死傷)에 대하여 고의 또는 중대한 과실이 없는 경우 그 행위자는 민사책임과 상해(傷害)에 대한 형사책임을 지지 아니하며 사망에 대한 형사책임은 감면한다.

1. 다음에 해당하지 아니하는 자가 한 응급처치
   가. 응급의료종사자
   나. 선박의 응급처치 담당자, 구급대 등 다른 법령에 따라 응급처치 제공의무를 가진 자
2. 응급의료종사자가 업무수행 중이 아닌 때 본인이 받은 면허 또는 자격의 범위에서 한 응급의료
3. 제1호 나목에 따른 응급처치 제공의무를 가진 자가 업무수행 중이 아닌 때에 한 응급처치

제6조(응급의료의 거부금지 등) 05

① 응급의료기관등에서 근무하는 응급의료종사자는 응급환자를 항상 진료할 수 있도록 응급의료업무에 성실히 종사하여야 한다.
② 응급의료종사자는 업무 중에 응급의료를 요청받거나 응급환자를 발견하면 즉시 응급의료를 하여야 하며 정당한 사유 없이 이를 거부하거나 기피하지 못한다.

제7조(응급환자가 아닌 사람에 대한 조치) 22 21

① 의료인은 응급환자가 아닌 사람을 응급실이 아닌 의료시설에 진료를 의뢰하거나 다른 의료기관에 이송할 수 있다.
② 진료의뢰·환자이송의 기준 및 절차 등에 관하여 필요한 사항은 대통령령으로 정한다.

제8조(응급환자에 대한 우선 응급의료 등) **24 23 12 11 09 07 02**

① 응급의료종사자는 응급환자에 대하여는 다른 환자보다 우선하여 상담·구조 및 응급처치를 하고 진료를 위하여 필요한 최선의 조치를 하여야 한다.

② 응급의료종사자는 <u>응급환자가 2명 이상</u>이면 의학적 판단에 따라 더 위급한 환자부터 응급의료를 실시하여야 한다.

제9조(응급의료의 설명·동의) **12 08 07 03**

① 응급의료종사자는 응급환자에게 응급의료에 관하여 설명하고 그 동의를 받아야 한다.

> **중요** 응급의료의 설명 및 동의 의무 제외사항
>
> 1. 응급환자가 의사결정능력이 없는 경우
> 2. 설명 및 동의 절차로 인하여 응급의료가 지체되면 환자의 생명이 위험하여지거나 심신상의 중대한 장애를 가져오는 경우

② 응급의료종사자는 응급환자가 의사결정능력이 없는 경우 법정대리인이 동행하였을 때에는 그 법정대리인에게 응급의료에 관하여 설명하고 그 동의를 받아야 하며, 법정대리인이 동행하지 아니한 경우에는 동행한 사람에게 설명한 후 응급처치를 하고 의사의 의학적 판단에 따라 응급진료를 할 수 있다.

③ 응급의료에 관한 설명·동의의 내용 및 절차 등에 관하여 필요한 사항은 보건복지부령으로 정한다.

제11조(응급환자의 이송) **13**

① 의료인은 해당 의료기관의 능력으로는 응급환자에 대하여 적절한 응급의료를 할 수 없다고 판단한 경우에는 <u>지체 없이 그 환자를 적절한 응급의료가 가능한 다른 의료기관으로 이송</u>하여야 한다.

② 의료기관의 장은 제1항에 따라 응급환자를 이송할 때에는 응급환자의 안전한 이송에 필요한 의료기구와 인력을 제공하여야 하며, 응급환자를 이송받는 의료기관에 진료에 필요한 의무기록을 제공하여야 한다.

③ 의료기관의 장은 이송에 든 비용을 환자에게 청구할 수 있다.

④ 응급환자의 이송절차, 의무기록의 이송 및 비용의 청구 등에 필요한 사항은 보건복지부령으로 정한다.

제21조(기금의 사용)

기금은 다음의 용도로 사용한다. [시행일 2020.2.28]

1. 응급환자의 진료비 중 제22조에 따른 미수금의 대지급(代支給)
2. 응급의료기관등의 육성·발전과 의료기관의 응급환자 진료를 위한 시설 등의 설치에 필요한 자금의 융자 또는 지원
3. 응급의료 제공체계의 원활한 운영을 위한 보조사업
4. 대통령령으로 정하는 재해 등이 발생하였을 때의 의료 지원
5. 구조 및 응급처치 요령 등 응급의료에 관한 교육·홍보 사업
6. 응급의료의 원활한 제공을 위한 자동심장충격기 등 응급장비의 구비 지원
7. 응급의료를 위한 조사·연구 사업
8. 기본계획 및 지역응급의료시행계획의 시행 지원
9. <u>응급의료종사자의 양성 등 지원</u>

8

제25조(중앙응급의료센터)

① <u>보건복지부장관은</u> 응급의료에 관한 다음의 업무를 수행하게 하기 위하여 <u>중앙응급의료센터</u>를 설치·운영할 수 있다. [개정 2021.12.21] [시행일 2024.7.31]

　1. 응급의료기관등에 대한 평가 및 질을 향상시키는 활동에 대한 지원

　2. 응급의료종사자에 대한 교육훈련

　3. 권역응급의료센터 간의 업무조정 및 지원　　　　　4. 응급의료 관련 연구

　5. 국내외 재난 등의 발생 시 응급의료 관련 업무의 조정, 관련 정보의 수집·제공 및 응급환자 현황 파악

　6. 응급의료 통신망 구축 및 관리·운영과 그에 따른 업무

　7. 응급의료 관련 조사·통계 사업에 관한 업무

　8. 응급처치 관련 교육 및 응급장비 관리에 관한 지원

　9. 응급환자 이송체계 운영 및 관리에 관한 지원

　10. 응급의료분야 의료취약지 관리 업무

　11. 그 밖에 보건복지부장관이 정하는 응급의료 관련 업무

② 보건복지부장관은 제1항에 따른 중앙응급의료센터를 효율적으로 운영하기 위하여 필요하다고 인정하면 그 운영에 관한 업무를 대통령령으로 정하는 바에 따라 의료기관·관계전문기관·법인·단체에 위탁할 수 있다. 이 경우 예산의 범위에서 그 운영에 필요한 경비를 지원할 수 있다. [신설 2021.12.21] [시행일 2022.12.22]

③ 제1항 및 제2항에 따른 중앙응급의료센터의 설치·운영 및 운영의 위탁 등에 관하여 필요한 사항은 보건복지부령으로 정한다. [개정 2021.12.21] [시행일 2022.12.22]

제26조(권역응급의료센터의 지정) 🔟

① <u>보건복지부장관은</u> 응급의료에 관한 다음의 업무를 수행하게 하기 위하여 <u>상급종합병원</u> 또는 <u>300병상을 초과</u>하는 종합병원 중에서 권역응급의료센터를 지정할 수 있다.

　1. 중증응급환자 중심의 진료

　2. 재난 대비 및 대응 등을 위한 거점병원으로서 보건복지부령으로 정하는 업무

　3. 권역(圈域) 내에 있는 응급의료종사자에 대한 교육·훈련

　4. 권역 내 다른 의료기관에서 제11조에 따라 이송되는 중증응급환자에 대한 수용

　5. 그 밖에 보건복지부장관이 정하는 권역 내 응급의료 관련 업무

제27조(응급의료지원센터의 설치 및 운영)

① <u>보건복지부장관은</u> 응급의료를 효율적으로 제공할 수 있도록 응급의료자원 분포와 주민의 생활권을 고려하여 지역별로 응급의료지원센터를 설치·운영하여야 한다.

제29조(전문응급의료센터의 지정)

① <u>보건복지부장관은</u> 소아환자, 화상환자 및 독극물중독환자 등에 대한 응급의료를 위하여 권역응급의료센터, 지역응급의료센터 중에서 분야별로 전문응급의료센터를 지정할 수 있다.

② 전문응급의료센터 지정의 기준·방법 및 절차 등에 관하여 필요한 사항은 보건복지부령으로 정한다.

제30조(지역응급의료센터의 지정)

① <u>시·도지사는</u> 응급의료에 관한 다음 각 호의 업무를 수행하게 하기 위하여 「의료법」 제3조의3에 따른 종합병원 중에서 지역응급의료센터를 지정할 수 있다. [개정 2021.12.21] [시행일 2022.12.22]

　1. 응급환자의 진료

　2. 제11조에 따라 응급환자에 대하여 적절한 응급의료를 할 수 없다고 판단한 경우 신속한 이송

제30조의2(권역외상센터의 지정)

① <u>보건복지부장관</u>은 외상환자의 응급의료에 관한 다음의 업무를 수행하게 하기 위하여 권역응급의료센터, 전문응급의료센터 및 지역응급의료센터 중 권역외상센터를 지정할 수 있다. [개정 2021.12.21] [시행일 2022.12.22]

   1. 외상환자의 진료

   2. 외상의료에 관한 연구 및 외상의료표준의 개발

   3. 외상의료를 제공하는 의료인의 교육훈련

   4. 대형 재해 등의 발생 시 응급의료 지원

   5. 그 밖에 보건복지부장관이 정하는 외상의료 관련 업무

> **규칙** **제17조의2(권역외상센터의 요건 및 지정기준 등)**
>
> ① 보건복지부장관은 법 제30조의2에 따라 권역외상센터를 지정하려는 경우에는 시·도별로 1개소를 지정하는 것을 원칙으로 하되, 주민의 생활권, 외상환자의 발생 수 등을 고려하여 추가로 지정할 수 있다. [개정 2021.7.7]

제30조의3(지역외상센터의 지정)

① <u>시·도지사</u>는 관할 지역의 주민에게 적정한 외상의료를 제공하기 위하여 응급의료기관 중 지역외상센터를 지정할 수 있다.

제30조의5(정신질환자응급의료센터의 지정 등)

① <u>보건복지부장관</u>은 정신질환자에 대한 응급의료를 위하여 응급의료기관 중 정신질환자응급의료센터를 지정할 수 있다.

② 정신질환자응급의료센터의 지정 기준·방법 및 절차 등에 관한 구체적인 사항은 보건복지부령으로 정한다.

제31조(지역응급의료기관의 지정)

<u>시장·군수·구청장</u>은 종합병원 중에서 지역응급의료기관을 지정할 수 있다.

제31조의4(환자의 중증도 분류 및 감염병 의심환자 등의 선별)

① 응급의료기관의 장 및 구급차등의 운용자는 응급환자 등에 대한 신속하고 적절한 이송·진료와 응급실의 감염예방을 위하여 보건복지부령으로 정하는 바에 따라 응급환자 등의 중증도를 분류하고 감염병 의심환자 등을 선별하여야 한다.

② 응급의료기관의 장은 제1항에 따라 선별된 감염병 의심환자 등을 격리 진료할 수 있도록 시설 등을 확보하여야 한다.

③ 구급차등의 운용자는 환자의 이송 시 응급환자의 중증도와 전반적인 환자의 상태, 제13조의3제2항제2호에 따라 마련된 지역응급의료 이송체계 등을 종합적으로 고려하여 이송하여야 한다. [신설 2021.12.21]

④ 제26조에 따라 지정된 권역응급의료센터의 장은 중증응급환자 중심의 진료를 위하여 제1항에 따른 응급환자 등의 중증도 분류 결과 경증에 해당하는 응급환자를 다른 응급의료기관에 이송할 수 있다. 이 경우 관련 절차는 제7조제2항을 준용한다. [신설 2021.12.21]

⑤ 제1항의 분류·선별기준 및 제2항의 격리 시설 기준 등에 관한 사항은 보건복지부령으로 정한다.

제31조의5(응급실 출입 제한)

① 응급환자의 신속한 진료와 응급실 감염예방 등을 위하여 다음에 해당하는 사람 외에는 응급실에 출입

하여서는 아니 된다.
1. 응급실 환자
2. 응급의료종사자(이에 준하는 사람을 포함)
3. 응급실 환자의 보호자로서 진료의 보조에 필요한 사람

② 응급의료기관의 장은 응급실 출입이 제한된 사람이 응급실에 출입할 수 없도록 관리하여야 하고, 응급실에 출입하는 사람의 성명 등을 기록·관리하여야 한다.

③ 제1항의 응급실 출입기준 및 제2항의 출입자의 명단 기록·관리에 필요한 사항은 보건복지부령으로 정한다.

④ 제1항에도 불구하고 보건복지부장관, 시·도지사 또는 시장·군수·구청장은 제17조에 따른 응급의료기관 평가, 제31조의3에 따른 재지정 심사 등을 위하여 응급의료기관에 대한 지도·감독이 필요하다고 인정하는 경우 소속 공무원 및 관계 전문가로 하여금 응급실을 출입하도록 할 수 있다. [신설 2021.12.21]

⑤ 제4항에 따라 응급실을 출입하는 자는 그 권한을 표시하는 증표를 관계인에게 보여주어야 한다.

제33조의2(응급실 체류 제한)

① 응급의료기관의 장은 환자의 응급실 체류시간을 최소화하고 입원진료가 필요한 응급환자는 신속하게 입원되도록 조치하여야 한다.

② 권역응급의료센터 및 지역응급의료센터의 장은 24시간을 초과하여 응급실에 체류하는 환자의 비율을 보건복지부령으로 정하는 기준 미만으로 유지하여야 한다.

핵심문제

01

교통사고 현장에서 다발성 외상 환자 세 명이 지역응급의료센터로 이송되어 왔다. 세 명의 응급환자에 대한 응급의료 제공의 순서는?

① 보호자가 동행한 환자부터 실시
② 소생 가능성이 많은 환자부터 실시
③ 의학적 판단에 따라 더 위급한 환자부터 실시
④ 응급 검사와 처치가 덜 요구되는 환자부터 실시
⑤ 의식이 명료하고 의사소통이 가능한 환자부터 실시

02

보건복지부장관은 응급의료에 관한 업무를 수행하게 하기 위하여 종합병원 중에서 무엇을 지정할 수 있는가?

① 중앙의료센터
② 중앙응급센터
③ 권역중앙응급센터
④ 중앙응급의료센터
⑤ 응급의료센터

법률 제20216호 일부개정 2024. 02. 06.

✚ CHAPTER 09 　보건의료기본법

제1조(목적) 09

이 법은 보건의료에 관한 국민의 권리·의무와 국가 및 지방자치단체의 책임을 정하고 보건의료의 수요와 공급에 관한 기본적인 사항을 규정함으로써 보건의료의 발전과 국민의 보건 및 복지의 증진에 이바지하는 것을 목적으로 한다.

제2조(기본 이념) 03

이 법은 보건의료를 통하여 모든 국민이 인간으로서의 존엄과 가치를 가지며 행복을 추구할 수 있도록 하고 국민 개개인이 건강한 삶을 영위할 수 있도록 제도와 여건을 조성하며, 보건의료의 형평과 효율이 조화를 이룰 수 있도록 함으로써 국민의 삶의 질을 향상시키는 것을 기본 이념으로 한다.

제5조(보건의료인의 책임) 04

① 보건의료인은 자신의 학식과 경험, 양심에 따라 환자에게 양질의 적정한 보건의료서비스를 제공하기 위하여 노력하여야 한다.
② 보건의료인은 보건의료서비스의 제공을 요구받으면 정당한 이유 없이 이를 거부하지 못한다.
③ 보건의료인은 적절한 보건의료서비스를 제공하기 위하여 필요하면 보건의료서비스를 받는 자를 다른 보건의료기관에 소개하고 그에 관한 보건의료 자료를 다른 보건의료기관에 제공하도록 노력하여야 한다.
④ 보건의료인은 국가나 지방자치단체가 관리하여야 할 질병에 걸렸거나 걸린 것으로 의심되는 대상자를 발견한 때에는 그 사실을 관계 기관에 신고·보고 또는 통지하는 등 필요한 조치를 하여야 한다.

제6조(환자 및 보건의료인의 권리) 10 04

① 모든 환자는 자신의 건강보호와 증진을 위하여 적절한 보건의료서비스를 받을 권리를 가진다.
② 보건의료인은 보건의료서비스를 제공할 때에 학식과 경험, 양심에 따라 환자의 건강보호를 위하여 적절한 보건의료기술과 치료재료 등을 선택할 권리를 가진다. 다만, 이 법 또는 다른 법률에 특별한 규정이 있는 경우에는 그러하지 아니하다.

제10조(건강권 등) 19 10

① 모든 국민은 이 법 또는 다른 법률에서 정하는 바에 따라 자신과 가족의 건강에 관하여 국가의 보호를 받을 권리를 가진다.
② 모든 국민은 성별, 나이, 종교, 사회적 신분 또는 경제적 사정 등을 이유로 자신과 가족의 건강에 관한 권리를 침해받지 아니한다.

제11조(보건의료에 관한 알 권리) 18 10

① 모든 국민은 관계 법령에서 정하는 바에 따라 국가와 지방자치단체의 보건의료시책에 관한 내용의 공개를 청구할 권리를 가진다.
② 모든 국민은 관계 법령에서 정하는 바에 따라 보건의료인이나 보건의료기관에 대하여 자신의 보건의료와 관련한 기록 등의 열람이나 사본의 교부를 요청할 수 있다. 다만, 본인이 요청할 수 없는 경우에는 그 배우자·직계존비속 또는 배우자의 직계존속이, 그 배우자·직계존비속 및 배우자의 직계존속이 없거나

8

질병이나 그 밖에 직접 요청을 할 수 없는 부득이한 사유가 있는 경우에는 본인이 지정하는 대리인이 기록의 열람 등을 요청할 수 있다.

제12조(보건의료서비스에 관한 자기결정권) 🔟 🟢🟢

모든 국민은 보건의료인으로부터 자신의 질병에 대한 치료 방법, 의학적 연구 대상 여부, 장기이식(臟器移植) 여부 등에 관하여 <u>충분한 설명을 들은 후 이에 관한 동의 여부를 결정할 권리를</u> 가진다.

제14조(보건의료에 관한 국민의 의무) 🟢🟢

① 모든 국민은 자신과 가족의 건강을 보호·증진하기 위하여 노력하여야 하며, 관계 법령에서 정하는 바에 따라 건강을 보호·증진하는 데에 필요한 비용을 부담하여야 한다.
② 누구든지 건강에 위해한 정보를 유포·광고하거나 건강에 위해한 기구·물품을 판매·제공하는 등 다른 사람의 건강을 해치거나 해칠 우려가 있는 행위를 하여서는 아니 된다.
③ <u>모든 국민</u>은 보건의료인의 정당한 보건의료서비스와 지도에 협조한다.

제24조(보건의료자원의 관리 등) 🟢🟢

① 국가와 지방자치단체는 보건의료에 관한 인력, 시설, 물자, 지식 및 기술 등 보건의료자원을 개발·확보하기 위하여 종합적이고 체계적인 시책을 강구하여야 한다.
② 국가와 지방자치단체는 보건의료자원의 장·단기 수요를 예측하여 보건의료자원이 적절히 공급될 수 있도록 보건의료자원을 관리하여야 한다.

제37조의2 (기후변화에 따른 국민건강영향평가 등) 🟢🟢

① 질병관리청장은 국민의 건강을 보호·증진하기 위하여 지구온난화 등 기후변화가 국민건강에 미치는 영향을 5년마다 조사·평가하여 그 결과를 공표하고 정책수립의 기초자료로 활용하여야 한다.
② 질병관리청장은 기후보건영향평가에 필요한 기초자료 확보 및 통계의 작성을 위하여 실태조사를 실시할 수 있다.

제39조(주요질병관리체계의 확립) 🟢🟢

보건복지부장관은 국민건강을 크게 위협하는 질병 중에서 국가가 특별히 관리하여야 할 필요가 있다고 인정되는 질병을 선정하고, 이를 관리하기 위하여 필요한 시책을 수립·시행하여야 한다.

제40조(감염병의 예방 및 관리)

국가와 지방자치단체는 감염병의 발생과 유행을 방지하고 감염병환자에 대하여 적절한 보건의료를 제공하고 관리하기 위하여 필요한 시책을 수립·시행하여야 한다.

제41조(만성질환의 예방 및 관리)

국가와 지방자치단체는 암·고혈압 등 주요 만성질환(慢性疾患)의 발생과 증가를 예방하고 말기질환자를 포함한 만성질환자에 대하여 적절한 보건의료의 제공과 관리를 위하여 필요한 시책을 수립·시행하여야 한다.

제42조(정신 보건의료) 🟢🟢 🟢🟢 🟢🟢

국가와 지방자치단체는 정신질환의 예방과 정신질환자의 치료 및 사회복귀 등 국민의 정신건강 증진을 위하여 필요한 시책을 수립·시행하여야 한다.

제43조(구강 보건의료) 🟢🟢

국가와 지방자치단체는 구강질환(口腔疾患)의 예방 및 치료와 구강건강에 관한 관리 등 국민의 구강건강 증진을 위하여 필요한 시책을 수립·시행하여야 한다.

제55조(보건의료 실태조사) 05

① 보건복지부장관은 국민의 보건의료 수요 및 이용 행태, 보건의료에 관한 인력·시설 및 물자 등 보건의료 실태에 관한 전국적인 조사를 5년마다 실시하고 그 결과를 공표하여야 한다. 다만, 보건의료정책 수립에 필요하다고 인정하는 경우에는 임시 보건의료 실태조사를 실시할 수 있다. [시행일 2020.6.4]

② 보건복지부장관은 제1항에 따른 실태조사를 위하여 관계 중앙행정기관, 지방자치단체 및 관계 기관·법인·단체에 자료의 제출 또는 의견의 진술을 요청할 수 있다. 이 경우 요청을 받은 자는 정당한 사유가 없으면 이에 협조하여야 한다. [신설 2019.12.3] [시행일 2020.6.4]

③ 제1항에 따른 실태조사의 내용, 방법 및 공표 등에 필요한 사항은 대통령령으로 정한다.

핵심문제

01

국가와 지방자치단체의 보건의료시책에 관한 내용의 공개를 '청구할 권리'는 보건의료에 관한 국민의 권리 중 무엇에 해당하는가?

① 건강진료에 관한 알 권리
② 보건의료에 관한 알 권리
③ 보건의료서비스에 관한 자기결정권
④ 비밀보장
⑤ 건강권을 침해받지 않을 권리

02

[보건의료기본법]상 지구온난화 등 기후변화가 국민건강에 미치는 영향을 5년마다 조사.평가하고 그 결과를 공표하여야 하는 사람은?

① 대통령
② 기상청장
③ 환경부장관
④ 질병관리청장
⑤ 보건복지부장관

정답 / 01 ② 02 ④

법률 제20325호 일부개정 2024. 02. 20.

🏥 CHAPTER 10 국민건강증진법

제7조(광고의 금지 등)

① 보건복지부장관은 국민건강의식을 잘못 이끄는 광고를 한 자에 대하여 그 내용의 변경 등 시정을 요구하거나 금지를 명할 수 있다.

② 보건복지부장관이 광고내용의 변경 또는 광고의 금지를 명할 수 있는 광고는 다음과 같다.
  1. 삭제 [2020.12.29] [시행일 2021.6.30]
  2. 의학 또는 과학적으로 검증되지 아니한 건강비법 또는 심령술의 광고
  3. 그 밖에 건강에 관한 잘못된 정보를 전하는 광고로서 대통령령이 정하는 광고

제9조의2(담배에 관한 경고문구 등 표시) 24 21

① 담배의 제조자 또는 수입판매업자는 담배갑포장지 앞면·뒷면·옆면 및 대통령령으로 정하는 광고에 다음의 내용을 인쇄하여 표기하여야 한다. 다만, 제1호의 표기는 담배갑포장지에 한정하되 앞면과 뒷면에 하여야 한다.
  1. 흡연의 폐해를 나타내는 내용의 경고그림(사진을 포함)
  2. 흡연이 폐암 등 질병의 원인이 될 수 있다는 내용 및 다른 사람의 건강을 위협할 수 있다는 내용의 경고문구

3. 타르 흡입량은 흡연자의 흡연습관에 따라 다르다는 내용의 경고문구
4. 담배에 포함된 다음의 발암성물질
    가. 나프틸아민   나. 니켈
    다. 벤젠   라. 비닐 크롤라이드
    마. 비소   바. 카드뮴
5. 보건복지부령으로 정하는 금연상담전화의 전화번호

② 제1항에 따른 경고그림과 경고문구는 담배갑포장지의 경우 그 넓이의 100분의 50 이상에 해당하는 크기로 표기하여야 한다. 이 경우 경고그림은 담배갑포장지 앞면, 뒷면 각각의 넓이의 100분의 30 이상에 해당하는 크기로 하여야 한다.

③ 경고그림은 사실적 근거를 바탕으로 하고, 지나치게 혐오감을 주지 아니하여야 한다.

제9조의4(담배에 관한 광고의 금지 또는 제한) 22

① 담배에 관한 광고는 다음 각 호의 방법에 한하여 할 수 있다.

1. 지정소매인의 영업소 내부에서 보건복지부령으로 정하는 광고물을 전시(展示) 또는 부착하는 행위. 다만, 영업소 외부에 그 광고내용이 보이게 전시 또는 부착하는 경우에는 그러하지 아니하다.

2. 품종군별로 연간 10회 이내(1회당 2쪽 이내)에서 잡지(주 1회 이하 정기적으로 발행되는 제책(製冊)된 정기간행물 및 주 1회 이하 정기적으로 발행되는 신문과 외국간행물로서 동일한 제호로 연 1회 이상 정기적으로 발행되는 것, 여성 또는 청소년을 대상으로 하는 것은 제외)에 광고를 게재하는 행위. 다만, 보건복지부령으로 정하는 판매부수 이하로 국내에서 판매되는 외국정기간행물로서 외국문자로만 쓰여져 있는 잡지인 경우에는 광고게재의 제한을 받지 아니한다.

3. 사회·문화·음악·체육 등의 행사(여성 또는 청소년을 대상으로 하는 행사는 제외)를 후원하는 행위. 이 경우 후원하는 자의 명칭을 사용하는 외에 제품광고를 하여서는 아니 된다.

4. 국제선의 항공기 및 여객선, 그 밖에 보건복지부령으로 정하는 장소 안에서 하는 광고

② 제조자등은 제1항에 따른 광고를 「담배사업법」에 따른 도매업자 또는 지정소매인으로 하여금 하게 할 수 있다. 이 경우 도매업자 또는 지정소매인이 한 광고는 제조자등이 한 광고로 본다.

③ 제1항에 따른 광고 또는 그에 사용되는 광고물은 다음 각 호의 사항을 준수하여야 한다.

1. 흡연자에게 담배의 품명·종류 및 특징을 알리는 정도를 넘지 아니할 것

2. 비흡연자에게 직접적 또는 간접적으로 흡연을 권장 또는 유도하거나 여성 또는 청소년의 인물을 묘사하지 아니할 것

3. 제9조의2에 따라 표기하는 흡연 경고문구의 내용 및 취지에 반하는 내용 또는 형태가 아닐 것

4. 국민의 건강과 관련하여 검증되지 아니한 내용을 표시하지 아니할 것. 이 경우 광고내용의 사실 여부에 대한 검증 방법·절차 등 필요한 사항은 대통령령으로 정한다.

④ 제조자등은 담배에 관한 광고가 제1항 및 제3항에 위배되지 아니하도록 자율적으로 규제하여야 한다.

제12조(보건교육의 실시 등) 11 06

① <u>국가 및 지방자치단체</u>는 모든 국민이 올바른 보건의료의 이용과 건강한 생활습관을 실천할 수 있도록 그 대상이 되는 개인 또는 집단의 특성·건강상태·건강의식 수준등에 따라 적절한 보건교육을 실시한다.

② 국가 또는 지방자치단체는 국민건강증진사업관련 법인 또는 단체등이 보건교육을 실시할 경우 이에 필요한 지원을 할 수 있다.

시행령 제17조(보건교육의 내용)

1. 금연·절주등 건강생활의 실천에 관한 사항
2. 만성퇴행성질환등 질병의 예방에 관한 사항
3. 영양 및 식생활에 관한 사항
4. 구강건강에 관한 사항
5. 공중위생에 관한 사항
6. 건강증진을 위한 체육활동에 관한 사항
7. 그 밖에 건강증진사업에 관한 사항

제16조(국민영양조사등) 19 14 08

① 질병관리청장은 보건복지부장관과 협의하여 국민의 건강상태·식품섭취·식생활조사등 국민의 영양에 관한 조사(이하 "국민영양조사")를 정기적으로 실시한다. [개정 2020.8.11] [시행일 2020.9.12]
② 특별시·광역시 및 도에는 국민영양조사와 영양에 관한 지도업무를 행하게 하기 위한 공무원을 두어야 한다.
③ 국민영양조사를 행하는 공무원은 그 권한을 나타내는 증표를 관계인에게 내보여야 한다.
④ 국민영양조사의 내용 및 방법 기타 국민영양조사와 영양에 관한 지도에 관하여 필요한 사항은 대통령령으로 정한다.

제19조(건강증진사업등) 19

① 국가 및 지방자치단체는 국민건강증진사업에 필요한 요원 및 시설을 확보하고, 그 시설의 이용에 필요한 시책을 강구하여야 한다.
② 특별자치시장·특별자치도지사·시장·군수·구청장은 지역주민의 건강증진을 위하여 보건복지부령이 정하는 바에 의하여 보건소장으로 하여금 다음의 사업을 하게 할 수 있다.
   1. 보건교육 및 건강상담
   2. 영양관리
   3. 신체활동장려
   4. 구강건강의 관리
   5. 질병의 조기발견을 위한 검진 및 처방
   6. 지역사회의 보건문제에 관한 조사·연구
   7. 기타 건강교실의 운영등 건강증진사업에 관한 사항

시행령 제23조 (구강건강사업) 23

1. 충치예방을 위한 치아홈메우기사업
2. 불소용액양치사업
3. 구강건강의 증진을 위하여 보건복지부령이 정하는 사업

③ 보건소장이 제2항의 규정에 의하여 1~5의 업무를 행한 때에는 이용자의 개인별 건강상태를 기록하여 유지·관리하여야 한다. [시행일 2021.12.4]
④ 건강증진사업에 필요한 시설·운영에 관하여는 보건복지부령으로 정한다.

8

핵심문제

01

「국민건강증진법」상 국민건강의식을 잘못 이끄는 광고를 한 자에 대하여 그 내용의 변경 또는 금지를 명할 수 있는 자는 누구인가?

① 대통령
② 보건복지부장관
③ 시·도지사
④ 시장, 군수, 구청장
⑤ 질병관리청장

02

[국민건강증진법]상 국가 및 지방자치단체가 국민의 구강질환을 예방하고 구강건강을 증진하기 위하여 실시하는 사업은?

① 충치치료사업
② 치아교정사업
③ 치주염치료사업
④ 불소용액양치사업
⑤ 노인임플란트사업

정답 / 01 ② 02 ④

법률 제17971호 일부개정 2021. 03. 23.

⚕ CHAPTER 11 　혈액관리법

제1조(목적)

이 법은 혈액관리업무에 관하여 필요한 사항을 규정함으로써 수혈자와 헌혈자(獻血者)를 보호하고 혈액관리를 적절하게 하여 국민보건의 향상에 이바지함을 목적으로 한다.

제3조(혈액 매매행위 등의 금지) 📖

① 누구든지 금전, 재산상의 이익 또는 그 밖의 대가적 급부(給付)를 받거나 받기로 하고 자신의 혈액(제14조에 따른 헌혈증서를 포함한다)을 제공하거나 제공할 것을 약속하여서는 아니 된다.
② 누구든지 금전, 재산상의 이익 또는 그 밖의 대가적 급부를 주거나 주기로 하고 다른 사람의 혈액(제14조에 따른 헌혈증서를 포함한다)을 제공받거나 제공받을 것을 약속하여서는 아니 된다.
③ 누구든지 제1항 및 제2항에 위반되는 행위를 교사(敎唆)·방조 또는 알선하여서는 아니 된다.
④ 누구든지 제1항 및 제2항에 위반되는 행위가 있음을 알았을 때에는 그 행위와 관련되는 혈액을 채혈하거나 수혈하여서는 아니 된다.

제4조의3(헌혈 권장 등)

① 매년 6월 14일을 헌혈자의 날로 하고, 보건복지부장관은 헌혈자의 날의 취지에 적합한 기념행사를 실시하는 등 건강한 국민에게 헌혈을 권장할 수 있다. [개정 2021.12.21] [시행일 2022.3.22]
② 보건복지부장관은 혈액원에 혈액관리업무에 필요한 경비의 전부 또는 일부를 보조할 수 있다.
③ 헌혈 권장에 필요한 사항은 대통령령으로 정한다.

제4조의5(혈액관리기본계획의 수립)

① 보건복지부장관은 혈액의 안정적 수급 및 관리에 관한 정책을 효율적으로 추진하기 위하여 제5조에 따른 혈액관리위원회의 심의를 거쳐 혈액관리에 관한 기본계획을 5년마다 수립하여야 한다.

② 기본계획에는 다음의 사항이 포함되어야 한다.

    1. 헌혈 증진과 혈액관리의 발전 방향 및 목표

    2. 혈액관리에 관한 각 부처 및 기관·단체의 협조에 관한 사항

    3. 헌혈 및 수혈의 안전성 향상 방안

    4. 혈액제제의 안전성 향상, 안정적 수급 및 적정한 사용 방안

    5. 그 밖에 보건복지부장관이 혈액관리를 위하여 필요하다고 인정하는 사항

③ 보건복지부장관은 기본계획을 수립할 때에는 미리 관계 중앙행정기관의 장과 협의하여야 한다.

④ 보건복지부장관은 기본계획의 수립·시행을 위하여 필요한 경우에는 관계 중앙행정기관의 장, 지방자치단체의 장, 관련 기관·단체 등에 필요한 자료 및 정보의 제공을 요청할 수 있다. 이 경우 자료 및 정보의 제공을 요청받은 자는 정당한 사유가 없으면 요청에 따라야 한다. [본조개정 2020.12.29] [시행일 2021.6.30]

제7조(헌혈자의 신원 확인 및 건강진단 등)

① 혈액원은 보건복지부령으로 정하는 바에 따라 채혈 전에 헌혈자에 대하여 신원 확인 및 건강진단을 하여야 한다.

② 혈액원은 보건복지부령으로 정하는 감염병 환자 및 건강기준에 미달하는 사람으로부터 채혈을 하여서는 아니 된다.

③ 혈액원은 신원이 확실하지 아니하거나 신원 확인에 필요한 요구에 따르지 아니하는 사람으로부터 채혈을 하여서는 아니 된다.

④ 보건복지부장관은 혈액제제의 안전성을 확보하기 위하여 필요하다고 인정할 때에는 관계 중앙행정기관의 장 또는 공공기관의 장으로 하여금 감염병 환자 또는 약물복용 환자 등의 관련 정보를 혈액원 등에 제공하도록 요청할 수 있다. 이 경우 관계 중앙행정기관의 장 또는 공공기관의 장은 정당한 사유가 없으면 그 요청에 따라야 한다.

⑤ 혈액원은 보건복지부령으로 정하는 바에 따라 헌혈자로부터 채혈하기 전에 채혈금지대상 여부 및 과거 헌혈경력과 그 검사 결과를 조회하여야 한다. 다만, 천재지변, 긴급 수혈 등 보건복지부령으로 정하는 경우에는 그러하지 아니하다.

⑥ 제4항과 제5항에 따른 정보제공의 범위 및 조회 등에 관한 구체적인 사항은 보건복지부령으로 정한다.

규칙 제6조(헌혈자의 건강진단 등) 19

① 혈액원은 헌혈자로부터 채혈하기 전에 사진이 붙어 있어 본인임을 확인할 수 있는 주민등록증, 여권, 학생증, 그 밖의 신분증명서에 따라 그 신원을 확인하여야 한다. 다만, 학생, 군인 등의 단체헌혈의 경우 그 관리·감독자의 확인으로 갈음할 수 있다.

② 신원확인 후에 혈액원은 헌혈자에 대하여 채혈을 실시하기 전에 다음에 해당하는 건강진단을 실시하여야 한다. 19

    1. 과거의 헌혈경력 및 혈액검사결과와 채혈금지대상자 여부의 조회

    2. 문진·시진 및 촉진

    3. 체온 및 맥박 측정

    4. 체중 측정

    5. 혈압 측정

6. 다음에 따른 빈혈검사
    가. 황산구리법에 따른 혈액비중검사
    나. 혈색소검사
    다. 적혈구용적률검사
7. 혈소판계수검사(혈소판성분채혈의 경우에만 해당한다)

제7조의2(채혈금지대상자의 관리)

① 보건복지부장관은 보건복지부령으로 정하는 바에 따라 채혈금지대상자의 명부를 작성·관리할 수 있다.
② 혈액원은 채혈금지대상자로부터 채혈을 하여서는 아니 된다.
③ 제2항에도 불구하고 혈액원은 보건복지부령으로 정하는 안전성검사를 통과한 채혈금지대상자에 대하여는 채혈을 할 수 있다. 이 경우 그 결과를 보건복지부령으로 정하는 바에 따라 보건복지부장관에게 보고하여야 한다.
④ 보건복지부장관은 채혈금지대상자 명부에 있는 사람에게 명부의 기재 사항 등을 대통령령으로 정하는 바에 따라 개별적으로 알릴 수 있다.
⑤ 제1항에 따른 채혈금지대상자의 명부를 작성·관리하는 업무에 종사하는 사람 또는 종사하였던 사람은 업무상 알게 된 비밀을 정당한 사유 없이 누설하여서는 아니 된다.

규칙 **별표1의2 (채혈금지대상자) (제2조의2 및 제7조 관련)** [개정 2020.6.25]

I. 공통기준
    1. 건강진단관련 요인
        가. 체중이 남자는 50킬로그램 미만, 여자는 45킬로그램 미만인 자
        나. 체온이 섭씨 37.5도를 초과하는 자
        다. 수축기혈압이 90밀리미터(수은주압) 미만 또는 180밀리미터(수은주압)이상인 자
        라. 이완기혈압이 100밀리미터(수은주압) 이상인 자
        마. 맥박이 1분에 50회 미만 또는 100회를 초과하는 자
    2. 질병관련 요인
        가. 감염병 **19**
            1) 만성 B형간염, C형간염, 후천성면역결핍증, 바베스열원충증, 샤가스병 또는 크로이츠펠트-야콥병 등 「감염병의 예방 및 관리에 관한 법률」 제2조에 따른 감염병 중 보건복지부장관이 지정하는 혈액 매개 감염병의 환자, 의사환자, 병원체보유자
            2) 일정기간 채혈금지 대상자
                가) 말라리아 병력자로 치료종료 후 3년이 경과하지 아니한 자
                나) 브루셀라증 병력자로 치료종료 후 2년이 경과하지 아니한 자
                다) 매독 병력자로 치료종료 후 1년이 경과하지 아니한 자
                라) 급성 B형간염 병력자로 완치 후 6개월이 경과하지 아니한 자
                마) 그 밖에 보건복지부장관이 정하는 혈액매개 감염병환자 또는 병력자
        나. 그 밖의 질병
            1) 발열, 인후통, 설사 등 급성 감염성 질환이 의심되는 증상이 없어진지 3일이 경과하지 아니한 자
            2) 암환자, 만성폐쇄성폐질환 등 호흡기질환자, 간경변 등 간질환자, 심장병환자, 당뇨병환자, 류마티즘 등 자가면역질환자, 신부전 등 신장질환자, 혈우병, 적혈구증다증 등 혈액질환자, 한센병환자, 성병환자(매독환자는 제외), 알콜중독자, 마약중독자 또는 경련환자. 다만, 의사가 헌혈가능하다고 판정한 경우에는 그러하지 아니하다.

제8조(혈액 등의 안전성 확보) 22

① 혈액원은 다음 각 호의 방법으로 혈액 및 혈액제제의 적격 여부를 검사하고 그 결과를 확인하여야 한다.
   1. 헌혈자로부터 채혈
   2. 보건복지부령으로 정하는 헌혈금지약물의 복용 여부 확인
② 혈액원 등 혈액관리업무를 하는 자(이하 "혈액원등"이라 한다)는 제1항에 따른 검사 결과 부적격혈액을 발견하였을 때에는 보건복지부령으로 정하는 바에 따라 이를 폐기처분하고 그 결과를 보건복지부장관에게 보고하여야 한다. 다만, 부적격혈액을 예방접종약의 원료로 사용하는 등 대통령령으로 정하는 경우에는 그러하지 아니하다.
③ 제1항에 따른 혈액 및 혈액제제의 적격 여부에 관한 판정기준은 보건복지부령으로 정한다.
④ 혈액원은 제1항제2호에 따른 확인 결과 부적격혈액을 발견하였으나 그 혈액이 이미 의료기관으로 출고된 경우에는 해당 의료기관에 부적격혈액에 대한 사항을 즉시 알리고, 부적격혈액을 폐기처분하도록 조치를 하여야 한다.
⑤ 혈액원은 부적격혈액의 수혈 등으로 사고가 발생할 위험이 있거나 사고가 발생하였을 때에는 이를 그 혈액을 수혈받은 사람에게 알려야 한다.
⑥ 혈액원은 헌혈자 및 그의 혈액검사에 관한 정보를 보건복지부령으로 정하는 바에 따라 보건복지부장관에게 보고하여야 한다.
⑦ 보건복지부장관은 제6항에 따라 보고받은 헌혈자 및 그의 혈액검사에 관한 정보를 적절히 유지·관리하여야 한다.
⑧ 제1항에 따른 혈액 및 혈액제제의 적격 여부 검사와 그 밖에 제4항 및 제5항의 부적격혈액 발생 시의 조치에 필요한 사항은 보건복지부령으로 정한다.

제10조의2(특정수혈부작용 및 채혈부작용의 보상) 24 23 21

① 혈액원은 다음에 해당하는 사람에 대하여 특정수혈부작용 및 채혈부작용에 대한 보상금을 지급할 수 있다.
   1. 헌혈이 직접적인 원인이 되어 질병이 발생하거나 사망한 채혈부작용자
   2. 혈액원이 공급한 혈액이 직접적인 원인이 되어 질병이 발생하거나 사망한 특정수혈부작용자
② 제1항에 따른 보상금은 위원회의 심의에 따라 결정되며, 보상금이 결정된 때에는 위원장은 그 심의 결과를 지체 없이 혈액원에 통보하여야 한다. [신설 2016.2.3]
③ 제1항에도 불구하고 다음에 해당하는 경우에는 보상금을 지급하지 아니할 수 있다. [신설 2016.2.3]
   1. 채혈부작용이 헌혈자 본인의 고의 또는 중대한 과실로 인하여 발생한 경우
   2. 채혈부작용이라고 결정된 사람 또는 그 가족이 손해배상청구소송 등을 제기한 경우 또는 소송제기 의사를 표시한 경우
④ 제1항에 따라 지급할 수 있는 보상금의 범위는 다음과 같다. 다만, 혈액의 공급과정에서 혈액원의 과실이 없는 경우에는 제6호의 위자료만 지급할 수 있다. 23
   1. 진료비   2. 장애인이 된 자에 대한 일시보상금
   3. 사망한 자에 대한 일시보상금   4. 장제비
   5. 일실(逸失)소득   6. 위자료
⑤ 그 밖에 보상금의 산정 및 지급 등에 필요한 사항은 보건복지부령으로 정한다.

제14조(헌혈증서의 발급 및 수혈비용의 보상 등) 18

① 혈액원이 헌혈자로부터 헌혈을 받았을 때에는 보건복지부령으로 정하는 바에 따라 헌혈증서를 그 헌혈

자에게 발급하여야 한다. 이 경우 헌혈증서를 잃어버리거나 훼손되어 못쓰게 된 것이 확인된 경우에는 보건복지부령으로 정하는 바에 따라 재발급 받을 수 있다. [개정 2021.3.23] [시행일 2022.9.24]

② 제1항에 따른 헌혈증서는 휴대전화에 의한 문자메시지, 전자우편 등의 수단으로 제공할 수 있다.

③ 제1항에 따른 헌혈자 또는 그 헌혈자의 헌혈증서를 양도받은 사람은 의료기관에 그 헌혈증서를 제출하면 무상으로 혈액제제를 수혈받을 수 있다. 다만, 재발급되어 유효하지 아니하게 된 헌혈증서를 사용한 경우 혈액제제의 수혈비용은 수혈자가 부담하여야 한다. [개정 2021.3.23] [시행일 2022.9.24]

④ 제3항에 따라 수혈을 요구받은 의료기관은 정당한 이유 없이 그 요구를 거부하지 못한다.

⑤ 보건복지부장관은 의료기관이 제3항에 따라 헌혈증서 제출자에게 수혈을 하였을 때에는 보건복지부령으로 정하는 바에 따라 제15조제2항에 따른 헌혈환급적립금에서 그 비용을 해당 의료기관에 보상하여야 한다. [개정 2021.3.23] [시행일 2022.9.24]

핵심문제

01

「혈액관리법」상 부적격혈액을 폐기처분하지 <u>아니할 수</u> 있는 경우는?

① 희귀질환자에게 응급으로 수혈하는 경우
② 임상실험 환자에게 수혈하는 경우
③ 예방접종약의 원료로 사용하는 경우
④ 혈액제제로 수혈하는 경우
⑤ 헌혈환급예치금을 조성하기 위해 활용하는 경우

02

다음 중 「혈액관리법」상 채혈을 할 수 있는 경우는?

① 체중이 50킬로그램인 남자
② 체온이 37.6도인 남자
③ 이완기혈압이 100밀리미터인 여자
④ 맥박이 1분에 105회인 남자
⑤ 수축기 혈압이 180밀리미터인 여자

정답 / 01 ③ 02 ①

법률 제18627호 일부개정 2021. 12. 21.

🏥 CHAPTER 12 호스피스·완화의료 및 임종과정에 있는 환자의 연명의료결정에 관한 법률

제1조(목적)

이 법은 호스피스·완화의료와 임종과정에 있는 환자의 연명의료와 연명의료중단등결정 및 그 이행에 필요한 사항을 규정함으로써 환자의 최선의 이익을 보장하고 자기결정을 존중하여 인간으로서의 존엄과 가치를 보호하는 것을 목적으로 한다.

제2조(정의) 📖 📝

1. "임종과정"이란 회생의 가능성이 없고, 치료에도 불구하고 회복되지 아니하며, 급속도로 증상이 악화되어 사망에 임박한 상태를 말한다.

2. "임종과정에 있는 환자"란 제16조에 따라 담당의사와 해당 분야의 전문의 1명으로부터 임종과정에 있다는 의학적 판단을 받은 자를 말한다.

3. "말기환자(末期患者)"란 적극적인 치료에도 불구하고 근원적인 회복의 가능성이 없고 점차 증상이 악화되어 보건복지부령으로 정하는 절차와 기준에 따라 담당의사와 해당 분야의 전문의 1명으로부터 수개월 이내에 사망할 것으로 예상되는 진단을 받은 환자를 말한다.

> **규칙 제2조(말기환자의 진단 기준)**
>
> 「호스피스·완화의료 및 임종과정에 있는 환자의 연명의료결정에 관한 법률」 제2조 제3호에 따라 담당의사와 해당 분야 전문의 1명이 말기환자 여부를 진단하는 경우에는 다음의 기준을 종합적으로 고려하여야 한다.
> 1. 임상적 증상　　　　　　　　　　　　　　2. 다른 질병 또는 질환의 존재 여부
> 3. 약물 투여 또는 시술 등에 따른 개선 정도　　4. 종전의 진료 경과
> 5. 다른 진료 방법의 가능 여부
> 6. 그 밖에 제1호부터 제5호까지의 규정에 준하는 것으로서 말기환자의 진단을 위하여 보건복지부장관이 특히 필요하다고 인정하는 기준

4. "연명의료"란 임종과정에 있는 환자에게 하는 <u>심폐소생술, 혈액 투석, 항암제 투여, 인공호흡기 착용</u> 및 그 밖에 대통령령으로 정하는 의학적 시술로서 치료효과 없이 임종과정의 기간만을 연장하는 것이다.

> **시행령 제2조(연명의료)**
>
> 「호스피스·완화의료 및 임종과정에 있는 환자의 연명의료결정에 관한 법률」에서 "대통령령으로 정하는 의학적 시술"이란 다음을 말한다.
> 1. 체외생명유지술(ECLS)　　　　　2. 수혈　　　　　　　　3. 혈압상승제 투여
> 4. 그 밖에 담당의사가 환자의 최선의 이익을 보장하기 위해 시행하지 않거나 중단할 필요가 있다고 의학적으로 판단하는 시술

5. "연명의료중단등결정"이란 임종과정에 있는 환자에 대한 연명의료를 시행하지 아니하거나 중단하기로 하는 결정을 말한다.

6. "<u>호스피스·완화의료</u>"란 다음 각 목의 어느 하나에 해당하는 질환으로 말기환자로 진단을 받은 환자 또는 임종과정에 있는 환자(이하 "호스피스대상환자"라 한다)와 그 가족에게 통증과 증상의 완화 등을 포함한 신체적, 심리사회적, 영적 영역에 대한 종합적인 평가와 치료를 목적으로 하는 의료를 말한다. **22**
   가. 암　　　　　　　　　　　　　　　　　나. 후천성면역결핍증
   다. 만성 폐쇄성 호흡기질환　　　　　　　라. 만성 간경화
   마. 그 밖에 보건복지부령으로 정하는 질환

7. "담당의사"란 「의료법」에 따른 의사로서 말기환자 또는 임종과정에 있는 환자를 직접 진료하는 의사

8. "연명의료계획서"란 말기환자등의 의사에 따라 담당의사가 환자에 대한 연명의료중단등결정 및 호스피스에 관한 사항을 계획하여 문서(전자문서를 포함)로 작성한 것

9. "사전연명의료의향서"란 19세 이상인 사람이 자신의 연명의료중단등결정 및 호스피스에 관한 의사를 직접 문서(전자문서를 포함)로 작성한 것

제3조(기본 원칙)

① 호스피스와 연명의료 및 연명의료중단등결정에 관한 모든 행위는 환자의 인간으로서의 존엄과 가치를 침해하여서는 아니 된다.

② 모든 환자는 최선의 치료를 받으며, 자신이 앓고 있는 상병(傷病)의 상태와 예후 및 향후 본인에게 시행될 의료행위에 대하여 분명히 알고 스스로 결정할 권리가 있다.

③ 「의료법」에 따른 의료인은 환자에게 최선의 치료를 제공하고, 호스피스와 연명의료 및 연명의료중단등결정에 관하여 정확하고 자세하게 설명하며, 그에 따른 환자의 결정을 존중하여야 한다.

제27조(의료인의 설명의무) 24

① 호스피스전문기관의 의료인은 호스피스대상환자나 그 가족 등에게 호스피스의 선택과 이용 절차에 관하여 설명하여야 한다.

② 호스피스전문기관의 의사 또는 한의사는 호스피스를 시행하기 전에 치료 방침을 호스피스대상환자나 그 가족에게 설명하여야 하며, 호스피스대상환자나 그 가족이 질병의 상태에 대하여 알고자 할 때에는 이를 설명하여야 한다.

제28조(호스피스의 신청)

① 호스피스대상환자가 호스피스전문기관에서 호스피스를 이용하려는 경우에는 호스피스 이용동의서와 의사가 발급하는 호스피스대상환자임을 나타내는 의사소견서(전자문서로 된 소견서를 포함)를 첨부하여 호스피스전문기관에 신청하여야 한다.

② 호스피스대상환자가 의사결정능력이 없을 때에는 미리 지정한 지정대리인이 신청할 수 있다.

③ 호스피스대상환자는 언제든지 직접 또는 대리인을 통하여 호스피스의 신청을 철회할 수 있다.

④ 호스피스의 신청 및 철회 등에 필요한 사항은 보건복지부령으로 정한다.

핵심문제

01

「호스피스·완화의료 및 임종과정에 있는 환자의 연명의료결정에 관한 법률」상 말기환자 여부를 진단하는 사람은?

① 담당의사
② 담당의사와 해당 분야 전문의 1명
③ 담당의사와 해당 분야 전문의 2명
④ 해당분야 전문의 1명
⑤ 해당분야 전문의 2명

02

「호스피스·완화의료 및 임종과정에 있는 환자의 연명의료결정에 관한 법률」에 따른 의료인의 설명의무에서 호스피스전문기관의 의료인이 호스피스대상환자나 그 가족 등에게 설명하여야 하는 사항은?

① 임상적 증상
② 다른 질병 또는 질환의 존재 여부
③ 약물 투여 또는 시술 등에 따른 개선 정도
④ 종전의 진료 경과
⑤ 호스피스의 선택과 이용절차

정답 / 01 ② 02 ⑤

최신개정 위아너스
간호사 국가시험 핵심요약집

1판 1쇄 2021년 11월 5일
2판 1쇄 2022년 4월 18일
3판 1쇄 2024년 3월 20일
4판 1쇄 2024년 3월 25일
4판2쇄 2024년 10월 16일

편저자 김명애, 이원진, 백재은, 정란
위아너스 편집위원회
일러스트레이터 리아(휘연)
발행처 도서출판 IMRN
ISBN 979-11-93259-08-5
주 소 경기도 파주시 금릉역로 84